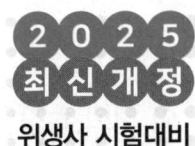

위생사 시험대비

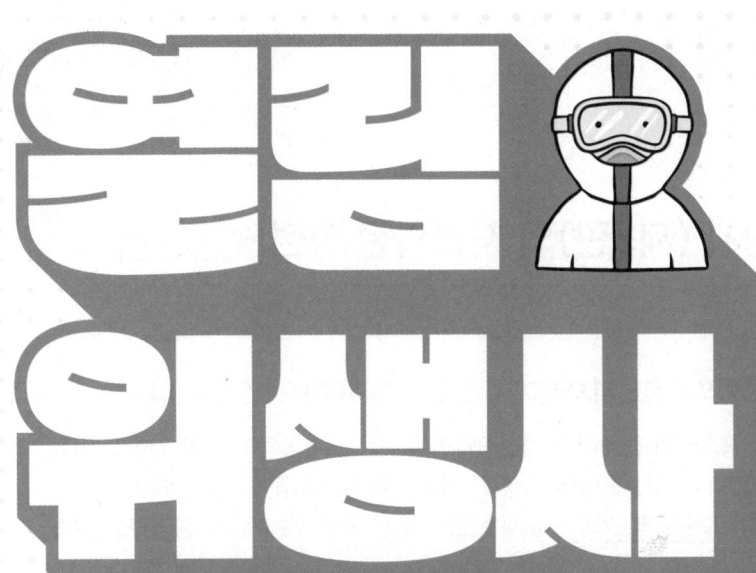

열린 위생사 필기편

제5판

한국보건의료인국가시험원
최신 출제경향에 맞춤

BTB Books

Feature
이 책의 특징

열림 위생사 (제5판)의 차별화된 장점!

1 **시험과목별 전문화된 3인의 대표 저자진**이 심혈을 기울여 제작하였습니다.

위생사 강의를 20년 이상 꾸준하게 진행하고 계신 3인의 베테랑 교수님들이 최신 경향에 맞춰 매년 보완하고 있는 교재입니다. 이승훈(환경위생학, 위생곤충학), 김지연(식품위생학), 김희영(위생관계법령, 공중보건학) 교수님의 강의와 교재는 많은 위생사 합격수기들로 증명하고 있습니다.

2 **47회 위생사 시험합격을 위한 최신 출제경향**이 제대로 **반영**되어 있습니다.

위생사 시험 기출문제는 42회 시험부터 공개가 되기 시작하였으나, 2025년 4월부터 최근 1회차 기출문제만 공개하는 것으로 변경되었습니다. 「열림 위생사」는 실제 시험 출제경향에 맞춰 꼭 체크해야 할 내용들과 출제가능성이 높은 내용들을 철저하게 반영하였습니다. 또한 43회 대비로 처음 선보였던 1판 교재 이후 2~4판을 거쳐 최신 경향에 맞춰 더욱 보완한 5판 교재입니다.

3 **저자들과 언제든지 소통이 가능**하다는 엄청난 장점을 갖고 있는 수험서입니다.

국내 위생사 시험관련 1위 카페인 '영양만점 위생만점(https://cafe.naver.com/clubdietitian)' 커뮤니티를 통해 저자들과의 소통이 언제든지 가능합니다. 아울러 수험서 및 시험관련 최신 정보와 자료를 발빠르게 공유해드리고 있어서 위생사 수험생분들에게 많은 도움이 되는 커뮤니티입니다. 실제 저자분들과 신속한 소통이 가능한 위생사 수험서는 열림 위생사뿐이라고 자신 있게 말씀드릴 수 있습니다.

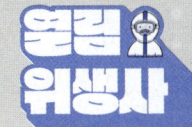

시험합격에 필요한
알짜 이론과 **문제를 한번에** 정리!

4 매년 위생사 **시험합격을 위한 현장강의**가 꾸준하게 **진행**되고 있는 37년 전통!
대방열림고시학원(https://www.daebangmajor.com)에서 채택한 위생사 수험서입니다.

'대방열림'은 매년 학원 현장강의를 그대로 촬영하여 업데이트하는 위생사 시험대비 최신 동영상 강의를 100% 신규촬영하고 있습니다. 기존강의를 재탕하거나, 일부강의만 바꿔 속여파는 업체들도 있으니 주의가 필요합니다.

 꼭 확인해 보세요!

시중에서 구입할 수 있는 위생사 수험서의 종류는 전부 합쳐봐야 4~5종밖에 되지 않습니다. 이들 중에는 10년 이상 개정·보완은커녕 오타까지 그대로 사용하는 교재, 최신 개정사항을 파악도 하지 못한 채 그대로 이용하는 교재도 있습니다. 이런 출판관련 업자들이 수험생을 가장하여 온라인상에 특정교재 추천을 하기도 합니다. 위생사 수험서! 더 이상 온라인상 추천글만 보고 선택하기보다는 반드시 실제 교재들을 비교해보고 구입해야 합니다.

Guide
시험 안내

위생사

「위생업무」란 지역사회단위의 모든 사람의 일상생활과 관련하여 사람에게 영향을 미치거나 미칠 가능성이 있는 일체의 위해요인을 관리하여 중독 또는 감염으로부터 사전예방을 위한 6개호의 위생업무를 법률로 정하고 동 업무수행에 필요한 전문지식과 기능을 가진 사람으로서 보건복지부장관의 면허를 받은 사람을 "위생사"라 한다.

수행직무

① 공중위생영업소, 공중이용시설 및 위생용품의 위생관리
② 음료수의 처리 및 위생관리
③ 쓰레기, 분뇨, 하수, 그 밖의 폐기물의 처리
④ 식품·식품첨가물과 이에 관련된 기구·용기 및 포장의 제조와 가공에 관한 위생관리
⑤ 유해 곤충·설치류 및 매개체 관리
⑥ 그 밖에 보건위생에 영향을 미치는 것으로서 소독업무, 보건관리업무

  시험일정

구분	일정	비고
응시원서 접수	• 인터넷 접수 : 8월 말~9월 초 예정 • 국시원 홈페이지 [원서접수] 메뉴 다만, 외국대학 졸업자로 응시자격 확인서류를 제출하여야 하는 자는 접수기간 내에 반드시 국시원 별관(2층 고객지원센터)에 방문하여 서류확인 후 접수가능함	[접수시간] 인터넷 접수 : 해당 직종 원서접수 시작일 09:00부터 접수마감일 18:00까지
시험시행 및 장소	• 일시 : 11월 예정 [국시원 홈페이지]-[직종별 시험정보] -[위생사]-[시험장소(필기/실기)]	[응시자 준비물] 응시표, 신분증, 컴퓨터용 흑색 수성사인펜, 필기도구 지참 ※ 식수(생수)는 제공하지 않습니다.
최종합격자 발표	국시원 홈페이지 [합격자조회] 메뉴	휴대전화번호가 기입된 경우에 한하여 SMS 통보

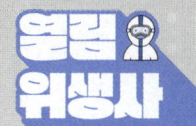

2. 응시자격

(1) 다음 각 호의 자격이 있는 자가 응시할 수 있습니다.

① 전문대학이나 이와 같은 수준 이상에 해당된다고 교육부장관이 인정하는 학교(보건복지부장관이 인정하는 외국의 학교를 포함한다. 이하 같다)에서 보건 또는 위생에 관한 교육과정을 이수한 사람

②「학점인정 등에 관한 법률」제8조에 따라 전문대학을 졸업한 사람과 같은 수준 이상의 학력이 있는 것으로 인정되어 같은 법 제9조에 따라 보건 또는 위생에 관한 학위를 취득한 사람

③ 보건복지부장관이 인정하는 외국의 위생사 면허 또는 자격을 가진 사람

※ 공중위생관리법률 제13983호 부칙 제5조에 따라 위생업무 종사자 응시자격은 2021.8.3.까지 유효하므로 2021년도 위생사 국가시험부터는 해당 응시자격으로는 응시가 불가함을 안내드립니다.

※ 공중위생관리법 제6조의2 제1항 제1호 중 "전문대학이나 이와 같은 수준 이상에 해당된다고 교육부장관이 인정하는 학교에서 보건 또는 위생에 관한 교육 과정을 이수한 자"라 함은 전공 필수 또는 전공 선택과목으로 다음 각 호의 1과목 이상을 이수한 자를 말함.

- 식품 보건 또는 위생과 관련된 분야
  식품학, 조리학, 영양학, 식품미생물학, 식품위생학, 식품분석학, 식품발효학, 식품가공학, 식품재료학, 식품보건 또는 저장학, 식품공학 또는 식품화학, 첨가물학
- 환경 보건 또는 위생과 관련된 분야
  공중보건학, 위생곤충학, 환경위생학, 미생물학, 기생충학, 환경생태학, 전염병관리학, 상하수도공학, 대기오염학, 수질오염학, 수질학, 수질시험학, 오물·폐기물 또는 폐수처리학, 산업위생학, 환경공학
- 기타분야 : 위생화학, 위생공학

(2) 다음 각 호에 해당하는 자는 응시할 수 없습니다.

① 정신건강증진 및 정신질환자 복지서비스 지원에 관한 법률(약칭 : 정신건강복지법) 제3조 제1호에 따른 정신질환자. 다만, 전문의가 위생사로서 적합하다고 인정하는 사람은 그러하지 아니하다.

② 마약·대마 또는 향정신성의약품 중독자

③「공중위생관리법」,「감염병의 예방 및 관리에 관한 법률」,「검역법」,「식품위생법」,「의료법」,「약사법」,「마약류 관리에 관한 법률」또는「보건범죄 단속에 관한 특별조치법」을 위반하여 금고 이상의 실형을 선고받고 그 집행이 끝나지 아니하거나 그 집행을 받지 아니하기로 확정되지 아니한 사람

Guide
시험 안내

3 응시원서 접수

(1) 인터넷 접수

방문접수 대상자를 제외하고 모두 인터넷 접수만 가능

① 회원가입 등
   ㉠ 회원가입 : 약관 동의(이용약관, 개인정보 처리지침, 개인정보 제공 및 활용)
   ㉡ 아이디 / 비밀번호 : 응시원서 수정 및 응시표 출력에 사용
   ㉢ 연락처 : 연락처1(휴대전화번호), 연락처2(자택번호), 전자우편 입력
       ※ 휴대전화번호는 비밀번호 재발급 시 인증용으로 사용됨

② 응시원서 : 국시원 홈페이지 [시험안내 홈]-[원서접수]-[응시원서 접수]에서 직접 입력
   ㉠ 실명인증 : 성명과 주민등록번호를 입력하여 실명인증을 시행, 외국국적자는 외국인등록증이나 국내거소신고증상의 등록번호사용. 금융거래 실적이 없을 경우 실명인증이 불가능함
   ㉡ 공지사항 확인
       ※ 원서 접수 내용은 접수 기간 내 홈페이지에서 수정 가능(주민등록번호, 성명 제외)

③ 사진파일 : jpg 파일(컬러), 276×354픽셀 이상 크기, 해상도는 200dpi 이상

④ 응시수수료 결제
   ㉠ 결제 방법 : [응시원서 작성 완료] → [결제하기] → [응시수수료 결제] → [시험 선택] → [온라인계좌이체 / 가상계좌이체 / 신용카드] 중 선택
   ㉡ 마감 안내 : 인터넷 응시원서 등록 후, 접수 마감일 18:00시까지 결제하지 않았을 경우 미접수로 처리

⑤ 응시원서 기재사항 수정
   ㉠ 방법 : 국시원 홈페이지 [시험안내 홈]-[마이페이지]-[응시원서 수정] 메뉴
   ㉡ 기간 : 시험 시작일 하루 전까지만 가능
   ㉢ 수정 가능 범위
       • 응시원서 접수기간 : 아이디, 성명, 주민등록번호를 제외한 나머지 항목
       • 응시원서 접수기간~시험장소 공고 7일 전 : 응시지역
       • 마감~시행 하루 전 : 비밀번호, 주소, 전화번호, 전자우편, 학과명 등
       • 단, 성명이나 주민등록번호는 개인정보(열람, 정정, 삭제, 처리정지) 요구서와 주민등록초본 또는 기본증명서, 신분증 사본을 제출하여야만 수정이 가능
           ※ (국시원 홈페이지 [시험안내 홈]-[시험선택]-[서식모음]에서 「개인정보(열람, 정정, 삭제, 처리정지) 요구서」 참고)

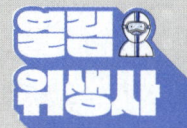

⑥ 응시표 출력
　㉠ 방법 : 국시원 홈페이지 [시험안내 홈]-[응시표 출력]
　㉡ 기간 : 시험장 공고 이후 별도 출력일부터 시험 시행일 아침까지 가능
　㉢ 기타 : 흑백으로 출력하여도 관계없음

(2) 방문 접수

① 방문 접수 대상자 : 보건복지부장관이 인정하는 외국대학 졸업자 중 국가시험에 처음 응시하는 경우는 응시자격 확인을 위해 방문 접수만 가능
② 방문 접수 시 준비 서류 : 외국대학 졸업자 제출서류(보건복지부장관이 인정하는 외국대학 졸업자 및 면허소지자에 한함)
　㉠ 응시원서 1매(국시원 홈페이지 [시험안내 홈]-[시험선택]-[서식모음]에서「보건의료인국가시험 응시원서 및 개인정보 수집·이용·제3자 제공 동의서(응시자)」참고)
　㉡ 동일 사진 2매(3.5×4.5cm 크기의 인화지로 출력한 컬러사진)
　㉢ 개인정보 수집·이용·제3자 제공 동의서 1매(국시원 홈페이지 [시험안내 홈]-[시험선택]-[서식모음]에서「보건의료인국가시험 응시원서 및 개인정보 수집·이용·제3자 제공 동의서(응시자)」참고)
　㉣ 면허증사본 1매
　㉤ 졸업증명서 1매
　㉥ 성적증명서 1매
　㉦ 출입국사실증명서 1매
　㉧ 응시수수료(현금 또는 카드결제)
　　※ 면허증사본, 졸업증명서, 성적증명서는 아포스티유(Apostille) 확인(미협약국에 한하여 현지 한국 주재공관장의 영사확인) 후 우리말로 번역 및 공증하여 제출합니다. 단, 영문서류는 번역 및 공증을 생략할 수 있습니다. (단, 재학사실확인서는 필요시 제출)
　　※ 단, 제출한 면허증, 졸업증명서, 성적증명서, 출입국사실증명서 등의 서류는 서류보존기간(5년) 동안 다시 제출하지 않고 응시하실 수 있습니다.

Guide
시험 안내

4 시험시간표

(1) 시험 과목

시험종별	시험 과목 수	문제 수	배점	총점	문제 형식
필기	5	180	1점/1문제	180점	객관식 5지선다형
실기	1	40	1점/1문제	40점	객관식 5지선다형

(2) 시험 시간표

구분	시험 과목(문제 수)	교시별 문제 수	시험 형식	입장 시간	시험 시간
1교시	1. 위생관계법령(25) 2. 환경위생학(50) 3. 위생곤충학(30)	105	객관식	~08:30	09:00~10:30 (90분)
2교시	1. 공중보건학(35) 2. 식품위생학(40)	75	객관식	~10:50	11:00~12:05 (65분)
3교시	1. 실기시험(40)	40	객관식	~12:25	12:35~13:15 (40분)

※ 위생관계법령 : 「공중위생관리법」, 「식품위생법」, 「감염병의 예방 및 관리에 관한 법률」, 「먹는물관리법」, 「폐기물관리법」 및 「하수도법」과 그 하위 법령

5 합격기준

① 합격자 결정은 필기시험에 있어서는 매 과목 만점의 40퍼센트 이상, 전 과목 총점의 60퍼센트 이상 득점한 자를 합격자로 하고, 실기시험에 있어서는 총점의 60퍼센트 이상 득점한 자를 합격자로 합니다(응시자격이 없는 것으로 확인된 경우에는 합격자 발표 이후에도 합격을 취소합니다).
② 합격자 발표 : 국시원 홈페이지 [합격자 조회] 메뉴, 국시원 모바일 홈페이지

시험합격에 필요한
알짜 이론과 **문제**를 **한번에** 정리!

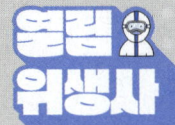

위생사 연도별 합격률

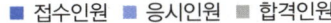

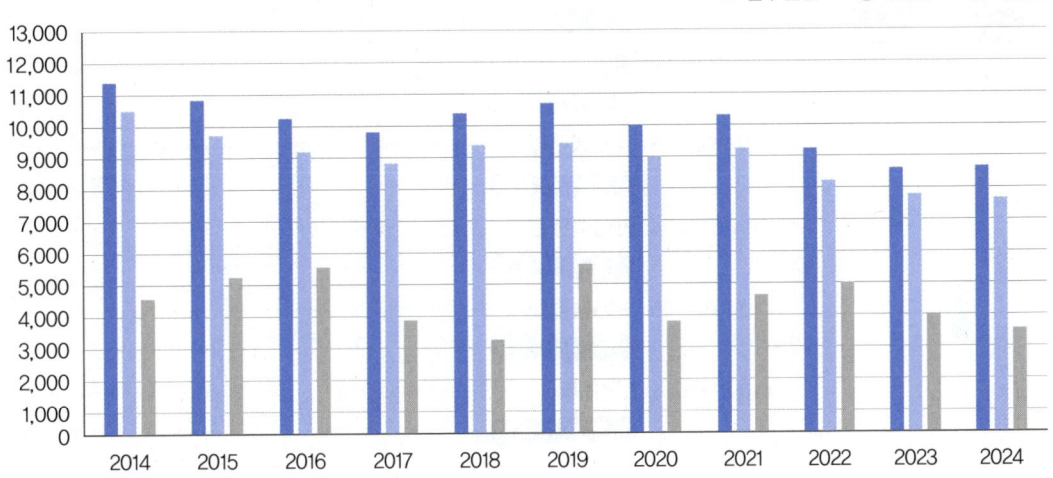

차수	시험시행일	접수인원	응시인원	합격인원	합격률(%)
46	2024.11.16	8,602	7,610	3,514	46.2
45	2023.11.18	8,625	7,685	4,013	52.2
44	2022.11.19	9,260	8,221	5,019	61.1
43	2021.11.20	10,385	9,302	4,617	49.6
42	2020.11.21	10,051	9,087	3,760	41.4
41	2019.11.23	10,772	9,624	5,630	58.5
40	2018.11.24	10,451	9,393	3,146	33.5
39	2017.11.25	9,815	8,891	3,760	42.3
38	2016.12.03	10,440	9,357	5,585	59.7
37	2015.11.29	10,881	9,782	5,211	53.3
36	2014.11.30	11,635	10,475	4,479	42.8
35	2013.12.01	11,197	9,884	3,625	36.7

Contents
이 책의 차례

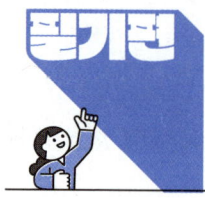

PART 01 공중보건학

CHAPTER 01 공중보건학의 개념 …………………………………… 14
　적중예상문제 …………………………………………………… 30
CHAPTER 02 역학 ……………………………………………………… 53
　적중예상문제 …………………………………………………… 60
CHAPTER 03 감염병관리 …………………………………………… 72
　적중예상문제 …………………………………………………… 87
CHAPTER 04 만성질환관리 ……………………………………… 104
　적중예상문제 ………………………………………………… 113
CHAPTER 05 보건행정 …………………………………………… 120
　적중예상문제 ………………………………………………… 139
CHAPTER 06 보건관리 …………………………………………… 157
　적중예상문제 ………………………………………………… 199

PART 02 환경위생학

CHAPTER 01 환경위생과 대기 …………………………………… 258
　적중예상문제 ………………………………………………… 267
CHAPTER 02 대기오염 …………………………………………… 279
　적중예상문제 ………………………………………………… 297
CHAPTER 03 급수위생 …………………………………………… 308
　적중예상문제 ………………………………………………… 320
CHAPTER 04 수질오염 …………………………………………… 330
　적중예상문제 ………………………………………………… 339
CHAPTER 05 폐·하수 및 폐기물 처리 ………………………… 347
　적중예상문제 ………………………………………………… 383
CHAPTER 06 주택, 의복, 집합소 위생 ………………………… 401
　적중예상문제 ………………………………………………… 407
CHAPTER 07 산업보건 …………………………………………… 413
　적중예상문제 ………………………………………………… 422
CHAPTER 08 소독 ………………………………………………… 431
　적중예상문제 ………………………………………………… 436

시험합격에 필요한
알짜 이론과 **문제를 한번에** 정리!

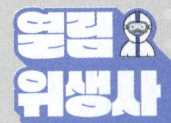

PART 03 식품위생학

- **CHAPTER 01** 식품위생의 개요(HACCP, GMO) ········· 444
  - 적중예상문제 ········· 450
- **CHAPTER 02** 식품과 미생물 ········· 458
  - 적중예상문제 ········· 473
- **CHAPTER 03** 식중독 ········· 497
  - 적중예상문제 ········· 518
- **CHAPTER 04** 식품과 질병(감염병, 기생충질환) ········· 558
  - 적중예상문제 ········· 569
- **CHAPTER 05** 식품첨가물 ········· 589
  - 적중예상문제 ········· 598

PART 04 위생곤충학

- **CHAPTER 01** 위생곤충학 개론 ········· 616
  - 적중예상문제 ········· 630
- **CHAPTER 02** 방제용 약제 ········· 640
  - 적중예상문제 ········· 654
- **CHAPTER 03** 위생곤충학 각론 ········· 670
  - 적중예상문제 ········· 695

PART 05 위생관계법령

- **CHAPTER 01** 공중위생관리법 ········· 714
- **CHAPTER 02** 식품위생법 ········· 736
- **CHAPTER 03** 감염병의 예방 및 관리에 관한 법률 ········· 770
- **CHAPTER 04** 먹는물관리법 ········· 816
- **CHAPTER 05** 폐기물관리법 ········· 845
- **CHAPTER 06** 하수도법 ········· 870

시험합격에 필요한
알짜 이론과 **문제**를 한번에 정리!

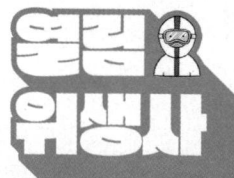

PART 01

공중보건학

CHAPTER 01 　공중보건학의 개념
CHAPTER 02 　역학
CHAPTER 03 　감염병관리
CHAPTER 04 　만성질환관리
CHAPTER 05 　보건행정
CHAPTER 06 　보건관리

CHAPTER 01 공중보건학의 개념

1 공중보건의 개요

(1) 건강의 개념

① 건강의 정의(세계보건기구, WHO) 기출 : 단순히 질병이 없거나 허약하지 않은 상태만을 의미하는 것이 아니고, Physical(신체적 안녕), Mental(정신적 안녕), Social wellbeing(사회적 안녕)이 완전한 상태

신체적 안녕	상해나 장애가 없으며 동시에 생리적 기능이 정상범위에서 균형을 유지하고 있어 항상성이 유지되어 있는 상태를 의미한다.
정신적 안녕	본인이 생각하는 '이상적인 자아'와 다른 사람의 눈에 비친 '나'의 모습과 현실적인 나 자신의 모습인 현재 '나'의 모습이 일치할 때 건강한 상태가 될 수 있다.
사회적 안녕	복지제도나 복지 상태를 의미하는 것이 아니라 삶의 가치실현을 위해 각자 나름대로 역할과 기능을 충실히 수행할 수 있는 상태이다.

② 건강에 대한 학자들의 개념

학자	건강의 개념
히포크라테스(Hippocrates)	건강은 환경과 체질 간의 조화로 장기설(Miasma theory)과 4체액설(혈액, 점액, 황담즙, 흑담즙)
버나드(Claude Bernard)	외부환경의 변동에 대하여 내부환경의 항상성이 유지되는 상태로 항상성설(Homeostasis)
던(Dunn)	건강과 불건강은 연속선(최저건강과 최고건강의 연속)
두보스(Dubos)	건강은 환경에 적응한 결과로 개인의 사회적·정서적·영적·생물학적 건강을 수반하는 삶의 질
라론드(Lalonde)	건강은 환경, 생활방식, 인간생물학, 보건의료체계의 4범주로 생활방식(Life style)으로 결정되는 요소이며, 질병예방은 생활방식의 개선으로 결정
파슨(Parson)	건강은 개개인의 사회적인 역할과 임무를 효과적으로 수행할 수 있는 최적의 상태를 강조
뉴먼(Neuman)	단순히 질병이 없는 것 자체가 아니고 신체적·정신적·도덕적으로 최상의 상태가 완전히 조화된 상태
윌슨(Wilson)	건강이란 행복하고 성공적인 생활을 영위하는 인체의 상태로 건강의 주관적인 측면 강조
캐슬(Stanslav V. Kasal)과 콥(Beatrix Cob)	• 아픔의 행태(Illness Behavior) : 스스로 아프다고 생각하는 사람이 의사의 조언을 얻고 관련된 행동을 하는 것이다. • 환자치료행태(Sick Role Behavior) : 치료를 받고 있는 과정에서 치료지침에 대한 반응을 말하는데, 지침을 순응하는지를 알아보는 것이다. • 예방보건행태(Preventive Health Behavior) : 스스로 자신이 건강하다고 믿고 있는 사람들이 증상이 없을 때 질병을 발견하거나 예방을 위하여 체중조절, 지방섭취 기피, 금연, 예방접종과 같은 예방행위를 찾는 것이다.

③ 건강개념의 변천 기출
  ㉠ 신체 개념(19세기 이전) → 심신 개념(19세기) → 생활 개념(20세기)
  ㉡ 정적 개념 → 동적 개념
  ㉢ 병리학적 개념 → 생태학적 개념
  ㉣ 불연속성 개념 → 연속성 개념
  ㉤ 운명론적 사고, 개인책임 한계 → 사회적 책임요구(건강권)

④ 건강개념의 정의에 대한 접근

생의학적 모델 (BioMedical Model)	㉠ 건강이란 단지 질병의 부재(Absence of Disease)를 의미하며 인체를 기계 부품처럼 이해 ㉡ 정신과 육체를 분리하는 데카르트(Rene Descartes)의 정신 육체·이원론을 근거로 19세기 파스퇴르(Louis Pasteur), 코흐(Robert Koch)의 영향
생태학적 모델 (Ecological Model)	㉠ 역학적 모형 : 병인(Agent), 숙주(Host), 환경(Environment) 등 3가지 요소의 균형유지로 건강유지 <table><tr><td>병인</td><td>병원체의 특성, 민감성에 대한 저항, 병원소와 병원체의 전파조건</td></tr><tr><td>숙주</td><td>전염원과의 접촉상태, 개인, 집단의 습관, 성, 연령, 체질, 유전, 방어기전, 심리적·생물학적 특성</td></tr><tr><td>환경</td><td>물리화학적 환경, 사회적·경제적·생물학적 환경</td></tr></table>㉡ 고든(John Gorden)은 병인, 숙주, 환경이 평형을 이룰 때 건강 유지가 되며, 중요한 것은 환경적 요소를 강조
사회·생태학적 모델 (Social Ecological Model)	㉠ 개인의 사회적·심리학적·행태적 요인을 중요시, 큰 특징으로 개인적·행태적 요인을 강조 ㉡ 숙주, 외부 환경요인, 개인행태 요인 3가지 요소에서 결정 <table><tr><td>인체적 (숙주) 요인</td><td>선천적·유전적·후천적·경험적 요인으로 질병에 대한 감수성과의 관계</td></tr><tr><td>외부 환경요인</td><td>외적 요인으로 생물학적 환경, 사회적 환경, 물리화학적 환경의 관계</td></tr><tr><td>개인행태 요인</td><td>만성질환(고혈압, 당뇨병, 암), 비병리학적 요인, 비전염성 질환의 증가</td></tr></table>
사회문화적 모형	㉠ 건강판단의 주체는 사회의 주도적 집단 또는 준거집단이 된다. 즉, 건강과 질병의 판단의 척도는 상대적이다. ㉡ 판단의 기준은 사회적 기능, 역할수행 상태 또는 규범으로부터의 일탈상태에 의존한다.
총체적 모델 (Holistic Model), 전인적 모형	㉠ 건강이란 사회 및 내부생태체계가 역동적인 균형상태이며 질병은 다양한 복합요인에 의해 발생 ㉡ 총체적 모델의 구성요소 <table><tr><td>환경</td><td>물리적, 사회적, 심리적 환경까지 포함</td></tr><tr><td>생활습관</td><td>질병과 위험에 노출, 여가, 소비패턴, 식생활습관 등 개인의 건강상태 영향</td></tr><tr><td>인체생리</td><td>개인의 육체적 특성(유전, 개인생리, 감수성 차이)에 관여하는 내적 요인</td></tr><tr><td>보건의료체계</td><td>국가와 지역사회 보건의료시스템, 포괄적 개념으로 예방적, 치료적, 재활적 요소를 포함</td></tr></table>

(2) 공중보건학의 정의
① 정의 : 지역사회 전체주민을 대상으로 치료보다 예방에 중심을 두고 공중의 건강을 증진시키는 학문
② C. E. A. Winslow 정의(1920, Yale대)
"조직적인 지역사회의 노력을 통하여
　㉠ 질병을 예방하고
　㉡ 수명을 연장시킴과 더불어
　㉢ 신체적·정신적인 효율을 증진시키는 기술과 과학"이라고 정의하였다.

 핵심 CHECK　　조직적인 지역사회의 노력

(1) 환경위생 개선
(2) 전염병 관리
(3) 개인위생교육
(4) 질병의 조기진단 및 치료를 위한 의료 및 간호봉사의 조직화
(5) 모든 사람들이 자신의 건강 유지에 적합한 생활수준을 보장받도록 사회제도 개선

③ 공중보건사업 수행의 3요소(Anderson)

보건교육	조장행정(가장 중요한 구성요소로 주로 선진국에서 사용)
보건행정	봉사행정
보건법규	통제행정(주로 개도국에서 사용)

④ 공중보건학과 유사학문

위생학	개인위생과 환경위생의 발생원인 강조
예방의학	개인대상으로 질병예방과 악화방지
사회의학	사회적 요인에 의한 인간집단의 건강강조
지역사회의학	사회, 경제, 문화 등 사회과학적 건강증진
건설의학	현재 건강증진으로 적극적인 관리방법이며 최상의 상태유지

⑤ 의학과 공중보건학의 차이

구분	공중보건	임상의학
연구 대상	지역사회 전체주민	개인, 환자중심
진단 방법	보건 통계	임상 검사
질병 관리	보건 교육 및 관리, 봉사	투약, 수술
목적	육체적·정신적 건강과 능률증진	투약, 치료, 재활, 사회복귀

(3) 공중보건학의 역사
① 고대기(기원전~A.D. 500) : 개인위생중심사상 대두시기

메소포타미아	㉠ 레위기 : 모세가 언급한 위생 법전 ㉡ 바빌로니아 함무라비 법전(공중보건을 담은 최초의 법전)
이집트	㉠ 청결관념에 따라 빗물을 모아 급수와 하수처리 ㉡ Papyri 42권 : 가장 오래된 의학 사전
그리스	Hippocrates(B.C. 460~377) ㉠ 환경요인(공기, 물, 장소 등)과 질병의 관련성을 최초로 제기 ㉡ 풍토병과 유행병에 관한 이론적 근거를 제공 ㉢ 저서『Epidemics Ⅰ』: 말라리아 열, 눈의 염증 등의 질환에 대해 기록 　　저서『Epidemics Ⅱ』: 중증인후염의 합병증 등에 관하여 기록 ㉣ 장기설 기출 ㉤ 4체액설
로마	Galenus(A.D. 130~201) ㉠ 히포크라테스의 장기설을 계승하여 발전시킴 ㉡ 로마의 보건문제 중 광산 작업장 질병문제, 광부의 직업상 위험에 대하여 기술함 ㉢ '위생학(Hygiene)'이라는 용어를 처음으로 사용

② 중세기(A.D. 501~1500) : 암흑기, 종교적 사상 대두시기

6~7세기경	회교도 성지순례로 인한 콜레라 대유행
13세기경	십자군운동으로 인해 한센병 발생
14세기경	칭기즈칸의 유럽정벌로 인해 페스트 발생 ㉠ 페스트로 전 유럽인구의 1/4인 2,500만 명이 사망하였다. ㉡ 페스트 유행지에서 돌아오는 사람은 항구 밖의 일정한 장소에서 40일간 격리하여 검역하였다. 모든 여행자와 선박에 대해 40일간 격리한다고 해서 검역을 Quarantine이라고 한다. ㉢ 1383년 프랑스 마르세유에서는 검역법에 의해 최초로 검역소를 설치하였다.
15~16세기경	매독과 결핵 유행

③ 여명기(1500~1850) : 근세기, 요람기, 공중보건사상
㉠ 중상주의(1500~1750) : 르네상스 시대

베살리우스 (Vesalius, 1514~1564)	근대 해부학의 창시자
세계 최초의 국세조사	스웨덴 1749년(정태조사), 1686년(동태조사)
라마찌니 기출 (Ramazzini, 1633~1714)	직업병에 관한 저서, 산업보건의 시조
토머스 시드넘 (Thomas Sydenham, 1624~1689)	영국의 의사로 장기설(오염된 공기가 질병의 원인)을 여전히 주장, 철저한 임상 관찰과 경험 및 자연치유를 중시, 의료에 아편을 도입하였으며, 말라리아 치료 시 키니네 사용을 대중화함
레벤후크 (Leeuwenhoek, 1632~1723)	현미경 발견

ⓛ 계몽주의(1760~1820) : 산업혁명시대

채드윅 (E. Chadwick, 1800~1890)	『열병보고서』, 『영국 노동자의 발병상태보고서』에 의해 최초의 공중보건법 탄생 계기
1848년	세계 최초의 공중보건법 제정 공포
제너 (Jenner, 1749~1823)	우두접종법 개발(1798)
프랭크 (Frank, 1745~1821)	개인의 건강이 국가의 책임이라고 생각하였으며, 공중위생과 개인위생체계를 소개함. 저서『생정통계』, 『군대의학』, 『성병 및 질병의 유행과 감염병』, 『완전한 의사경찰체계』
피넬 (Pinel, 1745~1826)	근대 정신의학의 창시자

④ 확립기(1850~1900) : 근대기, 예방의학적 사상

페텐코퍼 (Max von Pettenkofer, 1818~1901)	위생학 교실(1866), 실험위생학의 확립
라스본(W. Rathbone)	1862년 리버풀에서 방문간호를 시작함으로써 오늘날 보건소제도의 효시가 됨
존 스노우 (John Snow, 1813~1858)	콜레라에 대한 역학 조사
파스퇴르 (Pasteur, 1822~1895)	• 현대의학의 창시자(시조) • 장기설의 폐기 처분 • 닭콜레라 백신 · 돼지단독 백신 · 광견병백신 발견 • 저온소독법 개발
코흐 (R. Koch, 1843~1910)	• 근대의학의 아버지 • 결핵균, 콜레라균, 파상풍균, 연쇄상구균, 탄저균 발견
비스마르크 (Bismarck, 1815~1898)	세계 최초의 질병보험법(1883), 노동재해보험법(1884), 노령 · 폐질 · 유족연금보험법(1889)

⑤ 발전기(20세기 초 이후) : 지역사회보건학 사상, 탈미생물시대

1919	영국 세계 최초 보건부를 설치하여 보건행정의 기틀 마련
1948.4.7	세계보건기구(WHO) 창립, 세계보건의 날 제정
1972	국제인간환경회의(스웨덴)를 열어 하나뿐인 지구보전을 위한 환경선언
1978	카자흐스탄의 Alma-Ata 회의에서 1차 보건의료, 건강권 주창
1986	캐나다 오타와 회의 : 건강증진에 새로운 건강개념 태동

(4) 우리나라 공중보건의 역사

① 삼국시대 이전 : 우리나라의 보건에 관련된 최초의 언급은 고조선의 단군신화에서 찾을 수 있는데, 단군신화 중 환웅천왕이 인명과 질병 등 인간의 360여 가지를 다스렸다는 내용과 함께, 마늘과 쑥 등 약초이름이 등장하는 것으로 보아 경험적인 약물요법이 존재했음을 추측할 수 있다.

② 삼국시대

고구려	백제	신라
㉠ 시의(어의) ㉡ 고구려노사방	㉠ 약부(일종의 의료 기관) → 약제 조달 ㉡ 의박사(교수) ㉢ 채약사(약재 채취 전문가) ㉣ 주금사(약사주, 기도로써 질병을 치료하던 고대의 의원) ㉤ 백제 신집방	㉠ 승의 ㉡ 김무약방

③ 통일신라시대

약전	의료행정을 담당, 약전에는 공봉의사가 직접 의료에 종사하고 있었다.
내공봉의사	왕실의 질병을 진료하는 시의
공봉복사	공봉의사와 마찬가지로 약전에 소속되어 금주로써 질병을 예방하는 무주술사였다.
국의, 승의	어떤 의료기관에 소속된 직명이 아니고 당시의 명의를 일컫는 용어
의관	약전에 소속된 의사인지 공봉의사 전체를 총칭하는 것인지 불분명하다.

④ 고려시대(936~1392)

태의감	고려의 대표적인 중앙의료기관으로 의약과 치료의 일을 담당한 의약관청
제위보	빈민구제와 질병치료사업 담당
상약국	궁내 어약담당, 국왕을 비롯한 궁중의 질병을 치료
혜민국	서민 의료담당
동서대비원	수도 개성의 동쪽과 서쪽지역에 각각 설치된 국립구료기관
의학원	의학교육기관

⑤ 조선시대

㉠ 의료제도와 기관

전형사	예조에 속한 의약을 담당하는 기관
내의원	왕실의료를 담당, 15세기 중엽 이후에는 조선에서 규모가 가장 크고 가장 급이 높은 의료기관이었으며 갑오개혁 이후 유일하게 존속하였다.
전의감	왕실의 의약과 일반 의료행정을 담당하였고, 의원을 선발하는 과거시험인 잡과를 관할하였다.
혜민서	혜민국을 1466년 개칭한 것으로, 일반 의약과 서민의 치료를 담당
활인서	일종의 빈민구제기구
제생원	지방에 조직된 의료기관들을 통일적으로 관할할 목적에서 조직된 중앙의료기관으로 향약의 수납과 병자의 구치를 담당

㉡ 조선 말기 서양의학의 유입

실학파의 활동	이익의『성호사설』, 박지원의『열하일기』, 정약용의『마과회통』
개화파의 활동	지석영의『우두신설』, 김옥균의『치도약론』, 유길준의『서유견문』
선교사 활동	선교활동의 일환으로 1885년에 광혜원이 설립되었으며, 그 해 광혜원이 제중원으로 개칭되었다. 기출
갑오개혁	내부에 위생국(최초의 근대보건행정기구)이 설치되었다.

⑥ 일제 강점시대(1910~1945)
　㉠ 중앙 : 경찰국 위생과를 설치 기출
　㉡ 강력한 경찰위생제도 실시
⑦ 미군정 및 과도정부시대(1945~1948) : 1945년 위생국 → 같은 해 보건후생국으로 승격 → 1946년 보건후생부로 승격시키면서 광역행정 실시
⑧ 대한민국 정부수립 이후(1948. 8·15 이후)

1948	보건후생부를 폐지하고 사회부로 개편하였는데, 이 사회부에는 노동국, 후생국, 부녀국, 주택국, 보건국 등의 부서를 두었다.
1949	사회부 보건국을 보건부로 독립, 승격시켰다.
1955	보건부와 사회부를 통합하여 보건사회부로 개칭하였다.
1995	보건사회부를 보건복지부로 개편
2008	보건복지가족부(3실, 4국)
2010	보건복지부 직제 개편

◀ 주요 보건기관

시기	의약행정	왕실의료	서민의료	전염병환자 치료	구료기관
고려시대	태의감	상약국	혜민국	동서대비원	제위보
조선시대	전의감	내의원	혜민서	활인서	제생원
일제 강점기	위생과				
미군정기	보건후생부				
현재	보건복지부				

◀ 보건복지부 직제 변경

위생국(1894) → 경찰국 위생과(1910) → 위생국(1945) → 보건후생부(1946) → 사회부(1948) → 보건부(1949) → 보건사회부(1955) → 보건복지부(1995) → 보건복지가족부(2008) → 보건복지부(2010. 3)

(5) 건강수준 평가
① 세계보건기구(WHO)의 보건수준 평가(건강지표) 기출

평균수명	0세의 평균여명
조사망률(= 보통사망률)	(총사망자 수 / 연앙인구) × 1,000
비례사망지수(PMI)	(50세 이상의 사망 수 / 총사망자 수) × 100

② 한 국가나 지역사회의 대표적인 건강수준 평가지표

영아사망률	(1세 미만의 영아사망 수/출생아 수)×1,000
알파지수(α-Index) 기출	영아사망 수 / 신생아사망 수 • α-Index가 1에 가까울수록 보건수준이 높으며, 1보다 작을 수 없다. • α-Index가 작아질수록 신생아사망 원인(분만 시 사고, 조산아 등 신생아 고유질환) • α-Index가 커졌다면 영아사망 원인(폐렴, 장염 등에 의한 감염증 사망)

③ 건강지표
   ㉠ 영아사망지표

영아사망률 기출	(출생 후 1년 미만에 사망한 영아 수 / 연간 총출생 수)×1,000
	한 국가의 보건학적 상태뿐만 아니라 사회적·경제적·문화적 조건 등과 관계가 있으므로 한 나라의 사회·경제지표로 사용된다.
신생아사망률	(28일 미만의 사망아 수 / 연간 총출생 수)×1,000
	초생아사망률과 함께 연기된 사산으로 선천적인 원인이 지배적이며 예방이 불가능하고 보건상태가 향상될수록 영아사망률과 신생아사망률의 차이가 감소된다.
후기신생아사망률	(생후 7일~생후 28일 미만 사망아 수 / 연간 출생아 수)×1,000
	사망원인이 생물학적 요인보다 주거·영양·의료 등의 환경요인에 의해 영향을 받는다.
영아후기사망률	(생후 28일~1년 미만 사망아 수 / 연간 출생아 수)×1,000
주산기사망률	{(같은 해의 임신 28주 이후 태아 사망+생후 7일 미만의 신생아사망 수) / 어떤 연도의 출산아 수}×1,000
α-index 기출	그 연도의 영아사망 수 / 어떤 연도의 신생아사망 수
	이 값이 1에 근접할수록 거의 모든 영아사망이 신생아사망이다. 그 지역의 건강수준이 높은 것을 의미하며, 값이 클수록 신생아기 이후의 영아사망이 크기 때문에 영아사망에 대한 예방대책이 필요하다.
유아사망률	(같은 해의 1~4세의 사망 수 / 특정 연도의 1~4세 중앙인구 수)×1,000
초생아사망률	(같은 해의 생후 7일 이내 초생아사망 수 / 특정 연도의 총출생 수)×1,000

   ㉡ 모성사망비와 모성사망률

모성사망비	(같은 해 임신, 분만, 산욕기 합병증으로 사망한 부인 수 / 총출생 수)×1,000
모성사망률	(같은 해 임신, 분만, 산욕기 합병증으로 사망한 부인 수 / 가임연령 여성 인구 수)×1,000
	전반적인 보건수준을 나타내는 중요한 지표로 임산부의 산전, 산후관리 수준 및 지역사회 의료전달체계·사회·경제적 수준을 반영한다.

ⓒ 기타

비례사망률(PMR)	(한 특성에 의한 사망자 수 / 전체 사망자 수)×100(또는 1,000)
비례사망지수(PMI)	(50세 이상 사망자 수 / 전체 사망자 수)×100(또는 1,000)
원인별 사망률	(한 특성에 의한 사망자 수 / 중앙인구)×100(또는 1,000)

2 일차 보건의료(Primary Health Care, PHC)

(1) 역사 및 철학 기출

① 1978년 9월 12일 구 소련의 알마아타 국제회의에서 '2000년까지 세계 모든 인류에게 건강을(Health for all by the year 2000)'이라는 보건정책 채택 → 알마아타 선언문 채택
② 전 세계의 인구가 보건의료에 대해 평등해야 하고, 국민은 건강할 기본권리를 가지며, 국가는 국민의 건강을 보장하기 위한 책임을 져야 한다. 즉, 건강은 기본권이며(Human right), 국가가 국민의 건강에 책임을 져야 하며(Health right), 인구가 보건의료에 대해 평등해야 한다. 즉, 건강권과 평등권이 1차 보건의료의 기본철학이 된다.

(2) 일차 보건의료의 기본가정

① 건강과 질병은 분리될 수 없고 항상 연속선상에 존재한다.
② 질병은 건강에 대한 우발적 사고로 인한 문제로 지속적인 관리가 요구된다.
③ 건강문제의 심각한 수준에 따라 대응방안이 달라진다.
④ 인류 건강문제의 약 85%가 1차 건강문제를 갖기 때문에 건강문제의 대부분을 1차 보건의료로 해결이 가능하다.

1차 건강문제 → 1차 보건의료(PHC, Primary Health Care) : 예방적 보건의료사업
• 1978년, Alma-Ata회의 1차 보건의료 : 예방접종, 식수위생관리, 모자보건, 보건교육, 풍토병관리, 경미한 질병치료, 영양개선 • 주민의 적극적인 참여와 지역사회개발정책의 일환으로 말단부락이 핵심
2차 건강문제 → 2차 보건의료(SHC, Secondary Health Care) : 치료 및 환자관리사업
• 응급처치질병, 급성질환, 입원환자관리 등 전문병원의 활동요구 • 임상전문의와 간호사 등 의료인력의 역할 강조
3차 건강문제 → 3차 보건의료(THC, Tertiary Health Care) : 재활 및 만성질환사업
• 회복기환자, 재활환자, 노인간호, 만성질환 관리 • 노령화사회, 노인성질병관리
포괄적 보건의료(CHC, Comprehensive Health Care) : 치료의학과 예방의학의 통합
• 지역사회 전체 주민 대상으로 질병의 예방, 치료, 재활건강증진, 건강보호활동 등 인간의 전 생애(Life-cycle)의 건강관리 • 자연과학과 사회과학을 통합한 종합적인 현대적 개념의 통합 보건의료사업

(3) 일차 보건의료의 개념
① 실제적이고 과학적으로 건전하며 사회적으로 수용가능한 방법과 기술에 근거하여
② 지역사회가 받아들일 수 있는 방법으로
③ 지역주민들의 적극적인 참여하에
④ 그들의 지불능력에 맞게
⑤ 주민과 가장 가까운 위치에서 지속적으로 실시되는 필수적인 건강관리사업이다.

(4) 일차 보건의료의 접근 원칙(8가지)

포괄성	모든 사람에게 필요한 의료서비스이어야 한다.
수용성	• 모든 주민에게 쉽게 받아들일 수 있는 방법으로 • 주민의 지불능력에 맞는 보건의료 수가로 사업이 제공되어야 한다.
근접성	근접한 거리에서 사업이 제공되어야 한다.
균등성(평등성)	어떤 여건에서도 똑같이 제공되어야 한다.
지속성	지속적인 서비스가 제공되어야 한다.
유용성	주민들이 쉽게 이용할 수 있고 유용한 것이어야 한다.
상호협조성	사회 여러 분야와의 협조체계를 유지해야 한다.
주민참여	지역사회의 적극적인 참여와 지역주민과 서비스 제공자와의 동반자적 관계 형성이 필요하다.

(5) 일차 보건의료사업의 내용(WHO : 필수요소 9가지) 기출
① 지역사회가 가지고 있는 건강문제와 이 문제를 규명하고 관리하는 방법을 교육
② 가족계획을 포함한 모자보건
③ 식량 공급 및 영양의 증진
④ 안전한 물의 공급
⑤ 그 지역의 풍토병 예방 및 관리
⑥ 그 지역사회의 주된 감염병의 예방접종
⑦ 통상질환과 상해의 적절한 치료
⑧ 정신보건의 증진
⑨ 기초약품의 제공

(6) 일차 보건의료의 접근법(WHO의 4A)
① Accessible(접근용이성)
② Acceptable(수용가능성)
③ Active(적극적인 주민참여 = Available)
④ Affordable(지불부담능력)

(7) 우리나라 일차 보건의료사업
① 1980년 「농어촌 등 보건의료를 위한 특별조치법」이 제정되어 일차 보건의료를 위한 법적 근거가 마련되었다.
② 지역적인 의료공급의 형평성 해소 차원에서 보건지소에 공중보건의를 근무시켰다.
③ 농어촌 등 의료취약지역에 보건진료소를 설치하였다.

3 건강증진사업(Health Promotion)

(1) 건강증진의 개념

세계보건기구(WHO) 오타와 헌장(1986) : 사람들로 하여금 자신의 건강에 관한 통제력을 증가시키고 건강을 향상시키는 능력을 갖도록 하는 과정으로 건강수준결정요인으로 보건의료부문, 사회적 요인과 경제적 요인을 강조

(2) 건강증진사업의 발전과정

연도	회의/보고서	내용
1974	라론드(Maro Lalonde, 캐나다 보건복지부장관) 보고서	건강증진 4가지 요소 : 환경, 생활방식, 인간생물학, 보건의료체계 중 생활방식이 건강에 미치는 영향 50% 이상 차지
1978	WHO 알마아타 선언	치료 중심에서 예방 강조의 1차 보건의료를 강조
1986	제1차 건강증진국제회의 (캐나다 오타와) 기출	오타와 헌장의 5가지 실행전략 ① 건강에 좋은 공공정책의 확립 ② 건강을 지원하는 환경조성 ③ 지역사회 활동의 강화 ④ 건강증진에 대한 개인의 기술개발 ⑤ 보건의료사업의 방향 재설정
1988	제2차 건강증진국제회의 (호주 애들레이드)	• 건강증진을 위한 건전한 공공정책을 강조 • 우선순위 ① 여성건강의 개선 ② 식량과 영양 ③ 담배와 알코올 ④ 지원적 환경
1991	제3차 건강증진국제회의 (스웨덴 Sundsvall)	• 자원환경조성의 중요성 • 주요내용 ① 정책개발, 법제 조직의 방향재설정 및 옹호 ② 인식의 제고, 능력의 부여 ③ 자원의 동원 및 지역사회 역량강화
1997	제4차 건강증진국제회의 (인도네시아 자카르타)	건강증진을 보건의료 개발에 중점, 공공 및 민간부문의 동반자 관계 강조
2000	제5차 건강증진국제회의 (멕시코 멕시코시티)	형평성 제고를 위한 계층 간 격차 해소
2005	제6차 건강증진국제회의 (태국 방콕)	실천을 위한 정책과 파트너십, '건강 결정요소'가 회의 주요 주제
2009	제7차 건강증진국제회의 (케냐 나이로비)	수행역량 격차해소를 통한 건강증진과 개발
2013	제8차 건강증진국제회의 (핀란드 헬싱키)	국가 수준에서 건강을 위한 다부문적 활동과 모든 정책에서의 건강 접근방법의 시행을 강조
2016	제9차 건강증진국제회의 (중국 상하이)	지속가능한 개발 목표(SDGs) 달성을 위한 보건영역의 역할에 대해 논의 강조

(3) 건강증진의 3대원칙

옹호	건강한 보건정책을 수립하도록 강력히 촉구하는 것
역량강화	본인과 가족의 건강을 유지할 수 있게 하는 것을 그들의 권리로써 인정하며, 이들이 스스로의 건강관리에 적극 참여하며 자신들의 행동에 책임을 느끼게 하는 것
연합	모든 사람들이 건강을 위한 발전을 계속하도록 건강에 영향을 미치는 경제, 언론, 학교 등 모든 관련분야 전문가들이 협조하는 것

(4) 우리나라의 건강증진사업

① 역사

1983	국민건강조사
1989	보건의식행태조사
1995. 1	국민건강증진법, 지역보건법 제정
1997	국민건강증진기금 조성
1998. 7~2001. 6	건강증진 거점 보건소를 중심으로 한 건강증진시범사업 실시
2001	전국보건소 정규인력을 통한 방문보건사업 전면 실시
2002	건강증진사업이 전국 보건소로 확대
2005	건강생활실천사업을 전국 보건소로 확대, 금연, 영양, 운동, 절주 4대 영역을 필수사업, 선택사업으로 구분 수행, 보건소 금연클리닉 사업 영양플러스 사업(임산부 및 영유아 보충영양 관리사업) 시범운영
2007	맞춤형 방문건강관리사업 전국 실시
2008	영양플러스사업 전국 확대 실시
2009	국민건강증진법의 개정으로 보건교육사(1~3급) 제도 도입
2013	통합건강증진사업 실시

> **핵심 CHECK** 국민건강증진법 제4조(국민건강증진종합계획의 수립) 기출
>
> ① 보건복지부장관은 제5조의 규정에 따른 국민건강증진정책심의위원회의 심의를 거쳐 국민건강증진종합계획(이하 "종합계획"이라 한다)을 5년마다 수립하여야 한다. 이 경우 미리 관계중앙행정기관의 장과 협의를 거쳐야 한다.
> ② 종합계획에 포함되어야 할 사항은 다음과 같다.
>   1. 국민건강증진의 기본목표 및 추진방향
>   2. 국민건강증진을 위한 주요 추진과제 및 추진방법
>   3. 국민건강증진에 관한 인력의 관리 및 소요재원의 조달방안
>   4. 제22조의 규정에 따른 국민건강증진기금의 운용방안
>   4의2. 아동·여성·노인·장애인 등 건강취약 집단이나 계층에 대한 건강증진 지원방안
>   5. 국민건강증진 관련 통계 및 정보의 관리 방안
>   6. 그 밖에 국민건강증진을 위하여 필요한 사항

② 2021년 제5차 국민건강증진종합계획 수립(Health Plan 2030)
　㉠ 사업연도 : 2021~2025
　㉡ 비전 : 모든 사람이 평생 건강을 누리는 사회
　㉢ 사업목표 : 건강수명 연장, 건강형평성 제고
　　ⓐ 건강수명 : 2030년까지 건강수명 73.3세 달성
　　ⓑ 건강형평성 : 건강수명의 소득 간, 지역 간 형평성 확보
　　　• 소득 : 소득수준 상위 20%의 건강수명과 소득수준 하위 20%의 건강수명 격차를 7.6세 이하로 낮춘다.
　　　• 지역 : 건강수명 상위 20% 해당 지자체의 건강수명과 하위 20% 해당 지자체의 건강수명의 격차를 2.9세로 낮춘다.

구분	2018년	2030년 목표
상위 20% 소득자	73.3세	76.1세
하위 20% 소득자	65.2세	68.5세
격차	8.1세	7.6세
상위 20% 지역	강원 원주 71.1세	73.2세
하위 20% 지역	광주 남구 68.4세	70.3세
격차	2.7세	2.9세

　㉣ 기본원칙
　　ⓐ 국가와 지역사회의 모든 정책 수립에 건강을 우선적으로 반영한다.
　　ⓑ 보편적인 건강수준의 향상과 건강형평성 제고를 함께 추진한다.
　　ⓒ 모든 생애과정과 생활터에 적용한다.
　　ⓓ 건강친화적인 환경을 구축한다.
　　ⓔ 누구나 참여하여 함께 만들고 누릴 수 있도록 한다.
　　ⓕ 관련된 모든 부문이 연계하고 협력한다.

분과	건강생활 실천	정신건강 관리	비감염성질환 예방관리	감염 및 환경성 질환 예방관리	인구집단별 건강관리	건강친화적 환경구축
중점과제	• 금연 • 절주 • 영양 • 신체활동 • 구강건강	• 자살예방 • 치매 • 중독 • 지역사회 정신건강	• 암 • 심뇌혈관 질환 • 비만 • 손상	• 감염병 예방 및 관리 • 감염병 위기 대비 대응 • 기후변화성 질환	• 영유아 • 청소년(학생) • 여성 • 노인 • 장애인 • 근로자 • 군인	• 건강친화적 법제도 개선 • 건강정보 이해력 제고 • 혁신적 정보기술의 적용 • 재원 마련 및 운용 • 지역사회 자원(인력, 시설) 확충 및 거버넌스 구축

중점과제	10년 후 달라지는 모습(대표 지표)
암관리	성인(20~74세) 암 발생률(남성, 여성)
심뇌혈관질환	성인(남성, 여성) 고혈압 유병률, 성인(남성, 여성) 당뇨병 유병률, 급성 심근경색증 환자의 발병 후 3시간 미만 응급실 도착 비율
감염병 예방 및 관리	신고 결핵 신환자율(인구 10만명당)
정신보건	자살사망률(인구 10만명당), 여성 자살사망률(인구 10만명당), 남성 자살사망률(인구 10만명당)
치매	치매안심센터의 치매환자 등록 관리율(전국 평균)
중독	알코올 사용장애 정신건강 서비스 이용률
지역사회 정신건강	정신건강 서비스 이용률
구강보건	영구치(12세 이상) 우식경험률(연령 표준화)
금연	성인(남성, 여성) 현재흡연율(연령 표준화)
절주	성인(남성, 여성) 고위험 음주율(연령 표준화)
신체활동	성인(남성, 여성) 유산소 신체활동 실천율(연령 표준화)
영양	식품 안전성 확보 가구분율
영유아건강	영아사망률(출생아 1천명당)
청소년	고등학교 남학생, 여학생 현재흡연율
여성	모성사망비(출생아 10만명당)
노인	노인(남성, 여성)의 주관적 건강인지율
장애인	성인 장애인 건강검진 수검률
근로자	연간 평균 노동시간
군인	군장병 흡연율
비만	성인비만 유병률(연령 표준화)
건강정보 이해력 제고	성인(남성, 여성) 적절한 건강정보 이해능력 수준
감염병위기 대비대응	MMR 완전접종률
기후변화성 질환	기후보건영향평가 평가체계 구축 및 운영
손상예방	손상사망률(인구 10만명당)

▎일차 보건의료와 건강증진

구분	일차 보건의료	건강증진
배경 국제회의	구 소련의 알마아타회의(1978)	캐나다 오타와회의(1986)
관련 국내법	농어촌 등 보건의료를 위한 특별조치법(1980)	국민건강증진법(1995)
핵심 개념	건강권	생활양식의 변화와 보건교육
기본원칙 및 기본정책	• 실제적이고 과학적으로 건전하며 사회적으로 수용 가능한 방법과 기술에 근거하여 • 지역사회가 받아들일 수 있는 방법으로 • 지역주민들의 적극적인 참여 하에 • 그들의 지불능력에 맞게 • 주민과 가장 가까운 위치에서 지속적으로 실시되는 필수적인 건강관리 사업	• 건강에 이로운 공공정책 수립 • 건강지향적 환경 조성 • 지역사회 활동 강화 • 개개인의 기술 개발 • 보건의료사업의 방향 재설정 기출
접근원칙과 3대 원칙	일차 보건의료의 접근법(WHO의 4A) • Accessible(접근 용이성) • Acceptable(수용 가능성) • Active(적극적인 주민참여, Available) • Affordable(지불부담능력)	건강증진의 3대 원칙 • 옹호 : 건강한 보건정책을 수립하도록 강력히 촉구하는 것 • 역량강화 : 본인과 가족의 건강을 유지할 수 있게 하는 것을 그들의 원리로써 인정하며, 이들이 스스로의 건강관리에 적극 참여하여 자신들의 행동에 책임을 느끼게 하는 것 • 연합 : 모든 사람들이 건강을 위한 발전을 계속하도록 건강에 영향을 미치는 경제, 언론, 학교 등 모든 관련 분야의 전문가들이 협조하는 것

(5) 건강도시(Health City)

① 건강도시의 개요

㉠ 건강도시의 정의(세계보건기구, 2004) : 도시의 물리적, 사회적, 환경적 여건을 창의적이고 지속적으로 개발해 나아가는 가운데, 개인의 잠재능력을 최대한 발휘하며 지역사회의 참여 주체들이 상호협력하며 시민의 건강과 삶의 질을 향상하기 위하여 지속적으로 노력해 나가는 도시

㉡ 건강도시의 목적

ⓐ 도시의 건강과 환경을 개선하여 도시 주민의 건강을 향상

ⓑ 지방자치단체와 지역사회의 창의성을 발휘

ⓒ "모든 인류에게 건강(Health for All)"을 달성

㉢ 건강도시의 조건

ⓐ 깨끗하고 안전하며, 질 높은 도시의 물리적 환경

ⓑ 안정되고 장기적으로 지속 가능한 생태계

ⓒ 계층 간, 부문 간 강한 상호지원 체계와 착취하지 않는 지역사회

ⓓ 개개인의 삶, 건강 및 복지에 영향을 미치는 문제에 대한 시민의 높은 참여와 통제

ⓔ 모든 시민을 위한 기본적 욕구(음식, 물, 주거, 안전, 직장) 등의 충족

ⓕ 시민들 간의 다양한 만남, 상호작용 및 의사소통을 가능하게 하는 기회와 자원에 대한 접근성

　　　　ⓖ 다양하고 활기 넘치며, 혁신적인 도시 경제
　　　　ⓗ 역사, 문화 및 생물학적 유산 혹은 지역사회 내 모임들과 개인과의 연계를 도모
　　　　ⓘ 모든 시민에 대한 적절한 공중보건 및 치료서비스의 최적화
　　　　ⓙ 높은 수준의 건강과 낮은 수준의 질병 발생
　　　　ⓚ 이상의 요건들이 서로 양립할 뿐만 아니라 더불어 이 요소들을 증진시키는 도시형태
② 건강도시의 평가지표(9개 영역)
　　　㉠ 인구
　　　㉡ 건강상태
　　　㉢ 생활양식
　　　㉣ 주거환경
　　　㉤ 사회경제적 여건
　　　㉥ 물리적 환경
　　　㉦ 불평등
　　　㉧ 물리적 및 사회적 하부구조
　　　㉨ 공공보건정책 및 서비스

01 끝판왕! 적중예상문제

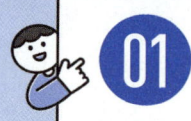

적중예상문제 해설

01
건강의 정의(세계보건기구, WHO)
단순히 질병이 없거나 허약하지 않은 상태만을 의미하는 것이 아니고, Physical(신체적 안녕), Mental(정신적 안녕), Social wellbeing(사회적 안녕)이 완전한 상태

02
사회적 안녕(Social wellbeing)
삶의 가치실현을 위해 각자 나름대로 역할과 기능을 충실히 수행할 수 있는 능력 및 상태

03
- 신체개념→정신·신체개념→생활개념
- 현대적 건강개념은 육체적 안녕 + 정신적 안녕 + 사회적 안녕을 포함하는 생활개념이다.

🔒 01 ⑤ 02 ③ 03 ④

---

01 1회독 2회독 3회독 **2021 기출유사**
세계보건기구에서 정한 건강의 정의는?
① 단순히 질병이 없거나 허약하지 않은 상태만을 의미하는 것이 아니고, 신체적으로 완전한 상태
② 단순히 질병이 없거나 허약하지 않은 상태만을 의미하는 것이 아니고, 정신적으로 건전한 상태
③ 단순히 질병이 없거나 허약하지 않은 상태만을 의미하는 것이 아니고, 질병이 없고 허약하지 않은 상태
④ 단순히 질병이 없거나 허약하지 않은 상태만을 의미하는 것이 아니고, 신체적, 정신적으로 완전무결한 상태
⑤ 단순히 질병이 없거나 허약하지 않은 상태만을 의미하는 것이 아니고, 신체적, 정신적, 사회적으로 안녕한 상태

02 1회독 2회독 3회독 **2015 기출유사**
세계보건기구(WHO)에서 건강에 대한 정의 중 '사회적 안녕(Social wellbeing)' 내용으로 맞는 것은?
① 국가경제가 고도로 성장한 상태
② 보건교육제도가 잘 마련된 상태
③ 사회에 도움이 되는 역할을 할 수 있는 상태
④ 사회질서가 확립될 수 있는 법이 마련된 상태
⑤ 국가, 시민 간의 다양한 만남이 존재하는 상태

03 1회독 2회독 3회독
다음 중 건강에 대한 현대적 건강개념으로 맞는 것은?

| 가. 신체개념 | 나. 정신개념 |
| 다. 사회개념 | 라. 생활개념 |

① 가, 나, 다   ② 가, 다   ③ 나, 라
④ 라   ⑤ 가, 나, 다, 라

04

세계보건기구(WHO)의 건강에 대한 정의에서 정신적 안녕(Mental wellbeing)의 상태를 잘 표현한 것은?

① 보건교육제도가 잘 마련된 상태이다.
② 상해나 장애가 없으며 동시에 생리적 기능이 정상범위에서 균형을 유지하고 있어 항상성이 유지되어 있는 상태이다.
③ 본인이 생각하는 '이상적인 자아'와 다른 사람의 눈에 비친 '나'의 모습과 현실적인 나 자신의 모습인 현재 '나'의 모습이 일치한 상태이다.
④ 사회적 역할과 규칙, 인간관계를 유지하면서 사회적 규범에서 벗어나지 않게 직업을 가진 상태이다.
⑤ 보건학적 개념으로는 물리적으로 쾌적한 공해 없는 환경이라는 의미로도 해석이 된다.

05 2022 기출유사

다음에서 설명하고 있는 내용으로 올바른 것은?

- 건강결정요인을 생물학적 요인, 환경적 요인, 생활양식, 보건의료체계로 나눔
- 생활양식의 변화와 환경의 개선이 건강문제 해결을 위한 보다 중요한 요인임을 강조

① 알마아타 선언
② 파리 협정
③ 오타와 헌장
④ 라론드 보고서
⑤ 교토 의정서

06

라론드(Lalonde)에 의하면 건강을 결정하는 4가지 요소 중 질병을 예방하는 가장 중요한 요소인 것은?

① 환경
② 생활방식
③ 인간생물학
④ 보건의료체계
⑤ 심신활동

04
정신적 안녕(Mental wellbeing)
본인이 생각하는 '이상적인 자아'와 다른 사람의 눈에 비친 '나'의 모습과 현실적인 나 자신의 모습인 현재 '나'의 모습이 일치할 때 정신적으로 건강한 상태가 될 수 있다.

05
라론드(Lalonde)
건강은 환경, 생활방식, 인간생물학, 보건의료체계의 4범주로 생활방식(Life style)으로 결정되는 요소이며, 질병예방은 생활방식의 개선으로 결정된다.

06
라론드(Lalonde)
건강은 환경, 생활방식, 인간생물학, 보건의료체계의 영향을 받는데, 이 중 생활방식은 50%를 차지한다고 하였다.

04 ③ 05 ④ 06 ②

적중예상문제 해설

07
① 히포크라테스(Hippocrates)
② 라론드(Lalonde)
③ 던(Dunn)
④ 두보스(Dubos)

07
학자들의 건강개념에 대한 다음의 설명으로 올바른 것은?
① 라론드(Lalonde)는 건강은 환경과 체질 간의 조화로 장기설과 4체액설을 주장하였다.
② 히포크라테스(Hippocrates)는 건강은 환경, 생활방식, 인간생물학, 보건의료체계의 4범주의 영향을 받는다고 하였다.
③ 두보스(Dubos)의 경우 건강과 불건강은 연속선상에 있다고 주장하였다.
④ 던(Dunn)은 건강은 환경에 적응한 결과로 나타나는 개인의 사회적·정서적·영적·생물학적 건강을 수반하는 삶의 질이라고 하였다.
⑤ 버나드(Claude Bernard)는 건강이란 외부환경의 변동에 대하여 내부환경의 항상성이 유지되는 상태라고 하였다.

08
① 신체개념 → 심신개념 → 생활개념
② 정적 개념 → 동적 개념
③ 병리학적 개념 → 생태학적 개념
⑤ 운명론적 사고, 개인책임 한계 → 사회적 책임요구

08
다음 중 건강에 대한 개념의 변천을 올바르게 설명하고 있는 것은?
① 신체개념 → 생활개념 → 심신개념
② 동적 개념 → 정적 개념
③ 생태학적 개념 → 병리학적 개념
④ 불연속성 개념 → 연속성 개념
⑤ 사회적 책임요구, 개인책임 한계 → 운명론적 사고

09
신체개념(19세기 이전) → 심신개념(19세기) → 생활개념(20세기)

09
건강개념의 변천으로 옳은 것은?
① 생활개념 → 심신개념 → 신체개념
② 신체개념 → 생활개념 → 심신개념
③ 신체개념 → 심신개념 → 생활개념
④ 심신개념 → 생활개념 → 신체개념
⑤ 심신개념 → 신체개념 → 생활개념

🔒 07 ⑤ 08 ④ 09 ③

10

1959년 던(Dunn)의 정의내용 중 건강-불건강연속선(Health-illness continuum)에 대한 설명으로 옳은 것은?

> 가. 건강하거나 또는 그렇지 못한 상태는 서로 유대관계가 있는 연속현상이다.
> 나. 한 개인의 건강현상은 지표상에서 늘 가변적이다.
> 다. 건강의 양과 질적 측면에서 동시에 비교 가능한 지표이다.
> 라. 최고의 안녕상태에서부터 최악의 건강상태까지 갈 수 있는 가능성을 항상 지니고 있다.

① 가, 나, 다
② 가, 다
③ 나, 라
④ 라
⑤ 가, 나, 다, 라

10 해설
Dunn(1959)
- 건강개념에 최고의 안녕상태 개념을 포함하면서 인간의 건강상태는 건강 혹은 질병으로 이분적으로 나누어지는 것이 아니라, 건강-불건강의 연속선(health-illness continuum)상에서 계속 변화하는 것이라고 주장하였다.
- 인간의 건강상태는 최고의 안녕상태에서부터 최악의 건강상태까지 갈 수 있는 가능성을 항상 지니고 있으며, 일상생활에서 효율적으로 대처하고 기능이 통합되면 건강한 상태라고 할 수 있고, 적절히 대처하지 못하거나 기능이 통합되지 못하면 불건강 상태이다.

11

생태학적 모형의 구성요소로 올바른 것은?

① 병원체, 병원소
② 병원소, 개인 행태
③ 준거집단
④ 생활습관
⑤ 개인행태

11 해설
생태학적 모형의 구성요소
- 병인(병원체, 병원소)
- 숙주
- 환경

12

다음 건강모델 중 건강이란 숙주, 병원체, 환경이 평형을 이룰 때 달성되고 균형이 깨질 때 질병이 존재하고 그중 가장 중요한 것을 환경적 요소로 보는 것은?

① 총체적 모델
② 생의학적 모델
③ 세계보건기구 모델
④ 생태학적 모델
⑤ 사회·생태학적 모델

12 해설
생태학적 모델(Ecological Model)
숙주, 병원체, 환경이 평형을 이룰 때는 건강을 유지하게 되고 균형이 깨질 때는 불건강이 존재하게 된다. 3가지 요소 중 가장 중요한 것은 환경적 요소이다.

13

생의학적 모형에 대한 다음의 설명으로 가장 올바른 것은?

① 건강이란 사회 및 내부 생태체계가 역동적인 균형상태이다.
② 환경에는 물리적, 사회적, 심리적 환경까지 포함이 된다.
③ 건강이란 단지 질병의 부재로 인체를 기계처럼 이해하였다.
④ 개인의 육체적 특성은 인체생리에 포함된다.
⑤ 국가, 지역사회 보건의료시스템, 예방, 재활적 요소는 보건의료체계에 포함된다.

13 해설
건강을 단지 질병의 부재로 파악하고 인체를 기계로 이해한 모형은 생의학적 모형이다. 나머지는 모두 총체적 모형에 대한 설명이다.

10 ⑤ 11 ① 12 ④ 13 ③

적중예상문제해설

14 1회독 2회독 3회독 2015 기출유사

C. E. A. Winslow의 공중보건학의 정의에 포함된 내용으로 가장 올바른 것은?

① 질병의 치료
② 적정기능수준의 향상
③ 사회적 효율 증진
④ 정신적 효율 증진
⑤ 심리적 효율 증진

15 1회독 2회독 3회독

공중보건학의 개념에 대한 설명으로 바르게 연결된 것은?

> 가. 치료중심이 아닌 지역주민의 건강과 장수의 생득권을 실현하기 위한 포괄적인 보건의료과학
> 나. 지역사회 전체 주민을 대상으로, 치료보다 예방에 중심을 두고 공중의 건강을 증진시키는 학문
> 다. 조직적인 지역사회 공동 노력을 통하여 질병을 예방하고 수명을 연장하며, 신체적·정신적 효율을 증진시키는 기술과학
> 라. 치료의학을 포함하는 위생학, 예방의학, 지역사회의학, 건설의학은 공중보건학과 유사한 학문이라 할 수 있다.

① 가, 나, 다
② 가, 라
③ 나, 라
④ 라
⑤ 가, 나, 다, 라

15
공중보건학과 유사학문
위생학, 예방의학, 사회의학, 지역사회의학, 건설의학

16 1회독 2회독 3회독

국민의 행복과 국력을 추구하는 기반으로 공중보건을 보살피는 것이 정치가의 첫째 의무라고 한 사람은 누구인가?

① 디즈레일리(Disraeli)
② 윈슬로(Winslow)
③ 베버리지(Beveridge)
④ 페턴코퍼(Pettenkofer)
⑤ 히포크라테스(Hippocrates)

16
영국 수상 디즈레일리(Disraeli)는 공중보건이란 국민의 행복과 국력을 추구하는 기반으로 공중보건에 관한 관심이 정치가의 첫 번째 의무임을 강조하였다.

17 61회독 2회독 3회독

WHO가 제시한 공중보건학의 정의로 옳은 것은?

① 질병예방 - 수명연장 - 건강증진
② 조기발견 - 수명연장 - 건강증진
③ 질병치료 - 건강증진 - 수명연장
④ 질병예방 - 건강증진 - 조기발견
⑤ 조기진단 - 조기치료 - 사회복귀

17
Winslow 교수와 WHO 제25차 회의에서의 공중보건의 정의
질병예방, 수명연장, 신체적·정신적 효율증진을 위한 기술과 과학으로 건강증진 학문이다.

🔒 14 ④ 15 ① 16 ① 17 ①

18 [1회독] [2회독] [3회독]
공중보건학의 특징으로 가장 올바른 것은?
① 개인을 대상으로 질병예방과 악화방지에 역점을 둔다.
② 보건적 통계자료와 조사를 통해 진단한다.
③ 임상적 진단으로 불건강의 원인을 규명한다.
④ 질병치료를 목적으로 한다.
⑤ 학문적 연구대상과 그 단위가 개인 단위이다.

19 [1회독] [2회독] [3회독]
C. E. A. Winslow가 정의한 공중보건이 추구하는 궁극적인 목적은 무엇인가?
① 수명연장, 질병예방, 신체적·정신적 효율 증진
② 전염병 관리, 신체적·정신적 효율 증진, 질병예방
③ 질병치료, 환경위생, 수명연장
④ 질병치료, 환경위생, 전염병 관리
⑤ 환경위생, 수명연장, 질병예방

20 [1회독] [2회독] [3회독]
윈슬로(C. E. A. Winslow) 교수의 공중보건사업의 대상으로 맞는 것은?
① 지역사회의 병든 사람   ② 지역사회의 정치가
③ 지역사회의 의료인   ④ 지역사회의 보건행정인
⑤ 조직적인 지역사회의 전체 주민

21 [1회독] [2회독] [3회독]
윈슬로(C. E. A. Winslow) 교수가 제시한 조직적인 지역사회 노력에 해당하는 것은?

> 가. 환경위생 향상
> 나. 개인위생의 보건교육
> 다. 감염병관리 및 사회보장제도 확립
> 라. 예방접종 및 산업보건사업 확립

① 가, 나, 다   ② 가, 다   ③ 나, 라
④ 라   ⑤ 가, 나, 다, 라

22 [1회독] [2회독] [3회독]
공중보건학에서 '조직적인 지역사회'의 의미로 맞는 것은?
① 전체 지역주민이 참여하는 조직
② 전체 지역주민이 공통적 보건문제를 해결하기 위한 조직
③ 지역주민 중 의사, 간호사 등으로 구성된 조직
④ 전체 지역주민이 공통적 관심사에 자율적 참여와 협력할 수 있는 조직
⑤ 모든 문제를 해결하기 위한 지역사회의 전체 주민

적중예상문제 해설

18
공중보건학은 통계자료와 조사를 통해 지역사회를 진단한 후 그 결과에 대해 사업을 진행하고 있다.

19
공중보건의 정의(Winslow)
조직적인 지역사회 공동 노력을 통하여 질병을 예방하고 수명을 연장하며, 신체적·정신적 효율을 증진시키는 기술과학

20
윈슬로 교수의 공중보건학 정의
공중보건학이란 조직적인 지역사회 공동 노력을 통하여 질병을 예방하고 수명을 연장하며, 신체적·정신적 효율을 증진시키는 기술과학이며, 조직적인 지역사회란 전체 지역주민조직, 공통의 관심사, 자율적 참여 협력조직을 포함한다.

21
조직적인 지역사회 노력
환경위생, 감염병관리, 개인위생의 원칙에 대한 보건교육, 질병의 조기진단 및 예방을 위한 조직화된 의료 및 간호사업, 사회보장제도의 확립

22
공중보건의 최소단위는 지역사회이며, 지역사회 전체 주민의 공통적 관심과 협력, 자율적 참여이다.

🔒 18 ② 19 ① 20 ⑤ 21 ① 22 ④

적중예상문제 해설

23
공중보건의 범위
환경위생, 감염병관리, 보건교육, 조기진단, 예방을 위한 의료 및 간호사업, 사회보장제도의 확립

24
공중보건사업은 지역사회 모든 주민의 공통적 문제와 관심으로 해결되어야 한다.

25
G. Anderson에 의한 공중보건사업 수행의 3대 요소
- 보건교육(보건인식)
- 보건행정(보건봉사)
- 보건관계법규(보건통제)

26
보건사업의 구성요소
보건교육(보건인식), 보건행정(보건봉사), 보건관계법규(보건통제) 중 선진국에서는 보건교육 위주로, 개도국에서는 법규를 중심으로 실시되고 있다.

27
공중보건사업은 치료 목적보다 지역사회 전반의 환경개선과 보건교육을 통한 활동에 중점을 두고 있다.

---

23 1회독 2회독 3회독

WHO가 제시한 공중보건의 범위에 포함되는 개념으로 올바른 것은?
① 감염병 치료
② 환경위생
③ 희귀성 질환관리
④ 만성질환 관리
⑤ 모자보건

24 1회독 2회독 3회독 2019·2018 기출유사

공중보건사업에서 가장 중요하게 생각되는 보건사업의 대상인 것은?
① 모든 지역사회 주민
② 건강한 자
③ 질병이 발생될 우려가 있는 주민
④ 빈민층이나 중류층
⑤ 노인층과 저소득층 주민

25 1회독 2회독 3회독

공중보건사업 수행의 3대 요소로 올바른 것은?
① 만성질환 관리 − 모자보건 − 인구보건
② 전염병관리 − 보건행정 − 보건관계법규
③ 보건교육 − 보건행정 − 모자보건
④ 전염병관리 − 환경보건 − 가족계획
⑤ 보건교육 − 보건행정 − 보건관계법규

26 1회독 2회독 3회독

다음의 보건사업 요소 중 선진국에서 주로 사용하고 있는 사업으로 올바른 것은?
① 보건교육
② 의료봉사
③ 환경위생관리
④ 감염병관리
⑤ 의료보험

27 1회독 2회독 3회독

우리나라 공중보건사업의 접근방법으로 관련성이 가장 적은 것은?
① 지역사회 보건조직 활동의 장려
② 보건행정 활동 강화
③ 암환자 등 전문 질병치료 활동 강화
④ 보건관계법의 엄격한 적용 활용
⑤ 보건교육의 지속적 실시

🔒 23 ② 24 ① 25 ⑤ 26 ① 27 ③

28

공중보건사업의 내용으로 가장 적절한 것은?

① 응급치료기술 개발　② 보건의료전달체계의 확립
③ 식품위생　④ 의약품의 개발
⑤ 조직화된 의료 및 간호사업

29

지역사회 공중보건사업 진행 시 가장 먼저 검토해야 하는 것은?

① 보건통계자료　② 지역주민 영양상태
③ 인구밀도와 인구분포　④ 환경위생 상태
⑤ 경제적・사회적 기대효과

30 2018 기출유사

공중보건학의 개념과 유사한 학문에 속하는 것은?

① 치료의학　② 건설의학　③ 임상의학
④ 산업의학　⑤ 감염병의학

31

공중보건학과 임상의학에 대한 설명으로 가장 올바른 것은?

	구분	공중보건학	임상의학
①	연구대상	개인, 환자	지역사회 주민
②	연구목표	질병치료	포괄적 보건
③	질병진단	임상진단	보건통계
④	연구방향	환자개인 요인	사회환경적 요인
⑤	질병관리	보건교육	투약・치료

32 2020 기출유사

나쁜 공기로 인하여 감염병이 발생한다는 질병발생설은?

① 장기설　② 점성설　③ 종교설
④ 접촉감염설　⑤ 미생물병인설

적중예상문제 해설

28 공중보건학 내용
환경위생, 감염병관리, 보건교육, 조직화된 의료 및 간호사업, 사회보장제도의 확립

29
공중보건사업 진행 시 지역의 보건통계에 대한 자료 분석이 제일 먼저 실시되어야 한다.

30 공중보건과 유사한 학문
예방의학, 위생학, 사회의학, 건설의학, 지역사회의학 등이다.

31

	구분	공중보건학	임상의학
①	연구대상	지역사회 주민	개인, 환자
②	연구목표	포괄적 보건	질병치료
③	질병진단	보건통계	임상진단
④	연구방향	사회환경적 요인	환자개인 요인
⑤	질병관리	보건교육	투약・치료

32 히포크라테스(고대)
오염된 공기로 인하여 질병이 발생된다는 장기설을 주장하였다.

28 ⑤　29 ①　30 ②　31 ⑤　32 ①

적중예상문제 해설

33
① 위생행정을 저술
② 『영국 노동자의 발병상태 보고서』(1842)에 의해 최초의 공중보건법(1848) 탄생 계기
④ 보건통계의 초석
⑤ 환경위생학의 아버지

34
히포크라테스(고대) → 최초의 검역소 설치(중세, 1383) → 제너의 우두접종법(근세, 1798) → 최초의 공중보건법 제정(근세, 1848) → 최초의 사회보장제도(비스마르크, 근대, 1883)

35
여명기(근세기, 요람기)
문예부흥, 산업혁명, 공중보건사상 태동, 직업병, 공중보건법, 국세조사, 공중보건사상 대두

36
공중보건사와 공중보건사상
- 고대기 : 개인위생중심
- 중세기 : 종교적 사상지배
- 여명기 : 공중보건사상 대두
- 확립기 : 예방의학사상 대두
- 발전기 : 지역사회보건 대두

🔒 33 ③ 34 ② 35 ③ 36 ④

---

33 2015 기출유사
산업보건의 기초를 확립하고 직업병에 관한 저서를 출간한 사람은?
① J. P. Frank
② Chadwick
③ B. Ramazzini
④ J. Graunt
⑤ Bismarck

34
공중보건학의 발달사이다. 시대순으로 옳게 나열한 것은?

> ㄱ. 히포크라테스(Hippocrates) 학파의 체액설
> ㄴ. 최초로 검역소 설치
> ㄷ. 최초로 공중보건법 제정
> ㄹ. 우두종두법을 제너가 발견
> ㅁ. 최초로 사회보장제도 실시

① ㄱ-ㄷ-ㄴ-ㄹ-ㅁ
② ㄱ-ㅁ-ㄷ-ㄴ-ㄹ
③ ㄱ-ㄴ-ㄹ-ㄷ-ㅁ
④ ㄱ-ㄹ-ㄴ-ㅁ-ㄷ
⑤ ㄱ-ㄴ-ㄷ-ㄹ-ㅁ

35
다음의 공중보건학 발전사 설명 내용 중 올바른 내용은?

> - 국세조사 실시
> - 공중보건사상 태동
> - 공중보건법 제정
> - 직업병 대두

① 고대기
② 중세기
③ 근세기
④ 확립기
⑤ 발전기

36
공중보건사의 발전단계에 따른 공중보건 사상과 연결이 올바른 것은?
① 중세기 - 개인위생중심사상
② 여명기 - 종교적 사상
③ 고대기 - 공중보건사상
④ 확립기 - 예방의학사상
⑤ 발전기 - 치료의학

37

공중보건학의 발전 과정 중 어느 시기에 해당하는가?

- 라마찌니(Ramazzini)의 직업병에 대한 저서가 출간되어 산업보건의 기초를 마련
- 제너(Jenner)의 우두접종법 개발

① 확립기 ② 여명기 ③ 중세기
④ 발전기 ⑤ 고대기

38

시대순으로 올바르게 나열한 것은?

가. WHO의 창설
나. 코흐의 결핵균 발견
다. 마르세유 검역법 제정
라. 존 그라운트의 사망표에 관한 저서 출간

① 다 → 나 → 가 → 라
② 다 → 나 → 라 → 가
③ 다 → 라 → 가 → 나
④ 다 → 라 → 나 → 가
⑤ 다 → 가 → 나 → 라

39

시대별 공중보건사에 대한 설명으로 가장 옳은 것은?

① 중세기 – 장기설, 4체액설
② 여명기 – 공중보건법, 국세조사
③ 확립기 – 개인위생사상, 위생용어 사용
④ 발전기 – 위생학교실, 세균학과 면역학
⑤ 고대기 – 사회보장제도, WHO 발족

40

예방의학과 공중보건의 사상이 싹트기 시작한 시기로 맞는 것은?

① 고대 이집트시대 ② 중세 희랍시대
③ 산업혁명시대 ④ WHO 발족 이후
⑤ 1900년 이후

37
근세기(1500~1850, 여명기, 요람기)의 학자
- Ramazzini(1633~1714) : 직업병에 관한 저서
- Leeuwenhook(1632~1723) : 현미경 발견
- Frank(1745~1821) : 개인의 건강이 국가의 책임이라고 생각하였으며, 공중위생과 개인위생 체계를 소개함. 저서 『생정 통계』, 『군대의학』, 『성병 및 질병의 유행과 감염병』, 『완전한 의사경찰체계』
- Jenner(1749~1823) : 우두종두법 개발(1798)
- Chadwick(1800~1890) : 『영국 노동자의 발병상태 보고서』(1842)에 의해 최초의 공중보건법(1848) 탄생 계기
- Thomas Sydenham(1624~1689) : 영국의 의사로 Misama Theory(오염된 공기가 질병의 원인)를 주장
- Vesalius(1514~1564) : 근대 해부학의 창시자

38
다. 마르세유 검역법 제정 – 중세기(1383)
라. 존 그라운트의 사망표에 관한 저서 출간 – 여명기(1662)
나. 코흐의 결핵균 발견 – 확정기(1883)
가. WHO의 창설 – 발전기(1948)

39
① 고대기 – 장기설, 4체액설
③ 고대기 – 개인위생사상, 위생용어 사용
④ 확립기 – 위생학교실, 세균학과 면역학
⑤ 발전기 – 사회보장제도, WHO 발족

40
산업혁명(1760~1830)은 도시화 및 산업화에 따라 비위생적인 집단생활과 교통의 발달로 감염병이 유행되어 공중보건사상이 예방의학과 더불어 급속도로 발달하게 되었다.

🔒 37 ② 38 ④ 39 ② 40 ③

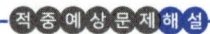

41
파스퇴르(Pasteur, 1822~1895)
- 특정 병원균에 의하여 특정 질병이 발생한다는 사실을 증명
- 탄저균 백신, 닭콜레라균 백신, 광견병 백신 발견
- 미생물 병인론, 예방의학의 선구자, 현대의학의 창시자

42
'위생'이란 단어를 최초로 사용한 사람은 갈레노스(Galenus)이다.

43
중세기
- 암흑기, 종교적 사상 대두시기
- 칭기즈칸의 유럽정벌 계기로 페스트가 전파되어 전 유럽 인구 1/4이 사망하였다.
- 1383년 프랑스 마르세유에서 검역법에 의해 최초로 검역소가 설치되었다.

44
① 존 스노우(John Snow) – 영국 – 콜레라 역학조사
③ 비스마르크(Bismarck) – 독일 – 사회보장제도의 제창
④ 갈레노스(Galenus) – 이탈리아 – Hygiene 어휘 사용
⑤ 채드윅(Edwin Chadwick) – 영국 – 노동자의 위생상태에 대한 보고서

45
칭기즈칸의 유럽 정벌을 계기로 페스트(흑사병)가 전파되어 전 유럽 인구 1/4이 사망하였으며, 프랑스 마르세유시에서 페스트 대유행으로 40일간 교통차단 검역제도가 유래되어 검역법 제정 및 최초의 검역소를 설치하였다.

🔒 41 ③ 42 ② 43 ④ 44 ② 45 ②

41
현대의학의 시조로 불리며 광견병 백신과 저온살균법을 개발한 사람은?
① 스노우 ② 코흐 ③ 파스퇴르
④ 페텐코퍼 ⑤ 프랭크

42
'위생'이란 단어를 최초로 사용한 사람은?
① 버나드(Bernard) ② 갈레노스(Galenus)
③ 제너(Jenner) ④ 페텐코퍼(Pettenkofer)
⑤ 윈슬로(Winslow)

43
공중보건사 중 다음에서 설명하고 있는 시기로 올바른 것은?

> - 대부분의 위생문제나 보건사업은 종교활동의 일환으로 취급되었다.
> - 흑사병으로 불리는 페스트가 대유행하여 환자를 도시에서 추방, 격리, 교통차단 조치를 하였으며, 프랑스 마르세유에서는 검역법에 의해 최초로 검역소를 설치하였다.

① 계몽주의와 혁명시대 ② 고대기
③ 중상주의 시대 ④ 중세기
⑤ 현대기

44
학자와 공중보건사의 상호관계가 있는 것은?
① 존 스노우(John Snow) – 독일 – 장기설 주장
② 페텐코퍼(Pettenkofer) – 독일 – 위생학교실 창설
③ 갈레노스(Galenus) – 독일 – 사회보장제도의 제창
④ 채드윅(Edwin Chadwick) – 이탈리아 – Hygiene 어휘 사용
⑤ 비스마르크(Bismarck) – 영국 – 노동자의 위생상태에 대한 보고서

45
40일간 교통차단 검역제도와 검역법이 제정된 계기가 된 감염병은?
① 장티푸스 ② 페스트 ③ 매독
④ 콜레라 ⑤ 한센병

46 2024 기출유사
1885년 설립된 우리나라 최초의 서양식 의료기관은?
① 광혜원 ② 상약국
③ 태의감 ④ 활인서
⑤ 혜민서

47 2022 기출유사
조선시대 감염병 환자의 치료를 담당했던 기관은?
① 전형사 ② 활인서
③ 상약국 ④ 제생원
⑤ 전의감

48 2021 기출유사
일제 강점기 위생과가 설치되었던 보건행정조직은?
① 노동국 ② 보건국
③ 사회국 ④ 경찰국
⑤ 후생국

49 2017 기출유사
조선시대 왕실의 의료를 담당하였던 곳은?
① 태의감 ② 혜민서
③ 내의원 ④ 활인서
⑤ 전형사

50
조선시대의 서민의료를 담당하였던 기관으로 맞는 것은?
① 혜민서 ② 내의원
③ 전형사 ④ 활인서
⑤ 전의감

적중예상문제 해설

46
광혜원: 선교활동의 일환으로 1885년 우리나라 최초의 서양식 의료기관인 광혜원이 설립되었으며, 그 해 제중원으로 개칭되었다.

47
조선시대 의료기관 제도

전형사	예조에 속한 의약을 담당하는 기관
내의원	왕실의료를 담당, 15세기 중엽 이후에는 조선에서 규모가 가장 크고 가장 급이 높은 의료기관이었으며 갑오개혁 이후 유일하게 존속하였다.
전의감	왕실의 의약과 일반 의료행정을 담당하였고, 의원을 선발하는 과거시험인 잡과를 관할하였다.
혜민서	혜민국을 1466년 개칭한 것으로, 일반 의약과 서민의 치료를 담당
활인서	일종의 빈민구제기구 및 감염병 환자 치료
제생원	지방에 조직된 의료기관들을 통일적으로 관할할 목적에서 조직된 중앙의료기관으로 향약의 수납과 병자의 구치를 담당

48
일제 강점시대(1910~1945)
㉠ 중앙: 경찰국 위생과를 설치
㉡ 강력한 경찰위생제도 실시

49
① 일반 의료행정 담당
② 서민 치료 담당
④ 일종의 빈민구제 기구로 감염병 환자를 관리
⑤ 의약을 담당하는 기관

50
조선시대 보건행정기관
- **전형사**: 의약취급
- **전의감**: 일반 의료행정 및 의과고시 담당
- **내의원**: 왕실의료 담당
- **혜민서**: 서민의료 담당
- **활인서**: 감염병환자 치료
- **제생원**: 서민구료기관

🔒 46 ① 47 ② 48 ④ 49 ③ 50 ①

적중예상문제 해설

51
① 전의감 – 일반 의료행정 및 의과고시 담당
③ 전형사 – 의약취급
④ 활인서 – 감염병환자 치료
⑤ 혜민서 – 서민의료 담당

52
우리나라 보건행정조직은 사회부 → 보건국 → 보건부(1949) → 보건사회부(1955) → 보건복지부(1994) → 보건복지가족부(2008) → 보건복지부(2010) 순으로 발달하였다.

53
① 삼국시대 – 최초의 의료서적
② 고려시대 – 혜민국
③ 조선 말기 – 종두규칙 공포
④ 일제시대 – 단속 및 규제행정

54
① **전의감** : 의료행정 및 의과고시
② **혜민서** : 서민치료사업
③ **내의원** : 왕실의료
④ **태의감** : 고려시대 의약관청

55
1895년 갑오개혁 이후 보건행정의 효시가 된 보건행정기구는 위생국의 설치이다.

---

51 1회독 2회독 3회독

조선시대의 보건행정기관과 업무내용으로 올바른 것은?
① 전의감 – 서민구료기관   ② 내의원 – 왕실의료 담당
③ 활인서 – 의약취급   ④ 혜민서 – 감염병환자 치료
⑤ 전형사 – 서민의료 담당

52 1회독 2회독 3회독

대한민국 정부수립 후 중앙보건행정조직의 발달 순서는?
① 보건사회부 → 보건부 → 보건복지부 → 보건복지가족부 → 보건복지부
② 보건부 → 보건사회부 → 보건복지부 → 보건복지가족부 → 보건복지부
③ 보건국 → 보건사회부 → 보건부 → 보건복지가족부 → 보건복지부
④ 보건부 → 보건복지부 → 보건사회부 → 보건복지가족부 → 보건복지부
⑤ 보건부 → 사회부 → 보건복지부 → 보건복지부 → 보건복지가족부

53 1회독 2회독 3회독

우리나라 보건행정사의 연결이 올바른 것은?
① 고려시대 – 최초의 의료서적
② 조선시대 – 혜민국
③ 삼국 말기 – 종두규칙 공포
④ 일제시대 – 민주행정
⑤ 미군정시대 – 보건후생부 개칭

54 1회독 2회독 3회독

조선시대 보건행정조직과 기능이 올바르게 연결된 것은?
① 혜민서 : 의료행정 및 의과고시   ② 내의원 : 서민치료사업
③ 전의감 : 왕실의료   ④ 태의감 : 의약관청
⑤ 활인서 : 감염병관리

55 1회독 2회독 3회독

우리나라에서 현대적 의미의 보건행정을 시작한 기구로 맞는 것은?
① 보건복지부   ② 보건후생부   ③ 사회부
④ 위생국   ⑤ 보건부

🔒 51 ② 52 ② 53 ⑤ 54 ⑤ 55 ④

56 2024 기출유사

신생아 사망수에 대한 영아 사망수의 비로 나타내는 보건지표는?

① PMI
② α-index
③ 영아사망률
④ 유아사망률
⑤ 신생아사망률

57 2023 기출유사

연간 출생아 1,000명당 그 해 1세 미만의 사망아 수로 나타내는 보건지표는?

① 주산기사망률
② 영아사망률
③ 비례사망지수
④ 유아사망률
⑤ 신생아사망률

58 2022 기출유사

보통사망률(crude death rate) 산출 시 분자에 해당하는 것은?

① 연앙인구
② 총 출생아 수
③ 1세 미만의 사망아 수
④ 연간 총사망자 수
⑤ 50세 이상 사망자 수

59 2019 기출유사

영아사망률을 계산할 때 분자가 되는 것은?

① 생후 1주일 이내 사망자 수
② 생후 28일 이내 사망자 수
③ 생후 4주 이후 1년 이내 사망자 수
④ 생후 6개월 이내 사망자 수
⑤ 생후 1년 이내 사망자 수

60 2018 기출유사

일반출산율의 분모로 올바른 것은?

① 해당 연도의 15~49세 여자 연앙인구
② 출생아 수
③ 해당 연도의 임산부 수
④ 모든 여성 수
⑤ 연앙인구

적중예상문제 해설

56

α-index = 영아 사망수/신생아 사망수

57

유아 사망률	(같은 해의 1~4세의 사망 수 / 특정 연도의 1~4세 중앙인구 수) ×1,000
영아 사망률	(출생 후 1년 미만에 사망한 영아 수 / 연간 총출생 수) ×1,000
비례사망 지수(PMI)	(50세 이상 사망자 수 / 전체 사망자 수) ×100(또는 1,000)
신생아 사망률	(28일 미만의 사망아 수 / 연간 총출생 수) ×1,000
주산기 사망률	{(같은 해의 임신 28주 이후 태아 사망+생후 7일 미만의 신생아사망 수) / 어떤 연도의 출산아 수} ×1,000

58

조사망률(= 보통사망률)
(총사망자 수 / 연앙인구) ×1,000

59

영아사망률

$= \dfrac{\text{연간 출생 후 1년 미만의 사망 수}}{\text{연간 출생 수}} \times 1{,}000$

60

일반출산율

$= \dfrac{\text{해당 연도 총출생아 수}}{\text{해당 연도의 15~49세 여자 연앙인구}} \times 1{,}000$

56 ② 57 ② 58 ④ 59 ⑤ 60 ①

적중예상문제 해설

61
- α-Index가 1에 가까울수록 보건수준은 높게 평가된다.
- α-Index가 1보다 작을 수는 없다.

62
① 건강수준이 높아지면 'A'는 높아진다.
③ 저출산·고령화사회가 되면 'A'는 높아진다.
④ 평균수명이 높아지면 'A'도 높아진다.
⑤ 조사망률이 낮아지면 'A'는 높아진다.

63
세계보건기구(WHO)의 국가 간 종합건강지표
- **조사망률(보통사망률)** : (연간 총사망자 수 ÷ 연앙인구)×1,000
- **평균수명** : 0세의 평균여명
- **비례사망지수** : 전체 사망자 중 50세 이상의 사망 수를 백분율(%)로 표시한 지수

64
세계보건기구(WHO)의 보건수준 평가 (건강지표)
평균수명, 조사망률(보통사망률), 비례사망지수 등의 세 가지를 들고 있다.

65
영아사망률
어느 국가나 지역사회의 보건수준을 나타내는 가장 대표적인 보건지표이다.

🔒 61 ③ 62 ② 63 ③ 64 ① 65 ②

---

61 [1회독] [2회독] [3회독] 2014·2013 기출유사

α-Index 값이 다음과 같을 때 보건수준이 가장 높은 경우는?
① 2.0일 때
② 2.5일 때
③ 1.1일 때
④ 0.8일 때

62 [1회독] [2회독] [3회독]

WHO가 제안한 3대 보건수준평가지표 중 하나인 'A'에 관한 설명으로 올바른 것은?

가. 조사망률	나. 'A'	다. 평균수명

① 건강수준이 높아지면 'A'는 낮아진다.
② 영아사망률이 높아지면 'A'는 낮아진다.
③ 저출산·고령화사회가 되면 'A'는 낮아진다.
④ 평균수명이 높아지면 'A'도 낮아진다.
⑤ 조사망률이 낮아지면 'A'는 낮아진다.

63 [1회독] [2회독] [3회독]

세계보건기구(WHO)의 국가 간 종합건강지표로 맞는 것은?
① 질병이환율, 보통사망률, 신생아 사망률
② 모성사망률, 유아사망률, 영아사망률
③ 조사망률, 평균수명, 비례사망지수
④ 평균여명, 신생아 사망률, 보통사망률
⑤ 질병이환율, 평균여명, 조출생률

64 [1회독] [2회독] [3회독]

세계보건기구(WHO)에서 인구집단의 건강수준을 비교하는 데 권장하고 있는 종합건강지표를 모두 고르면?

가. 평균수명	나. 보통사망률
다. 비례사망지수	라. 영아사망률

① 가, 나, 다
② 가, 다
③ 나, 라
④ 라
⑤ 가, 나, 다, 라

65 [1회독] [2회독] [3회독]

어느 국가나 지역사회의 보건수준을 나타내는 가장 대표적인 보건지표로 타당한 것은?
① 초생아사망률
② 영아사망률
③ 모성사망률
④ 인구증가율
⑤ 보통출생률

66
영아사망률의 설명으로 맞는 것은?
① 1년간의 출생 1,000에 대한 영아(만 1주 미만의 소아)의 사망이다.
② 1년간의 출생 100에 대한 영아(만 4주 미만의 소아)의 사망이다.
③ 1년간의 출생 1,000에 대한 영아(만 6개월 미만의 소아)의 사망이다.
④ 1년간의 출생 1,000에 대한 영아(만 1세 미만의 소아)의 사망이다.
⑤ 1년간의 출생 100에 대한 영아(만 1세 미만의 소아)의 사망이다.

66
영아사망률은 1년간의 출생 1,000에 대한 영아(만 1세 미만의 소아)의 사망률이다.

67
알파지수(α-Index)에 대한 다음의 설명으로 올바른 것은?
① 알파지수(α-Index)는 영아사망 수 ÷ 신생아사망 수이다.
② α-Index = 1에 가까울수록 보건수준이 낮다.
③ 신생아 수와 영아사망 수에 의한 모자보건수준을 평가하는 지표이다.
④ α-Index가 1보다 클 경우 보건수준이 높다고 할 수 있다.
⑤ α-Index가 커질수록 분만 시 사고, 조산아 등 신생아 고유질환이 원인이 된다.

67
알파지수(α-Index)
• 신생아사망 수와 영아사망 수에 의한 모자보건수준을 평가하는 지표이다.
• α-Index = 영아사망 수 ÷ 신생아사망 수
• α-Index 1에 가까울수록 보건수준이 높다.

68
알파지수(α-index)를 올바르게 설명하고 있는 것은?
① 1보다 클수록 보건수준이 높은 상태이다.
② 영아 수 ÷ 신생아사망 수이다.
③ 특수 감염병에 의한 치명률을 나타낸다.
④ 모자보건수준을 나타내는 지표이다.
⑤ 1에 가까우면 후기 신생아사망이 거의 없음을 나타낸다.

68
알파지수(α-index)
• 신생아와 영아사망 수에 의한 모자보건수준을 평가하는 지표이다.
• 1에 가까우면 후기 영아사망이 거의 없음을 나타낸다.
• 1에 가까울수록 좋다.
• 영아사망 수 ÷ 신생아사망 수이다.

69
α-Index가 전보다 작아졌을 경우 감염병예방 대책으로 적절한 것은?
① 신생아사망 원인을 분석하고 대책수립
② 영아사망 원인을 분석하고 대책수립
③ 영유아사망 원인을 분석하고 대책수립
④ 소아사망 원인을 분석하고 대책수립
⑤ 모성사망 원인을 분석하고 대책수립

69
알파지수(α-Index)
• 신생아와 영아사망 수에 의한 모자보건수준을 평가하는 지표
• α-Index가 작아질수록 신생아사망 원인에 대한 예방대책 수립

🔒 66 ④ 67 ① 68 ④ 69 ①

적중예상문제 해설

70
알파지수(α-Index)
= 영아사망 수 ÷ 신생아사망 수
- 신생아와 영아사망 수에 의한 모자보건수준을 평가하는 지표
- α-Index가 1에 가까울수록 보건수준이 높으며, 1보다 작을 수 없다.
- α-Index가 작아질수록 신생아사망 원인(분만시 사고, 조산아 등 신생아 고유질환) 예방대책
- α-Index가 커졌다면 영아사망 원인(폐렴, 장염 등에 의한 감염증 사망) 대책 수립

71
① 건강수준이 높을수록 비례사망지수는 높아진다.
② 노인인구가 많을수록 비례사망지수는 높아진다.
④ 전체 사망자 중 특정질병으로 인한 사망자 수의 상대빈도를 나타내는 것은 비례사망률(PMR)이다.
⑤ 비례사망지수는 연령별 사망자 수만 파악되면 산출할 수 있으므로 보건통계가 미비한 국가에서도 간편하게 얻을 수 있는 지표로써, 보통사망률, 평균수명과 함께 국가 간 건강수준을 비교할 때 흔히 사용하는 대표적인 지표이다.

72
비례사망지수(PMI)
50세 이상 인구의 사망 수를 %로 표시한 지수로, PMI가 높다는 것은 보건수준이 높다는 것이다.

73
사망통계의 분모 : 연간 출생아 수
- 영아사망률 = (1년 이내에 사망한 영아 수 ÷ 1년간의 출생아 수) × 1,000
- 신생아사망률 = (28일 미만의 사망아 수 ÷ 1년간의 출생아 수) × 1,000
- 모성사망비 = (임신, 분만, 산욕기 합병증으로 사망한 모성수 ÷ 1년간의 출생아 수) × 1,000

74
모성사망비 = $\dfrac{\text{연간 모성사망자 수}}{\text{연간 출생아 수}} \times 100$

🔒 70 ⑤ 71 ③ 72 ⑤ 73 ② 74 ③

70
α-Index에 대한 다음의 설명으로 가장 올바른 것은?
① 신생아와 영아사망 수에 의한 모성보건수준을 평가하는 지표이다.
② α-Index가 1에 가까울수록 보건수준이 높으며, 1보다 작을 수도 있다.
③ α-Index = 신생아 사망 수 ÷ 영아사망 수로 산출된다.
④ α-Index가 커졌다면 신생아사망 원인에 대한 예방대책이 필요하다.
⑤ α-Index가 작아질수록 신생아사망 원인에 대한 예방대책이 필요하다.

71
비례사망지수(PMI)에 대한 설명으로 옳은 것은?
① 건강수준이 높을수록 비례사망지수는 낮아진다.
② 노인인구가 많을수록 비례사망지수는 낮아진다.
③ 어느 한 국가나 지역의 인구구조를 민감하게 반영한다.
④ 전체 사망자 중 특정질병으로 인한 사망자 수의 상대빈도를 나타낸다.
⑤ 정확한 사망률이 산출되기 어려운 지역은 전혀 사용할 수 없다.

72
일정지역에서 비례사망지수(PMI)가 높다는 의미로 맞는 것은?
① 출생률이 높다.
② 보건수준이 낮다.
③ 보건수준과 관계가 없다.
④ 사망률이 높다.
⑤ 보건수준이 높다.

73
보건통계에서 영아사망률과 모성사망비의 분모가 되는 것은?
① 연간 출생 수 및 사망 수
② 연간 출생아 수
③ 전체 인구
④ 연간 사망자 수
⑤ 연간 영아사망 수

74
모성사망비를 산출할 때 분모로 사용되는 것은?
① 연간 가임여성 수
② 연간 임신여성 수
③ 연간 출생아 수
④ 연 중앙인구
⑤ 전체 여성 수

75
모성사망률을 산출할 때 분모로 사용되는 것은?
① 연 중앙인구
② 연간 출생아 수
③ 전체 여성 수
④ 연간 임신여성 수
⑤ 연간 가임연령 여성 수

76
보건통계 내용 중 분모가 중앙인구 수로 계산되는 것은?
① 주산기사망률
② 영아사망률
③ 신생아사망률
④ 조사망률
⑤ 초생아사망률

77
일반적으로 생명표와 평균수명을 작성 시 일정한 출생 수의 산정기준으로 맞는 것은?
① 일정한 출생 수 10,000명 기준
② 일정한 출생 수 100,000명 기준
③ 일정한 출생 수 1,000명 기준
④ 일정한 출생 수 1,000,000명 기준
⑤ 일정한 출생 수 100명 기준

78
50세 이상 인구의 사망 수를 %로 표시한 지수인 것은?
① 영아사망률
② 보통사망률
③ 모성사망률
④ 비례사망지수
⑤ 평균수명

79
어느 해의 조출생률을 산출하는 공식으로 맞는 것은?
① (그 해의 출생 수 ÷ 그 해의 가임여성 수) × 1,000
② (그 해의 출산 수 ÷ 그 해의 가임여성 수) × 1,000
③ (그 해의 출생 수 ÷ 그 해의 연 중앙인구) × 1,000
④ (그 해의 출생 수 ÷ 그 해의 연초인구) × 1,000
⑤ (그 해의 출생 수 ÷ 그 해의 연말인구) × 1,000

적중예상문제 해설

75
모성사망률은 연간 가임연령 여성 수(15~49세)를 분모로 이용한다.

76
연간 출생아 수 분모사용 통계
영아사망률, 주산기사망률, 초생아사망률, 신생아사망률 통계 시 분모로 사용된다.
• 조사망률(보통사망률)은 (연간 총사망자 수 ÷ 연앙인구) × 1,000이다.

77
생명표와 평균수명
• 현재의 사망 수준이 그대로 지속된다는 가정(연령별 사망률 불변)하에, 어떤 출생 집단이 연령이 많아짐에 따라 소멸되어 가는 과정을 정리한 표
• 일정한 출생 수(보통 100,000명)에 대해서 그 인구측정의 사망확률에 따라 사망·감소한다고 가정하였을 경우, 어느 연령에 달할 때까지 살아남을 것으로 기대되는 평균여명

78
비례사망지수(PMI)
50세 이상 인구의 사망 수를 %로 표시한 지수이다.

79
조출생률은 보통출생률로 1년의 중앙인구(7월 1일) 기준으로 연간 출생 수로 비교하는 것으로, 우리나라에서는 11월 1일 실시하고 있다.

75 ⑤ 76 ④ 77 ② 78 ④ 79 ③

적중예상문제 해설

80
조출생률은 그 해의 중앙인구 수 1,000명에 대한 그 해에 태어난 출생 수를 의미한다.

81
1978년 9월 12일 구 소련의 알마아타 국제회의에서 '2000년까지 세계 모든 인류에게 건강을(Health for all by the year 2000)'이라는 1차 보건의료정책 채택 → 알마아타 선언문 채택

1차 건강문제 → 1차 보건의료(PHC) : 예방적 보건의료사업
- 1978년, Alma-Ata회의 1차 보건의료 : 예방접종, 식수위생관리, 모자보건, 보건교육, 풍토병관리, 경미한 질병치료, 영양개선
- 주민의 적극적인 참여와 지역사회개발 정책의 일환으로 말단부락이 핵심

82
일차 보건의료사업의 내용(WHO : 필수요소 9가지)
① 지역사회가 가지고 있는 건강문제와 이 문제를 규명하고 관리하는 방법을 교육
② 가족계획을 포함한 모자보건
③ 식량 공급 및 영양의 증진
④ 안전한 물의 공급
⑤ 그 지역의 풍토병 예방 및 관리
⑥ 그 지역사회의 주된 감염병의 예방접종
⑦ 통상질환과 상해의 적절한 치료
⑧ 정신보건의 증진
⑨ 기초약품의 제공

83
1차 보건의료(PHC)
1978년 Alma-Ata회의를 근거로 예방적 보건의료사업과 건강권의 확보이다.

84
1978년 구소련의 알마아타 국제회의에서 '2000년까지 세계 모든 인류에게 건강을'이라는 보건정책을 채택하였다. → 알마아타 선언문 채택

---

80 [1회독] [2회독] [3회독]
2023년도 조출생률을 구하는 공식으로 올바른 것은?
① (2023년도의 신생아 출생 수 / 2023년도의 총인구) × 1,000
② (2023년도의 영아 수 / 2023년 7월 1일의 현재인구) × 1,000
③ (2023년도의 출생 수 / 2023년도의 가임여자 인구) × 1,000
④ (2023년도의 출생 수 / 2023년도의 초기의 인구) × 1,000
⑤ (2023년도의 출생 수 / 2023년도 7월 1일의 현재인구) × 1,000

81 [1회독] [2회독] [3회독] [2023 기출유사]
건강권과 평등권이 기본철학인 1차 보건의료(Primary Health Care)를 채택한 국제적인 사건은?
① 런던 협약
② 오타와 헌장
③ 라론드 보고서
④ 알마아타 선언
⑤ 비엔나협약

82 [1회독] [2회독] [3회독] [2022 기출유사]
1차 보건의료의 필수적인 사업으로 올바른 것은?
① 회복기환자의 방문간호
② 전문의약품 개발
③ 만성질환자 관리
④ 장애방지를 위한 진단과 치료
⑤ 주요 감염병에 대한 예방접종

83 [1회독] [2회독] [3회독]
알마아타(Alma-Ata)회의 1차 보건의료의 철학적 배경으로 맞는 것은?
① 건강권
② 행복권
③ 환경권
④ 여권신장권
⑤ 행복추구권

84 [1회독] [2회독] [3회독]
1978년 WHO에서 채택한 일차 보건의료에 대한 것으로 '2000년까지 모두에게 건강을'이라는 목표를 공식화한 것은?
① 알마아타 선언
② UN헌장
③ 스톡홀름 선언
④ 리우 선언
⑤ WHO 헌장

🔒 80 ⑤ 81 ④ 82 ⑤ 83 ① 84 ①

85
1차 보건의료(PHC, Primary Health Care)사업 내용으로 올바른 것은?
① 군인의 질병 관리사업
② 희귀성 질환치료사업
③ 산업보건 관리사업
④ 모자보건 및 보건교육사업
⑤ 조기진단 및 조기치료사업

86
1차 보건의료의 개념으로 바르게 연결된 것은?

가. 기본적이고 필수적인 보건의료 활동이다.
나. 보건의료요원과 주민의 적극적인 참여로 이루어진다.
다. 질병예방·질병치료·건강증진·재활 등이 포함된다.
라. 전문병원의 활동을 요구한다.

① 가, 나
② 가, 다
③ 나, 라
④ 라
⑤ 가, 나, 다, 라

87
1차 보건의료에 철학적 근거를 두고, 1980년 「농어촌 등 보건의료를 위한 특별조치법」에 의해 설치된 의료인의 형태로 활동 중인 자는?
① 보건간호사
② 보건조산사
③ 정신간호사
④ 보건진료전담공무원
⑤ 보건간병사

88
전체 주민의 70% 이상을 지역보건관리 사업에 중점을 두어야 하는 보건사업 분야인 것은?
① 1차 보건의료
② 2차 보건의료
③ 3차 보건의료
④ 포괄적 보건의료
⑤ 전문적 보건의료

89
2차 보건의료에 해당하는 것은?

가. 경증환자의 일상적 치료활동
나. 노인 장기요양활동
다. 만성질환 관리활동
라. 예방접종활동
마. 응급처치활동
바. 입원환자의 치료활동

① 가, 나, 다
② 나, 다, 라
③ 라, 마
④ 마, 바
⑤ 다, 라, 마, 바

적중예상문제 해설

85
1차 보건의료
예방접종, 식수위생관리, 모자보건, 보건교육, 풍토병관리, 경미한 질병치료, 영양개선

86
1차 보건의료 : 예방적 보건의료사업, 1978 Alma-Ata회의
- 예방접종, 식수위생관리, 모자보건, 보건교육, 지방병관리, 경미한 질병치료, 영양개선
- 주민의 적극적인 참여와 지역사회개발정책의 일환으로 말단부락이 핵심

87
「농어촌 등 보건의료를 위한 특별조치법」에 의해 신설된 의료인의 직종은 공중보건의, 보건진료전담공무원이며, 신설된 조직은 보건진료소이다.

88
지역사회 보건의료사업

지역사회관리 (전체 주민의 70%)	전문의료 기관관리 (전체 주민의 25%)	공동조직관리 (전체 주민의 5%)
예방의학	치료의학	재활의학
1차 보건의료 (1차 예방)	2차 보건의료 (2차 예방)	3차 보건의료 (3차 예방)

89
- 1차 보건의료 : 가, 라
- 2차 보건의료 : 마, 바
- 3차 보건의료 : 나, 다

85 ④ 86 ① 87 ④ 88 ① 89 ④

적중예상문제 해설

90
- **1차 예방** : 예방의학
- **2차 예방** : 치료의학
- **3차 예방** : 재활의학
  - 노인성 질환, 만성질환자, 재활환자, 노인간호장기요양환자

91
인구의 노령화에 따른 생산성의 감소, 만성퇴행성질병, 만성병관리 등 사회보장, 복지사업이 더욱 요구되고 있다.

92
포괄적 보건의료
치료의학과 예방의학의 조화로서 지역사회 전체 주민을 대상으로 질병의 예방, 치료, 재활 건강증진, 건강보호 활동 등 인간의 전 생애(Life-cycle)의 건강관리의 자연과학과 사회과학의 통합과학이다.

93
보건의료사업의 방향 재설정
- 이용자의 필요와 요구(질병 치료보다는 건강증진 중심)에 알맞은 서비스의 개발
- 전문인력의 훈련과정에 건강증진에 대한 교육 포함
- 건강과 다른 분야와의 대화통로를 여는 것

94
국민건강증진법 제4조(국민건강증진종합계획의 수립)
보건복지부장관은 제5조의 규정에 따른 국민건강증진정책심의위원회의 심의를 거쳐 국민건강증진종합계획(이하 "종합계획"이라 한다)을 5년마다 수립하여야 한다. 이 경우 미리 관계중앙행정기관의 장과 협의를 거쳐야 한다.

🔒 90 ④　91 ③　92 ⑤　93 ⑤　94 ④

90
제3차 예방의 사업내용에 관한 것은?
① 건강검진　② 건강증진　③ 급성전염병 관리
④ 노인 건강관리　⑤ 환경관리

91
인구의 노령화에 따른 우리나라 보건사업과제로 맞는 것은?
① 감염병예방 및 관리
② 국민영양개선
③ 사회보장, 복지제도의 확립
④ 성인병의 예방과 치료
⑤ 조출생률의 향상

92
포괄적 보건의료의 개념으로 바르게 설명된 것은?

가. 질병예방 활동	나. 환자 적정치료 활동
다. 건강증진 활동	라. 재활의학적 활동

① 가, 나, 다　② 가, 다　③ 나, 라
④ 라　⑤ 가, 나, 다, 라

93 [2024 기출유사]
'오타와 헌장'에서 제시한 건강증진을 위한 기본활동 영역 중 다음과 관련이 있는 것은?

> 건강문제를 유발하는 요인이 변화함에 따라 보건의료서비스도 질병의 치료보다 생활습관 개선 등 건강증진 중심으로 전개되어야 한다.

① 개인의 기술 개발
② 지역사회 활동 강화
③ 건강한 공공정책 수립
④ 건강지향적 환경의 조성
⑤ 보건의료사업 방향의 재조정

94 [2021 기출유사]
5차 국민건강증진종합계획(HP2030)을 수립해야 하는 절차로 올바른 것은?
① 보건소장이 국민건강증진정책심의위원회의 심의를 거쳐서
② 시·도지사가 국민건강증진정책심의위원회의 심의를 거쳐서
③ 질병관리청장이 국민건강증진정책심의위원회의 심의를 거쳐서
④ 보건복지부장관이 국민건강증진정책심의위원회의 심의를 거쳐서
⑤ 시장·군수·구청장이 국민건강증진정책심의위원회의 심의를 거쳐서

95 [1회독] [2회독] [3회독] [2020 기출유사]
건강증진의 접근원칙과 활동영역을 제시한 제1차 국제건강증진회의와 관련있는 것은?
① 방콕헌장
② 오타와헌장
③ 헬싱키선언
④ 알마아타선언
⑤ 상하이선언

96 [1회독] [2회독] [3회독]
우리나라 국민건강증진 종합계획(Health Plan) 2030의 목표는?
① 요람에서 무덤까지 질병 없는 세상
② 온 국민이 함께 만드는 건강 세상
③ 질병으로부터 해방과 국민건강증진
④ 국민의료비의 절감과 평균수명 연장
⑤ 건강수명의 연장과 건강형평성의 제고

97 [1회독] [2회독] [3회독]
국민건강증진 종합계획 2030에서 인구집단 건강관리에 포함하는 것은?
① 다문화
② 정신질환자
③ 성인병 발생원인
④ 영유아
⑤ 모성

98 [1회독] [2회독] [3회독]
건강증진을 개인의 생활개선에서 사회적 환경개선으로 최초 건강증진사업의 시작을 선언한 시기로 맞는 것은?
① 카자흐스탄, 알마아타선언
② 캐나다, 오타와 헌장선언
③ 스웨덴, 순드스발(Sundsvall) 선언
④ 호주, 애들레이드선언
⑤ 인도네시아, 자카르타선언

99 [1회독] [2회독] [3회독]
캐나다 오타와 건강 선언의 실행 분야로 올바른 것은?
① 통상질환과 상해의 적절한 치료
② 안전한 물의 공급
③ 식량 공급 및 영양의 증진
④ 2차 보건의료의 지역사회 활동의 강화
⑤ 건강을 지원하는 환경조성

적중예상문제 해설

95
1986년 캐나다, 오타와 헌장선언 : 최초 세계건강증진회의

96
제5차 국민건강증진 종합계획 (Health Plan 2030)
- **비전** : 모든 사람이 평생 건강을 누리는 사회
- **총괄 목표** : 건강수명의 연장과 건강형평성 제고

97
인구집단 건강관리 : 여성, 영유아, 노인, 근로자, 군인, 장애인, 청소년

98
국제건강증진을 위한 선언
- 1978년 카자흐스탄, 알마아타선언 : 치료중심에서 예방강조의 1차 보건의료를 강조
- 1986년 캐나다, 오타와 헌장선언 : 최초 세계건강증진회의, 개인의 생활개선→사회적 환경개선
- 1988년 호주, 애들레이드선언 : 건강증진을 위한 건전한 공공정책을 강조
- 1991년 스웨덴, 순드스발(Sundsvall) 선언 : 자원환경조성의 중요성
- 1997년 인도네시아, 자카르타선언 : 보건의료 개발에 중점, 공공 및 민간부문의 동반자 관계

99
1986년 제1차 건강증진국제회의(캐나다 오타와) 오타와 헌장선언의 5가지 실행분야
- 건강에 좋은 공공정책의 확립
- 건강을 지원하는 환경조성
- 지역사회 활동의 강화
- 건강증진에 대한 개인의 기술개발
- 보건의료사업의 방향 재설정

95 ② 96 ⑤ 97 ④ 98 ② 99 ⑤

적중예상문제해설

100
국민건강증진종합계획(HP 2030) 중 건강생활 실천 분야
- 금연
- 절주
- 영양
- 신체활동
- 구강건강

101
제5차 국민건강증진계획의 대표지표 : 심뇌혈관질환의 대표지표는 고혈압 유병률과 당뇨병 유병률이다.

102
제5차 국민건강증진계획의 건강결정요인
- 비감염성 질환 예방관리
  - 암, 심뇌혈관 질환, 비만, 손상
- 감염 및 환경성 질환 예방관리
  - 감염병 예방 및 관리
  - 감염병 위기 대비 대응
  - 기후변화성 질환

103
제5차 HP 2030 사업분야

건강생활실천	정신건강관리
• 금연	• 자살예방
• 절주	• 치매
• 영양	• 중독
• 신체활동	• 지역사회 정신건강
• 구강건강	

---

100 1회독 2회독 3회독

우리나라 건강증진사업 중 건강생활 실천 분야로 올바른 것은?
① 심뇌혈관질환 관리　② 비만관리
③ 건강검진　　　　　④ 신체활동
⑤ 치매 관리

101 1회독 2회독 3회독

제5차 국민건강증진계획에서 제시하고 있는 심뇌혈관질환의 대표지표로 올바른 것은?
① 암발생률　　　　　② 성인남자 흡연율
③ 영아사망률　　　　④ 고혈압 유병률, 당뇨 유병률
⑤ 모성사망비

102 1회독 2회독 3회독

제5차 국민건강증진계획의 건강결정 요인 중 감염 및 환경성 질환 예방관리 대상으로 올바른 것은?
① 암 관리　　　　　② 심뇌혈관질환
③ 기후변화성 질환　④ 만성질환 예방 및 관리
⑤ 비만, 손상

103 1회독 2회독 3회독

제5차 HP 2030에서 제시하고 있는 정신건강관리 사업에 포함되는 것은?
① 금연　　　② 치매
③ 구강건강　④ 신체활동
⑤ 영양

🔒 100 ④　101 ④　102 ③　103 ②

CHAPTER 02 역학

1 역학(Epidemiology)의 개념

(1) 역학의 의의
  ① 역학의 정의
    ㉠ 인간집단을 대상으로 질병의 분포와 경향의 양상을 파악
    ㉡ 분포와 경향을 결정하는 인자를 규명
    ㉢ 질병발생의 원인을 탐구, 예방대책을 강구하는 학문 〔기출〕
  ② 역학관찰의 단계 : 임상적 관찰 → 실험적 관찰 → 역학적 관찰 → 행정적 관찰
  ③ 역학의 역할 〔기출〕
    ㉠ **기술적 역할**
    ㉡ **원인규명의 역할**
    ㉢ 연구전략 개발의 역할
    ㉣ 질병 및 유행발생의 감시 역할
    ㉤ 보건사업 평가의 역할
  ④ 역학의 조사단계
    ㉠ 진단의 확인 → ㉡ 유행의 확인 → ㉢ 유행의 특성 기술 → ㉣ 감염원과 전파방식에 대한 가설설정
    ㉤ 가설의 검정 및 지지 여부 검증 → ㉥ 관리대책 수립 → ㉦ 보고서 작성
  ⑤ 역학의 3대 기본 요인 〔기출〕

병인요인	• 질병발생의 직접적인 원인이 되는 요소 • 생물학적 요인(감염병의 병원체, 박테리아, 바이러스, 리케차, 곰팡이 등) • 영양소(단백질, 탄수화물 등)의 결핍, 과잉으로 비만증, 당뇨병 등 • 물리적 요인(기압 : 잠함병, 열 : 화상·동상, 방사선 : 백혈병·암, 소음 : 난청 등) • 화학적 요인(독극물, 강산, 강알칼리, 유독가스, 항생물질, 중금속 등) • 사회문화적 요인(환경오염, 산업재해, 의료행위의 부작용 등)
숙주요인	• 감수성과 면역과 관련된 요소 • 인적 요인(성, 연령, 인종, 직업 등 사회경제적인 상태) • 신체적인 요인(생리학적 구조와 생리적 변화에 따라 질병발생 및 이환율 증가) • 정신적인 요인(숙주의 정신적인 스트레스에 의한 질병 유발) • 습관이나 관습(행태요인)
환경요인	• 간접적인 요소 • 생물학적 환경(질병의 전파, 발생에 관계있는 모든 생물 : 감염균, 병원소, 매개곤충 등) • 물리·화학적 환경(지형, 기후, 고열, 물, 대기압, 먹는 물, 공기 등) • 사회적 환경(인구밀도, 경제수준, 정치, 사회적 관습, 지역사회주민들의 태도)

⑥ 질병발생의 모형
　㉠ 역학적 삼각형 모형

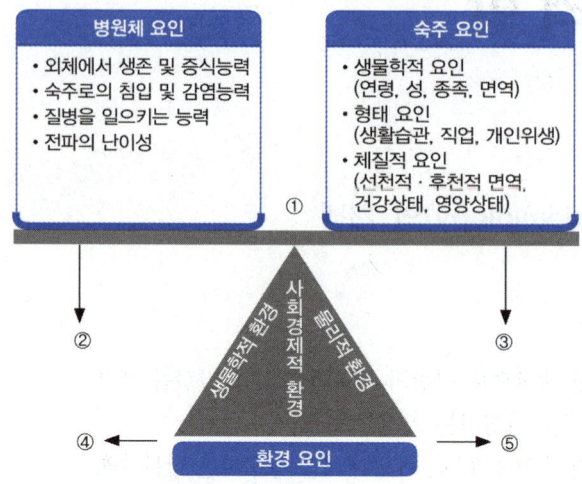

[생태학적 모형에 의한 질병 발생기전]

①	병인과 숙주, 환경 간에 평형상태는 질병이 없는 상태
②	병원체 요인의 변화 : 발병력, 감염력 등이 높아지면 질병이 발생한다.
③	숙주의 감수성 변화 : 숙주요인의 취약성 및 감수성 증가로 인하여 질병이 발생한다.
④	환경요인의 변화 : 숙주 감수성을 높이는 쪽으로 환경의 변화가 일어나면 발병한다.
⑤	환경요인의 변화 : 병인요인이 작용하기 쉬운 쪽으로 환경의 변화가 일어나면 질병이 발생한다.

　㉡ 수레바퀴 모형 기출
　　ⓐ 질병발생 과정에서 인간과 환경 간의 상호관계로 숙주를 중심으로 숙주의 내적 요인(유전적 요인)과 외적 요인(생물학적, 물리화학적, 사회적 환경)의 상호작용관계
　　ⓑ 유전성 질환의 발병연구에 유용

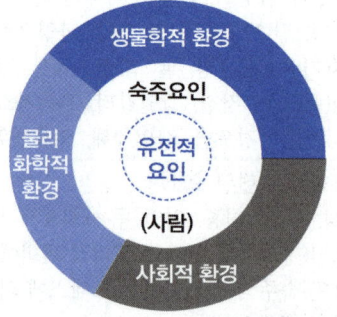

[사람과 환경 사이의 상호작용에 관한 수레바퀴 모형]

ⓒ 원인망 모형(거미줄 모형설) 기출

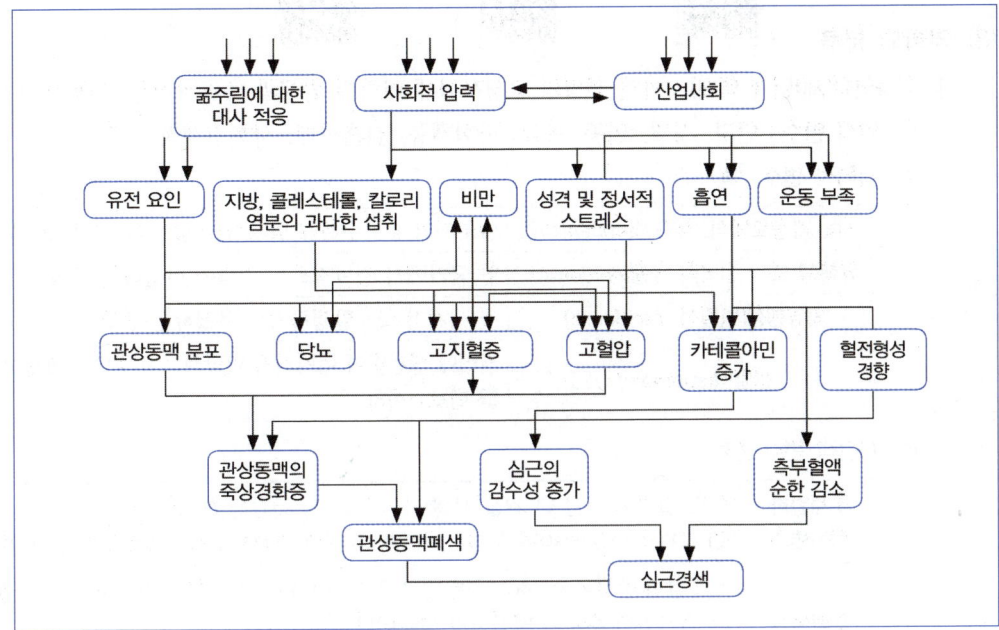

[관상심장질환의 발생률을 설명한 원인망 모형]

ⓐ 질병의 발생과 관계되는 모든 요소들끼리 서로 연결되어 거미줄처럼 복잡하게 얽혀 있는 요인과의 상호작용관계
ⓑ 비감염성 질환의 발생연구에 유용

(2) 역학에서의 인과관계

① 요인에 대한 노출과 질병 발생과의 시간적 선후관계(필수요소)
② 연관성의 강도
③ 연관성의 일관성
④ 연관성의 특이성
⑤ 양-반응관계
⑥ 생물학적 설명 가능성
⑦ 기존 학설과 일치
⑧ 실험적 입증
⑨ 기존의 다른 인과관계와의 유사성

(3) 역학의 분류

① **기술역학(제1단계 역학)** : 어떤 질병의 발생사실에 대하여 발생과 종결까지를 그대로 기록하는 역학
  ㉠ 인적 변수 : 연령, 성별, 인종, 종교, 사회계층, 결혼상태, 사회경제적 수준
  ㉡ 지역적 변수 기출

지방성[풍토병적, 토착성(endemic)]	일부지역에 특수하게 발생하는 경우 예 간디스토마
유행성 또는 전국적 유행(epidemic)	한 국가에서 전반적으로 질병이 발생하는 경우
범유행성(범발성, pandemic)	전 세계적으로 발생하거나 유행하는 경우
산발적(sporadic)	지역에 상관없이 여기저기 산발적으로 질병이 발생하는 경우 예 렙토스피라

  ㉢ 시간적 변수 기출

추세변화 (장기변화)	어떤 질병이 수십 년 관찰 시 증가 및 감소의 경향을 보이는 것 예 장티푸스(30~40년 주기), 디프테리아(10~24년 주기), 인플루엔자(약 30년 주기)
순환변화 (주기변화)	질병발병 양상이 수 년(2~4년) 간격을 두고 변하는 것으로 이러한 현상이 발생하는 이유는 집단면역 수준이 떨어지기 때문이다. 예 유행성 독감(3~6년), 백일해(2~4년), 홍역(2~3년), 폐렴(3~4년), 유행성 일본뇌염(3~4년)
계절적 변화	질병분포가 1년을 주기로 하여 특히 많이 발생하는 달이나 계절이 있는 경우를 말한다.
돌연유행 (단기변화)	시간별, 날짜별, 주일별로 변하는 것
불규칙변화 (돌발유행)	외래 감염병이 국내 침입 시 돌발적이고 다발적으로 유행하는 경우로 콜레라, 페스트 등이 이에 속한다.

② **분석역학(제2단계 역학)** : 기술역학의 결과를 근거로 질병발생에 대한 가설을 설정하고 가설이 옳은지 그른지를 가려내는 역학 기출
  ㉠ 단면적인 연구(Cross Sectional Study) : 일정한 인구집단을 대상으로 특정한 시점이나 일정한 기간 내에 질병을 조사하고 각 질병과 그 인구집단의 관련성을 보는 방법으로 시점 조사, 유병률 연구(prevalence study)라고도 한다. 기출
  ㉡ 전향적 조사(Prospective Study) 기출 : 연구하고자 하는 질병에 이환되지 않은 건강군을 대상으로 하여 그 질병발생의 요인에 폭로된 집단(폭로군)과 폭로되지 않은 집단(비폭로군) 간의 질병발생률을 비교·분석하는 방법
    ⓐ 전향적 코호트 연구 : 일반적인 코호트 연구방법
    ⓑ 후향적 코호트 연구 : 과거의 원인을 가지고 현재의 결과를 조사하는 방법
  ㉢ 환자-대조군 조사(후향적 조사, Retrospective Study) : 연구하고자 하는 질병에 이환된 집단(환자군)과 질병이 없는 군(대조군)을 선정하여 질병발생과 관련이 있다고 의심되는 요인들과 질병발생과의 원인관계를 규명하는 연구방법 기출

▸ 분석역학의 조사방법별 비교 기출

조사방법	장점	단점
단면조사 (단면연구)	• 단시간 내 결론, 저렴한 비용 • 동시에 여러 종류의 질병요인조사 가능	• 질병과 요인 간의 전후관계 규명 난이 • 대상인구 집단이 커야 함
전향적 조사 (코호트연구, 추적조사)	• 속성의 편견이 적어 객관적이다. • 상대 위험도와 귀속위험도 산출가능 • 시간적 전후관계 이해 • 흔한 질병에 적용	• 많은 대상자 필요 • 오랜 기간 관찰 필요 • 고비용, 중간탈락자 발생 • 대상자 속성의 변화가 많음
후향적 조사 (환자-대조군 연구, 기왕조사)	• 저비용, 적은 대상자료도 가능 • 비교적 단시간 결론 • 희귀한 질병조사 가능 • 긴 잠복기간 질병에 적합	• 정보수집 불확실 • 기억력 착오, 편견·주관성이 높음 • 대조군의 선정 난이

③ 이론역학(제3단계 역학) 기출 : 질병발생 양상에 관한 어떤 모델을 설정하고 그에 따른 수리적 분석을 토대로 질병이 유행하는 법칙을 비교하여 타당성이 있는 상호 관계를 수학적으로 규명하는 학문

④ 실험역학(임상역학) 기출 : 질병 규명을 실험적인 방법에 의해 입증하고자 하는 연구

　㉠ 단일 맹검법 : 실험자나 피실험자가 사실을 인지함으로써 발생할 편견을 최소화하기 위하여 실험 대상자가 자신이 실험군에 속하는지, 피실험자군에 속하는지를 모르게 한 상태에서 실험을 하는 방법

　㉡ 이중 맹검법 : 피실험자는 물론 실험자도 누가 실험군이고 누가 피실험군인지를 모르게 하고 실시하는 실험방법

　㉢ 위약투여법 : 효능이 확인된 약이 아닌 가짜로 만든 위약을 투여함으로써 심리적 작용으로 발생하는 편견을 제어하여 정확한 결과를 얻기 위한 실험전략 기출

2 질병발생의 빈도 및 위험도 산출

(1) **비율(rate)**

① 특성

　㉠ 비의 특수한 형태

　㉡ 어떤 사건이 일어나는 정도를 일정한 기준(인구, 시간 등)을 두고 척도화

　㉢ 분자 : 특정 기간 내 발생한 건강 관련 사건이나 문제의 수

　㉣ 분모 : 포함된 모든 사람들(모집단)은 분자에서 고려한 특정 질병이나 사건에 대해 위험상태에 있어야 함

　㉤ 특정 관찰기간, 관찰지역이 분명히 제시되어야 함

　㉥ 인구 또는 분모의 단위가 제시되어야 함

② 발생률(incidence rate) : 일정 기간 동안 관찰 인구집단 내에서 발생한 환자의 발생빈도(동태 통계)

$$발생률 = \frac{새로\ 발생한\ 환자\ 수}{인구} \times 10^n$$

단, 면역을 가진 사람이 많은 경우 : 중앙인구 − 면역을 가진 사람 수
　　만성질병의 경우 : 중앙인구 − 기존 환자 수

③ 유병률(prevalence rate) : 어느 시점 또는 일정 기간 동안 해당 인구 중에 질병에 이환된 모든 환자의 발생빈도 (기출)

$$유병률 = \frac{모든\ 환자\ 수}{중앙인구\ 수} \times 10^n$$

핵심 CHECK　　**발생률과 유병률의 관계**

급성감염병에서와 같이 이환기간이 대단히 짧을 경우 유병률과 발생률은 같게 되며, 만성 퇴행성질환의 경우처럼 이환기간이 길면 유병률은 높아진다. 발생률과 이환기간이 대체로 일정한 경우 아래와 같은 공식이 적용된다.

$$P(유병률) = I(발생률) \times D(이환기간)$$

④ 발병률 : 어떤 집단이 한정된 기간에 한해서만 어떤 질병에 걸릴 위험에 놓여 있을 때 전체인구 중 주어진 집단 내에 새로 발병한 총 수의 비율을 의미한다. (기출)

$$발병률 = \frac{같은\ 기간\ 내에\ 새로\ 발생한\ 환자\ 수}{일정\ 기간\ 발병\ 위험에\ 폭로된\ 인구\ 수} \times 1{,}000$$

단, 면역을 가진 사람이 많은 경우 : 폭로된 인구 수 − 면역을 가진 사람 수
　　만성 질병의 경우 : 폭로된 인구 수 − 기존 환자 수

⑤ 2차 발병률(SAR) : 환자를 가진 가구의 감수성이 있는 가구원 중에서 이 병원체의 최장 잠복기간 내에 발병하는 환자의 비율을 말한다. (기출)

$$2차\ 발병률 = \frac{환자와\ 접촉으로\ 인하여\ 이차적으로\ 발병한\ 환자\ 수}{발단환자와\ 접촉한\ 사람\ 수} \times 100$$

⑥ 치명률(치사율) : 특정 질병에 걸린 사람 중에서 그 질병으로 인해 사망한 사람의 백분율을 측정하는 지표로 특정 질병의 위중도를 알 수 있다. (기출)

$$치사율 = \frac{그\ 질병으로\ 인한\ 사망자\ 수}{특정\ 질병\ 환자\ 수} \times 100$$

(2) 비(ratio)
① 비의 특성 : 두 사건 및 상황의 빈도를 비교할 때 각각의 비율을 비교하거나 두 사건의 건수를 직접 비교하는 것이다.
② 주요 비

구분	병에 걸린 자	병에 걸리지 않은 자	계
폭로	a	b	a+b
비폭로	c	d	c+d
계	a+c	b+d	a+b+c+d

㉠ 위험비 : 의심요인에 폭로된 집단에서의 질병발생 비율과 비폭로집단에서의 질병발생률의 대비를 말한다. 차이가 클수록 통계적 관련성은 크다.
  ⓐ 병인 폭로 시 병에 걸릴 위험비(R_1) = a / a+b
  ⓑ 병인 비폭로 시 병에 걸릴 위험비(R_2) = c / c+d

㉡ 상대위험비(비교위험비) : 병인에 폭로된 사람이 병에 걸릴 위험도가 폭로되지 않은 사람이 병에 걸릴 위험도보다 몇 배나 되는지를 나타내는 것 기출

$$상대위험비(비교위험비) = \frac{의심되는\ 요인에\ 폭로된\ 집단에서의\ 특정질환\ 발생률(R_1)}{의심되는\ 요인에\ 폭로되지\ 않은\ 집단에서의\ 특정질환\ 발생률(R_2)}$$

㉢ 교차비(OR, Odds Ratio) : 모집단이 없는 환자-대조군 연구에서는 사건 발생률과 비발생확률의 비를 일컫는다. 또한 유병률이 0.03% 이하로 낮고, 발생률도 극히 낮은 질병에서 상대위험비 공식 중 a, c는 거의 무시할 만큼 작아, 이때의 상대위험비는 교차비로 추정할 수 있다.

$$교차비 = \frac{\{환자군\ 중\ 유해요인\ 노출군(a)\ /\ 환자군\ 중\ 비노출군(c)\}}{\{대조군\ 중\ 유해요인\ 노출군(b)\ /\ 대조군\ 중\ 비노출군(d)\}}$$
$$= \frac{ad}{bc}$$

㉣ 귀속위험도(기여위험도) : R_1(폭로군에서의 발생률) − R_2(비폭로군에서의 발생률)

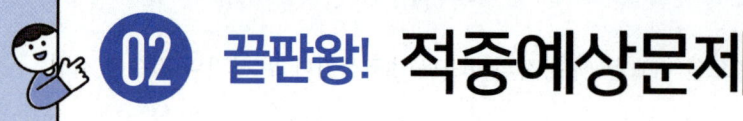
02 끝판왕! 적중예상문제

적중예상문제 해설

01
역학의 정의
인구집단을 대상으로 이들에게서 발생하는 생리적 상태 및 이상 상태에 대해 빈도와 분포를 기술하고 원인적 연관성 여부를 근거로 밝혀냄으로써 효율적 예방법을 개발하는 학문이다.

02
질병발생의 3요소
- 병인요인
- 숙주요인
- 환경요인

03
① 환경, ② 병원체, ③ 병원체, ⑤ 환경

04
질병발생의 3요소
- **병인요인** : 직접적 요인
- **숙주요인** : 감수성, 저항력
- **환경요인** : 간접적 요인

05
역학의 요인 중 환경(Environment)인자
- **생물학적 환경** : 질병의 전파, 발생에 관계 있는 모든 생물–감염균, 병원소, 매개곤충 등
- **물리·화학적 환경** : 지형, 기후, 고열, 물, 대기압, 주택, 먹는 물, 공기 등
- **사회적 환경** : 인구밀도, 경제수준, 정치, 사회적 관습, 지역사회주민들의 태도, 성향 등
* 인종과 연령은 숙주요인에 해당된다.

---

01 [2015 기출유사]
역학의 궁극적 목표로 올바른 것은?
① 감염병 관리
② 감염병의 전파양식 파악
③ 공중보건학의 발전
④ 질병의 치료와 예방
⑤ 효율적인 예방법의 개발

02
질병발생의 주요인자로 올바르게 짝지어진 것은?
① 생물학적 인자, 환경인자, 물리적 인자
② 병인인자, 생물학적 인자, 화학적 인자
③ 병인인자, 숙주인자, 물리적 인자
④ 병인인자, 숙주인자, 환경인자
⑤ 인적 요인, 생물학적 요인, 정신적 요인

03 [2024 기출유사]
질병발생의 결정인자 중 숙주요인은?
① 기후변화
② 매개곤충
③ 화학물질
④ 생활습관
⑤ 보건의료체계

04 [2014 기출유사]
역학의 요인 중 감수성과 저항력과 관련된 요인은?
① 병인요인
② 환경요인
③ 병원체 요인
④ 숙주요인
⑤ 사회환경

05
역학의 요인 중 숙주요인에 속하는 것은?
① 위생곤충과 병원소
② 지형과 기후
③ 주택과 먹는 물
④ 인종과 연령
⑤ 사회적 관습과 경제수준

🔒 01 ⑤ 02 ④ 03 ④ 04 ④ 05 ④

06 [1회독] [2회독] [3회독] 2024 기출유사

질병발생과 관련된 여러 가지 복잡한 요인들이 거미줄처럼 얽혀있다고 보는 모형은?

① 원인망 모형
② 웰니스 모형
③ 수레바퀴 모형
④ 생물의학적 모형
⑤ 역학적 삼각형 모형

07 [1회독] [2회독] [3회독] 2020 기출유사

질병발생의 수레바퀴 모형에서 숙주요인의 핵심에 해당하는 것은?

① 경제적 소인
② 물리적 소인
③ 사회적 소인
④ 유전적 소인
⑤ 화학적 소인

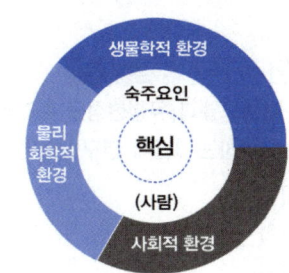

08 [1회독] [2회독] [3회독]

다음에서 설명하고 있는 질병발생 모형은?

- 질병발생과정에서 인간과 환경 간의 상호관계로 특히 숙주를 중심으로 한다.
- 숙주의 내적 요인은 유전적 요인이다.
- 숙주의 외적 요인은 생물학적, 물리화학적, 사회적 환경으로 내·외적 요인의 상호작용관계이다.
- 질병발생은 병인, 숙주, 환경의 인자의 영향을 받는다.

① 수레바퀴 모형
② 거미줄 모형
③ 원인망 모형
④ 역학적 다자간 모형
⑤ 역학적 삼각모형

09 [1회독] [2회독] [3회독]

역학조사모형 중 거미줄 모형설에 대한 설명으로 가장 올바른 것은?

① 맥마흔(Macmahon)이 제창하였다.
② 급성감염성 질환의 치료연구에 유리하다.
③ 비특이성 질환인 고혈압, 당뇨병 질환의 발생연구에는 적합하지 않다.
④ 병인, 환경, 숙주의 3요소와 관련되어 있다.
⑤ 유전적인 소인을 가진 숙주에 대해 언급하고 있다.

적중예상문제 해설

06
원인망 모형: 질병발생이 어느 한 가지 원인에 의한 것이 아니라 여러 가지 원인이 서로 연관되어 있고 반드시 선행하는 요소가 거미줄처럼 복잡하게 얽혀 어떤 질병이 발생한다는 설

07
수레바퀴 모형: 수레바퀴의 중심은 유전적 소인을 가진 숙주가 있고, 그 숙주를 둘러싼 환경은 생물학적, 화학적, 사회적 환경으로 구분된다.

08
질병발생의 수레바퀴 모형
질병발생과정에서 인간과 환경 간의 상호관계로 숙주를 중심으로 숙주의 내적 요인(유전적 요인)과 외적 요인(생물학적, 물리화학적, 사회적 환경)의 상호작용관계이다.

09
원인망 모형(거미줄 모형설)
- 맥마흔(Macmahon) 제창, 고혈압, 당뇨병, 비만 등 비감염성(비특이성) 질환의 발생연구에 유리
- 질병의 발생과 관계되는 모든 요소들끼리 서로 연결되어 거미줄처럼 복잡하게 얽혀 있는 요인과의 상호작용관계

06 ① 07 ④ 08 ① 09 ①

적중예상문제 해설

10

위약 투여법	효능이 확인된 약이 아닌 가짜로 만든 위약을 투여함으로써 심리적 작용으로 발생하는 편견을 제어하여 정확한 결과를 얻기 위한 실험전략
이중 맹검법	피실험자는 물론 실험자도 누가 실험군이고 누가 피실험군인지를 모르게 하고 실시하는 실험방법
단일 맹검법	실험대상자가 자신이 실험군에 속하는지, 피실험자군에 속하는지를 모르게 한 상태에서 실험을 하는 방법
단순 무작위 할당법	가장 기본적인 방법으로 가장 빈번한 방법은 난수표를 이용하는 것
시계열 분석법	횡단연구와 종단연구로 분류

11
이론역학
질병발생 양상에 관한 어떤 모델을 설정하고 그에 따른 수리적 분석을 토대로 질병이 유행하는 법칙을 비교하여 타당성이 있는 상호 관계를 수학적으로 규명하는 역학으로 어떤 감염병의 발생이나 유행을 예측하는 데 활용된다.

12~13
역학의 분류
- **기술역학(제1단계 역학)** : 어떤 질병의 발생사실에 대하여 발생과 종결까지를 그대로 기록하는 역학
- **분석역학(제2단계 역학)** : 기술역학의 결과를 근거로 질병발생에 대한 가설을 설정하고 가설이 옳은지 그른지를 가려내는 역학
- **이론역학(제3단계 역학)** : 질병발생 양상에 관한 어떤 모델을 설정하고 그에 따른 수리적 분석을 토대로 질병이 유행하는 법칙을 비교하여 타당성이 있는 상호 관계를 수학적으로 규명하는 학문

---

10 1회독 2회독 3회독 2023 기출유사
가짜 약을 먹었는데도 진짜 약을 먹었다고 느끼면서 약효가 나타나는 플라시보 현상을 이용하여 심리적 작용으로 발생하는 편견을 제어하여 정확한 결과를 얻기 위한 실험전략으로 올바른 것은?

① 위약투여법 ② 이중맹검법
③ 단일맹검법 ④ 무작위할당법
⑤ 시계열분석법

11 1회독 2회독 3회독 2023 기출유사
감염병의 발생모델과 유행현상을 수리적으로 분석하여 이론적으로 유행법칙이나 현상을 수식화하는 3단계 연구방법은?

① 실험역학 ② 분석역학
③ 기술역학 ④ 이론역학
⑤ 작전역학

12 1회독 2회독 3회독 2022 기출유사
역학적인 변수에 따라 인간집단에서 발생하는 질병의 자연사를 사실 그대로 정리하고 요약하는 역학은?

① 기술역학 ② 실험역학
③ 임상역학 ④ 분석역학
⑤ 작전역학

13 1회독 2회독 3회독 2022 기출유사
관찰을 통해 특정요인과 특정질병 간의 인과관계를 알아내어 가설을 증명할 수 있도록 설계된 2단계 역학은?

① 작전역학 ② 분석역학
③ 환경역학 ④ 작전역학
⑤ 이론역학

🔒 10 ① 11 ④ 12 ① 13 ②

14 1회독 2회독 3회독 2022 기출유사

지역사회 보건의료서비스의 운영에 관한 계통적 연구로 옴란(Omran)이 소개한 것은?

① 이론역학
② 기술역학
③ 분석역학
④ 실험역학
⑤ 작전역학

> **작전역학**
> ① **작전역학의 내용**
>   ㉠ 보건사업 효과를 당초 목표하였던 것과 비교하여 평가하는 영역
>   ㉡ 사업의 운영과정에 관한 연구를 하는 영역
>   ㉢ 투입된 예산, 경비, 노력에 대한 결과 또는 효과를 관련시켜 연구하는 영역
>   ㉣ 사업의 수용 또는 거부반응을 일으키는 데 영향을 미치는 요인을 규명하는 영역
>   ㉤ 지역사회 보건문제 해결을 위한 여러 가지 접근방법을 비교 평가하는 영역
> ② **장·단점**: 원인을 제거함으로써 인과관계의 예방효과를 측정할 수 있으며, 실용적으로 증명이 가능하다. 그러나 작전역학은 여러 가지 요인이 함께 작용하여 구별이 어렵다.
> ③ **활용도**
>   ㉠ 예방 효과를 측정하고자 할 때
>   ㉡ 실용성을 시험하고자 할 때
>   ㉢ 경비의 효율성을 평가하고자 할 때

해설 14
작전역학(평가역학, 응용역학)
- 인구집단의 대상에서 한 개인환자의 증상과 질병의 양상을 기초로 인구집단이나 지역사회를 조사대상으로 확대·비교하여 역학적 여러 요인을 규명하는 학문이다.
- Omran에 의해 개발되었다.

15 1회독 2회독 3회독 2020 기출유사

이론역학에 해당하는 것은?

① 질병의 원인 파악
② 보건사업의 효과 평가
③ 협의의 지역사회 진단
④ 질병의 자연사에 대한 기술
⑤ 질병발생 양상에 대한 수학적 모형 설정

해설 15
이론역학
질병발생 양상에 관한 어떤 모델을 설정하고 그에 따른 수리적 분석을 토대로 질병이 유행하는 법칙을 비교하여 타당성이 있는 상호관계를 수학적으로 규명하는 학문이다.

16 1회독 2회독 3회독 2020 기출유사

신약을 개발한 후 해당 질병이 있는 집단을 두 개의 군으로 나누고 한 군에는 신약을, 다른 군에는 위약(placebo)을 투여하여 신약의 효과를 알아보는 역학은?

① 기술역학
② 분석역학
③ 실험역학
④ 상관역학
⑤ 작전역학

해설 16
임상실험역학
2차 예방효과의 측정을 위하여, 즉 새로운 치료약물이나 처치방법의 효과 등을 규명하기 위하여 입원환자를 대상으로 하는 실험이다.

🔒 14 ⑤ 15 ⑤ 16 ③

적중예상문제 해설

17 역학의 분류
- **기술역학**: 질병분포 상황을 기술하는 1단계 역학
- **분석역학**: 질병의 원인을 규명하는 2단계 역학
- **실험역학**: 질병원인 규명에 있어서 실험적으로 증명하는 역학
- **이론역학**: 수학적, 통계학적으로 수식화하는 역학
- **임상역학**: 환자를 대상으로 하는 역학

18 역학의 3단계 분류
- **1단계 역학**: 질병분포 상황을 기술하는 기술역학
- **2단계 역학**: 질병의 원인을 규명하는 분석역학
- **3단계 역학**: 수학, 통계학적으로 규명하는 이론역학

19 감염병의 유행양식
- **생물학적 요인**: 연령, 성별, 인종, 직업, 결혼상태
- **지리적 요인**: 도시와 농촌, 국가와 국가, 지역과 지역, 기후대, 대륙, 해양 등
- **시간적인 요인**: 추세변화(장기변화), 순환변화, 계절적 변화, 불규칙적 변화
- **사회경제적 요인**: 직업, 빈부, 농·어촌, 거주상황, 직업, 문화

20 감염병의 유행양식(생물학적 요인)
연령, 성별, 인종, 직업, 결혼상태

21
해당 연도에 전 세계적으로 유행하였던 질병을 나열하였으므로 이는 범유행성, 즉 pandemic을 의미한다.

지방성(풍토병적, 토착성(endemic))	일부지역에 특수하게 발생하는 경우
유행성 또는 전국적 유행(epidemic)	한 국가에서 전반적으로 질병이 발생하는 경우
범유행성(범발성, pandemic)	전 세계적으로 발생하거나 유행하는 경우
산발적 (sporadic)	지역에 상관없이 산발적으로 질병이 발생하는 경우 예 렙토스피라
돌연유행 (short-term, 단기변화)	시간별, 날짜별, 주일별로 변하는 것

🔒 17 ④ 18 ① 19 ① 20 ① 21 ④

17
질병의 발생 및 유행현상을 수학적, 통계학적으로 수식화하는 역학으로 맞는 것은?
① 기술역학 ② 분석역학 ③ 실험역학
④ 이론역학 ⑤ 임상역학

18
역학조사에서 어떤 사실에 대하여 질병분포 상황을 기술하는 제1단계 역학은?
① 기술역학 ② 분석역학 ③ 실험역학
④ 이론역학 ⑤ 임상역학

19
감염병의 유행양식에 해당하는 항목은?
① 생물학적 요인 ② 물리화학적 요인
③ 문화적 요인 ④ 정치적 요인
⑤ 역사적 요인

20
감염병의 유행양식 중 연령, 성, 인종, 직업 등으로 유행양상이 달라질 경우 어떤 유행양상인가?
① 생물학적 요인 ② 물리화학적 요인
③ 시간적 요인 ④ 지리적 요인
⑤ 사회적 현상

21 [2024 기출유사]
다음과 관련있는 질병의 유행양상은?

• 1918년 스페인 독감	• 1957년 아시아 독감
• 1968년 홍콩 독감	• 2009년 신종플루
• 2020년 코로나바이러스감염증-19	

① endemic ② epidemic ③ sporadic
④ pandemic ⑤ short-term

22 2023 기출유사
질병 발생 양상이 수십 년을 한 주기로 유행하는 경향은?
① 단기변화
② 순환변화
③ 주기변화
④ 추세변화
⑤ 불규칙 변화

23 2022 기출유사
2~3년을 주기로 질병 발생양상이 반복되어 유행하는 역학적 현상은?
① 순환변화
② 추세변화
③ 장기변화
④ 단기변화
⑤ 불규칙 변화

24 2021 기출유사
우리나라의 경우 특정 강 유역을 중심으로 지속적으로 간흡충증이 발생 양상을 유지하고 있다. 이러한 역학현상을 의미하는 것은?
① 주기적(periodic)
② 산발적(sporadic)
③ 토착적(endemic)
④ 유행적(epidemic)
⑤ 범발적(pandemic)

25 2019·2015 기출유사
어떤 질병의 대유행이 10년 이상을 주기로 반복되는 변화에 속하는 감염병으로 올바르게 조합된 것은?
① 장티푸스, 디프테리아
② 백일해, 디프테리아
③ SARS, 백일해
④ 홍역, 유행성 일본뇌염
⑤ 백일해, 장티푸스

26 2017 기출유사
백일해, 홍역은 질병발생의 시간적 특성 중 무엇에 해당하는가?
① 장기적 변화
② 주기변화
③ 추세변화
④ 단기변화
⑤ 불규칙적 변화

적중예상문제 해설

22~23
기술역학 중 시간적 변수

추세변화 (장기변화)	어떤 질병이 수십 년 관찰 시 증가 및 감소의 경향을 보이는 것 예 장티푸스(30~40년 주기), 디프테리아(10~24년 주기), 인플루엔자(약 30년 주기)
순환변화 (주기변화)	질병발병 양상이 수 년(2~4년) 간격을 두고 변하는 것으로 이러한 현상이 발생하는 이유는 집단면역 수준이 떨어지기 때문이다. 예 유행성 독감(3~6년), 백일해(2~4년), 홍역(2~3년), 폐렴(3~4년), 유행성 일본뇌염(3~4년)
계절적 변화	질병분포가 1년을 주기로 하여 특히 많이 발생하는 달이나 계절이 있는 경우를 말한다.
돌연유행 (단기변화)	시간별, 날짜별, 주일별로 변하는 것
불규칙 변화 (돌발유행)	외래 감염병이 국내 침입 시 돌발적이고 다발적으로 유행하는 경우로 콜레라, 페스트 등이 이에 속한다.

24
21번 문제 해설 참조

25
- 장티푸스 : 30~40년 주기
- 디프테리아 : 10~24년 주기
- 인플루엔자 : 약 30년 주기

26
순환변화
질병발병 양상이 수 년(2~4년) 간격을 두고 변하는 것으로, 이러한 현상이 발생하는 이유는 집단면역 수준이 떨어지기 때문이다.
예 유행성 독감(3~6년), 백일해(2~4년), 홍역(2~3년), 폐렴(3~4년), 유행성 일본뇌염(3~4년)

🔒 22 ④ 23 ① 24 ③ 25 ① 26 ②

적중예상문제 해설

27
추세변화
장티푸스(30~40년 주기), 디프테리아(10~24년 주기), 인플루엔자(약 30년 주기)

28
렙토스피라증은 감염된 동물의 소변에 상처난 피부가 닿는 경우 발생하며 북극과 남극 이외의 어느 지역에서나 발생할 수 있는 감염병이다.

29
범유행성(pandemic)
전 세계적으로 발생하거나 유행하는 것으로 대표적으로 코로나바이러스감염증-19가 있다.

30
전향성 연구, 즉 코호트 연구의 장점은 인과관계의 파악이 용이하다는 점이다. 나머지 보기는 후향성 연구, 즉 환자-대조군연구의 장점에 해당된다.

코호트 연구의 장·단점

장점	단점
㉠ 질병발생의 위험률, 발병 확률, 시간적 속발성, 상대위험도양 반응관계를 비교적 정확히 구할 수 있음	㉠ 시간, 노력, 비용이 많이 요구됨
㉡ 편견이 비교적 적으며 신뢰성이 높은 자료를 구할 수 있음	㉡ 관찰기간이 길고 대상자가 다수이어야 하므로 발생률이 낮은 질병에의 적용이 곤란
㉢ 질병의 자연사를 파악할 수 있음	㉢ 장기간의 추적조사로 탈락자가 많아 정확도에 문제가 발생
㉣ 인과관계를 구체적으로 확인 가능	㉣ 연구기간이 길어짐에 따라 연구자의 잦은 변동으로 차질이 발생할 수 있음
㉤ 부수적으로 다른 질환과의 관계를 알 수 있음	㉤ 진단방법과 기준에 변동이 생길 수 있음
㉥ 일반화가 가능	㉥ 질병분류에 착오가 생길 수 있음

31
단면연구 : 일정한 인구집단을 대상으로 특정한 시점이나 일정한 기간 내에 질병을 조사하고 각 질병과 그 인구집단의 관련성을 보는 방법으로 시점 조사, 유병률 연구(prevalence study)라고도 한다.

🔒 27 ① 28 ② 29 ⑤ 30 ⑤ 31 ①

---

27 [1회독] [2회독] [3회독] **2014 기출유사**

추세변화에 해당하는 것으로만 올바르게 묶인 것은?

① 장티푸스, 디프테리아
② 백일해, 유행성 독감
③ 홍역, 백일해
④ 홍역, 장티푸스
⑤ 백일해, 콜레라

28 [1회독] [2회독] [3회독] **2014 기출유사**

주로 가을철에 유행하는 렙토스피라증의 역학적 현상은?

① 불규칙 유행
② 산발적 유행
③ 유행적 유행
④ 추세적 변화
⑤ 계절적 변화

29 [1회독] [2회독] [3회독]

코로나바이러스감염증-19(COVID-19)와 같이 다수의 국가에서 유행하는 감염병의 발생 양상은?

① 계절적(seasonal)
② 산발성(sporadic)
③ 토착성(endemic)
④ 유행성(epidemic)
⑤ 세계적 유행(pandemic)

30 [1회독] [2회독] [3회독] **2024 기출유사**

역학 연구방법 중 전향성 연구(prospective study)의 장점은?

① 비교적 비용이 적게 든다.
② 희귀한 질병조사에 적합하다.
③ 빠른 시일 내에 결론을 얻는다.
④ 조사대상자의 수가 적어도 된다.
⑤ 위험요인과 질병발생 간의 인과관계 파악이 용이하다.

31 [1회독] [2회독] [3회독] **2024 기출유사**

일정 시점에서 특정 질병과 위험요인을 조사하여 질병의 유병 여부와 그 관련성을 분석하는 연구방법은?

① 단면연구
② 사례연구
③ 코호트 연구
④ 혼합설계 연구
⑤ 환자-대조군 연구

32 [1회독] [2회독] [3회독] 2023 기출유사

건강군을 대상으로 하되 질병의 원인과 관련이 있다고 생각되는 특성을 가진 인구집단과 그렇지 않은 인구집단을 추적조사하여 위험요인에의 노출과 질병 발생발생률을 비교·분석하는 연구는?

① 기술연구
② 단면조사 연구
③ 실험연구
④ 코호트 연구
⑤ 후향성 연구

역학의 분류	
기술연구	어떤 질병의 발생사실에 대하여 발생과 종결까지를 그대로 기록하는 역학
단면연구	일정한 인구집단을 대상으로 특정한 시점이나 일정한 기간 내에 질병을 조사하고 각 질병과 그 인구집단의 관련성을 보는 방법
실험연구	질병 규명을 실험적인 방법에 의해 입증하고자 하는 연구
코호트 연구	연구하고자 하는 질병에 이환되지 않은 건강군을 대상으로 하여 그 질병발생의 요인에 폭로된 집단(폭로군)과 폭로되지 않은 집단(비폭로군) 간의 질병발생률을 비교·분석하는 방법
환자-대조군 연구	연구하고자 하는 질병에 이환된 집단(환자군)과 질병이 없는 군(대조군)을 선정하여 질병발생과 관련이 있다고 의심되는 요인들과 질병발생과의 원인관계를 규명하는 연구방법

33 [1회독] [2회독] [3회독] 2022 기출유사

비교적 짧은 기간에 희귀질병이나 잠복기가 긴 질병의 원인을 밝히는 데 적합한 역학 연구방법은?

① 코호트 연구
② 단면연구
③ 전향성 연구
④ 기술연구
⑤ 환자-대조군 연구

34 [1회독] [2회독] [3회독] 2021 기출유사

제2의 역학인 분석역학의 역할은?

① 질병의 자연사 기술
② 질병발생의 원인에 대한 가설 설정
③ 질병발생의 원인에 대한 가설 검정
④ 지역사회의 건강수준 및 질병양상 기술
⑤ 환자의 인적, 지역적, 시간적 특성 조사

적중예상문제 해설

32
질병의 원인과 관련이 있다고 생각되는 특성을 가진 인구집단(노출군)과 그렇지 않은 인구집단(비노출군)을 추적조사하였으니 코호트 연구에 해당된다.

33
환자-대조군 연구의 장·단점

조사방법	장점	단점
후향적 조사 (환자-대조군 연구, 기왕조사)	• 저비용, 적은 대상자료도 가능 • 비교적 단시간 결론 • 희귀한 질병조사 가능 • 긴 잠복기간 질병에 적합	• 정보수집 불확실 • 기억력 착오, 편견·주관성이 높음 • 대조군의 선정 난이

34
분석역학(제2단계 역학)
기술역학의 결과를 근거로 질병발생에 대한 가설을 설정하고 가설이 옳은지 그른지를 가려내는 역학

32 ④ 33 ⑤ 34 ③

적중예상문제 해설

35
분석역학 중 단면적인 연구(Cross Sectional Study)
일정한 인구집단을 대상으로 특정한 시점이나 일정한 기간 내에 질병을 조사하고 각 질병과 그 인구집단의 관련성을 보는 방법으로 시점 조사, 유병률 연구(prevalence study)라고도 한다.

36
전향성 조사(코호트 조사)의 비교
• ② 이외에도 비교적 정확한 정보를 얻을 수 있으며 상대위험도와 귀속위험도를 알 수 있다는 것이 장점이다.
• 단점은 ①, ③, ④, ⑤ 외에 진단방법과 기준에 변동이 있을 수 있다.

37
단면적인 연구(Cross Sectional Study), 단면조사
일정한 인구집단을 대상으로 특정 시점, 기간 내 질병과 인구집단 속성과의 관계 연구로 선별적 검사(screening test)를 일률적으로 실시하는 역학조사 방법이다.

38
분석역학의 방법
• **단면조사** : 일정한 인구집단을 대상으로 특정 시점이나 기간 내 질병과 인구집단의 속성을 조사하는 방법(현재조사)
• **후향성 조사(환자-대조군 조사)** : 현재 환자를 대상으로 그 환자의 전력을 조사(현재에서 과거력조사, 기왕조사)
• **전향성 조사** : 현재 건강한 사람을 대상으로 특성별 소집단을 시간경과에 따른 발병률을 비교조사하는 방법(Cohort 관찰=동일집단 특성연구)

🔒 35 ① 36 ② 37 ⑤ 38 ①

---

35 2021 기출유사

다음에서 설명하는 역학연구방법은?

> • 일정한 인구집단을 대상으로 특정한 시점이나 일정한 기간 내에 질병을 조사하고 각 질병과 그 인구집단의 관련성을 본다.
> • 상관관계만을 알 수 있을 뿐 인과관계를 설명하기는 어렵다.
> • 유병률을 구할 수 있기 때문에 유병률 연구라고도 한다.

① 단면연구　　　　② 사례연구
③ 실험연구　　　　④ 코호트연구
⑤ 환자-대조군 연구

36 2019·2018·2015 기출유사

전향성 조사(코호트 조사)의 장점이라 할 수 있는 것은?
① 희귀 난치성질환에 적용된다.
② 다른 질병과의 속성을 알 수 있다.
③ 장기간의 관찰이 필요하다.
④ 시간 및 비용이 많이 든다.
⑤ 대상자 탈락 우려가 있다.

37

한 지역에서 그 지역에 악성 신생물이 어느 정도 많은가를 알기 위하여 어떤 선별적 검사(screening test)를 일률적으로 실시하였다면 이것은 다음 역학적 방법 중 어느 방법에 해당하는가?
① 코호트 연구　　　② 실험적 연구
③ 후향성 연구　　　④ 전향성 연구
⑤ 단면연구조사

38

역학적 조사에 있어서 현재 건강한 사람을 대상으로 특성별 앞으로 일어날 질병을 조사하는 방법은?
① 전향성 조사　　　② 후향성 조사
③ 치명률 조사　　　④ 집략률 조사
⑤ 병력별 전향성 조사

39

역학적 조사방법에서 아래와 같은 장·단점의 특징을 갖는 역학조사 방법은?

장점	단점
• 저비용, 적은 대상자료 가능 • 비교적 단시간 결론 • 희귀한 질병조사 가능	• 정보수집 불확실 • 기억력 착오 • 대조군의 선정 난이

① 동일집단 특성연구 조사 ② 후향성 조사
③ 전향성 조사 ④ 집략률 조사
⑤ 단면연구조사

40

환자-대조군 조사 시 단점에 해당하는 것은?
① 정보수집 등 편견이 크다.
② 희귀한 질병에 적합하다.
③ 적은 조사 대상수로 가능하다.
④ 잠복기간이 긴 질병에 적합하다.
⑤ 시간과 경비가 적게 든다.

41

이중맹검법(Double blind test)에 관한 설명으로 맞는 것은?
① 실험자와 피실험자가 모두 검사내용을 알게 한 후 연구하는 방법
② 실험자만 검사내용을 알게 한 후 연구하는 방법
③ 실험자와 피실험자가 모두 검사내용을 모르게 한 후 연구하는 방법
④ 피실험자만 검사내용을 알게 한 후 연구하는 방법
⑤ 실험자는 알고 피실험자는 검사내용을 모르게 한 후 연구하는 방법

42

역학조사 시 후향성 조사의 단점은?
① 교차비 산출이 불가능하다.
② 대조군을 선정하기가 어렵다.
③ 시간이 많이 걸린다.
④ 인과관계를 알 수 없다.
⑤ 편견이 작용하지 않는다.

43 2024 기출유사

연구대상자에게 어떤 조작이나 자극을 주어 그 반응이나 결과를 보는 방법으로 원인관계를 검증함에 있어 가장 결정적인 증거를 제시해 주는 연구방법은?
① 기술역학 ② 분석역학
③ 실험역학 ④ 이론역학
⑤ 작전역학

적중예상문제 해설

39
후향성 조사(환자-대조군 조사)
현재 환자를 대상으로 그 환자의 전력을 조사(현재에서 과거력조사, 기왕조사)

40
후향성 조사(환자-대조군 조사)
• 현재 환자를 대상으로 그 환자의 전력을 조사(현재에서 과거력조사, 기왕조사)
• 정보수집 불확실 등 편견이 크다는 단점이 있다.

41
이중맹검법(Double blind test)은 실험자(조사자)나 피실험자(대조군, 실험군)가 모두 검사내용을 모르게 하고 연구하는 방법이다.

42
환자-대조군 조사(후향성 조사)의 단점으로는 적합한 대조군의 선정이 용이하지 않다.

43
실험역학
질병 규명을 실험적인 방법에 의해 입증하고자 하는 연구로 가장 결정적인 증거를 제시하게 된다.

🔒 39 ② 40 ① 41 ③ 42 ② 43 ③

적중예상문제 해설

44
실험역학(임상역학)
질병 규명을 인위적인 실험적 방법에 의해 입증하고자 하는 연구

45
이론역학(제3단계 역학)
질병발생 양상에 관한 어떤 모델을 설정하고 그에 따른 수리적 분석을 토대로 질병이 유행하는 법칙을 비교하여 타당성이 있는 상호 관계를 수학적으로 규명하는 학문이다.

46
유병률(prevalence rate)
어느 시점 또는 일정 기간 동안 해당 인구 중에 질병에 이환된 모든 환자의 발생빈도

$$유병률 = \frac{모든\ 환자\ 수}{중앙인구\ 수} \times 10^n$$

47
치명률(치사율)
특정 질병에 걸린 사람 중에서 그 질병으로 인해 사망한 사람의 백분율을 측정하는 지표로 특정 질병의 위중도를 알 수 있다.

$$치사율 = \frac{그\ 질병으로\ 인한\ 사망자\ 수}{특정\ 질병\ 환자\ 수} \times 100$$

② 2차 발병률　③ 발생률
④ 주산기사망률　⑤ 발병률

48
2차 발병률

$$= \frac{접촉된\ 사람\ 중\ 최대잠복기간\ 내\ 발병자수}{발단환자와\ 접촉된\ 감수성자} \times 100$$

---

44 1회독 2회독 3회독 2021 기출유사

질병의 원인을 밝혀내기 위하여 인위적인 실험적 방법을 개입함으로써 윤리적인 문제가 발생될 수 있는 역학연구방법은?

① 기술역학　　② 실험역학
③ 분석역학　　④ 이론역학
⑤ 작전역학

45 1회독 2회독 3회독 2018 기출유사

역학연구에서 질병의 발생과 유행을 수학, 통계학적으로 규명하는 3단계 역학은?

① 분석역학　　② 이론역학
③ 실험역학　　④ 이민역학
⑤ 기술역학

46 1회독 2회독 3회독 2021 기출유사

"조사 시점의 모든 환자 수"를 분자로 사용하는 지표는?

① 발생률　　② 유병률　　③ 2차 발생률
④ 치명률　　⑤ 발병률

47 1회독 2회독 3회독 2021 기출유사

치명률을 올바르게 표현하고 있는 것은?

① 특정 질병에 이환된 사람 중 사망한 사람의 백분율
② 환자와 접촉한 사람 수 중 환자와 접촉으로 인하여 이차적으로 발병한 환자 수의 백분율
③ 일정 기간 동안 관찰 인구집단 내에서 발생한 환자의 발생빈도
④ 어떤 연도의 출생 수에 대한 임신 7개월 이후 태아 사망과 생후 7일 미만의 신생아 사망 수를 합한 수의 백분율
⑤ 일정 기간 발병 위험에 폭로된 인구 수 중 같은 기간 내에 새로 발생한 환자 수의 백분율

48 1회독 2회독 3회독 2017 기출유사

발단환자를 가진 가구의 감수성 있는 가구원 중에서 이 병원체의 최장 잠복기간에 발병하는 환자의 비율을 뜻하는 것은?

① 발생률　　② 치명률　　③ 발병률
④ 2차 발병률　　⑤ 이환율

🔒 44 ② 45 ② 46 ② 47 ① 48 ④

49 1회독 2회독 3회독 2014 기출유사
역학분석 방법 중 상대위험도의 계산 공식으로 옳은 것은?
① 위험요인에 비폭로된 집단 발병률 + 폭로된 집단 발병률
② 위험요인에 비폭로된 집단 발병률 × 폭로된 집단 발병률
③ 위험요인에 비폭로된 집단 발병률 ÷ 폭로된 집단 발병률
④ 위험요인에 폭로된 집단 발병률 − 비폭로된 집단 발병률
⑤ 위험요인에 폭로된 집단 발병률 ÷ 비폭로된 집단 발병률

50 1회독 2회독 3회독
치명률의 분자로 올바른 것은?
① 해당 지역의 사망 수
② 조사기간의 해당 질병에 의한 사망 수
③ 조사기간의 모든 질병에 의한 사망 수
④ 어느 시점에서의 사망 수
⑤ 조사기간의 총사망 수

51 1회독 2회독 3회독
역학적 분석에서 질병요인에 의하여 환자가 얼마나 되는가를 나타내는 방법으로 귀속위험도의 산출방법으로 옳은 것은?

- A : 위험요인 폭로실험군의 발병률
- B : 위험요인 비폭로실험군의 발병률

① A ÷ B   ② A + B   ③ A − B
④ B − A   ⑤ A × B

52 1회독 2회독 3회독
OR(Odds Ratio = 교차비)에 대한 공식으로 맞는 것은?

A. (환자군−유해요인 노출군)   B. (대조군−유해요인 노출군)
C. (환자군−유해요인 비노출군) D. (대조군−유해요인 비노출군)

① AB / CD   ② AC / BD   ③ CD / AB
④ AD / BC   ⑤ AD × BC

53 1회독 2회독 3회독
A요인 폭로군에서의 B질병 발생률이 20%이고, A요인에 폭로되지 않은 군에서의 B질병 발생률이 5%라면, 이때 B질병의 A요인의 귀속위험도는?
① 0.1   ② 0.15   ③ 0.25
④ 1.0   ⑤ 4.0

적중예상문제 해설

49
상대위험도란 위험요인에 폭로된 자가 폭로되지 않은 사람보다 질병에 몇 배나 더 잘 걸리게 되는가를 나타내는 척도이다.

50
치명률
$$= \frac{\text{조사연도 해당 질병의 사망 수}}{\text{그 질병의 환자 수}} \times 100$$

51
- 귀속위험도 : 질병요인에 의하여 환자가 얼마나 되는가를 나타내는 방법
- 위험요인에 폭로된 실험군의 발병률(A) − 비폭로군의 발병률(B)

52
OR(Odds Ratio, 교차비)
= 환자군 중 유해요인 노출군(A) × 대조군 중 비노출군(D) / 대조군 중 유해요인 노출군(B) × 환자군 중 비노출군(C)
= AD / BC

53
귀속위험도
= 폭로군의 발병률 − 비폭로군의 발병률
= 0.2 − 0.05 = 0.15

🔒 49 ⑤   50 ②   51 ③   52 ④   53 ②

CHAPTER 03 감염병관리

1 감염병의 개요

(1) 질병발생설의 변천 [기출]

① 종교설(천벌설, 신벌설) 시대	인간이 악신(惡神)과 선신(善神)에 의존하던 시대, 자연숭배사상
② 점성설(우주설) 시대	별자리의 이동에 따라 질병, 기아, 전쟁발생 등을 예측
③ 장기설 시대	감염병은 오염된 공기로 발생한다는 설로 환경위생에 공헌 • miasma theory = mi(bad) + asma(air) = 오염된 공기
④ 접촉감염설 시대	사람과 접촉에 의해 전파한다는 사실로 질병전파의 기초 • 아리스토텔레스(Aristoteles) : 페스트는 환자에 의해 전파, 성병의 유럽전역 전파
⑤ 미생물병인(세균설) 시대	레벤후크의 현미경 발견, 파스퇴르의 미생물설, 코흐의 결핵균, 탄저균, 콜레라 병원체 발견
⑥ 다요인설(복수병인론) 시대	맥마흔(Macmahon) 다요인설은 한 가지 요인으로 발생할 수 없으며, 그 질병에 관계있는 모든 요소가 연결되어 있다는 설

(2) 감염병 생성 6대 요소(생성과정 6단계)

> 병원체 → 병원소 → 병원소로부터 병원체 탈출 → 전파 → 신숙주 침입 → 감수성과 면역

① 병원체

  ㉠ 병원체와 침입경로 [기출]

구분	바이러스	세균	아메바	리케차
호흡기	인플루엔자, 홍역, 풍진, 유행성이하선염, 수두, 천연두(두창)	결핵, 나병, 디프테리아, 성홍열, 수막구균성수막염, 폐렴, 백일해		
소화기	소아마비(폴리오), 전염성 간염	콜레라, 장티푸스, 부르셀라증, 파라티푸스, 살모넬라, 식중독, 영아 설사증, 파상열, 이질	이질	
성기점막피부	AIDS	매독, 임질, 연성하감		
점막, 피부	황열, 뎅기열, 일본뇌염, 광견병 바이러스	파상풍, 페스트, 야토병	말라리아	발진티푸스, 발진열, 쯔쯔가무시

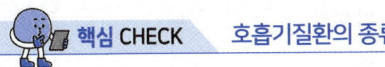 **핵심 CHECK** 　호흡기질환의 종류

(1) 공기감염 : 병원체 입자가 5㎛보다 작을 때 성립되며 공기 중에 떠다니다가 타인이 공기를 흡입할 때 호흡기로 감염되는 형태이다. 대표적인 질환으로는 홍역, 수두, 결핵, 풍진 등이 있다.
(2) 비말감염 : 감염자가 기침, 재채기를 할 때 침 등의 작은 물방울에 바이러스나 세균이 섞여 나와 타인의 입, 코로 들어가 감염되는 형태이다. 입자의 크기는 5~10㎛로 대표적인 질환으로는 감기, 인플루엔자, 백일해, 코로나-19 등이 있다.

ⓒ 감염력(infectivity) : 병원체가 숙주에 침입하여 알맞은 기관에 자리 잡고 증식하는 능력

> 감염력 = {불현성 감염자 수(항체 상승자)+현성 감염자 수(발병자)} / 접촉자 수(감수성자)

ⓒ 병원성(발병력, pathogenicity) : 병원체가 임상적으로 질병을 일으키는 능력으로 감염된 숙주 중 현성 감염을 나타내는 수준 (기출)

> 병원성 = 발병자 수 / 총감염자 수

ⓔ 독력(virulence) : 임상적으로 증상을 발현한 사람에게 매우 심각한 정도를 나타내는 미생물의 능력으로, 현성 감염으로 인한 사망이나 후유증을 나타내는 정도를 의미함

> 독력 = (중증환자 수+사망자 수) / 총발병자 수

② 병원소
　ⓐ 병원체가 생활, 증식하고 생존을 계속하여 질병이 전파될 수 있는 상태로 저장되는 장소
　ⓑ 인간 병원소
　　ⓐ 환자 : 병원체에 감염되어 자각적, 타각적으로 임상 증상이 있는 모든 사람
　　ⓑ 보균자 : 증상이 없으면서 체내 병원체를 보유하고 균을 배출하여 감염원이 되는 경우

회복기 보균자 (병후 보균자)	병후기간에 임상증상은 없으나 병원체를 배출하는 보균자 (기출) 예 장티푸스, 이질, 디프테리아
잠복기 보균자 (발병 전 보균자)	잠복기간에 전염성을 가지는 보균자 예 홍역, 디프테리아, 수두, 유행성이하선염, 백일해
건강 보균자	병원체에 감염되었으나 처음부터 증상을 나타내지 않는 환자로 관리가 힘든 보균자 예 디프테리아, 소아마비, 일본뇌염
만성 보균자	보균기간이 3개월 이상이 되는 보균자 예 장티푸스
잠복감염	감염된 균과 인체의 방어능력이 상호 평형을 이루고 있어 사멸하지도 않고 증식도 정지되어 있는 상태 예 herpes simplex, 매독

ⓒ 동물 병원소 : 인간과 관계있는 가축이 동물 병원소로 질병의 매개역할을 한다.

소	결핵, 탄저, 파상열, 살모넬라증	말	탄저, 유행성 뇌염, 살모넬라증
돼지	렙토스피라증, 탄저, 일본뇌염, 살모넬라증	쥐	페스트, 발진열, 살모넬라증, 렙토스피라증, 쯔쯔가무시병(양충병)
양	탄저, 파상열, 보툴리즘, Q열	고양이	살모넬라증, 톡소플라즈마증
개	광견병, 톡소플라즈마증		

② 토양 : 무생물이면서 병원소 역할을 한다. 그 예로 파상풍을 들 수 있다.
③ 병원소로부터의 병원체의 탈출 (기출)
　㉠ 호흡기계통 : 비말감염(재채기, 담화, 기침 등) - 백일해, 디프테리아, 결핵
　㉡ 장관(소화기계) : 분변, 토물
　㉢ 비뇨기계 : 소변, 여자의 냉
　㉣ 개방병소로 직접 탈출 : 상처(피부), 눈, 코, 귀(신체 각 부분)
　㉤ 기계적 탈출 : 절족동물 흡혈, 주사기 등 (기출)
　㉥ 모체감염 : 태반
④ 전파 : 전파경로를 거쳐 새로운 숙주에 전파
　㉠ 직접 접촉에 의한 전파 : 병원체가 운반체 없이 숙주에서 다른 숙주로 직접 전파되는 경우를 말한다.
　　예 성병, 나병, 홍역, 인플루엔자
　　ⓐ 비말 전파
　　ⓑ 직접 접촉 : 혈액 접촉, 체액 접촉
　　ⓒ 태반감염
　㉡ 간접 접촉에 의한 전파 : 중간 매개체를 통한 전파를 말한다.

활성 매개체	기계적 전파	매개곤충이 단순히 기계적으로 병원체를 운반한다.
	생물학적 전파	병원체가 매개곤충 내에서 성장이나 증식을 한 뒤 전파된다.
비활성 매개체	공동전파체에 의한 전파	물, 공기, 식품, 우유, 토양에 의한 전파
	개달물 (기출)	개달물(무생물 전파체로 장난감, 의복, 침구, 책 등이 포함)에 의한 전파이며, 매개체 자체는 숙주 내부를 들어가지 않고 병원체만 운반하는 매개체로 트라코마, 안질, 피부병 등이 그 예이다.

핵심 CHECK　활성 매개체의 병원체 전파유형

증식형	병원체가 곤충의 몸속에 들어와서 증식하여 옮겨 주는 것	페스트(벼룩), 황열(모기), 일본뇌염(모기), 뎅기열(모기), 발진티푸스(이), 발진열(벼룩), 재귀열(이)
발육형	병원균을 픽업했을 때 수가 증가하는 것이 아니라 발육만 해서 옮겨 주는 것	사상충증(모기), Loa Loa사상충증(흡혈성 등에)
발육증식형 (기출)	곤충이 병원균을 픽업했을 때 발육도 하고 수가 증가하는 것	말라리아(모기), 수면병(체체파리, 트리파노소마증)
배설형	곤충이 병원균을 배설하여 전파하는 것	발진티푸스(이), 발진열(벼룩), 재귀열(이), 페스트, 샤가스
경란형	진드기의 난소를 통해 다음 세대까지 전달되어 전파	로키산홍반열(참진드기), 쯔쯔가무시병(털진드기), 재귀열(진드기)

⑤ 신숙주에 침입
- ㉠ 호흡기계 : 디프테리아, 천연두, 결핵, 나병, 성홍열, 인플루엔자, 백일해, 유행성이하선염, 폐렴 등
- ㉡ 소화기계(장관) : 물, 우유, 음식물 − 장티푸스, 콜레라, 파라티푸스, 세균성이질
- ㉢ 피부점막 또는 경피감염 : 파상풍, 트라코마, 와일씨병, 페스트, 발진티푸스
- ㉣ 성기점막 : 매독(Syphilis), 임질(Gonorrhea), 연성하감

⑥ 숙주의 감수성과 면역
- ㉠ 저항력 : 병원체가 숙주에 침입 시 방어작용
- ㉡ 면역 : 저항력이 충분하여 절대적 방어능력이 있을 때
- ㉢ 감수성 : 침입한 병원체에 대항하여 감염 혹은 발병을 막을 수 있는 능력에 못 미치는 상태
- ㉣ 감수성지수(접촉감염지수) 기출

> • 감수성지수(접촉감염지수) : De Rudder
> − 천연두・홍역 95%, 백일해 60~80%, 성홍열 40%, 디프테리아 10%, 폴리오 0.1%

- ㉤ 면역 기출

면역구분	종류		접종제제 또는 면역기전	해당 질병
선천면역			종속면역, 종족(인종)면역, 개인 특이성	
후천면역	능동면역	자연능동면역	불현성 감염 후 질병이환 후	두창, 홍역, 수두, 유행성이하선염, 백일해, 성홍열, 발진티푸스, 장티푸스, 콜레라, 페스트
		인공능동면역	생균백신	두창, 탄저, 광견병, 결핵, 황열, 홍역, 폴리오(Sabin), 유행성이하선염, 풍진, 일본뇌염
			사균백신	장티푸스, 파라티푸스, 콜레라, 백일해, 일본뇌염, 폴리오(Salk), B형간염, 페스트
			순화 독소	디프테리아, 파상풍
	수동면역	자연수동면역	모유・태반	홍역, 폴리오, 디프테리아
		인공수동면역	항독소・면역혈청	파상풍・디프테리아(항독소), B형간염(γ글로불린제제)

핵심 CHECK 능동면역과 수동면역 비교

내용	인공능동면역	인공수동면역
발효시간	길다.	짧다.
효력지속시간	길다.	짧다.
혈청병 수반 여부	없다.	있다.
대상	건강인	환자
목적	예방	치료

(3) 감염과정

잠재기간	인체에 병원체가 침입해서 인체 내에 머물러 있는 시기
잠복기	병인의 침입에서부터 병원체가 증식하여 질환에 대한 증상 및 징후가 생기기 전까지로 병원미생물이 사람 또는 동물의 체내에 침입하여 발병할 때까지의 기간
잠재 감염	병원체가 인체 내에 침입되어 감염되어 있으나 병원체를 발견할 수 없는 상태
감염기	잠재기간이 끝나 병인을 체외로 내보내어 존재하고 있을 때까지로, 병원체가 전염력을 가지고 있는 기간
세대기	병원체가 숙주에 침입하여 증식한 후 그 숙주에서 다시 배출되어 가장 전염력이 클 때까지의 기간
발병기	질병이 외형적으로 드러나 사람에게 병을 일으키는 기간

2 감염병의 관리

(1) 감염병질환의 일반적 관리

① 법정감염병의 신고와 보고 등
  ㉠ 신고 시기
    ⓐ 제1급감염병 : 즉시
    ⓑ 제2급, 3급감염병 : 24시간 이내
    ⓒ 제4급감염병 : 표본감시감염병으로 지정받은 의료기관만 7일 이내
  ㉡ 신고 방법
    ⓐ 의료기관에 소속되어 있는 의사, 한의사, 치과의사는 소속의료기관의 장에게 보고 → 보고를 받은 소속의료기관의 장은 보건소장 또는 질병관리청장에게 신고
    ⓑ 의료기관에 소속되어 있지 않은 의사, 한의사, 치과의사는 보건소장에게 직접 신고
    ⓒ 군부대(육·해·공) 및 국방부 직할부대의 경우 소속 부대장에게 보고 → 보고를 받은 소속 부대장은 보건소장에게 신고
    ⓓ 신고를 받은 보건소장은 시장·군수·구청장에게 보고 → 보고를 받은 시장·군수·구청장은 시·도지사 및 질병관리청장에게 각각 보고
    ⓔ 환자와 동거인에게 감염방지방법 등을 지도
  ㉢ 기타 신고의무자
    ⓐ 신고시기와 방법 : 세균성이질, 장티푸스, A형간염, 콜레라, 장출혈성 출혈열, 파라티푸스, 홍역, 결핵환자, 의사환자 또는 그 사망자 발생 시 즉시 보건소장에게 신고(또는 의사 등에게 진단, 검안의뢰)
    ⓑ 기타 신고의무자
      • 일반가정 : 세대주(부재시는 그 세대원)
      • 학교, 사회복지시설, 병원, 관공서, 회사, 공연장, 예배장소, 선박, 항공기, 열차, 사무소, 음식점, 숙박업소, 기타 사업소 : 장소의 관리인, 경영자, 대표자
      • 「약사법」에 따른 약사·한약사 및 약국개설자
      • 감염병 환자나 감염병 등으로 인한 사망자로 의심되는 사람을 발견한 자

② 신고 상황
  ⓐ 감염병환자등을 진단하거나 그 사체를 검안(檢案)한 경우
  ⓑ 예방접종 후 이상반응자를 진단하거나 그 사체를 검안한 경우
  ⓒ 감염병환자등이 제1급감염병부터 제3급감염병까지에 해당하는 감염병으로 사망한 경우
  ⓓ 감염병환자로 의심되는 사람이 감염병병원체 검사를 거부하는 경우

② 검역감염병의 종류 기출
  ㉠ 콜레라
  ㉡ 페스트
  ㉢ 황열
  ㉣ 중증급성호흡기증후군(SARS)
  ㉤ 동물인플루엔자 인체감염증
  ㉥ 신종인플루엔자
  ㉦ 중동호흡기증후군(MERS)
  ㉧ 에볼라바이러스병
  ㉨ 이 외의 감염병으로서 외국에서 발생하여 국내로 들어올 우려가 있거나 우리나라에서 발생하여 외국으로 번질 우려가 있어 질병관리청장이 긴급 검역조치가 필요하다고 인정하여 고시하는 감염병

③ 법정감염병의 종류

분류	특성	질환
제1급 감염병	생물테러감염병 또는 치명률이 높거나 집단발생의 우려가 커서 발생 또는 유행 즉시 신고하여야 하고, 음압격리와 같은 높은 수준의 격리가 필요한 감염병으로서 다음의 감염병을 말한다. 다만, 갑작스러운 국내 유입 또는 유행이 예견되어 긴급한 예방·관리가 필요하여 질병관리청장이 보건복지부장관과 협의하여 지정하는 감염병을 포함한다.	에볼라바이러스병, 마버그열, 라싸열, 크리미안콩고출혈열, 남아메리카출혈열, 리프트밸리열, 두창, 페스트, 탄저, 보툴리눔독소증, 야토병, 신종감염병증후군, 중증급성호흡기증후군(SARS), 중동호흡기증후군(MERS), 동물인플루엔자 인체감염증, 신종인플루엔자, 디프테리아
제2급 감염병 기출	전파가능성을 고려하여 발생 또는 유행 시 24시간 이내에 신고하여야 하고, 격리가 필요한 다음의 감염병을 말한다. 다만, 갑작스러운 국내 유입 또는 유행이 예견되어 긴급한 예방·관리가 필요하여 질병관리청장이 보건복지부장관과 협의하여 지정하는 감염병을 포함한다.	결핵, 수두, 홍역, 콜레라, 장티푸스, 파라티푸스, 세균성이질, 장출혈성대장균감염증, A형간염, 백일해, 유행성이하선염, 풍진, 폴리오, 수막구균감염증, b형헤모필루스인플루엔자, 폐렴구균 감염증, 한센병, 성홍열, 반코마이신내성황색포도알균(VRSA) 감염증, 카바페넴내성장내세균목(CRE) 감염증, E형 간염
제3급 감염병	그 발생을 계속 감시할 필요가 있어 발생 또는 유행 시 24시간 이내에 신고하여야 하는 다음의 감염병을 말한다. 다만, 갑작스러운 국내 유입 또는 유행이 예견되어 긴급한 예방·관리가 필요하여 질병관리청장이 보건복지부장관과 협의하여 지정하는 감염병을 포함한다.	파상풍, B형간염, 일본뇌염, C형간염, 말라리아, 레지오넬라증, 비브리오패혈증, 발진티푸스, 발진열, 쯔쯔가무시증, 렙토스피라증, 브루셀라증, 공수병, 신증후군출혈열, 후천성면역결핍증(AIDS), 크로이츠펠트-야콥병(CJD) 및 변종크로이츠펠트-야콥병(vCJD), 황열, 뎅기열, 큐열, 웨스트나일열, 라임병, 진드기매개뇌염, 유비저, 치쿤구니야열, 중증열성혈소판감소증후군(SFTS), 지카바이러스 감염증, 매독

제4급 감염병	제1급감염병부터 제3급감염병까지의 감염병 외에 유행 여부를 조사하기 위하여 표본감시 활동이 필요한 다음의 감염병을 말한다. 다만, 질병관리청장이 지정하는 감염병을 포함한다.	인플루엔자, 회충증, 편충증, 요충증, 간흡충증, 폐흡충증, 장흡충증, 수족구병, 임질, 클라미디아 감염증, 연성하감, 성기단순포진, 첨규콘딜롬, 반코마이신내성장알균(VRE) 감염증, 메티실린내성황색포도알균(MRSA) 감염증, 다제내성녹농균(MRPA) 감염증, 다제내성아시네토박터바우마니균(MRAB) 감염증, 장관감염증, 급성호흡기감염증, 해외유입기생충감염증, 엔테로바이러스감염증, 사람유두종바이러스 감염증
기생충 감염병	기생충에 감염되어 발생하는 감염병 중 질병관리청장이 고시하는 감염병	회충증, 편충증, 요충증, 간흡충증, 폐흡충증, 장흡충증, 해외유입기생충감염증
세계보건기구 감시대상 감염병 기출	세계보건기구가 국제공중보건의 비상사태에 대비하기 위해 감시대상으로 정한 질환으로써 질병관리청장이 고시하는 감염병	두창, 폴리오, 신종인플루엔자, 중증급성호흡기증후군(SARS), 콜레라, 폐렴형 페스트, 황열, 바이러스성 출혈열, 웨스트나일열
생물테러 감염병 기출	고의 또는 테러 등을 목적으로 이용된 병원체에 의하여 발생된 감염병 중 질병관리청장이 고시하는 감염병	탄저, 보툴리눔독소증, 페스트, 마버그열, 에볼라바이러스병, 라싸열, 두창, 야토병
성매개 감염병	성 접촉을 통하여 전파되는 감염병 중 질병관리청장이 고시하는 감염병	매독, 임질, 클라미디아 감염증, 연성하감, 성기단순포진, 첨규콘딜롬, 사람유두종바이러스감염증
인수공통 감염병 기출	동물과 사람 간에 서로 전파되는 병원체에 의해 발생되는 감염병 중 질병관리청장이 고시하는 감염병	장출혈성대장균감염증, 일본뇌염, 브루셀라증, 탄저, 공수병, 동물인플루엔자 인체감염증, 중증급성호흡기증후군(SARS), 변종크로이츠펠트-야콥병(vCJD), 큐열, 결핵, 중증열성혈소판감소증후군(SFTS), 장관감염증(살모넬라균감염증, 캄필로박터균감염증)

㉠ 감염병관리기관에서 입원치료를 받아야 하는 감염병의 종류
  ⓐ 제1급감염병
  ⓑ 제2급감염병 중 결핵, 홍역, 콜레라, 장티푸스, 파라티푸스, 세균성이질, 장출혈성대장균감염증, A형간염, 수막구균 감염증, 폴리오, 성홍열 또는 질병관리청장이 정하는 감염병
  ⓒ 제3급감염병 중 질병관리청장이 정하는 감염병(엠폭스)
  ⓓ 세계보건기구 감시대상 감염병
㉡ 업무종사의 일시제한 감염병 : 콜레라, 장티푸스, 파라티푸스, 세균성이질, 장출혈성대장균감염증, A형간염 환자의 경우 감염력이 소멸되는 날까지 집단급식소, 식품접객업에 종사 금지

④ 감염병의 종류 및 특성

소화기 감염병	• 대부분 간접 전파 양식이며 원인 매개체가 있다. • 지역사회의 사회경제적 수준, 환경위생과 밀접한 관계가 있다. • 지리적, 계절적 특성이 크다. • 감염 가능성은 질병 증상 발현 이후에 현저하다. • 폭발적으로 발생한다. • 매개체, 감염경로에 따라 발병률, 치명률, 2차 발병률에 현저한 차이가 있다.

수인성 감염병 기출	• 환자 발생이 폭발적(2~3일 내에 급증)이나 2차 감염자가 적다. • 환자 발생이 급수구역 내로 제한된다. • 연령·성별·작업·빈부차 등에 의한 이환율의 차가 없고, 발병률과 치명률이 낮다. • 계절과 관계없이 발생하고 가족 집적성이 비교적 낮다.
호흡기 감염병	• 대부분 직접 전파되며 증상 발현보다 이전부터 감염이 가능하다. • 연령, 성, 사회경제적 상태와 관련성이 적다. • 계절적 변화가 커서 관리가 어렵다.
우유계 감염병	• 환자 발생이 우유 배달지역과 일치하며 잠복기가 비교적 짧다. • 발병률과 치명률이 수인성 전염병보다 높다.

(2) **감염병의 관리 원칙**

① 감염병관리 3대 원칙 : 전파예방, 숙주의 면역증강, 환경위생 기출

  ㉠ 전파예방

   ⓐ 검역 감염병관리 : 감시(건강격리), 격리(환자격리)

   ⓑ 병원소의 제거, 감염력의 감소

   ⓒ 병원소의 격리

   ⓓ 환경위생 관리 : 소독, 매개체 관리, 물의 정화 등

   ⓔ 감염원 대책 : 개달물, 비활성 전파체, 매개체 관리 등

  ㉡ 숙주의 면역증강 : 필수예방접종 기출

구분		접종 방법	접종 부위
B형간염		[기초접종] 0, 1, 6개월(3회) 모체가 HBsAg(+)인 경우 : 출생 후 12시간 이내 백신과 면역글로불린 동시 주사	• 영아 : 대퇴부 전외측 • 소아/성인 : 삼각근 부위 근육주사
결핵(피내용)		[기초접종] 생후 4주 이내(1회)	삼각근 부위 피내주사
DTaP (디프테리아, 파상풍, 백일해)		[기초접종] 2, 4, 6개월(3회) [추가접종] 15~18개월(1회), 만 4~6세 (1회), 만 11~12세(Td)	• 영아 : 대퇴부 전외측 • 소아/성인 : 삼각근 부위 근육주사 또는 상완외측면 피하주사
소아마비 (IPV)		[기초접종] 2, 4, 6~18개월(3회) [추가접종] 만 4~6세(1회)	• 영아 : 대퇴부 전외측 • 소아/성인 : 삼각근 부위 근육주사 또는 상완외측면 피하주사
MMR (홍역, 볼거리, 풍진)		[기초접종] 12~15개월(1회) [추가접종] 만 4~6세(1회)	상완외측면 피하주사
일본 뇌염	불활성화 백신	[기초접종] 12~23개월에 7~30일 간격으로 2회, 12개월 후 1회(3차) [추가접종] 만 6세, 만 12세 각 1회 접종	상완외측면 피하주사
	약독화 생백신	[기초접종] 12~23개월에 1회 접종 [추가접종] 1차 접종 12개월 후 2차 접종	
수두		[기초접종] 12~15개월(1회)	상완외측면 피하주사

폐렴구균		[기초접종] 2, 4, 6개월(3회)
		[추가접종] 12~15개월(1회)
			• 다당질
			  − 영아 : 대퇴부 전외측
			  − 소아/성인 : 삼각근 부위 근육주사 또는 상완외측면 피하주사
			• 단백결합
			  − 영아 : 허벅지 전외측
			  − 소아/성인 : 삼각근 부위 근육주사

b형헤모필루스 인플루엔자(Hib)		[기초접종] 2, 4, 6개월(3회) [추가접종] 12~15개월(1회)	• 영아 : 허벅지 전외측 • 소아/성인 : 삼각근 부위 근육주사
그룹 A형 로타바이러스 감염증	RV1	[기초접종] 2, 4개월(2회)	경구 투여
	RV5	[기초접종] 2, 4, 6개월(3회)	경구 투여
A형간염		[기초접종] 12~23개월 1차 접종 [추가접종] 1차 접종 6~18개월 후 2차 접종	• 영아 : 허벅지 전외측 • 소아/성인 : 삼각근 부위 근육주사
신증후군출혈열		[기초접종] 한 달 간격으로 2회 접종 후 12개월 뒤 1회 접종	• 영아 : 대퇴부 전외측 • 소아/성인 : 삼각근 부위 근육주사 또는 상완외측면 피하주사
장티푸스		[기초접종] 5세 이상 소아에 1회 접종 [추가접종] 3년마다 추가접종	• 영아 : 대퇴부 전외측 • 소아/성인 : 삼각근 부위 근육주사 또는 상완외측면 피하주사
인플루 엔자	불활성화 백신	[기초접종] 6개월 이상~만 8세 : 1~2회, 만 9세 이상 : 1회	• 영아 : 대퇴부 전외측 • 소아/성인 : 삼각근 부위 근육주사
	약독화 생백신	[기초접종] 24개월~만 49세 연령에서 1회	비강 내 분무
사람유두종바이러스 (HPV) 기출		[기초접종] 만 12세 여아에 6개월 간격으로 2회 접종 ※ 9~13(14)세 연령에서 2회(0, 6개월) 접종 가능 [추가접종] 2회 접종이 허가된 연령 이후 접종할 경우 총 3회 접종 필요 • 가다실 : 만 14세 이상 연령에서 1차 첫 접종 시 0, 2, 6개월 간격으로 총 3회 접종 • 서바릭스 : 만 15세 이상 연령에서 첫 접종 시 0, 1, 6개월 간격으로 총 3회 접종	상완 삼각근 또는 대퇴부 전외측 상부 근육주사

ⓒ 환경위생

② Leavell & Clark(1965) 기출
　㉠ 예방의 수준을 1차, 2차, 3차의 3가지 수준으로 구분하여 제시하였다.
　㉡ 이 모델은 보건의료전문직이 질병이 발생하기 이전이나 질병의 다양한 진행단계에 보건사업을 위한 전략을 인식하는 데 유용한 지침을 제시하였다.

질병의 과정	병인-숙주-환경의 상호작용 (비병원성기)	병인 자극의 형성 (초기 병원성기)	숙주의 반응 (불현성 감염기)	질병 (현성질환기)	회복/사망 (재활기)
	질병에 걸리지 않은 시기로 건강한 사회 구성원이 대상	질병에 걸리게 되는 초기	감염은 되었으나 증상이 발현되지 않은 시기	감염되어 증상이 발현된 시기로 질병 발생을 인지	질병으로부터 회복되거나 불구 또는 사망에 이르는 시기
진행	무병기	전병기	증병기, 잠복기	진병기	정병기
예비적 조치	환경위생, 건강증진을 위한 적당한 운동이나 식이 등의 적극적 예방활동	안전관리, 예방접종 등의 소극적 예방활동	조기발견, 조기치료	악화방지를 위한 치료	재활
예방차원	1차적 예방		2차적 예방		3차적 예방
적용범위	70~75%		20~25%		5%

(3) 급성감염병 개요
　① 급성감염병의 특징
　　㉠ 발생률이 높고 유병률이 낮다.
　　㉡ 침입형태별 분류
　　　ⓐ 소화기계 감염병 : 환자나 보균자의 분변, 식품, 물로 인하여 경구침입하는 수인성 감염병
　　　ⓑ 호흡기계 감염병 : 환자나 보균자의 객담, 콧물 등의 비말, 먼지, 공기로 통하여 경구침입
　　　ⓒ 피부점막 : 매개곤충의 경피침입 및 경구침입
　② 소화기계 감염병
　　㉠ 장티푸스(Typhoid fever), 염병, 열병 기출
　　　ⓐ 병원체 : Salmonella typhi
　　　　• 그람 음성, 무아포 간균, 편모가 있어 운동성이 있으며, 저항성이 강함
　　　ⓑ 감염원 및 감염경로
　　　　• 환자나 보균자의 분변, 오줌, 침, 유즙
　　　　• 영구보균자에 있어서 균의 생성장소는 담낭, 장, 신장 등
　　　ⓒ 잠복기 : 1~3주
　　　ⓓ 증상 : 호산구 감소, 두통, 식욕부진, 오한, 발열(40℃↑), 발진(장미진), 서맥, 권태감 등

ⓔ 특성 : 우리나라에서 발병률이 높은 전염병, 회복 후 영구면역, 장기보균
ⓕ 예방 : 환자 및 보균자관리, 환경위생관리, 소독 및 예방접종
  (인공능동면역 : 사균백신, 진단 : Widal반응)

ⓛ 파라티푸스(Paratyphoid fever)
  ⓐ 병원체 : Sal. paratyphi A, B, C
  ⓑ 감염원 및 감염경로 : 환자나 보균자의 분변과 직접, 간접적으로 접촉할 때
  ⓒ 잠복기 : 1~3주
  ⓓ 증상 : 장티푸스와 같으나 대체로 경미한 편
  ⓔ 특징 : B형이 가장 흔함, 여름에 발생률↑, 남성에게서 많이 발생

ⓒ 콜레라(Cholera)
  ⓐ 병원체 : Vibrio cholerae
  ⓑ 감염원 및 감염경로
    • 외래성 전염병, 소화기계 전염병 중 가장 급성
    • 환자, 보균자 분변 및 구토물에 의해 오염된 음식물(특히 어패류), 음료수 등 경구감염
    • 환자나 보균자의 손, 파리에 의한 간접 감염
  ⓒ 잠복기 : 수시간~5일로 짧다(평균 24시간 이내).
  ⓓ 증상 : 심한 설사(쌀뜨물 같은 수양성 설사), 구토, 탈수, 청색증(cyanosis), 허탈, 맥박 저하, 피부건조, 체온저하 등
  ⓔ 예방
    • 검역철저, 콜레라 발생지역의 출입금지
    • 담수보다 해수에서 오래 생존해 어패류를 오염시키므로 어패류 생식금지
    • 살균소독, 가열섭취, 인공능동면역(사균백신)

ⓔ 세균성이질(Bacillus dysentery) 기출
  ⓐ 병원체 : Shigella dysenteriae(A군), S. flexneri(B군), S. boydii(C군), S. sonnei(D군)
    • 10~100마리의 적은 수로도 감염이 가능하며 사람 간 전파도 쉽게 일어나 집단발병할 수 있다.
  ⓑ 감염원 및 감염경로 : 환자와 보균자의 분변이 식품, 음료수에 오염되어 경구감염, 파리가 중요 매개체
  ⓒ 잠복기 : 1~7일(평균 1~3일)
  ⓓ 증상 : 오한, 발열, 구토, 복통, 설사(처음에는 수양변, 차차 혈액+점액)
  ⓔ 예방 : 가열섭취, 소독철저, 세균학적 진단(직장도말법), 백신 미개발로 예방접종 없음
  ⓕ 특징 : HACCP 이후로 최근 감소하였으나, 동남아시아 여행객들에게 나타나는 경우가 많다.

ⓜ 아메바성이질(Amoebic dysentery)
  ⓐ 병원체 : Entamoeba histolytica
    • 원충은 저항력이 약해 배출 후 12시간 이내에 사멸, 포낭은 저항력이 강해 분변 중에서 12일, 물속에서 한 달간 생존 가능
  ⓑ 감염원 및 감염경로 : 환자나 포낭 보유자 분변에서 원충이나 낭포 배출 → 채소나 음료수, 파리 등에 의한 전파

- ⓒ 잠복기 : 3~4주
- ⓓ 증상 : 발열이 없음, 설사(변 중 점액이 혈액보다 많음), 복통, 오한, 권태감
- ⓔ 예방 : 가열섭취, 소독철저

㉅ 급성회백수염(Poliomyelitis, 소아마비, 폴리오) 기출
- ⓐ 병원체 : polio virus Ⅰ, Ⅱ, Ⅲ(저온에 안정, 신경친화성 장바이러스)
  - 열, 광선, 포름알데하이드, 과산화수소 등에 의해 불활성화
- ⓑ 감염원 및 감염경로
  - 환자나 불현성 감염자의 인후두 분비물, 분변으로 탈출해 경구침입
  - 인간에서 인간으로 직접감염 : 분변-경구감염, 인후두 분비물로 감염
- ⓒ 잠복기 : 7~12일
- ⓓ 증상 : 발열, 구토, 설사증, 두통, 근육통, 사지마비(초기엔 감기증상, 후기엔 열 내리며 마비)
- ⓔ 예방 : 생백신(sabin 백신)에 의한 예방접종, 가열섭취, 소독철저
- ⓕ 특징 : 어린이 환자 多, 95% 이상이 불현성 감염, 감수성지수가 낮음

㉆ 유행성 간염
- ⓐ 병원체 : 간염 virus A, B, C형(hepatitis virus : HAV)
- ⓑ 감염원
  - A형 : 환자의 분변에 오염된 식품, 음료수, 혈액, 인후두분비물 등을 통해 경구감염(급성감염)
  - B형 : 수혈, 혈액, 토물, 합병증(간암 원인물질), 만성감염
  - C형 : 혈액, 간암
- ⓒ 잠복기 : 15~50일(평균 28일)
- ⓓ 증상 : 발열, 두통, 설사, 위장장애, 근육통 등의 전신증상을 거쳐 그 후 황달, 간비대 등
- ⓔ 예방 및 특징
  - 비소화기계 전염병이나 경구감염, 수동면역(γ-globulin), 예방접종
  - 청소년들의 집단생활에서 잘 나타나므로 소독 철저
  - 소아기의 감염은 성인에 비해 경증이거나 증상 없이 면역을 획득

③ 호흡기계 감염병
  ㉠ 디프테리아(Diphtheria)
  - ⓐ 병원체 : Corynebacterium diphtheriae, gram 양성균, 아포 불형성
  - ⓑ 병원소 : 환자 및 보균자이며 특히 보균자의 전파적 역할이 중요
  - ⓒ 전파 : 환자나 보균자의 콧물, 인후 분비물, 기침, 피부 상처를 통해 직접 전파
  - ⓓ 감수성 및 면역성
    - 감수성 여부 : 쉬크검사(schick test)
    - 모체로부터 받는 면역 : 생후 수개월간이며 병쾌 후에는 영구면역을 얻게 되나 재발가능
  - ⓔ 예방대책 : 환자의 격리 및 소독, **예방접종 독소(toxoid)가 이용**, 감염 시 항독소(antitoxin)
  - ⓕ 특징 : 인후, 코 등의 상피조직에 국소적 염증, 장기조직에도 장애, 체외독소를 분비, 혈류를 통해 신체 각부에 운반

- ⓛ 백일해(Whooping cough) 기출
  - ⓐ 병원체 : Bordetella, gram 음성균
  - ⓑ 병원소 : 환자
  - ⓒ 전파 : 호흡기계를 통한 비말감염 환자의 객담오염, 잠복기 – 1주일 전후
  - ⓓ 감수성 및 면역성 : 감수성은 전반적, 병쾌 후에는 영구면역
  - ⓔ 예방대책 : 예방접종의 철저, DPT 예방접종 조사
  - ⓕ 특징 : 초기에는 기침이 산발적으로 나타나지만 1~2주가 지나면 발작적으로 진행되어 2~6주간 지속된다. 예방접종에 의한 관리가 효과적이며 9세 이하에서 많이 발생하는데 특히 5세 이하에 다발
- ⓒ 홍역(Measles)
  - ⓐ 병원체 : virus
  - ⓑ 병원소 : 환자
  - ⓒ 전파 : 환자의 객담, 비인후 분비물의 비말감염에 의하여 전파
  - ⓓ 감수성 및 면역성 : 신생아는 모체로부터 받는 면역으로 잠시 저항력을 가지나 선천적 면역은 없으며 병쾌 후에는 영속면역
  - ⓔ 예방대책 : 예방접종
  - ⓕ 특징
    - 홍역의 유행은 주기적이어서 대개 2~3년을 간격으로 많이 유행
    - 일반적으로 1~2세에 많은 감염되며 전신 발진이 생기는 급성감염병
    - 병발증으로 이염(耳炎), 폐렴(肺炎)의 2차 감염
- ⓡ 두창(Small pox), 천연두
  - ⓐ 병원체 : virus
  - ⓑ 병원소 : 환자
  - ⓒ 전파 : 비말감염, 진애감염, 식품감염, 오염물질감염, 잠복기간은 7~17일 전후
  - ⓓ 감수성 및 면역성 : 감수성은 전반적으로 높으며 병쾌 후에는 영속면역
  - ⓔ 예방대책 : 검역과 예방접종의 철저한 관리, 검역 비대상
  - ⓕ 특징
    - 열, 전신발진, 구진(丘疹), 수포진(水抱疹)이 생기는 급성감염병
    - 병쾌 후에는 피부손상에 의한 콩알 만한 흉이 남음
    - 1980년 WHO가 전 세계적으로 근절되었다고 선언함
- ⓜ 성홍열(Scarlet fever)
  - ⓐ 병원체 : 용혈성 연쇄상구균
  - ⓑ 병원소 : 사람(환자·보균자) – 호흡기 및 외상부위
  - ⓒ 전파 : 직접 호흡접촉 및 우유
  - ⓓ 관리 : 환자의 색출과 격리, 능동면역방법(Dick toxin)

ⓔ 특징
- 전세계적으로 분포하지만 특히 온대지방에 많이 유행하는 급성감염병
- 계절과 관계없이 유행하는데 우리나라에서는 5월 전후에 제일 많이 발생
- 발병 연령은 6~7세에 제일 많으며 치명률도 높음

ⓗ 유행성이하선염(Mumps), 볼거리
  ⓐ 이하선이나 고환 등에 발병하는 급성 유행병으로 비부와 후두부를 통해서 침입하며 주로 비말감염이나 공기전파를 하여 사람에서 사람으로 전파
  ⓑ 감염 virus는 타액이 입안으로 유입, 특히 생식선의 감염에 주의
  ⓒ 잠복기간은 약 3주간, 관리는 격리

ⓢ 풍진(German measles) 기출
  ⓐ 병원체 : virus, 비부와 후두부로 체내 침입을 하며 비말·공기감염
  ⓑ 임신 초기에 이환되면 태아에게 영향을 주게 되므로 주의를 요하는 질병
  ⓒ 잠복기간은 2~3주이며 열과 발진이 있을 때에는 격리가 필요
  ⓓ 예방이나 관리 : 유행성이하선염과 마찬가지로 격리가 필요

④ 절족동물의 매개감염질병
- 종류 : 페스트(벼룩), 발진티푸스(이), 일본뇌염(모기), 발진열(벼룩), 말라리아(모기), 양충병(진드기), 황열(모기), 유행성출혈열(진드기) 등

㉠ 페스트(Plague)
  ⓐ 병원체 : Pasteurella pestis로 gram 음성균
  ⓑ 병원소 : 야생설치류, 집쥐
  ⓒ 전파 : 쥐벼룩에 의해서 쥐에서 쥐로 전파(특히, 비말감염이 주요 원인)
  ⓓ 감수성 및 면역성 : 감수성은 전반적이며 병쾌 후에는 일시적 면역
  ⓔ 예방대책 : 발생보고의 신속, 격리, 소독, 벼룩구제 예방접종은 사균 vaccine
  ⓕ 특징 : 임파선종 또는 폐렴을 일으키는 급성감염병

㉡ 발진티푸스(Epidemic typhus)
  ⓐ 병원체 : Rickettsia prowazeki
  ⓑ 병원소 : 환자
  ⓒ 전파 : 환자로부터 이의 흡혈에 의하여 이의 장관 내 증식 배설물로 탈출되어 상처로 침입되거나 먼지를 통하여 호흡기계로 감염
  ⓓ 감수성 및 면역성 : 감수성은 전반적이며 이환 후에 영구면역이 형성
  ⓔ 예방대책 : 발생보고의 신속, 격리, 소독, 이의 구제 및 예방접종의 실시
  ⓕ 특징 : 발열, 근통, 정신신경증상, 발진(장미진) 등을 나타내는 급성감염병, 때로는 발진이 출혈성

㉢ 말라리아(Malaria), 학질, 하루거리, 초학, 복학, 학증
  ⓐ 병원체 : Plasmodium vivax P. falciparum, P. malariae, P. ovale 등의 4종의 인체감염원충이 있으나 우리나라에서는 P. vivax만이 유행
  ⓑ 병원소 : 환자, 보균자

ⓒ 전파 : 환자로부터 모기가 흡혈하면 모기 체내에서 유성생식을 거쳐서 여름에 약 2주일이면 인체감염을 시킬 수 있음
ⓓ 감수성 및 면역성 : 감수성은 전반적, 면역은 불안정, 저항력은 있음. 양성 3일열 말라리아(P.vivax)는 간조직에서 3년까지도 잠복
ⓔ 예방대책 : 모기의 구제와 환자의 근치요법의 실시
ⓕ 특징 : 우리나라에서는 경상북도 북부를 중심으로 많이 유행(풍토병, 지방병)

㉣ 유행성 일본뇌염(Japanese encephalitis) 기출
　ⓐ 병원체 : virus로 B군에 속함
　ⓑ 병원소 : 돼지, 조류
　ⓒ 전파 : 모기에 의해서 매개(뇌염모기 : Culex tritaeniorhynchus)
　ⓓ 감수성 및 면역성 : 병쾌 후 영속면역. 잠복기는 5~14일이며 현성 감염은 500~1,000명에 1명 정도가 임상증상을 나타내며 불현성 감염자가 많음
　ⓔ 예방대책 : 신속한 발생보고와 모기구제 및 모기에 물리지 않도록 건강관리, 예방접종
　ⓕ 특징 : 8월부터 10월 사이에 많이 발생(뇌염모기)

㉤ 지카바이러스 감염증(Zika virus disease)
　ⓐ 병원체 : 지카바이러스(Zika virus)
　　• 1947년 우간다 붉은털 원숭이에서 바이러스가 최초로 확인
　　• 인체감염 사례는 1952년 우간다와 탄자니아에서 처음 보고
　ⓑ 병원소 : 환자, 신생아 소두증 연관 임산부
　ⓒ 전파 : 주된 매개체(이집트 숲모기, Aedes aegypti)
　　• 국내(흰줄 숲모기, Aedes albopictus) 전파 가능
　　• 감염자와 일상적인 접촉으로 감염되지 않음
　　• 수혈 전파, 성접촉에 의한 전파
　ⓓ 감수성과 면역 : 반점구신성 발진, 발열, 관절통, 결막염, 근육통, 두통, 불현성 감염
　ⓔ 예방대책 : 모기의 구제와 충분한 휴식, 수분 섭취하면 대부분 회복, 통증 등 대증치료

> **핵심 CHECK　감염병 진단법**
>
> (1) 장티푸스 – Widal Test
> (2) 성홍열 – Dick Test
> (3) 디프테리아 – Schick Test
> (4) 한센병 – Lepromin Test
> (5) 매독 – Wassermann Test
> (6) 피부알레르기 – Patch Test
> (7) 발진티푸스 – Well-Felix Test
> (8) AIDS – Elisa Test
> (9) 임파육아종증 – Frei Test
> (10) 결핵 – PPD 혹은 TB Test(Mantoux Test)

03 끝판왕! 적중예상문제

01 1회독 2회독 3회독 2021 기출유사

감염병 발생 이론의 변천 과정으로 옳은 것은?

① 종교설 → 장기설 → 접촉전염설 → 미생물병인설
② 장기설 → 미생물병인설 → 접촉전염설 → 점성설
③ 접촉전염설 → 장기설 → 미생물병인설 → 복수병인론
④ 종교설 → 접촉전염설 → 미생물병인설 → 장기설
⑤ 복수병인론 → 미생물병인설 → 장기설 → 접촉전염설

02 1회독 2회독 3회독

감염병 생성에 관여하는 6가지 단계별 과정 순서로 맞는 것은?

가. 병원소	나. 병원체
다. 전파	라. 신숙주 침입
마. 감수성과 면역	바. 병원소로부터 병원체 탈출

① 라→바→다→마→나→가
② 나→가→바→다→라→마
③ 바→나→라→마→가→다
④ 가→나→다→마→바→라
⑤ 마→라→다→가→바→나

03 1회독 2회독 3회독

감염병 생성에 관여하는 6가지 요소의 순서이다. ( ) 안에 맞는 것은?

병원체 → 병원소 → 병원소로부터 병원체 탈출 → 전파 → ( ) → 감수성과 면역

① 병원체에 탈출
② 신숙주에 탈출
③ 병원체에 침입
④ 신숙주에 침입
⑤ 병원소에 탈출

04 1회독 2회독 3회독 2023 기출유사

병원체가 바이러스와 세균의 중간 크기인 리케차(rickettsia)인 감염병은?

① 결핵
② 한센병(나병)
③ 장티푸스
④ 부르셀라증
⑤ 쯔쯔가무시증

적중예상문제 해설

01

감염병 발생의 변천과정

1. 종교설(천벌설, 신벌설) 시대	인간이 악신(惡神)과 선신(善神)에 의존하던 시대, 자연숭배사상
2. 점성설(우주설) 시대	별자리의 이동에 따라 질병, 기아, 전쟁발생 등을 예측
3. 장기설 시대	감염병은 오염된 공기로 발생한다는 설로 환경위생에 공헌 • miasma theory = mi(bad) + asma(air) = 오염된 공기
4. 접촉감염설 시대	사람과 접촉에 의해 전파한다는 사실로 질병전파의 기초 • 아리스토텔레스(Aristoteles): 페스트는 환자에 의해 전파, 성병의 유럽전역 전파
5. 미생물병인(세균설) 시대	레벤후크의 현미경 발견, 파스퇴르의 미생물설, 코흐의 결핵균, 탄저균, 콜레라 병원체 발견
6. 다요인설(복수병인론) 시대	맥마흔(Macmahon) 다요인설은 한 가지 요인으로 발생할 수 없으며, 그 질병에 관계있는 모든 요소가 연결되어 있다는 설

02~03

감염병 생성 6대 요소(생성과정 6단계)
병원체→병원소→병원소로부터 병원체 탈출→전파→신숙주 침입→감수성과 면역

04
6번 문제 해설 참조

🔒 01 ① 02 ② 03 ④ 04 ⑤

적중예상문제 해설

05
병원체의 종류

바이러스	세균	아메바(원충)	리케차
인플루엔자, 소아마비(폴리오)	매독, 임질	말라리아	발진티푸스, 발진열, 쯔쯔가무시

06
병원체와 침입경로

구분	바이러스	세균	아메바	리케차
호흡기	인플루엔자, 홍역, 풍진, 유행성이하선염, 수두, 천연두(두창)	결핵, 나병, 디프테리아, 성홍열, 수막구균성수막염, 폐렴, 백일해		
소화기	소아마비(폴리오), 전염성간염	콜레라, 이질, 장티푸스, 부르셀룰증, 파라티푸스, 살모넬라, 식중독, 영아 설사증, 파상열	이질	
성기점막피부	AIDS	매독, 임질, 연성하감		
점막, 피부	황열, 뎅기열, 일본뇌염, 광견병 바이러스	파상풍, 페스트, 야토병	말라리아	발진티푸스, 발진열, 쯔쯔가무시

07
세균성 감염병
결핵, 콜레라, 장티푸스, 파라티푸스, 페스트(흑사병), 나병(한센병) 등

08
리케차성 감염병
발진티푸스, 발진열, 쯔쯔가무시, 로키산홍반열

09
- **바이러스(Virus)성 감염병** : 홍역, 광견병(공수병), 폴리오(소아마비), 유행성이하선염(볼거리), 두창(천연두), 일본뇌염, 인플루엔자 등
- **박테리아성 감염병** : 콜레라, 결핵, 성홍열 등

---

05 2022 기출유사
병원체가 원충류에 해당되는 것은?
① 임질 ② 발진열 ③ 폴리오
④ 말라리아 ⑤ 인플루엔자

06 2021 기출유사
바이러스이면서 소화기계인 감염병으로 올바른 것은?
① 두창 ② 홍역
③ 백일해 ④ 콜레라
⑤ 폴리오

07 2015 기출유사
세균성 감염병으로만 묶인 것은?
① 두창, 홍역 ② 콜레라, 장티푸스
③ 폴리오, 풍진 ④ 유행성 간염, 일본뇌염
⑤ 황열, 신증후군출혈열

08
리케차성 질병에 해당되는 것은?
① 폴리오, 공수병 ② 발진열, 발진티푸스
③ 볼거리, 천연두 ④ 일본뇌염, 인플루엔자
⑤ 수두, AIDS

09
감염병의 병원체 내용 중 박테리아 감염병에 해당하는 것은?
① 공수병, 폴리오 ② 콜레라, 결핵
③ 유행성이하선염, 인플루엔자 ④ 트라코마, 천연두
⑤ 홍역, 일본뇌염

---

05 ④ 06 ⑤ 07 ② 08 ② 09 ②

10
감염병 병원체 중 세균에 해당하는 것은?
① 발진티푸스
② 발진열
③ 로키산홍반열
④ 양충병(쯔쯔가무시병)
⑤ 파라티푸스

해설 10
- 리케차에 해당하는 감염병 : 발진티푸스, 발진열, 로키산홍반열, 양충병
- 세균(박테리아)성 감염병 : 파라티푸스, 결핵, 나병, 성홍열 등

11 [2020 기출유사]
병원체가 감염된 숙주에게 현성 질병을 일으키는 능력은?
① 독력
② 감염력
③ 면역력
④ 병원력
⑤ 치사력

해설 11
병원력
병원체가 임상적으로 질병을 일으키는 능력으로 감염된 숙주 중 현성 감염을 나타내는 수준

12
절족동물의 생물학적 전파로 발육증식형에 속하는 질병인 것은?
① 사상충증
② 아메바성이질
③ 폴리오
④ 말라리아
⑤ 장티푸스

해설 12
생물학적 전파 중 발육증식형 : 말라리아, 수면병

13
생물학적 전파방식에 따른 감염병으로 올바른 것은?
① 증식형 – 재귀열, 일본뇌염, 페스트
② 배설형 – 사상충증
③ 발육증식형 – 장티푸스, 콜레라
④ 경란형 – 발진티푸스, 발진열
⑤ 발육형 – 양충병, 로키산홍반열, 진드기매개열

해설 13
생물학적 전파양식별 감염병

증식형	진드기–재귀열, 모기–일본뇌염, 벼룩–페스트
발육형	모기–사상충증
발육증식형	모기–말라리아, 체체파리–수면병
배설형	이–발진티푸스, 재귀열, 쥐벼룩–발진열
경란형	진드기–양충병(쯔쯔가무시병), 로키산홍반열, 진드기 매개 재귀열

14
질병과 전파경로가 올바르게 연결된 것은?
① 사상충 – 곤충
② 성병 – 개달물
③ 트라코마 – 토양
④ 파상풍 – 직접 접촉
⑤ 폴리오 – 비말

해설 14
② 성병–직접 접촉
③ 트라코마–개달물
④ 파상풍–토양
⑤ 폴리오–식품을 통한 경구감염이 많다.

정답 10 ⑤ 11 ④ 12 ④ 13 ① 14 ①

적중예상문제 해설

15
만성보균자(건강보균자, 영구보균자)
일본뇌염, 폴리오, 장티푸스, 디프테리아, 콜레라 등

16
잠복기 보균자
- 감염이 되어 증상이 나타날 때까지의 기간으로 잠복기 동안에 병원체를 발생
- 대부분 호흡기계 감염병으로 홍역, 백일해, 디프테리아, 유행성이하선염 등

17
인수공통감염병
- **쥐**: 페스트, 발진열, 살모넬라증, 렙토스피라증, 서교증
- **소**: 결핵, 탄저, 파상열(브루셀라), 살모넬라증
- **돼지**: 일본뇌염, 살모넬라증, 파상열
- **개**: 광견병(공수병)
- **양**: 탄저, 파상열
- **말**: 탄저, 살모넬라증
- **고양이**: 살모넬라증, 서교증, 톡소플라스마증

18

수인성 감염병	• 환자 발생이 폭발적(2~3일 내에 급증)이나 2차 감염자가 적다. • 환자 발생이 급수구역 내로 제한된다. • 연령·성별·직업·빈부차 등에 의한 이환율의 차가 없고, 발병률과 치명률이 낮다. • 계절과 관계없이 발생하고 가족 집적성이 비교적 낮다. • 세균성이질, 장티푸스, 콜레라, A형간염
호흡기 감염병	• 대부분 직접 전파되며 증상 발현보다 이전부터 감염이 가능하다. • 연령, 성, 사회경제적 상태와 관련성이 적다. • 계절적 변화가 커서 관리가 어렵다. • 디프테리아, 인플루엔자, 결핵, 레지오넬라

19
호흡기(비말감염, 공기전파) 감염병
디프테리아, 백일해, 성홍열, 유행성이하선염, 홍역, 인플루엔자, 풍진, 수막구균성 수막염, 한센병, 결핵, 천연두, 폐렴, 수두 등

🔒 15 ④ 16 ① 17 ① 18 ④ 19 ④

---

15 1회독 2회독 3회독
아무 증상 없이 정상적인 활동을 하기 때문에 감염병의 관리가 어려운 대상은?
① 잠복기 보균자
② 발병 전 보균자
③ 발병 후 보균자
④ 건강보균자
⑤ 회복기 보균자

16 1회독 2회독 3회독
잠복기 보균자의 병원소 역할을 하는 호흡기계 감염병에 해당하는 것은?
① 백일해
② 세균성이질
③ 일본뇌염
④ 장티푸스
⑤ 소아마비

17 1회독 2회독 3회독
인수공통감염병과 동물이 올바르게 연결된 것은?
① 돼지 – 일본뇌염
② 개 – 결핵, 브루셀라증
③ 쥐 – 광견병(공수병)
④ 소 – 페스트, 발진열
⑤ 고양이 – 탄저, 파상열

18 1회독 2회독 3회독 2023 기출유사
수인성 감염병에 해당하는 것은?
① 디프테리아
② 결핵
③ 인플루엔자
④ 세균성이질
⑤ 레지오넬라

19 1회독 2회독 3회독 2019 기출유사
호흡기계 감염으로 전파되지 않는 감염병인 것은?
① 성홍열
② 유행성이하선염
③ 홍역
④ 유행성 간염
⑤ 수두

20 [1회독] [2회독] [3회독] 2020 기출유사
비활성 매개체 중에서 개달물(fomites)은?
① 공기
② 의복
③ 식수
④ 식품
⑤ 토양

21 [1회독] [2회독] [3회독] 2017 기출유사
개달물에 해당하지 않는 것은?
① 손잡이
② 의복
③ 완구
④ 토양
⑤ 침구

22 [1회독] [2회독] [3회독] 2021 기출유사
병원소로부터 병원체의 탈출 방법 중 기계적 탈출과 관련이 있는 것은?
① 객담
② 분변
③ 재채기
④ 주사기
⑤ 토사물

23 [1회독] [2회독] [3회독]
성병의 병원체 탈출 경로에 해당하는 것은?
① 호흡기계
② 소화기계
③ 순환기계
④ 비뇨생식기계
⑤ 피부점막 등 개방병소

24 [1회독] [2회독] [3회독] 2022 기출유사
파리나 절지동물의 다리나 체표면에 묻은 병원체가 아무런 변화 없이 그대로 옮겨지는 방식은?
① 생물학적 전파
② 경란형 전파
③ 기계적 전파
④ 직접 전파
⑤ 비활성매개체 전파

적중예상문제 해설

20
개달물
공동전파체(물, 음식물, 우유, 공기, 토양)를 제외한 무생물 전파체로 장난감, 의복, 침구, 책 등이 포함된다.

21
개달물은 무생물 전파체로 완구, 의복, 침구 책 등이 포함된다.

22
병원소로부터의 병원체의 탈출
- **호흡기계통**: 비말감염(재채기, 담화, 기침 등) – 백일해, 디프테리아, 결핵
- **장관(소화기계)**: 분변, 토물
- **비뇨기계**: 소변, 여자의 냉
- **개방병소로 직접 탈출**: 상처(피부), 눈, 코, 귀(신체 각 부분)
- **기계적 탈출**: 절족동물 흡혈, 주사기 등
- **모체감염**: 태반

23
병원소로부터 병원체 탈출
호흡기계, 소화기계, 비뇨기계(성병), 개방병소(피부병, 나병), 기계적 탈출(모기의 말라리아, 주사기에 의한 매독, 에이즈 등)

24
간접접촉에 의한 전파

활성 매개체	기계적 전파	매개곤충이 단순히 기계적으로 병원체를 운반한다.
	생물학적 전파	병원체가 매개곤충 내에서 성장이나 증식을 한 뒤 전파된다.
비활성 매개체	공동 전파체에 의한 전파	물, 공기, 식품, 우유, 토양에 의한 전파
	개달물	개달물(무생물 전파체로 장난감, 의복, 침구, 책 등이 포함)에 의한 전파이며, 매개체 자체는 숙주 내부를 들어가지 않고 병원체만 운반하는 매개체로 트라코마, 안질, 피부병 등이 그 예이다.

🔒 20 ② 21 ④ 22 ④ 23 ④ 24 ③

적중예상문제 해설

25
접촉감염지수는 홍역·두창(천연두) 95%, 백일해 60~80%, 성홍열 40%, 디프테리아 10%, 소아마비 0.1% 이하이다.

26
접촉감염지수에서 성홍열은 40%이다.

27
25번 문제 해설 참조

28
De Rudder에 의하면 홍역 95%, 백일해 60~80%, 성홍열 40%, 디프테리아 10%, 소아마비 0.1%이다.

29
감염병관리상 중요 관리대상 : 불현성 감염(무증상감염자)
- 어떤 질병에 감염되어 숙주 내에서 병원성 미생물이 증식은 하나 임상적인 증상이 나타나지 않는 것으로서 미생물학 및 면역학적 방법에 의해서만 발견이 가능하다.
- 종류 : 일본뇌염, 폴리오, 장티푸스, 콜레라, 세균성이질, 성홍열

🔒 25 ① 26 ③ 27 ③ 28 ③ 29 ②

---

25 [1회독] [2회독] [3회독] 2023 기출유사

De Rudder가 제시한 감수성지수(접촉감염지수)가 가장 높은 감염병에 해당하는 것은?

① 홍역　　② 백일해　　③ 성홍열
④ 폴리오　　⑤ 디프테리아

26 [1회독] [2회독] [3회독] 2018·2014·2013 기출유사

접촉감염지수(감수성지수)가 잘못 연결된 것은?

① 홍역 : 95%　　② 백일해 : 60~80%
③ 성홍열 : 70%　　④ 디프테리아 : 10%
⑤ 소아마비 : 0.1%

27 [1회독] [2회독] [3회독]

접촉감염지수가 큰 것부터 차례로 나열된 것으로 맞는 것은?

① 천연두 - 백일해 - 디프테리아 - 성홍열 - 소아마비
② 백일해 - 홍역 - 성홍열 - 디프테리아 - 소아마비
③ 홍역 - 백일해 - 성홍열 - 디프테리아 - 소아마비
④ 성홍열 - 백일해 - 홍역 - 소아마비 - 디프테리아
⑤ 소아마비 - 백일해 - 성홍열 - 디프테리아 - 홍역

28 [1회독] [2회독] [3회독]

접촉감염지수(감수성지수)가 가장 높은 것과 가장 낮은 질병으로 각각 맞는 것은?

① 성홍열, 소아마비　　② 백일해, 홍역
③ 홍역, 소아마비　　④ 백일해, 디프테리아
⑤ 홍역, 디프테리아

29 [1회독] [2회독] [3회독]

다음에서 설명하고 있는 질병에 해당하는 것은?

- 어떤 질병에 감염되어 숙주 내에서 병원성 미생물이 증식은 하나 임상적인 증상이 나타나지 않는 것
- 미생물학 및 면역학적 방법에 의해서만 발견이 가능하다.
- 무증상감염자

① 홍역　　② 일본뇌염　　③ 발진티푸스
④ 페스트　　⑤ 황열

30 [2023 기출유사]
생균이나 사균 또는 순화된 독소를 사용하는 예방접종으로 얻는 면역은?
① 선천적 면역
② 인공능동면역
③ 인공수동면역
④ 자연수동면역
⑤ 자연능동면역

31 [2022 기출유사]
자연수동면역에 의해 면역이 획득되는 경우로 올바른 것은?
① 항독소 투여
② 모유 수유
③ 예방접종
④ 질병에의 이환
⑤ 감마글로불린 주사

32 [2016 기출유사]
감마글로불린과 혈청제제의 접종으로 얻는 면역은?
① 자연능동면역
② 자연수동면역
③ 인공수동면역
④ 인공능동면역
⑤ 자연능동면역 + 자연수동면역

33 [2019 · 2015 기출유사]
사균백신, 생균백신, 톡소이드 접종으로 얻어지는 면역은?
① 자연능동면역
② 자연수동면역
③ 인공피동면역
④ 인공능동면역
⑤ 백신 면역

34 [2013 기출유사]
인공능동면역으로 사균백신을 이용하는 것은?
① 황열
② 파상풍
③ 디프테리아
④ 장티푸스
⑤ 두창

적중예상문제해설

30~31
면역의 종류

능동 면역	자연능동면역	불현성 감염 후, 질병이환 후
	인공능동면역	생균백신
		사균백신
		순화 독소
수동 면역	자연수동면역	모유 · 태반
	인공수동면역	항독소 · 면역혈청

32
인공수동면역은 감마글로불린이나 항독소제제의 접종으로 획득되는 면역이다.

33
인공능동면역은 백신 접종 후 면역이 형성되는 것을 의미하며 백신의 종류는 생균, 사균, 톡소이드가 있다.

🔒 30 ② 31 ② 32 ③ 33 ④ 34 ④

적중예상문제 해설

35
영구면역 감염병
두창, 홍역, 수두, 유행성이하선염, 백일해, 성홍열, 발진티푸스, 장티푸스, 페스트, 황열

36
- **선천성 면역** : 종족면역, 종속면역, 개인 특이성
- **후천성면역(획득면역)**
  - 능동
    - 자연능동 : 질병에 이환 후 면역
    - 인공능동 : 인공적 항원 주입
  - 수동
    - 자연수동 : 태반, 초유를 통한 면역
    - 인공수동 : 타 개체의 항체주입 면역

37~38
인공능동면역의 백신 종류
- **생균백신** : 홍역, 결핵(BCG), 황열, 소아마비(폴리오, sabin), 탄저, 두창(천연두), 풍진, 일본뇌염(총 2회 접종) 등
- **사균백신** : 콜레라, 장티푸스, 파라티푸스, 발진티푸스, 소아마비(폴리오, salk), 일본뇌염(총 5회 접종) 등
- **toxoid(순화독소)** : 디프테리아, 파상풍 등

39
자연능동면역이 되는 질병 중 이환 후 거의 면역이 생기지 않는 경우 : 말라리아, 매독, 임질 등

---

35 1회독 2회독 3회독
다음 질병 중 한 번 이환되면 영구적으로 면역되어 그 질병에 다시 걸리지 않는 것은?
① 세균성이질   ② 홍역   ③ 말라리아
④ 인플루엔자   ⑤ 임질

36 1회독 2회독 3회독
다음 면역의 종류 중 선천적 면역에 해당하는 것은?
① 연령, 종족에 의한 면역   ② 질병에 이환 후 면역
③ 태반, 초유에 의한 면역   ④ 인공적 항원 주입
⑤ 타 개체의 항체주입 면역

37 1회독 2회독 3회독
인공능동면역의 방법으로 사균백신에 해당하는 것은?
① 홍역백신   ② BCG백신
③ 천연두백신   ④ 장티푸스백신
⑤ 탄저백신

38 1회독 2회독 3회독
인공능동면역으로써의 순화독소(toxoid)에 해당되는 것은?
① 탄저, 두창(천연두)   ② 황열, 폴리오(sabin)
③ 홍역, 결핵(BCG)   ④ 디프테리아, 파상풍
⑤ 콜레라, 장티푸스

39 1회독 2회독 3회독
질병에 이환 후 자연능동면역이 형성되지 않는 감염병인 것은?
① 인플루엔자, 콜레라   ② 세균성이질, 성홍열
③ 천연두, 홍역   ④ 매독, 말라리아
⑤ 결핵, 소아마비

🔒 35 ② 36 ① 37 ④ 38 ④ 39 ④

40
감염 후 병원체가 숙주 체내에서 증식하여 많이 배출됨으로써 다른 숙주에게 가장 많이 감염시킬 때까지의 기간 설명으로 맞는 것은?

① 잠복기간
② 감염기간
③ 세대기간
④ 감시기간
⑤ 발병기간

41
감염병관리방법 중 예방접종의 주요 목적으로 올바르게 조합된 것은?

| 가. 감염원 제거 | 나. 감수성과 숙주관리 |
| 다. 병원소 제거 | 라. 숙주의 면역증강 |

① 가, 나, 다
② 가, 다, 라
③ 나, 라
④ 가, 라
⑤ 가, 나, 다, 라

42 [2021 기출유사]
감염병의 3대 관리방법 중 숙주에 대한 대책에 해당하는 것은?

① 구충구서
② 면역증강
③ 식품위생
④ 전파예방
⑤ 환경위생

43 [2015 기출유사]
질병의 관리를 위한 5단계 예방대책 중 불현성 감염을 조기발견하기 위한 대책은?

① 환자 진료의 실시
② 집단검진의 실시
③ 예방접종의 실시
④ 재활의 강화
⑤ 환경위생의 개선

44
검역 감염병에 해당하는 것은?

① 후천성면역결핍증
② 페스트
③ 쯔쯔가무시
④ 유행성출혈열
⑤ 렙토스피라

적중예상문제 해설

40
감염병의 감염력기간
- **세대기간**: 감염 후 병원체가 숙주 체내에서 증식하여 많이 배출됨으로써 다른 숙주에게 가장 많이 감염시킬 때까지
- **잠복기간**: 감염 후 자각·타각증상 발현 시까지
- **감염기간**: 병원체의 배출로부터 감염력이 끝날 때까지

41
예방접종의 목적
숙주의 감수성과 숙주관리, 숙주의 면역증강

42
감염병관리 3대 원칙
- 전파예방 – 병원소의 제거 및 격리, 감염력의 감소
- 환경위생
- 숙주의 면역증강

43
불현성 감염이란 증상이 없는 감염상태이므로, 조기발견을 위해 집단검진을 실시하는 것이 가장 이상적인 대책이다.

44~45
검역 감염병
콜레라, 페스트, 황열, 중증급성호흡기증후군(SARS), 동물인플루엔자 인체감염증, 에볼라바이러스, 신종인플루엔자, 중동호흡기증후군(MERS)

40 ③ 41 ③ 42 ② 43 ② 44 ②

적중예상문제 해설

45
검역 감염병의 종류인 신종인플루엔자의 감시 또는 격리기간은 최대잠복기를 초과할 수 없다.

46
검역 감염병의 종류인 신종인플루엔자의 감시 또는 격리기간은 최대잠복기를 초과할 수 없다.

47
예방접종

구분	접종 방법
B형간염	[기초접종] 0, 1, 6개월(3회) 모체가 HBsAg(+)인 경우 : 출생 후 12시간 이내 백신과 면역글로불린 동시 주사
결핵(피내용)	[기초접종] 생후 4주 이내(1회)
DTaP (디프테리아, 파상풍, 백일해)	[기초접종] 2, 4, 6개월(3회) [추가접종] 15~18개월(1회), 만 4~6세 (1회), 만 11~12세(Td)
소아마비 (IPV)	[기초접종] 2, 4, 6~18개월(3회) [추가접종] 만 4~6세(1회)
MMR (홍역, 볼거리, 풍진)	[기초접종] 12~15개월(1회) [추가접종] 만 4~6세(1회)

48
국가 필수예방접종(19종)

B형간염, 결핵(피내용), DTaP(디프테리아, 파상풍, 백일해), 소아마비(IPV), MMR (홍역, 볼거리, 풍진), 일본뇌염(사백신, 생백신), 수두, 폐렴구균, b형헤모필루스 인플루엔자(Hib), A형간염, 신증후군출혈열, 장티푸스, 인플루엔자(사백신, 생백신), 사람유두종바이러스(HPV), 그룹 A형 로타바이러스 감염증

49
국가 필수예방접종
- 생후 1주 이내 : B형간염
- 생후 4주 이내 : BCG(결핵)

45 ① 46 ⑤ 47 ① 48 ③ 49 ⑤

---

45 2014 기출유사

검역법에 규정된 검역 감염병인 것은?

① 콜레라, SARS, 신종인플루엔자
② 콜레라, 페스트, 두창
③ 황열, 말라리아, 콜레라
④ 페스트, 장티푸스, 파라티푸스
⑤ 홍역, 에볼라바이러스, 백일해

46

다음의 ( ) 안에 들어갈 것으로 옳은 것은?

신종인플루엔자의 감시 또는 격리기간은 (　　) 을/를 초과할 수 없다.

① 5일　　　　　　　　② 6일
③ 10일　　　　　　　 ④ 최소잠복기
⑤ 최대잠복기

47 2022 기출유사

출생 후 4주 이내에 예방접종을 해야 하는 감염병은?

① 결핵　　　　　　　　② 파상풍
③ 소아마비　　　　　　④ 디프테리아
⑤ 볼거리

48

국가 필수예방접종 대상으로만 올바르게 조합된 것은?

① 황열, 소아마비
② 백일해, 세균성이질
③ 페스트, 콜레라
④ 파상풍, C형 간염
⑤ 풍진, b형헤모필루스 인플루엔자

49

국가 필수예방접종 대상으로 생후 최초로 실시되는 예방접종 질병인 것은?

① 결핵　　　　　　　　② 백일해
③ 홍역　　　　　　　　④ 파상풍
⑤ B형간염

50 [1회독] [2회독] [3회독] 2024 기출유사

전파가능성을 고려하여 발생 또는 유행 시 24시간 이내에 신고하여야 하는 감염병은?

① 탄저
② 백일해
③ B형간염
④ 레지오넬라증
⑤ 비브리오패혈증

51 [1회독] [2회독] [3회독] 2024 기출유사

수인성 감염병의 유행 특성은?

① 동절기에 빈발한다.
② 비교적 잠복기가 짧다.
③ 치명률과 2차 감염률이 높다.
④ 환자 발생이 집단적 또는 폭발적이다.
⑤ 성별, 직업, 연령 등에 의한 이환율의 차이가 크다.

52 [1회독] [2회독] [3회독] 2024 기출유사

모기가 매개하여 발육증식형 전파를 하는 감염병은?

① 페스트
② 발진열
③ 말라리아
④ 일본뇌염
⑤ 발진티푸스

활성매개체의 병원체 전파유형

유형	설명	예
증식형	병원체가 곤충의 몸속에 들어와서 증식하여 옮겨 주는 것	페스트(벼룩), 황열(모기), 일본뇌염(모기), 뎅기열(모기), 발진티푸스(이), 발진열(벼룩), 재귀열(이)
발육형	병원균을 픽업했을 때 수가 증가하는 것이 아니라 발육만 해서 옮겨 주는 것	사상충증(모기), Loa Loa사상충증(흡혈등에)
발육증식형	곤충이 병원균을 픽업했을 때 발육도 하고 수가 증가하는 것	말라리아(모기), 수면병(체체파리, 트리파노소마증)
배설형	곤충이 병원균을 배설하여 전파하는 것	발진티푸스(이), 발진열(벼룩), 페스트, 샤가스
경란형	진드기의 난소를 통해 다음 세대까지 전달되어 전파	로키산홍반열(참진드기), 쯔쯔가무시병(털진드기), 재귀열(진드기)

53 [1회독] [2회독] [3회독] 2024 기출유사

다음과 관련된 인수공통감염병은?

- 모기가 매개하는 바이러스성 감염병이다.
- 주로 돼지가 바이러스의 증폭 숙주 역할을 하는 것으로 알려져 있다.

① 황열
② 파상풍
③ 공수병
④ 일본뇌염
⑤ 렙토스피라증

적중예상문제 해설

50
제2급감염병

특성	질환
전파가능성을 고려하여 발생 또는 유행 시 24시간 이내에 신고하여야 하고, 격리가 필요한 감염병을 말한다. 다만, 갑작스러운 국내 유입 또는 유행이 예견되어 긴급한 예방·관리가 필요하여 질병관리청장이 보건복지부장관과 협의하여 지정하는 감염병을 포함한다.	결핵, 수두, 홍역, 콜레라, 장티푸스, 파라티푸스, 세균성이질, 장출혈성대장균감염증, A형간염, 백일해, 유행성이하선염, 풍진, 폴리오, 수막구균 감염증, b형헤모필루스인플루엔자, 폐렴구균 감염증, 한센병, 성홍열, 반코마이신내성황색포도알균(VRSA) 감염증, 카바페넴내성장내세균목(CRE) 감염증, E형감염

51
수인성 감염병의 유행 특성
- 환자 발생이 폭발적(2~3일 내에 급증)이나 2차 감염자가 적다.
- 환자 발생이 급수구역 내로 제한된다.
- 연령·성별·작업·빈부차 등에 의한 이환율의 차이가 없고, 발병률과 치명률이 낮다.
- 계절과 관계없이 발생하고 가족 집적성이 비교적 낮다.

52
① 벼룩, 증식형
② 벼룩, 증식형 또는 배설형
④ 모기, 증식형
⑤ 이, 증식형 또는 배설형

53
일본뇌염
- **병원체** : virus
- **병원소** : 돼지(증폭 숙주 역할), 조류
- **전파** : 뇌염모기에 의해 매개
- **감수성 및 면역성** : 병쾌 후 영속면역, 불현성 감염자가 많음
- **특징** : 8~10월 사이에 많이 발생

🔒 50 ② 51 ④ 52 ③ 53 ④

적중예상문제 해설

54
소아마비
- ㉠ **병원체**: polio virus Ⅰ, Ⅱ, Ⅲ(저온에 안정, 신경친화성 장바이러스)
- ㉡ **감염원 및 감염경로**
  - 환자나 불현성 감염자의 인후두 분비물, 분변으로 탈출해 경구침입
  - 인간에서 인간으로 직접감염: 분변-경구감염, 인후두 분비물로 감염
- ㉢ **잠복기**: 7~12일
- ㉣ **증상**: 발열, 구토, 설사증, 두통, 근육통, 사지마비(초기엔 감기증상, 후기엔 열 내리며 마비)
- ㉤ **특징**: 어린이 환자 多, 95% 이상이 불현성 감염, 감수성지수가 낮음

55
풍진(German measles)
- **병원체**: virus, 비부와 후두부로 체내 침입을 하며 비말·공기감염
- 임신 초기에 이환되면 태아에게 영향(예 선천성 기형)을 주게 되므로 주의를 요하는 질병
- 잠복기간은 2~3주이며 열과 발진이 있을 때에는 격리가 필요
- **예방이나 관리**: 유행성이하선염과 마찬가지로 격리가 필요

56
장티푸스(Typhoid fever), 염병, 열병
- ㉠ **병원체**: Salmonella typhi
  - 그람 음성, 무아포 간균, 편모가 있어 운동성이 있으며, 저항성이 강함
- ㉡ **감염원 및 감염경로**
  - 환자나 보균자의 분변, 오줌, 침 유즙
  - 영구보균자에 있어서 균의 생성장소는 담낭, 장, 신장 등
- ㉢ **잠복기**: 1~3주
- ㉣ **증상**: 호산구 감소, 두통, 식욕부진, 오한, 발열(40℃↑), 발진(장미진), 서맥, 권태감 등
- ㉤ **특성**: 우리나라에서 발병률이 높은 전염병, 회복 후 영구면역, 장기보균
- ㉥ **예방**: 환자 및 보균자관리, 환경위생관리, 소독 및 예방접종(인공능동면역: 사균백신, 진단: Widal반응)

🔒 54 ③　55 ①　56 ③

---

54 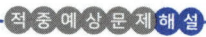 2024 기출유사

주로 소아에게 나타나며, 중추신경계의 손상으로 영구적인 하지마비를 일으키는 소화기계 감염병은?

① 수두　　　　　② 한센병
③ 폴리오　　　　④ 성홍열
⑤ 수막구균감염증

55 2023 기출유사

임신 초기에 감염될 경우 태아에게 선천성 기형을 유발할 수 있어 인공임신중절 수술을 권하는 급성바이러스 감염병은?

① 풍진　　　　　② 매독
③ 보툴리눔독소증　④ 레지오넬라증
⑤ 수막구균성수막염

56 2023 기출유사

다음 설명과 관련된 감염병은?

> - 병원체는 Salmonella typhi로 소화기계 감염병이다.
> - 40℃ 이상의 급성 전신성 열성질환으로 제2급감염병이다.
> - 과립백혈구의 일종인 호산구 감소가 특징적이다.

① 폴리오　　　　② 파상풍
③ 장티푸스　　　④ 신종감염병증후군
⑤ 장출혈성대장균감염증

57 1회독 2회독 3회독 2023 기출유사
초기에는 기침이 산발적으로 나타나지만 1~2주가 지나면 발작적으로 진행되어 2~6주간 지속되는 경련성 기침이 주 증상인 세균성 감염병은?

① 풍진
② 홍역
③ 백일해
④ 성홍열
⑤ 폴리오

58 1회독 2회독 3회독 2023 기출유사
고의 또는 테러 등을 목적으로 이용된 병원체에 의하여 발생되는 감염병으로 질병관리청장이 고시하는 법정감염병은?

① 발진티푸스
② 광견병
③ 야토병
④ 유행성출혈열
⑤ 크로이츠펠트-야콥병

59 1회독 2회독 3회독 2022 기출유사
생물테러감염병 또는 치명률이 높거나 집단 발생의 우려가 커서 발생 또는 유행 즉시 신고하여야 하고, 음압격리와 같은 높은 수준의 격리가 필요한 감염병에 해당하는 것은?

① 장출혈성대장균감염증
② 레지오넬라증
③ 보툴리눔독소증
④ 후천성면역결핍증
⑤ 비브리오패혈증

60 1회독 2회독 3회독 2022 기출유사
고의 또는 테러 등을 목적으로 이용된 병원체에 의하여 발생된 감염병으로 질병관리청장이 고시한 생물테러감염병은?

① 탄저
② 사람유두종바이러스
③ 콜레라
④ 뎅기열
⑤ 세균성이질

적중예상문제 해설

57
백일해(Whooping cough)
㉠ **병원체** : Bordetella, gram 음성균
㉡ **병원소** : 환자
㉢ **전파** : 호흡기계를 통한 비말감염 환자의 객담오염, 잠복기 - 1주일 전후
㉣ **감수성 및 면역성** : 감수성은 전반적, 병쾌 후에는 영구면역
㉤ **예방대책** : 예방접종의 철저, DPT 예방접종 조사
㉥ **특징** : 초기에는 기침이 산발적으로 나타나지만 1~2주가 지나면 발작적으로 진행되어 2~6주간 지속된다. 예방접종에 의한 관리가 효과적이며 9세 이하에서 많이 발생하는데 특히 5세 이하에 다발

58

생물테러감염병	고의 또는 테러 등을 목적으로 이용된 병원체에 의하여 발생된 감염병 중 질병관리청장이 고시하는 감염병	탄저, 보툴리눔독소증, 페스트, 마버그열, 에볼라바이러스병, 라싸열, 두창, 야토병

59
제1급감염병

분류	특성	질환
제1급감염병	생물테러감염병 또는 치명률이 높거나 집단발생의 우려가 커서 발생 또는 유행 즉시 신고하여야 하고, 음압격리와 같은 높은 수준의 격리가 필요한 감염병으로서 다음의 감염병을 말한다. 다만, 갑작스러운 국내 유입 또는 유행이 예견되어 긴급한 예방·관리가 필요하여 질병관리청장이 보건복지부장관과 협의하여 지정하는 감염병을 포함한다.	에볼라바이러스병, 마버그열, 라싸열, 크리미안콩고출혈열, 남아메리카출혈열, 리프트밸리열, 두창, 페스트, 탄저, 보툴리눔독소증, 야토병, 신종감염병증후군, 중증급성호흡기증후군(SARS), 중동호흡기증후군(MERS), 동물인플루엔자 인체감염증, 신종인플루엔자, 디프테리아

60
58번 문제 해설참조

🔒 57 ③ 58 ③ 59 ③ 60 ①

적중예상문제 해설

61

홍역(Measles)
- ㉠ **병원체**: virus
- ㉡ **병원소**: 환자
- ㉢ **전파**: 환자의 객담, 비인후 분비물의 비말감염에 의하여 전파
- ㉣ **감수성 및 면역성**: 신생아는 모체로부터 받는 면역으로 잠시 저항력을 가지나 선천적 면역은 없으며 병쾌 후에는 영속면역
- ㉤ **예방대책**: 예방접종
- ㉥ **특징**
  - 홍역의 유행은 주기적이어서 대개 2~3년을 간격으로 많이 유행
  - 일반적으로 1~2세에 많은 감염되며 전신 발진이 생기는 급성감염병
  - 병발증으로 이염(耳炎), 폐렴(肺炎)의 2차 감염

---

61 [1회독] [2회독] [3회독] **2022 기출유사**

발열과 전신에 홍반성 발진이 생기는 감염병으로 2~3년 간격으로 유행을 하기 때문에, 이를 예방하기 위해 MMR백신을 접종하는 감염병은?

① 홍역　　　　　② 장티푸스
③ 말라리아　　　④ 백일해
⑤ 콜레라

62 [1회독] [2회독] [3회독] **2022 기출유사**

다음 설명과 관련된 감염병은?

- 동절기에 빈발하는 급성호흡기계감염병이다.
- 항원변이가 생겨 면역력이 없는 집단에 대규모 유행을 일으킬 수 있기 때문에 국제적인 감시가 필요하다.

① 결핵　　　　　② A형간염
③ 백일해　　　　④ 인플루엔자
⑤ 아니사키스

> **인플루엔자**
> ① **병원체 및 임상적 특징**
>   ㉠ 인플루엔자 바이러스는 3가지 유형이 있는데 사람에서 유행을 일으키는 것은 주로 A형과 B형이며, 항원의 대변이로 대유행을 일으키는 것은 사람뿐만 아니라 조류와 돼지 등 숙주의 범위가 넓은 A형이다.
>   ㉡ 잠복기는 1~3일 정도이며, 급작스런 고열, 오한, 인후통, 기침, 근육통의 증세를 보이며 통상 7일 이내의 이환기간을 갖는다.
>   ㉢ 특징: 소아의 경우 구토와 설사 등의 위장관 증상도 보일 수 있다. 바이러스성 폐렴, 세균성 폐렴, 뇌염, 심근염, 심외막염, 수막염 등의 합병증을 잘 일으켜 특히 노인, 만성심질환자, 폐질환자, 당뇨병환자, 면역저하자, 임산부 등에서 입원율과 사망률을 증가시킨다.
> ② **예방 및 관리**
>
> | 환자관리 | ㉠ 환자 격리는 현실적으로 진단의 지연 때문에 추천되지 않는다.
㉡ 환자에 대한 치료는 보존적인 치료와 항바이러스제(뉴라미니다제 저해제)가 사용된다. |
> |---|---|
> | 예방 | ㉠ 예방접종과 항바이러스제를 이용한 예방화학요법이 모두 가능하나, 현재 항바이러스제는 경제성, 약품에 대한 내성발현, 부작용 등을 고려해 예방목적으로는 제한적으로만 사용하며, 인구집단을 대상으로 예방접종을 적극적으로 사용한다.
㉡ 인플루엔자 예방접종의 우선목적은 인플루엔자로 인해서 합병증과 사망률이 증가하는 취약계층에 대해서 예방하는 것이다.
㉢ 우리나라 인플루엔자 예방접종은 65세 이상 노인, 만성질환 환자, 집단요양시설 거주자, 아스피린을 상복하는 6개월~18세 소아, 그리고 취약계층에게 인플루엔자 바이러스를 전파시킬 위험도가 높은 의료인과 환자 가족들이 주요 우선 접종대상이다. |

🔒 61 ①　62 ④

63 [2021 기출유사]

「감염병의 예방 및 관리에 관한 법률」에서 제시하고 있는 인수공통감염병에 해당하는 것은?

① 결핵
② 풍진
③ 홍역
④ 백일해
⑤ 디프테리아

64 [2021 기출유사]

유충이 경구 또는 경피적으로 침입하는 기생충 감염병은?

① 구충증
② 요충증
③ 조충증
④ 회충증
⑤ 간흡충증

65 [2020 기출유사]

다음의 설명에 해당하는 생물테러감염병은?

- 세계보건기구는 이 감염병이 근절된 것으로 선언하였다.
- 병원체는 바이러스이다.
- 발진, 수포, 농포성의 병적인 피부 변화가 나타난다.

① 두창
② 라싸열
③ 야토병
④ 페스트
⑤ 보툴리눔독소증

66 [2020 기출유사]

공기로 전파되는 감염병에 해당하는 것은?

① 말라리아
② 황열
③ 콜레라
④ 파라티푸스
⑤ 유행성이하선염

67 [2019 기출유사]

동남아시아에서 많이 발병하며, 심한 설사와 위장장애를 일으키는 제2급감염병은?

① 에볼라바이러스병
② 두창
③ 쯔쯔가무시
④ 발진열
⑤ 세균성이질

적중예상문제 해설

63

| 인수공통감염병 | 동물과 사람 간에 서로 전파되는 병원체에 의해 발생되는 감염병 중 질병관리청장이 고시하는 감염병 | 장출혈성대장균감염증, 일본뇌염, 브루셀라증, 탄저, 공수병, 동물인플루엔자 인체감염증, 중증급성호흡기증후군(SARS), 변종크로이츠펠트-야콥병(vCJD), 큐열, 결핵, 중증열성혈소판감소증후군(SFTS) |

64

구충증(십이지장충증, hookworm disease)
십이지장충과 아메리카구충이 있는데 우리나라에서는 2가지 다 유행한다.
㉠ 병원체
- 십이지장충(ancylostoma duodenale)과 아메리카 구충(necator americanus)이 있으며, 1cm 정도로 십이지장에 붙어서 한 마리가 하루 0.1~0.8mL의 피를 빤다.
- 하루 10,000~20,000개의 알을 낳는다.

㉡ 전파 : 경구 감염과 경피 감염이 있다.
- 감염 경로 : 충란 → 분변과 함께 배출 → 부화(유충) → 탈피(유충) → 사상 유충(감염형) → 인체 침입(경구 및 경피 감염) → 혈류, 임파류 → 폐, 기관지, 기관, 식도 → 소장 → 성충
- 기생 장소 : 소장, 갈고리 모양으로 예리한 이빨 2쌍이 장벽에 교착하고 있어서 이동성은 없다.

65

- 두창 : 1980년 WHO가 전 세계적으로 근절되었다고 선언함
- 생물테러감염병 : 탄저, 보툴리눔독소증, 페스트, 마버그열, 에볼라바이러스병, 라싸열, 두창, 야토병

66

공기로 전파되는 감염병은 호흡기계 감염병을 의미하며 유행성이하선염은 호흡기계 감염병에 속한다.

67

①, ② 제1급감염병
③, ④ 제3급감염병
⑤ 제2급감염병

63 ① 64 ① 65 ① 66 ⑤ 67 ⑤

적중예상문제 해설

68
백일해의 주요 증상
- **카타르기** : 발병 후 1주, 콧물, 미열
- **경련기** : 발병 후 1~2주, 짧은 호기성 기침이 15~20회 연발, 사이사이에 흡기성 긴 호흡, 얼굴은 상기, 입술은 창백, 결막 충혈, 끈끈한 배출액

69
만성병 및 퇴행성질환 : 결핵, 한센병, 성병, 트라코마, 후천성면역결핍증(AIDS), B형간염, 고혈압, 당뇨 등

70
호흡기계 감염병
디프테리아, 백일해, 인플루엔자, 홍역, 천연두(두창), 성홍열, 유행성이하선염(볼거리), 풍진, 결핵 등
＊장티푸스와 파라티푸스는 소화기계 감염병에 속한다.

71
호흡기계 감염병 예방조치 : 예방접종

72
소화기계 감염병 예방조치 : 환경위생

🔒 68 ⑤ 69 ③ 70 ④ 71 ① 72 ③

---

68 [1회독] [2회독] [3회독] [2018 기출유사]
경련성 기침을 일으키는 질병은?
① 세균성이질　　　② 콜레라
③ 장티푸스　　　　④ 인플루엔자
⑤ 백일해

69 [1회독] [2회독] [3회독]
다음 질환 중 급성감염병으로 연결된 것은?

가. 결핵, 고혈압	나. A형간염, 페스트
다. 성병, B형간염	라. 콜레라, 장티푸스

① 가, 나, 다　　　② 가, 다, 라
③ 나, 라　　　　　④ 가, 라
⑤ 가, 나, 다, 라

70 [1회독] [2회독] [3회독]
소화기계 감염병에 해당하는 것은?
① 디프테리아, 백일해　　② 인플루엔자, 홍역
③ 풍진, 결핵　　　　　　④ 장티푸스, 파라티푸스
⑤ 성홍열, 볼거리

71 [1회독] [2회독] [3회독]
호흡기계 감염병의 예방조치 방법으로 적당한 것은?
① 예방접종　　② 검역강화　　③ 환경위생
④ 모자보건　　⑤ 사회보험

72 [1회독] [2회독] [3회독]
소화기계 감염병의 예방조치 방법으로 적당한 것은?
① 예방접종　　② 검역강화　　③ 환경위생
④ 모자보건　　⑤ 사회보험

73 [1회독] [2회독] [3회독]
군집을 피하는 것이 가장 좋은 관리가 될 수 있는 질병으로 올바른 것은?
① 콜레라 ② 인플루엔자 ③ 장티푸스
④ 회충증 ⑤ 파라티푸스

74 [1회독] [2회독] [3회독]
다음 감염병 중 주로 코, 인후 등의 상피조직에 염증을 일으켜 병후 회복기에서 병원체를 배출하는 감염병인 것은?
① 홍역 ② 결핵 ③ 천연두
④ 디프테리아 ⑤ 탄저균

75 [1회독] [2회독] [3회독] 2024 기출유사
심·뇌혈관 질환 환자를 줄이기 위한 1차 예방활동은?
① 급성기 집중처치 ② 지속적 재활 관리
③ 조기 진단 및 치료 ④ 응급이송 및 응급실 대응
⑤ 금연, 금주 등 건강행태 개선

76 [1회독] [2회독] [3회독] 2023 기출유사
예방의 수준을 구분한 Leavell과 Clark이 주장한 2차 예방활동은?
① 건강증진을 위한 적당한 활동 ② 환경위생 개선
③ 재활 및 사회복귀 ④ 안전 관리
⑤ 조기 발견과 조기치료

Leavell & Clark(1965)
예방의 수준을 1차, 2차, 3차의 3가지 수준으로 구분하여 제시하였다.

	병인-숙주-환경의 상호작용 (비병원성기)	병인 자극의 형성 (초기 병원성기)	숙주의 반응 (불현성 감염기)	질병 (현성질환기)	회복/사망 (재활기)
질병의 과정	질병에 걸리지 않은 시기로 건강한 사회구성원이 대상	질병에 걸리게 되는 초기	감염은 되었으나 증상이 발현되지 않은 시기	감염되어 증상이 발현된 시기로 질병 발생을 인지	질병으로부터 회복되거나 불구 또는 사망에 이르는 시기
예비적 조치	환경위생, 건강증진을 위한 적당한 운동이나 식이 등의 적극적 예방활동	안전관리, 예방 접종 등의 소극적 예방활동	조기발견, 조기치료	악화방지를 위한 치료	재활
예방 차원	1차적 예방		2차적 예방		3차적 예방

적중예상문제 해설

73
대체로 소화기계 질환은 환경개선으로 관리하기가 쉬우나 호흡기계 질환은 군집을 피하는 것이 가장 좋은 관리방법이다.

74
병후 보균자(회복기 보균자)
체외독소 분비, 디프테리아(병후보균자로 감염력이 큼), 파상풍 등

75
①, ③, ④ 2차 예방활동
② 3차 예방활동

76
①, ②, ④ 1차 예방활동
③ 3차 예방활동

73 ② 74 ④ 75 ⑤ 76 ⑤

CHAPTER 04 만성질환관리

1 만성질환의 개요

(1) 만성질환(성인병)의 특징
① 보건수준의 향상과 의학의 발달 및 환경위생의 향상으로 감염병 발생 감소
② 식생활과 문화수준의 향상으로 결핍성 질병 감소
③ 만성병, 만성퇴행성 질병이 과거 감염병의 자리를 차지하고 있음
④ 발생률이 낮고 유병률이 높은 감염병
⑤ 자각증상 없이 진행되어 환자의 조기발견이 어려움
⑥ 오늘날 중년층과 노년층의 성인병 발생빈도 증가
⑦ 성인병에 이환되면 자신의 책임과 역할 감소
⑧ 노동력과 생산성의 상실로 연결되어 국가나 사회 손실 초래

(2) 만성질환의 위험인자 기출

전염성 질환의 과거력	① 포도상구균 감염 : 급성 류머티즘염, 심장질환 유발 ② 매독 : 매독성 심질환 유발 ③ 소아마비 : 마비 ④ 임신 중 풍진 : 선천성 심질환, 백내장, 벙어리 유발
유전적 요인	선천적인 것으로 교정이 불가능하다. 예 당뇨병, 녹내장, 고혈압 유발
습관적 요인 (기호성 요인)	① 과식이나 과다 지방식, 식염 과다섭취, 자극성 음식 섭취, 과음, 운동 부족 등의 일상생활 습관 : 비만, 식도암, 후두암, 고혈압, 당뇨병, 심장질환의 유발 ② 흡연 : 만성 기관지염, 폐기종, 폐렴, 폐암 및 순환기계통 질환 유발 ③ 음주 : 간경화증, 간암, 동맥경화증, 뇌장애, 비타민 결핍증 유발
조산이나 출생 시 상해	정신박약, 신체장애
성별에 의한 차이	① 여자 : 류머티스성 관절염, 당뇨병, 고혈압, 심질환 ② 남자 : 관상심장질환, 만성 호흡기질환
환경적 요인	대기 오염, 소음, 방사선 노출 등의 환경요인
심리적 요인	불안, 긴장, 초조, 공포 등은 소화성 궤양, 고혈압 등 유발
직업적 요인	직업성 질환에 해당
사회 경제적 요인	부유층에는 당뇨병, 심장병, 유방암이 많고 빈곤층에는 결핵, 장티푸스, 위암, 자궁암이 많다. 동양인에게는 위암, 간암, 자궁암이 많고 서양인에게는 폐암, 유방암, 대장암이 많다.

(3) 만성질환의 예방대책 기출

1차 예방	금연, 금주, 체중조절, 식사조절, 강한 육체노동과 자극의 감소, 적당한 운동과 휴식, 여행과 취미생활 등으로 1차 예방의 효과는 발생률 감소로 측정할 수 있다.
2차 예방	조기발견을 위한 정기적인 건강진단의 실시로 2차 예방의 효과는 유병률 감소로 측정할 수 있다.
3차 예방	질병으로 인한 불능과 조기사망을 감소시키는 것으로 3차 예방의 효과는 사망률 감소로 측정할 수 있다.

(4) 만성질환의 관리원칙

① 정기건강검진 : 많은 사람을 검진하여 위험성이 높은 사람을 가려내 정밀검사를 하는 건강관리프로그램
② 조기발견
③ 만성화 예방

2 만성질환의 관리

(1) 감염성 질환(특이성 질환)

① 결핵(Tuberculosis) 기출
  ㉠ 병원체 : Mycobacterium tuberculosis, 1882년 R. Koch(독일)가 균 발견
    • 인형(人型), 우형(牛型), 조형(鳥型) – 우형이 문제
  ㉡ 병원소 : 감염된 사람과(Active case) 소
  ㉢ 전파양식 : 폐결핵(객담, 비말핵), 신장결핵(소변), 장결핵(분변), 소(우유, 분변)
  ㉣ 전파경로 기출
    ⓐ 접촉감염 : 환자의 침과 기관 분비물에 오염된 물건과 접촉하였을 때 피부결핵이 발생
    ⓑ 비말감염
    ⓒ 개달물감염 : 환자의 옷, 이불, 책, 술잔 등에 의해 감염
    ⓓ 주거감염 : 주택과 거처가 비위생적일 때 감염
    ⓔ 자가감염 : 환자가 객담을 삼킴으로써 장결핵 발생
  ㉤ 예방대책 : 감염원의 제거, 감염경로의 차단, 면역증강
    ⓐ 투베르쿨린 반응검사 : 결핵의 감염 유무를 판단하기 위한 검사법
    ⓑ 판독방법 : 희석액 0.1mL 피내주사 48~72시간 후 판독
      • 음성(4mm 이하) : BCG 접종
      • 의양성, 의음성(5~9mm 이하) : 재검사
      • 양성(10mm 이상) : X-ray 간접촬영→X-ray 직접촬영→정밀검사(객담검사)
    ⓒ BCG 예방접종 : 생후 4주(기본접종), 추가접종 없음
    ⓓ TB집단 검진의 순서
      • 성인 : X-ray 간접촬영→X-ray 직접촬영→정밀검사(객담검사)
      • 어린이 : Tuberculin test→X-ray 직접촬영→정밀검사(객담검사)

② 한센병(Leprosy, Hansen's disease, 나병)
  ㉠ 병원체 : Mycobacterium leprae, 간균으로 항상성이고 그람 양성
  ㉡ 병원소 : 환자(유일)
  ㉢ 전파 : 직접전파(피부나 점막의 손상으로 침입 또는 비말감염)
  ㉣ 잠복기 : 일반적으로 2~10년 정도(최단 - 7개월)
  ㉤ 치료 : DDS(3개월 치료 - 감염력 감소), 진단법 : Lepromin 반응
  ㉥ 특징 : 피부말초신경의 손상을 하는 만성감염병
③ 성병(Venereal disease)
  ㉠ 종류
    ⓐ 매독(syphilis) : 잠복기 10일~10주(3주)
    ⓑ 임질(gonorrhea) : 잠복기 3~9일(2~3일)
    ⓒ 연성하감(chancroid) : 잠복기 3~5일(24시간)
    ⓓ 제4성병, 서혜임파 육아종증(Lymphogranuloma venereum)
  ㉡ 성병관리 : 환자의 색출, 환자의 진단, 환자의 관리, 보건교육 필요
④ B형간염(Hepatitis) 기출
  ㉠ 특징
    ⓐ 감염된 사람은 치료가 안 되고 만성으로 이환되어 치사율이 높음
    ⓑ 우리나라의 B형간염의 감염률이 선진국에 비해 월등히 높음
    ⓒ 간암 등의 합병증 발생가능성이 높음
  ㉡ 병원체 : Hepatitis virus B형(B형간염바이러스, DNA virus)
  ㉢ 병원소 : 환자 및 보균자
  ㉣ 전파
    ⓐ 주로 환자의 혈액, 침, 정액, 질 분비물 등에 오염된 주사기나 면도날, 성접촉 등으로 전파
    ⓑ 잠복기 : 평균 2~3개월
    ⓒ 증상 : 피로감, 식욕감퇴, 발열, 오한 등이며, 심한 경우 황달 등
  ㉤ 감수성 : 혈액취급 의료종사자, 혈액제제 수혈자, 남성 동성연애자, 약물 중독자 및 수용소, 집단생활자 등 감염기회가 많으며 자연감염 후 면역력 획득
  ㉥ 예방대책
    ⓐ 특별한 치료약은 없으나 예방접종으로 면역력 획득
    ⓑ 항원·항체검사 후 예방접종, 조기치료 실시
    ⓒ 산모의 경우 출산 전에 항원(HBsAg) 양성인지 확인조사
    ⓓ 개인위생 철저
⑤ 후천성면역결핍증(AIDS) 기출
  ㉠ 특징
    ⓐ 1981년 주폐포자충 폐렴이라는 기회감염에 걸린 남성 동성연애자로부터 발생
    ⓑ 우리나라의 경우 외국 선원, 해외거주자, 수혈받은 감염자뿐만 아니라 성접촉, 마약주사 공동 사용, 수혈 혈액제제로 전파
    ⓒ 1987년 「후천성면역결핍증 예방법」 제정으로 제3급감염병으로 지정 관리

- ⓒ 병원체 : 인간면역결핍바이러스(Human Immunodeficiency Virus, HIV)
- ⓒ 병원소 : 환자 및 보균자(HIV 양성)로 주폐포자충 폐렴, 카포시육종의 증상자
- ② 전파
  - ⓐ 주로 환자와 감염자의 혈액, 타액, 정액, 눈물, 모유, 소변 등으로 전파
  - ⓑ 잠복기 : 평균 6개월~7년 정도
- ⑰ 감수성 : 감수성은 정확하지 않으나 주로 남자, 20~49세 중년층, 백인종에 많음
- ⑱ 예방대책
  - ⓐ 건전한 성생활 등 보건교육 강화
  - ⓑ 수혈에 사용되는 혈액에 관한 철저한 검사
  - ⓒ 환자와 감염자의 관리 필요, 환자의 혈액 및 분비물에 대한 소독 요구

(2) 비감염성 질환(비특이성 질환)

- 특징 : 유전적인 소인, 물리·화학적 요인 등 개인 특이적 만성질환, 다인적인 경우 대부분 만성퇴행성, 신생물성, 대사성, 잠복성 특징으로 생활습관병이다.
- ① 고혈압 기출
  - ⓐ 혈압의 기준치

정상	120/80mmHg 미만
고혈압 전 단계	140/90mmHg 미만
고혈압 1기	160/100mmHg 미만
고혈압 2기	160/100mmHg 이상

  - ⓑ 고혈압의 종류 기출

본태성(1차성)	일반적으로 원인을 모르는 체질적인 경우로 90%나 된다. 고혈압은 유전적인 성향이 강한 질환으로 가족 중에 고혈압이 있으면 고혈압이 발생할 확률이 높아진다.
속발성(2차성)	다른 병이 있어 2차적으로 오는 고혈압으로 10% 정도인데, 콩팥 이상(신장염)이 원인으로 가장 많으며, 드문 원인으로는 내분비 장애, 순환기 장애, 중추신경 이상, 임신중독증이 있다.

  - ⓒ 고혈압 발생원인
    - ⓐ 심혈관질환의 가족력(유전), 흡연, 고지혈증, 당뇨병
    - ⓑ 60세 이후 노년층, 성별(남성과 폐경 이후 여성)
    - ⓒ 식사성 요인 : Na, 지방 및 알코올의 과잉섭취 / K, Mg, Ca의 섭취 부족
    - ⓓ 약물요인 : 경구피임약, 제산제, 항염제, 식욕억제제
  - ② 고혈압의 증상
    - ⓐ 뚜렷한 증상이 없으므로 무언의 살인자라고 표현하기도 함 기출
    - ⓑ 두통, 이명, 현기증, 불면증, 피로감 및 신경질적인 증상
    - ⓒ 동맥경화가 진행되면 코피, 혈뇨, 어지럼증, 시야 흐림이 나타날 수 있으며 심부전에 의한 협심증, 호흡곤란 등의 증상이 나타나기도 함
    - ⓓ 4대 병발증 : 뇌졸중, 동맥경화, 망막장애, 신장장애

ⓜ 고혈압 예방대책
  ⓐ 가능한 한 체중이 정상범위를 초과 금지
  ⓑ 염분섭취를 줄이고 과다한 지방질의 제한 등 균형 있는 식생활 습관개선
  ⓒ 금연, 절주, 운동, 휴식, 여유 등 건전한 습관을 생활화
  ⓓ 조기발견 및 조기치료를 위한 정기적인 혈압측정관리

② 당뇨병
(단위 : 혈당 시 [mg/dL])

검사방법	정상	당뇨병 전	당뇨병
공복 시 혈당검사	99 이하	100~125	126 이상
식후 당부하 검사 (2시간 후 혈당)	139 이하	140~199	200 이상

  ㉠ 당뇨병 원인 : 고령, 비만, 스트레스, 임신, 감염, 약물(스테로이드제제, 면역억제제, 이뇨제)
  ㉡ 인슐린 의존형 : 인슐린 미분비, 35세 이전, 소아당뇨(인슐린 투여)
  ㉢ 인슐린 비의존형 : 인슐린 분비기능 미비(식이요법, 스트레스 감소대책)

당뇨 유형별	제1형 당뇨	제2형 당뇨
동의어	청소년 당뇨병, 인슐린의존형 당뇨	성인발증 당뇨, 인슐린비의존형 당뇨
시작 시기	어느 연령에서나 올 수 있지만 보통 30세 이전에 온다.	보통 32세 이후에 오나 어린이에게도 올 수 있다.
시작 형태	보통 급하게 온다.	서서히 진행된다.
인슐린 형성 능력	거의 없다.	정상이거나 정상 이상의 경우도 있다.
빈도	10%	85~90%
케톤증	발생할 수 있다.	거의 오지 않는다.
인슐린 주사	필요하다.	20~30%에서만 필요하다.
시작 시 체중	정상 체중이거나 마른 상태이다.	일반적으로 비만상태 (한국에서는 80%가 비만형)
치료	식이요법, 운동요법 및 인슐린 요법	식이요법, 운동요법 및 경구용 혈당강하제 혹은 인슐린 요법

③ 혈중 콜레스테롤
  ㉠ LDL 콜레스테롤(저밀도 지질단백질)
    ⓐ 간에서 생성된 콜레스테롤을 혈액을 통해 체내조직과 세포로 운반하는 역할
    ⓑ LDL 콜레스테롤이 높다면 다른 물질과 함께 혈관벽에 플라그를 형성
    ⓒ 단단하고 두꺼운 침착이 일어나 동맥경화를 유발
    ⓓ LDL 콜레스테롤을 낮추는 방법
      • 식이요법 : 콜레스테롤이 많이 함유된 음식(계란 노른자, 내장, 오징어, 버터, 베이컨, 소시지, 햄 등) 줄이기
      • 생활습관 : 과음, 흡연, 불규칙적인 식습관, 스트레스 등의 생활습관 바꾸기
      • 운동 : 꾸준한 운동을 통해 정상체중 유지하기
      • 약물치료 : 혈중 콜레스테롤의 미조절, 혈중 지질이 높은 경우 의학적 판단에 의해 약물치료

- ⓒ HDL 콜레스테롤(고밀도 지질단백질)
    - ⓐ 쓰고 남은 혈액 속의 LDL 콜레스테롤을 간으로 운반하는 역할
    - ⓑ HDL 콜레스테롤이 높을 경우 동맥경화의 위험도가 감소
    - ⓒ HDL 콜레스테롤을 높이는 방법
        - 음식 : 좋은 콜레스테롤이 많은 음식(과일, 채소, 해조류, 등푸른 생선, 견과류 등) 먹기
        - 운동 : 무리가 가지 않는 수준의 적당한 운동을 꾸준히 하기
        - 정기적인 검사 : 정기적인 검사를 통해 콜레스테롤 수치를 관리하기

핵심 CHECK 이상지질혈증 진단기준 (단위 : [mg/dL])

지질의 종류	정상치	경계수준	고위험군
총 콜레스테롤	< 200	200 ~ 229	230 ≤
LDL 콜레스테롤	100 ~ 129	130 ~ 149	150 ≤
HDL 콜레스테롤	60 이상		< 40
중성지방	< 150	150 ~ 199	200 ≤

④ 대사이상증후군 : 한 사람이 3가지 이상 보유하는 경우 심뇌혈관질환 위험이 높다고 판정
  - ㉠ 복부비만 : 허리둘레 남성 102cm(동양인 90cm), 여성 88cm(동양인 85cm) 이상
  - ㉡ 고중성지방 혈중 : 150mg/dL 이상
  - ㉢ 낮은 고밀도 지질단백 콜레스테롤(HDL) : 남성 40mg/dL, 여성 50mg/dL 미만
  - ㉣ 고혈압 : 수축기 130mmHg 이상 또는 이완기 85mmHg 이상
  - ㉤ 공복혈당 100mg/dL 이상 또는 당뇨병 치료 중

⑤ 뇌졸중(stroke) 기출
  - ㉠ 뇌혈관질환으로 뇌로 공급되는 혈액량이 현저히 감소되거나 완전히 두절된 경우
  - ㉡ 뇌졸중의 구분
    - ⓐ 뇌출혈 : 뇌혈관의 파열로 뇌조직을 압박하여 발생
    - ⓑ 뇌경색 : 혈전(뇌혈전증)이나 전색(뇌전색증)으로 혈관이 막혀서 발생
  - ㉢ 원인 : 주원인은 동맥경화증과 고혈압으로 주요 증상은 침범한 부위의 기능장애, 기억력 상실, 운동마비 등이 생기며, 심하면 사망하게 됨
  - ㉣ 예방
    - ⓐ 정기적인 건강진단으로 적절한 고혈압치료
    - ⓑ 뇌졸중의 결과로 불구방지, 재활치료

⑥ 허혈성 심장질환(Ischemic heart disease)
  - ㉠ 허혈성 심장질환(관상동맥증) : 심장에 혈액을 공급하는 관상동맥이 동맥경화증과 같은 원인으로 좁아지거나 막히게 되어 심장에 혈액공급이 제대로 되지 못해서 흉통 증상을 초래함
  - ㉡ 동맥경화증(심근경색증) : 대동맥이나 중등도의 동맥의 혈관 내 벽에 콜레스테롤이나 중성지방, 유리지방산 같은 지질이 축적되어 동맥이 좁아지거나 막혀서 혈액순환이 원활이 이루어지지 않는 것
  - ㉢ 원인 : 고혈압, 당뇨병, 비만, 운동부족, 연령 및 유전 등의 요인

ⓒ 증상 : 발작 시 가슴이 조이는 증상과 심한 통증 등 협심증 발생
ⓓ 예방
  ⓐ 고콜레스테롤 및 고지방 식품섭취 제한, 적당한 운동, 비만의 예방, 흡연, 음주금지
  ⓑ 당뇨병, 고혈압 등의 치료발생의 연장 또는 발생을 최소화
⑦ 부정맥 기출
  ㉠ 정의 : 심장이 불규칙한 리듬이나 비정상적인 심박동수를 갖는 것
  ㉡ 원인
    ⓐ 주로 심장 자체의 문제(심혈관 질환, 심장근육병증 등)에 의해 발생
    ⓑ 만성콩팥병 환자는 혈중 칼륨 배설에 문제가 생겨 고칼륨혈증에 의한 느린 부정맥이 발생
    ⓒ 갑상선항진증 환자는 체내 대사 항진으로 인해 빠른 부정맥이 발생
    ⓓ 젊은 연령보다는 고령에서 부정맥의 빈도가 높음
  ㉢ 증상 : 증상이 없을 수도 있으며 두근거림(심계항진), 맥이 빠짐, 어지러움, 실신, 피로감, 가슴 통증, 흉부 불쾌감, 호흡곤란, 심하면 급사의 경우도 있음
⑧ 악성신생물 관리

핵심 CHECK 우리나라 주요 사인 순위(2023)

순위	총계	0세	1~9세	10대	20대	30대	40대	50대	60대	70대	80대
1	악성 신생물	출생 전후기에 기원한 특정병태	악성 신생물	자살	자살	자살	악성 신생물	악성 신생물	악성 신생물	악성 신생물	악성 신생물
2	심장 질환	선천기형, 변형 및 염색체 이상	선천기형, 변형 및 염색체 이상	악성 신생물	악성 신생물	악성 신생물	자살	자살	심장 질환	심장 질환	폐렴
3	폐렴	영아 돌연사 증후군	가해 (타살)	운수 사고	운수 사고	심장 질환	간질환	심장 질환	뇌혈관 질환	뇌혈관 질환	심장 질환
4	뇌혈관 질환	가해 (타살)	익사 사고	심장 질환	심장 질환	간질환	심장 질환	간질환	자살	폐렴	뇌혈관 질환
5	자살	심장 질환	운수 사고	가해 (타살)	뇌혈관 질환	뇌혈관 질환	뇌혈관 질환	뇌혈관 질환	간질환	당뇨병	알츠하이머병

암 사망순위(2023) 기출	폐암 > 간암 > 대장암 > 위암 > 췌장암 • 남성 : 폐암 > 간암 > 대장암 • 여성 : 폐암 > 대장암 > 췌장암
암 발생순위(2023) (악성신생물 진료현황)	갑상선암 > 유방암 > 대장암 > 위암 > 전립선암 > 폐암 > 자궁암 > 간암 > 자궁경부암

⊙ 암 발생원인 기출

숙주요인	식생활습관 : 암 발생의 35% 차지, 위암 발생, 과다한 소금을 함유한 음식과 태우거나 높은 온도로 조리한 음식, 동물성 지방질 과다섭취
병인요인	ⓐ 흡연 : 암 발생의 30% 차지, 폐암발생 원인, 흡연자 및 간접흡연 피해 ⓑ 감염 : 암 발생의 10% 차지, B형간염바이러스(간암), 기생충감염
환경요인	타르, 벤젠, 크롬, 식품첨가물, 각종 대기오염물질 등 화학물질

ⓒ 증상
  ⓐ 배변과 배뇨이상, 궤양이 잘 낫지 않을 때, 이상출혈 또는 분비물
  ⓑ 유방이나 기타 부위 멍울 또는 혹, 소화불량 및 연하곤란
  ⓒ 사마귀나 검은 반점의 변화, 계속되는 기침과 쉰 목소리
  ⓓ 체중의 감소, 무기력, 계속되는 피로

ⓒ 암의 종류별 검진주기와 연령 기준 등(암관리법 시행령 [별표 1])

암의 종류	검진주기	연령 기준 등
위암	2년	40세 이상의 남·여
간암	6개월	40세 이상의 남·여 중 간암 발생 고위험군
대장암	1년	50세 이상의 남·여
유방암	2년	40세 이상의 여성
자궁경부암	2년	20세 이상의 여성
폐암	2년	54세 이상 74세 이하의 남·여 중 폐암 발생 고위험군

비고
1. "간암 발생 고위험군"이란 간경변증, B형간염 항원 양성, C형간염 항체 양성, B형 또는 C형간염 바이러스에 의한 만성 간질환 환자를 말한다.
2. "폐암 발생 고위험군"이란 30갑년[하루 평균 담배소비량(갑) × 흡연기간(년)] 이상의 흡연력(吸煙歷)을 가진 현재 흡연자와 폐암 검진의 필요성이 높아 보건복지부장관이 정하여 고시하는 사람을 말한다.

3 집단검진

(1) 정의

질병의 조기진단을 위해 증상이 없는 건강한 사람들 중 질병을 가진 사람을 신속하고 정확하게 가려낼 수 있는 선별검사가 있어야 하며, 이 검사를 지역사회 인구집단에 적용할 때 집단검진이라 한다.

(2) 집단검진의 조건
① 질병의 발생 및 자연사가 알려진 질병이어야 한다.
② 증상이 나타나기 전 병리상태를 파악할 수 있는 검사방법이 있어야 한다.
③ 검진방법은 신뢰도, 타당도, 예측도가 높아야 한다.
④ 검사가 건강한 사람을 대상으로 하므로 검사방법 자체가 기술적으로 시행이 쉽고, 검사의 단가가 싸며, 일반대중에게 검사방법 자체가 받아들여질 수 있는 것이어야 한다.

⑤ 조기발견한 질병에 대해 효과적인 치료방법이 있어야 하고 발견 후 진단과 치료에 쓰이는 경비가 일상적인 의료비에 준해 저렴해야 한다.
⑥ 선별해 내려는 상태는 중요한 건강문제여야 하고 질병 자체가 흔해서 국민건강에 차지하는 비중이 커야 한다.

(3) 집단검진의 목적
① 집단검진을 통하여 어떤 지역사회의 유병률과 질병상태를 정확히 파악하고, 질병발생에 관계되는 요소를 규명할 수 있으며, 질병 전체의 규모나 발생양상을 알 수 있는 많은 정보를 얻을 수 있다.
② 집단검진으로 질병의 조기상태를 파악하면 그 질병의 자연사나 발생기전을 이해하는 데 도움이 된다.
③ 집단검진의 가장 중요한 목적은 조기검진이라 할 수 있는데, 많은 질병에서 조기진단을 하여 조기에 치료함으로써 생명의 연장과 질병의 치유에 도움이 된다.
④ 집단검진을 실시하는 과정에서 주민에게 질병발생에 대한 지식과 예방의 중요성을 인식시키고 정기적인 건강진단을 받도록 유도할 수 있다.

(4) 집단검진 도구의 평가
① 신뢰도
 ㉠ 검사법을 반복해서 같은 대상에게 적용시켰을 때 같은 결과가 나타나는 경향으로, 이에 영향을 미치는 요인으로는 관측자의 편견과 기술부족, 측정도구의 불량상태, 측정 시 환경조건 등이 있다.
 ㉡ 신뢰도의 저하를 유발하는 요인으로는 관측자의 편견과 기술의 미숙, 측정도구의 부정상태, 측정 시의 환경조건 등인데, 신뢰도를 높이려면 이들 요인을 제거하도록 최대한의 노력을 기울여야 한다.
② 타당도(정확도) : 측정하고자 하는 내용을 검사결과가 정확하게 반영해 주는 정도
 ㉠ 민감도 : 질병에 걸린 사람이 양성으로 나올 확률

> 민감도 = 검사양성자 수 / 총환자 수

 ㉡ 특이도 : 질병에 걸리지 않은 사람이 음성으로 나올 확률

> 특이도 = 검사음성자 수 / 총비환자 수

 ㉢ 의양성률 : 질병에 걸리지 않은 사람이 양성으로 나올 확률

> 의양성률 = 가양성 / 총비환자 수

 ㉣ 의음성률 : 질병에 걸린 사람이 음성으로 나올 확률

> 의음성률 = 가음성 / 총환자 수

③ 예측도
 ㉠ 양성 예측도 : 측정도구가 질병이라고 판단한 사람 중 실제로 질병이 있는 비율

> 양성 예측도 = 환자 수 / 검사양성자 수

 ㉡ 음성 예측도 : 측정도구가 질병이 아니라고 판단한 사람 중 실제로 병이 없는 비율

> 음성 예측도 = 비환자 수 / 검사음성자 수

04 끝판왕! 적중예상문제

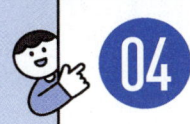

01 1회독 2회독 3회독 2023 기출유사

만성질환은 잠복기가 길고 직접적인 원인이 존재하지 않는 특징을 지니고 있다. 다음 중 만성질환에 해당하는 것은?
① 뇌졸중
② 성홍열
③ A형간염
④ 유행성이하선염
⑤ 장출혈성대장균감염증

02 1회독 2회독 3회독 2022 기출유사

급성질환에 비해 만성질환의 역학적 특성으로 올바른 것은?
① 잠복기간이 짧다.
② 직접적인 원인이 존재한다.
③ 질병의 발생시점이 분명하다.
④ 질병발생과 질병경과가 일치한다.
⑤ 연령이 증가함에 따라 유병률이 증가한다.

03 1회독 2회독 3회독 2021 기출유사

만성질환의 위험인자 중 선천적인 것으로 교정이 불가능하다고 할 수 있는 것은?
① 생활습관
② 스트레스
③ 유전적 소인
④ 부적절한 식이
⑤ 신체활동 부족

04 1회독 2회독 3회독 2021 기출유사

만성질환의 예방대책으로 옳지 못한 것은?
① 저염식 식이
② 금주와 금연
③ 적절한 체중 관리
④ 적절한 운동과 휴식
⑤ 고콜레스테롤 음식 섭취

적중예상문제 해 설

01
②, ③, ④, ⑤는 급성질환에 해당한다.

02
만성감염병의 역학적 특성
① 잠복기간이 길다.
② 직접적인 원인이 존재하지 않는다.
③ 질병의 발생시점이 불분명하다.
④ 질병발생과 질병경과가 일치하지 않는다.

03
만성질환의 위험인자
• 전염성 질환의 과거력
• 유전적 요인 : 선천적인 것으로 교정이 불가능하다.
  예 당뇨병, 녹내장, 고혈압 유발
• 습관적 요인(기호성 요인)
• 조산이나 출생 시 상해
• 성별에 의한 차이
• 환경적 요인
• 심리적 요인
• 직업적 요인
• 사회 경제적 요인

04
만성질환의 예방대책
• 정기적인 건강진단 : 성인병검진센터 설치 운영, 이동 검진반 활용
• 식사조절
• 강한 육체노동과 자극의 감소
• 적당한 운동과 휴식
• 여행과 취미생활
• 성인병의 예방과 치료에 투자와 관심 필요

🔒 01 ① 02 ⑤ 03 ③ 04 ⑤

적중예상문제 해설

05
만성병은 결핵, 한센병(나병), 성병, 트라코마, 후천성면역결핍증(AIDS), B형간염 등이 있다.
* 장티푸스, 세균성이질, A형간염, 콜레라는 급성감염병이다.

06
비감염성 질환(비특이성 질환) 관리
- **특징**: 유전적인 소인, 물리·화학적 요인 등 개인 특이적 만성질환, 다인적인 경우 대부분 만성퇴행성, 신생물성, 대사성, 잠복성 특징
- **종류**: 고혈압, 당뇨병, 류마티스성 질환, 동맥경화, 암 등

07
만성병(성인병)의 특징
- 보건수준과 환경위생의 향상과 의학의 발달로 감염병 발생 감소
- 식생활과 문화수준의 향상으로 결핍성 질병 감소
- 만성병, 만성퇴행성 질병이 과거 감염병의 자리를 차지하고 있음
- 발생률이 낮고 유병률이 높은 감염병
- 자각증상 없이 환자의 조기발견이 어려움
- 오늘날 중년층과 노년층의 성인병 발생 빈도 증가
- 성인병에 이환되면 자신의 책임과 역할 감소
- 노동력과 생산성의 상실로 연결되어 국가나 사회 손실 초래

08
4번 문제 해설 참조

09
감염성 질환(특이성 질환)
결핵, 한센병, 성병, B형간염, 후천성면역결핍증(AIDS)

🔒 05 ④ 06 ④ 07 ⑤ 08 ④ 09 ⑤

05
만성병 관리 대상 감염병에 해당하는 것은?
① 장티푸스
② 세균성이질
③ 콜레라
④ 후천성면역결핍증(AIDS)
⑤ A형간염

06
유전적 소인 및 대사성 질환인 비특이적 감염병에 해당하는 것은?
① 장티푸스
② 콜레라
③ 쯔쯔가무시
④ 악성신생물(암)
⑤ B형간염

07
만성병의 특징으로 가장 올바른 것은?
① 발생률이 높고 유병률이 낮은 감염병이다.
② 식생활과 문화수준의 향상으로 결핍성 질병이 증가한다.
③ 보건수준과 환경위생의 향상과 의학의 발달로 감염병 발생이 증가한다.
④ 중년층과 노년층의 성인병 발생빈도가 감소한다.
⑤ 일반적으로 자각증상 없이 진행되어 환자의 조기발견이 어렵다.

08
만성병의 예방대책으로 가장 올바른 것은?
① 감염원의 제거
② 병원소의 격리
③ 매개체 관리
④ 성인병의 예방과 치료에 투자와 관심 필요
⑤ 강한 육체노동과 자극의 증대

09
감염성 질환(특이성 질환)에 속하는 질환은?
① 고혈압
② 암(악성신생물)
③ 류마티스성 질환
④ 당뇨병
⑤ 후천성면역결핍증(AIDS)

10 [1회독] [2회독] [3회독] 2020·2019·2017 기출유사
AIDS에 관한 설명 중 옳지 못한 것은?
① AIDS의 전파는 성접촉이 가장 많다.
② 제3급감염병에 해당된다.
③ HIV에 감염된 혈액제제는 수혈을 통해 전파된다.
④ 성관계 시 콘돔 사용으로 감염을 예방할 수 있다.
⑤ 산모가 감염되었어도 태아에게는 감염되지 않는다.

11 [1회독] [2회독] [3회독] 2024 기출유사
B형간염의 설명으로 옳은 것은?
① 제2급감염병이다.
② 유행성 간염이라고도 한다.
③ 질병관리청장이 고시하는 생물테러감염병에 해당한다.
④ 우리나라는 의료관련감염병으로 지정하여 관리하고 있다.
⑤ 주산기 감염, 수혈, 침습적 시술, 성접촉 등으로 전파된다.

B형간염		
병원체 및 임상적 특징		㉠ 병원체는 Flaviviridae과의 Hepadna virus 중 HBV(Hepatitis B Virus : B형간염 바이러스)가 원인병원체이며, 사람이 유일한 숙주다. ㉡ 잠복기는 2~3달 정도이다. ㉢ 주산기 감염은 태반 감염보다는 분만 시 감염이 대부분이며, 오염된 주사기에 찔릴 경우 감염은 HBV가 10~60%로 다른 감염에 비해 높다. ㉣ 특징 : 급성간염인 경우 피로감, 식욕부진 등의 전구증상 후 황달 등의 증세가 나타난다. 만성간염의 경우는 대부분 임상적 증상이 없으나 만성감염자의 15~25%는 간경화나 간암으로 진행하는 것으로 추정되며, 세계적으로 간세포암의 80%는 HBV에 의한 것으로 추산된다.
예방 및 관리	환자 관리	㉠ B형간염 항원 양성인 산모로부터 감염된 신생아는 90% 이상에서 만성 보균자가 되고, 40~50대에 만성간염이나 간경변증과 같은 간질환으로 진행한다. ㉡ 우리나라도 주산기 감염이 주로 문제가 되기 때문에 모든 산모에 대하여 B형간염검사를 실시하고, 그 결과에 따른 수직감염예방사업을 실시하고 있다.
	유행 시 조치	㉠ 수직감염예방은 B형간염 항원 양성인 산모에게 태어나는 신생아에게 B형간염 백신과 면역글로불린을 주는 것으로 95%의 예방효과가 있다. ㉡ 법정 감염병 제3급에 해당된다.
	예방	㉠ 1983년 백신의 도입과 1995년 모든 영아를 대상으로 한 예방접종은 경제적이고 효과적인 예방방법이다. ㉡ 병원에 근무하는 의료인들은 수혈을 통한 감염의 예방과 병원 등 주삿바늘에 노출되기 쉬운 환경에 대한 안전교육과 조치가 필요하다.

12 [1회독] [2회독] [3회독] 2023 기출유사
심장의 전기자극형성이나 자극전도에 이상이 생겨 심장박동이 불규칙한 것은?
① 부정맥
② 협심증
③ 뇌전증
④ 심근경색
⑤ 모야모야병

적중예상문제 해설

10
AIDS 감염경로
성접촉, 감염된 주삿바늘, 수혈, 혈액제제에 의하여 감염된다.

12
부정맥
㉠ 정의 : 심장이 불규칙한 리듬이나 비정상적인 심박동수를 갖는 것
㉡ 원인
 • 주로 심장 자체의 문제(심혈관 질환, 심장근육병증 등)에 의해 발생
 • 만성콩팥병 환자는 혈중 칼륨 배설에 문제가 생겨 고칼륨혈증에 의한 느린 부정맥이 발생
 • 갑상선항진증 환자는 체내 대사 항진으로 인해 빠른 부정맥이 발생
 • 젊은 연령보다는 고령에서 부정맥의 빈도가 높음
㉢ 증상 : 증상이 없을 수도 있으며 두근거림(심계항진), 맥이 빠짐, 어지러움, 실신, 피로감, 가슴 통증, 흉부 불쾌감, 호흡곤란, 심하면 급사의 경우도 있음

🔒 10 ⑤ 11 ⑤ 12 ①

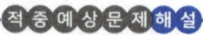

13
혈압의 기준치(JNC 8)

정상	120/80mmHg 미만
고혈압 전 단계	140/90mmHg 미만
고혈압 1기	160/100mmHg 미만
고혈압 2기	160/100mmHg 이상

14
연령, 인종, 가족력은 선천적인 것으로 교정이 불가능하다.
반면, 흡연 등의 생활습관은 교정이 가능하다.

---

13 2023 기출유사

미국 심장 폐 혈액연구원의 고혈압 가이드라인인 JNC 8판에서 제시하고 있는 정상혈압의 기준은?

① 120/80mmHg 미만
② 130/85mmHg 미만
③ 120~139mmHg 또는 80~89mmHg
④ 140~159mmHg 또는 90~99mmHg
⑤ 160/100mmHg 이상

14 2022 기출유사

뇌졸중의 위험인자 중 조절이 가능한 것은?

① 연령   ② 흡연
③ 성별   ④ 인종
⑤ 가족력

15 2022 기출유사

다음에서 설명하고 있는 만성질환으로 올바른 것은?

- 아무런 증상이 없다가 어느 날 갑자기 생명을 위협하기 때문에 '침묵의 살인자'라고도 한다.
- 어떤 현성질병으로 취급하기보다는 이로 인해 유발될 질병의 사전 예방을 위한 지표로써 의미가 크다.
- 뇌졸중, 신장장애, 동맥경화, 망막장애가 주요 병발증이다.

① 암   ② 고혈압   ③ 뇌전증
④ 당뇨병   ⑤ 부정맥

고혈압

정의	㉠ 혈압이 항상 높은 상태가 유지될 때 ㉡ 뚜렷한 증상이 없으므로 무언의 살인자라고 표현하기도 함
원인	㉠ 1차성(본태성) 고혈압 : 일반적으로 원인을 모르는 경우로 유전적인 성향이 강함 ㉡ 2차성(속발성) 고혈압 : 다른 병이 있어 2차적으로 오는 것으로 10% 정도인데, 콩팥 이상(신장염)이 원인으로 가장 많다.
증상	㉠ 두통, 이명, 현기증, 불면증, 피로감 및 신경질적인 증상 ㉡ 동맥경화가 진행되면 코피, 혈뇨, 어지럼증, 시야 흐림이 나타날 수 있으며 심부전에 의한 협심증, 호흡곤란 등의 증상이 나타나기도 함 ㉢ 뇌혈관질환 등과 연결되어 언어 장애, 혼수상태, 반신 마비 등의 결과를 초래 ㉣ 4대 병발증 : 뇌졸중, 동맥경화, 망막장애, 신장장애
예방	㉠ 생활습관의 수정 ㉡ 스트레스 해소 ㉢ 식이요법 ㉣ 표준체중 유지 ㉤ 규칙적인 운동 ㉥ 금연, 과음을 피함 ㉦ 약물 요법
기준치	㉠ 정상 : 120/80mmHg 미만 ㉡ 고혈압 전 단계 : 140/90mmHg 미만 ㉢ 1기 : 160/100mmHg 미만 ㉣ 2기 : 160/100mmHg 이상

🔒 13 ① 14 ② 15 ②

16 [2021 기출유사]
내분비장애나 신장질환, 중추신경 장애 등의 질환에 의해 2차적으로 발생하는 고혈압은?
① 본태성 고혈압 ② 속발성 고혈압 ③ 수축성 고혈압
④ 원발성 고혈압 ⑤ 이완성 고혈압

17
고혈압의 예방대책으로 가장 올바른 것은?
① 염분섭취를 줄이고 지방질의 섭취 등 균형 있는 식생활 습관개선
② 정상 체중의 +10% 범위를 유지
③ 육류 중심의 지방성분 섭취 증가
④ 금연, 절주, 운동, 휴식, 여유 등 건전한 습관을 생활화
⑤ 조기발견 및 조기치료를 위한 정기적인 당뇨 측정관리

18
정상적인 혈당치로 공복시 혈당치와 식후 혈당치로 각각 맞는 것은?

공복시 혈당치	식후 혈당치
① 99mg/dL 이하	139mg/dL 이하
② 126mg/dL 이상	200mg/dL 이상
③ 139mg/dL 이하	99mg/dL 이하
④ 99mg/dL 이상	139mg/dL 이상
⑤ 100mg/dL 이하	140mg/dL 이하

19
당뇨병의 원인으로 가장 올바른 것은?
① 고혈압 ② 비만, 고령 ③ 흡연
④ 음주 ⑤ 고지혈증

20
이상적인 혈중 총콜레스테롤 수치로 맞는 것은?
① 혈중 콜레스테롤 200mg/dL 이하
② 혈중 콜레스테롤 220mg/dL 이하
③ 혈중 콜레스테롤 240mg/dL 이하
④ 혈중 콜레스테롤 250mg/dL 이하
⑤ 혈중 콜레스테롤 260mg/dL 이하

적중예상문제 해설

16
고혈압의 원인
- **본태성(1차성) 고혈압** : 일반적으로 원인을 모르는 체질적인 경우로 90%나 된다. 고혈압은 유전인 성향이 강한 질환으로 가족 중에 고혈압이 있으면 고혈압이 발생할 확률이 높아진다.
- **속발성(2차성)** : 다른 병이 있어 2차적으로 오는 고혈압으로 10% 정도인데, 콩팥 이상(신장염)이 원인으로 가장 많으며, 드문 원인으로는 내분비 장애, 순환기 장애, 중추신경 이상, 임신 중독증이 있다.

17
고혈압 예방대책
- 가능한 한 체중이 정상범위를 초과 금지
- 염분섭취를 줄이고 과다한 지방질의 제한 등 균형 있는 식생활 습관개선
- 금연, 절주, 운동, 휴식, 여유 등 건전한 습관을 생활화
- 조기발견 및 조기치료를 위한 정기적인 혈압측정관리

18
당뇨병
- **정상 혈당치** : 공복 99mg/dL 이하, 식후 139mg/dL 이하
- **당뇨병 혈당치** : 공복 126mg/dL 이상, 식후 200mg/dL 이상

19
당뇨병의 원인
고령, 비만, 스트레스, 임신, 감염, 약물(스테로이드 제제, 면역억제제, 이뇨제 등)

20
총콜레스테롤(LDL과 HDL)의 정상수치
- **이상적인 혈중 총콜레스테롤** : 200mg/dL 이하
- **경계적인 혈중 콜레스테롤** : 200~229 mg/dL
- **고위험군 콜레스테롤** : 230mg/dL 이상

16 ② 17 ④ 18 ① 19 ② 20 ①

적중예상문제 해설

21
2023년 암 사망순위
폐암 > 간암 > 대장암 > 위암 > 췌장암

22
자궁경부암
대부분은 인유두종바이러스에 의해 발생되며 위험요소는 다음과 같다.
- 여러 명의 성 파트너
- 어린 나이에 성관계
- 클라미디아, 임질, 매독과 같은 성병이 있는 경우

23
암 발생 관련요인
- **숙주요인** : 가족력, 식생활 습관
- **병인요인** : 흡연, 감염
- **환경요인** : 타르, 벤젠, 크롬, 각종 대기 오염물질

24
암 사망순위(2021)
폐암 > 간암 > 대장암 > 위암 > 췌장암

25
보건복지부장관이 검진을 권고하는 6대 암
위암, 유방암, 자궁경부암, 간암, 대장암, 폐암

---

21 [1회독] [2회독] [3회독] **2024 기출유사**
2023년 기준 우리나라에서 사망률이 가장 높은 암은?
① 폐암 ② 간암
③ 위암 ④ 대장암
⑤ 갑상선암

22 [1회독] [2회독] [3회독] **2024 기출유사**
자궁경부암과 관련 있는 병원체는?
① 지카바이러스 ② 엔테로바이러스
③ 마버그바이러스 ④ 에볼라바이러스
⑤ 사람유두종바이러스

23 [1회독] [2회독] [3회독] **2020 기출유사**
암 발생과 관련있는 숙주요인은?
① 식생활 습관 ② 자외선
③ 타르 ④ 바이러스
⑤ 전리방사선

24 [1회독] [2회독] [3회독] **2020 기출유사**
2021년 기준 우리나라에서 사망률이 가장 높은 암은?
① 간암 ② 위암
③ 폐암 ④ 대장암
⑤ 췌장암

25 [1회독] [2회독] [3회독]
보건복지부장관이 권고하고 있는 6대 암 검진 대상으로 올바른 것은?
① 갑상선암 ② 전립선암
③ 췌장암 ④ 간암
⑤ 피부암

🔒 21 ① 22 ⑤ 23 ① 24 ③ 25 ④

26

흡연자에게 유발 가능한 암에 해당하는 것은?
① 피부암
② 갑상선암
③ 전립선암
④ 대장암
⑤ 후두암

27

감염병의 진단검사의 측정항목에 대한 설명으로 올바른 것은?
① 감수성(민감도) : 실제 병이 있는 사람이 병이 있다고 판정할 수 있는 확률이다.
② 신뢰성(Reliability) : 불특정한 대상을 같은 방법으로 최초 측정 시 결과가 일치되는가를 보는 것이다.
③ 예측도 : 측정방법이 측정하고자 하는 목적에 적합한지, 정확성과 유의하다.
④ 특이성(특이도) : 양성(음성)이라고 판정된 사람 중에서 양성(음성)일 확률이다.
⑤ 타당성(Validity) : 병이 없는 사람을 병이 없다고 판정할 수 있는 확률이다.

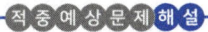

26
흡연자에게 유발 가능한 암
폐암, 후두암, 식도암, 췌장암, 방광암, 위암, 신장암

27
진단검사의 오차와 정확도 측정
- **타당성(Validity)** : 측정방법이 측정하고자 하는 목적에 적합한지, 정확성과 유의하다.
- **신뢰성(Reliability)** : 동일대상을 동일방법으로 반복 측정 시 결과가 일치되는가를 보는 것으로 반복성과 유의하다.
- **감수성(민감도)** : 실제 병이 있는 사람이 병이 있다고 판정할 수 있는 확률 $(a/a+c)$
- **특이성(특이도)** : 병이 없는 사람을 병이 없다고 판정할 수 있는 확률 $(d/b+d)$
- **예측도** : 양성(음성)이라고 판정된 사람 중에서 양성(음성)일 확률

🔒 26 ⑤ 27 ①

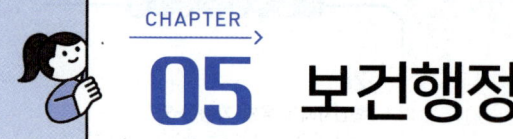

CHAPTER 05 보건행정

1 보건행정(Public Health Administration)의 개요

(1) 보건행정의 개념

① 보건행정의 정의 : 공중보건의 목적달성을 위한 공공의 책임하에 수행하는 행정활동
  ㉠ 보건행정은 보건적 기술(공중보건학) + 일반행정(행정학) → 기술행정
  ㉡ 보건행정의 수단(Anderson) 기출 : 보건행정(보건봉사), 보건교육(가장 중요), 보건법규(보건규제)

② 보건행정의 범위

주장자	보건행정의 범위		
WHO	1. 보건 관련 기록 보존 4. 전염병 관리 7. 보건간호	2. 보건교육 5. 모자보건	3. 환경위생 6. 의료서비스
미국 공중보건협회	1. 보건자료 기록과 보존 4. 직접적 환경서비스 7. 사업과 자원 간의 조정	2. 보건교육과 홍보 5. 개인보건 서비스 실시	3. 감독과 통제 6. 보건시설의 운영
Emerson	1. 보건통계 4. 전염병 관리 7. 보건검사실 운영	2. 보건교육 5. 모자보건	3. 환경위생 6. 만성병 관리

③ 보건행정의 특성 기출
  ㉠ **공공성 및 사회성** : 보건행정은 국민의 건강유지와 증진을 위한 조직적인 행정이므로 당연히 공익을 위한 공공이익과 사회성을 갖는다.
  ㉡ **봉사성** : 보건행정은 넓은 의미에서 국민에게 적극적으로 서비스하는 봉사기능을 가지고 있다.
  ㉢ **조장성 및 교육성** : 보건행정은 지역사회 주민의 자발적인 참여 없이는 그 성과를 기대하기 어려우므로 지역사회 주민을 위한 조장 및 교육을 실시함으로써 목적을 달성한다. 즉, 보건행정은 교육을 중요한 수단으로 사용하고 있다.
  ㉣ **과학성 및 기술성** : 보건행정은 발전된 근대과학과 기술의 확고한 기초 위에 수립된 과학행정인 동시에 기술행정이라고 하겠다.
  ㉤ 행정 대상의 양면성
  ㉥ 건강에 대한 개인과 사회적 가치의 상충

④ 보건행정가의 역할

대인관계 역할	정부관리자	㉠ 보건 관련 문제에 사회 전반의 이익과 권한을 대표 ㉡ 각종 의례행사에 해당기관의 장이나 개인자격으로 참여
	섭외자	외부인과의 상호 작용
	지도자	부하직원과의 상호 작용
	행정가	㉠ 개념적 기술 : 최고관리자(개념 > 인간 > 업무) ㉡ 인간적 기술 : 중간관리자 ㉢ 업무적 기술 : 하위관리자
정보적 역할	모니터 역할	정보, 메일, 관련자 관리
	교육자	대중 보건교육 실행자
	전문가	보건 관련 지식을 숙지하고 활용
의사결정자	관리자	㉠ 전문기술을 활용하여 보건의료 활동을 수행 ㉡ 주위에 있는 전문기술자를 파악하여 활용
	고충문제 처리자	
	자원 분배자	예산 책정, 일에 대한 프로그래밍
	중재자	협상자

(2) 행정의 관리과정

① Gulick : POSDCoRB(7가지 관리과정)
  ㉠ 기획 : Planning
  ㉡ 조직 : Organization
  ㉢ 인사 : Staffing
  ㉣ 지휘 : Directing
  ㉤ 조정 : Coordination
  ㉥ 보고 : Reporting
  ㉦ 예산 : Budgeting

② Fayol : POCCC
  ㉠ 기획 : Planning
  ㉡ 조직 : Organization
  ㉢ 명령 : Commanding
  ㉣ 조정 : Coordination
  ㉤ 통제 : Controlling

③ 조직(Organization)의 원칙 기출

계층제의 원리	권한과 책임의 정도에 따라 직무를 등급화시키고, 이에 따라 상하 간의 계층을 설정하여 지휘계통과 명령계통을 확립시킨 피라미드형의 직제
통솔범위의 원리	1인의 상관, 감독자가 효과적으로 직접 감독할 수 있는 부하의 수 → 관리한계의 원리, 관리책임의 원리
전문화·분업의 원리	업무를 성질별, 기능별로 분할하여 계속적인 수행을 거쳐 조직의 능률성을 제고하고자 하는 원리
명령통일의 원리	한 사람의 상관으로부터 명령을 받고 보고하는 원리이며 의사전달의 능률화를 위한 원리
조정 통합의 원리	조직체의 공동의 목적을 달성하기 위하여 행동의 통일을 이룩하도록 집단의 노력을 질서정연하게 결합하고 배열하는 과정
위임의 원리	업무에 대한 결정권을 타인에게 부여하는 것
목표의 원리	상부조직이 갖는 장기적인 목표와 하부조직이 갖는 단기적인 목표의 명확성이 유지되어야 한다는 것을 의미
책임과 권한의 일치 원리	어떤 과업에 대한 권한과 책임이 일치해야 한다는 것을 의미
부처 편성의 원리	조직을 편성하는 원리

④ 계선조직과 참모조직 기출

구분	계선조직	막료조직(참모조직)
개념	행정조직의 목표달성에 직접 권한과 집행을 담당하는 조직	계선을 지원·조언하는 보조적 서비스 조직
형태면	상하명령 복종관계, 계층적·수직적 조직	좌우지원 복종관계, 측면적·수평적 조직
기능면	명령적·집행적 기능(명령·지휘·집행·실시)	자문적·서비스적 기능(권고·조언·보조)
태도면	현실적·실제적·보수적 사고	이상적·이론적·개혁적 사고
결정권	결정권과 책임의 존재	결정권 없음

⑤ 공식조직과 비공식조직 기출

구분	공식조직	비공식조직
개념	인위적인 형식적 절차와 제도에 의하여 만들어진 조직체로 계층제의 형태를 통하여 일정한 목표를 달성하려는 조직	현실적 인간관계를 토대로 자연 발생적으로 형성된 자생조직으로, 공식조직 내에 존재하고 자체 규범과 리더가 존재
조직의 생성	외면적, 가시적, 인위적, 제도적, 합리적으로 생성된 조직(계층적·고전적·관료제 조직)	내면적, 비가시적, 자연발생적, 비제도적, 감정적으로 생성된 조직
성격	합리적 조직	비합리적 조직
명문화 여부	합법적 절차에 따른 규범의 작성(명문화된 조직)	구성원의 동태적인 인간관계에 의한 규범의 형성(불문화)
분업성	강함	약함
목적	공적 목적 추구	사적 목적 추구

논리	능률과 과학적 합리성의 논리가 지배	인간의 감정의 논리가 지배
질서	전체적 질서를 위해 활동(관료제이론)	부분적 질서를 위해 활동(자생조직)
관리기법	과학적 관리	인간관계론
특징	영속성, 경직성, 명확성	비영속성, 동태성, 불명료성
형태	외면적, 외재적 조직	내면적, 내재적 조직

(3) **보건기획**

① 브레인스토밍(Brainstorming) : 참가자로 하여금 자유분방한 아이디어를 내게 하고 이를 결합하여 교체하거나 혹은 결합하여 실행 가능한 아이디어나 착상을 끌어내는 방법이다.

② 델파이 기법(Delphi Technique) : 어떤 문제를 예측, 판단, 결정함에 있어 의견의 일치를 볼 때까지 전문가 집단으로부터 반응을 체계적으로 도출하여 분석·종합하는 하나의 조사방법이다.

③ 과업평가검사기법(PERT : Program Evaluation and Review Technique)
   ㉠ 불확실한 상태하에서 기획과 통제를 하는 데 사용되는 모형으로 집행계획을 일목요연하게 이행시키기 위한 계획방법
   ㉡ 먼저 프로젝트의 주요 활동을 확인하고 그 활동들을 진행도표로서 순서대로 번호를 붙여 나열하고 각 활동의 소요시간을 정한다.
   ㉢ 집행기간이 불확실한 상황에 대하여 확률적인 접근을 통하여 평가하며, 비정형적인 의사결정 방법에 효과적이고 유용한 방법

④ 주경로 기법(CPM : Critical Path Method)
   ㉠ PERT와 매우 유사하나 주로 정형적인 의사결정기법에 사용되며 프로젝트 완성을 위한 하나의 완성시간만을 결정한다는 것이 다른 점이다.
   ㉡ 복잡한 일을 단순화하거나, 실제업무를 집행하는 데 있어서 유용한 방법이다.

⑤ 나뭇가지 결정론(Decision Tree) : 복잡한 문제의 해결책을 찾을 때, 각 대안과 관련되는 부수적인 결정까지도 미리 종합적으로 고려하여 계획집행을 결정하도록 하는 것이다.

⑥ 게임이론(Game Simulation) : "내가 살기 위해서는 반드시 상대방이 죽어야 하는" 유형의 내기를 제로섬 게임이라 하고, "너도 살고 나도 사는" 유형의 내기를 비제로섬 게임이라 한다.

⑦ 선형계획(Linear Programming) : 비용의 최소화와 효과의 극대화를 위한 자원의 최적 적합점 추구

⑧ 계획-사업-예산-체계(PPBS : Planning-Programming-Budgeting-System) : 사업목표 달성을 위한 자원배정을 능률적으로 하기 위한 계획 방법

⑨ 운영기구(OR : Operation Research) : 제2차 세계대전 당시 군사작전상의 문제를 해결하기 위해 고안한 것으로 살아 있는 생물체와 같이 체계, 봉사, 집행, 사업, 운영 등을 고안하는 기법

⑩ 체계분석(SA : System Analysis) : 정책결정 수립과정을 향상토록 하는 데 목적이 있는 것으로서 정책결정권자에게 각종 사업의 경비와 그 가치에 관하여 정확하고 신뢰할 만한 정보를 제공하는 데 있다. PPBS나 OR의 1차 단계적 의미가 크다.

2 보건행정체계

(1) **중앙보건행정조직의 다원화**
   ① 보건복지부 : 보건기술과 보건사업 감독권

   > **핵심 CHECK**   질병관리청(KCDC)
   >
   > (1) 주요 기능
   >   ① 급·만성 전염성 질환 관리
   >   ② 고혈압, 당뇨병 등 비전염성 질환 관리
   >   ③ 인간유전체 실용화 사업
   > (2) 산하 기관 : 국립보건연구원, 13개의 국립검역소

   ② 행정안전부 : 인사권, 예산권
   ③ 교육부 : 학교보건
   ④ 고용노동부 : 산업보건, 산업위생
   ⑤ 환경부 : 환경보건, 상·하수도관리
   ⑥ 식품의약품안전처 : 식품의약품관리

(2) **지방보건행정조직**
   ① 보건행정조직 : 대통령 → 국무총리 → 행정안전부(지방보건행정 직접통제) → 시·도 → 시·군·구 (보건소, 보건의료원) → 읍·면(보건지소, 건강생활지원센터) → 리·동(보건진료소)
   ② 보건소 설치 [기출]
      ㉠ 지역주민의 건강을 증진하고 질병을 예방·관리하기 위하여 시·군·구에 1개소의 보건소(보건의료원을 포함한다. 이하 같다)를 설치한다. 다만, 시·군·구의 인구가 30만명을 초과하는 등 지역주민의 보건의료를 위하여 특별히 필요하다고 인정되는 경우에는 대통령령으로 정하는 기준에 따라 해당 지방자치단체의 조례로 보건소를 추가로 설치할 수 있다.
      ㉡ 동일한 시·군·구에 2개 이상의 보건소가 설치되어 있는 경우 해당 지방자치단체의 조례로 정하는 바에 따라 업무를 총괄하는 보건소를 지정하여 운영할 수 있다.
      ㉢ 보건소를 추가로 설치할 수 있는 경우는 다음의 어느 하나에 해당하는 경우로 한다.
         ⓐ 해당 시·군·구의 인구가 30만명을 초과하는 경우
         ⓑ 해당 시·군·구의 「보건의료기본법」에 따른 보건의료기관 현황 등 보건의료 여건과 아동·여성·노인·장애인 등 보건의료 취약계층의 보건의료 수요 등을 고려하여 보건소를 추가로 설치할 필요가 있다고 인정되는 경우
      ㉣ 보건소를 추가로 설치하려는 경우 해당 지방자치단체의 장은 보건복지부장관과 미리 협의해야 한다.
      ㉤ 보건소에 보건소장(보건의료원의 경우에는 원장을 말한다) 1명을 두되, 의사 면허가 있는 사람 중에서 보건소장을 임용한다. 다만, 의사 면허가 있는 사람 중에서 임용하기 어려운 경우에는 「의료법」 제2조 제2항에 따른 치과의사·한의사·조산사, 「간호법」 제12조에 따른 간호사, 「약사법」

제2조 제2호에 따른 약사 또는 보건소에서 실제로 보건 등과 관련된 업무를 하는 공무원으로서 대통령령으로 정하는 자격을 갖춘 사람을 보건소장으로 임용할 수 있다.
- ⓑ 보건소의 업무 기출
  - ⓐ 건강 친화적인 지역사회 여건의 조성
  - ⓑ 지역보건의료정책의 기획, 조사·연구 및 평가
  - ⓒ 보건의료인 및 「보건의료기본법」 제3조 제4호에 따른 보건의료기관 등에 대한 지도·관리·육성과 국민보건 향상을 위한 지도·관리
  - ⓓ 보건의료 관련기관·단체, 학교, 직장 등과의 협력체계 구축
  - ⓔ 지역주민의 건강증진 및 질병예방·관리를 위한 다음의 지역보건의료서비스의 제공
    - 국민건강증진·구강건강·영양관리사업 및 보건교육
    - 감염병의 예방 및 관리
    - 모성과 영유아의 건강유지·증진
    - 여성·노인·장애인 등 보건의료 취약계층의 건강유지·증진
    - 정신건강증진 및 생명존중에 관한 사항
    - 지역주민에 대한 진료, 건강검진 및 만성질환 등의 질병관리에 관한 사항
    - 가정 및 사회복지시설 등을 방문하여 행하는 보건의료 및 건강관리사업
    - 난임의 예방 및 관리

> **지역보건법 시행령 제9조(보건소의 기능 및 업무의 세부 사항)**
> ① 지역보건의료정책의 기획, 조사·연구 및 평가의 세부 사항
>   1. 지역보건의료계획 등 보건의료 및 건강증진에 관한 중장기 계획 및 실행계획의 수립·시행 및 평가에 관한 사항
>   2. 지역사회 건강실태조사 등 보건의료 및 건강증진에 관한 조사·연구에 관한 사항
>   3. 보건에 관한 실험 또는 검사에 관한 사항
> ② 보건의료인 및 보건의료기관 등에 대한 지도·관리·육성과 국민보건 향상을 위한 지도·관리의 세부 사항
>   1. 의료인 및 의료기관에 대한 지도 등에 관한 사항
>   2. 의료기사·보건의료정보관리사 및 안경사에 대한 지도 등에 관한 사항
>   3. 응급의료에 관한 사항
>   4. 「농어촌 등 보건의료를 위한 특별조치법」에 따른 공중보건의사, 보건진료 전담공무원 및 보건진료소에 대한 지도 등에 관한 사항
>   5. 약사에 관한 사항과 마약·향정신성의약품의 관리에 관한 사항
>   6. 공중위생 및 식품위생에 관한 사항

③ 보건지소 설치 기출
  ㉠ 지방자치단체가 보건소 업무수행을 위하여 필요하다고 인정하는 때 설치
  ㉡ 읍·면마다 1개소씩 설치(보건소가 설치된 읍·면 제외)
  ㉢ 시장·군수·구청장이 지역주민의 보건의료를 위해 필요하다고 인정하는 경우에는 수개의 보건지소를 통합하여 1개의 통합보건지소를 설치·운영할 수 있다.
  ㉣ 보건지소에 보건지소장 1명을 두되, 지방의무직공무원 또는 임기제공무원을 보건지소장으로 임용한다.

④ 보건의료원 설치 기출
  ㉠ 지방자치단체가 보건소 중 **병원의 요건을 갖춘 보건소**
  ㉡ 보건의료원은 의료법 규정에 의한 병원, 치과의원, 한의원으로 본다.
  ㉢ 보건의료원 원장은 보건소장과 같은 자격요건이다.
⑤ 건강생활지원센터 기출
  ㉠ 지방자치단체는 보건소의 업무 중에서 특별히 지역주민의 만성질환 예방 및 건강한 생활습관 형성을 지원하는 건강생활지원센터를 **대통령령**으로 정하는 기준에 따라 해당 **지방자치단체의 조례로 읍·면·동(보건소가 설치된 읍·면·동은 제외한다)마다 1개씩 설치**할 수 있다.
  ㉡ 건강생활지원센터에 건강생활지원센터장 1명을 두되, 보건 등 직렬의 공무원 또는 「보건의료기본법」 제3조 제3호에 따른 보건의료인을 건강생활지원센터장으로 임용한다.
⑥ 보건진료소 설치 기출
  ㉠ 의료취약지역 인구 **5천명 미만**인 곳에 설치
  ㉡ 주민이 편리하게 이용할 수 있는 장소에 설치
  ㉢ 간호사 또는 조산사로서 보건복지부장관이 정하는 교육기관에 24주 이상 보건진료업무교육을 수료한 자로 보건진료직 업무를 수행한다.

(3) 우리나라 보건행정조직의 문제점
  ① 보건행정체계의 이원화 : 인사, 감사, 예산권(행정안전부), 기술지원(보건복지부)
  ② 일선 보건조직은 주민진료기관으로 전문성 결여, 명령계통의 이원화, 업무수행 혼란
  ③ 보건의료 인식부족으로 사업 우선순위, 예산배정 불이익으로 양질의 보건의료 서비스 결여
  ④ 공공보건의료 육성방향 미정립
  ⑤ 보건의료정보 및 보건교육의 기능 미약
  ⑥ 보건행정기능의 다원화

(4) 국제보건행정조직
  ① 세계보건기구(WHO) 기출
    ㉠ 1948년 4월 7일 창립 : 국제연합의 보건전문기관으로 국제적 보건전문가 단체
    ㉡ UN의 경제사회이사회 산하 → 본부(스위스의 제네바) 6개 지역사무국 기출

지역 사무기구	위치	해당 국가
동지중해	카이로(이집트)	아프리카 북부, 중동 등
동남아시아	뉴델리(인도)	북한, 태국, 인도네시아
서태평양	마닐라(필리핀)	한국, 일본, 중국을 포함한 37개 국가
범미주	워싱턴DC(미국)	남미, 북미
유럽	코펜하겐(덴마크)	유럽
아프리카	브라자빌(콩고)	아프리카 중남부

    ㉢ 우리나라 1949년 8월 17일(65번째) 회원국, 북한 1973년(138번째) 회원국

ⓔ 기능 기출

주요 기능	세계보건기구 헌장 제2조에 의한 기능

• 국제적인 보건사업의 지휘 및 조정
• 회원국에 대한 기술 지원 및 자료의 공급
• 전문가 파견에 의한 기술자문 활동
• 보건, 의학, 관련 전문 분야의 교육과 훈련기준 개발 보급
	• 국제 검역대책
	• 각종 보건문제에 대한 협의, 규제 및 권고안 제정
	• 식품, 약물 및 생물학적 제재에 대한 국제적 표준화
	• 비정치적 단체로서 과학자 및 전문가들 사이의 협력을 도모하여 과학발전에 기여
	• 보건통계자료 수집 및 조사연구 사업
	• 공중보건과 의료 및 사회보장 향상 사업
	• 의료 봉사 : 보건서비스의 강화를 위한 각국 정부의 요청에 대하여 지원 및 각국 정부의 요청 시 적절한 기술 지원과 응급상황 발생 시 필요한 도움 제공
	• 모자 보건의 향상
	• 감염병, 지방병, 그 밖의 질병 퇴치
	• 진단 기준의 확립
	• 영양, 주택, 위생, 오락, 경제 상태, 작업 조건 및 그 밖의 여러 가지 환경 위생의 개선으로 생활 조건을 향상
	• 재해 예방
	• 정신보건 향상
	• 보건, 의학, 그리고 관련 전문 분야의 교육과 훈련의 기준의 개발 및 개발 지원
	   - 산업보건개선 사업
	   - 생체의학(biomedical)과 보건서비스 연구 지원 및 조정

ⓜ 주요 우선사업 : 말라리아관리, 결핵관리, 모자보건, 영양개선, 환경위생개선, 보건교육개선, 신종 감염병관리사업

② 기타 국제보건기구

기구명	설립목적	활동내용
UN경제사회이사회 (UNECOSOC)	경제사회 개발 관련 유엔 전문기구, 여타 기구 간의 업무 조정·총괄	• 유엔체계 및 유엔회원국에 대한 정책적 권고사항 제시 • 경제, 사회, 문화, 교육, 보건에 관한 연구·보고
UN개발계획	개발도상국의 경제·사회적 개발	개발도상국의 경제적·사회적 개발을 촉진하기 위한 기술 원조 제공
국제인구활동기금 (UNFPA)	인구 및 가족계획	인구 및 가족계획분야에서 각국 정부 및 연구기관 등에서 활동자금 제공
국제아동기금 (UNICEF) 기출	아동의 보건 및 복지 향상	• 아동의 보건, 복지향상을 위한 원조사업 전개 • 개발도상국을 대상으로 한 보건사업 등 사회사업에 대한 원조 • 어린이권리선언 정신에 의한 아동 권리보호 증진

경제협력개발기구 (OECD)	회원국의 경제성장 촉진, 세계무역의 확대, 개도국 원조	• 경제사회복지 문제를 망라하는 포괄적 경제협의 • 회원국 간 경제·산업·사회정책에 대한 정보 교류와 공동 연구 및 정책 협조
아시아·태평양 경제사회위원회 (ESCAP)	경제 재건과 발전	• 역내 제국의 경제 재건과 발전을 위한 협력 촉진 • 경제적·기술적 문제의 조사연구사업의 실시 및 원조 • 역내 경제문제에 관하여 유엔 경제사회이사회를 보좌
아시아·태평양 경제협력체 (APEC)	무역·투자 자유화 및 경제·기술 협력강화로 지역 공동번영 추구	• 무역·투자 자유화, 인적 자본 개발 • 경제기술협력, 거시 및 금융이슈 등을 위한 협력 촉진 및 이행방안 마련 • 경제위기 대처를 위해 회원경제의 사회안전망 능력 배양
유엔마약류 통제계획 (UNDCP)	효과적인 국제사회의 마약관리	• 마약에 관한 국제협력이행 감시 • UN 마약남용 통제기금을 통합하여 세계적인 마약남용 방지 추진
국제의약품 구매기금 (UNTAID)	개발도상국의 공중보건 향상	개발도상국에 에이즈, 결핵, 말라리아 치료·진단·예방을 위한 고품질 제품에 대한 접근성 향상
국제가족계획연맹 (IPPE)	인구조절과 모자건강 및 가족의 생활수준 향상	• 개발도상국을 주요 대상으로 가족계획, 모자보건, 성교육 사업에 관한 기술자문 및 정보 제공 • 피임시술 기술연수 등을 위한 국제협력사업 실시
유엔에이즈기구 (UNAIDS)	에이즈 퇴치	에이즈 확산 방지, 지원내용, 후원 안내
국제노동기구 (ILO)	노동자의 노동조건 개선 및 지위 향상	• 사회정책과 행정·인력자원 훈련 및 활용에 대한 기술지원 • 노동 통계 자료 수집 • 고용·노사 관계 연구
환경관련 국제기구 (UNEP)	국제환경전담기구	1973년 1월 1일 발족된 기구로 UN 내외의 환경문제에 관한 활동의 조정과 촉진이 임무이다.

3 사회보장(Social Security)

(1) 보건의료서비스의 사회경제적 특성

질병의 예측 불가능성	건강보험을 통해 미래의 불확실한 큰 손실을 현재의 확실한 작은 손실로 대처하여 질병 발생의 예측 불가능성에 대비
외부효과	• 확산효과, 이웃효과라고도 함 • 예방접종을 실시하여 감염위험은 감소
생활필수품으로서의 보건의료	보건의료는 의식주 다음의 제4의 생활필수품

공공재적 성격	• 공공재란 모든 소비자에게 골고루 편익이 돌아가야 하는 재화나 서비스 • 비배제성, 타인의 소비로 자기의 소비가 지장을 받지 않는 비경합성
정보의 비대칭성	• 질병관리에 관한 대중의 지식수준이 거의 무지상태 • 공급자 위주의 시장, 전문가 지배, 공급유인 수요현상을 초래
법적 독점성	면허권자에게만 의료행위를 하게 함으로써 법적 독점성이 발생
비영리적 동기	보건의료분야는 영리추구에 우선순위를 두고 있지 않음
경쟁제한	보건의료서비스는 제도적으로 경쟁이 제한되어 독과점이 형성
소비적 요소와 투자적 요소의 혼재	노동자의 질병은 비노동 연령자에게 행하는 보건의료서비스와 비교할 때 투자적 성향이 존재
노동집약적인 인적 서비스	인간에 대한 인적 서비스인 보건의료서비스는 노동집약적인 성격
치료의 불확실성	질병의 진행성과 증상 및 반응의 다양성 때문에 명확한 결과를 측정하기가 곤란
공동생산물로서의 보건의료와 교육	보건의료서비스와 교육·연구가 분리되지 않고 밀접하게 관련되어 함께 생산됨으로써 의료의 질이 향상

(2) 사회보장의 개념

① 정의 : 「사회보장기본법」 제3조 "사회보장"이란 출산, 양육, 실업, 노령, 장애, 질병, 빈곤 및 사망 등의 사회적 위험으로부터 모든 국민을 보호하고 국민 삶의 질을 향상시키는 데 필요한 소득·서비스를 보장하는 사회보험, 공공부조, 사회서비스를 말한다. 기출

② 사회보장의 역사
  ㉠ 사회보장제도의 창시자 : 독일의 비스마르크(Bismarck)
     근로자를 위한 질병보험법(1883), 노동재해보험법(1884), 노령·폐질·유족연금보험법(1889)
  ㉡ 영국의 베버리지 보고서(1942) : 현재 사회보장이 가장 발달한 나라는 영국
  ㉢ 미국의 사회보장법 제정(1935) : 루즈벨트대통령이 사회보장이라는 용어 최초 사용 기출

③ 사회보장의 원칙 : Beveridge의 원칙

적용범위 및 사고의 포괄성 원칙	㉠ 소득 상한성을 두지 않고 모든 국민들을 포괄하여야 한다. ㉡ 민간보험처럼 면책 범위를 넓게 하거나 면책 조항을 엄격하게 제한을 두어서는 안 된다는 원칙이다.
균일한 기여금	근로자나 사용자가 지불하는 기여금은 그의 소득 수준에 관계없이 동일 금액으로 한다.
균일한 생계급여	소득 상실 이전에 받고 있던 소득액의 과다에 상관없이 보험 급여의 액수가 동일해야 한다.
급여의 적절성	생존에 필요한 최소한의 소득을 보장해주는 데 목표를 두어야 한다.
행정적 책임의 단일화	사회보장 제도는 전국적으로 통일된 기관에 의해 관장되어야 한다.
분류의 원칙	사회보험은 모든 국민을 포함하지만 몇 개의 범주로 나누어 접근하는 것이 좋다.

(3) 우리나라 사회보장체계 기출

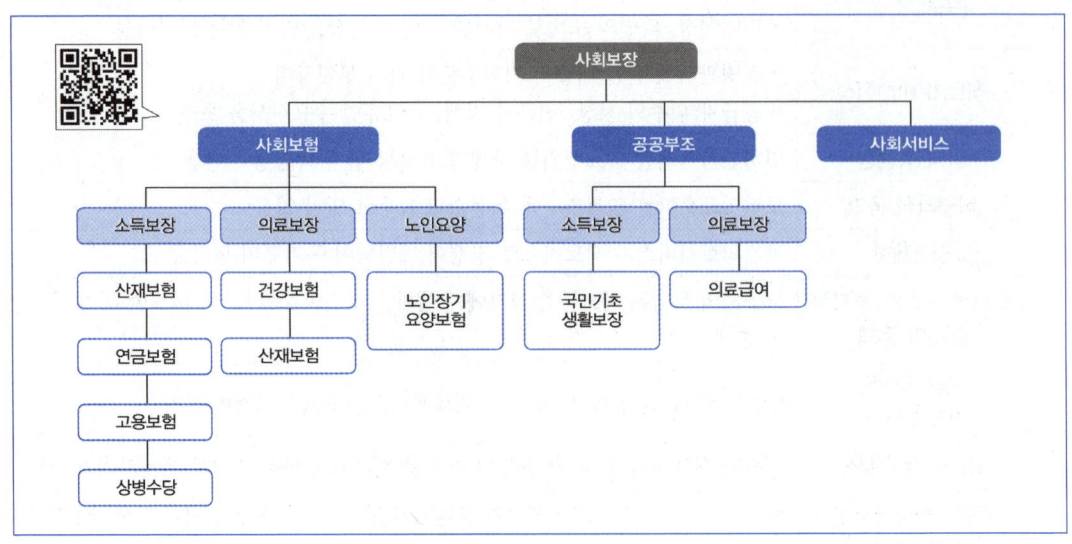

입법연도	시행일	법률명	구분	기타
1961. 12. 30.	1962. 1. 1.	생활보호법	공공부조	
1963	1977. 7. 1.	의료보험법	사회보험	1989년 전 국민 확대 실시
1963. 1. 28.	1963. 2. 6.	군인연금법	사회보험	
1963. 11. 5.	1964. 1. 1.	산업재해보상보험법	사회보험	
1973. 12. 20.	1975. 1. 1.	사립학교교원 연금법	사회보험	
1973. 12. 24.	1988	국민연금법	사회보험	1986. 12. 31. 전면개정
1977. 12. 31.		의료보호법	공공부조	
1993. 12. 27.	1995. 7. 1.	고용보험법	사회보험	
1999. 2. 8.	2000. 7.	국민건강보험법	사회보험법	
1999. 9. 17.	2000. 10. 1.	국민기초생활보장법	공공부조	
2001. 5. 24.	2001. 10. 1.	의료급여법	공공부조	
2007. 4. 27.	2008. 7. 1.	노인장기요양보험법	사회보험	

① 사회보험(Social Insurance)
　㉠ 국민생활에 공통되어 있는 질병, 부상, 분만, 사망, 폐질, 노령, 실업 등에 의한 경제적 및 보건상의 불안으로부터 국민을 보호할 목적으로 평소 각자의 능력에 보험료를 부과하여 국가나 공공단체의 보조금과 더불어 필요에 따라서 부담보다도 큰 급부를 주는 사회공제제도
　㉡ 사회보험의 종류
　　ⓐ 의료보장 : 산재보험, 건강보험
　　ⓑ 소득보장 : 국민연금, 고용보험(실업보험), 산재보험
　　ⓒ 노인요양 : 노인장기요양보험
　㉢ 우리나라 5대 사회보험

구분	건강보험	노인장기요양보험	국민연금	산재보험	고용보험
관장	보건복지부			고용노동부	
운영	국민건강보험공단		국민연금공단	근로복지공단	고용노동부
근거법	국민건강보험법 (= 의료보험법)	노인장기요양법	국민연금법	산업재해보상보험법	고용보험법
시행일	1977. 7. 1.	2008. 7.	1988. 1. 1.	1964. 1. 1.	1995. 7. 1.

　㉣ 국민연금
　　ⓐ 국민생활과 소득보장제도
　　ⓑ 보건복지부 및 국민연금관리공단에서 주관
　　ⓒ 1988. 1. 1. 10인 이상 사업장 당연 적용
　　ⓓ 1999. 4. 1. 전 국민(18세 이상 60세 미만) 국민연금 실시
　　ⓔ 급여의 종류 : 노령연금(만 60세 이상), 장애연금, 유족연금, 반환일시금
　㉤ 고용보험(실업보험)
　　ⓐ 실업예방, 고용촉진, 직업능력 향상과 근로자의 생활안정과 재취업을 지원하는 사회보장제도
　　ⓑ 고용노동부 및 근로복지공단에서 주관 : 복지, 교육, 훈련, 고용
　　ⓒ 1995. 7. 1. 고용보험 실시
　　ⓓ 1998. 10. 1. 전 사업장 고용보험 실시
　　ⓔ 급여의 종류 : 고용안정사업, 직업능력개발사업, 실업급여
　㉥ 산재보험(산업재해보상보험)
　　ⓐ 무과실 책임주의
　　ⓑ 자진 신고 및 자진 납부 원칙
　　ⓒ 정률보상제도
　　ⓓ 사업주의 전액 부담

ⓔ 급여의 종류

급여 종류		수급 요건	급여 수준
요양급여		산재로 인한 부상 또는 질병의 치료를 위해 요양비 지불(3일 이내에 치유되는 부상, 질병일 경우 산재보험 급여를 지급하지 않고 근로기준법에 의하여 사용자가 재해 보상)	요양비 전액
휴업급여		산재로 인한 휴일기간 중 지급(요양급여와 같이 '3일 이내'라는 예외 규정을 둠)	1일당 평균 임금의 70%
장해급여	연금	산재로 인한 부상, 질병의 치유 후 장해가 남아 있으며 그 정도가 장해 등급 1~7급인 경우 연금·일시금 중 선택	329일분(1급)~138일분(7급)
	일시금	위와 같은 사유이며, 장해 등급 8~14급인 경우 일시금	1,474일분(1급)~55일분(14급)
유족급여	연금	재해 노동자 사망 시 유가족에게 연금 또는 일시금으로 지급	47%(유족 1인)를 기본으로 1인당 5% 증가
	일시금		1,300일분
장례비		재해 노동자 사망 시 지급	120일분
상병보상 연금		요양급여를 받는 근로자가 요양을 시작한 지 2년이 지난 날 이후에 다음의 요건 모두에 해당하는 상태가 계속되면 휴업급여 대신 상병보상연금을 그 근로자에게 지급 1. 그 부상이나 질병이 치유되지 아니한 상태일 것 2. 그 부상이나 질병에 따른 중증요양상태의 정도가 대통령령으로 정하는 중증요양상태등급 기준에 해당할 것 3. 요양으로 인하여 취업하지 못하였을 것	장해급여 1~3급과 동일
특별급여		보험 가입자의 고의, 과실로 인한 재해 시 재해 노동자에게 산재보험법에 의한 보상에 더하여 민사 배상에 갈음하여 유족특별급여, 장해특별급여 지급	라이프니츠방식으로 산정한 특별급여액을 보험 급여에 추가 지급
간병급여		요양급여를 받은 자가 치유 후 상시 또는 수시로 간병이 필요한 경우	• 상시 간병 : 1일 41,170원 • 수시 간병 : 1일 27,450원
직업재활급여		제1급~제12급의 신체장애인, 취업하고 있지 아니한 사람, 다른 훈련을 받고 있지 아니한 사람	• 직업훈련비용 • 직장복귀지원금, 직장적응훈련비 및 재활운동비

② 공공부조(Public Assistance)
  ㉠ 직접 국가의 책임하에 재분배하기 위한 소요 자금을 조세를 중심으로 하는 일반 재정수입에 의존하는 부분

ⓛ 공공부조의 종류
- ⓐ 소득보장 : 국민기초생활보장
- ⓑ 의료보장 : 의료보호(의료급여)

ⓒ 생활보호법(1961년 12월 30일) 제정, 생활보호 및 의료보호 업무
- ⓐ 자력으로는 자립이 불가능한 상태에 있는 자를 구제하기 위한 제도
- ⓑ 1961년 생활보호법 제정 → 1977년 의료보호법 제정 → 2000. 10. 국민기초생활보장법으로 개정 → 2001. 10. 1. 의료급여법으로 개정
- ⓒ 국민기초생활보장 급여의 종류 : 생계급여, 교육급여, 해산급여, 장제급여, 의료급여, 자활급여, 주거급여

③ 사회서비스
- ㉠ 소득에 관계없이 국가나 지방자치단체에서 직접적인 서비스를 하는 것
- ㉡ 종류 : 노인돌봄종합서비스, 장애인활동지원, 산모신생아건강관리, 가사간병방문관리, 지역사회서비스투자, 발달재활서비스 등

(4) 우리나라 의료보장제도

① 건강보험(Health Insurance)

㉠ 건강보험 실시 연혁 기출

1963. 11.	사회보장에 관한 법률
1977. 7.	• 최초 국민의료보험 실시 • 500인 이상 사업장 근로자와 공업단지 근로자 강제 적용
1979. 1.	공·교 의료보험 실시
1987. 10.	한방의료보험 실시
1988. 1.	농어촌 지역의료보험제도의 실시
1989. 7.	• 전 국민의료보험 실시 • 약국의료보험 전면 실시 • 도시지역 의료보험 실시로 전 국민의료보험 실시(직장의료보험, 공무원 및 사립학교 교직원의료보험, 지역의료보험으로 운영)
1998. 10.	공무원 및 사립학교 교직원 의료보험과 227개 지역의료보험이 통합(1차 의료보험조직 통합)
2000. 7.	의약분업 시행, 공단 및 139개 직장조합이 통합되어(2차 의료보험조직 통합) 국민건강보험공단 및 건강보험심사평가원 업무 개시
2003	직장가입자와 지역가입자의 재정 통합(3차 의료보험조직 통합)
2008. 7.	노인장기요양보험 시행으로 노인요양문제를 정부와 사회가 공동으로 부담

㉡ 우리나라 건강보험의 특징 기출
- ⓐ 모든 국민을 보험법에 근거하여 강제로 가입시킴으로써 가입과 탈퇴의 자유선택권이 없다.
- ⓑ 보험료는 경제적인 능력에 비례하여 부과하는 반면에, 보험급여는 모든 국민에게 동일하게 주어지도록 형평성을 유지하고 있다.
- ⓒ 보험료 부과방식은 근로소득자와 자영업자로 이원화되어 있다.

ⓓ 모든 의료기관을 건강보험 요양기관으로 강제 지정하여 국민들의 의료에의 접근을 쉽게 하고 있다.
ⓔ 진료 보수의 경우 행위별 수가제도를 적용하며, 제3자 지불방식으로 운용하고 있다.
ⓕ 단기보험(1회계연도 기준의 보험료 계산)이다.
ⓖ 예방보다 치료 중심의 급여제도이다.
ⓗ 단일 보험자체계(통합주의)이다. ↔ 조합주의
ⓘ 보건의료제도의 특징
- 의료공급 방식 : 민간 주도형
- 의료비 부담 방식 : 혼합형(가계, 사용자, 정부 등 제3자 지불방식)
- 사회보장 형태 : NHI(사회보험 방식)
- 관리통제 방식 : 자유방임형

ⓒ 건강보험 진료절차

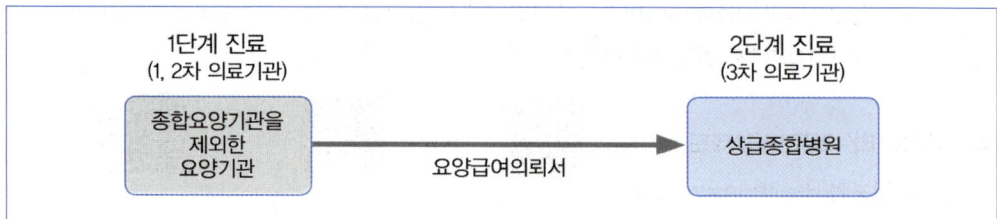

ⓐ 1차 요양급여 기관
- 「의료법」에 따라 시장·군수·구청장에게 개설 신고를 한 의료기관
- 「지역보건법」에 따라 설치된 보건소·보건의료원 및 보건지소
- 「농어촌 등 보건의료를 위한 특별조치법」에 따라 설치된 보건진료소
- 「약사법」에 따라 등록된 약국 및 한국희귀·필수의약품센터

ⓑ 2차 요양급여 기관 : 「의료법」에 따라 시·도지사가 개설 허가를 한 의료기관으로 병원, 종합병원을 말한다.

ⓒ 3차 요양급여 기관 : 상급종합병원

상급종합병원에서 1단계 요양급여를 받을 수 있는 경우
1. 「응급의료에 관한 법률」 제2조 제1호에 해당하는 응급환자인 경우
2. 분만의 경우
3. 치과에서 요양급여를 받는 경우
4. 「장애인복지법」 제32조에 따른 등록 장애인 또는 단순 물리치료가 아닌 작업치료·운동치료 등의 재활치료가 필요하다고 인정되는 자가 재활의학과에서 요양급여를 받는 경우
5. 가정의학과에서 요양급여를 받는 경우
6. 당해 요양기관에서 근무하는 가입자가 요양급여를 받는 경우
7. 혈우병 환자가 요양급여를 받는 경우

ⓔ 의료보험 진료비 지불체계(제3자 지불제)
피보험자(보험가입자) – 의료기관(진료기관) – 보험자(건강보험관리공단)

ⓕ 본인일부부담금제도 기출 : 환자 본인에게 의료비용의 일부를 부담하게 하는 것으로 의료남용을 방지하여 건강보험의 재정 안정성을 도모하기 위함

본인부담 정률제		제3자 지불단체가 의료비의 일정 비율을 지불해 주고 본인이 나머지를 부담하는 제도
소액정액제	정액부담제	의료이용 내용과 관계없이 이용하는 의료서비스 건당 일정액만 소비자가 부담하고 나머지는 보험자가 부담하는 제도
	정액수혜제	정액제와 정반대로, 이용하는 의료서비스 건당 일정액만을 보험자가 부담하고 나머지는 환자가 지불하는 제도
비용공제제		의료비가 일정 수준에 이르기까지는 전혀 보험급여를 해 주지 않는 방법으로, 일정액까지는 피보험자가 비용을 지불하고 그 이상의 비용만 보험 급여로 인정하는 제도
급여상한제		일정 수준을 초과하는 보험진료비에 대해서는 보험 급여를 해 주지 않는 제도로, 이와 비슷하게 급여 기간 상한선을 정해 의료비 억제를 유도하는 제도

▼ 현재 건강보험에서 실시되고 있는 본인일부부담

입원		요양급여 비용 총액의 (20/100)＋식비의 (50/100)
외래	상급종합병원	진찰료 총액＋(요양급여비용－진찰료 총액)의 (60/100)
	종합병원	동지역 : 요양급여비용 총액의 (50/100) 읍·면 지역 : 요양급여비용 총액의 (45/100)
	병원급	동지역 : 요양급여비용 총액의 (40/100) 읍·면 지역 : 요양급여비용 총액의 (35/100)
	의원급 보건의료원	요양급여비용 총액의 (30/100)
	보건소, 보건지소, 보건진료소	요양급여비용 총액의 (30/100)
	약국	요양급여비용 총액의 (30/100)

ⓗ 의료보험 진료보수 지불제도 기출
  ⓐ 행위별 수가제 : 의료인의 진료행위마다 일정한 값을 정하여 진료비를 결정하는 것으로 가장 흔한 지불방법이다.
  ⓑ 봉급제 : 의사의 근무 경력, 기술 수준, 근무하는 의료기관 및 직책에 따른 보수 규정을 정하고 그 규정에 따라 일정 기간에 1회씩 월급을 지급하는 방법
  ⓒ 인두제 : 의사에게 등록된 환자 또는 사람 수에 따라서 진료비가 지불되는 방법
  ⓓ 포괄수가제 : 환자 1인당 또는 환자 요양일수별로 혹은 질병별로 보수 단가를 설정하여 보상하는 방법

 핵심 CHECK 포괄수가제 적용 질환(4개 진료과, 7개 질병군)

(1) 안과 : 수정체 수술(백내장 수술)
(2) 이비인후과 : 편도 및 아데노이드 수술
(3) 일반외과 : 항문 및 항문 주위 수술(치질 수술), 서혜 및 탈장 수술, 충수돌기염 수술(맹장염 수술)
(4) 산부인과 : 자궁 및 자궁부속기 수술(악성종양 제외), 제왕절개 분만

  ⓔ 총괄계약제 : 지불측과 진료측이 미리 진료보수 총액을 정하는 계약을 체결하고, 진료측의 단체는 그 총액의 범위 내에서 진료를 담당하고 지불자는 진료비에 구애받지 않고 보건의료서비스를 이용하는 제도

분류	방식	장점	단점
행위별 수가제 (Fee for Service) 기출	• 제공된 의료서비스의 단위당 가격에 서비스의 양을 곱한 만큼 보상하는 방식 • 의사의 시술 내용에 따라 값을 정하며 의료를 공급하는 것 • 진료 행위 자체가 기준	• 의료서비스의 양과 질의 확대 • 의료인의 재량권 확대 (의료인의 자율 보장) • 첨단 의·과학 기술의 발달 유도 • 전문적인 의료수가 결정에 적합 • 가장 현실적이고 합리적임 • 원만한 의사-환자 관계 유지	• 의사의 수입과 행위가 직결되어 과잉 진료·의료 남용 우려 • 의료비 지급에서는 과잉 진료를 막기 위해 심사, 감사 또는 기타 방법을 동원하게 되어 행정적으로 복합적인 문제 발생 • 의료인과 보험자 간에 갈등 요인을 소지하고 있음 • 예방보다는 치료에 치중 • 기술 지상주의 팽배 가능성 • 상급병원 후송 기피
봉급제 (Salary)	제공된 서비스의 양이나 사람 수에 관계없이 일정 기간에 따라 보상하는 방식	• 의사의 수입이 안정되고, 불필요한 경쟁을 억제할 수 있음 • 행정관리 용이 • 조직 의료에 적합	• 진료 형식화, 관료화 우려 • 과소 서비스 공급 • 낮은 생산성 • 의료인의 자율성 저하
인두제 (Capitation)	등록된 환자 또는 주민 수에 따라 일정액을 보상받는 방식	• 진료의 계속성이 증대되어 비용이 상대적으로 저렴 • 예방에 보다 많은 관심 • 행정적 업무 절차 간편 • 의료 남용을 줄일 수 있음 • 의료인 수입의 평준화 유도	• 환자의 선택권이 제한 • 서비스 양을 최소화하는 경향 • 환자 후송, 의뢰 증가 경향 • 고위험, 고비용 환자 기피 • 고도의 전문의에게 적용 곤란 • 과소 치료 경향
포괄수가제 (Case Payment : DRG-PPS)	환자 1인당 또는 환자 요양일수별로 혹은 질병별로 보수 단가를 설정하여 보상하는 방식	• 경제적인 진료수행 유도 • 병원업무의 표준화 (진료 표준화) • 예산통제 가능성 큼 • 부분적으로 적용 가능	• 서비스가 최소화되는 경향 • 서비스가 규격화되는 경향 • 의료행위에 대한 자율성 감소 • 합병증 발생 시 적용 곤란 • 과소 진료의 우려 • 신규 의학기술에 적용 곤란
총괄계약제 (Negotiation System)	• 지불자측과 진료자측이 진료보수 총액의 계약을 사전에 체결하는 방식 • 주로 독일에서 시행	총 진료비의 억제가 가능하며, 과잉 진료에 대한 자율적 억제 가능	매년 진료비 계약을 둘러싼 교섭의 어려움으로 의료제공의 혼란을 초래할 우려가 있으며, 새로운 기술의 도입이 지연됨

② 노인장기요양보험
  ㉠ 대상자
    ⓐ 스스로 6개월 이상 일상생활이 곤란한 65세 이상 노인
    ⓑ 노인성질환(치매, 뇌혈관성질환, 파킨슨병 등)을 가진 64세 미만의 자로 국민들 중 6개월 이상 타인의 지속적인 도움이 필요하다고 장기요양등급판정위원회에서 인정을 받은 사람

- ⓒ 재원
    - ⓐ 건강보험가입자의 보험료와 정부, 본인 일부부담금
    - ⓑ 보험료의 부담 : 건강보험료액 × 장기요양보험료율
    - ⓒ 본인부담금 : 재가급여의 경우 장기요양급여비용의 15%, 시설급여의 경우 장기요양급여비용의 20%
- ⓒ 장기요양급여의 종류
    - ⓐ 재가급여

방문요양	장기요양요원이 수급자의 가정 등을 방문하여 신체활동 및 가사활동 등을 지원하는 장기요양급여
방문목욕	장기요양요원이 목욕설비를 갖춘 장비를 이용하여 수급자의 가정 등을 방문하여 목욕을 제공하는 장기요양급여
방문간호	장기요양요원인 간호사 등이 의사, 한의사 또는 치과의사의 지시서에 따라 수급자의 가정 등을 방문하여 간호, 진료의 보조, 요양에 관한 상담 또는 구강위생 등을 제공하는 장기요양급여
주·야간보호	수급자를 하루 중 일정한 시간 동안 장기요양기관에 보호하여 신체활동 지원 및 심신기능의 유지·향상을 위한 교육·훈련 등을 제공하는 장기요양급여
단기보호	수급자를 보건복지부령으로 정하는 범위 안에서 일정 기간 동안 장기요양기관에 보호하여 신체활동 지원 및 심신기능의 유지·향상을 위한 교육·훈련 등을 제공하는 장기요양급여
기타 재가급여	수급자의 일상생활·신체활동 지원 및 인지기능의 유지·향상에 필요한 용구(소프트웨어를 포함)를 제공하거나 가정을 방문하여 재활에 관한 지원 등을 제공하는 장기요양급여로서 대통령령으로 정하는 것

    - ⓑ 시설급여
    - ⓒ 특별현금급여(가족요양비, 특례요양비, 요양병원 간병비)
- ⓔ 등급판정기준

1등급	심신의 기능상태 장애로 일상생활에서 전적으로 다른 사람의 도움이 필요한 자로서 장기요양인정 점수가 95점 이상인 자
2등급	심신의 기능상태 장애로 일상생활에서 상당 부분 다른 사람의 도움이 필요한 자로서 장기요양인정 점수가 75점 이상 95점 미만인 자
3등급	심신의 기능상태 장애로 일상생활에서 부분적으로 다른 사람의 도움이 필요한 자로서 장기요양인정 점수가 60점 이상 75점 미만인 자
4등급	심신의 기능상태 장애로 일상생활에서 일정 부분 다른 사람의 도움이 필요한 자로서 장기요양인정 점수가 51점 이상 60점 미만인 자
5등급	치매환자로서 장기요양인정 점수가 45점 이상 51점 미만인 자
인지지원 등급	치매환자로서 장기요양인정 점수가 45점 미만인 자

③ 의료급여
　㉠ 의의 : 수입이 적어 자력으로 생활하기가 곤란하거나 특수한 상황에 처해 있는 자에게 의료를 무상 또는 일정한 금액만을 본인이 부담하게 하여 그들의 생활에 도움이 되도록 하는 제도이다.
　㉡ 수급권자의 종류 : 1, 2종 수급권자
　㉢ 의료급여의 내용 : 「의료급여법」에 따른 수급권자의 질병·부상·출산 등에 대한 의료급여의 내용은 다음과 같다.
　　ⓐ 진찰·검사
　　ⓑ 약제(藥劑)·치료재료의 지급
　　ⓒ 처치·수술과 그 밖의 치료
　　ⓓ 예방·재활
　　ⓔ 입원
　　ⓕ 간호
　　ⓖ 이송과 그 밖의 의료목적의 달성을 위한 조치
　㉣ 의료급여의 본인부담액

구분	의료기관 외래			입원	보건소	약국
	1차	2차	3차			
1종	1,000원	1,500원	2,000원	무료	무료	500원
2종	1,000원	15%	15%	10%	무료	500원

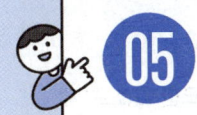

05 끝판왕! 적중예상문제

01
보건행정에 대한 다음의 설명으로 가장 올바른 것은?
① 의학에 기초를 둔 응용하는 과학이다.
② 지엽적인 보건의료행정이다.
③ 공공성, 사회성, 기술성, 봉사성 등의 특징을 소유한다.
④ 일반행정과 분리되어 예산을 편성하고 있다.
⑤ 의료기술에 한정된 의료경영이다.

02 [2024 기출유사]
다음에서 설명하는 보건행정의 특성은?

> 지역사회 보건사업은 주민들과 함께 추진할 때 더 큰 성과를 얻을 수 있기 때문에 주민들이 참여할 수 있는 여건과 분위기를 만드는 것이 중요하다.

① 봉사성　② 조장성　③ 연속성
④ 기술성　⑤ 합법성

03 [2023 기출유사]
국민의 건강과 행복을 위해 적극적으로 서비스를 제공하는 보건행정의 특성은?
① 과학성　② 기술성
③ 봉사성　④ 조작성
⑤ 합법성

04 [2020 기출유사]
지역사회 주민의 자발적 참여를 강조하는 보건행정의 특성은?
① 공공성　② 과학성
③ 기술성　④ 조장성
⑤ 합법성

적중예상문제 해설

01
① 공중보건학에 기초를 둔 응용하는 과학이다.
② 포괄적 보건의료행정이다.
④ 일반행정과 같은 예산편성 원리이다.
⑤ 일반행정과 보건학적 기술이 포함된 기술행정이다.

02~03
보건행정의 특성

공공성 및 사회성	보건행정은 국민의 건강유지와 증진을 위한 조직적인 행정이므로 당연히 공익을 위한 공공이익과 사회성을 갖는다.
봉사성	보건행정은 넓은 의미에서 국민에게 적극적으로 서비스하는 봉사기능을 가지고 있다.
조장성 및 교육성	보건행정은 지역사회 주민의 자발적인 참여 없이는 그 성과를 기대하기 어려우므로 지역사회 주민을 위한 조장 및 교육을 실시함으로써 목적을 달성한다. 즉, 보건행정은 교육을 중요한 수단으로 사용하고 있다.
과학성 및 기술성	보건행정은 발전된 근대과학과 기술의 확고한 기초 위에 수립된 과학행정인 동시에 기술행정이라고 하겠다.

04
조장성
보건행정은 지역사회 주민의 자발적인 참여 없이는 그 성과를 기대하기 어려우므로 지역사회 주민을 위한 조장 및 교육을 실시함으로써 목적을 달성한다.

01 ③　02 ②　03 ③　04 ④

적중예상문제 해설

05
앤더슨은 공중보건의 3대 사업 중 보건교육을 가장 중요하다고 제시하고 있다.

06 보건행정의 특성
공공성과 사회성, 봉사성, 조장성과 교육성, 과학성 및 기술성

07
우리나라 보건행정의 말단기관은 보건소이다.

08
보건행정의 특성은 공익성, 사회성, 책임성, 합리성, 효과성, 능률성, 합법성, 기술성, 봉사성, 민주성을 띠고 있다.

09 조직의 원리

조정 통합의 원리	조직체의 공동의 목적을 달성하기 위하여 행동의 통일을 이룩하도록 집단의 노력을 질서정연하게 결합하고 배열하는 과정
계층제의 원리	권한과 책임의 정도에 따라 직무를 등급화시키고, 이에 따라 상하 간의 계층을 설정하여 지휘계통과 명령계통을 확립시킨 피라미드형의 직제
전문화·분업의 원리	업무를 성질별, 기능별로 분할하여 계속적인 수행을 거쳐 조직의 능률성을 제고하고자 하는 원리
명령 통일의 원리	한 사람의 상관으로부터 명령을 받고 보고하는 원리이며 의사전달의 능률화를 위한 원리
통솔 범위의 원리	1인의 상관, 감독자가 효과적으로 직접 감독할 수 있는 부하의 수 → 관리한계의 원리, 관리책임의 원리

🔒 05 ② 06 ④ 07 ③ 08 ② 09 ③

---

05 〔2024·2020 기출유사〕
앤더슨(G. Anderson)이 공중보건의 목적을 달성하는 데 가장 중요한 요소로 제시한 것은?
① 보건행정　　② 보건교육　　③ 보건영양
④ 보건통계　　⑤ 인구보건

06 〔2018 기출유사〕
보건행정의 특성을 올바르게 나열한 것은?
① 규제성, 봉사성　　② 공공성, 전문성
③ 도덕성, 조장성　　④ 기술성, 공공성
⑤ 과학성, 법률성

07 〔2014 기출유사〕
지역보건행정의 말단기관으로 옳은 것은?
① 보건복지부　　② 질병관리청
③ ○○구 보건소　　④ ○○구 위생과
⑤ 서울특별시 보건정책과

08
보건행정의 특성으로 올바르게 조합된 것은?

| 가. 공공성 및 사회성 | 나. 과거지향성 및 교육성 |
| 다. 기술성 및 봉사성 | 라. 독점성 및 정치성 |

① 가, 나, 다　　② 가, 다　　③ 나, 라
④ 라　　⑤ 가, 나, 다, 라

09 〔2023 기출유사〕
다음에서 설명하는 조직의 원리로 올바른 것은?

> 업무를 성질별로 구분하여 되도록 한 사람에게 특정 업무를 전담함으로써 개인의 작업 능률뿐만 아니라 조직의 능률성까지도 향상시키는 원리

① 조정의 원리　　② 계층제의 원리
③ 전문화의 원리　　④ 명령통일의 원리
⑤ 통솔범위의 원리

10 [1회독] [2회독] [3회독] 2020 기출유사
조직원 또는 부서 간의 행동 통일을 위한 집단적인 노력에 해당하는 행정관리과정은?
① 기획
② 예산
③ 조정
④ 조직
⑤ 지휘

11 [1회독] [2회독] [3회독] 2020 기출유사
조직원이나 하부 조직에 업무내용을 분담하는 원리는?
① 계층제의 원리
② 분업의 원리
③ 조정의 원리
④ 명령통일의 원리
⑤ 통솔범위의 원리

12 [1회독] [2회독] [3회독]
보건행정가의 역할과 관련성이 가장 적은 것은?
① 전문가로서의 역할
② 행정가로서의 역할
③ 지도자로서의 역할
④ 전문위원으로서의 역할
⑤ 정부관리로서의 역할

13 [1회독] [2회독] [3회독]
조직의 원칙 중 한 사람의 상관으로부터 명령을 받고 보고하는 원리에 해당하는 것은?
① 분업의 원칙
② 조정통합의 원칙
③ 명령통일의 원칙
④ 통솔범위의 원칙
⑤ 계층제의 원칙

14 [1회독] [2회독] [3회독] 2023 기출유사
비공식조직의 특징으로 옳은 것은?
① 외면적인 조직이다.
② 자연 발생적인 조직이다.
③ 전체적인 질서를 강조한다.
④ 제도적으로 명문화된 조직이다.
⑤ 능률의 논리와 과학적 합리성을 중시한다.

적중예상문제 해설

10
조정
조직의 목표를 달성하는 데 있어서 조화된 기능을 발휘할 수 있도록 같은 성질의 업무를 모으고 동조되도록 하는 의식적인 행위

11
전문화·분업의 원리
업무를 성질별, 기능별로 분할하여 계속적인 수행을 거쳐 조직의 능률성을 제고하고자 하는 원리이다.

12
보건행정가는 보건업무의 전문가, 행정가, 사회지도자, 정부관리로서의 역할을 가지고 있다.

13
9번 문제 해설 참조

🔒 10 ③ 11 ② 12 ④ 13 ③ 14 ②

적중예상문제 해설

공식조직과 비공식조직의 특성

구분	공식조직	비공식조직
개념	인위적인 형식적 절차와 제도에 의하여 만들어진 조직체로 계층제의 형태를 통하여 일정한 목표를 달성하려는 조직	현실적 인간관계를 토대로 자연 발생적으로 형성된 자생조직으로, 공식조직 내에 존재하고 자체 규범과 리더가 존재
조직의 생성	외면적, 가시적, 인위적, 제도적, 합리적으로 생성된 조직(계층적·고전적·관료제 조직)	내면적, 비가시적, 자연발생적, 비제도적, 감정적으로 생성된 조직
성격	합리적 조직	비합리적 조직
명문화 여부	합법적 절차에 따른 규범의 작성 (명문화된 조직)	구성원의 동태적인 인간관계에 의한 규범의 형성(불문화)
논리	능률과 과학적 합리성의 논리가 지배	인간의 감정의 논리가 지배
질서	전체적 질서를 위해 활동 (관료제이론)	부분적 질서를 위해 활동 (자생조직)
관리기법	과학적 관리	인간관계론
형태	외면적, 외재적 조직	내면적, 내재적 조직

15
계선조직과 참모조직

구분	계선조직	막료조직 (참모조직)
개념	행정조직의 목표달성에 직접 권한과 집행을 담당하는 조직	계선을 지원·조언하는 보조적 서비스 조직
형태면	상하명령 복종관계 계층적·수직적 조직	좌우지원 복종관계 측면적·수평적 조직
기능면	명령적·집행적 기능 (명령·지휘·집행·실시)	자문적·서비스적 기능(권고·조언·보조)
태도면	현실적·실제적·보수적 사고	이상적·이론적·개혁적 사고
결정권	결정권과 책임의 존재	결정권 없음

16

① 계획 – 사업 – 예산 – 체계(PPBS : Planning – Programming – Budgeting – System) : 사업목표 달성을 위한 자원배정을 능률적으로 하기 위한 계획 방법
② 체계분석(SA : System Analysis) : 정책결정권자에게 각종 사업의 경비와 그 가치에 관하여 정확하고 신뢰할 만한 정보를 제공
③ 운영기구(OR : Operation Research) : 제2차 세계대전 당시 군사작전상의 문제를 해결하기 위해 고안한 것으로, 살아 있는 생물체와 같이 체계, 봉사, 집행, 사업, 운영 등을 고안하는 기법
④ 과업평가 검사 기법(PERT : Program Evaluation and Review Technique) : 불확실한 상태하에서 기획과 통제를 하는 데 사용되는 모형
⑤ Gulick의 7가지 행정 과정 (POSDCoRB)

🔒 15 ⑤ 16 ③

---

15 [1회독] [2회독] [3회독] **2021 기출유사**

계선조직을 지원하거나 조언하는 역할을 하는 참모조직의 또 다른 특성으로 올바른 것은?

① 임무와 책임한계가 명확하다.
② 일관된 정책을 수행할 수 있다.
③ 강력한 통제력을 발휘할 수 있다.
④ 신속하게 사업을 수행할 수 있다.
⑤ 수평적인 업무의 조정과 협조가 가능하다.

16 [1회독] [2회독] [3회독]

2차 세계대전 당시 군사작전상의 문제해결을 위하여 학자들이 고안한 것이다. 사업집행 상황을 조사하는 것으로 운영 등을 고안하는 기법은?

① 계획 – 사업 – 예산 – 체계(PPBS)
② 체계분석(SA)
③ 운영연구(OR)
④ 사업 – 평가 – 검열 – 기술(PERT)
⑤ 기획 – 조직 – 인사 – 지휘 – 조정 – 보고 – 예산(POSDCoRB)

17 [1회독] [2회독] [3회독] 2022 기출유사
우리나라의 경우 산업재해예방 및 산업안전보건정책을 담당하는 중앙 행정기관은?
① 식품의약품안전처 ② 환경부
③ 고용노동부 ④ 보건복지부
⑤ 행정안전부

18 [1회독] [2회독] [3회독]
근로자의 작업환경과 근로자들의 건강관리를 도모하는 산업보건행정의 주관부처로 맞는 것은?
① 보건복지부 ② 고용노동부
③ 환경부 ④ 교육부
⑤ 문화체육관광부

19 [1회독] [2회독] [3회독]
우리나라 보건행정을 집행하는 부서와 기능이 올바르게 연결된 것은?
① 일반보건행정 – 교육부
② 학교보건행정 – 고용노동부
③ 산업보건행정 – 보건복지부
④ 환경보건행정 – 환경부
⑤ 지역보건행정 – 보건복지부

20 [1회독] [2회독] [3회독]
우리나라 중앙 보건행정조직의 특징을 올바르게 설명하고 있는 것은?
① 보건행정체계는 일반행정과 보건기술지원으로 일원화되어 있다.
② 일선 보건조직은 주민 진료기관으로 전문성 결여와 명령계통이 일원화로 되어 있다.
③ 보건의료에 대한 예산배정 우선순위가 상향되어 양질의 보건의료 서비스가 제공되고 있다.
④ 공공보건의료 육성방향이 정립되어 공공의료 중심체계이다.
⑤ 보건의료정보 및 보건교육의 기능이 미약하다.

적중예상문제 해설

17
중앙 보건행정조직
- **보건복지부** : 보건기술과 보건사업 감독권
- **행정안전부** : 인사권, 예산권
- **교육부** : 학교보건
- **고용노동부** : 산업보건, 산업위생
- **환경부** : 환경보건, 상·하수도관리
- **식품의약품안전처** : 식품의약품관리

18
보건행정의 주관부처(보건복지부)
- 학교보건(교육부)
- 산업보건(고용노동부)
- 환경보건(환경부)
- 지방보건행정(행정안전부)
- 식품의약품관리(식품의약품안전처)

19
① 일반보건행정 – 보건복지부
② 학교보건행정 – 교육부
③ 산업보건행정 – 고용노동부
⑤ 지역보건행정 – 행정안전부

20
우리나라 중앙 보건행정조직의 문제점
- 보건행정체계의 이원화 : 인사, 감사, 예산권(행정안전부), 기술지원(보건복지부)
- 일선 보건조직은 주민진료기관으로 전문성 결여, 명령계통의 이원화, 업무수행 혼란
- 보건의료 인식부족으로 사업 우선순위, 예산배정 불이익으로 양질의 보건의료 서비스 결여
- 공공보건의료 육성방향 미정립
- 보건의료정보 및 보건교육의 기능 미약
- 보건행정기능의 다원화

🔒 17 ③ 18 ② 19 ④ 20 ⑤

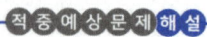

21
건강생활지원센터
보건소의 업무 중에서 특별히 지역주민의 만성질환 예방 및 건강한 생활습관 형성을 지원하는 건강생활지원센터를 대통령령으로 정하는 기준에 따라 해당 지방자치단체의 조례로 읍·면·동마다 1개씩 설치할 수 있다.

22
보건소의 기능 중 지역주민의 건강증진 및 질병예방·관리를 위한 다음의 지역보건의료서비스의 제공
- 국민건강증진·구강건강·영양관리사업 및 보건교육
- 감염병의 예방 및 관리
- 모성과 영유아의 건강유지·증진
- 여성·노인·장애인 등 보건의료 취약계층의 건강유지·증진
- 정신건강증진 및 생명존중에 관한 사항
- 지역주민에 대한 진료, 건강검진 및 만성질환 등의 질병관리에 관한 사항
- 가정 및 사회복지시설 등을 방문하여 행하는 보건의료 및 건강관리사업
- 난임의 예방 및 관리

23
보건진료소
의료취약지역 5,000인 미만인 곳에 시장·군수가 설치

24
「지역보건법」상 지역보건의료기관

보건소	지역주민의 건강을 증진하고 질병을 예방·관리하기 위하여 시·군·구에 대통령령으로 정하는 기준에 따라 해당 지방자치단체의 조례로 시·군·구 별로 1개소씩 설치
보건지소	지방자치단체가 보건소 업무수행을 위하여 필요하다고 인정하는 때 읍·면마다 1개소씩 설치(보건소가 설치된 읍·면 제외). 다만, 지역주민의 보건의료를 위하여 특별히 필요하다고 인정되는 경우에는 필요한 지역에 보건지소를 설치·운영하거나 여러 개의 보건지소를 통합하여 설치·운영할 수 있음
보건의료원	병원의 요건을 갖춘 보건소
건강생활지원센터	보건소의 업무 중에서 특별히 지역주민의 만성질환 예방 및 건강한 생활습관 형성을 지원하는 건강생활지원센터를 대통령령으로 정하는 기준에 따라 해당 지방자치단체의 조례로 읍·면·동(보건소가 설치된 읍·면·동은 제외한다)마다 1개씩 설치

🔒 21 ④ 22 ② 23 ④ 24 ①

---

21 2024 기출유사
「지역보건법」상 보건소의 업무 중에서 특별히 지역주민의 만성질환 예방 및 건강한 생활습관 형성을 지원하는 기관은?
① 국립암센터
② 국립재활원
③ 대한보건협회
④ 건강생활지원센터
⑤ 한국건강증진개발원

22 2024 기출유사
보건소의 기능 및 업무내용으로 옳은 것은?
① 식품첨가물의 규격 검사 및 연구
② 모성과 영유아의 건강유지·증진
③ 신의료기술 평가방법 및 기준 개발
④ 일반 및 기능성 화장품의 안전성 검사
⑤ 비용 효과적인 환자 중심의 보건의료기술 개발

23 2024 기출유사
「농어촌 등 보건의료를 위한 특별조치법」상 의료 취약지역에 설치·운영되는 보건의료시설은?
① 보건소
② 보건지소
③ 보건의료원
④ 보건진료소
⑤ 한국보건의료연구원

24 2023 기출유사
「지역보건법」에 따라 지역주민의 건강을 증진하고 질병을 예방·관리하기 위하여 설치·운영하는 지역보건의료기관 중 다음에서 설명하는 것은?

- 읍·면(보건소가 설치된 읍·면은 제외한다)마다 1개씩 설치할 수 있다.
- 지역주민의 보건의료를 위하여 특별히 필요하다고 인정되는 경우에는 필요한 지역에 설치·운영하거나 여러 개를 통합하여 설치·운영할 수 있다.

① 보건지소
② 보건의료원
③ 보건진료소
④ 보건진료원
⑤ 건강생활지원센터

25 [2022 기출유사]

「지역보건법」상 병원의 요건을 갖춘 보건소를 무엇이라 명칭하는가?

① 건강생활지원센터 ② 보건지소
③ 보건의료원 ④ 보건진료원
⑤ 보건진료소

25
보건의료원
- 병원의 요건을 갖춘 보건소
- 의료법 특례에 의해 병원, 치과의원, 한의원으로 본다.

26 [2022 기출유사]

아래 내용의 (   )에 들어갈 말로 옳은 것은?

> 「지역보건법」상 보건소는 지역주민의 건강을 증진하고 질병을 예방·관리하기 위하여 (   )에 1개소씩 설치한다.

① 특별시·광역시 ② 시·도 ③ 시·군·구
④ 읍·면 ⑤ 리·동

26
보건소
- 지역주민의 건강을 증진하고 질병을 예방·관리하기 위하여 시·군·구에 대통령령으로 정하는 기준에 따라 해당 지방자치단체의 조례로 설치한다.
- 보건소는 시·군·구별로 1개씩 설치한다.

27 [2021 기출유사]

보건소의 업무 중에서 특별히 지역주민의 만성질환 예방 및 건강한 생활습관 형성을 지원하기 위하여 대통령령으로 정하는 기준에 따라 해당 지방자치단체의 조례로 읍·면·동마다 1개씩 설치할 수 있는 지역보건의료기관은?

① 보건지소 ② 보건의료원
③ 보건진료소 ④ 건강생활지원센터
⑤ 정신건강복지센터

27
지방자치단체는 보건소의 업무 중에서 특별히 지역주민의 만성질환 예방 및 건강한 생활습관 형성을 지원하는 건강생활지원센터를 대통령령으로 정하는 기준에 따라 해당 지방자치단체의 조례로 읍·면·동(보건소가 설치된 읍·면·동은 제외한다)마다 1개씩 설치할 수 있다.

28 [2020 기출유사]

의료취약지역에서 보건진료 전담공무원으로 하여금 의료행위를 하게 하기 위하여 시장·군수가 설치·운영하는 보건의료시설은?

① 건강생활지원센터 ② 보건지소
③ 보건의료원 ④ 보건진료소
⑤ 보건소

28
보건진료소
의료취약지역 5,000인 미만인 곳에 시장·군수가 설치한다.

29 [2018 기출유사]

보건소 중 병원의 요건을 갖춘 기관은?

① 건강생활지원센터 ② 보건소
③ 보건진료소 ④ 보건의료원
⑤ 보건지소

29
보건의료원 : 병원의 요건을 갖춘 보건소

25 ③ 26 ③ 27 ④ 28 ④ 29 ④

적중예상문제 해설

30
보건소 소속 공무원은 중앙부처는 행정안전부, 지방에는 시장·군수·구청장의 인사, 예산, 복무 등 직접통제를 받고 있으며, 보건적 사업 감독과 보건기술에 관한 사항은 보건복지부에 있어 행정의 이원화 체계이다.

31
우리나라 보건소는 보건사업의 수행기관이며, 말단 보건행정기관이다.

32
보건소의 업무
- 국민건강증진, 보건교육, 구강보건 및 영양개선사업
- 모자보건 및 가족계획사업
- 공중보건 및 식품위생사업
- 감염병의 예방, 관리 및 진료
- 노인보건사업 및 정신보건사업
- 마약·대마·향정신성의약품의 관리
- 지역주민의 진료, 건강진단 및 만성퇴행성 질환 등의 질병관리사업
- 보건에 관한 실험 또는 검사에 관한 사항
* 학교보건은 교육부, 산업보건은 고용노동부의 업무이다.

33
1995년 지역보건법 제정으로 보건소 설치기준 및 업무를 규정하고 있으며, 보건소는 지방말단 보건행정기관으로 공중보건사업을 수행하고 있다.

---

30 [1회독] [2회독] [3회독]

우리나라 보건소 소속 공무원은 행정체계상 어느 부처에 속하는가?
① 행정안전부
② 보건복지부
③ 고용노동부
④ 교육부
⑤ 기획재정부

31 [1회독] [2회독] [3회독]

우리나라 보건소는 어떤 성격의 기관으로 설치·운영되고 있는가?

| 가. 보건연구기관 | 나. 보건교육기관 |
| 다. 보건의료기관 | 라. 보건사업수행기관 |

① 가, 나, 다   ② 가, 다
③ 나, 라   ④ 라
⑤ 가, 나, 다, 라

32 [1회독] [2회독] [3회독]

우리나라 보건소의 업무 설명으로 올바른 것은?
① 모자보건 및 가족계획사업
② 학교보건 및 산업보건사업
③ 노인보건 및 산업보건사업
④ 환경위생 및 건강진단사업
⑤ 공중위생 및 식품위생사업

33 [1회독] [2회독] [3회독]

보건소에 대한 다음의 설명으로 올바른 것은?

| 가. 보건행정의 말단 사업수행기관이다. |
| 나. 의료인·의료기관의 지도사업을 한다. |
| 다. 보건소장은 의사나 보건 등 직렬의 공무원이 담당한다. |
| 라. 의료기사, 안경사 등의 지도사업을 한다. |

① 가, 나, 다   ② 가, 다
③ 나, 라   ④ 라
⑤ 가, 나, 다, 라

🔒 30 ① 31 ④ 32 ① 33 ⑤

34

보건소의 업무 중 지역주민의 질병예방을 위하여 제공하는 지역보건의료서비스에 속하는 것은?

① 건강친화적인 지역사회 여건의 조성
② 지역보건의료정책의 기획, 조사, 연구 및 평가
③ 응급의료에 관한 사항
④ 공중위생 및 식품위생에 관한 사항
⑤ 정신건강증진 및 생명존중에 관한 사항

34
보건소의 업무 중 지역보건의료서비스 제공
- 국민건강증진, 구강건강, 영양관리사업 및 보건교육
- 감염병의 예방, 관리
- 모성과 영유아의 건강유지 증진
- 여성, 노인, 장애인 등 보건의료 취약계층의 건강유지·증진
- 정신건강증진 및 생명존중에 관한 사항
- 지역주민에 대한 진료, 건강검진 및 만성질환 등의 질병관리에 관한 사항
- 가정 및 사회복지시설 등을 방문하여 행하는 보건의료시설
- 난임의 예방 및 관리

35

보건소에 대한 보건복지부의 지휘감독 업무에 해당하는 것은?

① 보건사업 기술지도
② 보건사업 예산권
③ 보건사업 인사권
④ 보건사업 조직관리
⑤ 보건사업 직접통제

35
보건복지부는 기술감독권을, 행정안전부는 인사권과 예산권을 가지고 있다.

36 2024·2020 기출유사

제2차 세계대전 직후에 전쟁으로 피해를 받은 국가의 어린이들을 돕기 위하여 설립된 국제기구는?

① UNDP
② UNEP
③ UNDCP
④ UNICEF
⑤ UNESCO

36
UNICEF
제2차 세계대전 직후에 전쟁으로 피해를 받은 국가 아동의 보건 및 복지 향상을 돕기 위하여 설립된 국제기구

설립목적	아동의 보건 및 복지 향상
활동내용	• 아동의 보건, 복지향상을 위한 원조사업 전개 • 개발도상국을 대상으로 한 보건사업 등 사회사업에 대한 원조 • 어린이권리선언 정신에 의한 아동 권리보호 증진

37 2023 기출유사

주요 기능으로 국제적인 보건사업의 지휘 및 조정뿐만 아니라, 정부 요청 시 보건의료서비스 강화를 위한 지원 등을 수행하는 국제기구는?

① ILO
② WHO
③ UNFPA
④ UNAIDS
⑤ UNESCO

37
WHO의 주요 기능
- 국제적인 보건사업의 지휘 및 조정
- 회원국에 대한 기술 지원 및 자료의 공급
- 전문가 파견에 의한 기술자문 활동
- 보건, 의학, 관련 전문 분야의 교육과 훈련기준 개발 보급

34 ⑤ 35 ① 36 ④ 37 ②

38
세계보건기구(WHO)
1948년 4월 7일 창립 : 국제연합의 보건전문기관으로 국제적 보건전문가 단체

39
세계보건기구 지역사무소

지역사무기구	위치	해당 국가
동지중해	카이로(이집트)	아프리카 북부, 중동 등
동남아시아	뉴델리(인도)	북한, 태국, 인도네시아
서태평양	마닐라(필리핀)	한국, 일본, 중국을 포함한 37개 국가
범미주	워싱턴DC(미국)	남미, 북미
유럽	코펜하겐(덴마크)	유럽
아프리카	브라자빌(콩고)	아프리카 중남부

40
세계보건기구(WHO) 서태평양지역(필리핀 – 마닐라) : 한국, 일본, 중국, 호주, 말레이시아

41
① 유럽지역 – 덴마크, 코펜하겐
② 동지중해지역 – 이집트, 카이로
③ 남북아메리카지역 – 미국, 워싱턴
④ 서태평양지역 – 필리핀, 마닐라

42
WHO 주요 우선사업에는 말라리아관리, 결핵관리, 모자보건사업, 영아보건사업, 환경위생개선, 보건교육개선사업 등이다.

🔒 38 ② 39 ⑤ 40 ② 41 ⑤ 42 ②

---

38 [2021 기출유사]
전 인류의 건강 달성에 목적을 두고 1948년 4월 국제연합의 보건전문기관의 하나로 발족한 국제기구는?
① 국제노동기구
② 세계보건기구
③ 유엔개발계획
④ 유엔아동기금
⑤ 유엔인구기금

39 [2021 기출유사]
세계보건기구의 6개의 지역사무소 중 우리나라가 소속되어 있는 지역사무소 본부가 있는 곳은?
① 일본의 동경
② 태국의 방콕
③ 인도의 뉴델리
④ 호주의 시드니
⑤ 필리핀의 마닐라

40 [2015 기출유사]
우리나라가 참여하고 있는 세계보건기구(WHO)의 지역사무국인 것은?
① 유럽지역사무국
② 서태평양지역사무국
③ 남북아메리카지역사무국
④ 동지중해지역사무국
⑤ 동남아시아지역사무국

41
세계보건기구(WHO)의 지역사무국 연결이 올바른 것은?
① 유럽지역 – 이집트, 카이로
② 동지중해지역 – 미국, 워싱턴
③ 남북아메리카지역 – 덴마크, 코펜하겐
④ 서태평양지역 – 필리핀, 뉴델리
⑤ 아프리카지역 – 콩고, 브라자빌

42
세계보건기구(WHO)의 주요 우선사업으로 연결된 것은?

가. 결핵관리사업	나. 노인보건사업
다. 영아보건사업	라. 재활의료사업

① 가, 나, 다
② 가, 다
③ 나, 라
④ 라
⑤ 가, 나, 다, 라

43
세계보건기구(WHO)에서 제시하고 있는 보건행정의 범위로 올바른 것은?

① 보건시설 운영
② 보건통계
③ 감독과 통제
④ 만성병 관리
⑤ 보건 검사실 운영

44
우리나라의 세계보건기구(WHO) 활동내용으로 바르게 조합된 것은?

> 가. 우리나라는 서태평양지역의 소속이다.
> 나. 1949년, 65번째 가입국이 되었다.
> 다. 지역사무소의 본부는 필리핀의 마닐라이다.
> 라. 소속국으로 인도, 인도네시아, 몽골, 북한 등이다.

① 가, 나, 다
② 가, 다
③ 나, 라
④ 라
⑤ 가, 나, 다, 라

45
환경 관련 국제 협력 및 조정, 지구 환경의 감시, 환경 관련 지식 발전 등의 역할을 수행하는 국제기구는?

① UNICEF
② FAO
③ ILO
④ UNEP
⑤ WHO

46
면허가 있는 의료인에게만 의료행위를 하게 하는 보건의료서비스의 사회·경제적인 특성으로 올바른 것은?

① 공급의 독점성
② 생활필수품으로서의 보건의료
③ 외부효과의 존재
④ 비영리적 동기
⑤ 소비재와 투자재의 혼재

적중예상문제 해설

43
세계보건기구(WHO)에서 정하는 보건행정업무에는 보건통계, 보건교육, 환경위생, 감염병관리, 모자보건, 의료제공, 보건간호사업 등이 있다.

44
우리나라는 WHO 서태평양지역 사무소에 소속되어 있으며 지역본부는 필리핀의 마닐라이고, 한국, 일본, 중국, 호주, 말레이시아 등으로 구성되어 있으며, 1949년 65번째 가입국이다.

45
환경관련 국제기구(UNEP)
1973년 UN 산하 국제환경전담기구인 유엔환경계획기구(UNEP)가 창설되었다. UNEP는 UN인간환경회의의 성과를 이어받아 1972년 말 UN총회에서 설치가 결정되어 1973년 1월 1일 발족된 기구로 UN 내외의 환경문제에 관한 활동의 조정과 촉진이 임무이다. UNEP가 중심이 된 활동은 기상변화·대기오염에 의한 인간의 건강 변화·해양 오염 등의 정보를 수집하는 지구환경 모니터링 시스템(GEMS), 환경변화요인의 관측데이터를 한 곳에 모아 컴퓨터로 분석하는 지구지리 정보시스템, 공해나 환경에 관한 정보를 제공해주는 국제환경 정보시스템(INFOTERRA), 인간과 인간환경에 영향을 미치는 화학물질에 관한 정보를 수집하고 제공하는 유해물질 등록제도(IRPTC) 등이 있다. UNEP의 사무소는 케냐의 나이로비에 있다.

43 ② 44 ① 45 ④ 46 ①

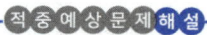

보건의료서비스의 사회·경제적 특성	
질병의 예측 불가능성	건강보험을 통해 미래의 불확실한 큰 손실을 현재의 확실한 작은 손실로 대처하여 질병발생의 예측 불가능성에 대비
외부효과	• 확산효과, 이웃효과라고도 함 • 예방접종을 실시하여 감염위험은 감소
생활필수품으로서의 보건의료	보건의료는 의식주 다음의 제4의 생활필수품
공공재적 성격	• 공공재란 모든 소비자에게 골고루 편익이 돌아가야 하는 재화나 서비스 • 비배제성, 타인의 소비로 자기의 소비가 지장을 받지 않는 비경합성
정보의 비대칭성	• 질병관리에 관한 대중의 지식수준이 거의 무지상태 • 공급자 위주의 시장, 전문가 지배, 공급유인 수요현상을 초래
법적 독점성	면허권자에게만 의료행위를 하게 함으로써 법적 독점성이 발생
비영리적 동기	보건의료분야는 영리추구에 우선순위를 두고 있지 않음
경쟁제한	보건의료서비스는 제도적으로 경쟁이 제한되어 독과점이 형성
소비적 요소와 투자적 요소의 혼재	노동자의 질병은 비노동 연령자에게 행하는 보건의료서비스와 비교할 때 투자적 성향이 존재
노동집약적인 인적 서비스	인간에 대한 인적 서비스인 보건의료서비스는 노동집약적인 성격
치료의 불확실성	질병의 진행성과 증상 및 반응의 다양성 때문에 명확한 결과를 측정하기가 곤란
공동생산물로서의 보건의료와 교육	보건의료서비스와 교육·연구가 분리되지 않고 밀접하게 관련되어 함께 생산됨으로써 의료의 질이 향상

47
1883년 독일, 비스마르크(Bismarck)가 근로자질병보호법 최초 창시, 1935년 미국, 사회보장법 제정, 1963년 우리나라 사회보장법 제정, 1973년 국민복지연금법, 1977년 의료보호 및 의료보험법 제정

47

세계 최초의 사회보장법은 언제, 어디서 공포되었는가?

① 1935년, 독일　　② 1935년, 미국
③ 1925년, 영국　　④ 1945년, 프랑스
⑤ 1955년, 일본

48
「사회보장기본법」제3조 "사회보장"이란 출산, 양육, 실업, 노령, 장애, 질병, 빈곤 및 사망 등의 사회적 위험으로부터 모든 국민을 보호하고 국민 삶의 질을 향상시키는 데 필요한 소득·서비스를 보장하는 사회보험, 공공부조, 사회서비스를 말한다.

48　2024 기출유사

다음의 (　) 안에 들어갈 용어는?

「사회보장기본법」상 "사회보장이란 출산, 양육, 실업, 노령, 장애, 질병, 빈곤 및 사망 등의 사회적 위험으로부터 모든 국민을 보호하고 국민의 삶의 질을 향상시키는 데 필요한 소득·서비스를 보장하는 사회보험, 공적부조, (　　)을/를 말한다."라고 정의하고 있다.

① 생활급여　　② 의료급여
③ 자활급여　　④ 사회서비스
⑤ 기초생활보장

47 ②　48 ④

49 [2023 기출유사]
우리나라 사회보장제도 중 공공부조에 해당하는 제도는?
① 고용보험
② 실업급여
③ 의료급여
④ 국민연금보험
⑤ 산업재해보상보험

50 [2022 기출유사]
사회보험에 해당하는 것은?
① 의료급여
② 장애인활동 지원사업
③ 국민건강보험
④ 노인돌봄종합서비스
⑤ 국민기초생활보장

51 [2019·2014 기출유사]
우리나라의 사회보장제도 중 공공부조에 속하는 것은?
① 의료보험사업
② 공무원연금사업
③ 군인연금사업
④ 산업재해보험사업
⑤ 국민기초생활보장

52 [2014 기출유사]
공공부조와 관련된 것으로 올바른 것은?
① 기초생활보장
② 요양급여
③ 고용보험
④ 국민연금
⑤ 산업재해보상보험

53
사회보험의 특성을 올바르게 설명하고 있는 것은?
① 임의가입
② 집단율에 따른 소득비례원칙
③ 계약적 수급권
④ 주로 정액제
⑤ 기여 비례 보상

적중예상문제 해설

49~50
우리나라 사회보장제도
- **사회보험** : 산재보험, 연금보험, 고용보험, 건강보험
- **공공부조** : 국민기초생활보장, 의료급여
- **사회서비스** : 노인돌봄종합서비스, 장애인활동 지원사업, 산모 신생아 건강관리지원사업 등

51
공적부조사업은 국민기초생활보장(생활보호), 의료급여(의료보호) 등으로 직접 국가책임하에 조세를 중심으로 하는 사회보장제도이다.

52
공공부조 : 기초생활보장, 의료급여, 재해구호, 보훈사업

53
사회보험과 사보험

구분	사회보험	민간보험(사보험)
제도의 목적	최저 생계 또는 의료 보장	개인적 필요에 따른 보장
보험가입	강제 가입	임의 가입
부양성	국가 또는 사회 부양성	없음
수급권	법적 수급권	계약적 수급권
독점·경쟁	정부 및 공공기관의 독점	자유 경쟁
공공부담 여부	공동 부담(불완전 자조 체계)	본인부담(완전 자조 체계)
재원 부담	능력비례 부담	개인의 선택
보험료 부담방식	주로 정률제	주로 정액제
보험료 수준	집단율(평균율)에 따르는 소득비례원칙	위험률 비례 요인(경험률)
보험자의 위험선택	할 수 없음	할 수 있음
급여 수준	균등 급여	기여 비례 보상
보험사고 대상	주로 대인보험	주로 대물보험
성격	집단보험	개별보험
인플레이션 대책	가능	취약
보험보호 대상	질병 분만 산재 노령 실업 폐질에 국한	발생 위험률을 알 수 있는 모든 위험
강조점	복지요소로써 사회적 적합성 보장성 강조	보험요소로써 개인적 적합성 효율성 강조

🔒 49 ③ 50 ③ 51 ⑤ 52 ① 53 ②

적중예상문제 해설

54
건강보험 연혁

1963. 11	사회보장에 관한 법률
1977. 7	• 최초 국민의료보험 실시 • 500인 이상 사업장 근로자와 공업단지 근로자 강제 적용
1987. 10	한방의료보험 실시
1989. 7	• 전 국민의료보험 실시 • 약국의료보험 전면 실시 • 도시지역 의료보험 실시로 전 국민의료보험 실시(직장의료보험, 공무원 및 사립학교 교직원의료보험, 지역의료보험으로 운영)
2000. 7	의약분업 시행, 공단 및 139개 직장조합이 통합되어(2차 의료보험조직 통합) 국민건강보험공단 및 건강보험심사평가원 업무 개시

55
1963년 사회보장에 관한 법률이 제정되었다.

56
우리나라 사회보장제도는 5대 보험으로 산재보험(1964), 건강보험(1977), 국민연금(1988), 고용보험(1995), 노인장기요양보험(2008)으로 단계적으로 시행되었으며, 1977년 의료보험(건강보험) 및 의료보호 업무가 최초로 시행되었다.

57
우리나라 5대 사회보험 실시시기
• **도입순서**: 산재보험(1964) → 건강보험(1977) → 국민연금(1988) → 고용보험(1995) → 노인장기요양보험(2007)
• **전 국민실시**: 산재보험(2000) → 건강보험(1989) → 국민연금(1999) → 고용보험(1998) → 노인장기요양보험(2008)

🔒 54 ④ 55 ③ 56 ⑤ 57 ⑤

---

54 1회독 2회독 3회독 [2021 기출유사]

우리나라에서 도시지역 가입자를 마지막으로 전 국민에게 강제로 건강보험이 실시된 연도는?

① 1963년 ② 1977년
③ 1987년 ④ 1989년
⑤ 2000년

55 1회독 2회독 3회독 [2014 기출유사]

우리나라에서 사회보장법이 최초로 제정된 시기는?

① 1935년 ② 1962년
③ 1963년 ④ 1977년
⑤ 1989년

56 1회독 2회독 3회독

우리나라의 사회보장제도의 시행시기로 올바른 것은?

① 1988년 - 의료보호 최초 실시
② 2008년 - 국민연금 최초 실시
③ 1977년 - 노인장기요양보험 실시
④ 1979년 - 의료보험 최초 실시
⑤ 2000년 - 의약분업 실시

57 1회독 2회독 3회독

우리나라의 5대 사회보험의 시행시기로 최초 실시(A), 전 국민 실시(B) 연도를 올바르게 제시하고 있는 것은?

	(A)	(B)
① 국민연금	1977년	1989년
② 노인장기요양보험	1988년	1999년
③ 건강보험	2007년	2008년
④ 고용보험	1994년	2000년
⑤ 산재보험	1964년	2000년

58

우리나라의 5대 사회보험의 최초 시행시기가 순서대로 올바르게 나열된 것은?

가. 국민연금	나. 건강보험
다. 고용보험	라. 산재보험
마. 노인장기요양보험	

① 가→나→다→라→마
② 라→나→가→다→마
③ 나→가→다→라→마
④ 라→가→다→나→마
⑤ 마→가→다→라→나

58
우리나라 5대 사회보장제도의 시기를 보면 산재보험(1964), 건강보험(1977), 국민연금(1988), 고용보험(실업보험, 1995), 노인장기요양보험(2008)으로 단계적으로 시행되었다.

59 2020 기출유사

1977년에 500인 이상 사업장의 근로자를 대상으로 시행된 사회보험제도는?

① 고용보험
② 국민연금
③ 상병보상연금
④ 국민건강보험
⑤ 산업재해보상보험

59
국민건강보험
1977년 500인 이상 사업장에 최초로 강제 가입이 되면서 도입되었다.

60 2018 기출유사

우리나라 건강보험제도의 특징을 올바르게 제시하고 있는 것은?

① 임의보험이다.
② 현금급여를 원칙으로 한다.
③ 균형예산의 장기보험이다.
④ 사후 치료의 원칙을 적용한다.
⑤ 균일기여의 원칙을 적용한다.

60
① 강제보험이다.
② 현물급여를 원칙으로 한다.
③ 균형예산의 단기보험이다.
⑤ 재산과 소득비례원칙에 따라 보험료가 차등부과되고 있다.

61

의료보험이 통합 일원화됨에 따라 실시하게 된 것은?

① 국민건강보험
② 국민의료보험
③ 지역의료보험
④ 직장의료보험
⑤ 공무원 및 사립학교 교직원의료보험

61
2000년 7월 1일 의약분업실시와 국민건강보험법을 제정하여 종전의 지역, 직장, 공무원 및 사립교직원의료보험 등을 통합하며 국민건강보험으로 명칭을 변경하였다.

🔒 58 ② 59 ④ 60 ④ 61 ①

적중예상문제 해설

62
진료비 지불방법

분류	방식
봉급제 (Salary)	제공된 서비스의 양이나 사람 수에 관계없이 일정 기간에 따라 보상하는 방식
인두제 (Capitation)	등록된 환자 또는 주민 수에 따라 일정액을 보상받는 방식
포괄수가제 (DRG-PPS)	환자 1인당 또는 환자 요양일수별로 혹은 질병별로 보수 단가를 설정하여 보상하는 방식
총괄계약제 (Negotiation System)	• 지불자측과 진료자 측이 진료보수 총액의 계약을 사전에 체결하는 방식 • 주로 독일에서 시행
행위별 수가제 (Fee for Service)	• 제공된 의료서비스의 단위당 가격에 서비스의 양을 곱한 만큼 보상하는 방식 • 의사의 시술 내용에 따라 값을 정하며 의료를 공급하는 것 • 진료 행위 자체가 기준

63
본인일부부담금
환자 본인에게 의료비용의 일부를 부담하게 하는 것으로, 의료남용을 방지하여 건강보험의 재정 안정성을 도모하기 위함이다.

64
행위별 수가제는 행정적으로 복잡하여 관리비가 많이 들며 비효율적이다.

65
의료보험 진료비 지불체계(제3자 지불제)
피보험자(보험가입자) – 의료기관(진료기관) – 보험자(건강보험관리공단)

---

62 [2023 기출유사]
제공되는 의료서비스의 단위당 가격에 서비스의 양을 곱한 만큼 진료비가 산정되는 진료비 지불방법은?

① 봉급제
② 인두제
③ 포괄수가제
④ 총액예산제
⑤ 행위별 수가제

63 [2021 기출유사]
환자 본인에게 의료비용의 일부를 부담하게 하는 것으로, 이로 인해 의료이용의 남용을 방지할 수 있으며 더 나아가 건강보험의 재정 안정성을 도모하기 위해 만들어진 제도는?

① 과징금
② 미수금
③ 상환금
④ 대지급금
⑤ 본인일부부담금

64 [2019·2013 기출유사]
행위별 수가제의 특징으로 옳지 않은 것은?

① 전문적 치료가 가능하다.
② 효율적이다.
③ 의료인과 환자 간의 신뢰가 높다.
④ 의학발전을 촉진시킨다.
⑤ 의료인의 자율성이 보장된다.

65
우리나라에서 채택하고 있는 진료비의 지불체계로 맞는 것은?

① 제3자 지불제
② 굴신제
③ 직접 공제제
④ 직접 지불제
⑤ 간접 환불제

🔒 62 ⑤ 63 ⑤ 64 ② 65 ①

66
우리나라에서 채택하고 있는 건강보험 진료보수 지불제도로 맞는 것은?
① 직접 지불제, 간접 환불제
② 봉급제, 굴신제
③ 공제제, 인두제
④ 직접 지불제, 총괄계약제
⑤ 행위별 수가제, 포괄수가제

66
우리나라에서는 행위별 수가제(점수제) 및 포괄수가제(DRG)를 병행 시행하고 있다.

67
의료인의 행위에 따라 진료수가가 다르게 지급되는 진료비 지불제도인 것은?
① 포괄수가제
② 봉급제
③ 인두제
④ 직접 지불제
⑤ 행위별 수가제

67
의료보험 진료보수 지불제도(행위별 수가제)
의료인의 행위에 따라 수가가 다르게 지급되는 점수제이다.

68
행위별 수가제(fee-for-service)에 대한 설명으로 올바른 것은?
① 의료의 균등화가 촉진된다.
② 사전 지불제도로 결과 내역을 치료 전에 알 수 있다.
③ 일반의 수가나 의료에 적합한 지불제도로 의료기관의 생산성이 높고 의학발전에 기여한다.
④ 행정적으로 간편하여 지불 내역의 계산이 간단하다.
⑤ 의료비 상승 등의 단점이 있다.

68
① 경제적 차별화가 심하다.
② 사후 지불제도로 결과 내역을 치료 후에 알 수 있다.
③ 전문적인 수가나 의료에 적합한 지불제도로 의사의 생산성이 높고 의학발전에 기여한다.
④ 의료인의 행위에 따라 수가를 청구해야 하므로 행정적으로 복잡하다.

69
진단명에 따라 진료비가 결정되는 제도는?
① 봉급제
② 성과불제
③ 포괄수가제
④ 행위별 수가제
⑤ 총괄계약제

69
포괄수가제
환자의 종류당 총 보수단가를 설정하여 보상하는 방식이다.

66 ⑤ 67 ⑤ 68 ⑤ 69 ③

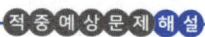

70
노인장기요양보험 대상자
- 6개월 이상 스스로 일상생활이 곤란한 65세 이상 노인
- 노인성질환(치매, 뇌혈관성질환, 파킨슨병 등)을 가진 64세 미만의 자로 6개월 이상 타인의 지속적인 도움이 필요하다고 장기요양등급판정위원회에서 인정을 받은 사람

71
우리나라 사회보장제도 주관부서
- **보건복지부** : 건강보험 노인장기요양보험(국민건강보험공단), 국민연금(국민연금관리공단)

72
노인장기요양보험 중 재가급여의 종류
방문요양, 방문목욕, 방문간호, 주·야간보호, 단기보호

70 1회독 2회독 3회독

노인장기요양보험 대상자로 올바른 것은?

① 지적장애를 가진 64세 미만의 자로 6개월 이상 타인의 지속적인 도움이 필요하다고 장기요양등급판정위원회에서 인정을 받은 사람
② 시각장애를 가진 64세 미만의 자로 6개월 이상 타인의 지속적인 도움이 필요하다고 장기요양등급판정위원회에서 인정을 받은 사람
③ 스스로 일상생활이 곤란한 65세 이상 노인
④ 정신질환자
⑤ 파킨슨병을 가진 64세 미만의 자로 6개월 이상 타인의 지속적인 도움이 필요하다고 장기요양등급판정위원회에서 인정을 받은 사람

71 1회독 2회독 3회독

우리나라 노인장기요양보험을 관리하는 기관으로 맞는 것은?

가. 보건복지부	나. 고용노동부
다. 건강보험관리공단	라. 근로복지공단

① 가, 나, 다   ② 가, 다   ③ 나, 라
④ 라   ⑤ 가, 나, 다, 라

72 1회독 2회독 3회독

노인장기요양보험제도에서 실시하려는 급여의 내용으로 올바른 것은?

① 노인성 질환 치료비   ② 방문요양
③ 장기보호   ④ 요양급여
⑤ 건강검진

70 ⑤ 71 ② 72 ②

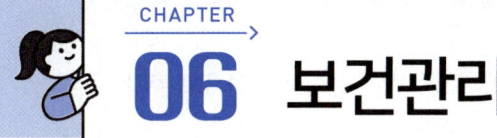

CHAPTER 06 보건관리

1 인구보건

(1) **개념** : 일정한 기간 내에 일정 지역에 생존하는 인간집단(시간·공간 공동체)

(2) **인구의 종류**
  ① 이론적 인구

폐쇄인구	인구이동(전·출입)이 전혀 없고 단순히 출생과 사망의 수적인 변동만 일어나고 있는 상태의 인구
안정인구	인구이동이 없는 폐쇄인구에서 어느 지역 인구의 성별, 각 연령별 사망률과 가임여성의 연령별 출생률이 변하지 않고 오랫동안 지속되면(보통 250~400년) 인구규모는 변하지만, 인구구조는 변하지 않고 일정한 인구를 유지하는 안정인구가 된다.
정지인구	안정인구 중 출생률과 사망률이 같아 인구의 자연성장률이 0인 경우로 인구분포, 인구규모가 변하지 않는 인구
준안정인구	연령별 출생률만이 일정하게 유지된다는 조건하에서 나타나는 이론적 인구
적정인구	인구와 자원과의 관련성에 근거한 이론으로 인구의 과잉을 식량에만 국한할 것이 아니라 생활수준에 둠으로써, 주어진 여건 속에서 최대의 생산성을 유지하여 최고의 생활수준을 유지할 수 있는 인구를 말한다. 이는 플라톤에 의해 제시되었고, 캐넌(Cannan)에 의해 이론화되었다.

② 귀속별(실제적) 인구 : 인구집단을 시간이나 지역 등의 속성에 결부시켜 분류한 인구로, 교통문제, 도시계획 등 정책의 기초자료로 활용된다.

현재인구	인구조사에서 조사 당시 해당 지역 내에 실제로 존재하는 인구 수를 말한다.
상주인구	인구조사 당시의 소재에 상관없이 통상적으로 거주하고 있는 인구 수로, 즉 특정한 관찰시각과 특정한 지역에 주소를 둔 인구집단을 의미한다.
법적인구	호적법에 의한 본적지 인구, 선거법에 따른 유권자 인구, 조세법에 따른 납세인구를 의미한다.
종업지 인구	어떤 일에 종사하고 있는 장소에 결부시켜 분류한 인구를 말한다.

(3) **인구이론**
  ① 맬더스의 인구론(Malthusism) : 인구는 기하급수적이고, 식량증가는 산술급수적으로 증가
    ㉠ 규제의 원리 : 인구는 반드시 생존자료에 의해 규제된다.
    ㉡ 증식의 원리 : 생존자료가 증가되는 한 인구도 증가한다.

ⓒ 인구파동의 원리 : 인구는 증식과 규제의 상호작용으로 '균형 → 교란 → 균형 → 회복'으로 부단한 파동을 주기적으로 반복하게 된다.
ⓔ 인구억제방법 : 도덕적 억제(만혼, 금욕, 성적욕구 억제), 독신, 빈곤 등이 필요하다고 주장
② 신맬더스의 인구론 : France Place는 피임에 의한 산아조절을 주장
③ 인구성장 5단계의 분류(C. P. Blacker)
ⓐ 제1단계(고위정지기, 다산다사형) : 인구정지형 – 중부아프리카 지역과 후진국
ⓑ 제2단계(초기확장기, 다산감사형) : 인구증가형 – 경제개발 초기단계 인구로, 아시아, 북아프리카 지역
ⓒ 제3단계(후기확장기, 감산소사형) : 인구증가 둔화형 – 남아프리카, 중앙아메리카 지역
ⓓ 제4단계(저위정지기, 소산소사형) : 인구증가 정지형 – 이탈리아, 중동, 일본, 미국 등
ⓔ 제5단계(감퇴기) : 출생률이 사망률보다 낮음, 인구감소형 – 스웨덴, 유럽, 북미, 호주, 한국 등
④ 인구성장 3단계의 분류(Notestein과 Thomson)
ⓐ 제1단계 : 고잠재적 성장단계(다산다사형)
ⓑ 제2단계 : 과도기적 성장단계(다산소사형)
ⓒ 제3단계 : 인구감소의 발단기(소산소사형)

(4) **생정통계**
① 부양비, 노령화지수 (기출)

총부양비	{(0~14세 인구 수 + 65세 이상 인구 수) / 15~64세 인구} × 100
유년부양비	(0~14세 인구 수 / 15~64세 인구 수) × 100
노년부양비	(65세 이상 인구 수 / 15~64세 인구 수) × 100
노령화지수	(65세 이상 인구수 / 0~14세 인구수) × 100

② 인구통계 (기출)

조자연증가율	= 조출생률 − 조사망률 = {(연간 출생 수 − 연간 사망 수) / 인구} × 1,000
인구증가율 (기출)	{(자연증가 + 사회증가) / 인구} × 1,000 자연증가 = 출생 − 사망 사회증가 = 유입인구 − 유출인구
인구배가시간	70 / 자연증가율
동태지수 (Vital index)	(출생 수 / 사망 수) × 100
합계출산율	한 여성이 일생 동안 낳은 아기의 수
총재생산율	한 여성이 일생 동안 낳은 여아의 총수(어머니 사망률은 무시)
순재생산율	총재생산율에 모성까지 생존을 곱한 율(어머니 사망률은 고려) − 1.0(인구정지), 1.0 이하(인구감소), 1.0 이상(인구증가)
조출생률	(연간 총출생 수 / 연 중앙인구) × 1,000
일반출산율 (기출)	(연간 총출산아 수 / 가임연령 여성인구 수) × 1,000

③ 인구의 정태적 통계 기출
  ㉠ 시시각각 변동하는 인구의 어떤 특정한 순간의 상태를 말하며 인구의 크기, 구성 및 성격을 나타내는 통계를 말한다.
    ⓐ 성별 인구에 관한 통계
    ⓑ 연령별 인구에 관한 통계
    ⓒ 인구밀도에 관한 통계
    ⓓ 농촌 및 도시별 인구에 관한 통계
    ⓔ 인종별 인구에 관한 통계
    ⓕ 교육 정도별 인구에 관한 통계
    ⓖ 직업 및 직종별 인구에 관한 통계
    ⓗ 결혼상태별 인구에 관한 통계
  ㉡ 인구정태 통계자료원
    ⓐ 국세조사 및 사후표본조사, 연말 인구조사

    > 국세조사(인구 census) : 어떠한 시점에서 일정한 지역에 거주하거나 머물러 있는 사람 모두에 대한 특정 정보를 개인단위별로 수집하는 정기적인 조사를 의미한다. 우리나라의 경우 정기, 간이 국세조사로 5년마다 시행되고 있다. 기출
    > • 정기 국세조사 : 끝나는 해가 ~0년인 해 시행
    > • 간이 국세조사 : 끝나는 해가 ~5년인 해 시행
    > • 국세조사를 세계 최초로 실시한 나라 : 스웨덴(1749)
    > • 근대적 의미의 국세조사를 실시한 나라 : 미국(1790)
    > • 한국의 국세조사 : 1925년 10월 1일

    ⓑ 호적부, 주민등록부 등의 공적 기록에 의해 산출되는 정태 통계
    ⓒ 기존의 통계자료를 분석해서 얻어지는 인구추계 등
④ 인구의 동태적 통계 기출
  ㉠ 일정 기간에 인구가 변동하는 상황을 말하며 인구동태의 요인은 출생, 사망, 혼인, 이동 등이다.
    ⓐ 결혼 및 이혼에 관한 통계
    ⓑ 인구증감에 관한 통계
    ⓒ 출산에 관한 통계
    ⓓ 사망에 관한 통계
    ⓔ 인구이동에 관한 통계
  ㉡ 인구동태 통계자료원 : 출생, 사망, 이동 및 혼인 등의 신고를 통하여 나타난 통계
⑤ 성비(Sex ratio) : 남녀별 구성비를 표시하는 방법. 여자 100에 대하여 남자인구비

1차 성비	태아 성비, 110
2차 성비	출생시 성비, 105
3차 성비	현재 성비, 101

(5) 인구유형별 분류 기출

정형화된 유형	피라미드형	① 고출생, 고사망, 다산다사형, 증가형, 발전형, 원시형 ② 0~14세 인구 > 50세 이상 인구×2
	종형	① 저출생, 저사망, 소산소사형, 선진국형, 인구정지형, 아형 ② 출생률과 사망률이 낮은 선진국 유형 ③ 0~14세 인구 = 50세 이상 인구×2 ④ 노인인구의 비중이 커짐에 따라 노인문제가 야기될 수 있음
	항아리형	① 사망률이 낮고 정체적이지만 출생률이 사망률보다 낮아 인구감퇴형 ② 0~14세 인구 < 50세 이상 인구×2
지역 특성에 따른 유형	별형(도시형)	① 생산연령층 인구가 전체 인구의 50%를 넘는 도시형 ② 15~49세 인구 > 전 인구의 1/2
	호로형(농촌형)	① 생산연령층 인구의 유출이 많은 농촌형 ② 15~49세 < 전 인구의 1/2

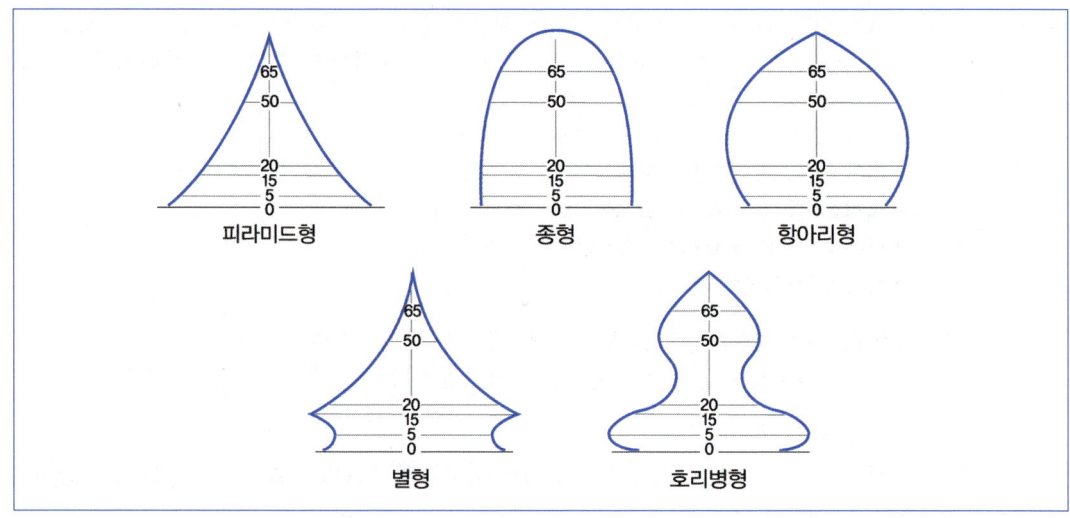

[인구구조의 유형]

(6) 생명표 기출

① 정의 : 현재의 사망 수준이 그대로 지속된다는 가정(연령별 사망률 불변)하에, 어떤 출생 집단이 연령이 많아짐에 따라 소멸되어 가는 과정을 정리한 표
② 적용 : 보건, 의료정책수립, 보험료율, 인명피해 보상비 산정과 장래 인구추계 작성, 국가 간 경제·사회·보건 수준 비교에 널리 이용
③ 구성요소

생존 수	일정한 출생 수(보통 100,000명)에 대해서 그 인구측정의 사망확률에 따라 사망·감소한다고 가정하였을 경우, 어느 연령에 달할 때까지 살아남을 것으로 기대되는 수
사망 수	$x+1$세가 되기 전에 사망하는 수
생존율	x세의 사람 중 $x+1$세에 도달할 수 있는 자의 비율

사망률	x세의 사람 중 $x+1$세가 되기 전에 사망하는 확률
사력	x세에 도달한 자가 그 순간에 사망할 수 있는 확률
평균여명 기출	어느 연령에 달한 자가 그 후 평균하여 몇 년간 생존할 수 있는가 하는 연수

④ 전제조건
  ㉠ 동시발생 집단의 출생 수를 10만 명으로 고정한다.
  ㉡ 폐쇄인구로 가정한다. 즉, 출생부터 전원사망까지 인구이동이 없는 것으로 간주한다.
  ㉢ 연령별 사망률은 불변이다.
  ㉣ 성별로 구분하여 작성한다.

2 보건영양

(1) 보건영양의 개념

① 영양소의 기능

열량소	활동에 필요한 에너지를 공급하여 주고 몸을 따뜻하게 유지시켜 주는 영양소이며, 탄수화물, 단백질, 지방 등으로 구성되어 있다.
구성소	필요한 물질을 재합성하고 조직 등을 구성하며, 소모된 물질을 보충하는 영양소로, 단백질, 지질, 무기질 등이 있다.
조절소	생리기능과 대사를 조절하는 물질이며 인체가 항상 정상상태를 유지할 수 있도록 도와주는 작용을 하는 영양소(무기질, 비타민, 물)이다.

 핵심 CHECK 　신체의 조직구성

수분 65%, 단백질 16%, 지방 14%, 무기질 5%, 탄수화물은 소량

② 기초대사량(BMR)
  ㉠ 사람의 생명유지를 위한 호흡, 혈액순환, 배설작용 기능이 유지되는 생리적 최소 에너지량
  ㉡ 생명을 유지하기 위한 에너지대사량으로 아침 공복에 누워서 20°C에서 30분 동안 측정
  ㉢ 특징
    ⓐ 체표면적이 클수록 열량이 큼(남자 > 여자)
    ⓑ 발열 있는 사람의 소요열량이 큼(영아 > 성인)
    ⓒ 기온이 낮으면 소요열량이 커짐(겨울 > 여름)
    ⓓ 체온 1°C ↑ → 10% ↑
    ⓔ 수면 시 약 10% 감소
    ⓕ 연령, 성별, 영양상태, 체격조건에 따라 상이함
    ⓖ 항일성
    ⓗ 연령↑, BMR↓

③ 식사성 발열효과(특이동적 작용, SDA)
  ㉠ 식사 후 음식물의 소화 흡수과정에서 에너지대사량이 특이적으로 증가할 때가 있는데 대부분 식후 2시간에 해당됨
  ㉡ 단백질(16~30%) > 탄수화물(4~9%) > 지방(4%)
  ㉢ 혼합 시 10%
④ 국민영양상태 평가법
  ㉠ 직접평가 : 생리적 기능 측정, 섭취 열량 분석, 발육 평가, 생화학적 측정
  ㉡ 간접평가 : 식량생산과 분배자료, 식생활의 비율, 인구동태 자료분석 등

(2) 영양소의 종류와 기능
① 단백질 (기출)
  ㉠ 신체의 주요 구성물질, 탄수화물과 지방의 대부분이 소비되면 에너지원으로 작용, 효소, 호르몬, 면역체 및 항독물질의 주성분
  ㉡ 과다섭취 : 글리코겐이나 지방으로 바뀌어 저장(체중 증가)
  ㉢ 부족 : 발육부진, 신체소모, 부종, 빈혈, 지방간 초래, 질병에 대한 저항력 감소
  ㉣ 영유아의 단백질 부족증(콰시오커)
  ㉤ 다른 에너지와 함께 단백질 부족 시 마라스무스증 발생
  ㉥ 하루 체중 1kg당 1g이 필요하지만 1.3~1.6g이 되어야 함
② 탄수화물
  ㉠ C, H, O의 3원소로 구성, 경제적인 에너지 공급원
  ㉡ 체내에서 포도당으로 되어 열량을 공급, 남은 탄수화물은 글리코겐으로 간과 근육에 저장되고 일부는 지방으로 저장
  ㉢ 체내에서 쉽게 산화, 분해되어 빠른 피로회복 효과가 있으나 과량 섭취 시 당질이 지방으로 되어 비만의 원인
  ㉣ 부족 : 영양장애, 허약, 피로, 탈수작용 초래
  ㉤ 지방질만으로 열량 공급 시 산성의 연소중간생성물이 생성되어 산혈증 초래, 전 열량의 10% 이상 탄수화물 공급이 필요
  ㉥ 각종 곡류와 곡류제품, 빵, 과자류, 고구마, 감자, 옥수수 등에 많이 함유
③ 지방질
  ㉠ 인체의 체온 유지 및 피부보호, 세포와 신경조직의 재료, 영양물질의 저장고 역할
  ㉡ 에너지원으로 작용
  ㉢ 탄수화물이나 단백질보다 위 내의 체류시간이 길어 포만감을 주고 지용성 비타민 흡수에 기여
  ㉣ 섭취 시 피하에 체지방으로 축적되어 체온 및 피부의 탄력과 부드러움을 유지시키는 역할을 하지만 과량 섭취 시 비만의 원인
  ㉤ 동물성 지방은 포화지방산으로 과다섭취 시 혈액 콜레스테롤과 동맥경화증에 해로운 LDL 증가
  ㉥ 부족 : 허약, 빈혈, 거친 피부, 피부질병에 대한 면역력 저하

④ 주요 비타민의 종류 및 특성 기출

종류		1일 소요량	함유식품	결핍증	비고
지용성	Vitamin – A	5mg	간유, 버터, 우유, 채소	야맹증, 각막건조증	열에 약함
	Vitamin – D	20mg	간유, 계란, 표고버섯	뼈의 발육불량, 골연화증, 곱추병	자외선 작용으로 체내에서 형성
	Vitamin – E	미량	식물의 배젖	불임증	항산화제
	Vitamin – K	1~5mg	녹색식물잎	혈액응고 안 됨	–
	Vitamin – F	–	–	발육정지, 피부건조	–
수용성	Vitamin – B₁	1~2mg	효모, 겨, 콩깻묵	각기병, 다발성 신경염	열에 약함
	Vitamin – B₂	3mg	우유, 간, 효모, 차	구순염, 설염, 눈충혈	자외선에 약함
	Nicotin acid (Niacin)	10~20mg	겨, 간, 효모	펠라그라병 → 3D	Diarrhea(설사), Dermatitis(피부염), Dementia(치매)
	Vitamin – B₆	10mg	쌀겨, 효모, 간	피부염	열에 약함
	Vitamin – B₁₂	1mg	간, 김, 파래	악성빈혈	–
	Vitamin – C	90mg	야채, 과일	괴혈병	항산화제

⑤ 무기질의 기능
  ㉠ 신체의 구성재료로서 뼈, 치아, 혈액, 모발, 손톱, 신경조직 등을 형성
  ㉡ 체내 산·알칼리 평형을 유지
  ㉢ 체내 세포의 수분함량을 조절
  ㉣ 효소와 호르몬의 원료로 사용
  ㉤ 신경자극으로 인한 신경충격이 전도되는 것을 지원
  ㉥ 셀레늄, 크롬, 아연, 망간, 구리 등의 미량원소가 부족하면 암, 신장병, 당뇨병, 관절염, 정신질환 등 성인병을 유발
  ㉦ pH 조절체 : 우리 몸은 pH 7.3으로 무기질은 이를 조절해주는 기능을 함
  ㉧ 반드시 섭취해야 할 무기질 : 칼슘과 철분
    일상적 식사를 통해 충분한 양이 섭취되나 흡연, 생리 등 여러 가지 원인에 의해 체내에서 절대량이 감소하는 경우가 많음

구분	주요 기능	요구량
칼슘 기출	• 뼈, 치아를 단단하게 해줌 • 심장 박동 및 혈압 조절 • 신경전달 기능	400~850mg
철분	• 헤모글로빈을 생성시키고 빈혈 방지 • 근육에너지 생성 • 해독 작용과 감염증에 대한 저항력 증가	10~12mg(여자 20mg)

ⓩ 기타 미량 무기질 : 필요량은 극히 적기 때문에 일상적 식사로도 충분한 양을 공급할 수 있으므로 결핍되는 일이 거의 없음
ⓩ 식염(염화나트륨, NaCl$_2$) : 식염은 근육 및 신경의 자극, 전도, 삼투압의 조절 등의 기능을 함
  ⓐ 식염 1g = 염소 600mg + 나트륨 400mg
  ⓑ 1일 필요량은 5g

◀ 무기질의 주요 기능

구분	주요 기능
아연(Zn)	• 성장 및 골격 발육을 촉진시키고, 생식기능을 활성화 • 인슐린 호르몬의 요소
망간(Mn)	• 혈액 형성에 관여 • 결핍 시 난소 및 고환의 기능이 감소하고 불임을 유발
구리(Cu)	• 헤모글로빈을 합성시키는 촉매역할을 담당 • 결핍 시 백혈구 감소, 심장기능 장애, 부종 등이 유발
셀레늄(Se)	• 심장, 혈관 등 인체기관 필수 구성성분, 심장기능 부전에 밀접한 영향 • 황산화 효소 구성성분 - 산화로부터 세포와 세포막을 광범위하게 보호
코발트(Co)	• 코발트가 일정량 존재하면 조직 내에서 비타민 B$_{12}$ 합성 • 헤모글로빈 형성
마그네슘(Mg)	• 신경전달과 근육수축 작용 • 결핍 시 눈꺼풀 떨림 현상, 신경질환
불소(F)	• 치아의 에나멜질을 굳게 하고 치아를 보호 • 결핍 시 충치 유발, 과잉 시 반상치 유발
인(P)	• 칼슘과 함께 뼈의 구성성분 • 결핍 시 골연화증, 골절
나트륨(Na)	• 체액의 등장성 유지와 체내 수분함량 조절에 중요 • 결핍 시 구토, 설사, 저혈압
염소(Cl)	• 소화작용 증진을 돕고 산-염기의 평형을 유지하며 심장박동 조절에 도움을 줌 • 결핍 시 성장속도 지연, 식욕감퇴
칼륨(K)	• 혈액, 근육 및 장기 등의 주요 고형성분을 구성 • 결핍 시 심근, 내장근, 골격 등 근육의 약화
요오드(I)	• 갑상선 호르몬인 티록신이 주성분 • 결핍 시 아동에게는 크레틴병, 성인에게는 점액수종
황(S)	• 탄수화물과 결합해 연골과 건의 형성에 관여하고 모발의 형성을 도와줌

③ 모자보건

(1) 모자보건의 개념

① 모자보건사업의 목적 : 모성의 생명과 건강의 보호증진, 건전한 자녀출산과 성장발육으로 국민보건 향상에 이바지

② 모자보건 사업의 대상 기출

임산부	임신 중에 있거나 분만 후 6개월 미만의 여자
영유아	출생 후 6년 미만의 자
신생아	출생 후 28일 미만의 영유아
미숙아	신체의 발육이 미숙한 채로 출생한 영유아 임신 37주 미만의 출생아 또는 출생 시 체중이 2,500g 미만인 영유아로서 보건소장 또는 의료기관의 장이 임신 37주 이상의 출생아 등과는 다른 특별한 의료적 관리와 보호가 필요하다고 인정하는 영유아
선천성 이상아	선천성 기형(奇形) 또는 변형(變形)이 있거나 염색체에 이상이 있는 영유아

핵심 CHECK 유산, 사산, 정기산, 과기산 비교

(1) 유산 : 임신 7개월(제28주) 미만, 조산 : 임신 제28주부터 제38주 사이 분만
(2) 사산 : 죽은 태아 분만
(3) 정기산 : 제37주 이상 42주 미만 사이 분만
(4) 과기산 : 제42주 이후 분만

③ 모자보건의 중요성
  ㉠ 대상 인구가 전체 국민의 약 60%를 차지한다.
  ㉡ 다른 연령층에 비해 건강상 취약계층이다.
  ㉢ 비용-효과면에서 효율적이다. 예방사업으로 영구적이고 확실한 효과를 얻을 수 있으며 적절한 산전관리로 예방효과를 얻을 수 있다.
  ㉣ 모성과 아동의 건강은 다음 세대의 인구자질에 영향을 준다.
  ㉤ 생애주기별 단계로 볼 때 국민건강 육성의 기초이다.

(2) 모성 보건관리

① 모성보건의 정의 기출

모자보건법	임산부와 가임기(可姙期) 여성을 말한다.
광의의 개념	제2차 성징이 나타나는 생식기에서 폐경기(15~49세)까지 모든 여성의 보건관리
협의의 개념	임신, 분만, 산욕기, 수유기(출산 후 6개월까지)의 여성 대상으로 하는 보건관리

② 모성보건사업의 3대 관리
　㉠ 산전관리
　　ⓐ 임산부의 등록, 관리
　　ⓑ 임산부의 정기 건강진단의 실시(모자보건법 시행규칙 제5조 제1항) 기출

가. 임신 28주까지	4주마다 1회
나. 임신 29주에서 36주까지	2주마다 1회
다. 임신 37주 이후	1주마다 1회
라. 특별자치시장·특별자치도지사 또는 시장·군수·구청장은 임산부가 「장애인복지법」에 따른 장애인인 경우, 만 35세 이상인 경우, 다태아를 임신한 경우 또는 의사가 고위험 임신으로 판단한 경우에는 가목부터 다목까지에 따른 건강진단 횟수를 넘어 건강진단을 실시할 수 있다.	

　　ⓒ 엽산제 지원 : 임신 초기부터 12주까지 1인 최대 3개월분을 지원하고 있다.
　　ⓓ 임산부 철분제 지원 : 임신 5개월부터는 태아로 유입되는 혈류량의 상승으로 전체 혈액의 45% 정도가 증가되므로 철분 보충이 필요한 바 임신 5개월 이상 보건소등록 임산부에게 분만 전까지 1인 5개월분을 지원하고 있다.
　　ⓔ 복대 지급 : 32주 이후 필요시 복대 지급
　㉡ 분만보호 : 아이를 낳는 시기의 관리, 임신 및 출산지도
　㉢ 산욕기 관리

1주	산후체조 : 심호흡동작부터 권장
3~4주	목욕이 가능(가벼운 샤워는 퇴원 후부터 가능)
4주	외출
6주	전면적인 가사로의 복귀
6~8주	산후진찰 시기
	산후진찰을 받아본 후 성생활을 권장

③ 모성사망의 주원인
　㉠ 임신중독증(Toxemia)
　　ⓐ 원인 : 단백질, 비타민 부족, 빈혈, 당질·지방질 과량섭취, 원인불명
　　ⓑ 임신 후반기에 주로 발생
　　ⓒ 3대 증상 : 부종, 단백뇨, 고혈압
　㉡ 출혈(Hemorrhage) : 산전출혈, 산욕기 출혈, 전치태반, 태반조기박리, 자궁파열, 경관파열
　㉢ 감염 및 산욕열
　　ⓐ 산욕기(출산 6~8주 사이) 감염에 의한 심한 발열현상
　　ⓑ 임신 중 경태반 감염 전염병 : 매독, 두창, 풍진(심장기형)
　　ⓒ 자궁내막의 염증, 산도의 국소적 염증, 전신적인 균 침입
　㉣ 자궁 외 임신과 유산
　　ⓐ 원인 : 임균성 및 결핵성 난관염과 인공유산 후의 염증
　　ⓑ 증상 : 난관 및 자궁파열 등에 의한 출혈과 극심한 복통 호소

④ 인공임신중절(모자보건법 제2조)
  ㉠ 개념 : 태아가 모체 외에서 생명을 유지할 수 없는 시기에 태아와 부속물을 인공적으로 모체 외부에 배출시키는 수술
  ㉡ 인공임신중절의 허용한계 : 임신 24주 이내
  ㉢ 허용되는 경우
    ⓐ 본인이나 배우자가 우생학적(優生學的) 또는 유전학적 정신장애나 신체질환이 있는 경우
    ⓑ 본인이나 배우자가 감염성 질환이 있는 경우
    ⓒ 강간 또는 준강간(準強姦)에 의하여 임신된 경우
    ⓓ 법률상 혼인할 수 없는 혈족 또는 인척 간에 임신된 경우
    ⓔ 임신의 지속이 보건의학적 이유로 모체의 건강을 심각하게 해치거나 해칠 우려가 있는 경우

(3) **영유아의 보건관리**
  ① 영·유아의 건강평가(모자보건법)

신생아	수시로	
영유아	출생 후 1년 이내	매 1개월에 1회
	1~5년	매 6개월에 1회

  ② 이유식의 시작 : 백일 이후 체중이 6~7kg(출생할 때의 2배)이 되었을 때
  ③ 미숙아 건강관리
    ㉠ 보온(실내온도)
    ㉡ 영양공급
    ㉢ 감염예방
    ㉣ 정기건강진단 실시기준
      ⓐ 분만 의료기관 퇴원 후 7일 이내에 1회
      ⓑ 1차 건강진단 시 건강문제가 있는 경우 최소 1주에 2회
      ⓒ 발견된 건강문제가 없는 경우 영유아 기준에 의해 건강진단을 실시
  ④ 선천성 이상아 건강관리
    ㉠ 선천성 이상아 출생 시 의료기관장은 지체 없이 관할 보건소장에게 출생을 보고하며 보건소장은 등록카드를 작성하여 관리
    ㉡ 정기건강진단은 미숙아와 동일하게 실시

(4) 가족계획
① 가족계획의 개념
㉠ 이상적인 조건

피임효과	절대적으로 확실해야 한다.
안전성	육체적·정신적으로 무해하고 성생활에 지장이 없어야 하고 피임에 실패했더라도 태아에게 악영향을 주지 말아야 한다.
복원성	임신을 원할 때는 언제라도 임신이 가능해야 한다.
수용성	모든 사람이 사용할 수 있어야 하며 성감에 해를 주지 않아야 한다.
경제성	비용이 적게 들고 구입이 쉬워야 한다.
간편성	사용하기 편리하며 사용방법이 쉬워야 한다.

㉡ 피임의 원리
ⓐ 배란 억제
ⓑ 수정 방지
ⓒ 자궁착상 방지
ⓓ 정자의 질 내 침입 방지
ⓔ 정자의 자궁 내 침입 방지

㉢ 피임방법의 분류
ⓐ 피임효과의 지속성에 의한 분류

영구적 **기출**	정관절제술, 난관결찰술
일시적	콘돔, 먹는 피임약, 자궁내 장치, 월경주기 이용법, 다이어프램, 살정제 등

ⓑ 피임원리에 의한 분류

물리적 피임법	성교 중단법, 질 세척법, 콘돔, 다이어프램, 자궁내 장치
화학적 피임법	발포성정제, 젤리
호르몬 피임법	먹는 피임약, 주사제
외과적 피임법	정관절제술, 난관결찰술

② 가족계획의 방법

자연적 출산 조절법	월경주기법 (오기노씨법)	월경주기 일수에 상관없이 다음 월경 시작 전 12~19일간을 임신 가능기로 보는 것으로 이 방법은 월경주기가 규칙적이어야 사용할 수 있음	
	기초체온법	아침에 잠이 깬 후 안정상태에서 기초 체온을 측정해 배란일을 예측하는 방법으로, 배란기는 저온기에서 고온기로 이행하는 시기(0.2~0.3°C 또는 0.5°F 상승)이므로 체온이 약간 오른 후 72시간까지가 임신 가능한 시기	
	점액관찰법	일반적으로 수정형 점액이 나온 마지막 날로부터 24시간 후 배란이 됨	
		불수정형 점액	희거나 누런색이고 가루 같거나 끈적한 양상이고 축축한 느낌
		수정형 점액	곧 배란이 될 것을 알리는 것으로 에스트로겐의 영향으로 맑고 미끄러우며 잘 늘어나는 날계란의 흰자위 양상. 수정형 점액은 정자 진입에 유리

콘돔	남자용으로 정자의 질 내 진입을 방지
살정제 피임약	질 속에 사정되는 정자를 죽이거나 정자의 활동을 억제시키는 것
여성콘돔(페미돔)	남성용 콘돔과 비슷하나 폭이 넓은 편
다이어프램	둥근 고리에 고무막을 씌운 모자모양의 장치로써 자궁전굴이 심하거나 질벽이 이완된 경우 적용이 불가능
자궁경 캡	컵 모양의 부드러운 고무제품으로 다이어프램과는 달리 경부에 꼭 끼도록 씌우는 피임도구. 삽입하기가 매우 어려운 것이 큰 결점으로 전문가의 도움이 필요함
경구피임약 (복합 피임제)	세계적으로 가장 많이 사용하는 방법으로, 배란억제 및 자궁경부의 점액을 끈끈하게 하여 정자가 자궁경부를 통과하여 자궁으로 들어가는 것을 방지하며, 자궁 내의 착상을 방해
자궁내 장치(IUD)	피임장치가 자궁 속 환경을 변화시켜 수정된 난자의 착상을 방지하고 정자의 운동성을 저하시킴. 적기는 월경주기의 첫 5일이며, 월경 시작일로부터 10일 이내도 가능

4 노인보건

(1) **노인보건의 개요**

① 노인의 정의 : 생리적·신체적 기능의 퇴화와 더불어 심리적인 변화가 일어나서 자기유지기능과 사회적 역할기능이 약화되고 있는 사람

② 노인보건대상(UN 분류기준) : 전체 인구 중 65세 이상 인구비율 기출

분류기준	구분	우리나라의 경우
7~14% 미만	고령화사회	2000년 7%로 고령화 진입 연도
14~19%	고령사회	2017년 14.02%로 고령사회 진입
20% 이상	초고령사회	2025년 20%로 초고령사회 진입

③ 노인보건의 중요성
  ㉠ 인구통계학적 이유 : 노인의 인구가 평균수명의 연장으로 현저하게 증가
  ㉡ 과학적 또는 지적 이유 : 노인인구의 증가에 따라 노화에 관하여 노화의 기전이나 유전적 조절 등에 관한 관심이 고조
  ㉢ 역학적 이유 : 노인인구의 급증에 따라 질병과 장애의 유병률과 발병률 증가(만성퇴행성 질환 - 고혈압, 당뇨, 치매 등)
  ㉣ 의료비의 증가 이유 : 노인성 질환은 장기적 치료로 국민 총 의료비의 관점이나 개인의 관점에서 볼 때 의료비가 현저하게 증가

(2) 노화현상 기출
① 신체적 변화
  ㉠ 근골격계 변화
    ⓐ 신장의 감소
    ⓑ 골실질과 골밀도의 감소 → 골다공증이 오며 골절되기 쉽다.
  ㉡ 순환기계의 변화
    ⓐ 신진대사의 저하에 따라 체열의 생산이 저하되므로 체온이 내려간다.
    ⓑ 수축기 혈압과 이완기 혈압이 함께 올라간다.
    ⓒ 관상동맥에 혈액공급이 감소됨으로써 사지 냉감과 저림을 호소한다.
    ⓓ 혈색소의 감소로 빈혈이 나타나며 기립자세 유지 시 체위성 저혈압이 일어난다.
  ㉢ 호흡기계의 변화
    ⓐ 폐활량이 감소되며 잔기량이 많아지고 호흡곤란이 있다.
    ⓑ 상기도가 폐쇄되어 구강호흡을 하며 기도가 건조하고 객담반사기능이 약해진다.
    ⓒ 폐렴, 폐결핵, 만성 기관지염, 폐기종, 폐암 등의 호흡기계 질환이 증가한다.
  ㉣ 소화기계의 변화
    ⓐ 미각의 저하, 치아탈락이나 의치의 부적합, 치아결손으로 음식섭취가 곤란하다.
    ⓑ 노화에 의한 소화력 변화와 식사에 의해 가슴앓이, 가스의 과다, 설사 및 변비 등을 경험한다.
  ㉤ 생식 및 비뇨계의 변화
    ⓐ 신장의 투과 능력이 저하되며 방광용적의 감소로 실금과 야뇨증이 생긴다.
    ⓑ 남성의 경우는 전립선 비대와 생식기 경화가 있게 되고 여성의 경우에는 질의 염증이나 감염이 증가한다.
  ㉥ 감각기관의 변화
    ⓐ 시력이 저하되고 눈의 조절작용이 상실되며 명암에 대한 반응력이 저하되고 색의 식별능력도 저하됨으로 사고를 유발하는 원인이 되기도 한다.
    ⓑ 청각장해로 일상적인 회화영역에서 음조를 알아듣는 능력이 저하된다.
② 인지능력의 변화
  ㉠ 지능
  ㉡ 문제해결 능력
  ㉢ 기억과정과 학습
③ 성격 및 행동특성의 변화
  ㉠ 신체에 대한 민감한 반응
  ㉡ 시간조망의 변화
  ㉢ 우울 경향의 증가
  ㉣ 내향성 및 수동성의 증가
  ㉤ 경직성과 조심성의 증가
  ㉥ 친근한 사물에 대한 애착심과 후세에 흔적을 남김
  ▶ 노인의 4대 문제(四苦) : 병고(질병), 빈고(빈곤), 고독고(소외), 무위고(할 일이 없음)

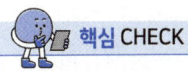

> **일상생활 수행능력(ADL)** 기출
> (1) 10항목에 대한 수행능력의 정도를 평가하여 3단계(혼자서 가능, 약간의 도움이 필요, 전적인 도움이 필요)로 구분한다.
> (2) 10항목 : 식사하기, 목욕하기, 세수·머리빗 사용하기, 옷 입기, 배변조절, 배뇨조절, 화장실 사용, 침대·의자에서의 이동, 이동거리(50m), 계단오르기
>
> **도구적 일상생활 수행능력(IADL)** 기출
> 전화사용 능력, 외출이나 여행 능력, 집안일을 수행할 수 있는 능력, 시장을 볼 수 있는 능력, 수공일(바느질, 못질)을 할 수 있는 능력, 금전관리 능력, 빨래할 수 있는 능력, 제대로 약을 복용할 수 있는 능력에 대해 3단계(혼자서 가능, 약간의 도움이 필요, 전적인 도움이 필요)로 구분한다.

(3) 노인질환의 특징
① 병인이 불분명하고 선천적 원인(유전, 체질 등)과 후천적 원인(생활환경, 식사, 기왕증)이 복잡하게 상관하여 질병이 시작된다고 본다.
② 발병시기가 불분명할 때가 많으며, 서서히 가벼운 증상으로부터 만성으로 이행하거나 진행하며, 점차 중병의 기능장애로 발전된다.
③ 동일한 질병이라도 성인병과 노년기와의 병상 및 임상형태가 다르며, 병증이 심해도 증상은 가볍던지 그 경과가 느리던지 하여 상당한 차이점이 있다.
④ 병증이 있는 장기 이외의 부위에 노화의 형태에 따라 장애가 미치기 쉬우며, 합병증을 일으키기 쉽다. 따라서 병명이 복잡해질 경우가 많다.
⑤ 현대인의 주요 사인이 되고 있는 5대 만성질환
　㉠ 고혈압증, ㉡ 뇌졸중증, ㉢ 동맥경화증, ㉣ 심장병·당뇨병 등이다.

(4) 주요 노인질환
① 뇌졸중(Cerebral Apoplexy)
　㉠ 뇌졸중 정의 : 뇌혈관 장애로 인한 질환 및 사고의 총칭으로, 고혈압, 영양의 불균형, 과로, 한랭에의 폭로가 원인이 되어 발생
　㉡ 뇌졸중 종류 : 뇌출혈, 뇌혈관 색전, 종양, 뇌막하출혈증 등 모두 의식장애 및 운동장애를 유발
　㉢ 뇌출혈 : 뇌출혈의 원인은 동맥경화와 고혈압 등이며, 발작 동기가 되는 것은 기온의 급변, 급격한 충격, 과로, 배변 시의 복압에 의한 혈압의 급상승 때문이다.
　㉣ 뇌혈관 색전증 : 출혈 시 혈관 내에 형성된 혈전이 원인으로 60세 이상의 노년층에 많이 발생된다.
② 근골격기능 장애
　㉠ 골다공증(Osteoporosis)
　　ⓐ 여성이 남성에 비해 4배 이상 위험도가 높다.
　　ⓑ 여성의 뼈가 남성에 비해 약하며 폐경기 이후 뼈의 손실이 급속하게 생성된다.
　　ⓒ 골다공증 관리의 최선책은 예방이다.
　　ⓓ 골다공증은 위험요인의 제거(금연, 금주), 우유와 채소, 과일과 같이 칼슘을 많이 함유한 식품 섭취와 에스트로겐 보충, 의사가 권장하는 적절한 수준의 운동 등 예방한다.

- ⓒ 골관절염(Osteoarthritis)
  - ⓐ 퇴행성 관절염으로 노인에게 흔한 유형의 관절염이다.
  - ⓑ 관절연골이 점차 파괴되고 관절강 내에 새로운 뼈가 형성되며 힘을 많이 받는 관절에 현저히 나타난다.
- ⓒ 류머티스성 관절염(Rheumatoid Arthritis)
  - ⓐ 관절 파괴와 기형 및 불구를 초래하는 만성, 염증성 자가면역 전신질환
  - ⓑ 염증반응은 관절에 가장 두드러지고 주변의 조직에서도 발견된다.
  - ⓒ 통증조절, 약물요법, 자가간호, 기동성, 환경조절과 적응, 피로와 우울관리 실시

③ 허혈성 심질환
- ㉠ 관상동맥의 심근에 대한 혈류가 감소하여 초래되는 심장질환이다.
- ㉡ 임상적으로는 협심증, 심근경색증, 심인성 급사 및 심부전 등으로 나타난다.
- ㉢ 지속적인 약물치료 및 위험인자(고혈압, 흡연, 스트레스 등)의 관리가 중요하다.
- ㉣ 음식을 조절하고(저지방, 저콜레스테롤, 저염, 곡물, 섭취증가), 생활습관의 변화를 요구

④ 파킨슨씨병
- ㉠ 파킨슨씨병은 안정 시 진전(Resting Tremor), 근육경직, 운동완서(Brady-kinesia) 등 3가지 대표증상이 나타나는 신경계 퇴행성 장애이다.
- ㉡ 장기간에 걸쳐 병리과정이 진행되면서 노인의 삶 전반에 부정적인 영향을 미친다.
- ㉢ 주로 50대 이후에 발병하며 70대의 발병이 가장 흔하고, 남성에 있어 이환율이 높다.
- ㉣ 증상으로는 근육경직, 진전증, 자율신경계 장애, 느린 보행, 표정 없는 얼굴이 대표적이다.
- ㉤ 주로 증상과 운동장애는 가장 중요한 문제로, 최적의 일상생활 기능수준을 유지하도록 한다.

⑤ 치매
- ㉠ 알츠하이머병(Alzheimer-Disease, AD)
  - ⓐ 치매의 원인으로 가장 빈번한 질환으로 전체 치매환자의 50~60% 정도가 알츠하이머병에 의한 치매증상을 보인다.
  - ⓑ 주요 증상
    - 기억장애, 언어장애(실어증), 실행증, 실인증, 시공간능력 장애, 판단력 장애
    - 행동증상, 정신증적 증상(초조, 불안, 공격성), 우울증상(치매환자 중 40~80%)
    - 감정변화, 야간착란(야간배회, 흥분, 공격적 행동, 가출 배회)
  - ⓒ 경과와 합병증
    - 대개 수년에 걸쳐 서서히 진행하여 평균 8~12년 후에 합병증 등으로 사망하게 된다.
    - 초기에는 흔히 기억력과 문제해결 능력이 떨어지고, 길을 잃고 배회하다가 집을 찾지 못하기도 한다.
    - 말기에는 욕창, 골절, 근육이나 관절이 굳어버리는 상태, 흡인성 폐렴이나 신체 다른 부위의 감염, 약물부작용 등이 발생한다.
  - ⓓ 예방 및 치료 : 치료대책은 없으나 적절한 관리로 수명연장과 삶의 질 개선 등 예방적인 방법이 최선이다.

- 규칙적인 운동
- 독서 등 지능에 자극을 줄 수 있는 활동
- 아스피린과 같은 소염진통제 복용
- 노화를 지연시키는 비타민(C, E) 및 식품섭취(콩은 뇌의 단백질 변화를 완화시킴)
- 콜레스테롤 강하제 복용(뇌로 들어가는 산소가 풍부한 혈액 증가)
- 약물 및 작업요법 심리치료를 통해 일상생활 기능을 어느 정도 유지

ⓒ 혈관성 치매
  ⓐ 뇌혈관 장애에 의한 치매는 다발성 경색치매로 여러 번 뇌졸중이 반복되면서 대뇌피질과 피질하의 여러 부위에서 경색이 생겨 인지기능장애를 초래한다.
  ⓑ 뇌혈관 손상 후 6시간 이내에 즉시 치료하면 세포의 죽음은 방지할 수 있는 것으로 알려져 있다.
  ⓒ 다발성 경색치매의 특징은 치매증상이 나타나기 전에 한 번 이상 뇌졸중을 경험하며, 갑자기 악화되기도 하고 마비와 언어장애, 어지러움증 등 신경증상도 동반한다.
  ⓓ 알츠하이머형 치매와 다발성 경색치매는 구별하기는 쉽지 않으나 2가지 유형이 병존한다.

(5) 노인의 건강관리방법
① 정기적 건강진단
② 충분한 수면과 규칙적인 운동
③ 강한 육체노동과 감정적 자극의 감소
④ 식이요법
  ㉠ 열량은 적당량 섭취
  ㉡ 변비가 되지 않도록 섬유질이 많은 식품, 채소와 과일을 적당히 섭취
  ㉢ 소화되기 쉬운 음식물 섭취, 특히 단백질과 비타민 섭취가 중요

(6) 노인복지시설의 종류

종류	시설	설치목적
노인 주거 복지 시설	양로시설	노인을 입소시켜 급식과 그 밖에 일상생활에 필요한 편의를 제공
	노인 공동생활가정	노인들에게 가정과 같은 주거여건과 급식, 그 밖에 일상생활에 필요한 편의를 제공
	노인복지주택	노인에게 주거시설을 임대하여 주거의 편의·생활지도·상담 및 안전관리 등 일상생활에 필요한 편의를 제공
노인 의료 복지 시설	노인요양시설 기출	치매·중풍 등 노인성질환 등으로 심신에 상당한 장애가 발생하여 도움을 필요로 하는 노인을 입소시켜 급식·요양과 그 밖에 일상생활에 필요한 편의를 제공
	노인요양 공동생활가정	치매·중풍 등 노인성질환 등으로 심신에 상당한 장애가 발생하여 도움을 필요로 하는 노인에게 가정과 같은 주거여건과 급식·요양, 그 밖에 일상생활에 필요한 편의를 제공

노인여가복지시설	노인복지관	노인의 교양·취미생활 및 사회참여 활동 등에 대한 각종 정보와 서비스를 제공하고, 건강증진 및 질병예방과 소득보장·재가복지, 그 밖에 노인의 복지증진에 필요한 서비스를 제공
	경로당	지역노인들이 자율적으로 친목도모·취미활동·공동작업장 운영 및 각종 정보교환과 기타 여가활동을 할 수 있도록 하는 장소를 제공
	노인교실	노인들에 대하여 사회활동 참여욕구를 충족시키기 위하여 건전한 취미생활·노인 건강유지·소득보장 기타 일상생활과 관련한 학습프로그램을 제공
재가노인복지시설	방문요양서비스	가정에서 일상생활을 영위하고 있는 노인(재가노인)으로서 신체적·정신적 장애로 어려움을 겪고 있는 노인에게 필요한 각종 편의를 제공하여 지역사회 안에서 건전하고 안정된 노후를 영위하도록 하는 서비스
	주·야간 보호서비스	부득이한 사유로 가족의 보호를 받을 수 없는 심신이 허약한 노인과 장애 노인을 주간이나 야간에 보호시설에 입소시켜 필요한 각종 편의를 제공하여 이들의 생활안정과 심신기능의 유지·향상을 도모하고, 그 가족의 신체적·정신적 부담을 덜어주기 위한 서비스
	단기보호서비스	부득이한 사유로 가족의 보호를 받을 수 없어 일시적으로 보호가 필요한 심신이 허약한 노인과 장애노인을 보호시설에 단기간 입소시켜 보호함으로써 노인 및 노인가정의 복지증진을 도모하기 위한 서비스
	방문목욕서비스	목욕장비를 갖추고 재가노인을 방문하여 목욕을 제공하는 서비스

5 보건교육

(1) 보건교육의 개념

① 보건교육의 정의
   ㉠ 미국 보건교육제정위원회 : 개인 또는 집단의 건강에 관여하는 KAP(지식, 태도, 행위)에 영향을 미칠 목적으로 학습경험을 베풀어주는 과정
   ㉡ 그로우트(Grout) : 건강에 관한 지식을 교육과정을 통하여 개인과 집단의 건강한 행동양상을 하도록 하는 것
   ㉢ 앤더슨(Anderson) : 공중보건을 보건봉사(보건행정), 보건법규(보건통제), 보건교육(보건인식)으로 대별하고 가장 중요한 것이 보건교육임을 강조

② 보건교육의 필요성
   ㉠ 공중보건사업 및 보건의료사업 수행을 위한 공통되는 인지성을 필요로 한다.
   ㉡ 보건사업에 관한 최신정보와 지식을 교육대상자에게 제공할 수 있다.
   ㉢ 개인이나 지역사회가 건강에 이르는 생활양식을 유지 및 촉진하게 할 수 있다.
   ㉣ 개인이나 지역사회가 건강문제 해결을 위한 능력을 확보하게 할 수 있다.

③ 보건교육의 일반적인 습득과정
   ㉠ 인지 : 새로운 사실과 잘못된 사실 등 정보를 알게 된다.
   ㉡ 관심 : 관계와 사고에 집중하게 된다.
   ㉢ 평가 : 알게 된 정보에 대한 스스로의 평가가 가능하다.

                ㄹ 시도 : 실제 행동으로 옮기는 계기가 된다.
                ㅁ 채택 : 정보의 선택으로 실천하게 된다.
            ④ 보건교육의 내용
                ㉠ 개인, 가정교육
                ㉡ 학교보건교육 : 지역사회 파급효과가 크고 지속적이기 때문에 가장 효율적이다.
                ㉢ 전문적 교육
                ㉣ 지역사회 교육
                ㉤ 환자 보건교육 : 가장 효과적이다.
                ㉥ 직장보건교육

    (2) 보건교육 형태
        ① 개인접촉방법 기출
            ㉠ 노인층이나 저소득층에 적합한 방법으로 의사와 환자 등의 사이에서 이루어짐
            ㉡ 가정방문, 진찰, 건강상담, 예방접종, 전화, 편지 등의 방법
        ② 집단접촉방법
            ㉠ 2명 이상 일정한 수의 집단(소인원)을 대상으로 하는 방법
            ㉡ 심포지엄, 강연회, 브레인스토밍, 배심토의, 집단토론회, 버즈세션, 역할극, 워크숍, 세미나
        ③ 대중접촉방법 기출
            ㉠ 무제한의 인원을 위한 교육방법으로(대중을 위한 교육) 집단 접촉 방법의 보충적 효과, 단시간에 효과적인 교육방법
            ㉡ 급성감염병 유행 시 적용 : 라디오, TV, 신문기사, 포스터, 전시, 게시
        ④ 일방적 보건교육방법 : 강연회, 강의 형식, 영화회(일방적인 의지전달)
        ⑤ 왕래식 보건교육방법 : 집단토의, 협의회(conference), 좌담회, 강습회

    (3) 보건교육 방법
        ① 심포지엄(좌담회, 공청회, 강단식 토의)
            ㉠ 전문가 2~5명이 각자의 의견을 10~15분 발표하고 사회자가 청중을 공개토론의 형식으로 참여시키는 형식으로, 사회자는 이 분야의 최고 전문가여야 한다.
            ㉡ 장점
                ⓐ 특별한 주제에 대한 밀도 있는 접근이 가능하다.
                ⓑ 다채롭고 창조적이고 변화 있게 강의를 진행할 수 있다.
                ⓒ 학습자들이 알고 싶어 하는 문제의 전체적인 파악은 물론 각 부분까지 이해할 수 있다.
            ㉢ 단점
                ⓐ 학습자가 주제에 대하여 정확한 윤곽을 알지 못하면 효과가 적다.
                ⓑ 연사의 내용이 중복될 수 있다.
                ⓒ 질문시간이 제한되어 있어 한정된 사람들만 질문에 참여하게 된다.
                ⓓ 비용이 많이 든다.
                ⓔ 토의목적에 알맞은 전문가의 선정이 용이하지 않다.

② 패널토의(배심토의, 대표토의) 기출
- ㉠ 집단구성원이 많아 각 구성원이 그 토론에 참가하기 곤란한 경우 토의할 문제에 대해 사전에 충분한 지식을 가진 소수의 대표자들이 다수의 청중 앞에서 그룹토의를 하는 방법으로, 토의에 참석할 전문가는 4~7명으로 구성되며 각기 5~7분간 발표한다.
- ㉡ 장점
    - ⓐ 참가자는 비교적 높은 수준의 토론을 경험하게 되며 타인의 의견을 듣고 비판하는 능력이 배양된다.
    - ⓑ 주제에 대하여 다각도로 분석하고, 앞으로도 예측할 수 있다.
    - ⓒ 연사나 참여자가 서로 마음을 털어놓고 토의함으로써 문제의 해결점을 제시할 수 있다.
- ㉢ 단점
    - ⓐ 일정한 시간에 여러 명의 전문가를 초빙함으로써 경제적 부담이 된다.
    - ⓑ 청중이 기존지식이 없을 때는 이해하기 어렵다.
    - ⓒ 전문가 위촉이 어려우며 토의 시 중복되는 이야기나 통상적인 발표가 되기 쉽다.
    - ⓓ 사회자가 서툴거나 연사들이 산만하게 의견을 발표할 때 요약 없는 토의가 되기 쉽다.

③ 집단토론
- ㉠ 집단 내의 참가자들이 특정 주제에 대한 의문점, 개념 혹은 문제점에 대해 목표를 설정하고 자유로운 입장에서 상호의견을 교환하고 결론을 내리는 회화식 방법으로, 한 그룹에 5~10명이 적당하다.
- ㉡ 장점
    - ⓐ 학습자들이 능동적으로 참여할 수 있는 기회를 경험한다.
    - ⓑ 자신의 의견을 전달할 수 있는 의사전달 능력이 배양된다.
    - ⓒ 타인의 의견을 존중하고 반성적 사고능력이 생긴다.
    - ⓓ 다수의 의견에 소수가 양보하고 협력하는 사회성이 길러진다.
    - ⓔ 타인의 말을 잘 들어주는 경청능력이 길러진다.
    - ⓕ 학습자 스스로 자신의 지식과 경험을 활용하게 되므로 학습의욕이 높아진다.
- ㉢ 단점
    - ⓐ 소수에게만 적용할 수 있어 비경제적이다.
    - ⓑ 초점에서 벗어나는 경우가 많다.
    - ⓒ 지배적인 참여자와 소극적인 참여자가 있을 수 있다.
    - ⓓ 시간이 많이 걸린다.

④ 분단토의 기출
- ㉠ 와글와글 학습이라고도 하며 전체를 여러 개의 분단으로 나누어 토의시키고 다시 전체회의에서 종합하는 방법으로 각 분단은 6~8명이 알맞다.
- ㉡ 장점
    - ⓐ 참석 인원이 많아도 모든 대상자들에게 참여기회가 주어진다.
    - ⓑ 어떤 문제를 다각적으로 분석·해결할 수 있다.
    - ⓒ 다른 그룹과 비교되어 반성적 사고능력과 사회성이 길러진다.

ⓒ 단점
  ⓐ 참여자들이 준비되어 있지 않을 경우 효과가 없다.
  ⓑ 소수의 의견이 그룹 전체의 의견이 될 수 있다.
  ⓒ 소심한 사람에게는 부담스러울 수 있다.
⑤ 브레인스토밍(Brainstorming)
  ㉠ 갑자기 떠오르는 생각을 종이에 기록하거나 말로 표현해 본 후 글로 기록하거나 기록된 문장을 정리하면서 생각을 논리화하는 방법으로, 12~15명의 단체에서 쓰이며 10~15분간 단기토의를 원칙으로 한다. 이 방법은 주로 어떤 계획을 세우고자 할 때, 창조적이고 기발한 아이디어가 필요할 때, 학생들의 의견과 생각을 끌어내어 발전시키고자 할 때 사용하면 유리하다.
  ㉡ 장점
    ⓐ 재미있고, 어떤 문제든지 토론의 대상으로 삼을 수 있다.
    ⓑ 장비가 거의 필요하지 않다.
    ⓒ 상호 협조적인 분위기를 조성할 수 있다.
    ⓓ 구성원 모두가 중요한 공헌을 할 기회를 가질 수 있다.
  ㉢ 단점
    ⓐ 시간 낭비로 끝날 수 있기 때문에 성공적으로 이끌기 위해서는 고도의 기술이 필요하다.
    ⓑ 구성원이 참여하지 않으면 토론을 성공적으로 이끌 수 없다.
    ⓒ 구성원은 집단에 공헌해야 하는 강박적인 느낌 때문에 불편해 할 수도 있다.
⑥ 시범
  ㉠ 보건교육에 가장 많이 사용하는 방법이며 현실적으로 실천을 가능하게 하는 효과적인 방법이다.
  ㉡ 장점
    ⓐ 흥미를 불러일으킨다.
    ⓑ 배운 내용을 쉽게 실무에 적용할 수 있다.
    ⓒ 대상자 수준이 다양하더라도 쉽게 배울 수 있다.
    ⓓ 속도가 유동적이며 교사가 필요시 반복할 수 있다.
  ㉢ 단점
    ⓐ 소수 대상자에게만 가능하므로 비용-효과 면에서 비효율적이다.
    ⓑ 교육자는 교육준비에 시간을 많이 투자하여야 한다.
    ⓒ 시범에 필요한 자료들이 비싸고 제한되거나 이동이 어려울 수 있다.
⑦ 역할극 기출
  ㉠ 학습자들이 직접 실제 상황 중의 한 인물로 등장하여 연기를 하면서 실제 그 상황에 처한 사람들의 입장이나 상황을 이해하고 상황분석을 통하여 해결방법을 모색하는 방법이다. 역할극이 끝난 후 출연자와 관중이 함께 자유롭게 토론할 시간을 갖기도 한다. 역할극은 가치나 태도에 대한 이해를 증진시키는 데 효과적이다.
  ㉡ 장점
    ⓐ 실제로 활용이 가능한 기술습득이 용이하다.
    ⓑ 자신들이 직접 참여하므로 흥미 있고 동기유발이 잘된다.
    ⓒ 학습자들의 사회성이 개발된다.

ⓓ 교육기교가 개발된다.
ⓔ 교육대상자의 수가 많아도 적용이 가능한 교육방법이다.
ⓒ 단점
ⓐ 준비시간이 많이 요구된다.
ⓑ 대상자 중에서 갑자기 극중 인물을 선택하기가 어려울 수 있다.
ⓒ 역할극을 수행하는 사람이나 보조 및 환경이 사실과 거리감이 있을 때 대상자들에게 교육효과가 나타나지 않아 시간낭비만 가져오게 된다.
ⓓ 마지막 토의부분에 모든 피교육자가 참여하여야 하기 때문에 피교육자가 25명 이상일 때는 비효과적이다.
ⓔ 출연자가 많을수록 극의 초점이 흐려지고 시간의 제약으로 깊이있는 내용을 연출할 수 없게 된다.

⑧ 인형극
㉠ 드라마와 비슷하나 주된 차이는 인형들이 행동하는 것이다. 인형극은 모든 연령층에 따라 다양한 주제로 다루어지며 인형의 움직임을 통해 청중은 인형과 일체화되어 반응하고 상상력을 갖게 된다.
㉡ 장점
ⓐ 연령층에 따라 다양한 주제를 다룰 수 있다.
ⓑ 청중이 즉각적으로 반응하게 되고 상상력을 갖게 된다.
ⓒ 민감한 주제를 다루어도 풍자적이고 과장된 표현에 의한 효과를 얻을 수 있다.
㉢ 단점 : 청중 수를 제한하여야 한다.

⑨ 워크숍(Work Shop) : 특정 집단 사람들이 서로 경험하고 연구하고 있는 것을 발표, 의논, 토의하는 방법(2~3일 일정 소요)

⑩ 세미나(Seminar) : 서로 관심이 있는 전문적 문제와 특정한 주제에 대해서 독창적인 연구보고를 하고 그것을 바탕으로 전원이 참가하여 토의하는 교육방법

⑪ 강연회 : 일방적인 의사전달

(4) 보건교육 평가
① 기준에 따른 평가

목적지향 평가(절대평가)	기준지향 평가(상대평가)
무엇을 성취했느냐가 주요 관심	얼마나 성취했느냐가 주요 관심
개인차를 최소화할 수 있다.	개인차는 극복할 수 없다.
학습자는 능동적인 존재	학습자는 수동적인 존재
절대평가의 개념	상대평가의 개념
평가자는 교육담당자	평가자는 교육담당자와 제삼자
발달적 교육관	선발적 교육관(다른 사람에 비해 얼마나 잘했나?)
내용타당도, 목표타당도, 교육타당도 중요시	신뢰도 중시
국가자격시험, 운전면허시험	표준화 학력검사, 지능검사, 성격검사, 적성검사
• 협동학습을 조장 • 질적 향상을 도모	• 개인차 변별에 적합 • 경쟁을 통한 동기유발에 적합

② 과정에 따른 평가 기출

구분	진단평가	형성평가	총합평가
목적	• 대상자들의 지식수준, 태도, 흥미, 준비도 등을 진단하고 확인하기 위해 • 학습장애 요인을 밝히기 위해 • 학습전략을 극대화하고 대상자를 적절히 배치하기 위해	• 학습 진전 상황을 파악하여 현재의 위치를 개별적으로 알려줌으로써 학습보조를 맞추어 나갈 수 있도록 하기 위해 • 피드백을 주어 교정학습이나 보충학습의 기회를 제공하기 위해 • 학습곤란이나 결손부분을 진단하고 교정하기 위해 • 학습동기를 촉진하고 학습방법을 개선하기 위해	• 사전에 설정한 교수목표에 대한 성취도 수준을 판정하기 위해 • 집단 간의 성적결과를 비교할 수 있는 정보를 제공하기 위해 • 교육의 장기적인 질적 관리를 위해
평가도구	체크리스트, 표준화된 진단검사	쪽지시험, 퀴즈, 프로그램 진행 중 질문	중간고사, 기말고사
평가시기	프로그램 시작 전	프로그램 진행 중	프로그램 진행 후

③ 평가도구가 갖추어야 할 조건

타당도	그 도구가 평가하려는 내용, 즉 교육 목표나 기준을 얼마나 잘 측정하는가를 의미한다.
신뢰도	• 평가도구가 믿을 만한가, 즉 측정하고자 하는 내용을 얼마나 정확하게, 오차 없이 측정할 수 있는가를 말한다. • 측정의 결과가 평가자의 주관에 의하여 흔들리지 않고, 검사횟수에 관계없이 평가의 결과가 얼마나 일치하는지를 알아보고자 하는 것이다. • 동일한 답안지를 동일한 사람이 시간이나 상황을 달리해서 평가한다 하더라도 같은 결과가 나오면 신뢰도가 높은 것이다.
객관도	평가자 간의 일관성을 의미한다.
난이도	
실용도	평가도구의 경제성, 간편성, 편의성을 나타내는 것

6 학교보건

(1) 학교보건의 중요성

① 학교 : 교육뿐만 아니라 여러 방면으로 지역사회의 중심체 역할
② 학교인구(학생과 직원) : 총 인구의 약 1/4 이상 대상인구가 많음
③ 보건교육의 대상으로 학생들이 가장 능률적이며, 교육받지 못한 학부모까지 건강에 관한 지식과 정보전달을 가능하게 하는 간접적 효과가 큼
④ 학교가 존립하고 있는 지역사회에서 학교 교직원은 지도적 입장에 있고 항상 학부모와 접촉
⑤ 지역사회 보건사업에 있어 학교 보건사업은 중요한 일부를 차지

(2) 학교보건인력의 기능
① 구성 : 교장, 보건교사, 담임교사, 영양사, 의사, 약사, 치과의사
② 역할 : 교장(총책임자), 보건교사(실무책임자), 담임교사(실천자)
③ 담임교사 : 학교보건교육에서 가장 중요한 역할
④ 보건교사 : 모든 초등학교만 학교보건 실무책임자 배치
⑤ 보건교사의 업무 기출
  ㉠ 학교보건계획의 수립
  ㉡ 학교 환경위생의 유지·관리 및 개선에 관한 사항
  ㉢ 학생과 교직원에 대한 건강진단의 준비와 실시에 관한 협조
  ㉣ 각종 질병의 예방처치 및 보건지도
  ㉤ 학생과 교직원의 건강관찰과 학교의사의 건강상담, 건강평가 등의 실시에 관한 협조
  ㉥ 신체가 허약한 학생에 대한 보건지도
  ㉦ 보건지도를 위한 학생가정 방문
  ㉧ 교사의 보건교육 협조와 필요시의 보건교육
  ㉨ 보건실의 시설·설비 및 약품 등의 관리
  ㉩ 보건교육자료의 수집·관리
  ㉪ 학생건강기록부의 관리
  ㉫ 다음의 의료행위(간호사 면허를 가진 사람만 해당한다)
    ⓐ 외상 등 흔히 볼 수 있는 환자의 치료
    ⓑ 응급을 요하는 자에 대한 응급처치
    ⓒ 부상과 질병의 악화를 방지하기 위한 처치
    ⓓ 건강진단 결과 발견된 질병자의 요양지도 및 관리
    ⓔ ⓐ부터 ⓓ까지의 의료행위에 따르는 의약품 투여
  ㉬ 그 밖에 학교의 보건관리

핵심 CHECK 학교의사의 직무

(1) 학교보건계획의 수립에 관한 자문
(2) 학교 환경위생의 유지·관리 및 개선에 관한 자문
(3) 학생과 교직원에 대한 건강진단과 건강평가
(4) 각종 질병의 예방처치 및 보건지도
(5) 학생과 교직원의 건강상담
(6) 그 밖에 학교보건관리에 관한 지도

⑥ 학교보건의 구성요건

 **핵심 CHECK** 　학교보건법 제15조(학교에 두는 의료인·약사 및 보건교사)

① 학교에는 대통령령으로 정하는 바에 따라 학생과 교직원의 건강관리를 지원하는 「의료법」 제2조 제1항에 따른 의료인과 「약사법」 제2조 제2호에 따른 약사를 둘 수 있다.
② 학교(「고등교육법」 제2조 각 호에 따른 학교는 제외한다. 이하 이 조 및 제15조의2에서 같다)에 제9조의2에 따른 보건교육과 학생들의 건강관리를 담당하는 보건교사를 두어야 한다. 다만, 대통령령으로 정하는 일정 규모 이하의 학교에는 순회 보건교사를 둘 수 있다.
③ 제2항에 따라 보건교사를 두는 경우 대통령령으로 정하는 일정 규모 이상의 학교에는 2명 이상의 보건교사를 두어야 한다.

> 시행령 제23조(학교에 두는 의료인·약사 및 보건교사)
> ① 삭제 〈2021.12.9.〉
> ② 법 제15조 제1항에 따라 학교에 두는 의료인·약사는 학교장이 위촉하거나 채용한다.
> ③ 법 제15조 제3항에서 "대통령령으로 정하는 일정 규모 이상의 학교"란 36학급 이상의 학교를 말한다.

(3) 학교보건사업

① 학생 건강평가

건강검사		검사항목
신체발달상황		키, 몸무게, 비만도 (기출)
신체능력	필수평가 – 심폐지구력	왕복오래달리기, 오래달리기–걷기, 스텝검사
	필수평가 – 유연성	앉아윗몸앞으로굽히기, 종합유연성검사
	필수평가 – 근력·근지구력	팔굽혀펴기(남), 무릎대고팔굽혀펴기(여), 윗몸말아올리기, 악력
	필수평가 – 순발력	20미터달리기, 제자리멀리뛰기
	필수평가 – 체지방	체질량지수, 체지방률
	선택평가	심폐지구정밀평가, 비만평가, 자기신체평가, 자세평가
건강조사		예방접종 및 병력, 식생활 및 비만, 위생관리, 신체활동, 학교생활 및 가정생활, 텔레비전·인터넷·음란물 이용, 안전의식, 학교폭력, 흡연·음주 및 약물사용, 성의식, 사회성 및 정신건강, 건강상담 등
건강검진		근·골격·척추, 눈(시력측정, 색각이상 유무, 안질환), 귀(청력, 귓병), 콧병·목병·피부병, 구강(치아·구강상태), 기관능력, 병리검사(소변, 혈액, 혈액형, 결핵, 간염, 혈압) 등

② 예방접종 완료검사
  ㉠ 시기 : 초·중등학교장은 입학한 날로부터 90일 이내
  ㉡ 질병관리청장, 시장·군수·구청장, 예방접종을 한 자가 발급한 예방접종증명서로 확인 완료검사 실시

③ 감염병 발생
  ㉠ 학교의 대비 및 대응

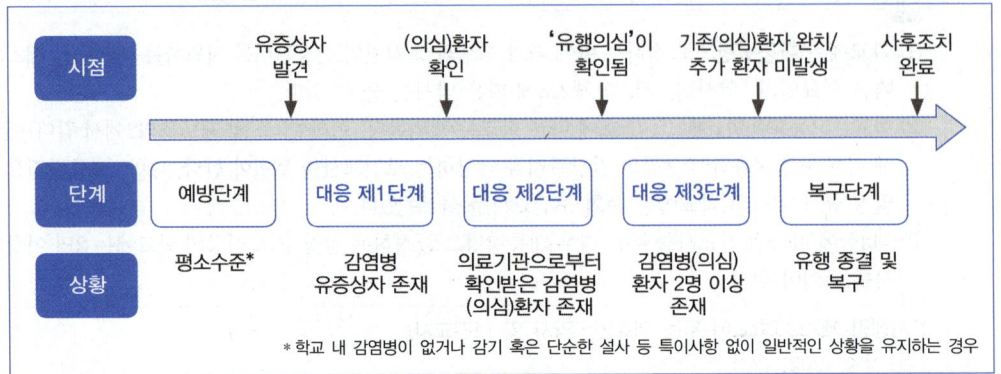

  ㉡ 보고와 신고 : 학교에 감염병 환자 또는 의사환자 발생 시 환자 발생 현황을 교육청에 즉시 유선보고 후 교무업무시스템으로 보고하며, 전자문서를 통해 보건소에 신고한다.
  ㉢ 역학조사 : 역학조사로 감염 원인을 규명하고 감염원을 파악하며 감염경로를 추적한다.
  ㉣ 방역조치
  ㉤ 환자관리
    ⓐ 균이 검출된 환자는 의료기관에서 치료를 받도록 하며 감염병 환자에게 등교중지를 명할 수 있다. 등교중지를 명할 때는 그 사유와 기간을 명시해야 한다.
    ⓑ 법정감염병 중 불가항력의 사유로 인하여 출석하지 못한 경우에는 출석으로 처리한다.

(4) 학교환경위생관리
  ① 목적
    ㉠ 학생의 건강의 유지 증진
    ㉡ 학생의 학습능률 향상
    ㉢ 학생 심신의 안전
    ㉣ 청결하고 아름다운 환경하에서 생활
  ② 교사 안에서의 공기의 질에 대한 유지 · 관리기준

◀ 공기 질 등의 유지·관리기준(학교보건법 시행규칙 [별표 4의2])

1. 유지기준

오염물질 항목	기준(이하)	적용 시설	비고
가. 미세먼지	35 $\mu g/m^3$	교사 및 급식시설	직경 2.5 μm 이하 먼지
	75 $\mu g/m^3$	교사 및 급식시설	직경 10 μm 이하 먼지
	150 $\mu g/m^3$	체육관 및 강당	직경 10 μm 이하 먼지
나. 이산화탄소	1,000ppm	교사 및 급식시설	해당 교사 및 급식시설이 기계 환기장치를 이용하여 주된 환기를 하는 경우 1,500ppm 이하
다. 폼알데하이드	80 $\mu g/m^3$	교사, 기숙사(건축 후 3년이 지나지 않은 기숙사로 한정한다) 및 급식시설	건축에는 증축 및 개축 포함
라. 총부유세균	800CFU/m^3	교사 및 급식시설	
마. 낙하세균	10CFU/실	보건실 및 급식시설	
바. 일산화탄소	10ppm	개별 난방 교실 및 도로변 교실	난방 교실은 직접 연소 방식의 난방 교실로 한정
사. 이산화질소	0.05ppm	개별 난방 교실 및 도로변 교실	난방 교실은 직접 연소 방식의 난방 교실로 한정
아. 라돈	148Bq/m^3	기숙사(건축 후 3년이 지나지 않은 기숙사로 한정한다), 1층 및 지하의 교사	건축에는 증축 및 개축 포함
자. 총휘발성유기화합물	400 $\mu g/m^3$	건축한 때부터 3년이 경과되지 아니한 학교	건축에는 증축 및 개축 포함
차. 석면	0.01개/cc	「석면안전관리법」 제22조 제1항 후단에 따른 석면건축물에 해당하는 학교	
카. 오존	0.06ppm	교무실 및 행정실	적용 시설 내에 오존을 발생시키는 사무기기(복사기 등)가 있는 경우로 한정
타. 진드기	100마리/m^2	보건실	
파. 벤젠	30 $\mu g/m^3$	건축 후 3년이 지나지 않은 기숙사	건축에는 증축 및 개축 포함
하. 톨루엔	1,000 $\mu g/m^3$	건축 후 3년이 지나지 않은 기숙사	건축에는 증축 및 개축 포함
거. 에틸벤젠	360 $\mu g/m^3$	건축 후 3년이 지나지 않은 기숙사	건축에는 증축 및 개축 포함
너. 자일렌	700 $\mu g/m^3$	건축 후 3년이 지나지 않은 기숙사	건축에는 증축 및 개축 포함
더. 스티렌	300 $\mu g/m^3$	건축 후 3년이 지나지 않은 기숙사	건축에는 증축 및 개축 포함

③ 기타
  ㉠ 교실 내의 온도와 습도(학교보건법 시행규칙 [별표 2])
    ⓐ 통상적인 실내온도 : 18~28°C
    ⓑ 난방온도 : 18~20°C
    ⓒ 냉방온도 : 26~28°C
    ⓓ 비교습도 : 30~80%
  ㉡ 교사 내 환기 필요량 = 1인당 공기용적/시간 : 21.6m³/시간
  ㉢ 교실의 조명도 : 학생의 책상면을 기준으로 300Lux 이상[40와트 복식 형광등(2개 1조)이 8개가 설치]
    ⓐ 자연조명(채광) : 최대 조도와 최소 조도의 비율이 10 : 1이 넘지 아니하도록 한다.
    ⓑ 인공조명(조도) : 교실이나 흑판의 최대 조도와 최소 조도 비율이 3 : 1을 넘지 않아야 한다.
  ㉣ 교사 내의 소음 : 55dB(A) 이하

  > 학교 부지경계 50m 이내 지역 : 주간(06~22시) 65dB(A), 야간(22~06) 50dB(A) 이하

  ㉤ 화장실 소독 : 화장실의 내부 및 외부를 4월부터 9월까지는 주 3회 이상, 10월부터 다음 해 3월까지 주 1회 이상 소독을 실시하는 것이 좋다(소독은 20% 석회수나 크레졸액으로 실시).

(5) 교육환경 보호구역관리
  ① 목적 : 학교의 교육환경 보호에 필요한 사항을 규정하여 학생이 건강하고 쾌적한 환경에서 교육받을 수 있게 하는 것을 목적
  ② 교육환경보호구역의 설정(교육환경 보호에 관한 법률 제8조) 기출
    ㉠ 교육감은 학교경계 또는 학교설립예정지 경계(학교경계등)로부터 직선거리 200미터의 범위 안의 지역을 교육환경보호구역으로 설정·고시하여야 한다.

절대보호구역	학교출입문으로부터 직선거리로 50미터까지인 지역(학교설립예정지의 경우 학교경계로부터 직선거리 50미터까지인 지역)
상대보호구역	학교경계등으로부터 직선거리로 200미터까지인 지역 중 절대보호구역을 제외한 지역

    ㉡ 학교설립예정지를 결정·고시한 자나 학교설립을 인가한 자는 학교설립예정지가 확정되면 지체 없이 관할 교육감에게 그 사실을 통보
    ㉢ 교육감은 학교설립예정지가 통보된 날부터 30일 이내에 교육환경보호구역을 설정·고시
    ㉣ 교육감은 보호구역 설정 후 이 사실을 시장·군수·구청장에게 통보
  ③ 교육환경보호구역 관리
    ㉠ 학교의 장은 해당 학교의 보호구역 내 교육환경에 대한 현황 조사 및 보호구역 내 금지행위의 방지 등을 위한 계도 등 관리를 한다. 다만, 학교가 개교하기 전까지 관리는 보호구역을 설정한 자가 한다.
    ㉡ 학교 간에 보호구역이 서로 중복되는 경우 그 중복된 보호구역에 대한 관리는 다음에 해당하는 학교의 장이 한다.

ⓐ 상·하급 학교 간 보호구역이 서로 중복되는 경우에는 하급학교. 다만, 하급학교가 유치원인 경우에는 그 상급학교로 한다.
ⓑ 같은 급의 학교 간에 보호구역이 서로 중복될 경우에는 학생 수가 많은 학교
ⓒ 절대보호구역과 상대보호구역이 서로 중복되는 경우 그 중복된 보호구역에 대한 관리는 절대보호구역이 설정된 학교의 장이 한다.
ⓓ **교육환경보호구역 요청권자** : 교육감은 교육환경 보호를 위하여 관계행정기관 등의 장에게 교육환경보호구역 내 금지 행위 및 시설에 대한 처분 및 시설물의 철거 명령을 요청할 수 있다.

> **관리내용**
> 공사의 중지·제한, 영업의 정지 및 허가·인가·등록·신고의 거부·취소 등의 조치 및 교육환경을 위해하여 철거가 불가피하다고 판단 시 사업시행자에게 시설물의 철거 명령

(6) 학교급식

① 학교급식의 목적
  ㉠ 성장기 아동의 발육과 심신의 발달, 건강증진
  ㉡ 올바른 식생활 습관 및 식생활 예절교육
  ㉢ 편식의 교정 및 결핍증 예방
  ㉣ 질서의식과 협동정신 함양
  ㉤ 영양에 관한 지식 및 식품의 생산과 소비에 관한 지식
  ㉥ 학력향상에 기여

② 학교급식 실시기준
  ㉠ **대상** : 해당 학교 재학생(교사, 아동 같이 지도)
  ㉡ **횟수** : 연간 매주 5회 이상(수업일의 중식)
  ㉢ **영양내용** : 아동 1인당 평균 소요영양 기준에 의거
  ㉣ **시설, 설비** : 보건위생 및 관리상 적절한 것

③ 비만지수관리
  ㉠ BMI 수치에 따른 체질량지수 : 성인에게 적용

분류	체질량지수(kg/m^2)	비만 관련 질환의 위험
저체중	< 18.5	낮음
정상체중	18.5~22.9	보통
과체중	≥ 23.0	—
위험체중	23.0~24.9	위험 증가
비만 1단계(obese class Ⅰ)	25.0~29.9	중등도 위험
비만 2단계(obese class Ⅱ)	≥ 30	고도 위험
비만 3단계(obese class Ⅲ)	≥ 40.0	극심한 위험

ⓛ Röhler 지수 : 학령기에 적용

$$\text{Röhler 지수} = \{체중(kg) / 신장(cm)^3\} \times 10^7$$

ⓐ 키가 110~129cm인 경우 180 이상을 비만이라 판정
ⓑ 키가 130~149cm인 경우 170 이상을 비만이라 판정
ⓒ 키가 150cm 이상인 경우 160 이상을 비만이라 판정
ⓓ 110 미만은 저체중

ⓒ Broca 지수 : 학령기 이후 아동에게 적용
ⓐ 비만도(%) = (실제 체중 − 표준 체중) / 표준 체중 × 100
표준 체중 = {신장(cm)−100} × 0.9(여성일 때는 × 0.85)
판정 • 경도 비만 : 비만도 20~30%
• 중등도 비만 : 비만도 30~40%
• 고도 비만 : 비만도 40% 이상
• 저체중 : −10%
• 표준 체중 : −10~+10%
• 과체중 : 10~20%
ⓑ 비만도(%) = (실제 체중 / 이상 체중) × 100
판정 • 정상 : 90~120
• 마른 체중 : 90 이하
• 비만 : 120 이상

ⓔ Kaup 지수 : 영유아기~학령기 전까지 적용
ⓐ Kaup 지수 = {체중(kg) / 신장(cm)²} × 10⁴
ⓑ 20 이상 : 소아비만, 15 이하 : 저체중아

ⓜ 복부 비만 측정(WHR : Waist Hip Ratio)
ⓐ 복부 비만 = 허리 둘레(cm) / 엉덩이 둘레(cm)
허리 둘레는 배꼽 위 2cm, 엉덩이 둘레는 엉덩이 중 가장 넓은 부분
ⓑ 같은 체지방률을 나타낸다 하더라도 복부에 지방이 많이 쌓이는 경우는 성인병 발생률이 증가한다.
ⓒ 특히 여성의 경우에는 생리이상이나 자궁, 난소의 질병과 깊은 연관성이 있다.
ⓓ 비만율 : 남자 0.91↑, 여자 0.83↑

ⓗ 베르백(Vervaek) 지수
ⓐ [{체중(kg)+흉위(cm)} / 신장(cm)] × 10²
ⓑ 비만 판정 : 비만은 92 이상, 저체중은 82 이하

7 정신보건

(1) 개념

① 정신장애의 원인 (기출)

생물학적 요인(내부적 원인)	정신 사회적 요인(외부적 원인)
㉠ 유전적 요인 ㉡ 신경화학적 요인 : 최근에는 도파민과 세로토닌을 포함한 신경화학적 이론이 가장 두드러진다. ㉢ 신경 해부학적 요인 : 측뇌실과 제3뇌실의 확대, 대뇌피질의 위축 ㉣ 면역학적 요인 • 사이토킨(cytokines) : 주요 정신질환을 일으키는 역할 • 면역 세포 사이의 화학 전달물질, 염증과 면역 반응을 중개하는 역할	㉠ 취약성 모델(스트레스 취약성 모델) : 위험요소인 스트레스원에는 빈곤, 주요 생활 스트레스, 물질 남용과 기타 환경, 대인관계를 들 수 있다. ㉡ 대인관계요인 : 설리번은 초기 대인관계 특히 모자 관계의 이상 때문에 발생한다고 하였다.

② 정신보건사업의 필요성
㉠ 선진국형 질병구조의 변화 : 노인성 질환, 심질환, 정신질환, 알코올 및 약물중독 등의 증가
㉡ 육체적 스트레스보다 정신적 스트레스가 많은 직업
㉢ 도시화로 인한 인구의 과밀화
㉣ 핵가족화와 여성의 경제활동 증가로 인한 가족기능 약화 등으로 정신질환 급증

③ 정신보건의 발달사
㉠ Hippocrates : 정신질환을 최초로 분류하였는데, 우울증, 산후 정신병, 공포증, 중독성 섬망, 노인성 치매와 히스테리 등으로 기술하였고, 치료는 환자와 의사와의 관계가 중요하다고 하였다.
㉡ 윌리엄 튜크(1732~1822) : 요크 요양원을 설립하여 과학적 치료, 철제 수갑을 사용하지 않음, 오락·종교·다과회도 치료의 한 방법으로 선택
㉢ Philippe Pinel(1745~1826) : 프랑스 정신병원에서 환자로부터 철쇄를 풀도록 하여 인도적인 치료에 공헌을 하였으며, 이를 정신질환자의 치료에 있어서 혁명이라고 한다.
㉣ Chiarugi(1759~1820) : 환자의 감금법을 철폐시키고 의학적인 치료를 실행함
㉤ Adolf Meyer(1866~1950) : 정신생물학의 창시자, 정신병리 현상을 심층적으로 해석하고 심리적·사회적 관계 속에서 이해하고자 한 역동 정신의학을 주장
㉥ Clifford Beers(1876~1943) : 정신질환으로 병원에 입원하여 환자로서 받았던 혹독한 대우에 관한 자신의 경험을 바탕으로 쓴 자서전 『A mind that found itself』를 출간하면서부터 정신보건사업이 본격화되었다.

◢ 정신의학의 4대 혁명

1798년	Philippe Pinel : 최초의 인도주의적 치료
1856~1939년	프로이트 : 정신분석 치료
1950년	클로르프로마진 개발(정온제)
1963년	케네디 대통령 : 지역사회 정신보건센터법

④ 목적 : 정신질환자들이 지역사회에 거주하면서 질병을 관리받을 수 있게 하는 것이며, 정신질환자들의 질병 관리와 재활로 그들의 삶의 질을 향상시키는 것이다.

1차 예방	㉠ 효과적인 문제해결을 하도록 돕는다. ㉡ 정신병으로 발전하지 않도록 미연에 예방한다. ㉢ 교육을 통해 정신적·신체적 건강증진을 도모하여 스트레스를 관리한다.
2차 예방 기출	㉠ 고위험군을 대상으로 조기발견 및 조기치료를 한다. ㉡ 악화방지를 위한 치료를 하여 만성화를 방지하도록 한다. ㉢ 약물복용에 대해 교육한다. ㉣ 환자와 가족이 필요한 의뢰체계 등의 지원을 얻을 수 있도록 지지한다.
3차 예방 기출	㉠ 재발을 막는 활동을 한다. ㉡ 환자와 가족을 적절한 추후 관리기관에 의뢰한다. ㉢ 정신질환이라는 낙인을 감소시키기 위하여 환자와 지역사회가 같이 일한다. ㉣ 사회복귀가 궁극적인 목적이다.

⑤ 정신보건사업의 원칙(Caplan, 1967)
  ㉠ 지역주민에 대한 책임
  ㉡ 환자의 가정과 가까운 곳에서 진료
  ㉢ 포괄적인 서비스
  ㉣ 여러 전문인력 간의 팀 접근
  ㉤ 진료의 지속성(일관성, 통일성)
  ㉥ 지역주민 참여
  ㉦ 정신보건 사업의 평가와 연구
  ㉧ 예방
  ㉨ 정신보건 자문
  ㉩ 보건의료서비스와 사회복지서비스의 연결

⑥ Marie Jahoda가 제시한 정신건강 유무를 판정하는 6가지 기준
  ㉠ 자신에 대한 긍정적 태도
  ㉡ 성장 발달과 자기실현
  ㉢ 통합력
  ㉣ 자율성
  ㉤ 현실 지각
  ㉥ 환경의 지배
  ㉦ 정신보건시설

(2) 우리나라 지역사회 정신보건사업
  ① 정신보건사업 발전과정
    ㉠ 1995년 12월 정신보건법을 제정하여 보건복지부에서 지원하는 지역사회 정신보건시범사업 추진
    ㉡ 1998년 보건소의 정신보건전문요원 배치
    ㉢ 2001년 이후 보건복지부에서 국민건강증진기금을 통하여 48개 보건소에 예산지원
  ② 정신보건 관련 시설
    ㉠ 정신보건센터 : 보건소를 중심으로 정신보건관련자원을 효율적으로 전개하여 포괄적 서비스를 제공
    ㉡ 정신건강증진시설 기출

구분	정신의료기관	정신요양시설	정신재활시설
설치 근거	의료법	정신건강증진 및 정신질환자 복지서비스 지원에 관한 법률	정신건강증진 및 정신질환자 복지서비스 지원에 관한 법률
허가·신고자	시장·군수·구청장(의원급)에게 신고, 시·도지사(병원, 종합병원)에게 허가	특별자치시장·특별자치도지사, 시장·군수·구청장에게 허가	특별자치시장·특별자치도지사, 시장·군수·구청장에게 신고
대상	급성 정신질환자	만성 정신질환자	병원에서 퇴원한 환자 또는 재가환자 등 사회적응훈련을 필요로 하는 환자
종류	전문정신병원, 종합병원 정신과, 병원정신과, 정신과의원	정신요양시설	생활시설, 재활훈련시설, 생산품 판매시설, 중독자 재활시설, 종합시설

8 보건통계

(1) 개념
  ① 정의 : 출생, 질병, 사망 및 보건에 관련있는 여러 현상에 대하여 기술통계학적 및 추측통계학적 방법을 도입하여 그 현상들의 일반성이나 규칙성 등을 파악하고, 그 현황을 기술·제시하며 나아가 그 현상들의 변동을 확률적으로 추론하는 학문이다.
  ② 보건통계학의 역할
    ㉠ 지역사회나 국가의 보건수준 및 보건상태를 나타내 준다.
    ㉡ 보건사업의 필요성을 결정해 준다.
    ㉢ 보건에 관한 법률의 개정이나 제정을 촉구한다.
    ㉣ 보건사업의 우선순위를 결정하며 보건사업의 절차, 분류 등의 기술발전에 도움을 준다.
    ㉤ 보건사업의 성패를 결정하는 자료를 제공한다.
    ㉥ 보건사업에 대한 공공지원을 촉구하게 할 수 있다.
    ㉦ 보건사업의 기초자료가 된다.
    ㉧ 보건사업의 행정(행동) 활동에 지침이 될 수 있다.

③ 통계학의 기본 용어
  ㉠ 모집단 : 모집단이란 연구자의 관심 대상이 되는 구성원의 전체 집합을 일컫는다. 예를 들어, 65세 이상 노인들의 혈압을 알고자 한다면 우리나라 65세 이상 노인 전체가 모집단이 될 것이다. 기출
  ㉡ 표본 : 모집단에서 조사대상으로 선택된 모집단의 부분집합을 말한다.
  ㉢ 변수 : 표본추출단위의 속성이나 특성을 말하며 연구자가 측정할 '무엇'에 해당된다.

(2) 측정수준
  ① 명명척도
    ㉠ 4가지 중 가장 낮은 단계이다.
    ㉡ 자료를 컴퓨터에 입력하기 위해 부호화할 때 범주에 숫자를 배정한다(1 = 남자, 2 = 여자).
    ㉢ 혈액형, 인종, 결혼상태, 진단명과 같은 자료
  ② 서열척도
    ㉠ 순위를 매길 수 있는 속성의 범주이나 순위 간의 차이는 일정하지 않다.
    ㉡ 사회경제적 상태(상·중·하), 교육수준, 동통의 강도
  ③ 등간척도 측정
    ㉠ 척도간격 사이의 숫자적 거리가 동일하나 절대적 0점은 없다.
    ㉡ 평균, 표준편차를 분석할 수 있다.
    ㉢ 학생의 성적, 물가지수, 온도
  ④ 비율수준 측정
    ㉠ 가장 높은 수준의 측정법이다.
    ㉡ 상호 배타적이고 완전한 범주, 서열 순위가 있고 간격이 동일, 절대적 0점이 있다.
    ㉢ 체중, 길이, 부피, 연령, 소득, 투표율, 방송청취율

◢ 측정수준

변수 형태		내용	수학적 개념	현상
이산 변수	명명척도	특성을 이름으로 구별하는 변수	=, ≠	성별, 혈액형, 종교
	서열척도	특성의 상대적 크기에 따라 순서로서 구분할 수 있는 변수	<, >	석차, 선호도, 경제적 수준(상, 중, 하) 교육수준(초졸, 중졸, 고졸, 대졸)
연속 변수	등간척도	특성의 양에 따른 차이를 수량화할 수 있는 변수	+, −	성적, 기온, 물가지수
	비율척도	특성의 값에 대해 몇 배의 관계가 있는가를 수량화할 수 있는 변수	+, −, ×, ÷	체온, 시간, 거리, 키, 체중

(3) 표본조사
전수조사는 모집단에 속한 대상 전부를 조사하는 것이며 표본조사는 모집단의 일부인 표본을 이용하여 조사하는 방법이다.

① 표본조사를 하는 이유
　㉠ 전수조사가 현실적으로 불가능한 경우
　㉡ 무한 모집단일 경우
　㉢ 대상자의 특성을 가능한 빨리 파악하여야 하는 경우 예 질병의 집단유행 시
　㉣ 전수조사를 하면 비표본 추출 오차가 커져 오히려 정확성이 떨어지는 경우
　㉤ 표본조사만으로도 적당한 오차한계 내에서 모수를 추정할 수 있을 경우
　㉥ 대상이 파괴되어야 관측이 가능한 경우 예 탄약의 파괴력 검사
　㉦ 표본조사가 전수조사보다 시간, 노력, 경제적으로 이득이 있기 때문
　㉧ 전수조사에 비해 심도 있는 조사가 가능하기 때문이다.

② 표본 오차와 비표본 오차
　㉠ 표본 오차 : 표본을 통해 모수를 추정하기 때문에 발생하는 오차로 표본 오차를 줄이려면 표본의 크기를 크게 하면 되지만 반면 비표본 오차가 커질 수 있다.
　㉡ 비표본 오차 : 표본추출 이외의 과정, 즉 조사의 시작에서부터 자료의 측정, 분석에 이르기까지 모든 단계에서 발생하는 오차를 말한다.

③ 표본추출 방법
　㉠ 확률 표출법 : 무작위표본으로 비확률 표본보다 모집단을 좀 더 대표한다.

단순무작위 표집	가장 기본적인 방법으로 가장 빈번한 방법은 난수표의 사용
층화무작위 표집	모집단이 갖고 있는 특성을 고려해 모집단을 그 구성성분에 따라 몇 개의 동질적인 집단으로 나누고, 각 집단에서 단순무작위 표본추출법을 이용해 표본추출하는 방법
집락(군집) 표집	대개 표본추출법의 최종단계에서 적용되는데, 모집단의 구성단위를 우선 자연적 혹은 인위적으로 몇 개의 집락으로 구분한 뒤, 무작위로 필요한 집락을 추출함. 그 후 추출된 집락에 대해 일부 또는 전수조사를 하는 방법으로, 지역적으로 이 방법은 모집단이 넓게 흩어져 있거나 표본추출을 얻을 수 없는 경우에 효과적임
계통적 표집	모집단의 구성요소에 일련번호를 부여한 후 처음의 시작번호를 단순 무작위 추출한 다음에 미리 정해 놓은 일정한 간격(k번째마다)으로 표본을 추출하는 방법

　㉡ 비확률 표출법
　　ⓐ 임의(편의) 표집
　　ⓑ 할당 표집
　　ⓒ 유의(의도) 표집

(4) **중앙집중화(대푯값)** : 관찰된 자료가 어떤 위치에 집중되어 있는가를 나타낸 값을 대푯값이라 한다.
① 최빈값(유행치, mode) : 도수분포에서 가장 빈도가 높은 수치를 말한다. 기출
② 중위수(중앙치, median) : 사례를 측정치의 순서대로 나열했을 때 한가운데 오는 수치로, 만일 사례 수가 짝수일 경우 가운데 오는 두 측정치의 평균이 중위수가 된다. 기출
③ 평균(mean) : 모든 사례의 측정치의 합을 사례 수로 나누어 얻어진 점수를 말하며 산술평균, 기하평균, 조화평균 등이 있다. 이들 사이에는 $H \leq G \leq M$의 관계가 항상 존재한다.

㉠ 산술평균(M, X) : 측정치를 전부 합하여 측정치의 총 개수로 나누는 방법이다.
㉡ 기하평균(G) : 측정치를 서로 곱해주고 그 결과를 개체수 n급의 N제곱근을 구하는 것이다. 기하평균의 이용은 일반적으로 그 분포가 대칭이 아니고, 중앙치가 좌측으로 몰릴 경우 기하평균을 이용하면 정분포로 될 수 있다.
㉢ 조화평균(H) : 총 수를 개개의 수치의 역수의 합으로 나눈 몫이다.

> **핵심 CHECK** 　표준오차 (기출)
>
> 표준오차는 전체 표본평균이 모평균을 중심으로 어떻게 산포되는가를 추정하기 위하여 사용되는 측도로서 표본평균의 표준편차를 말한다. 이 경우 평균의 표준편차를 구하기 위해서는 크기가 n인 표본을 모집단에서 계속 추출해야 하지만 실제로는 이와 같은 일이 실용적이지 못하므로 통상 단일 표본에서 평균의 표준편차인 표준오차를 추정한다.
> (1) 표준오차란 표본이 모집단에서 얼마나 떨어져 있는가를 나타낸다.
> (2) 표준오차란 작을수록 표본의 대표성이 높다고 할 수 있다.
> (3) 표준오차는 표본의 크기와 반비례하며, 표준오차가 작을수록 모수치에 근접한다.

(5) 산포도

관찰된 자료가 대표치 전후에 얼마나 밀집 또는 분산되어 있는지 그 흩어져 있는 정도를 나타내는 지표이다.

① 범위 : 가장 큰 점수에서 가장 작은 점수를 뺀 것을 말한다. (기출)
② 사분편차 : $(Q_3 - Q_1) / 2$　(Q_3 : 75%가 되는 값, Q_1 : 25%가 되는 값)
③ 표준편차 : 가장 광범위하게 사용되는 것으로 편차 점수(각 대상자의 값이 평균에서 얼마나 떨어져 있는가를 나타내는 값)를 제곱한 후 나온 값을 모두 합해 사례 수로 나눈 것의 제곱근의 값을 말한다. (기출)
④ 평균편차 : 측정치들과 평균치와의 편차에 대한 절댓값의 평균을 말한다.
⑤ 변이계수 : 표준편차를 산술평균으로 나눈 값으로, 측정치의 크기가 매우 차이가 나거나 단위가 서로 다를 때 사용한다. (기출)
⑥ 분산 : 개체값과 산술평균값의 차를 제곱한 합계를 총 수로 나눈 것을 말한다. (기출)

(6) 표본평균과 모평균의 측정

① 정규분포
　㉠ 정의 : 통계분석에서 가장 널리 쓰이는 기본적인 분포로 어떤 현상의 구간에 대한 확률을 나타낸다.
　㉡ 특징
　　ⓐ 종을 엎어 놓은 것 같이 되는 분포이다.
　　ⓑ 평균치가 중앙에 있는 분포이다.
　　ⓒ 산술평균, 최빈값, 중앙값이 모두 동일하다.
　　ⓓ 평균(μ)을 중심으로 좌우 대칭인 종 모양이다.

ⓔ 표준편차(σ)가 작은 경우 종 높이가 높아지는 대신 폭이 좁아지며, 큰 경우 높이가 낮아지는 동시에 폭이 넓어지게 된다.
ⓕ 면적은 항상 1이다(100%).
ⓖ T분포보다 중심부분이 높다(T분포 : 표본의 크기가 작을 때 사용하는 분포).
ⓗ 모든 정규분포는 표준 정규분포($\mu=0$, $\sigma=1$)로 고칠 수 있다.

② 편포

정적 편포	오른쪽에 꼬리를 가진 분포
	평균 > 중앙값 > 최빈값
부적 편포	왼쪽에 꼬리를 가진 분포
	평균 < 중앙값 < 최빈값

▶ 평균과 최빈값 사이에는 항상 중앙값이 있다.
▶ 평균이 최빈값의 왼쪽에 있으면 왼쪽 꼬리분포, 평균이 최빈값의 오른쪽에 있으면 오른쪽 꼬리분포가 된다.

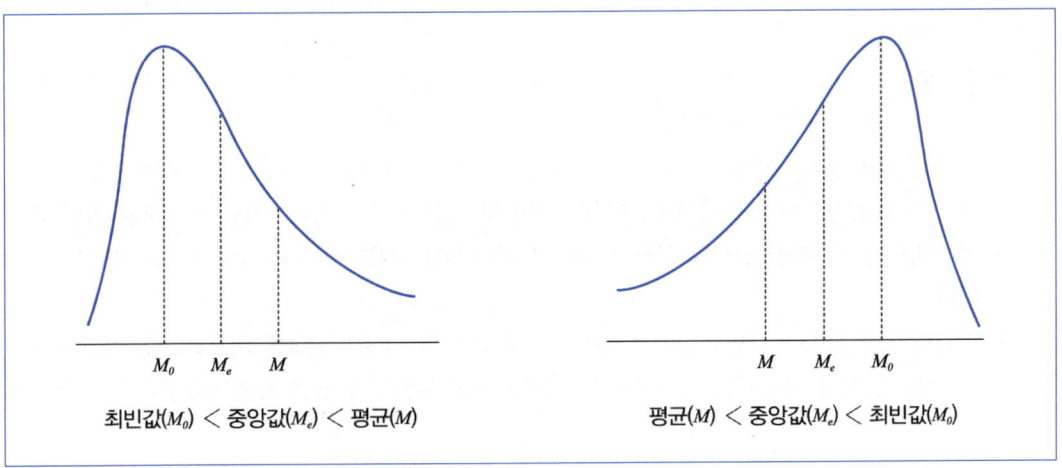

최빈값(M_0) < 중앙값(M_e) < 평균(M)   평균(M) < 중앙값(M_e) < 최빈값(M_0)

③ 정규분포의 신뢰 구간과 신뢰도
㉠ $\mu \pm 1\sigma = 68\%$
㉡ $\mu \pm 2\sigma = 95.4\%$
㉢ $\mu \pm 3\sigma = 99.7\%$
㉣ 표본의 크기가 클수록 신뢰 구간의 폭은 좁고 신뢰도는 높아진다.

(7) **타당도** : 실제 모수를 얼마나 정확하게 관찰하는지를 의미하는 개념이다.

내적 타당도	연구참여집단에서 얻어진 추론을 연구 모집단에까지 적용하는 것이 타당한지에 관련되는 개념
외적 타당도	해당 연구 모집단에 대한 추론을 보다 광범위한 인구 집단, 즉 표적집단에 일반화하는 것이 가능한지에 관련된 개념

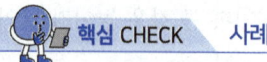 핵심 CHECK 사례

> 이 연구는 한국인(65세 이상)의 치매유병률을 산출하기 위한 목적으로 경기도 광명시에서 수행하였다.
> (1) 표적집단 : 65세 이상인 한국인
> (2) 모집단 : 광명시 거주하는 65세 이상 노인
> (3) 표집집단 : 모집단에서 무작위 추출된 65세 이상 노인
> (4) 적격집단 : 표집집단 중 조사 당시 생존하고, 주소가 정확하고 해당 거주지에 계속 거주하였던 사람
> (5) 연구참여 집단 : 적격집단 중 유병률 조사에 참여한 사람

(8) **상관관계 분석과 연구자료 분석 방법**
  ① 상관관계 분석
     ㉠ 어떤 모집단에서 2개의 변수 간에 한쪽 값이 변함에 따라 다른 한쪽이 변하는 관계를 상관관계(r)라 한다.
     ㉡ $r=1$ 또는 $r=-1$일 때는 완전상관, $r=0.5$ 또는 $r=-0.5$일 때는 불완전상관, $r=0$일 때는 무상관이다.
  ② 회귀분석 : 한 변수(X)로 다른 변수(Y)를 예측하는 모형을 만드는 것으로 두 변수 간의 상관관계가 높을수록 더욱더 정확하게 예측할 수 있다.
     ㉠ 단순회귀 분석 : 하나의 독립변수와 하나의 종속변수 사이의 관계를 분석하는 기법
     ㉡ 중회귀 분석 : 여러 독립변수들이 종속변수에 어떤 영향을 미치는가를 파악하는 기법
  ③ 카이제곱 검정 : 명목척도로 측정된 두 변수 사이가 서로 관계가 있는지 독립인지를 판단하는 검정방법이다.
  ④ T 검정 : 등간척도나 비율척도로 측정된 서로 독립인 두 집단의 평균을 비교하는 분석방법이다.
  ⑤ F 검정(분산 분석) : 등간척도나 비율척도로 측정된 서로 독립인 두 집단 이상의 평균을 비교하는 분석방법이다.

(9) **비실험연구 중 서술 연구의 종류** 기출
  ① 시계열 연구 : 횡단 연구와 종단 연구의 선택

	횡단설계	한 시점에서 자료를 수집하는 것으로 대부분의 연구는 횡단설계에 해당됨
종단설계	개념	한 시점 이상에서 자료를 수집하는 연구로 시간이 지남에 따라 변화나 경향을 추적하고, 인과성을 밝히기 위해 필요한 현상의 시간적인 연속성을 밝히는 능력이 있음
	경향연구 (Trend study)	모집단을 대상으로 어떤 현상을 시간에 따라 연구하는 것으로 반복되는 간격을 두고 서로 다른 표본을 선정하나 그 표본의 모집단은 항상 같게 됨. 시간에 따른 변화율과 양상을 조사할 수 있게 되며 미래의 방향을 예측할 수 있게 함
	코호트연구	같은 표본을 대상으로 실시하며 표본의 모집단 역시 항상 같게 됨

② **사례 연구** : 한 개인, 가족 및 집단의 현상을 집중적으로 장기간 조사하고, 그 결과를 서술하는 것이다.

장점	단점
• 사례 연구에서 얻은 결과를 이용하여 실험 연구를 할 수 있는 가설을 설정할 수 있다. • 모집단도 없고 표집도 필요 없기 때문에 사례를 선택하는 방법도 문제가 되지 않는다. • 자료수집을 위해 다양한 방법을 사용할 수 있다.	• 일반화의 결여 • 수집된 자료를 분석하고 해석하는 과정에서 어느 정도의 주관성을 인정해야 한다.

9 생물테러

(1) 생물테러감염병의 정의
잠재적으로 사회붕괴와 혼란을 의도하고 바이러스, 세균, 곰팡이, 독소 등을 사용하여 살상하거나 사람, 동물, 식물 등에 질병을 전파시킬 목적으로 하는 테러에 의한 감염병이다.

(2) 생물테러의 대상 : 불특정 다수인과 상징적인 건물, 시설, 조직 등

(3) 생물테러무기의 특징 기출
① 값싼 비용
② 생산의 용이성
③ 은닉, 운반의 용이성
④ 테러 방지 및 발생 시 대처의 어려움
⑤ 생물학적 무기 사용 시 예상되는 심리적 반응

(4) 생물테러에 대한 역학적 특성
① 평상적이지 않은 발생 양상
  ㉠ 비슷한 임상증상의 급성환자가 발생하는 대규모 설명되지 않는 유행
  ㉡ 시간이나 유형별로 특이성이 없이 급격히 발생하는 유행성 질환
  ㉢ 설명되지 않는 지리적, 계절적 혹은 환자의 분포(여름철 인플루엔자의 발생, 비토착화지역에서의 야생 토끼병의 발생)
  ㉣ 병원체의 유전적, 분자양상이 기존 병원체와 다를 경우
  ㉤ 해당 질환이 발생 지역에서는 드문 질환이거나 정상적인 유행시기가 아니거나 정상적 숙주가 없는 상태에서는 전파가 안 되는 상태일 때
  ㉥ 사람에서 질병이 발생 혹은 사망이 나타나기 전에 설명되지 않은 동물 사망이 관찰되는 경우
  ㉦ 의심스런 전파양상
  ㉧ 통상적이 아닌 전파경로를 통해 발병
  ㉨ 의심되는 매개 물질 노출과 환자 발생에 연관성이 관찰될 때

② 시간적 분포
　　㉠ 단기간 내에 증가와 감소를 보이는 유행곡선
　　㉡ 건강인에서 수시간 내지는 수일 내에 급격히 질병 발생의 증가
　　㉢ 여러 다른 질환들의 동시다발적 유행
③ 지역적 분포
　　㉠ 단일장소에서 환자발생이 밀집됨
　　㉡ 기대이상의 대규모 유행발생(특히, 고립된 인구들에서)
　　㉢ 동시에 여러 곳에서 유행이 발생할 경우
　　㉣ 야외에 있던 사람에 비해서 공기정화기나 밀폐된 환기시설이 있는 실내에 있던 사람들의 발병률이 낮은 경우
　　㉤ 원인체가 실내에 살포되었을 경우 노출된 지역에서 높은 발병률이 나타나거나 야외에 살포되었을 경우
　　㉥ 밀폐된 건물 내에서 발병률이 낮은 경우
　　㉦ 대상 지역에서 존재하지 않는 이례적인 미생물의 균주(strain)나 변종, 항균성 내성 유형으로 분류될 때
　　㉧ 평상시에 발생하지 않던 지역에서 비슷한 질병이 집단적으로 나타날 때
　　㉨ 서로 다른 지역 그리고 다른 시간에 비슷한 분자생물학적 특성을 갖는 병원체가 동시에 발견될 때
④ 증상의 특징
　　㉠ 처치를 요하는 사람들 중 특히 고열, 호흡기계, 소화기계 불편 호소자들의 특이적 증가
　　㉡ 비교적 드물고 생물무기적 잠재성이 있는 질환을 보이는 환자
　　㉢ 동일 환자가 여러 질병을 갖는 경우
　　㉣ 임상적 증세가 기존에 경험해 오던 질병들과 다를 경우
　　㉤ 평상시에는 발견되지 않는 임상 증상 혹은 질병이 나타나는 경우
　　㉥ 평상시보다 대상 질병의 위중도가 높이 나타나는 경우
⑤ 질병의 위중도(Severity)
　　㉠ 치사율로 볼 때 이례적으로 더 위중한 환자가 많고 호흡기증상을 가지고 치료에도 효과가 없는 경우
　　㉡ 대규모의 급격히 치명적인 환례 발생
　　㉢ 주어진 병원체로 야기될 만한 증상 이상의 위중도
⑥ 테러에 대한 간접적인 증거
　　㉠ 생물테러 행동의 직접적 증거
　　㉡ 테러수행자나 정보기관에 의한 선언
　　㉢ 테러리스트들의 생물학적 병원체 살포의 공언
　　㉣ 사용된 기기의 증거나 개봉 흔적 등이 분명해서 병원체 유포의 직접적 증거가 있는 경우

(5) 공개 테러와 은밀한 테러
　① 공개 테러
　　㉠ 초기에 응급구조나 경찰이 대응하게 됨
　　㉡ 보건의료 분야 전문가의 참여
　② 은밀한 테러 : 발견에서부터 원인 병원체를 발견하기까지 어렵기 때문에 보다 강화된 감시체계와 전문성 있는 역학조사가 필요함

(6) 생물테러감염병의 종류(8종)

생물테러감염병		특징
접촉성 격리대상	탄저 기출	• 생물테러에 가장 많이 사용 • 사람 간 전파는 거의 일어나지 않음
	보툴리눔독소증 기출	• 신경마비 질환 • 사람 간 전파는 일어나지 않음
	야토병 기출	• 인수공통질환으로 매개체나 동물병원소 접촉이 주요 원인
호흡기성 격리대상	페스트	• 급성 발열성 인수공통질환 • 감염성 비말을 통하여 사람 간 전파 가능
	두창(천연두)	• 급성 발진성 질환 • 1980년 WHO의 박멸 선언
	바이러스출혈증 (마버그열, 에볼라바이러스병, 라싸열)	• 급성 발열성 출혈질환

(7) 생물테러감염병의 단계별 대응체계

단계별	판단기준	대응방안
제1단계 (관심, Blue)	• 국제 정세 불안으로 테러가 국제적 이슈로 대두 • 아국 동맹국가 대상 테러 빈발로 영향 우려 • 이중감시체계 운영결과 이상징후 발생 없음	징후감시 활동
제2단계 (주의, Yellow)	• 이중감시체계 운영 결과 이상징후 발생 • 국내 '백색가루 소동' 등 사회불안현상 발생 • 아국 대상 테러 관련 첩보 입수 • 국제테러조직 관계자 국내잠입 기도 징후 포착	협조체계 가동
제3단계 (경계, Orange)	• 이상징후 발생 관련 역학조사 결과 생물테러 의심사례 발생 • 국내 '백색가루 소동'의 빈번한 발생 • 국외에서 생물테러에 의한 환자 발생 • 국내에서 타 유형의 테러 발생	대비계획 점검
제4단계 (심각, Red)	• 국내에서 생물테러 의심 병원체 분리 및 확진 • 국내에서 생물테러 의심환자 발생 • 백색가루 신속진단 결과 양성 판정	즉각 대응태세 활동

(8) 생물테러 의심환자 발생 시 조치
  ① 경찰서(112) 및 소방서(119)에 신고 : 가장 우선적인 조치 기출
  ② 역학조사
    ㉠ 환자의 특성조사 : 증상, 발병일, 발병장소, 감염원조사
    ㉡ 접촉자, 공동폭로자 조사
    ㉢ 검체수거조사 : 접촉자, 환자, 가검물 검체
  ③ 방역조치
    ㉠ 환자관리 : 격리 및 치료 기출
    ㉡ 접촉자, 공동폭로자 관리 : 제독처리, 항생제투여
    ㉢ 환경관리 : 환경제독처리, 접근통제
    ㉣ 교육·홍보 : 생물테러 증상별 조치 및 예방법

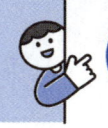

06 끝판왕! 적중예상문제

 인구보건

01
봉쇄인구에 대한 설명으로 맞는 것은?
① 자연증가율이 0인 단계로 출생률과 사망률이 같은 인구
② 사망·출생이 불변이며 일정한 연령별 구조를 갖는 인구
③ 전·출입 없이 출생·사망이 변동만 있는 경우
④ 실제로 있을 수 없는 이론적 인구
⑤ 현시점에서의 인구

02
출생률과 사망률이 같아 인구의 자연성장률이 0(Zero)인 인구구조로 올바른 것은?
① 현재인구 ② 상주인구 ③ 봉쇄인구
④ 개방인구 ⑤ 정지인구

03
인구의 구성에 따른 아래 내용과 같은 인구구성인 것은?

- 특정 지역에 주소를 둔 인구집단
- (현재인구 + 일시부재인구) − 일시현재인구

① 현재인구 ② 상주인구 ③ 봉쇄인구
④ 개방인구 ⑤ 정지인구

04
'(현재인구 + 일시부재인구) − 일시현재인구'로 산출되는 인구형태로 올바른 것은?
① 봉쇄인구 ② 이론인구 ③ 정지인구
④ 안정인구 ⑤ 상주인구

적중예상문제해설

01
① 정지인구
② 안정인구
③ 봉쇄인구
④ 이론적(모형) 인구
⑤ 현재인구

02
정지인구
출생률과 사망률이 같아 인구의 자연성장률이 0인 경우

03
상주인구
= (현재인구 + 일시부재인구) − 일시현재인구
즉, 특정 지역에 주소를 둔 인구집단

04
상주인구
= (현재인구 + 일시부재인구) − 일시현재인구

🔒 01 ③ 02 ⑤ 03 ② 04 ⑤

적중예상문제해설

05
인구의 규제방법론
- 맬더스주의(Malthusism) : 만혼, 성순결, 윤리적 억제, 도덕적 억제
- 신맬더스주의(Neomalthusism)를 주장한 F. Place가 최초로 인구억제 방법으로써 수태조절(피임), 산아제한을 주장

06
맬더스(Malthus)는 인구증가 억제를 위하여 도덕적 억제, 만혼으로 매음, 성범죄 증가 등 사회문제로, F. Place는 피임에 의한 산아조절을 주장하였다.

07
2020년 이후, 우리나라는 출생률이 사망률보다 낮은 감퇴기에 속한다.

08
인구성장 5단계의 분류(C. P. Blacker)
- 1단계(고위정지기) : 다산다사
- 2단계(초기확장기) : 다산감사
- 3단계(후기확장기) : 감산소사
- 4단계(저위정지기) : 소산소사
- 5단계(감퇴기) : 출생률이 사망률보다 낮음

09
우리나라는 출생률이 사망률보다 낮은 인구감소형에 속한다.

---

05 1회독 2회독 3회독
맬더스주의(Malthusism)에서의 인구규제 방법으로 올바른 것은?
① 만혼, 수태조절
② 만혼, 도덕적 억제
③ 성순결, 피임
④ 수태조절, 피임
⑤ 윤리적 억제, 수태조절

06 1회독 2회독 3회독
F. Place가 신맬더스주의에서 주장한 인구규제 방법으로 올바른 것은?
① 성범죄의 증가
② 무리한 성욕 억제
③ 피임에 의한 산아조절
④ 출산력의 저하
⑤ 매음 등 사회악 증가

07 1회독 2회독 3회독
C. P. Blacker의 인구성장 5단계의 분류내용으로 우리나라에 해당되는 것은?
① 저위정지기
② 고위정지기
③ 초기확장기
④ 후기확장기
⑤ 감퇴기

08 1회독 2회독 3회독 2015 기출유사
C. P. Blacker의 인구성장 중 다산다사는 몇 단계인가?
① 1단계
② 2단계
③ 3단계
④ 4단계
⑤ 5단계

09 1회독 2회독 3회독
우리나라의 출생과 사망의 특징으로 올바른 것은?
① 고출생률과 아직 높기는 하나 저하하고 있는 사망률
② 사망률보다 낮은 출생률
③ 고출생률과 상당히 낮은 사망률
④ 낮거나 기복이 있는 출생률과 낮은 사망률
⑤ 낮은 출생률과 높은 사망률

🔒 05 ② 06 ③ 07 ⑤ 08 ① 09 ②

10 [1회독] [2회독] [3회독] 2024 기출유사

연초 인구가 100명인 A지역에서 1년 동안 10명이 사망하고 15명이 출생하였다. 이 지역 전입자와 전출자 수가 같았다면 연간 인구증가율은?

① 2% ② 5% ③ 10%
④ 15% ⑤ 20%

11 [1회독] [2회독] [3회독]

'인구증가율 = (자연증가 + 사회증가) ÷ 인구 × 1,000'으로 여기서 사회증가의 내용으로 맞는 것은?

① 출생인구 − 사망인구
② 전입인구 − 전출인구
③ 출생인구 ÷ 사망인구
④ 연초인구 − 연말인구
⑤ 연말인구 − 연초인구

12 [1회독] [2회독] [3회독]

어느 해의 조출생률이 25.0이고 조사망률이 6.0이었다. 이 해의 자연증가율로 맞는 것은?

① 4.2 ② 16.0 ③ 26.0
④ 0.24 ⑤ 19

13 [1회독] [2회독] [3회독]

인구를 추계하는 데 있어서 재생산율을 고려하는바 이 '순재생산율 = 1.0'이라면 인구는?

① 증가한다.
② 감소한다.
③ 증감이 없다.
④ 감소 후 증가한다.
⑤ 증가 후 감소한다.

14 [1회독] [2회독] [3회독]

한 여성이 평생 동안 몇 명의 자녀를 낳았는가를 알 수 있는 지표인 것은?

① 합계생산율
② 재생산율
③ 총재생산율
④ 순재생산율
⑤ 보통생산율

적중예상문제 해설

10
인구증가율 = {(자연증가 + 사회증가) / 인구} × 100
자연증가 = (출생 − 사망) = 15 − 10 = 5
사회증가 = 전입 − 전출
전입과 전출이 같다고 하였으니 0
즉, 인구증가율 = {(5 + 0) / 100} × 100 = 5%

11
인구증가 = 자연증가 + 사회증가
- **자연증가** = 출생인구 − 사망인구
- **사회증가** = 전입인구 − 전출인구

12
자연증가율 = 조출생률 − 조사망률

13
- 순재생산율 > 1.0 : 인구증가
- 순재생산율 < 1.0 : 인구감소
- 순재생산율 = 1.0 : 인구정지

14
인구증가 지표
- **합계생산율** : 한 여성이 일생 동안 낳은 아기의 수
- **재생산율** : 여자가 일생 동안 낳는 여자아이의 평균수
- **총재생산율** : 한 여성이 일생 동안 낳은 여아의 총수(어머니로 될 때까지의 사망은 무시)
- **순재생산율** : 어머니의 사망을 고려한 경우, 총재생산율에 모성까지 생존을 곱한 율

🔒 10 ② 11 ② 12 ⑤ 13 ③ 14 ①

적중예상문제 해설

15 순재생산율
- 총재생산율에서 어머니의 사망을 고려한 경우, 총재생산율에 모성까지 생존을 곱한 율
- 순재생산율 1.0(인구정지), 1.0 이하(인구감소), 1.0 이상(인구증가)

16 일반출산율 = (연간 총출산아 수 / 가임연령 여성인구 수) × 1,000

17 순재생산율
한 여성이 일생 동안 낳는 여아의 총수로, 이때 사망률을 고려한다.

18 총재생산율 = $\dfrac{\text{모성의 연령별 여아출생 수}}{\text{연령별 여자인구}}$

19 총재생산율은 재생산연령(15~49세)에 있는 여성이 그 연령별 출생률로 일생 동안 낳는 평균 여아 수를 말한다.

15
순재생산율에 대한 설명으로 올바르게 조합된 것은?

> 가. 여자가 일생 동안 낳는 여자아이의 평균수
> 나. 총재생산율에서 어머니의 사망을 고려한 경우이다.
> 다. 한 여성이 일생 동안 낳은 아기의 수
> 라. 순재생산율이 1.0(인구정지), 1.0 이하(인구감소), 1.0 이상(인구증가)

① 가, 나, 다 ② 가, 다 ③ 나, 라
④ 라 ⑤ 가, 나, 다, 라

16 [2024 기출유사]
일반출산율 산출식에서 분모에 해당하는 것은?
① 연앙인구
② 연간 출생아 수
③ 임신한 여자 수
④ 전체 여자인구
⑤ 가임연령의 여자인구

17 [2018 · 2015 · 2013 기출유사]
한 명의 여자가 평생 낳을 수 있는 여아의 총수는? (단, 어머니의 사망을 고려함)
① 순재생산율
② 총재생산율
③ 모성생산율
④ 일반출산율
⑤ 조출생률

18 [2014 기출유사]
인구의 재생산율 중 총재생산율을 구하는 공식의 분자에 해당하는 것은?
① 여아출생 수
② 여아출생 수 − 여아사망자 수
③ 연간 출생 수
④ 연간 출생 수 − 여아출생 수
⑤ 가임연령 여성 수

19
총재생산율(gross reproduction rate)의 설명으로 맞는 것은?
① 여자가 일생 동안 낳는 평균 여아의 수
② 일정 기간의 여자 인구
③ 일정 기간의 부인 수
④ 여자가 일생 동안 낳는 남자 수
⑤ 여자가 일생 동안 낳는 아이의 수

🔒 15 ③ 16 ⑤ 17 ① 18 ① 19 ①

20
현재 인구의 출산율과 사망률이 계속될 때 다음 세대 인구의 양적인 변동을 알 수 있는 통계자료는?
① 조사사망률
② 조출생률
③ 재생산율
④ 영아사망률
⑤ 모아비

21
합계출산율을 옳게 설명한 것은?
① 일정 기간의 가임 여자 수
② 여자가 일생 동안 낳는 여자 수
③ 1년 동안의 출산 수 합계
④ 일정 기간의 여아출생 수
⑤ 여자가 일생 동안 낳는 자녀 수

22
우리나라의 평균수명이 연장된 가장 큰 이유로 맞는 것은?
① 영아사망률 증가
② 감염성 질환의 감소
③ 노인사망률 증가
④ 신생아사망률의 저하
⑤ 출생률의 저하

23
평균수명과 같은 의미로 올바른 것은?
① 0세의 평균여명
② 20세의 평균여명
③ 30세의 평균여명
④ 40세의 평균여명
⑤ 50세의 평균여명

24
생산연령인구(15~64세 인구)에 대한 유소년인구(0~14세 인구)와 고령인구(65세 이상 인구)의 합을 백분율로 나타내는 것은?
① 총부양비
② 노령화지수
③ 순재생산율
④ 총재생산율
⑤ 인구동태지수

적중예상문제 해설

20 재생산율
가임여성이 일생 동안 낳는 아이 수와 생존율을 나타내는 것으로, 인구의 양적 변동을 알 수 있는 통계이다.

21 합계출산율은 여자가 일생 동안 낳은 자녀 수이다.

22 평균수명
0세의 평균여명으로 우리나라 평균수명이 연장된 이유는 신생아사망률의 저하이다.

23 평균수명
0세의 평균여명(0세대가 앞으로 몇 년을 더 살아갈 수 있는지에 대한 기대치)

24

총부양비	{(0~14세 인구 수 + 65세 이상 인구 수) / 15~64세 인구} × 100
노령화지수	(65세 이상 인구수/0~14세 인구수) × 100
순재생산율	총재생산율에 모성까지 생존율 곱한 율(어머니 사망률은 고려) - 1.0(인구정지), 1.0 이하(인구감소), 1.0 이상(인구증가)
총재생산율	한 여성이 일생 동안 낳은 여아의 총수(어머니 사망률은 무시)
동태지수	(출생 수 / 사망 수) × 100

20 ③ 21 ⑤ 22 ④ 23 ① 24 ①

적중예상문제 해설

25
노령화지수 = (65세 이상 인구수 / 0~14세 인구수) × 100

26
총부양비는 비생산층인구를 생산층인구로 나눈 백분율을 의미한다.

27
부양비 = {(14세 이하 + 65세 이상) / 15~64세} × 100

28
노년부양비
= (65세 이상 인구 수 / 15~64세 인구 수) × 100
= (80 + 30)/(600 + 400) × 100
= 110/1,000 × 100
= 11%

29
인구동태의 요인은 출생과 사망으로 '(출생 수 ÷ 사망 수) × 100'이다.

---

25 [2022 기출유사]
0~14세 인구에 대한 65세 이상 인구의 백분율로 산출하는 보건지표는?
① 비례사망지수
② 노년부양비
③ 노령화지수
④ 비례사망률
⑤ 유소년부양비

26 [2015 기출유사]
총부양비란 무엇인가?
① (생산층 인구/비생산층 인구) × 100
② (비생산층 인구/생산층 인구) × 100
③ (생산층 인구 × 비생산층 인구) × 100
④ (비생산층 인구 − 생산층 인구) × 100
⑤ (생산층 인구 + 비생산층 인구) × 100

27 [2016·2014 기출유사]
다음의 설명 중 옳지 않은 것은?
① 영아인구 : 1세 미만
② 소년인구 : 1~14세
③ 생산연령인구 : 15~64세
④ 노년인구 : 65세 이상
⑤ 부양비 : 65세 이상/15~64세

28
다음과 같은 인구구조를 가진 지역사회가 있다. 노년부양비는?

• 0~14세 : 200명	• 15~44세 : 600명
• 45~64세 : 400명	• 65~74세 : 80명
• 75세 이상 : 30명	

① 31.0%   ② 20.0%   ③ 11.0%
④ 5.6%   ⑤ 15.5%

29
인구동태지수(vital ratio)를 산출하는 공식은?
① (유입 수 ÷ 유출 수) × 100
② (출생 수 ÷ 사망 수) × 100
③ (유출 수 ÷ 유입 수) × 100
④ (사망 수 ÷ 출생 수) × 100
⑤ (출생 수 × 사망 수) × 100

🔒 25 ③ 26 ② 27 ⑤ 28 ③ 29 ②

30
인구의 증가를 나타내는 다음의 지표 중 출생 수와 사망 수의 비를 나타내는 것은?
① 자연증가율
② 동태지수
③ 총재생산율
④ 순재생산율
⑤ 재생산율

31
2개 이상의 인구집단에서 사망 수준을 일목요연하게 비교할 수 있는 지수로 맞는 것은?
① 비례사망지수
② 조사망률
③ 연령별 사망률
④ 비교사망률
⑤ 표준화사망률

32
전체인구의 적용에 부적합하고 조사망률의 단점을 보완하기 위한 지역사망률을 비교하는 방법으로 맞는 것은?
① 영아사망률
② 보통사망률
③ 모성사망률
④ 비례사망률
⑤ 표준화사망률

33
남녀별 구성비를 표시하는 성비 중 3차 성비(sex ratio)에 해당하는 것은?
① 태아의 성비
② 출생 시의 성비
③ 수태 시의 성비
④ 결혼 시의 성비
⑤ 현재 인구의 성비

34
2차 성비에 해당되는 것은?
① 태아 성비
② 출생 시 성비
③ 현재인구의 성비
④ 출생 전 성비
⑤ 사망 시 성비

30
증가지수, 동태지수(Vital index)
출생 수와 사망 수의 비, 조출생률과 조사망률의 비

31
표준화사망률
- 표준화사망률은 지역별 기대사망 수/표준인구(지역인구합계)로 표시하며 2개 지역별 사망 수준을 평가한다.
- 지역의 특수성이나 연령, 사회계층 등 인구구조가 현저하게 다를 때 이 인구 오차를 없애주기 위하여 사용되는 사망률이다.

32
표준화사망률
지역별 사망률을 비교하고자 할 경우 지역 간의 인구구성이 다르므로 직접 비교하지 않고 표준화사망률로 비교한다.

33
성비

1차 성비	태아 성비, 110
2차 성비	출생 시 성비, 105
3차 성비	현재 성비, 101

34
성별 구성
- 성비(Sex ratio): 남녀별 구성비를 표시하는 방법. 여자 100에 대하여 남자인 구비
- 출생성비: 여아 100에 대하여 남아 105 전후 출생성비, 영아사망률의 출생성비: 남아>여아
- 성비: 1차 성비(태아 성비, 남>여), 2차 성비(출생 시 성비, 남>여), 3차 성비(현재인구의 성비, 남<여)

30 ② 31 ⑤ 32 ⑤ 33 ⑤ 34 ②

적중예상문제 해설

35
인구의 정태적 통계
시시각각 변동하는 인구의 어떤 특정한 순간의 상태를 말하며 인구의 크기, 구성 및 성격을 나타내는 통계를 말한다.
- 성별 인구에 관한 통계
- 연령별 인구에 관한 통계
- 인구밀도에 관한 통계
- 농촌 및 도시별 인구에 관한 통계
- 인종별 인구에 관한 통계
- 교육 정도별 인구에 관한 통계
- 직업 및 직종별 인구에 관한 통계
- 결혼상태별 인구에 관한 통계

36
인구동태 : 출생, 사망, 결혼, 이혼, 인구이동

37
인구정태 통계는 일정시점과 일정지역 내 인구의 분포, 인구구조를 파악하는 자료이며, 인구동태란 출생·사망·혼인·전입 및 전출에 의한 일정기간의 인구변동이다.

38
인구동태조사는 출생, 사망, 전입, 전출, 혼인 등 인구변동이다.
인구센서스를 통해 인구정태를 알 수 있다.

39
인구정태조사는 인구상태에 관한 통계(인구센서스, 국세조사)이며, 인구동태조사는 전입, 전출, 출생, 사망, 사산 등의 요인으로 구분된다.

🔒 35 ② 36 ④ 37 ② 38 ⑤ 39 ⑤

---

35 [2021 기출유사]
시시각각 변동하는 인구의 어떤 특정한 순간의 상태를 의미하는 인구정태에 해당하는 통계는?
① 사망　　② 성비　　③ 이혼
④ 전입　　⑤ 출생

36 [2019·2015 기출유사]
인구동태의 대상으로 옳지 못한 것은?
① 출생　　② 사망
③ 혼인　　④ 인구밀도
⑤ 이민

37
인구정태 통계 내용으로 올바르게 조합된 것은?

| 가. 성별 통계 | 나. 출생통계 |
| 다. 연령별 통계 | 라. 전입통계 |

① 가, 나, 다　　② 가, 다
③ 나, 라　　　　④ 라
⑤ 가, 나, 다, 라

38
인구정태조사 방법으로 올바른 것은?
① 전입　　② 전출
③ 사망　　④ 혼인
⑤ 인구센서스

39
인구정태 통계에 해당하는 현상으로 맞는 것은?
① 사망　　② 이혼
③ 전입　　④ 사산
⑤ 국세조사

40
우리나라의 전국적인 인구정태조사(인구센서스)는 어떻게 실시되는가?
① 10년마다 1회씩
② 7년마다 1회씩
③ 5년마다 1회씩
④ 3년마다 1회씩
⑤ 2년마다 1회씩

41
우리나라에서 근대적 의미의 국세조사 명칭과 시행 연도 내용으로 맞는 것은?
① 1935년 한국국세조사
② 1925년 간이국세조사
③ 1935년 총인구조사
④ 1945년 전국인구조사
⑤ 1940년 인구센서스

42
국세조사(인구센서스)를 처음 실시한 국가로 맞는 것은?
① 독일
② 스웨덴
③ 미국
④ 영국
⑤ 일본

43
우리나라 국세조사(Census)에 대한 설명으로 올바른 것은?
① 고조선시대에 호구조사가 있었으나, 호구조사의 제도화는 삼국시대 이후이다.
② 근대적 의미의 국세조사는 1945년의 간이국세조사가 처음이다.
③ 1990년부터 10년마다 실시하며, 조사기준은 7월 1일이다.
④ 인구조사의 기준은 1년 중 첫 번째인 1월 1일 자정을 기해서 조사한 인구로 한다.
⑤ 국세조사방법으로 현재인구만을 조사하고 있다.

44
국세조사에 관한 다음의 설명 중 올바른 것은?
① 국세조사를 처음 시행한 나라는 스웨덴, 조직적으로 실시한 나라는 미국이다.
② 국세조사는 10년마다 시행되며 기획재정부 통계청에서 실시한다.
③ 국세조사는 인구동태를 말하며 경제학에서 주로 이용한다.
④ 우리나라는 국세조사를 1945년도에 처음 시행하였고 1965년도에 조직적으로 실시하였다.
⑤ 우리나라는 10년마다 당해 연도 11월 1일에 실시하고 있다.

적중예상문제 해설

40
우리나라는 1980년부터 5년마다 당해 11월 1일을 기준으로 전국 규모의 국세조사(인구 및 주택)를 실시하고 있으며, 담당부서는 기획재정부 통계청이다.

41
우리나라는 1925년에 처음으로 간이국세조사를 실시하였다.

42
최초 인구조사 국가는 스웨덴 1749년, 근대적 의미의 인구조사 국가는 미국 1790년이다.

43
우리나라 국세조사(정태조사, Census)
- 고조선시대에 호구조사가 있었으나, 호구조사의 제도화는 삼국시대 이후
- 근대적 의미의 국세조사는 1925년의 간이국세조사가 처음
- 1980년부터 5년마다 실시(조사일은 11월 1일, 관장부서 : 기획재정부 통계청)
- 국세조사는 현재인구조사와 상주인구조사방법이 있으며, 인구조사의 기준은 1년 중 제일 중앙일인 7월 1일 자정을 기해서 조사한 인구를 그 지역 및 그 나라의 인구로 하며, 기타 일에 조사한 인구의 경우는 반드시 조사일을 표시

44
인구정태를 국세조사(census)라 하고 경제학, 인구동태조사는 보건학에서 많이 사용되고 있으며, 매 5년 단위로 실시하고, 조사 연도 7월 1일 기준으로 11월 1일에 국세조사를 하고 있다.

40 ③ 41 ② 42 ② 43 ① 44 ①

적중예상문제 해설

45
인구주택 총조사
우리나라의 경우 정기, 간이 국세조사를 시행하며 5년마다 실시하고 있다.

46
별형(星型, 도시형, Accessive form): 유입형
• 도시 > 농촌 생산층 인구가 전체인구의 1/2 이상인 경우
• 생산층 인구가 증가하는 형, 생산층 유입

47
피라미드형(Pyramid form)
• 인구증가형, 발전형, 후진국형
• 출생률↑, 사망률↑
• 14세 이하 인구 > 50세 이상 인구×2

48
종형 : 인구정지형, 선진국형

49
피라미드형
고출생, 고사망 또는 고출생, 저사망의 인구증가형이다.

---

45 [1회독] [2회독] [3회독] **2020 기출유사**
우리나라에서는 인구주택 총조사를 몇 년마다 실시하는가?
① 2년 ② 3년 ③ 5년
④ 7년 ⑤ 10년

46 [1회독] [2회독] [3회독]
생산층 인구가 전체인구의 1/2 이상인 도시지역의 인구구조로 맞는 것은?
① 별형(Star form) ② 벨형(Bell form)
③ 항아리형(Pot form) ④ 피라미드형(Pyramid form)
⑤ 호로형(Guitar form)

47 [1회독] [2회독] [3회독] **2021 기출유사**
출생률과 사망률이 모두 높은 다산다사의 후진국형 인구구조를 나타내고 있는 인구구조는?
① 별형 ② 종형
③ 호로형 ④ 항아리형
⑤ 피라미드형

48 [1회독] [2회독] [3회독] **2020 기출유사**
출생률과 사망률이 모두 낮은 인구정지형에 해당하는 인구구조는?
① 별형 ② 종형
③ 기타형 ④ 항아리형
⑤ 피라미드형

49 [1회독] [2회독] [3회독] **2018 기출유사**
다산소사의 인구구성 형태는?
① 피라미드형 ② 항아리형
③ 종형 ④ 기타형
⑤ 호로형

🔒 45 ③ 46 ① 47 ⑤ 48 ② 49 ①

50 [2017 기출유사]
인구의 연령별 구성에서 인구가 감퇴하는 인구구성 형태는?
① 기타형
② 종형
③ 항아리형
④ 별형
⑤ 피라미드형

51 [2014 기출유사]
인구구성의 일반적 기본형으로 연결이 옳지 못한 것은?
① 피라미드형 – 인구증가형
② 종형 – 인구정지형
③ 항아리형 – 인구감퇴형
④ 별형 – 인구감퇴형
⑤ 호로형 – 인구유출형

52 [2014 기출유사]
대도시 지역의 전형적인 인구구조는?
① 피라미드형
② 항아리형
③ 별형
④ 기타형
⑤ 종형

53
인구의 연령별 구성형태와 그 특징과의 설명으로 올바른 것은?
① 별형 – 유출형
② 피라미드형 – 감소형
③ 종형 – 정지형
④ 항아리형 – 증가형
⑤ 호로형 – 도시형

54
인구구성형 중 도시와 농촌의 인구 형태로 각각 맞는 것이 순서대로 나열된 것은?
① 별형 – 기타형
② 종형 – 항아리형
③ 종형 – 기타형
④ 종형 – 별형
⑤ 기타형 – 별형

적중예상문제 해설

50
항아리형
선진국에서 볼 수 있는 형으로, 출생률이 사망률보다 낮아 인구가 감퇴하는 형이다.

51~52
별형
생산연령층 인구가 많이 유입되는 도시형으로 유입형이라고도 한다.

53
- 별형(도시형) – 유입형
- 피라미드형 – 증가형
- 항아리형 – 감소형
- 기타형(호로형, 농촌형) – 유출형

54
도시와 농촌의 인구 구성형태는 별형(도시형), 기타형(농촌형)이다.

🔒 50 ③ 51 ④ 52 ③ 53 ③ 54 ①

적중예상문제 해설

55
피라미드형(pyramide form) : 인구증가형
- 출생률이 높고 사망률이 감소하는 인구가 증가하는 형
- 0~14세 인구가 50세 이상 인구의 2배 이상

56
벨형(bell form)은 출생률과 사망률이 다 낮아, 정체인구가 되는 단계이다.

57
별형은 도시형으로 생산연령인구가 많이 유입되는 형태로, 지역특성에 따른 유형에 속한다.

58~59
인구유형별 분류
- **피라미드형**: 14세 이하 인구 > 50세 이상 인구(2배 이상)
- **종형**: 인구정지형
  14세 이하 인구 = 50세 이상 인구 (2배 정도)
- **항아리형**: 인구의 감퇴형
  14세 이하 인구 < 50세 이상 인구 (2배 이하)
- **별형**: 도시유입형
  생산층 인구가 전체인구의 1/2 이상인 경우
- **호로형**: 농촌유입형, 기타형
  생산층 인구가 전체인구의 1/2 미만인 경우

🔒 55 ② 56 ② 57 ② 58 ②

55

인구구조의 형태 중 피라미드의 특징을 나타내는 것은?

① 0~14세 인구가 50세 이하 인구의 2배의 경우
② 0~14세 인구가 50세 이상 인구의 2배 이상
③ 15~49세 인구가 전 인구의 50% 이상
④ 15~49세 인구가 전 인구의 50% 미만
⑤ 15~49세 인구가 전 인구의 50%인 것

56

출생률과 사망률이 모두 낮고 인구가 50세 이상 인구의 2배 정도인 경우의 인구구조로 맞는 것은?

① 별형(Star form) ② 벨형(Bell form)
③ 항아리형(Pot form) ④ 피라미드형(Pyramid form)
⑤ 호로형(Guitar form)

57

인구구성의 5가지 기본형 중 지역특성에 따른 구조로 맞는 것은?

① 종형 ② 별형
③ 항아리형 ④ 피라미드형
⑤ 다산다사형

58

인구구조에 대한 설명으로 가장 올바른 것은?

① 기타형은 14세 이하 인구가 65세 이상 인구의 2배 정도 되는 것이 이상적이다.
② 별형은 도시형 또는 유입형이며 생산연령인구가 많이 유입되는 도시지역 인구형이다.
③ 종형은 인구증가형으로 출생률은 높고 사망률은 낮은 인구형이다.
④ 피라미드형은 인구감소형으로 14세 이하 인구가 65세 이상 인구의 절반이다.
⑤ 항아리형은 인구정지형으로 평균수명이 낮은 후진국에서 볼 수 있는 인구형이다.

59
우리나라 인구유형별 분류에 해당되는 것은?
① 항아리형(Pot form)
② 피라미드형(Pyramid form)
③ 별형(Accessive form)
④ 종형(Bell form)
⑤ 호로형(Guitar form)

60 [2023 기출유사]
'생명표'의 구성요소 중 특정 연령에 해당하는 사람이 앞으로 생존할 것으로 기대되는 평균 연수는?
① 사력
② 사망률
③ 생존수
④ 평균여명
⑤ 평균수명

61
생명표 산출에서 가장 기본이 되는 것은?
① 모성사망률
② 연령별 특수사망률
③ 영아사망률
④ 일반사망률
⑤ 일반출생률

62
생명표를 구성하는 요소로 올바른 것은?
① 생존 수, 평균수명
② 사력, 연령별 사망률
③ 비례사망지수, 사망 수
④ 사망 수, 사망률
⑤ 비례사망률, 영아사망률

60
생명표 구성요소

생존 수	일정한 출생 수(보통 100,000명)에 대해서 그 인구측정의 사망확률에 따라 사망·감소한다고 가정하였을 경우, 어느 연령에 달할 때까지 살아남을 것으로 기대되는 수
사망 수	$x+1$세가 되기 전에 사망하는 수
생존율	x세의 사람 중 $x+1$세에 도달할 수 있는 자의 비율
사망률	x세의 사람 중 $x+1$세가 되기 전에 사망하는 확률
사력	x세에 도달한 자가 그 순간에 사망할 수 있는 확률
평균 여명	어느 연령에 달한 자가 그 후 평균하여 몇 년간 생존할 수 있는가 하는 연수

61
생명표란 현재의 사망 수준이 그대로 지속된다는 가정(연령별 사망률 불변)하에, 어떤 출생 집단이 연령이 많아짐에 따라 소멸되어 가는 과정을 정리한 표이다.

62
생명표 구성요소
생존 수, 사망 수, 사망률, 생존율, 사력, 평균여명

🔒 59 ① 60 ④ 61 ② 62 ④

적중예상문제 해설

01
신체의 조직구성
수분 65%, 단백질 16%, 지방 14%, 무기질 5%, 탄수화물은 소량

02
영양소의 기능
- **열량소**: 활동에 필요한 에너지를 공급하여 주고 몸을 따뜻하게 유지시켜 주는 영양소이며, 탄수화물, 단백질, 지방 등으로 구성되어 있다.
- **구성소**: 필요한 물질을 재합성하고 조직 등을 구성하며, 소모된 물질을 보충하는 영양소로, 단백질, 지질, 무기질 등이 있다.
- **조절소**: 생리기능과 대사를 조절하는 물질이며, 인체가 항상 정상상태를 유지할 수 있도록 도와주는 작용을 하는 영양소(무기질, 비타민, 물)

03
기초대사량(BMR)
생명을 유지하기 위한 에너지대사량으로 아침 공복에 누워서 20℃에서 30분 동안 측정한다.

04
기초대사량(BMR)의 특징
- 사람의 생명유지를 위한 호흡, 혈액순환, 배설작용 기능이 유지되는 생리적 최소 에너지량이다.
- 생명을 유지하기 위한 에너지대사량으로, 아침 공복에 누워서 20℃에서 30분 동안 측정한다.
- 체표면적이 클수록 열량이 크다. (남자 > 여자)
- 발열 있는 사람의 소요열량이 크다. (영아 > 성인)
- 기온이 낮으면 소요열량이 커진다. (겨울 > 여름)
- 연령↑, BMR↓
- 체온 1℃↑ → 10%↑
- 수면 시 약 10% 감소
- 연령, 성별, 영양상태, 체격조건에 따라 상이하다.
- 항일성

🔒 01 ① 02 ① 03 ③ 04 ② 05 ①

2 보건영양

01 [1회독] [2회독] [3회독]

신체조직을 구성하는 영양소 비율로 알맞은 것은?

① 단백질이 16%이다.　　② 물이 90%이다.
③ 비타민은 1%이다.　　④ 지방이 5%이다.
⑤ 탄수화물이 14%이다.

02 [1회독] [2회독] [3회독]

영양소의 기능과 관련 있는 것은?

| 가. 신체의 생리작용 | 나. 신체의 열량공급 |
| 다. 신체의 조직구성 | 라. 신체의 영양공급 |

① 가, 나, 다　　② 가, 다　　③ 나, 라
④ 라　　⑤ 가, 나, 다, 라

03 [1회독] [2회독] [3회독]

기초대사량의 측정온도로 올바른 것은?

① 10℃　　② 14℃ 전후　　③ 20℃
④ 23℃ 전후　　⑤ 36℃

04 [1회독] [2회독] [3회독]

기초대사량(BMR)의 설명으로 가장 올바른 것은?

① 체표면적이 클수록 열량이 낮아진다.
② 사람의 생명유지를 위한 호흡, 혈액순환, 배설작용 기능이 유지되는 생리적 최소 에너지량이다.
③ 발열 있는 사람의 소요열량이 낮다.
④ 기온이 높으면 소요열량이 커진다.
⑤ 수면시 약 10%가 증가한다.

05 [1회독] [2회독] [3회독]

탄수화물, 단백질, 지방을 혼합해서 먹었을 때 식사성 발열효과 에너지는?

① 10%　　② 20%　　③ 30%
④ 40%　　⑤ 60%

06
단백질의 식사성 발열효과(특이동적 작용, SDA)에 소요되는 열량비율은?

① 1~2% ② 3~4% ③ 10~15%
④ 15~30% ⑤ 50~70%

07 [2021 기출유사]
다음에서 설명하는 영양소는?

- 신체조직의 주요 구성물질, 열량 공급
- 효소, 호르몬, 면역체 및 항독물질의 주성분
- 특히 영유아에게 결핍 시 콰시오커(Kwashiorkor), 마라스무스(Marasmus) 유발

① 수분 ② 지방
③ 단백질 ④ 무기질
⑤ 탄수화물

08
인체조직을 구성하고 효소와 호르몬을 생성하며 4kcal/g인 영양소로 올바른 것은?

① 단백질 ② 무기질
③ 비타민 ④ 탄수화물
⑤ 지방

09 [2024 기출유사]
체내 부족 시 괴혈병을 유발할 수 있는 비타민은?

① 비타민 A ② 비타민 B_1
③ 비타민 B_2 ④ 비타민 C
⑤ 비타민 D

10 [2023 · 2018 기출유사]
결핍 시 각기병을 유발하는 수용성 비타민에 해당하는 것은?

① 비타민 A ② 비타민 B_1
③ 비타민 E ④ 비타민 D
⑤ 비타민 K

적중예상문제 해설

05~06
식사성 발열효과(특이동적 에너지, SDA)
- 식사 후 음식물의 소화 흡수과정에서 에너지대사량이 특이적으로 증가할 때가 있는데 대부분 식후 2시간에 해당된다.
- 단백질(16~30%) > 혼합 식(10%) > 탄수화물(4~9%) > 지방(4%)

07
단백질
- 신체의 주요 구성물질, 탄수화물과 지방의 대부분이 소비되면 에너지원으로 작용, 효소, 호르몬, 면역체 및 항독물질의 주성분
- **과다섭취**: 글리코겐이나 지방으로 바뀌어 저장(체중 증가)
- **부족**: 발육부진, 신체소모, 부종, 빈혈, 지방간 초래, 질병에 대한 저항력 감소
- 영유아의 단백질 부족증(콰시오커)
- 다른 에너지와 함께 단백질 부족 시 마라스무스증 발생

08
단백질은 신체의 주요 구성물질로, 탄수화물과 지방의 대부분이 소비되면 에너지원으로 작용한다. 또한 효소, 호르몬, 면역체 및 항독물질의 주성분이며 1g당 4kcal의 열량을 내고 있다.

09~11

	종류	결핍증
지용성	Vitamin – A	야맹증, 각막건조증
	Vitamin – D	뼈의 발육불량, 골연화증, 곱추병
	Vitamin – E	불임증
	Vitamin – K	혈액응고 안 됨
	Vitamin – F	발육정지, 피부건조
수용성	Vitamin – B_1	각기병, 다발성 신경염
	Vitamin – B_2	구순염, 설염, 눈충혈
	Nicotin acid (Niacin)	펠라그라병 → 3D
	Vitamin – B_6	피부염
	Vitamin – B_{12}	악성빈혈
	Vitamin – C	괴혈병

06 ④ 07 ③ 08 ① 09 ④ 10 ②

적중예상문제 해설

11 [1회독] [2회독] [3회독] **2022 기출유사**

부족 시 야맹증, 안구건조증 등을 유발하는 지용성 비타민으로 올바른 것은?

① 비타민 A
② 비타민 D
③ 비타민 E
④ 비타민 F
⑤ 비타민 K

12
니아신 : 결핍 시 펠라그라병 발생

12 [1회독] [2회독] [3회독] **2020 기출유사**

결핍 시 펠라그라(pellagra)를 유발하는 비타민은?

① 니아신(niacin)
② 티아민(thiamine)
③ 코발라민(cobalamin)
④ 피리독신(pyridoxine)
⑤ 리보플라빈(riboflavin)

13
칼슘
체내 무기질 중 가장 많은 부분을 차지하며 골격과 치아 형성, 혈액 항상성 유지, 혈액응고 등에 관여한다.

13 [1회독] [2회독] [3회독] **2019 기출유사**

골격과 치아를 형성하며, 혈액응고에 관여하는 무기질은?

① 칼슘
② 마그네슘
③ 요오드
④ 나트륨
⑤ 칼륨

14
항산화작용을 수행하는 비타민은 C, E 이다.

14 [1회독] [2회독] [3회독]

항산화작용을 수행하는 비타민으로 올바른 것은?

① 비타민 A
② 비타민 B
③ 비타민 D
④ 비타민 E
⑤ 비타민 F

15
지용성 비타민의 종류
비타민 A, D, E, K, F

15 [1회독] [2회독] [3회독]

지방에 의해서 흡수가 증진되는 비타민의 종류로 올바른 것은?

① 비타민 B_1
② 비타민 K
③ 비타민 C
④ 비타민 B_2
⑤ 비타민 B_6

🔒 11 ① 12 ① 13 ① 14 ④ 15 ②

16

섭취권장량만큼 섭취하기 어려운 영양소는?

① 단백질
② 비타민 C
③ 식염
④ 마그네슘
⑤ 칼슘

17

효소와 호르몬의 주성분이 되는 영양소는?

① 단백질
② 물
③ 비타민
④ 지방
⑤ 탄수화물

18

수용성 비타민 결핍 증상으로서 올바른 것은?

① 괴혈병
② 구루병
③ 생식선 이상
④ 야맹증
⑤ 각막건조증

19

무기질과 역할이 올바르게 조합된 것은?

① 식염 - 항산화 기능
② 요오드 - 뼈, 뇌신경 구성
③ 인 - 혈액의 구성
④ 철분 - 갑상선 기능유지
⑤ 칼슘 - 치아골격 구성

20

영양소의 결핍과 그에 따른 인체의 영향이 올바르게 연결된 것은?

① 비타민 A - 구루병
② 비타민 C - 야맹증
③ 비타민 D - 괴혈병
④ 비타민 K - 불임증
⑤ 비타민 B_2 - 구순염

적중예상문제 해설

16
반드시 섭취해야 할 무기질 : 칼슘과 철분
일상적 식사를 통해 충분한 양이 섭취되나 흡연, 생리 등 여러 가지 원인에 의해 체내에서 절대량이 감소하는 경우가 많다.

17
단백질은 신체의 주요 구성물질로, 탄수화물과 지방의 대부분이 소비되면 에너지원으로 작용한다. 또한 효소, 호르몬, 면역체 및 항독물질의 주성분이며 1g당 4kcal의 열량을 내고 있다.

18

종류		결핍증
지용성	Vit A	야맹증, 각막건조증
	Vit D	뼈의 발육불량, 골연화증, 곱추병(구루병)
	Vit E	불임증
	Vit K	혈액응고 안 됨
	Vit F	발육정지, 피부건조
수용성	Vit C	괴혈병

19
① **식염(NaCl)** : 근육 및 신경의 자극, 전도, 삼투압 조절 등의 기능
② **요오드** : 갑상선 기능유지
③ **인** : 뼈, 뇌신경 구성
④ **철분** : 혈액의 구성

20
① **비타민 A** : 야맹증
② **비타민 C** : 괴혈병
③ **비타민 D** : 구루병
④ **비타민 K** : 혈액응고

16 ⑤ 17 ① 18 ① 19 ⑤ 20 ⑤

적중예상문제 해설

21
2015 한국인 영양소 섭취기준치에 의거 19~29세 남자의 1일 단백질 필요량은 50g/일, 여자의 경우 45g/일이다.

22
산혈증은 탄수화물의 섭취가 부족한 상태에서 지방질 섭취 과다로 발생된다. 나머지는 단백질의 부족현상에 해당된다.

23
심장순환계 질환은 탄수화물의 과잉섭취로 인하여 발생된다.

24

구분	수용성 비타민	지용성 비타민
저장 장소	체내 저장되지 않음	액체 상태로 체내 저장
흡수 정도	음식으로 체내에 흡수되고 흡수속도가 빠름	체내로 흡수가 어려움
배설 정도	비타민이 체내에 과할 경우 소변으로 쉽게 배출됨	수용성 비타민에 비해 체외로 쉽게 배출되지 않음
결핍 정도	지용성 비타민에 비해 빠르게 결핍됨	장시간에 걸쳐 서서히 발생
신체 필요량	매일매일 식이를 통해 규칙적으로 공급해 주어야 함	간헐적으로 공급
전구체 유무	없음	있음
독성	없음	있음

🔒 21 ③ 22 ③ 23 ① 24 ③

21
성인(19~29세)의 남자가 1일 필요한 단백질 필요량은?

① 20g   ② 40g
③ 50g   ④ 60g
⑤ 70g

22
지방질의 섭취 과다로 발생할 수 있는 현상은?

① 감염병에 대한 저항력 감소   ② 부종
③ 산혈증   ④ 신체소모
⑤ 지방간 초래

23
탄수화물 결핍의 주요 증상으로 묶인 것은?

| 가. 저혈당 증세 | 나. 허약 |
| 다. 피로 | 라. 심장순환계 질환 |

① 가, 나, 다   ② 가, 다
③ 나, 라   ④ 라
⑤ 가, 나, 다, 라

24
수용성 비타민에 관한 설명으로 올바른 것은?

① 결핍증세가 서서히 나타난다.
② 과잉섭취 시 체내에 저장된다.
③ 매일 필요량을 공급해야 한다.
④ 체내로 흡수가 어렵다.
⑤ 종류로는 A, D, E, K, F가 있다.

3 모자보건

01 2021 기출유사

「모자보건법」에서 정하고 있는 다음의 용어 정의로 옳은 것은?
① '선천성 이상아'란 출생 시 체중이 2,500g 미만인 영유아를 말한다.
② '영유아'란 출생 후 1세 미만의 사람을 말한다.
③ '모성'이란 임산부와 가임기 여성을 말한다.
④ '임산부'란 임신 중이거나 분만 후 1년 미만인 여성을 말한다.
⑤ '신생아'란 출생 후 30일 이후의 영유아를 말한다.

02

모자보건의 대상 설명으로 올바른 것은?
① 임산부 : 임신 중에 있거나 분만 후 6월 미만의 여자
② 영유아 : 출생 후 3년 미만의 자
③ 신생아 : 출생 후 30일 미만의 영유아
④ 선천성 이상아 : 신체의 발육이 미숙한 채로 출생한 영유아
⑤ 미숙아 : 선천성 기형·변형 및 염색체 이상을 지닌 영유아

03

모자보건의 중요성을 설명한 내용으로 알맞은 조합은?

> 가. 모자보건의 대상인구가 전체 인구의 60~70%를 차지하고 있다.
> 나. 다른 연령층에 비해 건강상 취약계층이다.
> 다. 예방사업으로 얻는 효과가 크다.
> 라. 모성과 아동은 다음 세대의 인구자질에 영향을 준다.

① 가, 나, 다   ② 가, 다, 라
③ 가, 나, 다, 라   ④ 나, 다, 라
⑤ 가, 다

04

모성보건의 관리 대상 설명으로 올바른 것은?
① 임산부와 가임기(可姙期) 여성을 말한다.
② 12세 이후의 성인을 말한다.
③ 임신, 분만, 산욕기, 수유기(출산 후 1년까지)의 여성을 말한다.
④ 임신 중에 있는 사람을 말한다.
⑤ 폐경 이후의 여성도 포함이 된다.

적중예상문제 해설

01

모성	임산부와 가임기(可姙期) 여성을 말한다.
임산부	임신 중에 있거나 분만 후 6개월 미만의 여자
영유아	출생 후 6년 미만의 자
신생아	출생 후 28일 미만의 영유아
미숙아	신체의 발육이 미숙한 채로 출생한 영유아 임신 37주 미만의 출생아 또는 출생 시 체중이 2,500g 미만인 영유아로서 보건소장 또는 의료기관의 장이 임신 37주 이상의 출생아 등과는 다른 특별한 의료적 관리와 보호가 필요하다고 인정하는 영유아
선천성 이상아	선천성 기형(畸形) 또는 변형(變形)이 있거나 염색체에 이상이 있는 영유아

02
모자보건 사업의 대상
- **임산부** : 임신 중에 있거나 분만 후 6월 미만의 여자
- **영유아** : 출생 후 6년 미만의 자
- **신생아** : 출생 후 28일 미만의 영유아
- **미숙아** : 신체의 발육이 미숙한 채로 출생한 영유아로 임신 37주 미만의 출생아 또는 출생 시 체중이 2,500g 미만인 영유아
- **선천성 이상아** : 선천성 기형·변형 및 염색체 이상을 지닌 영유아

03
모자보건의 중요성
- 대상인구가 전체 국민의 약 60%를 차지한다. → 지역사회 및 국가에 미치는 영향력이 크다.
- 다른 연령층에 비해 건강상 취약계층이다.
- 비용-효과 면에서 효율적이다. 예방사업으로 영구적이고 확실한 효과를 얻을 수 있으며 적절한 산전관리로 예방효과를 얻을 수 있다.
- 모성과 아동의 건강은 다음 세대의 인구자질에 영향을 준다.
- 생애주기별 단계로 볼 때 국민건강 육성의 기초이다.

04
모성보건의 관리대상은 임산부와 가임기(可姙期) 여성을 말한다.

🔒 01 ③ 02 ① 03 ③ 04 ①

CHAPTER 06 보건관리 **217**

적중예상문제 해설

05
② 미숙아란 임신 37주 미만의 출생아를 말한다. 또는 출생 시 2.5kg 미만인 영유아를 말한다.
③ 신생아는 출생 후 28일 이내의 영유아를 말한다.
④ 영유아는 출생 후 6년 미만의 사람을 말한다.
⑤ 임산부는 임신 중이거나 분만 후 6개월 미만의 여성을 말한다.

06
가임연령(생식가능한 여자연령) : 15~49세

07
모성의 주 사망 원인은 산과적 색전증, 분만 후 출혈, 자궁근무력증, 임신중독증, 자궁외 임신 등이다.

08~09
임산부의 정기건강진단 주기

임신 28주까지	4주마다 1회
임신 29주에서 36주까지	2주마다 1회
임신 37주 이후	1주마다 1회

---

05 1회독 2회독 3회독
「모자보건법」상 용어를 정의한 것으로 옳은 것은?
① 모성은 임산부와 가임기 여성을 말한다.
② 미숙아란 임신 38주 미만의 출생아를 말한다.
③ 신생아는 출생 후 1년 이내의 영유아를 말한다.
④ 영유아는 출생 후 8년 미만의 사람을 말한다.
⑤ 임산부는 임신 중이거나 분만 후 3개월 미만의 여성을 말한다.

06 1회독 2회독 3회독
모성의 출산력 평가를 할 수 있는 가임연령으로 맞는 것은?
① 15~49세 생산층 여자인구
② 15세 이하 여자인구
③ 49세 이상 여자인구
④ 15~59세 생산층 여자인구
⑤ 15~59세 비생산층 여자인구

07 1회독 2회독 3회독
모성사망률의 원인으로 올바른 것은?
① 임신중독증
② 임신 중 감염병
③ 교통사고
④ 기생충 감염
⑤ 암

08 1회독 2회독 3회독 2023 기출유사
「모자보건법」에서 제시하고 있는 임산부의 정기 건강진단 중 임신 28주까지의 실시기준으로 올바른 것은?
① 1주마다 1회
② 2주마다 1회
③ 3주마다 1회
④ 4주마다 1회
⑤ 5주마다 1회

09 1회독 2회독 3회독
현재 24주인 임산부를 대상으로 현재 보건소에서 실시하고 있는 산전관리 횟수는?
① 4주마다 1회
② 2주마다 1회
③ 1주마다 1회
④ 3~4일마다 1회

🔒 05 ① 06 ① 07 ① 08 ④ 09 ①

10
임신 중에 인공임신중절수술을 시행할 때 그 허용한계 기간은?

① 임신 14주 이내
② 임신 24주 이내
③ 임신 28주 이내
④ 임신 32주 이내
⑤ 임신 36주 이내

11
「모자보건법」상 인공임신중절수술을 허용하는 경우로 올바른 것은?

① 정상적 결혼에 의하여 가족계획으로 임신된 경우
② 본인의 부모가 감염성 질환이 있는 경우
③ 우생학적, 유전학적 정신장애나 신체질환이 가계에 존재하는 경우
④ 법률상 혼인할 수 있는 혈족 또는 인척 간에 임신된 경우
⑤ 임신의 지속이 보건의학적 이유로 모체의 건강을 심각하게 해치고 있는 경우

12
영·유아의 범위설명으로 가장 올바른 것은?

① 초생아는 출생 4주 이내이다.
② 주산기는 임신 28주~생후 1주까지이다.
③ 영아는 출생 1년 6개월 이내이다.
④ 신생아는 출생 7일까지이다.
⑤ 유아는 1세 미만의 아동이다.

13
미숙아의 판정기준으로 맞는 것은?

① 체중 2.5kg 이하 미숙아
② 체중 3.5kg 이하 미숙아
③ 체중 2.5kg 미만 미숙아
④ 체중 2.2kg 이하 미숙아
⑤ 체중 2.0kg 이하 미숙아

14
조산아(미숙아) 관리방법으로 올바른 것은?

① 영양관리
② 소화기보호
③ 사고방지
④ 체중관리
⑤ 환경관리

적중예상문제 해설

10
모자보건법 시행령 제15조(인공임신중절수술의 허용한계)
인공임신중절수술은 임신 24주일 이내인 사람만 할 수 있다.

11
모자보건법상 인공임신중절수술을 허용하는 경우
- 본인이나 배우자가 우생학적(優生學的) 또는 유전학적 정신장애나 신체질환이 있는 경우
- 본인이나 배우자가 감염성 질환이 있는 경우
- 강간 또는 준강간(準强姦)에 의하여 임신된 경우
- 법률상 혼인할 수 없는 혈족 또는 인척 간에 임신된 경우
- 임신의 지속이 보건의학적 이유로 모체의 건강을 심각하게 해치고 있거나 해칠 우려가 있는 경우

12
주산기(임신 28주~생후 1주까지), 초생아(출생 1주 이내), 신생아(출생 4주까지), 영아(출생 1년 이내), 유아(출생 1~5년까지), 유아(6세 미만의 취학 전 아동)

13
- **조산아(= 미숙아)** : 임신 37주 미만아 또는 체중 2.5kg 미만아
- **정상아** : 체중 3.2~3.5kg

14
영·유아의 주요 질병관리
- **발육이상** : 조산아(체중 2.5kg 미만 미숙아, 임신 28주~38주 사이의 분만)
- 정상아(체중 3.2~3.5kg)
- **조산아(미숙아)관리 4대 관리원칙** : 체온보호, 감염방지, 호흡관리, 영양관리
- **선천성 이상** : 백내장아, 농아아, 정신박약아, 심기형아
- 감염과 사고

🔒 10 ② 11 ⑤ 12 ② 13 ③ 14 ①

적중예상문제 해설

15
조산아(미숙아, 임신 37주 미만아 또는 체중 2.5kg 미만 영유아)

16
조산아
임신 37주 미만아 또는 체중 2.5kg 미만 영유아

17
조산아 4대 관리
- 보온
- 영양공급
- 감염예방
- 호흡관리

18
조출생률
'(연간출생 수/인구)×1,000'으로 가족계획사업의 효과 판정에 가장 좋은 지표가 된다.

19
IUD(intrauterine device)는 수정란의 자궁 내 착상을 막는 방법이며, 자궁 내 장치 피임법으로 젤리, 크림, 정제법, 다이어프램, 질세척 등을 이용한다.

---

15 2020 기출유사

임신 37주 미만의 출생아 또는 출생 시 체중이 2,500g 미만인 자로서 보건소장 또는 의료기관의 장이 임신 37주 이상인 출생아 등과는 다른 특별한 의료적 관리와 보호가 필요하다고 판단하는 아이는?

① 영아 ② 유아
③ 초생아 ④ 신생아
⑤ 미숙아

16

「모자보건법」상 아래의 미숙아의 정의와 관련된 내용으로 (A), (B)에 해당하는 것은?

> 임신 (A) 미만의 출생아 또는 출생 시 체중이 (B) 미만의 영유아

① A : 28주, B : 2,000g ② A : 28주, B : 2,500g
③ A : 37주, B : 2,000g ④ A : 37주, B : 2,500g
⑤ A : 38주, B : 2,700g

17

조산아의 4대 관리에 해당하는 것은?

① 선천성 질환 관리 ② 영양보급, 사고관리
③ 체온보호, 산전관리 ④ 체중관리, 감염예방
⑤ 호흡관리, 영양공급

18

가족계획사업의 효과 판정방법으로 가장 타당한 지표인 것은?

① 사산율 ② 조출생률
③ 모성사망률 ④ 영아사망률
⑤ 인구증가율

19

자궁내 장치법(IUD)의 피임원리 설명으로 맞는 것은?

① 정자 침입 방지 ② 배란의 억제
③ 정자의 멸살 ④ 수정방지
⑤ 자궁착상 방지

🔒 15 ⑤ 16 ④ 17 ⑤ 18 ② 19 ⑤

20
가족계획 시 초산이 빠를수록 좋다고 말하는 이유로 가장 올바른 것은?
① 기형아 출산율 증가
② 난산확률 증가
③ 모성건강 악화
④ 불임증 조기발견
⑤ 영아사망률 증가

21 [2019 기출유사]
영구적인 피임방법으로 올바른 것은?
① 콘돔
② 경구피임약
③ 정관절제술
④ 세척법
⑤ 자궁내 장치

4 노인보건

01
노인보건이 중요한 이유로 가장 올바른 것은?
① 생애주기별 이유
② 감수성 증가 이유
③ 경제적 이유
④ 부양 의무적 이유
⑤ 의료비의 증가

02
노인보건사업의 필요성으로 가장 올바른 것은?
① 노인인구가 평균수명의 연장으로 현저하게 감소한다.
② 노인인구 감소에 따라 노화의 기전이나 유전적 조절에 관심이 높아진다.
③ 질병과 장애의 유병률이 증가하다 감소한다.
④ 노인성 질환은 장기적 치료로 국민 총 의료비가 증가한다.
⑤ 만성퇴행성 질환인 고혈압, 당뇨, 치매 등은 감소한다.

03
노인보건의료의 특성으로 가장 올바른 것은?
① 노인을 포함하여 가족에게는 임종을 대비한 관리가 필요하다.
② 노인의 4대 문제는 질병(병고), 빈곤(빈고), 소외(고독고), 성생활문제(성고)이다.
③ 노인의 의료비에 대한 가중부담은 낮은 편이다.
④ 노인의 질병이나 장애는 주로 급성질환이다.
⑤ 노인환자도 젊은 사람들과 비슷한 수준의 수발을 필요로 한다.

20
불임증 조기발견으로 가족계획사업증진 방안이 된다.

21
영구적 피임방법: 난관결찰술, 정관절제술

01
노인보건의 중요성
- **인구통계학적 이유**: 노인의 인구가 평균수명의 연장으로 현저하게 증가
- **과학적 또는 유전적 이유**: 노인인구의 노화 기전이나 유전적 조절 등에 관한 관심이 고조
- **역학적 이유**: 질병과 장애의 유병률과 발병률이 높아 급격히 증가
- **의료비의 증가 이유**: 노인성 질환은 장기치료로 의료비가 현저하게 증가

02
① 노인인구가 평균수명의 연장으로 현저하게 증가한다.
② 노인인구 증가에 따라 노화의 기전이나 유전적 조절에 관심이 높아진다.
③ 질병과 장애의 유병률이 증가한다.
⑤ 질병과 장애의 유병률 증가(만성퇴행성질환 – 고혈압, 당뇨, 치매 등)

03
② 노인의 4대 문제는 질병(병고), 빈곤(빈고), 소외(고독고), 무위고(할 일이 없음)이다.
③ 노인의 의료비에 대한 가중부담은 높은 편이다.
④ 노인의 질병이나 장애는 주로 만성퇴행성 질환이다.
⑤ 노인환자도 젊은 사람들보다 훨씬 더 높은 수준의 수발을 필요로 한다.

20 ④ 21 ③ / 01 ⑤ 02 ④ 03 ①

적중예상문제 해설

04
① 노인인구의 진료비 증가율이 일반 인구집단에 비하여 더 크다.
② 전체 진료비 중 노인의료비가 차지하는 비중이 점차 증가하고 있다.
③ 노인인구의 1인당 외래 방문횟수가 일반 인구집단보다 높다.
④ 만성이환율이 높고, 병상이용률은 다른 연령대보다 길며, 미충족 의료요구 또한 높다.

05
ADL의 10항목
식사하기, 목욕하기, 세수·머리빗 사용하기, 옷 입기, 배변조절, 배뇨조절, 화장실 사용, 침대·의자에서의 이동, 이동거리(50m), 계단오르기

06~07
도구적 일상생활 수행능력(IADL)
전화사용 능력, 외출이나 여행 능력, 집안일을 수행할 수 있는 능력, 시장을 볼 수 있는 능력, 수공일(바느질, 못질)을 할 수 있는 능력, 금전관리 능력, 빨래할 수 있는 능력, 제대로 약을 복용할 수 있는 능력에 대해 3단계(혼자서 가능, 약간의 도움이 필요, 전적인 도움이 필요)로 구분한다.

08
고령화사회 적용대상
- 65세 인구비율을 기준으로 7~14% 미만(고령화사회), 14~19%(고령사회), 20% 이상(초고령사회)
- 2025년 우리나라는 20%로 초고령사회에 해당된다.

---

04 우리나라 노인들의 최근 의료이용추세에 관한 설명으로 올바른 것은?
① 노인인구의 진료비 증가율이 일반 인구집단에 비하여 더 적다.
② 전체 진료비 중 노인의료비가 차지하는 비중이 점차 감소하고 있다.
③ 노인인구의 1인당 외래 방문횟수가 일반 인구집단보다 낮다.
④ 노인인구는 일반 인구집단에 비하여 만성질병 유병률은 높으나 급성질환 유병률은 낮다.
⑤ 노인인구의 의료요구충족률은 일반 인구집단보다 낮다.

05 [2024 기출유사]
노인의 기본적인 신체기능을 조사하기 위한 일상생활 수행능력(Activities of Daily Living, ADL)의 평가항목은?
① 옷 입기
② 전화 사용하기
③ 물건 구입하기
④ 금전 관리하기
⑤ 교통수단 이용하기

06 [2022 기출유사]
노인의 기능상태를 평가하기 위한 '도구적 일상생활 수행능력(Instrumental Activities of Daily Living : IADL)'에 해당하는 항목은?
① 목욕하기
② 식사하기
③ 세수, 머리빗 사용하기
④ 화장실가기
⑤ 교통수단 이용하기

07 [2018 기출유사]
노인의 수단적 일상생활 수행능력(IADL)의 행위로 올바른 것은?
① 세수하기
② 옷 갈아입기
③ 대소변 조절하기
④ 금전관리능력
⑤ 식사하기

08 고령화사회를 판단하는 연령으로 올바른 것은?
① 65세 인구를 대상으로 한다.
② 60세 인구를 대상으로 한다.
③ 80세 인구를 대상으로 한다.
④ 70세 인구를 대상으로 한다.
⑤ 75세 인구를 대상으로 한다.

🔒 04 ⑤ 05 ① 06 ⑤ 07 ④ 08 ①

09 2024·2021 기출유사

초고령사회는 전체 인구 중에서 65세 이상 고령인구가 차지하는 비율이 얼마 이상일 때인가?

① 5% ② 7% ③ 10%
④ 14% ⑤ 20%

10

고령사회에 대한 정의로 올바른 것은?

① 65세 인구비율이 전체인구의 7% 이상일 경우
② 65세 인구비율이 전체인구의 14% 이상일 경우
③ 65세 인구비율이 전체인구의 19% 이하일 경우
④ 65세 인구비율이 전체인구의 20% 이내일 경우
⑤ 65세 인구비율이 전체인구의 7~14%일 경우

11

우리나라의 노인복지법이 적용되는 나이는?

① 60세 이상 ② 65세 이상
③ 70세 이상 ④ 75세 이상
⑤ 80세 이상

12 2023 기출유사

노인의 신체적, 인지능력의 변화현상(노화현상)의 일반적인 특징으로 옳은 것은?

① 면역력이 증가한다. ② 인지능력이 향상된다.
③ 가역적인 병변을 수반한다. ④ 만성질환 유병률이 감소한다.
⑤ 소화기능이 저하된다.

13

노인의 신체적 노화현상에 대한 설명으로 가장 올바른 것은?

① 소화기능은 변함이 없다.
② 수축기 혈압은 올라가고 이완기 혈압은 내려간다.
③ 눈의 조절작용이 상실되며 명암에 대한 반응력이 증가된다.
④ 폐활량과 잔기량이 많아지고 호흡곤란이 있게 된다.
⑤ 방광용적의 감소로 실금과 야뇨증이 생긴다.

적중예상문제 해설

09

노인보건대상(UN 분류기준) : 전체 인구 중 65세 이상 인구비율

분류기준	구분	우리나라의 경우
7~14% 미만	고령화 사회	2000년 7%로 고령화 진입 연도
14~19%	고령 사회	2017년 14.02%로 고령 사회 진입
20% 이상	초고령 사회	2025년 20%로 초고령 사회 진입

10

고령화사회 적용대상
65세 인구비율 7% 이상(고령화사회), 14% 이상(고령사회), 20% 이상(초고령사회)

11

우리나라 노인복지법의 노인은 65세 이상부터이다.

12

① 면역력이 감소한다.
② 인지능력이 감소된다.
③ 불가역적인 병변을 수반한다.
④ 만성질환 유병률이 증가한다.

13

① 소화기능이 약해진다.
② 수축기 혈압과 이완기 혈압이 함께 올라간다.
③ 눈의 조절작용이 상실되며 명암에 대한 반응력이 저하된다.
④ 폐활량이 감소되며, 잔기량이 많아지고 호흡곤란이 있게 된다.

09 ⑤ 10 ② 11 ② 12 ⑤ 13 ⑤

적중예상문제 해설

14
심근경색증의 예방 및 관리를 위하여 지속적인 약물치료 및 위험인자(고혈압, 흡연, 스트레스 등)의 관리가 중요하며 음식을 조절하고(저지방, 저콜레스테롤, 저염, 곡물, 섭취증가), 생활습관을 변화시켜야 한다.

15
뇌졸중의 원인
고혈압, 영양의 불균형, 과로, 한랭에의 폭로가 원인이 되어 발생한다.

16
뇌졸중
뇌혈관 장애로 인한 질환 및 사고의 총칭

17
기억장애
알츠하이머병 환자가 처음에 호소하는 증상이자, 가장 흔하게 나타나는 증상이다. 병의 초기에는 새로운 정보의 등록, 저장, 재생(단기기억)이 어려워지며, 병이 진행하면 오래 전에 습득한 장기기억도 잃어 버리게 된다.

18
과다체중으로 인하여 발병하는 질환
뇌졸중증, 당뇨병, 동맥경화, 심장질환 등

14
심근경색증의 주요한 위험요인이 모두 연결된 것은?
① 고혈압, 과체중, 당뇨
② 고혈압, 당뇨
③ 고혈압, 스트레스
④ 고혈압, 흡연
⑤ 고혈압, 흡연, 스트레스

15
뇌졸중의 원인 중 우리나라에서 가장 큰 원인은?
① 고혈압
② 음주
③ 저혈압
④ 흡연
⑤ 피로

16
뇌혈관의 국소적인 기능부전으로 인한 신경학적 결손을 수반하는 질환은?
① 뇌졸중
② 부정맥
③ 폐부종
④ 협심증
⑤ 심근경색증

17
알츠하이머의 초기증상으로 옳은 것은?
① 기억력 감퇴 – 계산력 저하 인지
② 기억력 장애가 발견되지 않은 상태
③ 손떨림 현상 – 우울증 증상
④ 일상생활에 있어서 타인의 도움이 필요하다.
⑤ 일상적인 생활 동작, 요리하기, 세수하기, 옷 갈아입기 등에서 장애를 보인다.

18
과다체중으로 인하여 발병하는 질환으로 올바른 것은?
① 구루병
② 뇌졸중증
③ 에이즈
④ 백내장
⑤ 조현병

🔒 14 ⑤ 15 ① 16 ① 17 ① 18 ②

19
우리나라 치매노인 관리에 대한 문제점으로 가장 올바른 것은?
① 치매노인요양시설 과잉
② 의료시설 이용의 과다
③ 의료비용의 감소
④ 시설보호의 질(質)문제
⑤ 국가재정의 과다

19
① 치매노인요양시설 부족
② 의료시설 이용의 어려움
③ 의료비용의 문제
⑤ 국가재정의 과다치매에 대한 국가예산은 매우 빈약하다.

20 [2020 기출유사]
노인성질환 등으로 장애가 발생하여 도움이 필요한 노인을 입소시켜 급식, 요양과 그 밖의 일상생활에 필요한 편의를 제공하는 노인의료복지시설은?
① 노인복지관
② 노인복지주택
③ 노인요양시설
④ 노인양로시설
⑤ 노인보호전문기관

20
의료복지시설
노인요양시설, 노인요양공동생활가정

5 보건교육

01
앤더슨(Anderson)이 주장하는 공중보건사업 중 가장 중요하다고 강조한 내용은?
① 보건봉사
② 보건행정
③ 보건법규
④ 보건통제
⑤ 보건교육

01
앤더슨(Anderson)은 공중보건을 보건봉사, 보건행정, 보건법규, 보건통제, 보건교육으로 대별하고 가장 중요한 것이 보건교육임을 강조하였다.

02
보건교육의 개념을 가장 잘 표현한 것은?
① 보건에 관한 지식전달만을 목표로 하는 것이다.
② 보건지식 전달로 태도를 변화시키고 이를 실천에 옮길 수 있도록 하는 것이다.
③ 지역사회조직을 통하여 보건지식에 대한 잘못을 고치는 것이다.
④ 보건지식 중 잘못된 습관을 고치게 하는 것이다.
⑤ 보건에 관한 지식과 정보를 전달하여 주는 것이다.

02
보건교육
개인과 집단을 대상으로 보건지식과 정보를 통하여 태도변화와 그 실천으로 보다 건강한 생활을 하도록 하는 것

🔒 19④ 20③ / 01⑤ 02②

적중예상문제 해설

03
보건교육은 건강과 관련된 지식, 태도, 행위를 바람직한 방향으로 전환시키는 것이다.

04 개인접촉방법
- 노인층이나 저소득층에 적합한 방법으로 의사와 환자 등의 사이에서 이루어짐
- 가정방문, 진찰, 건강상담, 예방접종, 전화, 편지 등의 방법

05 보건교육의 내용
- 개인, 가정교육
- 학교보건교육 : 지역사회 파급효과가 크고 지속적이기 때문에 가장 효율적이다.
- 전문적 교육
- 지역사회 교육
- 환자보건교육 : 가장 효과적이다.

06 대중접촉방법
- 무제한의 인원을 위한 교육방법으로 (대중을 위한 교육) 집단 접촉 방법의 보충적 효과, 단시간에 효과적인 교육 방법
- 급성감염병 유행 시 적용 : 라디오, TV, 신문기사, 포스터, 전시, 게시

07 역할극
학습자들이 직접 실제 상황 중의 한 인물로 등장하여 연기를 하면서 실제 그 상황에 처한 사람들의 입장이나 상황을 이해하고 상황분석을 통하여 해결방법을 모색하는 방법이다. 역할극이 끝난 후 출연자와 관중이 함께 자유롭게 토론할 시간을 갖기도 한다. 역할극은 가치나 태도에 대한 이해를 증진시키는 데 효과적이다.

🔒 03 ④ 04 ④ 05 ④ 06 ⑤ 07 ①

---

03 [1회독] [2회독] [3회독]

보건교육을 가장 올바르게 설명한 것은?
① 보건교육 전문요원이 환자에게 실시하는 보건전문지식이다.
② 보건에 대한 정보나 지식을 전달하는 것이다.
③ 보건지식의 전달로 잘못된 습관을 고치는 것이다.
④ 보건지식을 전달하며 태도의 변화를 가져오고 마침내 실천에 옮기는 것을 말한다.
⑤ 얻어진 지식을 비판할 것 없이 실천에 옮기는 것이다.

04 [1회독] [2회독] [3회독] [2023 기출유사]

인지능력의 변화를 경험하는 노인들에게 가장 효과적인 보건교육방법은?
① 강연회　　　　　　　② 세미나
③ 역할극　　　　　　　④ 개인상담
⑤ 심포지엄

05 [1회독] [2회독] [3회독] [2022 기출유사]

지역사회에 미치는 파급효과가 크고 지속력이 높기 때문에 가장 효율적인 보건교육이라 할 수 있는 것은?
① 직장보건교육　　　　② 환자보건교육
③ 지역사회보건교육　　④ 학교보건교육
⑤ 성인보건교육

06 [1회독] [2회독] [3회독] [2022 기출유사]

코로나바이러스감염증-19(COVID-19)와 같은 급성 감염병이 유행할 때 국민들에게 신속하게 이를 전달하고 이에 대한 보건교육을 하기에 좋은 교육방법은?
① 강연회　　② 세미나　　③ 건강상담
④ 가정방문　⑤ 텔레비전 방송

07 [1회독] [2회독] [3회독] [2021 기출유사]

대상자들이 직접 실제상황 중의 한 인물로 등장하여 연기를 하면서 실제 그 상황에 처한 사람들의 입장이나 처지를 이해하고, 상황분석 통하여 해결방안을 모색하는 보건교육방법은?
① 역할극　　　　　　　② 워크숍
③ 심포지엄　　　　　　④ 패널토의
⑤ 브레인스토밍

08 [2021 기출유사]
무제한의 인원을 위한 교육방법으로 불특정 다수를 대상으로 단시간에 효과를 얻을 수 있는 보건교육방법은?
① 면접
② 상담
③ 전화
④ 가정방문
⑤ 텔레비전 방송

08
대중접촉방법
- 무제한의 인원을 위한 교육방법으로(대중을 위한 교육) 집단접촉방법의 보충적 효과, 단시간에 효과적인 교육방법
- **급성감염병 유행 시 적용**: 라디오, TV, 신문기사, 포스터, 전시, 게시

09 [2020 기출유사]
어떤 주제에 대해 서로 다른 견해를 가진 소수의 전문가들이 사회자의 안내에 따라 토의를 진행하는 교육방법은?
① 역할극(Role playing)
② 심포지엄(Symposium)
③ 분단토의(Buzz session)
④ 패널토의(Panel discussion)
⑤ 브레인스토밍(Brainstorming)

09
패널디스커션(Panal discussion)
몇 사람의 전문가가 서로 둘러앉아 사회자의 진행에 따라 토론하는 형식의 보건교육방법이다.

10 [2019·2018 기출유사]
저소득층 및 노인층에 적합한 보건교육방법으로 맞는 것은?
① 강연회
② 신문, TV
③ 가정방문
④ 심포지엄
⑤ 패널디스커션

10
개인접촉방법
- 노인층이나 저소득층에 적합한 방법으로 의사와 환자 등의 사이에서 이루어짐
- 가정방문, 진찰, 건강상담, 예방접종, 전화, 편지 등의 방법

11 [2019·2017 기출유사]
콜레라 유행 시에 대중에게 효과적인 보건교육방법은?
① 개별접촉방법
② 강연회
③ 반상회
④ TV, 라디오
⑤ 왕래식 교육방법

11
감염병 유행 시 불특정 다수에게 이 사실을 빨리 전달하기 위하여 TV, 라디오 등의 대중매체를 이용하는 것이 좋다.

12 [2024·2017·2016 기출유사]
보건교육방법 중 여러 개의 분단으로 나누어 토론하고 전체회의에서 종합하는 토의방법은?
① 심포지엄
② 버즈세션
③ 패널토의
④ 집단토의
⑤ 브레인스토밍

12
버즈세션
전체를 여러 개의 분단으로 나누어 토의시키고 다시 전체회의에서 종합하는 방법으로 각 분단은 6~8명이 알맞다.

08 ⑤ 09 ④ 10 ③ 11 ④ 12 ②

적중예상문제 해설

13
역할극(Role playing)
가정방문을 해서 보건교육을 하는 보건요원과 가정주부가 만나서 이야기하는 내용을 청중 앞에서 실연(시범)함으로써 보건교육의 효과를 얻는 방법

14
보건교육사업의 실천기관으로는 보건소가 중심이 된다.

15
보건교육을 시행하는 순서는 '대상-내용-방법-평가'의 순서로 환류하여 시행한다.

16
새로 발생된 급성감염병이 우선이고 만성감염병 중 영·유아, 임산부 가정을 먼저 방문한다.

17
집단토론(Group discussion)
10~20명 구성, 각자 의견 발표 후 사회자가 전체 의견을 종합 정리하는 방법

13 ① 14 ③ 15 ① 16 ① 17 ①

---

13 1회독 2회독 3회독
보건요원이 가정방문을 통해서 교육시키는 장면을 청중 앞에서 실연하는 교육방법은?
① 역할극(Role playing)
② 버즈세션(Buzz session)
③ 패널디스커션(Panel discussion)
④ 심포지엄(Symposium)
⑤ 집단토론(Group discussion)

14 1회독 2회독 3회독
보건교육사업을 실천하는 행정기관은?
① 한의원 ② 종합병원 ③ 보건소
④ 시·군·구 ⑤ 주민센터

15 1회독 2회독 3회독
보건교육을 시행하는 순서가 맞는 것은?
① 대상 - 내용 - 방법 - 평가   ② 대상 - 방법 - 내용 - 평가
③ 내용 - 대상 - 방법 - 평가   ④ 대상 - 평가 - 방법 - 내용
⑤ 방법 - 대상 - 내용 - 평가

16 1회독 2회독 3회독
다음 상태를 가진 가정을 방문하고자 할 경우 우선순위가 옳은 것은?

| 가. 임산부 | 나. 성병 환자 | 다. 신생아 |
| 라. 결핵환자 | 마. 영아 | |

① 다→마→가→나→라   ② 다→가→라→나→마
③ 다→나→가→라→마   ④ 가→다→라→나→마
⑤ 마→라→가→다→나

17 1회독 2회독 3회독
일반대중의 태도를 바꾸기 위한 가장 좋은 방법은?
① 집단토론(Group discussion) ② 버즈세션(Buzz session)
③ 패널디스커션(Panel discussion) ④ 심포지엄(Symposium)
⑤ 역할극(Role playing)

18
보건교육 중 가장 능률적이며 중요한 것은?
① 지역사회 보건교육
② 가정 보건교육
③ 학교 보건교육
④ 전문적 보건교육
⑤ 집단적 보건교육

18
우리나라 각급 학교 학생 총 수는 전체 인구의 1/4을 차지하므로 학교를 통한 보건교육 방법이 바람직하다.

19
전문가 2~5명이 주제에 대하여 10~15분간 발표한 뒤 사회자의 진행에 따라 질의응답의 공개토론으로 발표자, 사회자, 참석자 모두가 전문가로 이루어지는 교육기법은 무엇인가?
① 강연회
② 집단토론
③ 심포지엄
④ 패널토의
⑤ 역할극

19
심포지엄
전문가 2~5명이 각자의 의견을 10~15분 발표하고 사회자가 청중을 공개토론의 형식으로 참여시키는 형식으로, 특히 사회자는 이 분야의 최고 전문가여야 한다.

20
어떤 문제의 여러 면을 하나하나 다루기 위하여 사회자가 지적하는 부분에 따라 2~5명의 전문가가 계속하여 그 의견을 발표하고 난 뒤에 청중이 참여하는 교육방법은?
① 집단토론(Group discussion)
② 버즈세션(Buzz session)
③ 패널디스커션(Panel discussion)
④ 심포지엄(Symposium)
⑤ 세미나(Seminar)

20
세미나(Seminar)
서로 관심이 있는 전문적 문제에 대해서 특정한 주제에 대해서 독창적인 연구보고를 하고 그것을 바탕으로 전원이 참가하여 토의하는 교육방법

21
보건교육 내용 중 개별접촉방법으로 올바른 것은?
① 신문, TV
② 상담
③ 분임토의
④ 강습회
⑤ 심포지엄

21
- 개별접촉방법 : 상담
- 집단교육방법 : 분임토의, 강습회, 심포지엄
- 대중접촉방법 : TV, 신문, 라디오

22
감염병 대유행 시 가장 많은 사람들에게 보건교육을 시킬 수 있는 대중보건교육 방법인 것은?
① 가정보건교육
② 전문강연회
③ TV, 라디오 등 방송매체
④ 심포지엄(Symposium)
⑤ 집단토론(Group discussion)

22
대중교육방법으로 TV, 라디오 등 방송매체를 통하여 가장 널리 알릴 수 있는 방법이며, 많은 대중을 일시에 교육시킬 수 있는 방법으로 급성감염병 대유행 시 효과적이다.

🔒 18 ③ 19 ③ 20 ⑤ 21 ② 22 ③

적중예상문제 해설

23
초등학생을 대상으로 실시하는 칫솔질 방법은 실물을 가지고 시범, 역할극 방법으로 실시해야 효과적이다.

24
집단접촉방법
- 2명 이상 일정한 수의 집단(소인원)을 대상으로 하는 방법, 경제적인 방법으로 좌담회 형식의 모임, 일방적인 보건교육으로서 집회활동
- **종류** : 심포지엄(Symposium), 강연회, 집단토론(Group discussion), 브레인스토밍(Brainstorming), 패널디스커션(Panel discussion), 버즈세션(Buzz session, 6-6법), 역할극(Role playing), 워크숍(Work Shop), 세미나(Seminar)

25
가정방문, 진찰, 건강상담, 전화, 편지 등은 개인접촉방법에 속한다.

26
패널토의의 경우 사회자는 굳이 전문가가 아니어도 되나, 토의가 잘 진행되도록 촉진자 역할을 하여야 한다.

27
- **집단접촉방법** : 심포지엄, 강연회, 집단토론, 패널디스커션, 역할극, 워크숍, 세미나, 버즈세션, 브레인스토밍
- **대중접촉방법** : 라디오, TV, 신문

---

23 [1회독] [2회독] [3회독]

초등학교 1학년을 대상으로 칫솔질 방법을 교육시키고자 할 때, 배운 내용을 실생활에 적용할 수 있도록 하려면, 어떤 교육방법이 가장 적절하겠는가?

① 그룹토의
② 브레인스토밍
③ 시범, 역할극
④ 세미나
⑤ 강연회

24 [1회독] [2회독] [3회독]

보건교육방법 중 개별접촉방법으로 올바른 것은?

① 가정방문(Home vist)
② 버즈세션(Buzz session)
③ 패널디스커션(Panel discussion)
④ 심포지엄(Symposium)
⑤ 세미나(Seminar)

25 [1회독] [2회독] [3회독]

보건교육방법 중 전체를 대상으로 하는 방법으로 올바른 것은?

① 건강상담
② 분단토의
③ 가정방문
④ 진찰
⑤ 전화

26 [1회독] [2회독] [3회독]

몇 사람의 전문가가 단상에서 자유롭게 토론하고, 사회자가 회의를 진행, 정리해 나가는 보건교육방법은?

① 버즈세션
② 롤 플레잉
③ 심포지엄
④ 패널디스커션
⑤ 6-6법

27 [1회독] [2회독] [3회독]

보건교육의 형태 중 대중접촉방법으로 올바른 것은?

① 심포지엄
② 라디오, TV 등 방송매체
③ 집단토론
④ 패널디스커션
⑤ 역할극

🔒 23 ③ 24 ① 25 ② 26 ④ 27 ②

28 [1회독] [2회독] [3회독]
행동실천을 유도하는 데 가장 효과적인 보건교육방법은?

① 연극 ② 슬라이드 ③ 영화
④ 시범 ⑤ 강의

28
시범
보건교육에 가장 많이 사용하는 방법 중의 하나이며 현실적으로 실천을 가능하게 하는 효과적인 방법

29 [1회독] [2회독] [3회독] [2023 기출유사]
보건교육의 평가를 과정에 따라 구분할 때 교육 실시 시작 전에 실시하는 것으로 계획평가에 해당하는 것은?

① 과정평가 ② 진단평가 ③ 종합평가
④ 효율평가 ⑤ 형성평가

보건교육 평가

구분	진단평가	형성평가	총합평가
목적	• 대상자들의 지식수준, 태도, 흥미, 준비도 등을 진단하고 확인하기 위해 • 학습장애 요인을 밝히기 위해 • 학습전략을 극대화하고 대상자를 적절히 배치하기 위해	• 학습 진전 상황을 파악하여 현재의 위치를 개별적으로 알려줌으로써 학습보조를 맞추어 나갈 수 있도록 하기 위해 • 피드백을 주어 교정학습이나 보충학습의 기회를 제공하기 위해 • 학습곤란이나 결손부분을 진단하고 교정하기 위해 • 학습동기를 촉진하고 학습방법을 개선하기 위해	• 사전에 설정한 교수목표에 대한 성취도 수준을 판정하기 위해 • 집단 간의 성적결과를 비교할 수 있는 정보를 제공하기 위해 • 교육의 장기적인 질적 관리를 위해
평가도구	체크리스트, 표준화된 진단검사	쪽지시험, 퀴즈, 프로그램 진행 중 질문	중간고사, 기말고사
평가시기	프로그램 시작 전	프로그램 진행 중	프로그램 진행 후

6 학교보건

01 [1회독] [2회독] [3회독]
학교보건사업의 중요한 목적으로 타당한 것은?

① 집단검진을 통한 질병의 조기발견
② 감염병 발생의 예방
③ 학교급식을 통한 영양관리
④ 보건교육을 통한 건강한 습관 확립
⑤ 안전하고 쾌적한 환경제공

01
학교보건사업은 보건적 요인과 교육적 효과를 얻을 수 있는 건강한 습관을 확립하는 데 있다.

28 ④ 29 ② / 01 ④

02
학교보건의 내용에는 학교환경위생관리, 학교시설 및 교구의 위생적 개선, 정기적인 건강평가와 감염병의 예방조치 등이 있다.

03
학교보건사업의 주요내용
학교보건봉사, 학교환경위생, 학교보건교육, 건강평가, 학교급식관리, 학교사고 예방 및 응급처치

04
학교보건은 높은 수준의 교육보다 학생들의 감수성과 학습습득을 통한 간접교육의 방법이다.

05
학교인구는 총인구의 1/4(25%) 이상이 보건교육 대상이다.

02
학교보건의 내용설명으로 올바른 것은?

| 가. 건강평가와 결과조치 | 나. 학교환경위생관리 |
| 다. 교내 치료시설의 확충 | 라. 감염병의 예방조치 |

① 가, 나, 다
② 나, 다, 라
③ 가, 나, 라
④ 가, 다, 라
⑤ 가, 나, 다, 라

03
학교보건사업내용으로 올바르게 조합된 것은?

| 가. 학교보건봉사 | 나. 학교환경위생 |
| 다. 학교보건교육 | 라. 지역사회수준평가 |

① 가, 나, 다
② 나, 다, 라
③ 가, 나, 라
④ 가, 다, 라
⑤ 가, 나, 다, 라

04
학교보건이 중요시되어야 하는 이유로 올바르게 조합된 것은?

가. 학생인구가 전 인구의 1/4 이상이 된다.
나. 학생을 통한 간접교육이 될 수 있다.
다. 학교는 지역사회의 중심체 역할이 된다.
라. 높은 수준의 교육을 할 수 있다.

① 가, 나, 다
② 나, 다, 라
③ 가, 나, 라
④ 가, 다, 라
⑤ 가, 나, 다, 라

05
학교인구(학생과 교직원)는 전체인구의 약 몇 %를 차지하는가?

① 15%
② 25%
③ 35%
④ 45%
⑤ 55%

---

02 ③ 03 ① 04 ① 05 ②

06

학교보건관리방법에서 휴교에 대한 설명으로 올바른 것은?

가. 감염원의 규명에도 불구하고 계속 환자가 발생할 때 할 수 있다.
나. 교내접촉이 감염병 전파의 주요원인이 될 때 할 수 있다.
다. 휴교함으로써 감염이 감소될 가능성이 많을 때 할 수 있다.
라. 휴교는 학교의 장이 재량으로 명할 수 있다.

① 가, 나, 다
② 나, 다, 라
③ 가, 나, 라
④ 가, 다, 라
⑤ 가, 나, 다, 라

07 [2021 기출유사]

학교보건교육과 학생들의 건강관리를 전담, 보건지도를 위해 학생 가정도 방문하는 학교보건인력은?

① 간호사
② 영양사
③ 위생사
④ 보건교사
⑤ 체육교사

08 [2020 기출유사]

보건교사의 직무는?

① 각종 질병의 예방처치 및 보건지도
② 식생활 지도 및 영양상담
③ 위생·안전·작업관리 및 검식
④ 학교에서 사용하는 의약품의 검사
⑤ 학생 및 교직원의 건강진단과 건강평가

09 [2017 기출유사]

학교보건사업에서 보건교사의 역할과 업무내용으로 올바르게 조합된 것은?

가. 만성질환에 대한 관리
나. 학교환경위생관리
다. 보건교육 및 외상 등 치료
라. 응급치료, 질병요양지도 및 관리

① 가, 나, 다
② 나, 다, 라
③ 가, 나, 라
④ 가, 다, 라
⑤ 가, 나, 다, 라

적중예상문제 해설

06
학교의 휴교는 제1급감염병뿐만 아니라 감염병유행 등으로 학생들의 건강이 심히 우려 시 학교장의 재량에 의해 휴교가 가능하다.

07~08
보건교사의 업무
㉠ 학교보건계획의 수립
㉡ 학교 환경위생의 유지·관리 및 개선에 관한 사항
㉢ 학생과 교직원에 대한 건강진단의 준비와 실시에 관한 협조
㉣ 각종 질병의 예방처치 및 보건지도
㉤ 학생과 교직원의 건강관찰과 학교의사의 건강상담, 건강평가 등의 실시에 관한 협조
㉥ 신체가 허약한 학생에 대한 보건지도
㉦ 보건지도를 위한 학생가정 방문
㉧ 교사의 보건교육 협조와 필요시의 보건교육
㉨ 보건실의 시설·설비 및 약품 등의 관리
㉩ 보건교육자료의 수집·관리
㉪ 학생건강기록부의 관리
㉫ 다음의 의료행위(간호사 면허를 가진 사람만 해당한다)
　ⓐ 외상 등 흔히 볼 수 있는 환자의 치료
　ⓑ 응급을 요하는 자에 대한 응급처치
　ⓒ 부상과 질병의 악화를 방지하기 위한 처치
　ⓓ 건강진단 결과 발견된 질병자의 요양지도 및 관리
　ⓔ ⓐ부터 ⓓ까지의 의료행위에 따르는 의약품 투여
㉬ 그 밖에 학교의 보건관리

09
보건교사의 업무
• 학교보건계획의 수립, 학교환경위생관리, 질병의 처치 및 보건지도, 보건교육 및 외상 등 치료
• 응급치료, 질병요양지도 및 관리

06 ⑤　07 ④　08 ①　09 ②

적중예상문제 해설

10
신체발달상황 검사항목
키, 몸무게, 비만도

11
정기건강평가의 내용은 신체의 발달상황(신장, 체중, 비만도), 건강검진(시력, 청력 등), 신체능력, 건강조사 등을 실시한다.

12~13
행정책임자 – 학교장의 직무
- 학교 환경위생, 식품위생 유지관리 의무(학교보건법 제4조)
- 학생 및 교직원에 대한 신체검사 실시 의무(학교보건법 제7조)
- 신체검사의 결과 감염병에 감염되었거나, 되었다는 의심이 있거나, 감염될 우려가 있는 학생 및 교직원에 대해 등교를 중지시킬 수 있다(학교보건법 제8조).
- 학생 및 교직원의 보건관리 의무(학교보건법 제9조·제13조)
- 예방접종완료 여부의 검사(학교보건법 제10조)
- 치료 및 예방조치(학교보건법 제11조)
- 학생의 안전관리(학교보건법 제12조)
- **질병의 예방** : 감염병 예방과 학교보건에 필요한 때에는 휴업할 수 있다(학교보건법 제14조).

14
학교의 결핵관리는 집단검진을 통하여 BCG 접종, 간접촬영, 직접촬영 등으로 조기진단 및 조기치료의 효과가 있다.

---

10 [1회독] [2회독] [3회독] **2024 기출유사**

학교 건강검사에서 신체의 발달상황 검사항목은?
① 몸무게
② 피부병
③ 병리검사
④ 예방접종
⑤ 팔굽혀펴기

11 [1회독] [2회독] [3회독]

학교보건 봉사내용으로 정기건강평가에 해당하는 것으로 올바르게 조합된 것은?

| 가. 건강검진 | 나. 신체능력 |
| 다. 건강조사 | 라. 지능검사 |

① 가, 나, 다   ② 나, 다, 라   ③ 가, 나, 라
④ 가, 다, 라   ⑤ 가, 나, 다, 라

12 [1회독] [2회독] [3회독]

초등학교에서 감염병이 발생하여 감염이 된 해당 학생을 등교정지 조치를 취할 수 있는 사람은?
① 교육감
② 담임교사
③ 보건교사
④ 학교장
⑤ 보건소장

13 [1회독] [2회독] [3회독]

「학교보건법」상 학교장의 직무에 해당하는 것으로 올바르게 조합된 것은?

가. 학생 및 교직원의 보건관리의무
나. 학생을 제외한 교직원의 안전관리의무
다. 학교 내 치료와 예방조치의무
라. 감염병유행 시 등교중지명령의무

① 가, 나, 다   ② 나, 다, 라   ③ 가, 나, 라
④ 가, 다, 라   ⑤ 가, 나, 다, 라

14 [1회독] [2회독] [3회독]

우리나라 학교의 결핵관리에 있어서 가장 좋은 방법은?
① 집단검진과 BCG 접종
② 환경위생 개선
③ 특수학교 편입
④ 환자의 색출관리
⑤ 학교의 휴교

🔒 10 ① 11 ① 12 ④ 13 ④ 14 ①

15
우리나라 학령기에 이환율이 가장 높을 뿐만 아니라 생활수준 향상에 비례하여 높아지는 감염병인 것은?
① 유행성이하선염
② 백일해
③ 기생충질환
④ 유행성 눈병
⑤ 충치

15
우리나라 학동기의 80%가 충치에 이환되어 있으며, 특히 서구식의 식습관, 생활환경, 문화 정도에 따라 영향을 받는다.

16
학교보건사업에 있어서 가장 중요한 사업은?
① 보건봉사
② 예방접종 실시
③ 학교급식 관리의 철저
④ 지역주민과의 유대강화
⑤ 학교보건교육

16
학교보건사업의 가장 우선적인 것은 학교환경개선사업이고, 가장 중요하고 능률적인 것은 보건교육이다.

17
학교교실의 보건적 환경조건으로 조명도(Lux)와 온도(°C)로 각각 맞는 것은?
① 50Lux, 16℃
② 80Lux, 18~20℃
③ 300Lux, 18~28℃
④ 80~120Lux, 16~18℃
⑤ 100~120Lux, 18~20℃

17
학교교실의 보건적 환경조건으로 조명도, 온도는 각각 300Lux, 18~28°C이다.

18
간접적인 효과가 가장 크게 나타나는 보건교육방법인 것은?
① 보건행정제도
② 주민자치교육
③ 보건관계법
④ 학교보건교육
⑤ 사회보건사업

18
학교보건교육은 보건교육의 대상으로 학생들이 가장 능률적이며, 교육받지 못한 학부모까지 건강에 관한 지식과 정보전달을 가능하게 하는 간접적 효과가 크다.

19
학교보건사업에서 학교보건요원으로 맞는 것은?

가. 보건교사	나. 담임교사
다. 학교의사	라. 학교치과의사
마. 학교약사	

① 가, 나, 다
② 가, 다
③ 나, 라
④ 라
⑤ 가, 나, 다, 라, 마

19
학교보건조직
- **구성**: 교장, 보건교사, 담임교사, 영양사, 의사, 약사, 치과의사
- **역할**: 교장(총책임자), 보건교사(실무책임자), 담임교사(실천자)
- **담임교사**: 학교보건교육에서 가장 중요한 역할
- **18학급 이상 초등학교**: 학교의사, 학교약사, 보건교사 배치

15 ⑤ 16 ⑤ 17 ③ 18 ④ 19 ⑤

적중예상문제 해설

20
예방접종 완료검사
- **시기**: 초·중등학교장은 입학한 날로부터 90일 이내
- 시장·군수·구청장이 발급한 예방접종증명서 확인 완료검사 실시

21
학교보건 실무책임자로 모든 초등학교에 보건교사를 배치하여야 하며, 18학급 이상 초등학교에는 학교의사, 학교약사, 보건교사를 배치하여야 한다.

22~23
학교교사(교실) 내 공기질 기준 대상 (17개 항목)
미세먼지, 이산화탄소, 포름알데하이드, 총부유세균, 낙하세균, 일산화탄소, 이산화질소, 라돈, 총휘발성유기화합물, 석면, 오존, 진드기, 벤젠, 톨루엔, 에틸벤젠, 자일렌, 스티렌

24
절대보호구역은 출입문으로부터 50m 이내, 상대보호구역은 학교 경계선으로부터 200m 이내 중 절대보호구역을 제외한 구역을 말한다.

🔒 20 ⑤ 21 ② 22 ③ 23 ⑤ 24 ③

20
「학교보건법」상 초·중등학교장은 입학생의 예방접종의 완료 여부를 언제까지 확인하는가?

① 입학한 날로부터 7일 이내
② 입학한 날로부터 10일 이내
③ 입학한 날로부터 30일 이내
④ 입학한 날로부터 60일 이내
⑤ 입학한 날로부터 90일 이내

21
초등학교에서 질병예방관리, 응급처치 및 학교보건계획 수립 등을 주로 하며 모든 초등학교에 상주해야만 하는 보건의료인은?

① 학교약사
② 보건교사
③ 한의사
④ 학교의사
⑤ 전문간호사

22
학교 내 교사 안에서 공기의 유지관리 오염물질 항목으로 올바르게 조합된 것은?

| 가. 미세먼지 | 나. 라돈 |
| 다. 자외선 | 라. 석면 |

① 가, 나, 다
② 나, 다, 라
③ 가, 나, 라
④ 가, 다, 라
⑤ 가, 나, 다, 라

23
학교교실 내 공기질 검사대상으로 맞는 것은?

| 가. 총휘발성 유기화합물 | 나. 미세먼지 |
| 다. 일산화탄소 | 라. 진드기 |

① 가, 나, 다
② 가, 다
③ 나, 라
④ 라
⑤ 가, 나, 다, 라

24   2023 기출유사
교육환경보호구역에 대한 다음의 설명 중 괄호에 들어갈 것으로 옳은 것은?

「교육환경 보호에 관한 법률」상 절대보호구역은 학교 출입문으로부터 직선거리로 (   )까지인 지역을 말한다.

① 20m
② 30m
③ 50m
④ 100m
⑤ 150m

25 1회독 2회독 3회독 2022 기출유사
「교육환경 보호에 관한 법률」상 교육환경 보호구역을 설정·고시하여야 하는 자는?
① 시·도지사 ② 교육감
③ 학교장 ④ 시장·군수·구청장
⑤ 교육부장관

25
교육환경보호 구역
- 설정권자 : 교육감 또는 교육장
- 관리 : 학교장
- 조치권자 : 시장·군수·구청장

26 1회독 2회독 3회독 2019·2015 기출유사
학교에서의 교육환경보호구역 중 상대보호구역을 의미하는 것은?
① 학교 경계선으로부터 50m 이내
② 학교 경계선으로부터 200m 이내
③ 학교 출입문으로부터 50m 이내
④ 학교 출입문으로부터 200m 이내
⑤ 학교 출입문으로부터 250m 이내

27 1회독 2회독 3회독
교육환경보호구역에 대한 설명으로 맞는 것은?

| 가. 상대보호구역은 경계선에서 200m 이내 |
| 나. 절대보호구역은 출입문에서 100m 이내 |
| 다. 절대보호구역은 출입문에서 50m 이내 |
| 라. 상대보호구역은 경계선에서 100m 이내 |

① 가, 나, 다 ② 가, 다 ③ 나, 라
④ 라 ⑤ 가, 나, 다, 라

27~28
절대보호구역은 학교출입문으로부터 직선거리로 50m까지인 지역, 상대보호구역은 학교경계등으로부터 직선거리로 200m까지인 지역

28 1회독 2회독 3회독
교육환경보호구역 내 절대보호구역으로 맞는 것은?
① 출입문에서 50m 이내 ② 경계선에서 100m 이내
③ 경계선에서 150m 이내 ④ 출입문에서 200m 이내
⑤ 경계선에서 300m 이내

29 1회독 2회독 3회독
학교급식의 목적에 대한 설명으로 올바르게 조합된 것은?

| 가. 영양에 관한 지식 및 식품의 생산과 소비에 관한 지식 |
| 나. 올바른 식생활 습관 및 식생활 예절교육 |
| 다. 보건영양의 실험과 식습관 관리 |
| 라. 편식의 교정 및 결핍증 예방 |

① 가, 나, 다 ② 나, 다, 라 ③ 가, 나, 라
④ 가, 다, 라 ⑤ 가, 나, 다, 라

29
학교급식의 목적
- 성장기 아동의 발육과 심신의 발달, 건강증진
- 올바른 식생활 습관 및 식생활 예절교육
- 편식의 교정 및 결핍증 예방
- 질서의식과 협동정신 함양
- 영양에 관한 지식 및 식품의 생산과 소비에 관한 지식

🔒 25 ② 26 ② 27 ② 28 ① 29 ③

적중예상문제 해설

30
신체계측지수(Kaup index)
= 체중 [kg] / 신장 [m]² × 10⁴
- 영유아기부터 학령기 전까지 신체계측 판정법
- 비만 20 이상, 마른 아이 15 이하

31
비만과 관련된 질병
당뇨병, 고혈압, 심장질환, 심혈관계질환 등

32
신체발달상황은 키와 몸무게, 비만도를 측정한다.

33
비만측정지수
- 체질량지수(BMI)
  = 체중 [kg] / 신장 [m]²
- 학령기에서 성인까지 가장 널리 사용되는 신장과 체중을 이용한 판정지수
- 신체계측지수(Kaup index)
  = 체중 [kg] / 신장 [m]² × 10⁴
  − 출생 후 만 5세 미만 어린이 비만지수(특히 2세 미만 비만 측정 시)

34
신체계측지수(Kaup index)
= 체중 [kg] / 신장 [m]² × 10⁴
- 영유아기부터 학령기 전까지 신체계측 판정법
- 출생 후 만 5세 미만 어린이 비만지수

---

30 1회독 2회독 3회독

우리나라 영유아기부터 학령기 전까지 이용하는 신체계측 판정법으로 맞는 것은?

① 비만도(%) ② Kaup 지수
③ 알파, 베타지수 ④ 비만지수(BMI)
⑤ 체질지수

31 1회독 2회독 3회독

우리나라 학령기에서 성인기까지 비만과 관련되는 질병으로 올바른 것은?

| 가. 당뇨병 | 나. 심장질환 |
| 다. 심혈관계질환 | 라. 사상충증 |

① 가, 나, 다 ② 나, 다, 라 ③ 가, 나, 라
④ 가, 다, 라 ⑤ 가, 나, 다, 라

32 1회독 2회독 3회독 2018 기출

초등학생의 신체 발달상황은 무엇으로 측정하는가?

① 키와 몸무게 ② 병력
③ 식생활 ④ 근골격 및 척추
⑤ 기관능력

33 1회독 2회독 3회독

우리나라 학령기에서 성인기까지 비만과 관련계측지수로 맞는 것은?

① 비만도(%), 비만율(%) ② 신장지수, 체중지수
③ 알파지수, 베타지수 ④ 체질지수, Kaup지수
⑤ 체질량지수(BMI)

34 1회독 2회독 3회독

우리나라 출생 후 만 5세 미만 어린이 비만지수 판정법으로 맞는 것은?

① 비만도(%), 비만율(%) ② 신체계측지수(Kaup index)
③ 알파지수, 베타지수 ④ 체질지수, 체질지표
⑤ 체질량지수(BMI)

🔒 30 ② 31 ① 32 ① 33 ⑤ 34 ②

35
영유아기부터 학령기 전까지 신체계측 판정법인 것은?
① 체질량지수(BMI)
② 신체계측지수(Kaup index)
③ 기초대사량(BMR)
④ 특이동적 작용(SDA)
⑤ 작업대사율(RMR)

36
비만과 관련된 질병으로 올바르게 조합된 것은?

| 가. 고혈압 | 나. 당뇨병 |
| 다. 결핵 | 라. 심장질환 |

① 가, 나, 다
② 나, 다, 라
③ 가, 나, 라
④ 가, 다, 라
⑤ 가, 나, 다, 라

7 정신보건

01 [2021 기출유사]
정신장애의 정신사회적(외부적) 원인에 해당하는 것은?
① 성
② 연령
③ 유전
④ 체질
⑤ 스트레스

02
정신보건법의 기본이념에 대한 설명으로 올바르게 조합된 것은?

가. 모든 정신질환자는 인간으로서 존엄과 가치를 보장받는다.
나. 모든 정신질환자는 최적의 치료와 보호를 받을 권리를 보장받는다.
다. 미성년자인 정신질환자에 대하여는 특별히 치료, 보호 및 필요한 교육을 받을 권리가 보장되어야 한다.
라. 입원 중인 정신질환자는 가능한 한 자유로운 환경이 보장되어야 한다.

① 가, 나, 다
② 나, 다, 라
③ 가, 나, 라
④ 가, 다, 라
⑤ 가, 나, 다, 라

적중예상문제 해설

35
신체계측지수(Kaup index)
- 영유아기부터 학령기 전까지 신체계측 판정법
- 비만 20 이상, 마른 아이 15 이하

36
체질량지수(BMI : Body Mass Index)
= 체중[kg] / 신장[m]^2
- 저체중 : < 18.5,
  정상체중 : 18.5~22.9
  과체중 : ≥ 23
  위험체중 : 23.0~24.9
  비만 : 25.0 >
- **비만과 관련된 질병** : 당뇨병, 고혈압, 심장질환, 심혈관계질환 등

01
정신장애의 원인
㉠ **생물학적 요인(내부적 원인)**
  ⓐ 유전적 요인
  ⓑ **신경화학적 요인** : 최근에는 도파민과 세로토닌을 포함한 신경화학적 이론이 가장 두드러진다.
  ⓒ **신경 해부학적 요인** : 측뇌실과 제3뇌실의 확대, 대뇌피질의 위축
  ⓓ **면역학적 요인**
    • 사이토카인(cytokines) : 주요 정신질환을 일으키는 역할
    • 면역 세포 사이의 화학 전달물질. 염증과 면역 반응을 중개하는 역할
㉡ **정신사회적 요인(외부적 원인)**
  ⓐ **취약성 모델-스트레스 취약성 모델** : 위험요인 스트레스원에는 빈곤, 주요 생활 스트레스, 물질 남용과 기타 환경, 대인관계를 들 수 있다.
  ⓑ **대인관계 요인** : 설리번은 초기 대인관계 특히 모자관계의 이상 때문에 발생한다고 하였다.

35 ② 36 ③ / 01 ⑤ 02 ⑤

적중예상문제 해설

03
정신보건의 목적은 정신질환자들이 지역사회에 거주하면서 질병을 관리받을 수 있게 하는 것이며, 정신질환자들의 질병관리와 재활로 그들의 삶의 질을 향상시키는 것이다.

06
제15조(정신건강복지센터의 설치 및 운영)
① 보건복지부장관은 필요한 지역에서의 제12조 제1항에 따른 소관 정신건강증진사업등의 제공 및 연계 사업을 전문적으로 수행하게 하기 위하여 정신건강복지센터를 설치·운영할 수 있다.
② 시·도지사는 관할 구역에서의 제12조 제2항에 따른 소관 정신건강증진사업등의 제공 및 연계 사업을 전문적으로 수행하게 하기 위하여 광역정신건강복지센터를 설치·운영할 수 있다.
③ 시장·군수·구청장은 관할 구역에서의 제12조 제3항에 따른 소관 정신건강증진사업등의 제공 및 연계 사업을 전문적으로 수행하게 하기 위하여 「지역보건법」에 따른 보건소에 기초정신건강복지센터를 설치·운영할 수 있다.

🔒 03 ③ 04 ② 05 ② 06 ④

---

03 1회독 2회독 3회독

정신보건의 목적에 해당하는 것은?

가. 건전한 정신기능의 유지
나. 유전병의 조기발견
다. 정신질환 예방
라. 정신질환자의 격리
마. 정신질환자의 치료

① 가, 나, 다
② 가, 다, 라
③ 가, 다, 마
④ 나, 다, 라
⑤ 다, 라, 마

04 1회독 2회독 3회독 2024 기출유사

「의료법」에 따른 정신병원은 정신건강증진시설 중 어디에 해당하는가?

① 정신요양시설
② 정신의료기관
③ 정신재활시설
④ 정신건강복지센터
⑤ 중독관리통합지원센터

05 1회독 2회독 3회독 2023 기출유사

「정신건강증진 및 정신질환자 복지서비스 지원에 관한 법률」에서 제시하고 있는 정신의료기관에 해당하는 것은?

① 요양병원
② 정신병원
③ 정신요양시설
④ 정신재활시설
⑤ 건강생활지원센터

> 「정신건강증진 및 정신질환자 복지서비스 지원에 관한 법률」 제3조(정의) 이 법에서 사용하는 용어의 뜻은 다음과 같다. 〈개정 2024.1.2.〉
> – "정신건강증진시설"이란 정신의료기관, 정신요양시설 및 정신재활시설을 말한다.
> – "정신의료기관"이란 다음 각 목의 어느 하나에 해당하는 기관을 말한다.
>   가. 「의료법」에 따른 정신병원
>   나. 「의료법」에 따른 의료기관 중 제19조 제1항 후단에 따른 기준에 적합하게 설치된 의원
>   다. 「의료법」에 따른 병원급 의료기관에 설치된 정신건강의학과로서 제19조 제1항 후단에 따른 기준에 적합한 기관
> – "정신요양시설"이란 제22조에 따라 설치된 시설로서 정신질환자를 입소시켜 요양 서비스를 제공하는 시설을 말한다.
> – "정신재활시설"이란 제26조에 따라 설치된 시설로서 정신질환자 또는 정신건강상 문제가 있는 사람 중 대통령령으로 정하는 사람(이하 "정신질환자등"이라 한다)의 사회적응을 위한 각종 훈련과 생활지도를 하는 시설을 말한다.

06 1회독 2회독 3회독

「정신건강증진 및 정신질환자 복지서비스 지원에 관한 법률」상 기초정신건강복지센터를 설치·운영할 수 있는 자는?

① 행정안전부장관
② 보건복지부장관
③ 시·도지사
④ 시장·군수·구청장
⑤ 보건소장

07

G. Caplan의 지역정신보건사업의 원칙에 해당하는 것은?

가. 보건의료서비스와 사회복지서비스의 연계가 필요하다.
나. 정신보건서비스는 환자의 가정과 가까운 곳에 있어야 한다.
다. 지역사회 주민들의 신뢰를 받을 수 있어야 하고, 주민들의 요구를 반영하여야 한다.
라. 지역정신보건사업에 대한 평가는 불필요하다.

① 가, 나, 다   ② 나, 다, 라   ③ 가, 나, 라
④ 가, 다, 라   ⑤ 가, 나, 다, 라

07
정신보건사업의 원칙(Caplan, 1967)
- 지역주민에 대한 책임
- 환자의 가정과 가까운 곳에서 진료
- 포괄적인 서비스
- 여러 전문인력 간의 팀 접근
- 진료의 지속성(일관성, 통일성)
- 지역주민 참여
- 정신보건사업의 평가와 연구
- 예방
- 정신보건 자문
- 보건의료서비스와 사회복지서비스의 연결

08

정신질환자에 대한 보건사업의 원칙으로 올바르게 조합된 것은?

가. 관련법률을 제정하여 강화시킨다.
나. 정신박약아들을 강제적으로 격리시킨다.
다. 정신보건 전문가를 양성한다.
라. 정신질환 전문시설을 설립한다.

① 가, 나, 다   ② 나, 다, 라   ③ 가, 나, 라
④ 가, 다, 라   ⑤ 가, 나, 다, 라

08
Caplan의 정신보건사업 원칙에는 정신질환자의 경우 격리가 아닌 환자의 가정과 가까운 곳에서 치료하여야 한다.

09

우리나라 지역사회 정신보건사업의 원칙에 대한 설명으로 올바른 것은?

가. 지역주민에 대한 책임
나. 환자의 가정에 먼 곳에서 치료
다. 포괄적인 서비스 제공
라. 여러 전문직 간의 팀 접근

① 가, 나, 다   ② 나, 다, 라   ③ 가, 나, 라
④ 가, 다, 라   ⑤ 가, 나, 다, 라

09
우리나라 지역사회 정신보건사업의 원칙
- 지역주민에 대한 책임과 환자의 가정에 가까운 곳에서 치료
- 포괄적인 서비스 제공 및 여러 전문직 간의 팀 접근
- 진료의 지속성 및 지역주민 참여

10

정신질환자에 대한 보건정책으로서 올바른 것은?

가. 정신보건 교육
나. 정신보건 관련법률 제정
다. 정신지체아 격리수용
라. 정신질환의 예방과 조기진단

① 가, 나, 다   ② 나, 다, 라   ③ 가, 나, 라
④ 가, 다, 라   ⑤ 가, 나, 다, 라

10
격리수용보다는 환자의 가정과 가까운 곳에서 진료하도록 한다.

07 ①   08 ④   09 ④   10 ③

적중예상문제 해설

11
① 1차 예방
② 1차 예방
③ 2차 예방
④ 2차 예방

12
① 1차 예방
② 3차 예방
③ 3차 예방
⑤ 1차 예방

13
격리치료가 아닌 환자의 가정과 가까운 곳에서 재가(在家) 진료한다.

14
정신질환자
정신병(기질적 정신병 포함)·인격장애·알코올 및 약물중독 기타 비정신병적 정신장애를 가진 자

15
우리나라 정신질환은 조현병 > 조울증 > 정신박약 > 인격장애 순이다.

🔒 11 ⑤ 12 ④ 13 ① 14 ④ 15 ①

---

11 1회독 2회독 3회독 2019 기출유사
정신장애의 3차 예방활동에 해당하는 것은?
① 스트레스원을 피한다.
② 정신병이 발병하지 않도록 미연에 예방한다.
③ 조기발견을 한다.
④ 조기치료하여 만성화를 막는다.
⑤ 사회복귀 후 재발을 막는 활동을 한다.

12 1회독 2회독 3회독 2020 기출유사
정신보건 2차 예방활동으로 옳은 것은?
① 개인습관의 변화   ② 사회생활 복귀훈련
③ 잔존기능의 의학적 재활   ④ 조기진단 및 조기치료
⑤ 가족 및 지역사회 지원체계의 구축

13 1회독 2회독 3회독
정신보건사업 내용으로 올바르게 조합된 것은?

가. 정신질환자 상담
나. 정신장애 예방 및 정신건강증진
다. 정신질환자 조기발견과 조기치료
라. 격리치료

① 가, 나, 다   ② 가, 다   ③ 나, 라
④ 라   ⑤ 가, 나, 다, 라

14 1회독 2회독 3회독
정신질환자의 범위로 올바르게 조합된 것은?

가. 비정신병적 정신장애를 가진 자
나. 잔류농약 중독자
다. 인격장애를 가진 자
라. 알코올 중독자

① 가, 나, 다   ② 나, 다, 라   ③ 가, 나, 라
④ 가, 다, 라   ⑤ 가, 나, 다, 라

15 1회독 2회독 3회독
우리나라에서 가장 많은 정신질환인 것은?
① 조현병   ② 정신지체인   ③ 조울증
④ 정신박약증   ⑤ 폐결핵

16

보건소를 중심으로 정신보건 관련자원을 효율적으로 전개하여 포괄적 서비스를 제공하는 기관인 것은?

① 정신보건센터
② 정신의료기관
③ 정신보건시설
④ 정신요양시설
⑤ 사회복귀시설

16
정신보건센터 설치·운영
보건소를 중심으로 병원·학교 등 정신보건 관련자원을 효율적으로 전개하여 포괄적 서비스를 제공한다.

17

급성 정신질환자를 대상으로 관리하는 정신보건 관련시설인 것은?

① 정신보건센터
② 정신의료기관
③ 정신보건시설
④ 정신요양시설
⑤ 사회복귀시설

17
급성 정신질환자(정신의료시설), 만성 정신질환자(정신요양시설), 병원퇴원환자 및 재가환자 사회적응훈련(정신재활시설), 보건소 중심의 포괄적 서비스(정신보건센터)

8 보건통계

01

보건통계의 의의로 올바르게 조합된 것은?

| 가. 보건사업의 우선순위 결정 | 나. 보건사업의 행정활동 지침 |
| 다. 지역사회의 보건수준 평가 | 라. 보건행정 관리 기술의 향상 |

① 가, 나, 다
② 나, 다, 라
③ 가, 나, 라
④ 가, 다, 라
⑤ 가, 나, 다, 라

01
보건통계는 보건행정 관리의 일환이나 기술적 향상 요인은 해당되지 않는다.

02

보건통계 역할에 대한 설명으로 올바른 것은?

가. 보건사업에 대한 상대평가의 자료가 된다.
나. 지역사회 보건수준 및 보건상태를 알 수 있다.
다. 보건사업의 우선순위 결정 및 지침자료가 된다.
라. 모든 행정활동의 기본이 된다.

① 가, 나, 다
② 나, 다, 라
③ 가, 나, 라
④ 가, 다, 라
⑤ 가, 나, 다, 라

02
보건통계는 보건사업, 정책에 관련된 행정활동이다.

16 ① 17 ② / 01 ① 02 ①

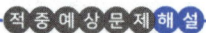

03
보건사업의 필요성과 보건사업을 위한 자료는 보건통계자료이다.

04
모집단
어느 집단의 관측이나 조사연구의 대상 전체를 의미

05
모집단
조사자가 원하는 관측이나 조사대상의 전부를 의미하며, 표본집단은 모집에서 표본추출한 것

06
모집단은 조사하고자 하는 집단 전체이며 이는 표본을 추출하기 위하여 모집단 설정이 중요하다.

07
① 비용, 시간, 노력 등의 경제적인 효과가 있다.
② 표본조사는 자료처리와 분석이 전수조사에 비해 쉽다.
③ 표본오차는 수학적으로 추정이 가능하다.
④ 적절히 추출된 표본은 모집단을 대표할 수 있다.

---

03 1회독 2회독 3회독

지역사회 공중보건사업을 계획하고자 할 경우 가장 먼저 검토하여야 하는 것은?
① 조사지역 인구밀도
② 지역주민의 건강관심도
③ 보건통계자료
④ 조사지역의 참여도
⑤ 지역주민의 영양상태

04 1회독 2회독 3회독 2014 기출유사

모집단에 대한 설명으로 가장 올바른 것은?
① 표본의 수
② 조사단위의 집합체
③ 어머니들로 이루어진 집단
④ 조사단위를 500명 이상으로 한 집단
⑤ 조사집단의 특정 대상

05 1회독 2회독 3회독

A 대학 남학생 중 300명에게 흡연에 관한 실태분석 설문지를 주어 250명에게서 해답을 받았다면 해답을 준 사람의 모집단으로 맞는 것은?
① A 대학 남학생의 전원
② A 대학 전체학생
③ A 대학 남학생 중 응답자 250명
④ A 대학 남학생 중 300명
⑤ A 대학 여학생의 전원

06 1회독 2회독 3회독

일반적으로 통계절차에서 모집단을 설정하는 이유로 가장 타당한 것은?
① 표본으로부터 통계자료를 수집하기 위하여
② 표본을 추출하기 위하여
③ 수집한 자료로부터 통계량을 계산하기 위하여
④ 유효모집단 설정을 위하여
⑤ 통계자료를 표본에 한정하기 위하여

07 1회독 2회독 3회독

표본조사에 대한 설명으로 올바른 것은?
① 비용, 시간, 노력 등의 경제적인 효과가 없다.
② 자료처리와 분석이 어렵다.
③ 표본오차는 수학적으로 추정이 불가능하다.
④ 적절히 추출된 표본은 모집단을 대표할 수 없다.
⑤ 전수조사가 불가능한 경우에 적합하다.

🔒 03 ③ 04 ② 05 ① 06 ② 07 ⑤

08 [2024 기출유사]
측정 자료에서 최댓값과 최솟값의 차이는?
① 범위
② 변이계수
③ 평균편차
④ 표준오차
⑤ 표준편차

09 [2023 기출유사]
다음에서 설명하는 산포도의 종류로 올바른 것은?

- 표준편차를 산술평균에 대한 비 또는 백분율로 나타낸다.
- 측정치의 크기가 매우 차이가 나거나 단위가 서로 다를 때 주로 사용하게 된다.

① 범위
② 분산
③ 변이계수
④ 평균편차
⑤ 표준오차

10 [2022 기출유사]
보건통계에서 관찰된 자료가 어떤 위치에 집중되어 있는가를 나타내는 대푯값에 해당하는 것은?
① 범위
② 변이계수
③ 산술평균
④ 평균편차
⑤ 표준편차

11 [2020 기출유사]
측정값이 3, 10, 9, 3, 8일 때 8에 해당하는 것은?
① 중앙치
② 최빈치
③ 기하평균
④ 산술평균
⑤ 조화평균

12 [2019 기출유사]
도수분포에 있어서 출현도수가 가장 많은 값을 무엇이라고 하는가?
① 중앙치
② 최빈치
③ 평균치
④ 변이계수
⑤ 상관계수

적중예상문제 해설

08 범위
가장 큰 점수에서 가장 작은 점수를 뺀 것을 말한다.

09

범위	가장 큰 점수에서 가장 작은 점수를 뺀 것
분산	개체값과 산술평균값의 차를 제곱한 합계를 총 수로 나눈 것
변이계수	표준편차를 산술평균으로 나눈 값으로, 측정치의 크기가 매우 차이가 나거나 단위가 서로 다를 때 사용
평균편차	측정치들과 평균치와의 편차에 대한 절댓값의 평균
표준오차	전체 표본평균이 모평균을 중심으로 어떻게 산포되는가를 추정하기 위하여 사용되는 측도로서 표본평균의 표준편차를 의미

10 중앙집중화(대푯값)
- 최빈값(유행치, mode)
- 중위수(중앙치, median)
- 평균(mean) : 산술평균, 기하평균, 조화평균

11 중앙치
사례를 측정치의 순서대로 나열했을 때 한가운데 오는 수치

12 최빈치
도수분포에 있어서 그 변량 중에서 가장 많이 나타나는 값

08 ① 09 ③ 10 ③ 11 ① 12 ②

적중예상문제 해설

13
변이계수란 표준편차를 산술평균으로 나눈 값

14
- **산포도** : 한 변수의 측정값들의 분포상태, 분포의 흩어진 정도를 나타내는 값
- **종류** : 표준편차, 평균편차, 변이계수, 범위, 분산

15
분산
개체값과 산술평균값의 차를 제곱한 합계를 총수로 나눈 것

16
산포도의 종류
표준편차, 분산, 평균편차, 범위, 변이계수

17
분산은 표준편차, 평균편차, 범위, 변이계수 등과 함께 측정치의 산포성을 나타낸다.

🔒 13 ① 14 ④ 15 ① 16 ③ 17 ①

---

13 [1회독] [2회독] [3회독] 2016 기출유사

변이계수에 대한 설명으로 가장 올바른 것은?
① 표준편차를 평균으로 나눈 값
② 표준편차와 평균을 곱한 값
③ 변수의 최댓값과 최솟값의 차이
④ 변수의 최댓값과 최솟값의 합
⑤ 평균을 표준편차로 나눈 값

14 [1회독] [2회독] [3회독] 2015 기출유사

산포성은 무엇을 특징짓는 값인가?
① 분포의 대표성   ② 분포의 대칭성
③ 분포의 최빈값   ④ 분포의 흩어진 정도
⑤ 분포의 조사수 크기

15 [1회독] [2회독] [3회독] 2015 기출유사

측정값의 산술평균 둘레에 분포되는 분포상태를 표시하는 산포성은 어느 것인가?
① 분산   ② 범위
③ 산술평균   ④ 최빈값
⑤ 조화평균

16 [1회독] [2회독] [3회독]

대푯값의 분류에 대한 설명으로 올바른 것은?
① 최빈값   ② 표준편차
③ 범위   ④ 분산
⑤ 변이계수

17 [1회독] [2회독] [3회독]

다음 통계용어 중 산포성을 나타내는 것이라고 볼 수 있는 것은?

| 가. 표준편차 | 나. 범위 |
| 다. 변이계수 | 라. 중앙값 |

① 가, 나, 다   ② 가, 다
③ 나, 라   ④ 라
⑤ 가, 나, 다, 라

18

통계치의 흩어진 정도로 한 변수의 측정값이 이들 산술평균 둘레에 평균 얼마나 떨어져 있는가를 표시하는 값으로 맞는 것은?

① 최빈값
② 표준편차
③ 범위
④ 분산
⑤ 변이계수

19

다음의 통계치에서 산포도로 결정되는 측정치로 올바른 것은?

① 최빈값
② 표준편차
③ 중앙치
④ 산술평균
⑤ 평균치

20

어느 자료의 값이 나열되어 있는 상태에서 자료의 특징을 하나의 수로 나타낸 값으로 최빈값, 중앙값 등이 존재하는 개념을 의미하는 것은?

① 대푯값
② 범위
③ 분산
④ 평균편차
④ 산포도

21

"6, 4, 8, 6"의 측정에서 6의 의미로 올바른 것은?

| 가. 중앙치 | 나. 최빈치 |
| 다. 평균치 | 라. 표준편차 |

① 가, 나, 다
② 가, 다
③ 나, 라
④ 라
⑤ 가, 나, 다, 라

22

여러 측정값 중에서 불연속적, 질적 변수에 해당되는 것은?

① 지역주민의 국적
② 지역주민의 키
③ 지역주민의 몸무게
④ 지역주민의 나이
⑤ 지역주민의 시력

18
분산
통계치의 흩어진 정도로 한 변수의 측정값이 이들 산술평균 둘레에 평균 얼마나 떨어져 있는가를 표시하는 값이다.

19
산포도의 종류
- **표준편차**: 편차의 제곱의 평균에 대한 제곱근
- **분산**: 통계치의 흩어진 정도
- **평균편차**: 편차의 절대치의 평균
- **범위**: 변량의 최대치와 최소치의 차이
- **변이계수**: 표본의 산술평균을 100으로 환산 시 표준편차는 산술평균의 100에 대한 크기

20
- 대푯값에는 평균값, 중앙값, 최빈값이 포함되어 있다.
- 산포도값에는 범위·분산, 평균편차, 표준편차, 변이계수 등

21
대표치(집중경향치)
평균치, 중앙치, 최빈치

22
불연속변수(Discrete variable)
일반적으로 국적, 혈액형, 성별은 불연속적, 질적 변수에 해당된다.

18 ④ 19 ② 20 ① 21 ① 22 ①

적중예상문제 해설

23
상관계수
어떤 모집단에서 2개의 변수 간에 한쪽 값이 변함에 따라 다른 한쪽이 변하는 관계
- 범위 = $-1 \leq r \leq 1$
- r의 값이 1과 –1일 경우 : 완전상관
- r의 값이 0.5와 –0.5일 경우 : 불완전상관
- $r = 0$ 무상관, $r = +$ 순상관, $r = -$ 역상관

24
상관계수의 범위
$-1 \leq r \leq 1$

25
생정통계 5~9세
만 5세부터 만 10세 미만의 인구

26
0세 인구(영아인구)
1년(12개월) 미만의 영아 수

27
- 평균수명 : 0세의 평균여명
- 평균여명 : 어느 연령에 달한 자가 그 후 평균하여 몇 년간 생존할 수 있는가 하는 연수

---

23 [1회독] [2회독] [3회독]

두 변수의 상관성을 표시하는 방법으로 두 변수가 서로 전혀 상관이 없을 경우 표시방법으로 맞는 것은?

① $r = +$
② $r = 0$
③ $1 \geq r \geq 0$
④ $r = -$
⑤ $1 \geq r \geq -1$

24 [1회독] [2회독] [3회독]

상관계수(r)의 구간값으로 표현이 맞는 것은?

① $1 < r < 2$
② $-1 \leq r \leq 1$
③ $0 \leq r \leq 1$
④ $-1 \leq r \leq 0$
⑤ $-1 < r < 1$

25 [1회독] [2회독] [3회독]

생정통계치에서 5~9세 인구에 대한 설명으로 맞는 것은?

① 만 5세부터 만 10세 이하의 인구
② 만 5세부터 만 10세 미만의 인구
③ 만 4세부터 만 9세까지의 인구
④ 만 4세부터 만 10세 미만의 인구
⑤ 만 5세부터 만 9세까지의 인구

26 [1회독] [2회독] [3회독]

보건통계치에서 0세 인구에 대한 설명으로 맞는 것은?

① 어느 시점의 출산 수
② 어느 시점의 출생 수
③ 출생 후 1년 미만의 영아 수
④ 출생 후 1개월 미만의 영아 수
⑤ 출산 직후의 영아인구

27 [1회독] [2회독] [3회독]

평균수명(Expectation of life)의 뜻으로 맞는 것은?

① 60세의 평균여명
② 0세의 평균여명
③ 65세의 평균여명
④ 80세의 평균여명
⑤ 100세의 평균여명

🔒 23 ② 24 ② 25 ② 26 ③ 27 ②

28

'A' 학급의 학생수는 40명으로 평균 체중이 45kg이며 'B' 학급의 학생수는 50명으로 평균 체중이 55kg이다. 'A', 'B' 학급을 합한 평균 체중은?

① 55.55kg ② 52.55kg
③ 60.55kg ④ 53.55kg
⑤ 50.55kg

29

정규분포(Normal distribution)에 대한 설명으로 올바르게 조합된 것은?

> 가. 도수분포를 원그래프(Pai gram)로 옮겨 연속형으로 엎어놓은 것이다.
> 나. 모든 정규분포는 표준정규분포로 고칠 수 있다.
> 다. 정규분포의 면적 = 1이다.
> 라. 좌우 대칭이다.

① 가, 나, 다 ② 나, 다, 라 ③ 가, 나, 라
④ 가, 다, 라 ⑤ 가, 나, 다, 라

30

정규분포에서 Mean ± 1SD 밖에 남는 것은 약 몇 %인가?

① 3.174% ② 5%
③ 31.74% ④ 68.26%
⑤ 10%

31

통계값을 결정하는 지수 내용으로 백분율(%)로 표시되는 것은?

① 이환율 ② 사망률
③ 유병률 ④ 치명률
⑤ 발병률

32

백분율(%)로 표시되는 것으로만 올바르게 조합된 것은?

> 가. 비례사망지수 나. 치명률
> 다. 2차 발생률   라. 유병률

① 가, 나, 다 ② 가, 다
③ 나, 라   ④ 라
⑤ 가, 나, 다, 라

28
계산방식
{(40명×45kg) + (50명×55kg)} ÷ (40명 + 50명) = 50.55kg

29
정규분포(Normal distribution)
- 도수분포를 막대그래프(histo gram)로 옮겨 연속형으로 엎어놓은 것이다.
- 정규분포의 면적 = 1이다.
- 좌우 대칭이며 평균치 = 중앙치 = 최빈치
- 모든 정규분포는 표준정규분포로 고칠 수 있다.

30
정규분포는
M ± 1SD = 68.26%,
M ± 2SD = 95.44%,
M ± 3SD = 99.73%이며,
100 − M ± 1SD = 100 − 68.26% = 31.74% 이내이다.

31
치명률
$= \dfrac{\text{연내 어떤 질병에 의한 사망자 수}}{\text{그 질병의 환자 수}} \times 100$

32
백분율(%)로 표시되는 것에는 치명률(치사율), 비례사망지수, 모아비, 2차 발병률 등이 있다.

28 ⑤ 29 ② 30 ③ 31 ④ 32 ①

9 생물테러

01 2024 기출유사

생물테러에 사용될 가능성이 있는 물질은?

① 다이옥신
② 일산화탄소
③ 시안화수소
④ 포름알데히드
⑤ 보툴리눔독소

생물테러감염병의 종류		
	생물테러감염병	특징
접촉성 격리대상	탄저	생물테러에 가장 많이 사용 사람 간 전파는 거의 일어나지 않음
	보툴리눔독소증	신경마비 질환 사람 간 전파는 일어나지 않음
	야토병	인수공통질환으로 매개체나 동물병소 접촉이 주요 원인
호흡기성 격리대상	페스트	급성 발열성 인수공통질환 감염성 비말을 통하여 사람 간 전파 가능
	두창(천연두)	급성 발진성 질환 1980년 WHO의 박멸 선언
	바이러스출혈증 (마버그열, 에볼라열, 라싸열)	급성 발열성 출혈질환

02
생물테러무기의 특징
• 값싼 비용
• 생산의 용이성
• 은닉, 운반의 용이성
• 테러 방지 및 발생 시 대처의 어려움
• 생물학적 무기 사용 시 예상되는 심리적 반응

02 2021 기출유사

생물테러무기의 특징으로 가장 올바른 것은?

① 운반이 어렵다.
② 은닉이 용이하다.
③ 비용이 많이 든다.
④ 전파경로의 차단이 쉽다.
⑤ 생산시설의 규모가 커야 한다.

03
탄저는 2차 세계대전부터 무기용으로 연구하였고 이동과 보관이 편해 생물테러로 많이 이용되고 있다.

03 2018·2014 기출유사

생물테러에 사용되는 병원체 중 가장 많이 사용되는 것은?

① 탄저
② 두창
③ 페스트
④ 바이러스성 출혈열
⑤ 수인성 감염병

01 ⑤ 02 ② 03 ①

04 [1회독] [2회독] [3회독] 2014 기출유사
생물테러 병원체 중 탄저균에 대한 설명으로 올바른 것으로 조합된 것은?

> 가. Bacillus anthracis 감염에 의한다.
> 나. 오염된 목초지에서 아포에 감염된 소, 양, 염소, 돼지 등에 의해 감염된다.
> 다. 인간 감염은 주로 감염된 동물이나 그 부산물에서 포자의 흡입, 섭취에 의해 이루어진다.
> 라. 환자에게서 건강한 사람으로의 감염이 잘 된다.

① 가, 나, 다 ② 나, 다, 라 ③ 가, 나, 라
④ 가, 다, 라 ⑤ 가, 나, 다, 라

05 [1회독] [2회독] [3회독] 2014 기출유사
생물테러에 사용되는 페스트의 감염을 막는 방법으로 가장 옳은 것은?

① 개인위생 ② 건강검진 ③ 구서
④ 검역 ⑤ 백신접종

06 [1회독] [2회독] [3회독] 2014 기출유사
생물테러 무기의 특성이 아닌 것은?

① 폭탄, 핵폭탄 등의 무기들에 비하여 비용이 적게 든다.
② 한두 종류 장비만으로도 대량의 생물병원체를 생산할 수 있다.
③ 적은 양의 생물병원체로도 많은 수의 사람들에게 해를 끼칠 수 있다.
④ 생물무기로 인한 테러의 사전방지가 가능하다.
⑤ 생물무기는 단시간의 위협을 넘어 장기적 위험요인으로 지속적 위협이 될 수 있다.

07 [1회독] [2회독] [3회독]
생물테러 의심사례나 발생 시 조치사항으로 맞는 것은?

① 응급의료기관에서 병원치료를 한다.
② 경찰서(112) 또는 소방서(119)에 신고하고 격리치료를 한다.
③ 환경위생과 주변소독을 실시한다.
④ 외부출입을 억제하고 보안에 철저를 기한다.
⑤ 자택에서 응급조치를 하고 치료한다.

적중예상문제 해설

04
탄저병은 사람 간 전파가 일어나지 않는다.

05
검역감염병
콜레라, 페스트, 황열, 중증급성호흡기증후군, 동물인플루엔자 인체감염증, 신종인플루엔자, 중동호흡기증후군, 에볼라바이러스병

06
생물병원체의 경우 테러의 사전방지가 어려우며, 정확한 감염원, 전파경로의 차단 방법 등을 찾지 못하면 관리가 불가능하다.

07
생물테러 발생 시 조치사항
생물테러 의심사례 발생 시 경찰서(112) 또는 소방서(119)에 신고, 일원화 조치와 격리치료 조치

04 ① 05 ④ 06 ④ 07 ②

08
생물테러감염병(8종)
탄저, 보툴리눔독소증, 페스트, 마버그열, 에볼라바이러스병, 라싸열, 두창(천연두), 야토병

09
생물테러감염병의 특징
• 값싼 비용
• 생산의 용이성
• 은닉, 운반의 용이성
• 테러방지 및 발생 시 대처 어려움

10
생물테러 시 112, 119에 신고를 해야 초기에 응급구조나 경찰이 대응할 수 있게 된다.

11
방역조치
환자의 격리 및 치료, 접촉자 공동 폭로자 관리

12
생물테러 위기단계
• 제1단계(관심, Blue)
• 제2단계(주의, Yellow)
• 제3단계(경계, Orange)
• 제4단계(심각, Red)

08
고의 또는 테러 등을 목적으로 이용된 병원체에 의하여 발생되는 대표적인 생물테러감염병으로 올바르게 조합된 것은?

| 가. 페스트 | 나. 탄저 |
| 다. 두창 | 라. 에볼라바이러스병 |

① 가, 나, 다   ② 나, 다, 라   ③ 가, 나, 라
④ 가, 다, 라   ⑤ 가, 나, 다, 라

09
생물테러감염병의 특징으로 올바르게 조합된 것은?

| 가. 값싼 비용 | 나. 생산의 용이성 |
| 다. 판매의 용이성과 공공성 | 라. 테러방지 및 발생 시 대처 어려움 |

① 가, 나, 다   ② 나, 다, 라   ③ 가, 나, 라
④ 가, 다, 라   ⑤ 가, 나, 다, 라

10
생물테러 발생 시 가장 우선적인 조치로 옳은 것은?
① 병원진료 및 집단검진   ② 예방접종 실시
③ 환경위생과 소독실시   ④ 숙주의 면역증강
⑤ 경찰서(112) 및 소방서(119)에 신고

11
생물테러감염병 환자 발생 시의 조치는?
① 격리치료   ② 예방접종
③ 물 소독   ④ 숙주의 면역 증강
⑤ 철저한 환경위생

12
생물테러감염병에 따른 위기단계별 순서로 맞는 것은?
① 주의→관심→경계→심각   ② 관심→주의→경계→심각
③ 경계→주의→관심→심각   ④ 심각→주의→경계→관심
⑤ 경계→관심→주의→심각

08 ⑤ 09 ③ 10 ⑤ 11 ① 12 ②

13
생물테러 대상으로 올바르게 조합된 것은?

| 가. 상징적인 조직 | 나. 불특정 다수인 |
| 다. 상징적인 건물 | 라. 특정 다수인 |

① 가, 나, 다 ② 나, 다, 라 ③ 가, 나, 라
④ 가, 다, 라 ⑤ 가, 나, 다, 라

13
생물테러 대상
불특정 다수인과 상징적인 건물, 시설, 조직 등

14
생물테러에 대한 증상의 특징으로 올바른 것은?

가. 처치를 요하는 사람 중 고열, 호흡기계, 소화기계 불편 호소자들의 특이적 증가
나. 비교적 드물고 생물 무기적 잠재성이 있는 질환을 보이는 환자
다. 동일 환자가 특정 단일 질병을 갖는 경우
라. 임상증세가 기존의 질병들과 다를 경우

① 가, 나, 다 ② 나, 다, 라 ③ 가, 나, 라
④ 가, 다, 라 ⑤ 가, 나, 다, 라

14
생물테러에 대한 증상의 특징
- 처치를 요하는 사람 중 고열, 호흡기계, 소화기계 불편 호소자들의 특이적 증가
- 비교적 드물고 생물 무기적 잠재성이 있는 질환을 보이는 환자
- 동일 환자가 여러 질병을 갖는 경우
- 임상증세가 기존의 질병들과 다를 경우
- 평상시 보다 질병의 위중도가 높이 나타나는 경우

15
생물테러감염병 중 접촉성 격리대상으로 올바른 것은?

① 두창 ② 페스트
③ 탄저 ④ 마버그열 바이러스출혈증
⑤ 라싸열 바이러스출혈증

15
생물테러감염병의 종류(8종)
- 접촉성 격리대상 : 탄저, 보툴리눔독소증, 야토병
- 호흡기성 격리대상 : 페스트, 두창, 바이러스출혈증(마버그열, 에볼라열, 라싸열)

16
생물테러감염병의 단계별 대응체계에 해당하는 것은?

- 이상징후 발생관련 역학조사 결과 생물테러 의심사례 발생
- 국내 백색가루 소동의 빈번한 발생
- 국외에서 생물테러 환자 발생
- 국내에서 타 유형의 테러 발생

① 관심단계 ② 주의단계 ③ 경계단계
④ 심각단계 ⑤ 비상단계

16
경계단계(제3단계, Orange)
- 이상징후 발생관련 역학조사 결과 생물테러 의심사례 발생
- 국내 백색가루 소동의 빈번한 발생
- 국외에서 생물테러 환자 발생
- 국내에서 타 유형의 테러 발생

13 ① 14 ③ 15 ③ 16 ③

적중예상문제 해설

17
관심단계(제1단계, Blue)
- 국제정세 불안으로 테러가 국제적 이슈로 대두
- 아국 동맹국가 대상 테러 빈발로 영향 우려
- 이중감시체계 운영 결과 이상징후 발생 없음

18
생물테러 의심환자 발생 시 역학조사
- **환자의 특성조사**: 증상, 발병일, 발병장소, 감염원 조사
- 접촉자, 공동폭로자 조사
- **검체수거조사**: 접촉자, 환자, 가검물 검체

19
생물테러감염병의 위기단계별 표시 깃발 색깔
관심단계(제1단계, Blue) → 주의단계(제2단계, Yellow) → 경계단계(제3단계, Orange) → 심각단계(제4단계, Red)

20
생물테러 의심환자 발생 시 방역조치
- **환자관리**: 격리 및 치료
- **접촉자, 공동폭로자 관리**: 제독처리, 항생제 투여
- **환경관리**: 환경제독처리, 접근통제
- **교육 및 홍보**: 생물테러 증상별 조치 및 예방법

🔒 17 ① 18 ① 19 ④ 20 ⑤

---

17 〔1회독 2회독 3회독〕

생물테러감염병의 단계별 대응체계에 해당하는 것은?

- 국제정세 불안으로 테러가 국제적 이슈로 대두
- 아국 동맹국가 대상 테러 빈발로 영향 우려
- 이중감시체계 운영 결과 이상징후 발생 없음

① 제1단계, Blue
② 제2단계, Yellow
③ 제3단계, Orange
④ 제4단계, Red
⑤ 비상단계, White

18 〔1회독 2회독 3회독〕

생물테러 의심환자 발생 시 역학조사방법으로 올바른 것은?

가. 환자의 증상, 발병일, 발병장소, 감염원을 조사한다.
나. 접촉자를 조사한다.
다. 공동폭로자가 있을 경우 조사한다.
라. 환자 외 접촉이 없는 신고자의 증상과 발병일, 발병장소, 감염원을 조사한다.

① 가, 나, 다 ② 나, 다, 라 ③ 가, 나, 라
④ 가, 다, 라 ⑤ 가, 나, 다, 라

19 〔1회독 2회독 3회독〕

생물테러감염병의 위기단계별 표시 깃발 색깔로 올바른 것은?

① 비상단계, White
② 주의단계, Blue
③ 경계단계, Yellow
④ 심각단계, Red
⑤ 관심단계, Orange

20 〔1회독 2회독 3회독〕

생물테러 의심환자 발생 시 방역조치방법으로 올바른 것은?

가. 환자를 격리 및 치료한다.
나. 주변 환경을 제독처리한다.
다. 접촉자, 공동폭로자를 제독처리한다.
라. 주변 환경에 대한 접근을 통제한다.

① 가, 나, 다 ② 나, 다, 라 ③ 가, 나, 라
④ 가, 다, 라 ⑤ 가, 나, 다, 라

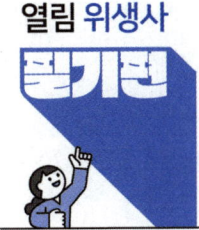

시험합격에 필요한
알짜 이론과 문제를 한번에 정리!

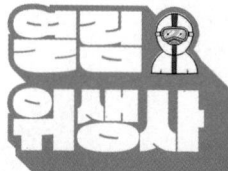

PART 02

환경위생학

CHAPTER 01 환경위생과 대기
CHAPTER 02 대기오염
CHAPTER 03 급수위생
CHAPTER 04 수질오염
CHAPTER 05 폐·하수 및 폐기물 처리
CHAPTER 06 주택, 의복, 집합소 위생
CHAPTER 07 산업보건
CHAPTER 08 소독

01 환경위생과 대기

1 환경위생의 개념

(1) **위생의 정의(V. M. Ehlers & W. Steel)**
위생이란 질병의 전염환을 형성하는 환경요소를 제거하거나 관리함으로써 질병을 예방하는 것이라 할 수 있다.

(2) **환경위생의 정의(WHO 환경위생전문위원회)**
환경위생은 인간의 신체발육, 건강 및 생존에 유해한 영향을 미치거나 미칠 가능성이 있는 인간의 물리적 생활환경에 있어서의 모든 요소를 통제하는 것이다.

(3) **환경의 분류**

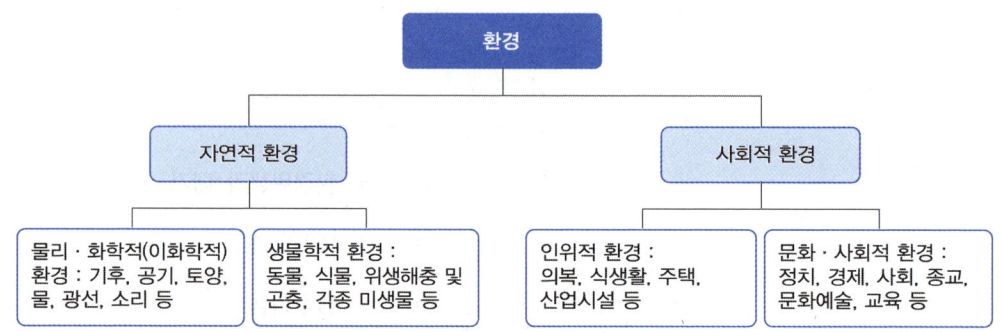

2 공기

(1) **공기의 조성** 기출

성분	체적 백분율(%)	중량 백분율(%)	흡기(%)	호기(%)
질소(N_2)	78.10	75.51	78.10	78.00
산소(O_2)	20.93	23.01	20.93	17.00
이산화탄소(CO_2)	0.03	0.04	0.03	4.00
아르곤(Ar)	0.93	1.286		

(2) 공기의 자정작용 기출
① 공기 자체의 희석작용
② 강우, 강설에 의한 공기 중의 용해성 가스나 분진의 세정작용
③ 산소(O_2), 오존(O_3) 및 과산화수소(H_2O_2)에 의한 산화작용
④ 자외선에 의한 살균작용
⑤ 식물의 탄소동화작용에 의한 교환작용($CO_2 \rightarrow O_2$)
⑥ 중력에 의한 침강작용

(3) 산소(O_2)
① 성인이 안정상태에서 공기를 호흡할 때 체내에서 소실되는 산소량(1회 호흡 시 산소소비량) : 4~5%
② 정상 성인의 1일 공기 필요량 : 13kL
③ 1일 산소소비량 : 520~650L(= 13kL × 4/100 또는 5/100)
④ 대기 중 산소변동범위 : 15~27%(일반적으로 21%)
⑤ 산소 결핍 시
   ㉠ 14% 이하 : 저산소증(Hypoxia)
   ㉡ 10% 이하 : 호흡곤란
   ㉢ 7% 이하 : 질식사
⑥ 고농도 시 : 산소중독증(Oxygen poisoning)
   ㉠ 산소농도 21%, 산소분압 160mmHg 이상
   ㉡ 증상 : 폐부종, 충혈, 호흡억제, 폐출혈, 흉통, 서맥 등

(4) 질소(N_2)
① 공기 중 존재량 : 약 78%
② 생리적 작용이 없는 불활성 기체이지만 급격한 기압 변화 시 인체에 영향을 미침
③ 잠함병(Decompression Sickness), 감압병(Caisson Disease) : 고압상태에서 정상 기압으로 갑자기 복귀할 때 체액 및 지방조직에 발생되는 질소가스가 기포를 형성하여 모세혈관에 혈전현상을 일으키게 되는 것(증상 : 동통성 관절장애, 신경마비, 보행곤란 등)
④ 고기압 상태 시
   ㉠ 3기압 : 자극작용
   ㉡ 4기압 : 마취작용
   ㉢ 10기압 : 의식상실

(5) 이산화탄소(CO_2) 기출
① 성상 : 무색, 무취, 비독성, 약산성 가스
② 용도 : 소화제, 청량음료,
③ 실내 공기오염지표(∵ 다수인 밀집 시 농도 증가 → 군집독 발생)
④ 안정 시 1시간 배출량 : 약 20L

⑤ 대기 중 함량 증가 시 온실효과를 일으킴
⑥ 고농도 시
  ㉠ 3% 이상 : 불쾌감
  ㉡ 5% 이상 : 호흡촉진
  ㉢ 7% 이상 : 호흡곤란
  ㉣ 10% 이상 : 사망
⑦ 서한량(위생학적 허용농도) : 0.1%(1,000ppm, 8시간 기준, 실내) 기출
  ▶ 서한량 : 실내공기의 오탁이나 환기의 가부 결정 척도로 어떤 경우에도 넘어서는 안 되는 경계량

(6) 일산화탄소(CO)
  ① 성상 : 무색, 무취, 무자극성, 맹독성 가스
  ② 발생 : 물체의 불완전 연소 시 발생하며 주 배출원은 자동차 배기가스
  ③ 특징 : 비중이 공기와 거의 유사(0.976)하여 혼합되기 쉽고 헤모글로빈과의 결합력(CO-Hb)이 산소보다 250~300배 강함[∴ 산소결핍증(Anoxia)의 원인]
  ④ 혈중 COHb량과 중독 증상
    ㉠ 10% 미만 : 무증상
    ㉡ 30~40% : 심한 두통, 구토
    ㉢ 50~60% : 혼수, 경련, 가사
    ㉣ 60~70% : 의식상실, 호흡곤란, 사망
    ㉤ 80% 이상 : 즉사
  ⑤ 치료법 : 고압산소요법(100% 산소, 3기압)
  ⑥ 후유증 : 중추신경계 장애(운동장애, 언어장애, 시력저하, 지능저하, 시야협착 등)
  ⑦ 서한량 : 0.01%(100ppm, 8시간 기준)
    ▶ 장소와 담당부처에 따라 기준이 다름 : 실내 10ppm(학교보건법), 9ppm/8hr, 지하주차장 25ppm(대기환경기준)

(7) 먼지
  ① 인체에 영향을 미치는 입자 크기 : 0.5~5μm
  ② 장애증상 : 진폐증, 알레르기, 전염병 등 유발

(8) 군집독 기출
  ① 정의 : 환기가 불충분한 밀폐된 방에 다수인이 장시간 있을 때 불쾌감, 권태감, 두통, 구토, 현기증을 일으키고 때로는 졸도하게 하는 생리적 이상
  ② 원인 : 고온, 고습, 무기류, 먼지, 가스, 악취, 각종 실내공기의 이화학적 공기조성의 변화
  ③ 예방 : 환기

3 기후

(1) **기후의 요소**
 ① 기후의 구성요소 : 기온, 기습, 기류, 기압, 강우, 복사량 등
 ② 기후의 3대 요소 : 기온, 기습, 기류 (기출)

(2) **기후인자**
 위도, 해발고도, 지형, 수륙분포, 해류 등 기후 변화를 일으키는 인자

(3) **기후순화(기후적응)**
 ① 새로운 기후조건에 적응하여 인체의 기질적 또는 기능적 변화를 일으키는 것
 ② 순화기전
  ㉠ 대상성 순응 : 새로운 환경조건에 세포 또는 기관이 적응
  ㉡ 수동적 순응 : 약한 개체가 자신의 최적 기능을 찾는 것
  ㉢ 자극성 순응 : 환경자극에 의해 저하되었던 기능이 정상적으로 회복되는 것

4 온열조건

(1) **개념**
 ① 정의 : 방열작용에 영향을 주는 인자
 ② 4대 온열인자 : 기온, 기습, 기류, 복사열 (기출)

(2) **기온**
 ① 정의 : 지상 1.5m 백엽상에서의 측정한 건구온도로 100m 상승 시 약 1℃ 하강
 ② 측정단위 : 섭씨(℃), 화씨(℉)

$$℃ = 5/9 \times (℉ - 32)$$ (기출)
$$℉ = (9/5 \times ℃) + 32$$

 ③ 최저기온과 최고기온 : 일출 30분 전(최저), 오후 2시 전후(최고)
 ④ 일교차 : 하루의 최고기온과 최저기온의 차이(내륙 > 해안 > 산림지대)
 ⑤ 연교차 : 1년 동안의 최고기온과 최저기온의 차이(한대 > 온대 > 열대)
 ⑥ 기온측정 : 1일 6회(2시, 6시, 10시, 14시, 18시, 22시), 1일 3회(6시, 14시, 22시), 1일 2회(08시, 20시) 측정하여 산술평균하거나 1일 1회 오전 10시에 측정
 ⑦ 측정도구
  ㉠ 수은온도계 : 최고기온 측정 온도계로 2분간 측정(보통 온도 측정)
  ㉡ 알코올온도계 : 최저기온 측정 온도계로 3분간 측정(이상저온 측정)
  ㉢ 카타온도계 : 공기의 냉각력과 실내 공기의 기류 측정(습구온도 : 기온, 기습, 기류의 종합적 작용에 의해 결정), 단위 : $cal/cm^2/sec$ (기출)

⑧ 적정온도
　㉠ 쾌적온도 : 18±2℃(표준 기온 범위)
　㉡ 실내 적정온도 : 18±2℃(거실), 15±1℃(침실), 21±2℃(병실)

(3) 기습(습도)

① 정의 : 일정온도의 공기 중에 수증기가 포함될 수 있는 정도로서 일반적으로 상대습도(비교습도)를 의미
② 종류
　㉠ **상대습도(비교습도) : 현재 공기 1m³가 포화상태에서 함유할 수 있는 수증기량과 현재 그 공기 중에 함유되어 있는 수증기량과의 비를 %로 나타낸 것**
　　▶ 상대습도 = (절대습도 / 포화습도) × 100
　㉡ 절대습도(f) : 현재 공기 1m³ 중에 함유된 수증기량(g) 또는 수증기 장력(mmHg)
　　▶ 절대습도 ≤ 포화습도
　㉢ 포화습도(F) : 일정공기가 함유할 수 있는 수증기량이 한계에 도달했을 때(포화상태)의 공기 중의 수증기량(g)이나 수증기 장력(mmHg)을 의미
③ 포차 : 포화습도(F)와 절대습도(f)의 차이
　▶ 포차 = 포화습도 − 절대습도
④ 표준습도의 범위 : 40~70% (기출)
⑤ 쾌적습도 : 60~65%
⑥ 측정도구
　㉠ **아스만통풍습도계** : 야외에서 기온이나 습도 관측에 사용하며 구부를 통과하는 공기의 속도(바람)로 측정
　㉡ **자기습도계** : 상대습도를 연속적으로 측정하여 자동 기록하므로 시간적 변화 조사에 편리하나 낮은 정확성
　㉢ **August 건습도계** : 건구온도와 습구온도를 측정하여 공기의 습도를 구함 (기출)
　　습구온도계의 밑에는 건구와 다르게 헝겊에 물을 묻혀 그 물의 기화열에 의한 온도차를 만든다. 그리고 그 온도차를 이용해 상대습도를 구할 수 있다. 둘의 온도 차이가 없을 때의 습도는 포화습도이다.

건구 온도	건구와 습구의 온도차										
	0°C	1°C	2°C	3°C	4°C	5°C	6°C	7°C	8°C	9°C	10°C
16°C	100%	90%	81%	71%	63%	54%	46%	38%	30%	23%	15%
17°C	100%	90%	81%	72%	64%	55%	47%	40%	32%	25%	18%
18°C	100%	91%	82%	73%	65%	57%	49%	41%	34%	27%	20%
19°C	100%	91%	82%	74%	65%	58%	50%	43%	36%	29%	22%
20°C	100%	91%	83%	74%	66%	59%	51%	44%	37%	31%	24%
21°C	100%	91%	83%	75%	67%	60%	53%	46%	39%	32%	26%
22°C	100%	92%	83%	76%	68%	61%	54%	47%	40%	34%	28%
23°C	100%	92%	84%	76%	69%	62%	55%	48%	42%	36%	30%

　㉣ **모발습도계** : 모발의 습도에 대한 신축도 이용

(4) 기류
　① 정의 : 실외에서는 기압의 차이로, 실내에서는 온도의 차이로 발생하며 기동 또는 바람이라고 함
　② 기류의 강도(풍속) 단위 : m/sec 또는 knot(1m/sec = 2knot)
　③ 풍속에 따른 분류
　　　㉠ 무풍 : 0.1m/sec 이하
　　　㉡ 불감기류 : 0.5m/sec 이하
　④ 불감기류 : 실내와 의복 내에 존재하며 인체의 신진대사 촉진
　⑤ 쾌적기류
　　　㉠ 실내 : 0.2~0.3m/sec
　　　㉡ 실외 : 1m/sec 전후
　⑥ 측정도구
　　　㉠ 카타온도계 : 기류의 냉각력을 이용하여 풍속을 측정(실내기류 측정) 기출
　　　　　ⓐ 최상눈금 : 100°F, 최하눈금 : 95°F
　　　　　ⓑ 측정 : 100°F에서 95°F로 하강하는 시간을 4~5회 측정 후 평균 계산
　　　㉡ 풍차속도계 : 바람에 의한 회전속도가 풍속으로 나타남(실외기류 측정)
　　　㉢ 아네모메타
　　　㉣ 피토트 튜브

(5) 복사열
　① 정의 : 태양이나 난로 등 발열체로부터의 열, 실제온도보다 큰 온감
　② 복사열의 영향범위 : 거리의 제곱에 비례해서 온도가 감소
　③ 측정도구 : 흑구온도계 기출

5 온열지수

(1) 쾌감대
　① 정의 : 안정 시 적당한 착의상태에서 쾌감을 느낄 수 있는 기후 범위 기출
　② 쾌감 기후 범위 : 온도(17~18℃), 습도(60~65%), 기류(0.2~0.3m/sec)
　③ 계절별 쾌감대
　　　㉠ 여름철 : 18~26℃(64~79°F)
　　　㉡ 겨울철 : 16~23℃(60~74°F)

(2) 감각온도(Effective temperature, 실효온도, 체감온도, 등감온도, 유효온도) 기출
　① 정의 : 기온, 기습, 기류의 3인자가 종합적으로 인체에 작용하여 얻어지는 체감온도로 공기가 정지된 상태(무풍, 포화습도)에서 동일한 온감을 주는 기온(°F)
　　　예 환경기온이 63°F, 습도 100%, 무풍인 경우 감각온도는? (63°F)
　② 여름철 : 쾌감감각온도 64~79°F, 최적감각온도 71°F(21.7℃)
　③ 겨울철 : 쾌감감각온도 60~74°F, 최적감각온도 66°F(19℃)

(3) 지적온도(쾌적온도)
① 생리적 지적온도 : 최소한의 에너지 소모로 최대의 생리적 활동 발휘 온도
② 주관적 지적온도 : 감각적으로 가장 쾌적하게 느끼는 온도
③ 생산적 지적온도 : 노동 시 작업생산율을 최대로 올릴 수 있는 온도

(4) 냉각력
① 정의 : 기온, 기습, 기류의 3인자가 종합적으로 작용하여 인체로부터 열을 빼앗는 힘. 즉, 기온, 기습이 낮고 기류가 클 때 인체의 체열 방산량이 증대하는데 이때 인체로부터 열을 빼앗는 힘
② 측정도구 : 카타온도계
③ 측정단위 : $cal/(cm^2 \cdot sec)$

(5) 등온지수(등가온도, Equivalent Temperature)
기온, 기습, 기류에 복사열을 가하여 무풍, 포화습도(100%) 상태에서 주위 물체온도가 기온과 동일하게 되었을 때의 등온감각을 주는 종합상태

(6) 불쾌지수(Discomfort Index, DI)
① 정의 : 온도와 습도의 영향에 의해서 인체가 느끼는 불쾌감을 숫자로 표시한 것으로 기류와 복사열은 고려되지 않음
② 계산식 기출
  ㉠ DI = (건구온도℃ + 습구온도℃)×0.72+40.6
  ㉡ DI = (건구온도°F + 습구온도°F)×0.4+15
③ 불쾌지수(DI)에 따른 불쾌감 기출

DI ≥ 70	10% 정도의 사람이 불쾌감
DI ≥ 75	50%의 사람이 불쾌감
DI ≥ 80	거의 모든 사람이 불쾌감
DI ≥ 85	모든 사람이 견딜 수 없는 상태

(7) 온열평가지수(Wet Bulb-Globe Temperature Index, WBGT)
① 제2차 세계대전 때 열대지방에서 전쟁 중이던 미군병사들에 대한 고온장애 예방을 위해 고안된 지수
② 계산식
  ㉠ WBGT(태양이 있는 실외) = $0.7T_w+0.2T_g+0.1T_d$
  ㉡ WBGT(실내 or 태양이 없는 실외) = $0.7T_w+0.3T_g$
    ▶ T_w : 습구온도, T_g : 흑구온도, T_d : 건구온도

6 체온조절

(1) **체온의 정상범위** : 36.1~37.2℃

(2) **체온이상**
  ① 42℃ 이상 : 불가역적 변화(신경조직의 기능 마비)
  ② 30℃ 이하 : 각 기관의 기능상실, 회복불능(임계직장온도)

(3) **체온 조절**
  ① 화학적 조절 : 섭취한 양분의 산화 기출
    열생산 : 골격근(59.5%) > 간장(21.9%) > 신장(4.4%) > 심장(3.6%) > 호흡(2.8%) > 기타
  ② 이학적 조절 : 발한, 열전도, 열복사 등
    열방산 : 피부(87.5%) > 폐(7.2%) > 호기(3.5%) > 대소변(1.8%)

7 일광

(1) **개념**
  ① 태양이 열핵반응을 일으켜 복사선 방출(태양복사선)
  ② 지구표면에 도달하는 태양복사선 : 자외선 10%, 가시광선과 적외선 45%

(2) **자외선(Ultraviolet Ray)**
  ① 정의 : 100~4,000Å 사이의 파장(광화학적 작용, 일명 화학선)
  ② 종류
    ㉠ 원자외선 : 1,000~2,800Å
    ㉡ 중자외선 : 2,800~3,200Å
    ㉢ 근자외선 : 3,500~4,000Å
  ③ 특징
    ㉠ 2,000~2,900Å : 홍반작용 - 색소침착, 부종, 수포, 피부박리
    ㉡ 2,600~2,800Å : 살균작용
    ㉢ 2,800Å : 광화학적 작용으로 비타민 D 형성 → 구루병 예방
    ㉣ 2,800~3,150Å : Dorno선 또는 생명선(Vital ray) → 소독작용, 비타민 D 형성, 피부 색소침착, 장기간 폭로 시 피부암 발생, 결막염, 설안염, 백내장, 일시적 시력장애 기출
    ㉤ 3,200Å : 혈액의 재생기능 촉진 → 신진대사 항진 초래
    ㉥ 3,000~4,000Å : 대기 중 화학반응에 영향(대기오염) → O_3, Aldehyde, PAN

(3) 가시광선(Visible Ray)
   ① 정의 : 3,900~7,700Å의 파장범위
   ② 망막자극 : 명암·색채구별(5,500Å의 빛에서 가장 강하게 느낌)
   ③ 특징
      ㉠ 동공에 의한 광선량 조절
      ㉡ 조명이 부족할 때 시력저하와 눈의 피로를 초래 → 작업능률 저하, 안구진탕증, 시력저하 등
      ㉢ 지나치게 강렬할 때는 시력장애나 암순응능력 저하

(4) 적외선(Infrared Rays)
   ① 정의 : 7,800Å 이상의 광선으로 일명 열선이라 부르며 고열 물체의 복사열을 운반함(∴ 온실효과 유발) 기출
   ② 종류
      ㉠ 근적외선 : 7,500~30,000Å - 물 투과
      ㉡ 중적외선 : 30,000~300,000Å - 유리투과
      ㉢ 원적외선 : 30,000~1,000,000Å - 형석, 암염투과
   ③ 인체작용 : 피부온도 상승, 혈관확장, 피부홍반, 두통, 현기증, 백내장, 실명, 열경련, 열사병의 원인

01 끝판왕! 적중예상문제

01 [1회독] [2회독] [3회독] 2024 기출유사
0℃ 1atm의 조건을 만족하는 건조 공기 중, 부피 조성의 약 1%를 차지하는 기체는?
① 산소 ② 질소 ③ 오존
④ 아르곤 ⑤ 이산화탄소

02 [1회독] [2회독] [3회독] 2024 기출유사
건물이나 주택의 실내 공기 오탁의 지표인 CO_2 가스의 1,000ppm 농도를 백분율(%)로 환산하면?
① 0.01 ② 0.1 ③ 1
④ 10 ⑤ 100

03 [1회독] [2회독] [3회독] 2024 기출유사
주택이나 건물의 실내에서 0.5m/sec 이하의 기류와 냉각력을 측정할 수 있는 계측기는?
① 모발습도계 ② 자기습도계
③ 풍향풍속계 ④ 카타온도계
⑤ 흑구온도계

04 [1회독] [2회독] [3회독] 2024 기출유사
우리가 거주하는 주택이나 건물의 실내공기질 관리를 위하여 시간당 환기 횟수를 계산할 때 지표로 사용하는 물질은?
① 라돈 ② 미세먼지 ③ 이산화질소
④ 이산화탄소 ⑤ 총부유세균

적중예상문제 해설

01
표준상태(0℃ 1atm)의 공기 조성

성분	체적 백분율(%)	중량 백분율(%)
질소(N_2)	78.10	75.51
산소(O_2)	20.93	23.01
이산화탄소(CO_2)	0.03	0.04
아르곤(Ar)	0.93	1.286

02
이산화탄소의 서한량(위생학적 허용농도)
0.1%(1,000ppm, 8시간 기준, 실내)

03
카타온도계
공기의 냉각력과 실내 공기의 기류(0.5m/sec 이하의 불감기류)측정(습구온도 : 기온, 기습, 기류의 종합적 작용에 의해 결정), 단위 : $cal/cm^2/sec$

04
필요 환기량
- 1시간 내에 실내에서 교환되어야 하는 공기량
- 성인이 안정시 CO_2 배출량을 기준으로 함
- 안정시 : 20~22L/hr, 수면시 : 12L/hr 전후

🔒 01 ④ 02 ② 03 ④ 04 ④

적중예상문제 해설

05 건습계
건구온도계와 습구온도계로 이루어져 있다. 습구온도계의 밑에는 건구와 다르게 헝겊에 물을 묻혀 그 물의 기화열에 의한 온도차를 만든다. 그리고 그 온도차를 이용해 상대습도를 구할 수 있다. 둘의 온도차이가 없을 때의 습도는 포화습도이다. (p.262 표 참조)

06 2,800~3,150Å
Dorno선 또는 생명선(Vital ray) → 소독작용, 비타민 D 형성, 피부 색소침착, 장기간 폭로 시 피부암 발생, 결막염, 설안염, 백내장, 일시적 시력장애

07
- 열생산 : 골격근(60%) > 간장(22%) > 신장(4.4%) > 심장(3.6%) > 호흡(3%)
- 체열방산 : 피부(87.5%) > 호흡(10.7%) > 대소변 (1.8%)

08 자외선(Ultraviolet Ray)
㉠ 정의 : 100~4,000Å 사이의 파장(광화학적 작용, 일명 화학선)
㉡ 특징
- 2,000~2,900Å : 홍반작용 – 색소침착, 부종, 수포, 피부박리
- 2,600~2,800Å : 살균작용
- 2,800Å : 광화학적 작용으로 비타민 D 형성 → 구루병 예방
- 2,800~3,150Å : Dorno선 또는 생명선(Vital ray) → 소독작용, 비타민 D 형성, 피부 색소침착, 장기간 폭로 시 피부암 발생, 결막염, 설안염, 백내장, 일시적 시력장애
- 3,200Å : 혈액의 재생기능 촉진 → 신진대사 항진 초래
- 3,000~4,000Å : 대기 중 화학반응에 영향(대기오염) → O_3, Aldehyde

09 체열방산 : 피부 열복사 및 전도(87.5%) > 호흡(10.7%) > 대소변(1.8%)

🔒 05 ⑤ 06 ② 07 ① 08 ④ 09 ④

---

05 [1회독] [2회독] [3회독] **2024 기출유사**
건구온도와 습구온도를 동시에 측정할 수 있는 건구습온도계(건습구습도계)에서 두 온도계의 온도 차이가 없이 건구온도와 습구온도가 같아 포화상태에 이르게 되었을 때 상대습도(%)는?
① 0   ② 10   ③ 50
④ 80   ⑤ 100

06 [1회독] [2회독] [3회독] **2024 · 2018 기출유사**
비전리방사선에 속하는 자외선 중 도르노선(Dorno ray)의 파장(nm)은?
① 100~220   ② 280~315
③ 400~550   ④ 600~780
⑤ 800~1,000

07 [1회독] [2회독] [3회독] **2023 · 2021 기출유사**
열이 가장 많이 생산되는 인체의 부위로 옳은 것은?
① 골격근   ② 신장   ③ 심장
④ 간장   ⑤ 허파

08 [1회독] [2회독] [3회독] **2023 기출유사**
태양복사에너지 중의 하나로 사람이나 동물의 체내 Vitamine D 형성에 기여하는 것은?
① 감마선(Gamma-ray)   ② 알파선(Alpha-particle)
③ 적외선(Infrared)   ④ 자외선(Ultraviolet)
⑤ 가시광선(Visible lights)

09 [1회독] [2회독] [3회독] **2022 기출유사**
다음 중 인체에서 체열의 발산 비율이 가장 큰 것은?
① 날숨   ② 대소변
③ 폐포에서의 증발   ④ 피부 복사와 전도
⑤ 피부 증산

10

인체에 직접적으로 전리(電離, 원자나 분자를 이온화시키는 것)로 인한 해를 주지 않는 비전리방사선에 해당하는 것은?

① 가시광선
② 베타선
③ 알파선
④ 엑스선
⑤ 감마선

11

가시광선보다 파장이 짧고 X선보다 파장이 긴 전자기파인 자외선에 대한 설명으로 옳은 것은?

① 열선으로 불린다.
② 가시광선보다 파장이 길다.
③ 비타민 D 형성에 관여한다.
④ 인체의 피부온도를 상승시킨다.
⑤ 일사병의 직접적인 원인으로 작용한다.

12

무색, 무미, 무취의 맹독성 가스로 산소에 비해 헤모글로빈과의 결합력이 250~300배 정도 높아 혈액의 산소운반 능력을 감소시키는 물질은?

① 일산화탄소
② 아산화질소
③ 이산화탄소
④ 이황화탄소
⑤ 탄화수소

13

결핵균이나 디프테리아균은 물론 각종 병원성 미생물을 살균하여 물과 공기의 자정작용에 기여하는 태양복사에너지는?

① 전파
② 엑스선
③ 자외선
④ 초음파
⑤ 가시광선

적중예상문제 해설

10
방사선의 종류
- **전리방사선** : 알파, 베타, 감마, 엑스선
- **비전리방사선** : 자외선, 적외선, 가시광선

11
자외선은 피부에서 비타민 D를 합성한다. 비전리방사선 중 온열을 가진 종류는 적외선이며 피부온도 상승 및 일사병의 원인이 된다.

12
일산화탄소(CO)
- 무색, 무취, 무미의 독성 가스
- 불충분한 산소공급하에서 불완전연소 시 발생
- Hb와 강한 친화력(산소결핍증 유발)

13
자외선 멸균법 : 자외선 265nm(2,650Å)을 이용
- **대상** : 공기, 물, 식품, 기구, 용기, 수술실, 제약실 및 실험대 등
- **단점** : 피부암 유발, 침투력이 약하여 표면 살균만 가능

🔒 10 ① 11 ③ 12 ① 13 ③

적중예상문제 해설

14
앤더슨에어샘플러는 다공판과 평판배지를 6단으로 조합한 것이다. 각 단에 수백 개의 구멍이 있고 구멍은 하단으로 향하고 단계적으로 작아져 샘플 공기의 충돌 속도가 하단으로 갈수록 고속이 되는 구조로 되어 있다. 상단에 큰 입자가 포집되고 하단으로 갈수록 작은 입자가 포집된다.

15
세정집진장치(Venturi scrubber) : 가스를 세정액에 분사시킬 때 발생되는 액적, 액막, 기포 등에 의해 먼지를 포집한다.
㉠ 종류
 • 공기청정장치(Air washer)
 • 습식 여과기
 • 분무식(Spray tower)
㉡ 장점 : 간단한 구조, 고온가스 처리 가능, 입자상 물질과 가스상 물질 동시 처리가능
㉢ 단점 : 급수설비 및 처리장치(탈수, 여과, 건조 등) 필요, 폐수처리 문제, 겨울철 동결

16
공기의 조성

성분	체적 백분율(%)	중량 백분율(%)	흡기(%)	호기(%)
질소(N_2)	78.10	75.51	78.10	78.00
산소(O_2)	20.93	23.01	20.93	17.00
이산화탄소(CO_2)	0.03	0.04	0.03	4.00

17
지구온난화
 • 이산화탄소 농도변화로 인한 지구온도 상승
 • 이산화탄소 농도 상승 원인 : 화석연료 사용 증가

---

14 2021 기출유사
다음 중 입자상 물질을 입자의 직경별로 측정하는 기구는 무엇인가?
① 광산란계(light scattering detector)
② 강하분진계(dust fall sampler)
③ 피에조밸런스분진계(piezobalance)
④ 핸디샘플러(handy sampler)
⑤ 앤더슨에어샘플러(Andersen air sampler)

더 알아보기 앤더슨에어샘플러

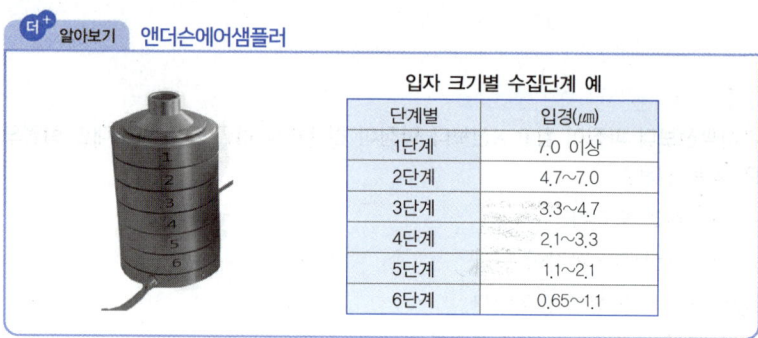

입자 크기별 수집단계 예

단계별	입경(㎛)
1단계	7.0 이상
2단계	4.7~7.0
3단계	3.3~4.7
4단계	2.1~3.3
5단계	1.1~2.1
6단계	0.65~1.1

15 2021 기출유사
다음 중 입자상 물질과 가스상 물질을 동시에 처리할 수 있는 집진장치는 무엇인가?
① 세정집진장치
② 여과집진장치
③ 중력집진장치
④ 관성력집진장치
⑤ 원심력집진장치

16 2021 기출유사
일반적인 호흡 시 흡기(들숨)와 호기(날숨)의 이산화탄소(CO_2)의 농도 차이는 약 몇 %인가?
① 0.01%   ② 1%   ③ 4%
④ 8%   ⑤ 12%

17 2021 기출유사
대기 중의 이산화탄소(CO_2) 증가로 나타날 수 있는 직접적인 현상은 다음 중 어느 것인가?
① 기온 상승
② 지구온난화
③ 오존층 파괴
④ 해수면 저하
⑤ 열대우림 파괴

🔒 14 ⑤ 15 ① 16 ③ 17 ②

18 2021 기출유사
다음 중 표준대기압과 같은 값으로 옳은 것은?
① $25.9lb/in^2$
② 760mmHg
③ $1.0336kg/m^2$
④ $1033.6mmH_2O$
⑤ $1.013×106N/m^2$

19 2021 기출유사
다음 중 발열체가 주위에 있을 때 체온 변화에 영향을 주는 온열인자는?
① 기압 ② 기습 ③ 기온
④ 복사열 ⑤ 감각온도

20 2021 기출유사
다음 중 절대습도가 $10g/m^3$이고, 포화습도가 $20g/m^3$일 때 상대습도는?
① 10% ② 30% ③ 40%
④ 50% ⑤ 90%

21 2021 기출유사
다음 중 태양광선 중에서 파장이 가장 긴 것은?
① 전파 ② 엑스선 ③ 자외선
④ 적외선 ⑤ 가시광선

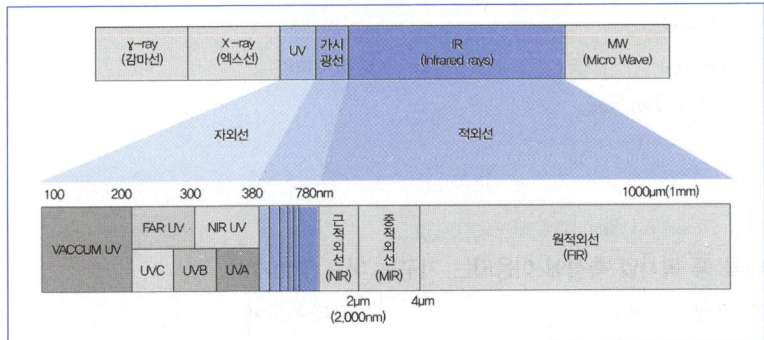

22 2018 기출유사
공기의 건습 정도를 표시하는 습도 중 우리 생활환경과 밀접한 관계를 가진 것은?
① 절대습도 ② 포화습도
③ 비교습도 ④ 최고습도
⑤ 쾌적습도

적중예상문제 해설

18
표준대기압 = 1기압 = 760mmHg(수은주)
= 1,013.25mb(millibar)

19
복사열(Radiation heat)
열이 대류를 통해 전달되지 않고 직접 이동하는 것으로 발열체에서 발생

20
상대습도 = (절대습도 / 포화습도) × 100
= (10 / 20) × 100 = 50

22
상대(비교)습도
현재 공기 $1m^3$가 포화상태에서 함유할 수 있는 수증기량과 현재 그 공기 중에 함유되어 있는 수증기량과의 비를 %로 나타낸 것. 일반적으로 습도라 함은 상대(비교)습도를 말한다.

18 ② 19 ④ 20 ④ 21 ④ 22 ③

적중예상문제 해설

23
포화습도는 수증기량이 한계에 도달한 것이므로 일정 온도하에서 절대습도는 포화습도보다 낮거나 같다.

24
① 무풍
② 불감기류
③ 쾌적기류

25
불감기류
0.2~0.5m/sec 이하 기류로 실내나 의복 내에 존재하며 [인체 신진대사촉진(체열 방산 등)] 느끼기 어렵다.

26
• 실외 : 1m/sec
• 실내 : 0.2~0.3m/sec

27
흑구온도계
검게 칠한 동판으로 제작된 온도계로 복사열 측정에 사용한다.

28
온열요소 : 기온, 기습, 기류, 복사열

---

23 [1회독] [2회독] [3회독] 2019 기출유사
일정 온도하에서 절대습도와 포화습도와의 관계는?
① 항상 높다. ② 항상 낮다.
③ 항상 같다. ④ 높거나 같다.
⑤ 낮거나 같다.

24 [1회독] [2회독] [3회독] 2017 기출유사
다음 중 불감기류에 해당하는 것은?
① 기류가 0.1m/sec ② 기류가 0.5m/sec
③ 기류가 1.0m/sec ④ 기류가 1.5m/sec
⑤ 기류가 2.0m/sec

25 [1회독] [2회독] [3회독] 2014 기출유사
다음 중 불감기류의 인체에 대한 가장 중요한 작용은?
① 산소공급 ② 이산화탄소 배출
③ 체열의 방산 ④ 체열의 생산
⑤ 호흡작용

26 [1회독] [2회독] [3회독] 2015 기출유사
다음 중 실외에서 이상적인 쾌감기류는?
① 1m/sec ② 4m/sec
③ 6m/sec ④ 8m/sec
⑤ 0.2~0.3m/sec

27 [1회독] [2회독] [3회독] 2023 · 2019 기출유사
다음 중 복사열 측정에 이용되는 기구는 어느 것인가?
① 흑구온도계 ② 카타온도계
③ 열선풍속계 ④ 아스만통풍건습계
⑤ 알코올온도계

28 [1회독] [2회독] [3회독] 2019 기출유사
다음 중 온열환경에 있어 가장 중요한 온열요소를 정확하게 설명한 것은?
① 기온, 일교차, 습도 ② 기온, 기습, 기류, 복사열
③ 복사열, 실내온도, 일교차 ④ 실내온도, 기류, 감각온도
⑤ 기온, 기류, 일교차

🔒 23 ⑤ 24 ② 25 ③ 26 ① 27 ① 28 ②

29 [1회독] [2회독] [3회독] 2015 기출유사
다음 중 여름철의 가장 쾌적한 감각온도는 몇 도인가?
① 14~16℃ ② 16~18℃ ③ 21~22℃
④ 22~24℃ ⑤ 18±2℃

30 [1회독] [2회독] [3회독] 2016 기출유사
다음 중 겨울철의 가장 쾌적한 감각온도는 몇 도인가?
① 16~17℃ ② 18~20℃ ③ 20~22℃
④ 24~25℃ ⑤ 25~27℃

31 [1회독] [2회독] [3회독] 2015 기출유사
건구온도가 70°F일 때, 포화습도에 있어서 무풍 시 감각온도는?
① 40°F ② 50°F ③ 60°F
④ 70°F ⑤ 100°F

32 [1회독] [2회독] [3회독] 2017 기출유사
감각온도 60°F라는 것은 건구온도 60°F이며 무풍의 기온인데 이때의 습도는?
① 100% ② 80% ③ 60%
④ 40% ⑤ 20%

33 [1회독] [2회독] [3회독] 2017 기출유사
다음 중 건구온도와 감각온도(체감온도, 실감온도)가 같을 때는 어느 경우인가?
① 기류가 0.5m/sec, 습도가 100%일 때
② 기류가 0.5m/sec, 습도가 40~70%일 때
③ 기류에 관계없이 습도가 100%일 때
④ 무풍이고 습도가 40~70%일 때
⑤ 무풍이고 습도가 100%일 때

34 [1회독] [2회독] [3회독] 2023·2014 기출유사
감각온도를 좌우하는 3요소는?
① 기온, 기류, 기압 ② 온도, 습도, 기류
③ 기류, 습도, 기압 ④ 복사열, 기류, 기습
⑤ 복사열, 기온, 기류

적중예상문제 해설

29
여름 : 21~22°C(71°F)

30
겨울 : 18~21°C(66°F)

31~32
감각온도
공기가 정지된 상태에서 동일한 온감을 주는 기온으로 무풍이며 습도 100% 기준에서 측정

33
건구온도 = 감각온도(체감온도, 실감온도)
무풍이며 습도 100%일 때

34
감각온도
기온, 기습, 기류로 이루어진 온도

🔒 29 ③ 30 ② 31 ④ 32 ① 33 ⑤ 34 ②

적중예상문제 해설

35
지적온도 : 체온 조절에 가장 적절한 온도
- **주관적 지적온도** : 감각적으로 가장 쾌적하게 느끼는 온도
- **생리적 지적온도(기능적 지적온도)** : 최소의 에너지 소모로 최대의 생리적 기능을 발휘할 수 있는 온도

36
계절에 익숙(순응)해져 있어서이다.

37
불쾌지수
날씨에 따라 인간이 느끼는 불쾌감 정도를 기온과 습도를 조합하여 나타낸 수치

38
DI = (건구온도°C + 습구온도°C) × 0.72 + 40.6
　 = (건구온도°F + 습구온도°F) × 0.4 + 15

39

불쾌지수 ≥ 70	약 10%의 사람이 불쾌감
불쾌지수 ≥ 75	약 50%의 사람이 불쾌감
불쾌지수 ≥ 80	대부분의 사람이 불쾌감
불쾌지수 ≥ 85	모든 사람이 참을 수 없는 상태

🔒 35 ② 36 ② 37 ③ 38 ③ 39 ④

---

35 [2018 기출유사]
사람이 최소의 작업으로 최대의 생산을 올릴 수 있는 온도를 무엇이라 하는가?
① 주관적 지적온도　　② 생산적 지적온도
③ 생리적 지적온도　　④ 최적 지적온도
⑤ 물리적 지적온도

36 [2017 기출유사]
여름철보다 겨울철의 지적 감각온도가 낮은 이유는 무엇 때문인가?
① 온도적응현상　　② 온도순응현상
③ 체온의 상승현상　　④ 체온의 하강현상
⑤ 체온의 변화현상

37 [2014 기출유사]
기온과 기습의 영향으로 인체가 느끼는 불쾌감을 숫자로 표시한 것을 무엇이라 하는가?
① 감각온도　　② 온열지수
③ 불쾌지수　　④ 카타냉각력
⑤ 상대습도

38 [2018 기출유사]
다음 내용 중 불쾌지수를 구하는 방법으로 맞는 것은?
① (건구온도 × 습구온도)℃ × 0.72 + 40.6
② (건구온도 × 습구온도)℃ + 0.72 + 40.6
③ (건구온도 + 습구온도)℃ × 0.72 + 40.6
④ (건구온도 + 습구온도)℃ ÷ 0.72 + 40.6
⑤ (건구온도 − 습구온도)℃ × 0.72 + 40.6

39 [2015 기출유사]
불쾌지수가 얼마 이상이 되면 견딜 수 없는 상태인가?
① 70 이상　　② 75 이상
③ 80 이상　　④ 85 이상
⑤ 90 이상

40 [2017 기출유사]
불쾌지수를 산출하는 데 관계되는 온열요소는?
① 기온, 기습
② 기온, 기류
③ 기온, 기압
④ 기류, 기압
⑤ 기온, 기습, 기류

41 [2018 기출유사]
복사열과 온도를 측정하여 산출할 수 있는 온도지수는?
① 감각온도
② 불쾌지수
③ TGE지수
④ WBGT지수
⑤ 적정온도

42 [2014 기출유사]
다음 중 인간이 온도의 변화에 순응할 수 있는 범위를 가장 잘 나타낸 것은?
① 0~10℃
② 10~18℃
③ 16~20℃
④ 10~22℃
⑤ 10~40℃

43 [2013 기출유사]
발한의 임계온도는 대략 얼마인가?
① 22℃
② 26℃
③ 30℃
④ 35℃
⑤ 37℃

44 [2018 기출유사]
다음 중 체온보다 실온이 높을 때 주로 이루어지는 체온조절방법은?
① 전도
② 복사
③ 발한
④ 접촉
⑤ 발열

45 [2017 기출유사]
다음 중 인체 열생산의 약 60%를 차지하는 것은?
① 골격근
② 신장
③ 심장
④ 간장
⑤ 호흡

적중예상문제 해설

40
불쾌지수는 온도와 습도로 계산한다.

41
WBGT지수
고온의 노출기준 표시단위로 2차 세계대전 때 병사들의 고온장애 예방을 위해 고안되었다.

42
피부순응범위 : 10~40℃

43
발한의 임계직장온도
약 30℃로 각 기관이 기능을 상실하고 회복불능 상태가 됨

44
발한
체온보다 실온이 높을 때 이루어지는 고온에 대한 순응현상

45
열생산
골격근(60%) > 간장(22%) > 신장(4.4%) > 심장(3.6%) > 호흡(3%)

40 ① 41 ④ 42 ⑤ 43 ③ 44 ③ 45 ①

적중예상문제 해설

46
체열방산
피부(87.5%) > 호흡(10.7%) > 대소변(1.8%)

47
- **자외선** : 4,000Å 이하 파장
- **가시광선** : 4,000~7,700Å
- **적외선** : 7,800Å 이상

48
자외선의 생물학적 작용
수포형성, 피부홍반작용, 피부색소 침착, 피부암, 전기성 안염, 설안염, 백내장, 살균작용, 비타민 D 생성

49
살균작용
2,400~2,800Å(살균작용이 최고 강한 파장 : 2,600Å)

50
자외선 지수 단계
낮음(녹색), 보통(노랑), 높음(주황), 매우 높음(빨강), 위험(보라)의 5단계

---

46 [2019 기출유사]
다음 중 체열을 가장 많이 방출하는 것은?
① 오줌, 똥　　② 폐　　③ 간
④ 피부　　⑤ 얼굴

47 [2015 기출유사]
성장과 신진대사, 적혈구 생성을 촉진시키고 피부에 색소 침착을 일으킬 수 있는 4,000옹스트롬 이하의 광선을 무엇이라 하는가?
① 태양광선　　② 자외선
③ 적외선　　④ 가시광선
⑤ X-선

48 [2014 기출유사]
다음 중 설안염, 설맹, 전기성 안염을 일으키는 것은?
① 가시광선 과다　　② 조도불량
③ 방사선　　④ 적외선
⑤ 자외선

49 [2017 기출유사]
다음 중 살균력이 가장 강한 자외선의 파장은?
① 2,000~2,200Å　　② 2,200~2,500Å
③ 2,500~2,800Å　　④ 2,800~3,200Å
⑤ 3,500~4,000Å

50 [2013 기출유사]
우리나라는 자외선 지수를 몇 단계로 구분하여 규정하고 있는가?
① 10단계　　② 7단계
③ 6단계　　④ 5단계
⑤ 3단계

🔒 46 ④　47 ②　48 ⑤　49 ③　50 ④

51 [2014 기출유사]
눈의 망막을 자극하여 명암과 색깔을 구별하게 하는 것은?
① 태양광선 ② 자외선
③ 적외선   ④ 가시광선
⑤ X-선

51
가시광선
4,000~7,700Å의 빛으로 망막을 자극해서 명암과 색깔을 구별하게 한다.

52 [2016 기출유사]
여름철에 일광에 장시간 노출 시 뇌의 온도가 상승하여 중추신경계의 장애를 초래하여 일사병의 원인이 되는 것은?
① 태양광선 ② 자외선
③ 적외선   ④ 가시광선
⑤ X-선

52
적외선(일명 열선)
7,800Å 이상의 광선으로 온실효과 유발, 인체 장애(일사병, 피부홍반, 초자공 백내장 등)

53 [2018 기출유사]
다음 중 7,800Å 이상 파장의 복사선이 인체에 미치는 영향은?
① 피부암   ② 비타민 D 형성
③ 색소침착 ④ 백내장
⑤ 소독, 살균

53
적외선으로 인한 인체장애
일사병, 피부홍반, 초자공 백내장 등

54 [2019 기출유사]
적외선이 인체에 미치는 작용은?
① 살균작용   ② Vitamin D 형성
③ 피부암 유발 ④ 일사병 유발
⑤ 망막자극

54
①, ②, ③ 자외선과 관련, ⑤ 가시광선과 관련된 내용이다.

55 [2020 기출유사]
다음 중 실내온도 18~20°C에서 적절한 습도의 범위는?
① 0~9%   ② 10~24%
③ 25~39% ④ 55~65%
⑤ 85~95%

55
기습(습도)
- **정의** : 일정온도의 공기 중에 수증기가 포함될 수 있는 정도로서 일반적으로 상대습도(비교습도)를 의미
- **표준습도의 범위** : 40~70%
- **쾌적온도** : 18±2°C(표준기온범위)
- **쾌적습도** : 60~65%

🔒 51 ④ 52 ③ 53 ④ 54 ④ 55 ④

적중예상문제 해설

56
공기의 자정작용
- 공기 자체의 희석작용
- 강우, 강설에 의한 공기 중의 용해성 가스나 분진의 세정작용
- 산소(O_2), 오존(O_3) 및 과산화수소(H_2O_2)에 의한 산화작용
- 자외선에 의한 살균작용
- 식물의 탄소동화작용에 의한 교환작용 ($CO_2 \rightarrow O_2$)
- 중력에 의한 침강작용

57
$°C = 5/9 × (°F - 32)$
$30 = 5/9(°F - 32)$
$°F = (270/5) + 32 = 86$

58
- 온열조건의 정의 : 방열작용에 영향을 주는 인자
- 3대 온열인자 : 기온, 기습, 기류
- 4대 온열인자 : 기온, 기습, 기류, 복사열

59
공기의 조성

성분	체적 백분율(%)	중량 백분율(%)	흡기(%)	호기(%)
질소(N_2)	78.10	75.51	78.10	78.00
산소(O_2)	20.93	23.01	20.93	17.00
이산화탄소(CO_2)	0.03	0.04	0.03	4.00
아르곤(Ar)	0.93	1.286		

56 ⑤ **57** ④ **58** ③ **59** ①

---

56 2020 기출유사
다음 중 공기에 의한 희석, 강우에 의한 세정으로 설명할 수 있는 현상은?
① 온실효과
② 침강성 역전
③ 복사성 역전
④ 탄소의 동화작용
⑤ 공기의 자정작용

57 2020 기출유사
우리가 사용하는 온도 기준에서 30°C를 화씨온도로 환산하면 몇 °F인가?
① 56
② 66
③ 76
④ 86
⑤ 96

58 2020 기출유사
다음 중 온열인자의 3대 요소는?
① 기온, 기습, 기압
② 기온, 기습, 지형
③ 기온, 기습, 기류
④ 기온, 기압, 복사량
⑤ 기온, 기압, 일조량

59 2020 기출유사
다음 중 정상 공기 중 아르곤(Ar) 등 미량원소를 제외한 O_2 : N_2의 부피 백분율은?
① 21 : 78
② 38 : 61
③ 50 : 49
④ 61 : 38
⑤ 78 : 21

CHAPTER 02 대기오염

1 대기오염의 개념

(1) 대기오염의 정의(WHO)
대기 중에 오염물질이 인공적으로 배출되어 그 양과 농도 그리고 지속시간에 따라 어떤 지역주민의 불특정 다수에게 불쾌감을 일으키거나, 해당지역에 공중보건상 위해를 미치고 인간뿐만 아니라 동·식물의 생활에 해를 주어 도시민의 생활과 재산을 향유할 정당한 권리를 방해받는 상태

(2) 세계적 대기오염 사건 기출

대기오염 사건	환경 조건	원인물질
Meuse valley (Belgium) 1930년 12월	계곡, 무풍지대, 기온역전, 연무발생, 공장 지대(철공, 금속, 아연)	공장으로부터의 아황산가스(SO_2), 황산미스트(H_2SO_4 mist), 불소화합물, CO, 미세입자 등
요코하마(일본) 1946년	무풍상태, 진한 연무 발생, 공업지대	불명, 공업지역의 대기오염물질로 추정
Donora(U.S.A) 1948년 10월	계곡, 무풍상태, 기온역전, 연무발생, 공장지대(철공, 아연, 황산)	공장으로부터의 아황산가스(SO_2), 및 황산미스트(H_2SO_4 mist) 등 기출
Poza Rica (Mexico) 1950년 11월	가스공장의 조작사고로 대량의 유화가스가 도시에 유입, 기온역전	공장의 황화수소(H_2S) 가스 기출
London (England) 1952년 12월	하천의 평지, 무풍, 복사역전, 연무발생, 습도 90%, 인구조밀, 차가운 스모그	석탄연소에 의한 아황산가스(SO_2), 미립 에어졸, 분진 등
Los Angeles (U.S.A) 1954년 이후	해안분지, 연중해양성 백색연무, 침강성 역전, 연료 소비 급증(차량증가)	석유계 연료에 유래함 산, 올레핀계 탄화수소(HC), 질소화합물 등 + 자외선 → O_3(2차 오염물질)
보팔(Bopal : 인도) 1984년 12월	한밤중, 무풍상태, 쌀쌀한 날씨, 진한 안개	공장에서 메틸이소시아네이트(MIC ; Methylisocyanate)의 유독가스 1시간 누출
체르노빌(옛 소련) 1986년 4월	원자로 방사성 물질 유출	방사성 물질

(3) 대기오염물질의 분류
　① 생성과정에 의한 분류
　　㉠ 1차 대기오염물질 : 오염원으로부터 직접 대기 중에 배출된 물질(SO_x, NO_x, 분진 등)
　　　ⓐ 아침, 저녁, 밤 : 대기 중의 농도가 증가
　　　ⓑ 낮 : 감소(∵ 자외선과 반응 → 2차 오염물질 생성)
　　㉡ 2차 대기오염물질 : 1차 오염물질이 대기 중에서 다른 물질과 반응하여 물리적, 화학적 변환에 의해 생성된 물질(O_3, PAN, NOCl, H_2O_2, PBN 등)
　　　ⓐ 영향 : 외부의 광합성도, 반응물질의 농도, 지형, 습도 등
　　　ⓑ 낮 : 대기 중의 농도 증가

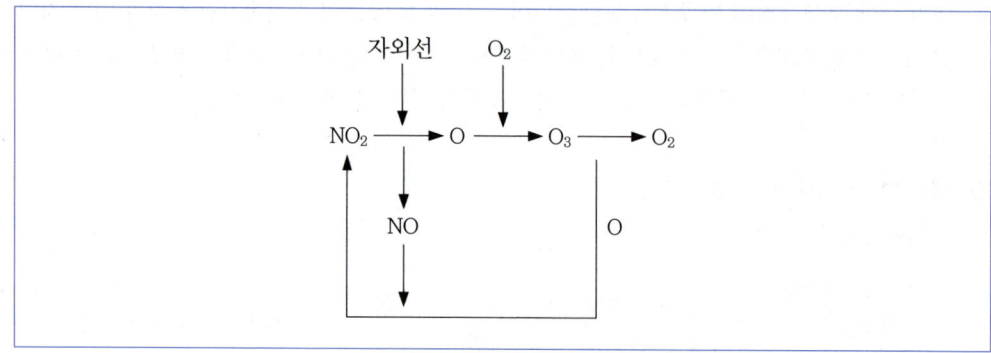

[대기의 NO_2 광분해 사이클]

　② 물리적 성상에 따른 분류 〔기출〕
　　㉠ 입자상 물질 : 물질의 기계적 처리나 연소, 합성 등의 과정에서 생기는 액체 또는 고체의 미세한 물질(분진, 먼지 등)
　　㉡ 가스상 물질 : 물리적 성질이나 연소, 합성, 분해 시 발생하는 기체상 물질(SO_x, NO_x, CO, NH_3 등)

2 대기오염 물질

(1) 1차 오염물질
　① 입자상 물질(부유입자)

종류	정의	크기
먼지(Dust)	각종 작업장이나 공장, 자연적 침식 및 붕괴에 의해 발생하는 고체입자로 대기 중에 떠다니거나 흩날리는 물질	$1~100\mu m$
검댕(Soot)	탄소화합물이 불완전연소 시 발생하는 유리탄소가 응결한 물질	$1\mu m\uparrow$
박무(Mist)	수증기의 응축에 의해 생성되거나 공기나 기체 속에 부유상태로 존재하는 액체입자(상대습도 80% 이상)	$0.5~3.0\mu m$
매연(Smoke)	불완전연소 시 발생하는 유리탄소를 주로 하는 미세한 입자상 물질(고체 혹은 액체)	$0.01~1.0\mu m$

스모그(Smog)	대기 중 광화학반응에 의해 생성된 가스가 응축되면서 발생(액체)	1μm↓
연무(Haze)	수분, 오염물질, 먼지 등으로 구성된 시야를 방해하는 입자상 물질, 연기 + 안개(습도 70% 미만)	1μm↓
훈연(Fume)	기체가 응축하면서 생성된 고체입자로 용융된 물질이 증발되어 생긴 것	0.03~0.3μm
비산재(Fly ash)	연료가 연소하면서 생긴 재와 불완전연소된 연료 성분이 굴뚝 안에서 있다가 배출	

㉠ 강하분진(Dust fall) : 비교적 무거워 침강하기 쉬움(10μm↑)
㉡ 부유분진(Suspended particulate) : 가벼워서 장시간 공기 중에 부유(10μm↓)
　ⓐ 겨울에 가장 많고 여름에는 적음
　ⓑ 출퇴근 시간에 가장 많음
　ⓒ 분진마스크 : 분진의 호흡기 흡인 방지
　▶ 분진(Particulate) : 일반적으로 미세한 독립상태의 액체 또는 고체 알맹이

② 가스상 물질 기출

종류	특징
황산화물 (SO_x)	㉠ 주로 석탄이나 석유계 연료의 연소과정에서 발생 ㉡ 종류 : 아황산가스(이산화황, SO_2), 삼산화황(SO_3), 아황산(H_2SO_3), 황산(H_2SO_4) 등 ㉢ 아황산가스(SO_2) : 대기오염지표 　ⓐ 무색, 강한 자극성, 강한 금속 부식력 　ⓑ 호흡기 장애(황산 ≫ 아황산가스) 　ⓒ 산성비의 원인 : $SO_2 \rightarrow SO_3 \rightarrow H_2SO_4$
일산화탄소 (CO)	㉠ 무색, 무취, 무미의 독성 가스 ㉡ 불충분한 산소공급하에서 불완전연소 시 발생 ㉢ Hb와 강한 친화력(산소결핍증 유발) ㉣ 주요 발생원 : 가정, 산업장, 자동차 배기가스 등
질소산화물 (NO_x) 기출	㉠ 종류 : 일산화질소(NO), 이산화질소(NO_2), 삼산화질소(NO_3), 아산화질소(N_2O), 삼산화이질소(N_2O_3), 사산화이질소(N_2O_4) 등 ㉡ 주대기오염 물질 : NO, NO_2 ㉢ NO → NO_2 → HNO_3(산성비의 원인) ㉣ 주요 발생원 : 고온 연소, 자동차 배기가스 등 ㉤ 일산화질소(NO) : 일산화탄소보다 더 높은 헤모글로빈 결합력, 무색, 무취 ㉥ 이산화질소(NO_2) : 적갈색 자극성 가스(NO_2 ≫ NO : 기관지에 미치는 영향이 5~7배 더 강함) ㉦ 아산화질소(N_2O) : 스마일 가스, 마취제, 온실가스, 오존층 파괴
탄화수소 (HC) 기출	㉠ 탄소와 수소의 화합물 ㉡ 햇빛과 함께 질소산화물과 반응하여 광화학반응 → 2차적 오염물질 생성(O_3, PAN) ㉢ 시정장애, 눈병, 호흡기장애, 식물손상 등 ㉣ 주요 발생원 : 자동차 배기가스, 페인트나 드라이크리닝 용매의 휘발 등

황화수소 (H_2S)	㉠ 계란 썩는 냄새가 나는 맹독성 물질 ㉡ 산화되어 SO_2 가스 생성 ㉢ 금속 표면에 검은 피막 형성(PbS), 페인트, 도료 등을 변색
불화수소 (HF)	㉠ 낮은 농도에서 농작물 및 가축에 대한 피해가 큼 ㉡ 주요 발생원 : 제철, 인산비료 제조, 알루미늄 제련, 도자기 제조, 유리공업 등
알데히드 (Aldehyde)	㉠ 낮은 농도에서 눈, 코의 자극증상이 있음 ㉡ formaldehyde, acetaldehyde ㉢ 주요 발생원 : 연료의 불완전연소 및 석유의 정제과정에서 발생
암모니아 (NH_3)	㉠ 무색, 자극성 가스 ㉡ 유기물 부패 시 발생

▶ 식물에 독성이 강한 순서 : CO_2 < CO < NO_2 < SO_2 < HF

(2) 2차 오염물질

① 광화학 스모그 (기출)

㉠ 주원인 : **질소산화물(NO_2)**

㉡ 매연(Smoke)과 안개(Fog)가 결합하여 생긴 것

㉢ London smog(1952) : 석탄연료의 사용으로 발생한 아황산가스, 매연 및 안개에 의한 환원형 스모그(Reducing smog)

㉣ LA smog(1954) : 석유류의 연소물이 광화학반응에 의해 생성된 고농도의 산화물에 의한 산화형 스모그(Oxidizing smog)

㉤ 발생조건 : 일사량이 클 때, 대기오염물질의 배출량은 많고 공기의 환기량은 적을 때, 안정한 역전으로 인해 수직, 수평 방향의 혼합이나 확산이 없을 때

◀ smog의 두 가지 유형

항목	London형	Los Angeles형
발생 시의 온도	-1~4℃	24~32℃
발생 시의 습도	85% 이상	70% 이하
역전의 종류	방사성 역전	침강성 역전
풍속	무풍	5m 이하
smog 최성 시의 시계	100m 이하	1.6~0.8km 이하
가장 발생하기 쉬운 달	12월, 1월	8월, 9월
주된 사용연료	석탄과 석유계 연료(주택, 공장)	석유계 연료(자동차)
주된 성분	SO_x, CO, 입자성 물질	O_3, NO_2, CO, 유기물
반응의 형	열적	광화학적, 열적
화학적 반응	환원	산화
최다 발생시간	이른 아침	낮
인체에 대한 영향	기침, 가래, 호흡기계 질환	눈의 자극

② 광화학 오염물질
  ㉠ 오존(O_3) : 무색의 자극성 기체, 눈, 목의 자극증상, 강력한 산화제 기출
  ㉡ PAN류 : 무색의 자극성 액체
    ⓐ **종류** : PAN(Peroxy Acetyl Nitrate), PBN(Peroxy Benzoyl Nitrate), PPN(Peroxy Propionyl Nitrate)
    ⓑ **PAN**은 눈에 자극을 주고 식물에 피해를 입힌다.
    ⓒ **PBN**은 PAN보다 눈에 100배 이상의 큰 자극을 주고 빛을 흡수하여 가시거리를 감소시킨다.
    ⓓ **PPN**은 식물의 유리화, 은백색의 광택을 나타내고 주로 해면조직에 영향을 주고 어린잎에 민감하며 시금치, 상추, 셀러리 등이 지표식물이다.
  ㉢ Aldehyde류(RCHO) : 강한 자극성의 가스
    ▶ 포름알데히드(HCHO) : 신축건물 증후군(새집증후군), 아토피 피부염의 원인 기출
  ㉣ 광화학 산화물의 발생단계

  [1단계]

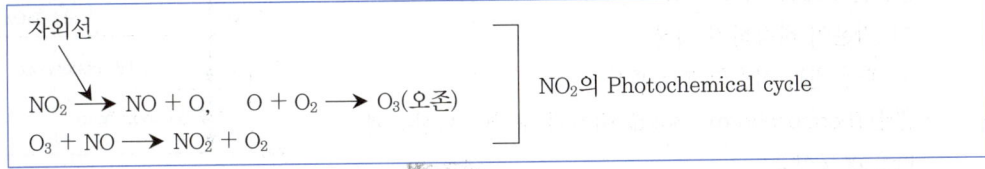

  자외선
  $NO_2 \rightarrow NO + O$, $O + O_2 \rightarrow O_3$(오존) ⎤
  $O_3 + NO \rightarrow NO_2 + O_2$ ⎦ NO_2의 Photochemical cycle

  [2단계]

  $C_xH_y + O_3 \rightarrow RCHO(Aldehyde)$ $RCHO + NO + NO_2 \rightarrow PAN(Peroxyacetyl\ nitrate)$
  $PAN,\ O_3,\ RCHO \rightarrow Oxidant(산화물)$

(3) **시간대별 대기오염 물질의 종류**

오전 출근시간(8~9시) 대의 발생량이 가장 많은 것은 자동차 배출가스 중 하나인 탄화수소와 질소산화물(NO_x)이다. 기출

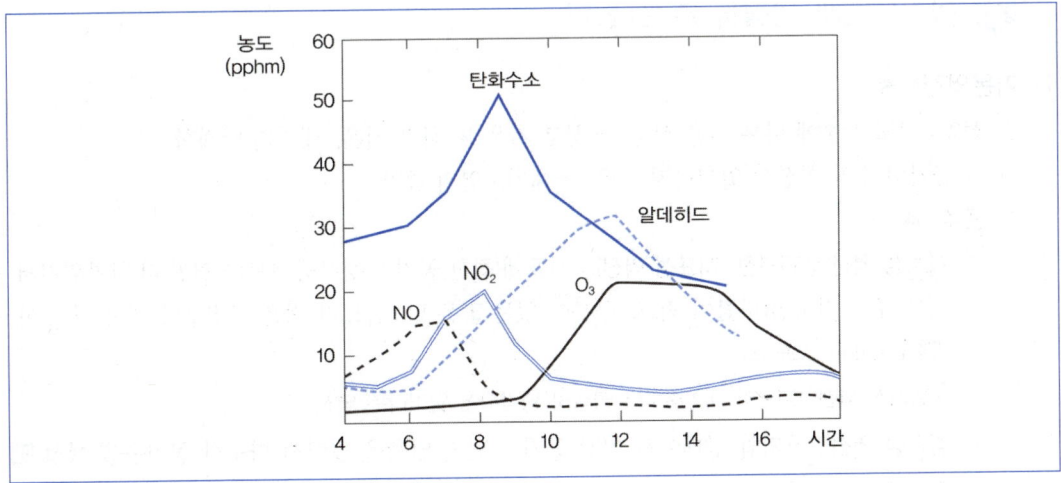

3 대기의 수직 구조

(1) **대기의 수직 구조와 온도변화** 기출
   ① 대류권(Troposphere) : 지상 약 11km까지 기출
      ㉠ 고도 1km 상승 시 기온은 평균 6.5℃ 하강
      ㉡ 대류운동이 활발
      ㉢ 대기오염과 밀접한 관계가 있음
   ② 성층권(Stratosphere) : 11~50km까지의 구간
      ㉠ 30km부터 기온이 상승
      ㉡ 오존층(25km에서 최대밀도)이 존재
         (고도상승에 따른 온도상승)
      ㉢ 프레온가스가 성층권에서 자외선에 의해 분해
         → 염소 원자를 방출 → 오존층 파괴
   ③ 중간권(Mesosphere) : 51~80km까지의 구간
      ㉠ 기온이 하강하기 시작
      ㉡ 대류권과 비슷한 기류혼합
   ④ 열권(Thermosphere) : 80km 이상의 구간(고도상승에 따른 온도상승)

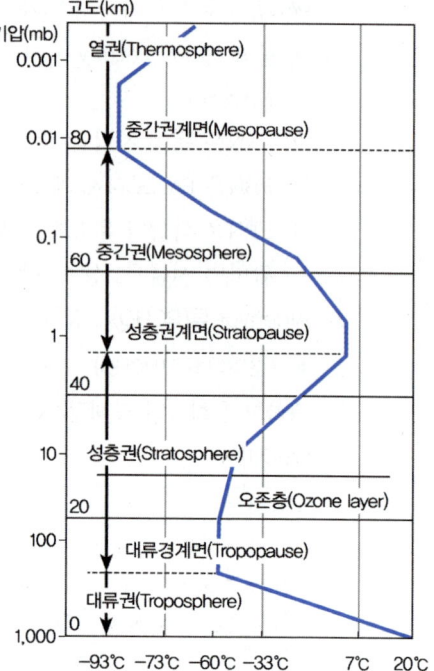

(2) **대기오염 이동요인**
   ① 바람 : 공기의 수평 방향 움직임
   ② 대류 : 공기의 수직 방향 움직임
   ③ 풍배도 : 풍향별로 관측된 바람의 발생빈도와 풍속을 표시한 기상도형(주풍 : 가장 빈도수가 큰 바람 - 오염의 확산도 예측가능)

4 대기오염에 영향을 주는 인자

(1) **기온역전** 기출
   ① 정의 : 고도 상승에 따른 기온 상승 → 상부 기온 ≫ 하부 기온, 대기의 안정화
      ∴ 공기의 수직 확산이 일어나지 않음 → 대기오염의 증가
   ② 종류 기출
      ㉠ 복사성 역전(접지역전, 지표성 역전) : 지표에 접한 공기가 상부공기보다 훨씬 더 차가워져서 발생하며 주로 겨울철(바람이 적고, 구름이 없는 맑은 날, 습도가 적은 자정부터 새벽)에 많이 발생(예 London 스모그)
         ▶ 방사성 역전 : 지면이 대기층보다 급속히 냉각되어 일어나는 역전
      ㉡ 침강성 역전 : 고기압 상태에서 침강 공기가 단열 압축을 받아서 따뜻한 공기층을 형성(예 Los Angeles 스모그)

ⓒ **지형성 역전** : 계곡이나 분지에서 생긴 무거운 냉기가 경사면을 따라 아래로 내려 가면서 골짜기 아래의 기온이 하강하면서 역전층 생성(예 Meuse valley)

ⓓ **전선성 역전** : 한랭전선이나 온난전선에 의하여 발생하는 역전

(2) 대기 안정도와 플룸(Plume)의 모양

① 연기의 형

연기의 형	대기상태	특징
환상형, 파상형 (Looping)	불안정	여름철, 맑은 날 오후나 풍속이 매우 강하여 상·하층 간 혼합이 크게 일어날 때 발생(지표농도최대)
원추형 (Coning)	약안정 (중립)	겨울철 또는 구름이 낀 낮에 잘 나타나며, 수평방향의 확산의 크므로 연기는 타원형이 되고, 최대 농도지점은 멀다.
부채형 (Fanning)	강안정 (역전)	하층 전체에 역전층이 있으므로 연기는 수평방향으로 넓게 확산이 크므로 연기는 타원형이 되고, 최대 농도지점은 멀다.
지붕형, 상승형 (Lofting)	상불안정, 하안정	일몰 전후, 연기 아래 부분에만 역전이 존재하여 하향방향으로는 혼합이 안 됨, 스모그와 관계
훈증형, 끌림형 (Fumigation)	상안정, 하불안정	연기의 확산은 밑으로만 되기 때문에 지표부근의 오염이 심하게 됨 (특히, 일출 후)
함정형, 구속형 (Trapping)	침강역전, 복사역전	침강과 복사 두 역전층 사이에 연기가 갇히게 된 형태로 그 부분에서의 오염이 심함

▶ **플룸** : 굴뚝에서 배출되는 연기

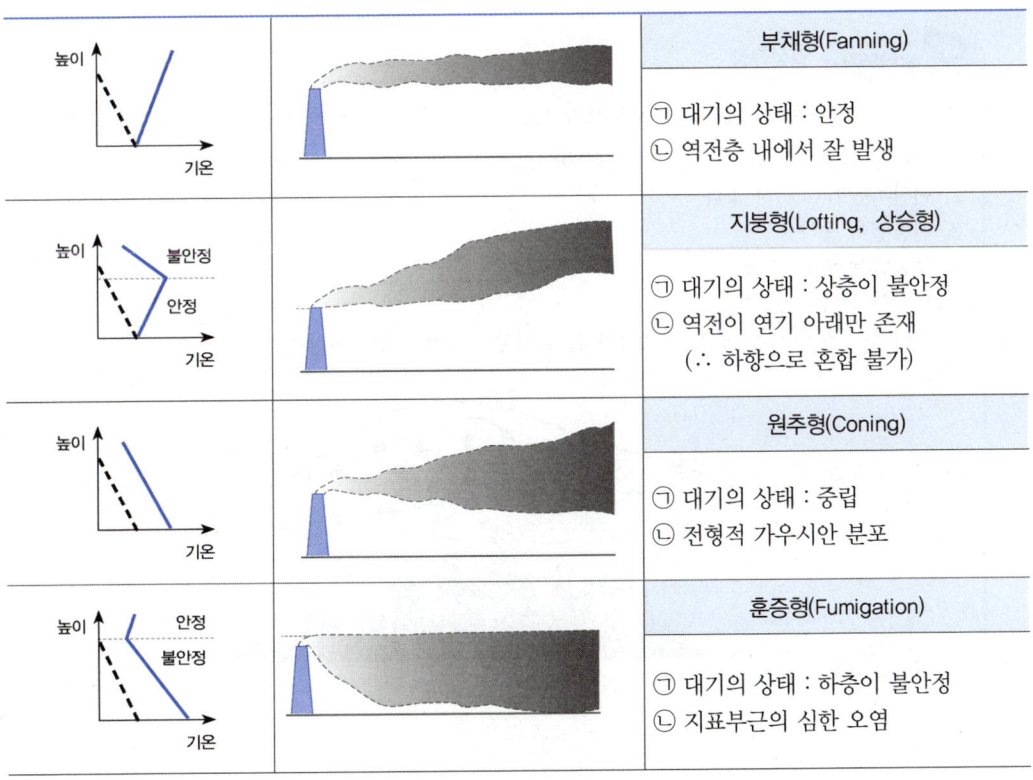

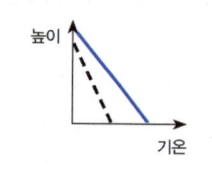	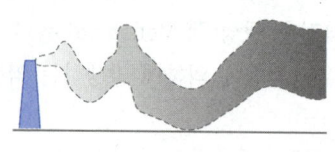	파상형(Looping, 환상형) ㉠ 대기의 상태 : 불안정 ㉡ 상·하층 혼합 시 발생 ㉢ 지표농도 최대오염

② 장애물에 의한 플륨의 영향
　㉠ 다운 드래프트(Down Draught) 현상
　　ⓐ 굴뚝의 풍상측에 굴뚝 높이에 비할 만한 건물이 위치해 있을 때, 이 건물로 인해 난류 발생 → 플륨이 풍상측 건물 후면으로 흐름
　　ⓑ 대책 : 굴뚝의 높이를 주위 건물의 2.5배 이상 되도록 설치
　㉡ 다운 워시(Down Wash) 현상
　　ⓐ 굴뚝의 수직배출속도에 비해 평균 풍속이 클 때 → 플륨이 아래로 흩날림
　　ⓑ 대책 : 굴뚝의 배출속도를 풍속의 2배 이상 되도록 함

(3) 열섬현상(Heat Island Effect)
① 교외보다 도심 빌딩 숲의 기온이 높게 되어 도심의 따뜻한 공기는 상승하고 주위 공기가 도심으로 유입
② 열섬현상은 국지적인 기온역전현상을 일으켜서 근교 공업 지대로부터 대기오염물질이 인구가 밀집된 도심으로 유입
③ 먼지지붕(Dust-dome) 형성 – 공기이동 차단

> **더 알아보기**　열섬현상
>
> 열섬현상(Heat Island Effect)이란 도시가 시골(전원도시)보다 기온이 2~5℃ 더 높은 것을 말한다.
> 1. 도시는 시골보다 열 보전능력이 크다(아스팔트, 콘크리트벽 등).
> 2. 이산화탄소(CO_2)가 많다.
> 3. 인공열이 많다.
> 4. 물증발에 의한 열 소비가 적다.
> 5. 바람이 적다.
> 6. 도시 상공의 먼지돔 형성, 열대야현상, 전원풍의 발생은 열섬현상의 영향이다.
>
>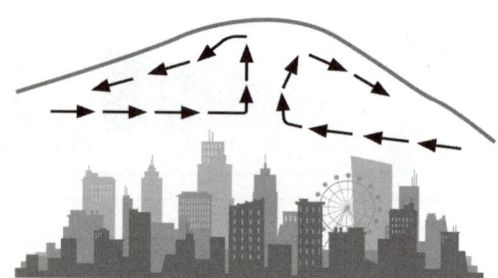

5 매연농도 측정

(1) 링겔만 스모크 차트
① 측정조건 : 무풍 시, 연기의 흐름에 직각인 위치에서 태양광선을 측면으로 받는 방향으로부터 측정
② 방법 : 배출구로부터 200m 이내의 지점에서 링겔만 비탁표를 측정자의 16m 앞에 놓고 굴뚝 배출구로부터 30~45cm에서 매연의 색을 비탁도와 관측 비교
③ 배출구 허용 기준농도 : 링겔만 비탁표 2도 이하 (기출)

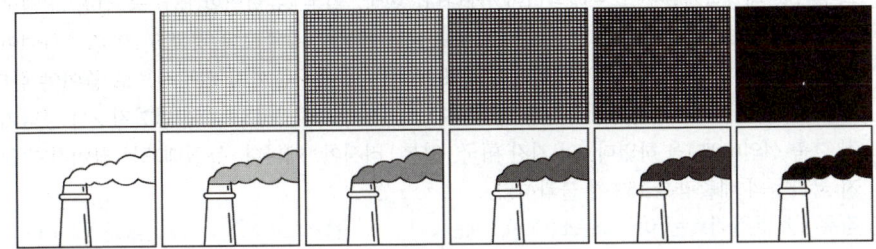

Card 번호(농도)	흑색의 폭	백색의 폭	백색의 부분	매연농도
No. 0(0도)	전백		100%	0%
No. 1(1도)	1.0mm	9.0mm	80%	20%
No. 2(2도)	2.3mm	7.7mm	60%	40%
No. 3(3도)	3.7mm	6.3mm	40%	60%
No. 4(4도)	5.5mm	4.5mm	20%	80%
No. 5(5도)	전흑		0%	100%

6 대기오염의 영향

(1) 지구온난화 (기출)
① 이산화탄소 농도변화로 인한 지구온도 상승
② 이산화탄소 농도 상승 원인 : 화석연료 사용 증가

(2) 온실효과(Green House Effect)
① 온실의 유리가 광선을 통과시키지만 내부의 열을 방출하지 않기 때문에 보온효과가 생기는 것과 같은 원리
② 대기 중에서 수증기, 이산화탄소, 메탄, 질소화합물 및 염화불화탄소화합물 등과 같은 기체가 단파장인 태양광선은 통과시키나 지표면에서 복사 방출되는 장파복사에너지는 흡수하여 대기 중에 가두어 둠으로써 대기의 온도를 상승시킴
③ 대표 온실가스 : 수증기(36~70%), 이산화탄소(9~26%), 오존(3~7%)

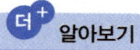 **알아보기** 교토의정서(Kyoto protocol, 1997)

1. 지구온난화 방지와 규제를 목표로 하는 유엔기후변화협약의 구체적 이행방안으로, 선진국의 온실가스 감축목표치를 규정하였다(기후변화협약만으로는 지구온난화 방지가 불충분함을 인식하고 선진국에 강제적 온실가스 감축의무 부담을 부여한 국제의정서).
2. 1997년 12월 교토에서 개최된 기후변화협약 제3차 당사국총회에서 채택하여 2005년 2월 16일 공식 발효되었다.
3. 교토의정서는 지구온난화 방지와 규제가 목표이다.
4. 의무이행 대상국가는 오스트레일리아, 캐나다, 미국, 일본, 유럽연합(EU) 등 선진 38개국이며, 각국은 2008년부터 2012년까지 5년간 온실가스 배출량을 1990년 수준보다 평균 5.2% 감축하여야 한다(각국의 감축목표량은 -8~+10%로 차별화). 즉, 1990년의 95% 수준까지 의무적으로 줄여야 한다.
5. 2012년 우리나라는 개발도상국가로 인정받아 제외되었으며 2013~2020년까지 2차 공약기간 동안 자발적 감축 선언(30%)을 하였다. 이 기간 미국, 일본, 러시아, 캐나다, 뉴질랜드는 참여하지 않았으며, 나머지 국가들의 배출량은 15%에 불과하다.
6. 감축대상 온실가스는 이산화탄소(CO_2), 메탄(CH_4), 아산화질소(N_2O), 수소화불화탄소(HFCs), 과불화탄소(PFCs), 육불화황(SF_6) 등 6가지이다. 기출
    ▶ 지구온난화지수(GWP : Global Warming Potential) : 이산화탄소가 지구온난화에 미치는 영향을 기준으로 각각의 온실가스가 지구온난화에 기여하는 정도를 수치로 표현한 것이다(단위질량당 온난화 효과를 지수화). 이산화탄소(CO_2)를 1로 볼 때 메탄(CH_4)은 21, 아산화질소(N_2O)는 310, 수소불화탄소(HFCs)는 1,300, 과불화탄소(PFCs)는 7,000, 그리고 육불화황(SF_6)은 23,900이다. 기출
7. 의무이행 당사국 감축이행 시 신축성을 허용하기 위하여 배출권거래(Emission Trading) 등의 제도가 도입되었다.
8. 미국은 전 세계 이산화탄소 배출량의 28%를 차지하지만, 자국의 산업보호를 위해 2001년 3월 탈퇴하였다.
9. 파리기후변화당사국총회(제21차 당사자 총회, 2015.11.30~12.11) : COP21(Conference of Parties)
    ① 2015년 제21차 당사국총회(COP21, 파리)에서는 2020년부터 모든 국가가 참여하는 신기후 체제의 근간이 될 파리협정(Paris Agreement)이 채택되었다. 이로써 선진국에만 온실가스 감축 의무를 부과하던 기존의 교토의정서 체제를 넘어 모든 국가가 자국의 상황을 반영하여 참여하는 보편적인 체제가 마련되었다.
    ② 파리협정은 지구 평균기온 상승을 산업화 이전 대비 2℃보다 상당히 낮은 수준으로 유지하고, 1.5℃로 제한하기 위해 노력한다는 전 지구적 장기목표하에 모든 국가가 2020년부터 기후행동에 참여하며, 5년 주기 이행점검을 통해 점차 노력을 강화하도록 규정하고 있다.
    ③ 파리협정은 모든 국가가 스스로 결정한 온실가스 감축목표를 5년 단위로 제출하고 국내적으로 이행토록 하고 있으며, 재원 조성 관련, 선진국이 선도적 역할을 수행하고 여타 국가는 자발적으로 참여하도록 하고 있다.

> **참고** 기후변화에 관한 국제연합 기본협약(UNFCCC)

1. **채택 및 발효** : 유엔기후변화협약(UNFCCC : United Nations Framework Convention on Climate Change)은 1992년 5월 뉴욕에서 채택되어 1992년 6월 브라질 리우데자네이루에서 개최된 유엔환경개발회의(UNCED : UN Conference on Environment & Development)에서 협정당사국에 서명 개방 시작
   ① 1994년 3월 21일 발효(197개 당사국 가입)
   ② 우리나라는 1993년 12월에 47번째로 가입
2. **당사국총회** : 기후변화협약 당사국들은 협약 발효 이후, 1995년부터 매년 1회 당사국 총회(COP : Conference of the Parties)를 개최
   ① 2018년 12월 폴란드 카토비체에서 제24차 당사국총회(COP24) 개최
   ② 2019년 12월 칠레 산티아고에서 제25차 당사국총회(COP25), 2021년 영국에서 제26차 당사국총회(COP26), 2021년 영국(스코틀랜드) 글래스고에서 개최(2021.10.31~11.13)
3. 궁극적인 목적은 '대기 중 온실가스 농도의 안정화'로 다음과 같은 기본원칙에 의해 각 당사국이 의무를 이행
   ① 공동의 차별화된 책임 및 각국의 능력에 입각한 의무부담
   ② 개발도상국의 특수한 여건의 배려
4. 기후변화협약(UNFCCC)은 최고 의사결정기구로서 당사국총회(COP : Conference Of Parties)를 두고, 협약이행 및 논의는 당사국 합의로 결정
   ① 1995년 3월 베를린의 제1차 당사국 총회(COP1)
   ② 1997년 12월 제3차 당사국총회(COP3) : 교토의정서(선진국 감축의무) 채택
   ③ 2007년 12월 제13차 당사국총회(COP13) : 발리 로드맵(Post-2012 협상 Framework) 채택
   ④ 2008년 12월 제14차 당사국총회(COP14) : Post-2012 협상문 초안 마련
   ⑤ 2012년 12월 제18차 당사국총회(COP18) : 카타르
   ⑥ 2013년 11월 제19차 당사국총회(COP19) : 폴란드 바르샤바
   ⑦ 2014년 12월 제20차 당사국총회(COP20) : 페루 리마
   ⑧ 2015년 11월 제21차 당사국총회(COP21) : 프랑스 파리
   ⑨ 2016년 11월 제22차 당사국총회(COP22) : 모로코 마라케시
   ⑩ 2017년 11월 제23차 당사국총회(COP23) : 독일 본
   ⑪ 2018년 12월 제24차 당사국총회(COP24) : 폴란드 카토비체
   ⑫ 2019년 12월 제25차 당사국총회(COP25) : 스페인 마드리드
   ⑬ 2021년 10월 제26차 당사국총회(COP26) : 영국 글래스고
   ⑭ 2022년 11월 제27차 당사국총회(COP27) : 이집트 샤름엘셰이크
   ⑮ 2023년 11월 제28차 당사국총회(COP28) : 아랍에미리트(UAE) 두바이
   ⑯ 2024년 11월 제29차 당사국총회(COP29) : 아제르바이잔 바쿠
   ⑰ 2025년 11월 제30차 당사국총회(COP30) : 브라질 벨렝
5. 당사국을 부속서 I, 부속서 II 및 비부속서 I 국가로 구분, 각기 다른 의무를 부담토록 규정
6. 우리나라는 1993년 12월에 47번째로 가입하였고, 기후변화협약상 우리나라의 지위는 개도국(비부속서 I 국가)으로 분류되어 국가보고서 제출 등의 공통의무사항만 수행

(3) 산성비 기출

① 대기 중에 방출된 황산화물과 질소산화물 + 수분 → 황산과 질산 생성 → 우수에 용해 → pH 5.6 미만의 강수가 됨
② 원인물질 : 황산(65%), 질산(30%), 염산(5%)

③ 피해
　㉠ 식물 : 꽃가루의 수정 저하 및 잎을 말려 죽임
　㉡ 인체 : 피부질환, 안질환 등
　㉢ 물고기 알의 부화 저하 등

> **참고** 대기오염과 지표식물
> 1. 아황산가스(SO_2) : 알팔파(자주개자리), 참깨
> 2. 불소(F), 불화수소(HF) : 글라디올러스, 메밀
> 3. 오존(O_3) : 담배(연초)
> 4. 질산과산화아세틸(PAN) : 강낭콩
> 5. 염화가스(Cl_2) : 장미

(4) 엘니뇨
① 열대 태평양 적도 부근에서 남미해안, 중태평양에 이르는 넓은 범위에서 해수면 온도가 지속적으로 높아지는 현상
② 원인 : 무역풍의 약화
③ 피해 : 주변 지역에 폭풍, 홍수, 가뭄, 저온 등 각종 재난을 일으킴

(5) 라니냐 기출
① 엘니뇨와 반대로 해수면의 온도가 0.5℃ 이상 낮아지는 현상
② 원인 : 무역풍의 강화
③ 피해 : 장마, 가뭄, 추위 등

(6) 열대야
① 여름밤 기온이 25℃ 이상
② 원인 : 엘니뇨와 같은 기상이변의 여파
③ 피해 : 불면증, 불쾌감, 피로감 증대

(7) 오존층 파괴 기출
① 프레온가스가 성층권에서 자외선에 의해 분해되면서 염소 원자를 방출 → 오존층 파괴
② 영향 : 대류권의 자외선 강도를 증가시킴
③ 원인 : 프레온가스(CFCs, 염화불화탄소) - 스프레이 분사제, 냉장고나 에어컨의 냉매제 등으로 사용됨
④ 피해 : 전염병, 안질환, 백내장 등 유발, 피부암 발생률 증가 등
▶ 몬트리올 의정서(1987) : 오존층 파괴물질의 생산 및 사용 규제

7 대기오염의 방지 및 대책

(1) 입자상 물질 제거

① 침강실(중력 집진장치) 기출
  ㉠ 배기가스 중의 입자를 중력에 의한 자연침강에 의해 분리·포집(1단계적 제거방법)
  ㉡ 가스의 흐름이 균일하고, 느릴수록 효과가 좋음
  ㉢ 입자의 분리속도(침강속도) : Stokes 법칙 기출

$$V_s = \frac{g(\rho_s - \rho_a)d^2}{18\mu}$$

  V_s : 입자의 침강속도(m/sec) g : 중력 가속도(9.8m/sec^2)
  ρ_s : 입자의 밀도(kg/m^3) ρ_a : 공기(가스)의 밀도(kg/m^3)
  d : 입자의 직경(m) μ : 가스의 점도(kg/m·sec)

  ㉣ 장점 : 간단한 설계 및 보수
  ㉤ 단점 : 넓은 면적 요구, 낮은 처리효율

② 사이클론(원심력 집진장치)
  ㉠ 가스를 선회운동시켜 원심력을 이용하여 입자를 제거
  ㉡ 배기관경은 작을수록, 처리가스의 속도가 클수록, 여러 대를 직렬로 설치할수록 효과적임
  ㉢ 장점 : 간단한 구조, 저렴한 설치비 및 유지비, 고온에서 운전 가능
  ㉣ 단점 : 운전비용 증가, 미세입자에 대한 낮은 처리효율

③ 여과기(여과집진장치)
  ㉠ 가스를 천으로 된 필터에 통과시켜 먼지입자를 분리, 포집
  ㉡ 장점 : 작은 입자의 분리 가능, 우수한 집진효율, 시설비와 유지비 감소
  ㉢ 단점 : 고온이거나 부식성 가스에 부적합, 여과속도에 민감

④ 세정집진장치(Venturi scrubber)
  ㉠ 가스를 세정액에 분사시킬 때 발생되는 액적, 액막, 기포 등에 의해 먼지 포집(gas상 물질도 제거 가능)
  ㉡ 종류
    ⓐ 공기청정장치(Air washer)
    ⓑ 습식 여과기
    ⓒ 분무식(Spray tower)
  ㉢ 장점 : 간단한 구조, 고온가스 처리 가능
  ㉣ 단점 : 급수설비 및 처리장치(탈수, 여과, 건조 등) 필요, 폐수처리 문제, 겨울철 동결

⑤ 전기집진기
  ㉠ 전기력으로 입자를 분리 포집하는 장치(중성입자를 음이온화하여 양극인 집진판에 부착하여 제거)
  ㉡ 장점 : 대량의 가스 처리 가능, 높은 집진효율(99%), 미세입자포집, 낮은 유지비
  ㉢ 단점 : 비싼 시설비, 넓은 설치면적 요구, 고전압으로 인한 안전설비 요구

⑥ 관성력 집진기
  ㉠ 함진가스를 방패판에 충돌 → 기류의 방향전환(가스, 분진 나뉨)
  ㉡ 충돌식, 반전식, 루버식[일정 간격의 복수의 판(Plate, 채광, 통풍조절 역할)] 등

(2) 가스 제거 기출

① 연소법 : 탄화수소 또는 일산화탄소 제거
② 흡수법 : 가용성 가스를 액체에 흡수시켜 제거
③ 흡착법 : 활성탄 등과 같은 다공성 물질 이용 기출

8 대기환경 기준

(1) 환경정책기본법 시행령 [별표 1] 〈개정 2022.12.6.〉 기출

환경기준(제2조 관련)

1. 대기

항목	기준	항목	기준
아황산가스(SO_2)	연간 평균치 0.02ppm 이하	미세먼지 (PM-10)	연간 평균치 50$\mu g/m^3$ 이하
	24시간 평균치 0.05ppm 이하		24시간 평균치 100$\mu g/m^3$ 이하
	1시간 평균치 0.15ppm 이하	초미세먼지 (PM-2.5)	연간 평균치 15$\mu g/m^3$ 이하
일산화탄소(CO)	8시간 평균치 9ppm 이하		24시간 평균치 35$\mu g/m^3$ 이하
	1시간 평균치 25ppm 이하	오존(O_3)	8시간 평균치 0.06ppm 이하
이산화질소(NO_2)	연간 평균치 0.03ppm 이하		1시간 평균치 0.1ppm 이하
	24시간 평균치 0.06ppm 이하	납(Pb)	연간 평균치 0.5$\mu g/m^3$ 이하
	1시간 평균치 0.10ppm 이하	벤젠	연간 평균치 5$\mu g/m^3$ 이하

비고
1. 1시간 평균치는 999천분위수(千分位數)의 값이 그 기준을 초과해서는 안 되고, 8시간 및 24시간 평균치는 99백분위수의 값이 그 기준을 초과해서는 안 된다.
2. 미세먼지(PM-10)는 입자의 크기가 10μm 이하인 먼지를 말한다.
3. 초미세먼지(PM-2.5)는 입자의 크기가 2.5μm 이하인 먼지를 말한다.

> **참고** 오존이 발생하기 쉬운 기상조건 기출
> 1. 풍속 : 지상의 평균풍속이 3.0m/sec 미만으로 바람이 약할 때
> 2. 기온 : 기온이 평년보다 높은 경우, 최고 기온이 25℃ 이상으로 기온이 높을 때
> 3. 일사량 : 일출 후 정오까지의 총 일사량이 6.4MJ/m²(150cal/cm²) 이상으로 많은 경우
> 4. 날씨 : 쾌청한 날씨가 계속될 경우

(2) 대기환경보전법 시행규칙 [별표 7] 〈개정 2019.2.13.〉

대기오염경보 단계별 대기오염물질의 농도기준(제14조 관련)

대상물질	경보단계	발령기준	해제기준
미세먼지 (PM-10)	주의보	기상조건 등을 고려하여 해당지역의 대기자동측정소 PM-10 시간당 평균농도가 $150\mu g/m^3$ 이상 2시간 이상 지속인 때	주의보가 발령된 지역의 기상조건 등을 검토하여 대기자동측정소의 PM-10 시간당 평균농도가 $100\mu g/m^3$ 미만인 때
미세먼지 (PM-10)	경보	기상조건 등을 고려하여 해당지역의 대기자동측정소 PM-10 시간당 평균농도가 $300\mu g/m^3$ 이상 2시간 이상 지속인 때	경보가 발령된 지역의 기상조건 등을 검토하여 대기자동측정소의 PM-10 시간당 평균농도가 $150\mu g/m^3$ 미만인 때는 주의보로 전환
초미세먼지 (PM-2.5)	주의보	기상조건 등을 고려하여 해당지역의 대기자동측정소 PM-2.5 시간당 평균농도가 $75\mu g/m^3$ 이상 2시간 이상 지속인 때	주의보가 발령된 지역의 기상조건 등을 검토하여 대기자동측정소의 PM-2.5 시간당 평균농도가 $35\mu g/m^3$ 미만인 때
초미세먼지 (PM-2.5)	경보	기상조건 등을 고려하여 해당지역의 대기자동측정소 PM-2.5 시간당 평균농도가 $150\mu g/m^3$ 이상 2시간 이상 지속인 때	경보가 발령된 지역의 기상조건 등을 검토하여 대기자동측정소의 PM-2.5 시간당 평균농도가 $75\mu g/m^3$ 미만인 때는 주의보로 전환
오존	주의보	기상조건 등을 고려하여 해당지역의 대기자동측정소 오존농도가 0.12ppm 이상인 때	주의보가 발령된 지역의 기상조건 등을 검토하여 대기자동측정소의 오존농도가 0.12ppm 미만인 때
오존	경보	기상조건 등을 고려하여 해당지역의 대기자동측정소 오존농도가 0.3ppm 이상인 때	경보가 발령된 지역의 기상조건 등을 고려하여 대기자동측정소의 오존농도가 0.12ppm 이상 0.3ppm 미만인 때는 주의보로 전환
오존	중대경보	기상조건 등을 고려하여 해당지역의 대기자동측정소 오존농도가 0.5ppm 이상인 때	중대경보가 발령된 지역의 기상조건 등을 고려하여 대기자동측정소의 오존농도가 0.3ppm 이상 0.5ppm 미만인 때는 경보로 전환

비고
1. 해당 지역의 대기자동측정소 PM-10 또는 PM-2.5의 권역별 평균 농도가 경보 단계별 발령기준을 초과하면 해당 경보를 발령할 수 있다.
2. 오존 농도는 1시간당 평균농도를 기준으로 하며, 해당 지역의 대기자동측정소 오존 농도가 1개소라도 경보단계별 발령기준을 초과하면 해당 경보를 발령할 수 있다.

> **더+ 알아보기** 경보 단계별 조치(대기환경보전법 시행령 제2조 제4항)
>
> 1. 주의보 발령 : 주민의 실외활동 및 자동차 사용의 자제 요청 등
> 2. 경보 발령 : 주민의 실외활동 제한 요청, 자동차 사용의 제한 및 사업장의 연료사용량 감축 권고 등
> 3. 중대경보 발령 : 주민의 실외활동 금지 요청, 자동차의 통행금지 및 사업장의 조업시간 단축명령 등

9 실내공기질

(1) 새집증후군 기출
① 개념 : 새집증후군(Sick House Syndrome)이란 말은 원래 빌딩증후군(SBS : Sick Building Syndrome)에서 파생된 말이다. 새집증후군과 더불어 최근에는 새가구증후군이라는 말도 사용한다.
② 새집증후군의 예방(해결방법) : 오염물질 배출원의 제거 및 개선, 환기개선, 실내공기정화, 교육 등 입주 전 베이크 아웃하는 방법이 있다.

(2) 군집독(Crowd Poisoning)
① 개념 : 다수인이 밀집한 실내공기의 화학적·물리적인 조성변화로 인해 초래하는 불쾌감, 두통, 권태, 메스꺼움, 현기증, 구토, 식욕부진 등의 신체적 현상을 말한다.
② 군집독의 원인
  ㉠ 많은 사람이 밀폐된 공간에 장기간 머무를 경우 호흡에 의한 O_2 감소, CO_2가 증가한다. 기출
  ㉡ 밀폐된 공간뿐 아니라 방이나 작은 실내에 다수인이 밀집되어 있을 때에도 발생하는데, 유해 작용을 일으킬 수 있는 요인은 취기, 온도, 습도, 연소가스, 공기이온, 먼지 등이다.
  ㉢ 무기화합물인 암모니아, 염소 그리고 유기물인 아민류, 지방성류 등에 의해 악취가 발생하므로 불쾌감을 준다.
  ㉣ 체열의 발산 및 수분배출 등으로 인해 실내온도 및 습도의 상승
  ㉤ 군집독의 예방 : 환기

(3) 실내공기질 관리법
① 연혁 : 「지하생활공간공기질관리법」→「다중이용시설 등의 실내공기질관리법」→「실내공기질 관리법」
② 적용대상 다중이용시설(시행령 제2조)
③ 실내공간오염물질 17종(시행규칙 [별표 1]) : 미세먼지(PM-10), 이산화탄소(CO_2 ; Carbon Dioxide), 폼알데하이드(Formaldehyde), 총부유세균(TAB ; Total Airborne Bacteria), 일산화탄소(CO ; Carbon Monoxide), 이산화질소(NO_2 ; Nitrogen dioxide), 라돈(Rn ; Radon), 휘발성유기화합물(VOCs ; Volatile Organic Compounds), 석면(Asbestos), 오존(O_3 ; Ozone), 초미세먼지(PM-2.5), 곰팡이(Mold), 벤젠(Benzene), 톨루엔(Toluene), 에틸벤젠(Ethylbenzene), 자일렌(Xylene), 스티렌(Styrene) 기출

> **참고 라돈(Rn)** 기출
> 라돈(Radon)은 라듐의 방사성붕괴로 생기는데, 라돈 원자는 알파붕괴 과정을 거쳐 방사선을 내놓으면서, 방사성원소인 폴로늄의 원자가 된다.
> 라돈의 끓는점은 -61.8°C이며, 녹는점은 -71°C, 라돈은 무색, 무미, 무취의 성질을 가진 기체이며 Rn-222으로 반감기는 3.8일이고, 이를 이용하여 방사선 치료 등에 사용된다. 라돈의 방사능으로 인해 폐로 흡입하게 되면 폐의 건강을 위협한다(폐암 유발, 지하수 오염).

④ 실내공기질 유지기준(실내공기질 관리법 시행규칙 [별표 2] 〈개정 2020.4.3.〉)

실내공기질 유지기준(제3조 관련) 기출

오염물질 항목 다중이용시설	미세먼지 (PM-10) ($\mu g/m^3$)	미세먼지 (PM-2.5) ($\mu g/m^3$)	이산화 탄소 (ppm)	폼알데 하이드 ($\mu g/m^3$)	총부유 세균 (CFU/m^3)	일산화 탄소 (ppm)
가. 지하역사, 지하도상가, 철도역사의 대합실, 여객자동차터미널의 대합실, 항만시설 중 대합실, 공항시설 중 여객터미널, 도서관·박물관 및 미술관, 대규모 점포, 장례식장, 영화상영관, 학원, 전시시설, 인터넷컴퓨터게임시설제공업의 영업시설, 목욕장업의 영업시설	100 이하	50 이하	1,000 이하	100 이하	—	10 이하
나. 의료기관, 산후조리원, 노인요양시설, 어린이집, 실내 어린이놀이시설	75 이하	35 이하		80 이하	800 이하	
다. 실내주차장	200 이하	—		100 이하	—	25 이하
라. 실내 체육시설, 실내 공연장, 업무시설, 둘 이상의 용도에 사용되는 건축물	200 이하	—	—	—	—	—

비고
1. 도서관, 영화상영관, 학원, 인터넷컴퓨터게임시설제공업 영업시설 중 자연환기가 불가능하여 자연환기설비 또는 기계환기설비를 이용하는 경우에는 이산화탄소의 기준을 1,500ppm 이하로 한다.
2. 실내 체육시설, 실내 공연장, 업무시설 또는 둘 이상의 용도에 사용되는 건축물로서 실내 미세먼지(PM-10)의 농도가 200$\mu g/m^3$에 근접하여 기준을 초과할 우려가 있는 경우에는 실내공기질의 유지를 위하여 다음 각 목의 실내공기정화시설(덕트) 및 설비를 교체 또는 청소하여야 한다.
    가. 공기정화기와 이에 연결된 급·배기관(급·배기구를 포함한다)
    나. 중앙집중식 냉·난방시설의 급·배기구
    다. 실내공기의 단순배기관   라. 화장실용 배기관   마. 조리용 배기관

⑤ 실내공기질 권고기준(실내공기질 관리법 시행규칙 [별표 3] 〈개정 2020.4.3.〉) 기출

실내공기질 권고기준(제4조 관련)

오염물질 항목 다중이용시설	이산화질소 (ppm)	라돈 (Bq/m^3)	총휘발성 유기화합물 ($\mu g/m^3$)	곰팡이 (CFU/m^3)
가. 지하역사, 지하도상가, 철도역사의 대합실, 여객자동차터미널의 대합실, 항만시설 중 대합실, 공항시설 중 여객터미널, 도서관·박물관 및 미술관, 대규모점포, 장례식장, 영화상영관, 학원, 전시시설, 인터넷컴퓨터게임시설제공업의 영업시설, 목욕장업의 영업시설	0.1 이하	148 이하	500 이하	—
나. 의료기관, 산후조리원, 노인요양시설, 어린이집, 실내 어린이놀이시설	0.05 이하		400 이하	500 이하
다. 실내주차장	0.30 이하		1,000 이하	—

⑥ 신축 공동주택의 실내공기질 권고기준(시행규칙 [별표 4의2])
  ㉠ 폼알데하이드 210μg/m³ 이하
  ㉡ 벤젠 30μg/m³ 이하
  ㉢ 톨루엔 1,000μg/m³ 이하
  ㉣ 에틸벤젠 360μg/m³ 이하
  ㉤ 자일렌 700μg/m³ 이하
  ㉥ 스티렌 300μg/m³ 이하
  ㉦ 라돈 148Bq/m³ 이하 기출

> **참고** 실내공기질공정시험기준(2021 개정)
> 실내공기 중 미세먼지 측정방법 – 중량법(determination of particulate matter in indoor by the gravimetric method)
> 실내공기 중 미세먼지를 여과지에 1L/min~30L/min 정도의 공기유량으로 채취하여 채취 전후의 여과지 중량의 차이를 이용하여 실내공기 중 미세먼지 농도를 측정하는 방법이다.

더+ 알아보기 환경관련 국제협약

연도	협약명	내용
1971년	람사협약	국제적인 습지보호에 관한 협약
1973년	워싱턴협약	멸종위기에 처한 야생 동식물의 국제거래에 관한 협약
1975년	런던협약	해양투기 및 소각금지 등 해양오염방지에 관한 조약
1985년	비엔나협약	오존층보호를 위한 국제협약
1987년	몬트리올 의정서	오존층보호를 위한 의정서
1989년	바젤협약	유해폐기물의 국가 간 이동 및 처분규제에 관한 국제협약
1991년	마드리드 의정서	남극대륙에서 일어나는 인간활동 규제
1992년	리우선언	기후변화협약 및 지속가능한 개발 실현
1992년	생물다양성협약	생물다양성보전 및 유전자원 주권적 권리실현
1994년	사막방지화협약	사막화대응능력 향상과 사막화방지협약
1997년	교토의정서	온실가스감축을 위한 국제의정서
1998년	로테르담협약	유해화학물질과 농약 사전통보 승인 조약
2001년	스톡홀름협약	잔류성 유기오염물질(POPs) 국제협약

02 끝판왕! 적중예상문제

01 [1회독] [2회독] [3회독] 2024 기출유사

디젤유(Diesel 油)를 사용하는 자동차에서 고온, 고압의 연소 조건으로 인해 다량 배출되는 대기오염물질은?

① 오존　　② 메탄　　③ 일산화탄소
④ 질소산화물　　⑤ 이황화탄소

02 [1회독] [2회독] [3회독] 2024 기출유사

환경을 오염시킨 세계적인 여러 사건 중에서 대기오염 관련 사건은?

① 도노라사건　　② 레만호사건
③ 미나마타병사건　　④ 블루베이비병사건
⑤ 이따이이따이병사건

03 [1회독] [2회독] [3회독] 2024 기출유사

강력한 산화력을 가진 물질로 자동차 타이어 등 고무 제품을 손상시키는 2차 대기오염 물질로 옳은 것은?

① 메탄　　② 오존　　③ 질소
④ 이산화탄소　　⑤ 일산화탄소

04 [1회독] [2회독] [3회독] 2024 기출유사

지표면을 기준으로 할 때 고도가 높아질수록 기온이 낮아지고 기상현상이 일어나는 대기권은 어느 것인가?

① 열권　　② 대류권　　③ 성층권
④ 중간권　　⑤ 외기권

05 [1회독] [2회독] [3회독] 2024 기출유사

여러 가지 대기오염물질이 사람에게 큰 피해를 끼칠 수 있는데, 이런 오염물질들의 주된 인체 침입 경로는?

① 눈　　② 피부　　③ 비뇨기
④ 호흡기　　⑤ 소화기

적중예상문제 해설

01
질소산화물 (NO_x)의 주요 발생원
고온 연소, 자동차 배기가스(경유차) 등

02
Donora(U.S.A)사건(1948년 10월)
계곡, 무풍상태, 기온역전, 연무발생, 공장지대(철공, 아연, 황산), 공장으로부터의 아황산가스(SO_2), 및 황산미스트(H_2SO_4 mist) 등

03
광화학 2차 대기오염물질 오존(O_3)
무색의 자극성 기체, 눈, 목의 자극증상, 강력한 산화제

04
대류권(Troposphere)
지상 약 11km까지, 고도 1km 상승 시 기온은 평균 6.5℃ 하강

05
대기오염의 대표적인 예인 London형 스모그의 원인물질은 SO_x, CO, 입자성 물질 등(주택·공장연료)이며 호흡기 질환을 일으킨다.

🔒 01 ④　02 ①　03 ②　04 ②　05 ④

적중예상문제 해설

06
천연의 방사성 기체 물질인 라돈의 방사능으로 인해 폐로 흡입하게 되면 폐의 건강을 위협한다.

07
광화학 스모그의 주원인은 질소산화물(NO_x 중 주로 NO_2)이다.

08
2차 대기오염물질 : 1차 오염물질이 대기 중에서 다른 물질과 반응하여 물리적, 화학적 변화에 의해 생성된 물질(O_3, PAN, NOCl, H_2O_2, PBN 등)
- **영향** : 외부의 광합성도, 반응물질의 농도, 지형, 습도 등
- **낮** : 대기 중의 농도 증가

09
기온역전
고도 상승에 따른 기온 상승으로 상부기온이 하부보다 높게 되며, 대기는 고도로 안정화되고 공기의 수직 확산이 일어나지 않아 대기오염이 증가한다.

10
지구온난화지수(GWP : Global Warming Potential)
이산화탄소가 지구온난화에 미치는 영향을 기준으로 각각의 온실가스가 지구온난화에 기여하는 정도를 수치로 표현한 것이다(단위질량당 온난화 효과를 지수화). 이산화탄소(CO_2)를 1로 볼 때 메탄(CH_4)은 21, 아산화질소(N_2O)는 310, 수소불화탄소(HFCs)는 1,300, 과불화탄소(PFCs)는 7,000, 그리고 육불화황(SF_6)은 23,900이다.

---

06 [1회독] [2회독] [3회독] **2024 기출유사**

천연의 방사성 물질이어서 토양 등에서 자연적으로 배출되지만 실내 건축자재에서도 검출되며 폐암의 원인으로 알려진 공기보다 8배나 무거운 기체상 물질은?

① 라돈　　　　② 석면　　　　③ 수은
④ 카드륨　　　⑤ 염화비닐

07 [1회독] [2회독] [3회독] **2023 기출유사**

일반적으로 자동차에서 많이 배출되어 대기 중에서 광화학스모그를 일으키는 것은?

① NH_3　　　② H_2S　　　③ NO_x
④ CO_2　　　⑤ CO

08 [1회독] [2회독] [3회독] **2023 기출유사**

주로 맑은 여름날 도시지역의 대기 중에서 생성되는 2차 대기오염물질로 옳은 것은?

① 이산화황(SO_2)　　　② 암모니아(NH_3)
③ 오존(O_3)　　　　　 ④ 이황화탄소(CS_2)
⑤ 일산화탄소(CO)

09 [1회독] [2회독] [3회독] **2023 기출유사**

기상현상 중 고도 상승에 따른 기온 상승으로 대류권 내에서 대기오염물질의 대류에 의한 확산을 방해하는 것은?

① 먼지지붕　　② 기온하강
③ 기온역전　　④ 열섬효과
⑤ 온실효과

10 [1회독] [2회독] [3회독] **2023 기출유사**

다음 괄호 안에 공통으로 들어갈 알맞은 것은?

> - 온실가스의 적외선 흡수능력을 의미하는 지구온난화지수를 산정하고자 할 때 (　　)가 기준이 된다.
> - GWP는 임의의 화학물질 1kg이 지구의 대류권으로 방출되었을 때, 지구온난화에 미치는 영향에 대해 (　　)를 기준물질로 하여 환산한다.

① 육불화황(SF_6)　　　② 아산화질소(N_2O)
③ 이산화탄소(CO_2)　　④ 과불화탄소(PFCs)
⑤ 수소불화탄소(HFCs)

🔒 06 ①　07 ③　08 ③　09 ③　10 ③

11 [2023·2021 기출유사]

어린이집을 포함해서 「실내공기질 관리법」에서 규정하는 다중이용시설에 대한 CO_2의 유지기준은?

① 1,000ppm 이상
② 1,000ppm 이하
③ 3,000ppm 이하
④ 4,000ppm 이하
⑤ 5,000ppm 이하

실내공기질 유지기준(실내공기질 관리법 시행규칙 [별표 2])

다중이용시설 \ 오염물질 항목	미세먼지 (PM-10) ($\mu g/m^3$)	미세먼지 (PM-2.5) ($\mu g/m^3$)	이산화탄소 (ppm)	폼알데하이드 ($\mu g/m^3$)	총부유세균 (CFU/m^3)	일산화탄소 (ppm)
가. 지하역사, 지하도상가, 철도역사의 대합실, 여객자동차터미널의 대합실, 항만시설 중 대합실, 공항시설 중 여객터미널, 도서관·박물관 및 미술관, 대규모 점포, 장례식장, 영화상영관, 학원, 전시시설, 인터넷컴퓨터게임시설제공업의 영업시설, 목욕장업의 영업시설	100 이하	50 이하	1,000 이하	100 이하	—	10 이하
나. 의료기관, 산후조리원, 노인요양시설, 어린이집, 실내 어린이놀이시설	75 이하	35 이하		80 이하	800 이하	
다. 실내주차장	200 이하	—		100 이하		25 이하
라. 실내 체육시설, 실내 공연장, 업무시설, 둘 이상의 용도에 사용되는 건축물	200 이하	—	—	—	—	—

12 [2023·2020 기출유사]

많은 사람들이 좁은 실내 혹은 밀폐된 실내 공간에 밀집되어 있는 경우 시간 경과에 따라 발생할 수 있는 실내 공기의 이화학적 변화로 옳은 것은?

① 기온 상승, 습도 상승, O_2 증가, CO_2 감소
② 기온 하강, 습도 상승, O_2 감소, CO_2 증가
③ 기온 상승, 습도 하강, O_2 증가, CO_2 증가
④ 기온 하강, 습도 하강, O_2 감소, CO_2 감소
⑤ 기온 상승, 습도 상승, O_2 감소, CO_2 증가

13 [2022·2020 기출유사]

금속 산화물과 같이 가스상 물질이 승화, 증류 및 화학반응 과정에서 응축될 때 주로 생성되는 물질로 주로 용접작업 중 금속의 증기가 응축되어 발생하는 고체 입자는?

① 에어로졸(aerosol)
② 매연(smoke)
③ 미스트(mist)
④ 스모그(smog)
⑤ 훈연(fume)

적중예상문제해설

12
군집독(Crowd Poisoning)
㉠ 개념 : 다수인이 밀집한 실내 공기의 화학적·물리적인 조성변화로 인해 초래하는 불쾌감, 두통, 권태, 메스꺼움, 현기증, 구토, 식욕부진 등의 신체적 현상을 말한다.
㉡ 군집독의 원인
- 많은 사람이 밀폐된 공간에 장기간 머무를 경우 호흡에 의한 O_2 감소, CO_2가 증가한다.
- 밀폐된 공간뿐 아니라 방이나 작은 실내에 다수인이 밀집되어 있을 때에도 발생하는데, 유해 작용을 일으킬 수 있는 요인은 취기, 온도, 습도, 연소가스, 공기이온, 먼지 등이다.
- 무기화합물인 암모니아, 염소 그리고 유기물인 아민류, 지방성류 등에 의해 악취가 발생하므로 불쾌감을 준다.
- 체열의 발산 및 수분배출 등으로 인해 실내 온도 및 습도의 상승
㉢ 군집독의 예방 : 환기

13
훈연(Fume)은 기체가 응축하면서 생성된 고체입자로 용융된 물질이 증발되어 생긴 것으로 크기는 0.03~0.3㎛ 정도이다.

🔒 11 ② 12 ⑤ 13 ⑤

적중예상문제 해설

14
알데히드(Aldehyde)류(RCHO) : 광화학 오염물질
- 낮은 농도에서 눈, 코의 자극증상이 있음
- formaldehyde, acetaldehyde 등
- 주요 발생원 : 연료의 불완전연소 및 석유의 정제과정에서 발생

15
대류권(Troposphere) : 지상 약 11km까지
- 고도 1km 상승 시 기온은 평균 6.5℃ 하강
- 대류운동이 활발
- 대기오염과 밀접한 관계가 있음

16
성층권(Stratosphere) : 11~50km까지의 구간
- 30km부터 기온이 상승
- 오존층(25km에서 최대밀도)이 존재(고도상승에 따른 온도상승)

17
LA smog(1954)는 석유류의 연소물이 광화학반응에 의해 생성된 고농도의 산화물에 의한 산화형 스모그(Oxidizing smog)이다.
①, ②, ③, ⑤는 모두 런던 스모그의 설명이다.

18
기온역전 : 고도 상승에 따른 기온 상승 → 상부 기온 ≫ 하부 기온, 대기의 안정화 ∴ 공기의 수직 확산이 일어나지 않음 → 대기오염의 증가

---

14 1회독 2회독 3회독 2022 기출유사

기온이 높을 때 자외선에 의한 광화학 반응에 의해 생성되는 2차 대기오염물질로 연료의 불완전연소 등이 원인이 되는 물질은?

① 벤젠　　　　② 암모니아　　　　③ 알데히드
④ 이산화황　　⑤ 황화수소

15 1회독 2회독 3회독 2022 기출유사

대기의 수직구조와 온도변화의 관계로 특히 대류권에서 고도 100m 상승 시에 낮아지는 기온으로 옳은 것은?

① 0.32℃　　　② 0.65℃　　　③ 2.05℃
④ 2.65℃　　　⑤ 3.56℃

16 1회독 2회독 3회독 2022 기출유사

지구상의 생물에 유해한 자외선을 흡수하여 생물보호막 역할을 하는 오존층이 있는 대기권역과 그 고도는?

① 성층권 - 25km　　② 대류권 - 10km
③ 열권 - 80km　　　④ 외기권 - 25km
⑤ 중간권 - 55km

17 1회독 2회독 3회독 2022 기출유사

산화형 스모그로 알려진 로스앤젤레스 스모그(LA smog) 사건에 대한 설명으로 가장 옳은 것은?

① 기온역전 : 복사역전　　② 기상조건 : 85% 이상의 습도
③ 발생시기 : 겨울철 새벽　④ 발생원인 : 석유연소
⑤ 주요 원인물질 : 황산화물과 매연

18 1회독 2회독 3회독 2022 기출유사

대기오염에 영향을 주는 가장 큰 인자이며 대부분의 대기오염 사건에서 공통적으로 나타나는 기상조건은?

① 태풍　　　　　　② 저기압과 고기압의 충돌
③ 기온역전　　　　④ 폭염
⑤ 혹한

🔒 14 ③　15 ②　16 ①　17 ④　18 ③

19 1차 대기오염물질을 배출하는 시설에서 황산화물의 처리방법으로 옳은 것은?

① 굴뚝의 높이를 낮춘다.
② 처리시설에 산성물질을 주입한다.
③ 중력집진장치를 설치한다.
④ 원심력집진장치를 설치한다.
⑤ 세정집진장치를 설치한다.

19
가스상 오염물질인 황산화물(SO_x)은 주로 석탄이나 석유계 연료의 연소과정에서 발생하며 무색, 강한 자극성, 강한 금속 부식력과 함께 산성비의 원인이 된다. 가스상 물질의 처리는 세정집진장치가 적합하다.

20 온실효과(Green House Effect)로 지구온난화를 일으키는 대표적인 물질은?

① H_2
② N_2
③ CO
④ NO_2
⑤ CO_2

20
감축대상 온실가스는 이산화탄소(CO_2), 메탄(CH_4), 아산화질소(N_2O), 수소화불화탄소(HFC), 불화탄소(PFC), 불화유황(SF_6) 등 6가지이다.

21 신축 공동주택은 물론이고 실내공간, 특히 지하공간의 실내공기질을 관리하기 위하여, 벽의 균열이나 지하수의 누수 여부를 확인해야 하는 오염물질로 가장 중요한 것은?

① PM-10
② Rn
③ CO
④ TVOC
⑤ HCHO

21
라돈(Rn)은 무색, 무미, 무취의 성질을 가진 기체이며 Rn-222으로 반감기는 3.8일이고, 이를 이용하여 방사선 치료 등에 사용된다. 라돈의 방사능으로 인해 폐로 흡입하게 되면 폐의 건강을 위협한다.

22 유리탄소가 응결한 물질로 탄소화합물이 불완전 연소될 때 발생하는 입경 1㎛ 이상인 입자상 물질은?

① 먼지(Dust)
② 미스트(mist)
③ 증기(vapor)
④ 검댕(soot)
⑤ 에어로졸(aerosol)

22
검댕(Soot)은 탄소화합물이 불완전연소 시 발생하는 유리탄소가 응결한 물질로 직경 1㎛ 이상인 물질을 말한다.

23 「실내공기질 관리법」에 의한 다중이용시설의 실내공기질 유지기준 물질은?

① 곰팡이
② 라돈
③ 이산화질소
④ 일산화질소
⑤ 포름알데히드

23
실내공기질 유지기준 항목
미세먼지(PM-10), 미세먼지(PM-2.5), 이산화탄소, 폼알데하이드, 총부유세균, 일산화탄소

🔒 19 ⑤ 20 ⑤ 21 ② 22 ④ 23 ⑤

적중예상문제 해설

24
Los Angeles smog 사건(U.S.A)
- **환경조건** : 해안분지, 연중 해양성 백색연무, 침강성 역전, 연료 소비 급증 (차량증가)
- **원인물질** : 석유계 연료에 유래함, 산, 올레핀계 탄화수소(HC), 질소화합물 등 +자외선 → O_3(2차 오염물질)

25
산성비의 기준이 pH 5.6인 이유
정상적인 공기 중 산성을 일으키는 탄산가스(CO_2)의 농도가 약 350ppm 존재하며 대기 중의 수분 등에 용해되면 약산성인 탄산을 형성하는 데 완전히 포화되어 평형상태를 유지할 때의 pH를 계산하면 약 5.6이 된다.

26
산성비의 영향
- 수질을 산성화시켜, 농작물이나 삼림에 직접적 피해를 입힌다.
- 인체의 눈이나, 피부 등에 악영향을 미친다.
- 금속이나, 건물 등에 부식을 일으켜 재산상의 피해를 입힌다.

27
산성비
대기 중에 방출된 황산화물과 질소산화물이 공기 중 수증기와 결합하여 황산과 질산으로 변화하여 우수에 용해되어 공기 중의 산소와 결합하여 pH 5.6 이하의 강수가 된다.

28
아황산가스(SO_2) : 대기오염 지표물질로 산성비의 원인

---

24 [2021 기출유사]
다음의 대기오염 사건은 무엇으로 보이는가?

> - 1954년 여름에 발생함
> - 낮 시간대에 자동차 배출가스가 주 원인이 됨
> - 오존, 질소산화물, 탄화수소가 주요한 원인 물질임
> - 광화학 반응에 의한 2차 오염이 발생됨

① 런던 스모그 사건 ② 미나마타 사건
③ 요코하마 사건 ④ 포자리카 사건
⑤ 로스앤젤레스 사건

25 [2021 기출유사]
다음 중 산성비의 수소이온농도(pH) 기준으로 옳은 것은?

① 4.5 이하 ② 4.6 이하 ③ 5.6 이하
④ 6.2 이하 ⑤ 7.0 이하

26 [2021 기출유사]
다음 중 산성비가 미치는 환경적 영향으로 옳은 것은?

① 기온 저하 ② 엘니뇨 발생
③ 해수면 상승 ④ 광화학 스모그 발생
⑤ 식물의 성장 및 생육 방해

27 [2013 기출유사]
다음 중 산성비의 가장 중요한 원인물질은?

① 일산화탄소 ② 탄화수소
③ 먼지 ④ 황산화물 및 질소산화물
⑤ 염화불화탄소

28 [2017 기출유사]
유황을 함유한 연료의 연소 시 발생하며 공기보다 무거워 지표에 가까운 대기층에 체류하여 대기를 오염시키고, 산성비의 원인이 되는 물질은?

① 아황산가스 ② 이산화탄소
③ 일산화탄소 ④ 유기화합물
⑤ 질소산화물

---

24 ⑤ 25 ③ 26 ⑤ 27 ④ 28 ①

29 [2014 기출유사]
다음 중 산성비(Rain acid)의 pH기준 범위와 기준물질로 올바른 것은?

① pH 4.6 이하, CO_2
② pH 5.6 이하, CO_2
③ pH 8.6 이하, NO_2
④ pH 10.6 이하, NO_2
⑤ pH 3.6 이하, SO_2

30 [2013 기출유사]
미국대륙의 서쪽 동태평양 적도 인근의 해수온도가 상승하면서 일어나는 현상은?

① 지구온난화
② 온실효과
③ 산성비
④ 엘니뇨
⑤ 라니냐

31 [2017 기출유사]
동태평양 적도 인근의 해수온도가 낮아져서 일어나는 이상기후 현상은?

① 열대야
② 열섬현상
③ 라니냐
④ 엘니뇨
⑤ 산성비

32 [2018 기출유사]
다음 중 열대야에 대한 정의로 올바른 것은?

① 낮 기온이 30℃ 이상
② 낮 기온이 40℃ 이상
③ 밤 기온이 30℃ 이상
④ 밤 기온이 40℃ 이상
⑤ 밤 기온이 25℃ 이상

33 [2014 기출유사]
다음 중 입자상 물질을 측정하는 기구는?

① High volume sampler, deposit gauge
② THM, midget impinger
③ GC/MS, Piezo balance
④ Low volume air sampler, HPLC
⑤ Deposit gauge, spectrophotometer

적중예상문제 해설

29 산성비의 기준
대기 중의 이산화탄소(약 350ppm)와 평형관계에 있는 빗물의 pH가 5.6으로 자연 상태 빗물의 산성도를 나타낸다.

30 엘니뇨
열대 태평양 적도부근에서 남미해안, 중태평양에 이르는 넓은 범위의 해수면 온도가 지속적으로 상승

31 라니냐
엘니뇨와 반대로 해수면의 온도가 0.5℃ 이상 낮아지는 현상

32 열대야
낮 기온이 밤이 되어도 내려가지 못하고 25℃ 이상인 것으로 엘니뇨 등 기상이변의 여파

33 입자상 물질측정기구
High volume sampler, deposit gauge

29 ② 30 ④ 31 ③ 32 ⑤ 33 ①

적중예상문제 해설

34
제진효율
전기집진장치(90~99.9%) > 여과집진장치(90~99%) > 원심력, 세정집진장치(85~95%) > 관성력 집진장치(50~70%) > 중력집진장치(40~60%)

35
모두 맞는 설명이다.

36
PM-10(미세먼지) : 입자의 크기가 10㎛ 이하인 먼지

37
- 오존주의보 : 0.12ppm↑
- 오존경보 : 0.3ppm↑
- 오존중대경보 : 0.5ppm↑

---

34 1회독 2회독 3회독 2017 기출유사

다음 집진장치 중 제진효율이 가장 높은 것은?

① 관성력 집진장치　　　② 원심력 집진장치
③ 여과집진장치　　　　④ 세정집진장치
⑤ 전기집진장치

35 1회독 2회독 3회독 2015 기출유사

다음 중 집진기에 대한 설명으로 옳은 것은?

> ㉠ 중력 집진장치는 설치면적이 크고 처리 효율이 낮다.
> ㉡ 원심력 집진장치는 설계보수가 용이하고 압력 손실이 크다.
> ㉢ 전기집진장치는 제진효율이 가장 좋다.
> ㉣ 여과집진장치는 작은 입자의 제진에 좋다.
> ㉤ 집진기 선정 시 부진의 농도, 입도분포, 비중, 전기저항 및 처리 가스의 양, 온도, 습도, 부식성, 용해성, 처리효율 등을 고려하여야 한다.

① ㉠　　　　　　　　② ㉠, ㉡
③ ㉠, ㉡, ㉢　　　　　④ ㉠, ㉡, ㉢, ㉣
⑤ ㉠, ㉡, ㉢, ㉣, ㉤

36 1회독 2회독 3회독 2017 기출유사

「환경정책기본법」상 대기환경기준에서 미세먼지의 크기는 몇 ㎛ 이하로 구성하고 있는가?

① 100　　　② 10　　　③ 1.0
④ 0.1　　　⑤ 0.01

37 1회독 2회독 3회독 2018 기출유사

우리나라는 오존농도가 몇 ppm일 때 오존주의보를 발령하도록 규정하고 있는가?

① 0.01　　　② 0.02　　　③ 0.12
④ 0.3　　　⑤ 0.5

🔒 34 ⑤　35 ⑤　36 ②　37 ③

38 [2019 기출유사]
다음 중 「환경정책기본법」상 대기오염의 지표로서 SO_2의 연간 환경기준은?

① 0.01ppm ② 0.1ppm
③ 0.05ppm ④ 0.5ppm
⑤ 0.02ppm

39 [2017 기출유사]
다음 중 대기오염과 가장 관련된 질환으로 짝지어진 것은?

| 가. 피부기계 질환 | 나. 순환기계 질환 |
| 다. 소화기계 질환 | 라. 호흡기계 질환 |

① 가, 나, 다 ② 가, 다
③ 나, 라   ④ 라
⑤ 가, 나, 다, 라

40 [2020 기출유사]
다음 중 2차 대기오염물질은?

① PAN   ② 미세먼지
③ 아황산가스 ④ 이산화탄소
⑤ 일산화탄소

41 [2020 기출유사]
다음 중 초미세먼지(PM-2.5)의 대기환경기준(24시간 평균치)은?

① $35\mu g/m^3$ 이하 ② $40\mu g/m^3$ 이하
③ $45\mu g/m^3$ 이하 ④ $50\mu g/m^3$ 이하
⑤ $55\mu g/m^3$ 이하

42 [2020 기출유사]
다음 중 오염된 실내공기를 관리하는 방법은?

① 차광 ② 환기 ③ 냉방
④ 조명 ⑤ 건조

적중예상문제해설

38
SO_2 환경기준 : 연간 – 0.02ppm, 24시간 평균치 – 0.05ppm 이하, 1시간 평균치 – 0.15ppm 이하

NO_2	0.03ppm 이하	연간 평균치
CO	9ppm 이하	8시간 평균치
미세먼지 (PM-10)	$50\mu g/m^3$ 이하	연간 평균치
오존(O_3)	0.06ppm 이하	8시간 평균치
납(Pb)	$0.5\mu g/m^3$ 이하	연간 평균치

39
대기오염
주로 심장과 폐에 관련된 질환을 일으킨다.

40
2차 대기오염물질
1차 오염물질이 대기 중에서 다른 물질과 반응하여 물리적, 화학적 변화에 의해 생성된 물질(O_3, PAN, NOCl, H_2O_2, PBN 등)

41

항목	기준
초미세먼지 (PM-2.5)	연간 평균치 $15\mu g/m^3$ 이하
	24시간 평균치 $35\mu g/m^3$ 이하

42
실내공기가 오염되면 환기가 가장 좋은 관리방법이 된다.

🔒 38 ⑤ 39 ③ 40 ① 41 ① 42 ②

적중예상문제 해설

43
지하역사, 지하도상가, 철도역사의 대합실, 여객자동차터미널의 대합실, 항만시설 중 대합실, 공항시설 중 여객터미널, 도서관·박물관 및 미술관, 대규모 점포, 장례식장, 영화상영관, 학원, 전시시설, 인터넷컴퓨터게임시설제공업의 영업시설, 목욕장업의 영업시설의 실내공기질 유지기준

미세먼지(PM-10)($\mu g/m^3$)	100 이하
미세먼지(PM-2.5)($\mu g/m^3$)	50 이하
이산화탄소(ppm)	1,000 이하
폼알데하이드($\mu g/m^3$)	100 이하
총부유세균(CFU/m^3)	-
일산화탄소(ppm)	10 이하

44
1,000ppm = 0.1%

45
라돈은 무색, 무미, 무취의 비활성 기체이며 원소기호는 Rn이며 발암물질이다.

46
감축대상 온실가스는 이산화탄소(CO_2), 메탄(CH_4), 아산화질소(N_2O), 수소화불화탄소(HFC), 불화탄소(PFC), 불화유황(SF_6) 등 6가지이다.

47
오존층 파괴
- 프레온가스가 성층권에서 자외선에 의해 분해되면서 염소 원자를 방출 → 오존층 파괴
- **영향** : 대류권의 자외선 강도를 증가시킴
- **원인** : 프레온가스(CFCs, 염화불화탄소) – 스프레이 분사제, 냉장고나 에어컨의 냉매제 등으로 사용됨
- **피해** : 전염병, 안질환, 백내장 등 유발, 피부암 발생률 증가 등

🔒 43 ① 44 ③ 45 ④ 46 ④ 47 ②

---

43 2020 기출유사
다중이용시설 중 지하역사 및 영화상영관 등의 일산화탄소(CO)에 대한 실내공기질 유지기준은?

① 10ppm 이하   ② 15ppm 이하
③ 20ppm 이하   ④ 25ppm 이하
⑤ 30ppm 이하

44 2020 기출유사
다음 중 이산화탄소(CO_2)의 실내공기질 유지기준은?

① 0.001% 이하   ② 0.01% 이하
③ 0.1% 이하   ④ 1.0% 이하
⑤ 10% 이하

45 2020 기출유사
라돈에 대한 것으로 가장 옳은 것은?

① 색상 : 노란색   ② 취기 : 자극성
③ 원소기호 : Ra ④ 성상 : 비활성 기체
⑤ 인체 영향 : 비발암성

46 2020 기출유사
다음 중 감축대상 온실가스로 옳은 것은?

① 붕소(B)   ② 수소(H_2)   ③ 질소(N_2)
④ 메탄(CH_4)   ⑤ 아르곤(Ar)

47 2020 기출유사
다음 중 오존층을 파괴하는 물질은?

① 수증기(H_2O)   ② 프레온(CFCs)
③ 황화수소(H_2S)   ④ 일산화탄소(CO)
⑤ 이황화탄소(CS_2)

48 [2020 기출유사]

다음 중 대기오염물질의 자연적 발생원은?

① 발전소 ② 소각장
③ 활화산 ④ 아연공장
⑤ 디젤자동차

48
주어진 보기 중 인공적이지 않은 자연적인 현상에 의한 대기오염 발생원은 화산 활동에 의한 화산재와 연기 등이다.

49 [2018 기출유사]

다음 중 유해폐기물의 국가 간 이동을 제한하는 내용을 포함하고 있는 국제 환경 회의는?

① 바젤협약 ② 제네바 조약 ③ 람사협약
④ 런던협약 ⑤ 몬트리올 의정서

49
- **람사협약(1971)**: 국제적으로 중요한 습지 관련
- **비엔나협약(1985) & 몬트리올 의정서(1987)**: 오존층 보호 관련
- **바젤협약(1989)**: 유해폐기물 국가 간 이동 및 처분 규제
- **교토의정서(1997)**: 온실가스 감축목표

50 [2020 기출유사]

다음 중 식물에 독성 피해를 주는 물질은?

① 산소(O_2) ② 헬륨(He) ③ 아르곤(Ar)
④ 불화수소(HF) ⑤ 이산화탄소(CO_2)

50
식물에 독성이 강한 순서
$CO_2 < CO < NO_2 < SO_2 < HF$

51 [2021 기출유사]

다음 중 실내공기질공정시험기준에서 다중이용시설의 미세먼지 농도를 측정하는 주 시험방법으로 옳은 것은?

① 중량법 ② 광산란법
③ 광흡수법 ④ 베타선흡수법
⑤ 피에조밸런스법

51
실내공기 중 미세먼지 측정방법 – 중량법 (determination of particulate matter in indoor by the gravimetric method)
실내공기 중 미세먼지를 여과지에 1~30 L/min 정도의 공기유량으로 채취하여 채취 전후의 여과지 중량의 차이를 이용하여 실내공기 중 미세먼지 농도를 측정하는 방법이다.

더 알아보기 — 실내공기질공정시험기준

1. **목적**
   이 총칙은 환경분야 시험·검사 등에 관한 법률 제6조 규정에 의거 실내공기 오염물질을 측정함에 있어서 측정의 정확성 및 통일을 유지하기 위하여 필요한 제반사항에 대한 규정을 정함을 목적으로 한다.

2. **적용범위**
   다중이용시설 등의 실내공기질관리법 제5조의 다중이용시설 실내공기질 유지기준, 제6조의 다중이용시설 실내공기질 권고기준, 제9조의 신축 공동주택의 실내공기질 권고기준의 적합여부 및 제11조의 오염물질 방출 건축자재의 사용제한의 대상여부는 실내공기질공정시험기준(이하 "공정시험기준"이라 한다)의 규정에 의하여 시험·판정한다.

48 ③ 49 ① 50 ④ 51 ①

CHAPTER 03 급수위생

1 물

(1) **성인의 하루 물 필요량** : 2.0~2.5L
  ① 체중의 60~70%가 물로 구성(세포 40%, 조직 20%, 혈액 5%)
  ② 물 손실 : 10~15% − 생리적 이상, 20% 이상 상실 − 생명 위험
  ③ 생리적 작용 : 음식물의 소화, 운반, 영양분의 흡수, 노폐물의 배설, 호흡, 순환, 체온 조절

(2) **물의 자정작용** 기출
  ① 물리적 작용 : 희석, 확산, 혼합, 여과, 침전, 침강, 흡착, 휘산, 오염물질 운반 등
  ② 화학적 작용 : 중화, 응집, 폭기에 의한 산화·환원작용, 자외선(물리적)에 의한 살균작용
  ③ 생물학적 작용 : 미생물에 의한 유기물 산화·분해, 수중생물에 의한 식균작용 기출

> **더 알아보기** 위플(Whipple)의 4지대
>
> | 분해지대 | • 여름철 온도에서 용존산소 포화치의 45%에 해당하는 용존산소를 지닌 하천지점의 지대를 분해지대라 한다.
• 세균과 균류의 성장이 활발하다.
• DO가 급격히 감소하며 세균수, CO_2, 탁도, 부유물질 등이 증가한다. |
> |---|---|
> | 활발한 분해지대 | • DO가 거의 없어 혐기성 박테리아가 번식한다.
• CO_2, NH_4^+ 또는 NH_3-N, H_2S 농도가 증가한다.
• DO가 가장 낮은 단계이다. |
> | 회복지대 | • DO가 증가함에 따라 물이 차츰 깨끗해진다.
• 아질산염, 질산염의 농도가 증가한다.
• 원생동물, 윤충류(Rotifer), 갑각류가 번식하기 시작한다.
• 생무지, 황어, 은빛담수어 등의 물고기가 살기 시작한다. |
> | 정수지대 | 깨끗한 상태이다. |

(3) **물의 오탁**
  ① 수인성 질병의 전염원(대부분 소화기계 전염병)
    ㉠ 장티푸스, 파라티푸스, 세균성이질, 콜레라, 유행성 간염 등

㉡ 수인성 질병의 특징 기출
ⓐ 환자의 폭발적 발생
ⓑ 전염병 지역과 물 사용지역 일치 → 동일 음료수 사용금지 개선으로 발생률 감소
ⓒ 음료수에서 동일한 병원체 발견
ⓓ 잠복기는 길고 2차 환자의 발병률과 치명률은 낮음
ⓔ 계절과 생활 정도와 관계없이 발생
ⓕ 가족 집적성이 낮음
② 기생충 질병의 전염원 : 간디스토마, 폐디스토마, 광절열두조충, 회충, 편충, 구충 등
③ 유해물질의 오염원
㉠ 시안, 수은, 카드뮴, 크롬, 유기인, 페놀, 비소 등이 있으며 각종 중독성을 일으킴
ⓐ 시안 : 도금공장, 용광로
ⓑ 비소 : 광산폐수, 석탄공업폐수, 농약공장
ⓒ 카드뮴 : 도금공장, 합성수지의 안정제
ⓓ 수은 : 광산폐수, 농약, 건전지
ⓔ 6가 크롬 : 도금, 피혁, 안료공장폐수
ⓕ 셀레늄 : 광전지, 복사감광지, 안료
ⓖ 납 : 축전지 제조공장
ⓗ 유기인 : 농약공장
㉡ 생물 농축(축적) : 먹이사슬을 통한 생물체 내 독성 축적
㉢ 미나마타병 : 메틸수은(질소공장) → 항구로 유입 → 물고기, 조개
▶ 1965년에는 니가타현에서도 대규모 수은 중독이 발견(형광등 제조공장이 메틸수은 방류)되었고, 이를 '니가타 미나마타병'이라고 명명함
㉣ 이타이이타이병 : 카드뮴(광산) → 마을하천으로 유입 → 농작물에 축적

2 수원(source of water)

(1) **천수(우수)** 기출
① 비, 눈, 우박 등
② 매진, 분진, 세균량이 많음
③ 아황산가스, 탄산가스 등의 영향으로 pH가 저하 → 산성비
→ 건물부식 및 농작물 피해, 생태계 파괴

(2) **지표수** : 상수도의 원수
① 못, 저수지, 하천수, 호수 등의 물로서 오염물이 많음
② 하수와 공장 폐수 등의 영향 → 유기물이 많아 탁도가 높음
③ 경도가 낮고 수질변동이 비교적 심함

(3) **해수**
① 보통 3%의 식염을 함유하고 있는 바닷물로 지구상 물의 97%를 차지
② 해수의 오염도는 COD로 나타냄

(4) **지하수**
① 천수나 지표수가 땅속으로 침투하여 대수층에 저장
② 강수는 지표수를 이루고 이 지표수가 지층을 통과하는 사이에 토양은 대량의 오염을 방지해주며 불순물과 세균이 없는 지하수를 이루는 데 큰 역할을 함
③ 황, 철, 탄산의 여러 광물질을 함유하고 있고 유기물, 미생물은 적으며 탁도는 낮고 경도는 높음
④ 종류
  ㉠ 천층수 : 지표수에 가까운 물로 우물을 사용하여 취수, 하수·폐수 등에 의한 오염 가능성
  ㉡ 심층수 : 대지의 정화작용으로 무균에 가깝고, 수온도 사철 일정하며, 성분 변화도 적음
    → 위생상 안전
  ㉢ 복류수 : 하천이나 호수의 저부 또는 측면의 모래층에 포함되어 있는 물로 지표수에 비해 수질이 양호 기출
  ㉣ 용천수 : 땅 밑의 물이 위로 용출하는 것
  ▶ 먹는 샘물의 수원 : 암반대수층(용천수 또는 지하수)

(5) **원수의 수질에 따른 분류**
① 제1군 : 오염 없음, 지하수
② 제2군 : 염소소독 필요, 약간의 오염
③ 제3군 : 급속여과 외 염소처리 필요
④ 제4군 : 완전한 여과, 2단 염소소독, 고도처리 필요
⑤ 제5군 : 특수처리 필요

◀ 지하수 vs. 지표수 기출

구분	지하수	지표수
DO 농도	낮음	높음
세균·미생물	낮은 존재 가능성	높은 존재 가능성
유기물질	적음	많음
유속	느림	빠름
수온변화	느림	심함
경도	높음	낮음
탁도	낮음	높음

더⁺ 알아보기 수자원 이용 현황 〔기출〕

[단위 : mm, 억m³/년]

구분		1965	1980	1994	1998	2003	2011	2016	2019	2021
수자원 총량	총이용량	1,100.0	1,140.0	1,267.0	1,276.0	1,240.0	1,297.0	1,323.0	1,073.0	1,264.0
이용 현황	총이용량	51.2	153.0	301.0	331.0	337.0	333.0	372.0	372.0	365.0
	생활용수	2.3	19.0	62.0	73.0	76.0	75.0	76.0	76.0	74.0
	공업용수	4.1	7.0	26.0	29.0	26.0	21.0	23.0	23.0	16.0
	농업용수	44.8	102.0	149.0	158.0	160.0	159.0	152.0	152.0	154.0
	유지용수	0.0	25.0	64.0	71.0	75.0	78.0	121.0	121.0	121.0
당해 연도 강수량	총이용량	1,171.0	1,367.0	923.0	1,630.0	1,756.0	1,380.0	1,300.0	1,073.0	1,245.0

※ 출처 : 「수자원장기종합계획」(~2020, 국토교통부), 「제1차 국가물관리기본계획」(2021~2030, 환경부)

3 상수처리 과정

(1) **상수도**
중앙급수에 의해 일정한 인구집단에 대하여 공공적으로 보건상 양질의 물을 공급하기 위한 설비

(2) **상수처리과정** : 취수 → 도수 → 정수 → 송수 → 배수 → 급수
  ▶ 자세한 계통도 : 취수 → 스크린 → 염소전처리 → 침사지 → 응집제 투입 → 교반 → 침전지 → 모래 여과 → 염소후처리 → 정수지 → 송수 → 배수 → 급수
  ① 취수(取水) : 수원에서 필요한 원수를 확보하는 과정(첫 단계)
  ② 도수(導水) : 취수한 원수를 도수로를 통해 정수시설까지 이송하는 과정
  ③ 정수(淨水) : 정수시설에서 수질을 깨끗하게 하는 과정
  ④ 송수(送水) : 정수된 물을 정수지에서 배수지까지 이송하는 과정
  ⑤ 배수(配水) : 정화된 물을 적당한 수압하에 필요한 양만큼 분배하는 과정
  ⑥ 급수(給水) : 배수관에서 분기하여 수용가에서 물을 사용하도록 하는 과정

(3) **Mills-Reincke 현상** : 물의 여과 및 소독으로 사망률 감소 및 수인성 질병 감소 〔기출〕
  ① 수도열 발생(하노버열) : 1926년 독일 하노버에서 장티푸스 환자 2,000명이 발생하기 전에 그 10배에 달하는 발열환자가 발생하였는데, 이는 물속의 대장균이나 잡균에 의한 설사로 판명
  ② Mills-Reincke 현상 : Mills가 메사추세츠 주에서, Reincke가 함부르크 시에서 물을 여과하여 급수하였더니 장티푸스 발생이 급격히 감소했다는 현상 → 더 나아가 전체 사망률 감소

4 정수법(원수 → 응집 → 침전 → 폭기 → 여과 → 소독)

(1) **응집(Coagulation)**
 ① 탁도를 유발하는 불순물(진흙, 입자, 유기물, 세균, 조류, 색소, 콜로이드 등)을 제거하기 위해 사용, 맛과 냄새의 제거도 가능
 ② 응집 원리 : 전기적 중화에 의해 반발력을 감소시키고 입자끼리 뭉치게 하여 침전시킴 기출
 ③ 응집 과정
  ㉠ 응집제의 수중 첨가
  ㉡ 수중에서 응집제 확산
  ㉢ 급속 교반(응집제와 입자와의 접촉을 위한 교반)
  ㉣ 완속 교반(입자를 크고 무거운 덩어리로 하기 위한 교반)
 ④ 응집의 영향
  ㉠ 교반의 영향 : 입자끼리의 충돌 횟수를 높이기 위해 응집제 주입 직후에는 급속 교반, 응집이 진행됨에 따라 완속 교반
  ㉡ pH의 영향 : 적정 pH 선택
  ㉢ 응집 교반 시험(Jar Test) : 각각의 폐수에 맞는 응집제와 응집 보조제 선택 → 적정 pH 찾기 → 최적 주입량 선택
 ⑤ 응집제
  ㉠ 무기 응집제 : 황산반토(황산알루미늄, 명반), 폴리염화알루미늄(PAC), 황산제1철, 황산제2철, 염화제2철
  ㉡ 유기응집제(유기고분자응집제) : 폴리아크릴아마이드(Polyacrylamide), 폴리아크릴아민(Polyacrylamine), 폴리에틸렌아민(Polyethyleneamine) 등
  ㉢ 응집 보조제 : 응집제의 응집 효과를 증가시키기 위하여 사용되며 산, 알칼리, 활성 실리카, 폴리일렉트로라이트(Polyelectrolytes), 점토(Clay) 등

(2) **침전법(Sedimentation)**
 ① 보통침전 : 유속을 느리게 하거나 정지 상태로 두면 무거운 부유물이 침전되어 탁도, 색도, 세균이 감소됨(스토크 법칙 적용)
 ② 약품침전 : 물에 응집제(황산반토, 황산제1철, 염화제2철, 황산제2철, 알루미늄소다)를 첨가하여 불용성 응집물인 floc(덩어리)을 형성하게 한 후 침전시키는 방법

(3) **폭기(포기, Aeration)**
 ① 수질 개선을 위해 물속에 산소를 주입
 ② 효과 기출
  ㉠ 맛과 냄새 제거
  ㉡ 가스(이산화탄소, 메탄, 황화수소 등) 제거
  ㉢ pH 상승

ⓔ 철, 망간 제거
　　ⓜ 물의 온도 조절(고온의 우물 냉각)

(4) **여과법(Filtration)**
　① 부유물이나 침전으로 제거되지 않는 미세한 입자 제거에 효과적
　② 완속여과법 : 영국식 여과법 〔기출〕
　　㉠ 화학적 전처리 없이 저탁도 원수를 보통 침전한 후 여과지에 보냄
　　㉡ 여과율 : 3~6m/day
　　㉢ 여과작용 : 여과, 흡착, 생물학적 응결 작용
　　㉣ 장점 : 미생물, 탁도, 색깔의 효과적인 제거
　　㉤ 단점 : 높은 시공비, 넓은 장소가 요구됨
　③ 급속여과법 : 미국식 여과법으로 황산반토 등의 응집제 작용 〔기출〕
　　㉠ 음용수의 정수시설이나 용수처리에 이용(도시 급수를 위해 사용)
　　㉡ 약품 침전한 원수를 빠른 속도로 여과지에 보냄
　　㉢ 여과율 : 80~150m/day
　　㉣ 여과작용 : 여과, 응결, 침전
　　㉤ 여과속도에 영향을 주는 인자 : 모래입자크기, 모래층 두께, 물의 점성도
　　㉥ 장점 : 작은 장소와 적은 시설비, 빠른 여과속도
　　㉦ 단점 : 높은 경상비, 낮은 안정성
　④ 손실수두
　　㉠ 상수여과 시 여과된 물의 높이와 여과되지 않은 물의 높이의 차이
　　㉡ 영향을 미치는 인자 : 입자의 지름, 여액의 점도, 여과속도, 여과지의 깊이

✔ **완속여과법 vs. 급속여과법** 〔기출〕

구분	완속여과법	급속여과법
침전법	보통침전법	약품침전법
유래	영국식, 1829년	미국식, 1872년
여과 속도	3m(6~7)/day	120m/day
1회 사용일수	20~60일(1~2개월)	12시간~2일(1일)
모래층 청소	사면대치(사면삭취)	역류세척
탁도, 색도가 높을 때	불리	좋음
이끼류가 발생되기 쉬운 장소	불리	좋음
수면이 동결되기 쉬운 장소	불리	좋음
면적	광대한 면적이 필요	좁은 면적도 가능
비용	건설비가 많이 든다. 경상비는 적게 든다.	건설비가 적게 든다. 경상비는 많이 든다.
세균제거율	98~99%	95~99%

(5) 소독(Disinfection)
   ① 종류
      ㉠ 열처리법, ㉡ 자외선소독법, ㉢ 오존소독법, ㉣ 염소소독법
      ㉤ 기타 : 취소(Br_2), 은(Ag), 표백분($Ca(OCl)_2$ 35% & 58%)
   ② 물의 소독 목적
      ㉠ 미생물 발육 억제
      ㉡ 유해 화학물질 제거
      ㉢ 미생물 종류 감소
      ㉣ 독소(toxin) 생산 억제
   ③ 염소소독법 [기출]
      ㉠ 음용수의 정수처리나 수처리의 방류수에 가장 많이 사용하는 방법으로 수인성전염병 예방의 목적
      ㉡ 수돗물에는 액화염소 또는 이산화염소(ClO_2)를 사용하고 공동급수시설에는 표백분($Ca(OCl)_2$)을 사용함
      ㉢ 염소소독의 장·단점
         ⓐ 장점 : 강한 소독력, 강한 잔류 효과, 조작이 간편함, 경제적임
         ⓑ 단점 : 강한 냄새, THM(Tri halo methane, 발암물질)생성에 의한 독성

   ◤ 오존법과 염소소독법의 비교

구분	오존법	염소소독법
장점	• 살균력이 염소보다 강하다. • THM이 생성되지 않는다. • 맛과 냄새가 거의 없다. • 공기와 전기만 있으면 쉽게 만들 수 있다.	• 잔류효과가 강하다. • 가격이 저렴하며 경제적이다. • 조작이 간편하다. • 오존법보다는 약하지만 소독력이 좋다.
단점	• 잔류효과가 없다. • 2차 오염의 위험이 있다. • 가격이 비싸다. • 고도의 운전기술이 필요하다. • 처리장에 오존발생기가 필요하다.	• 염소의 고유냄새가 심하다. • 독성이 있다(THM 생성에 의함). [기출]

      ㉣ 염소의 소독력 [기출]
         ⓐ 염소는 수중에서 가수분해하여 $Cl_2 + H_2O \Rightarrow HCl + HOCl$(차아염소산)
         ⓑ 차아염소산은 다시 분해되어 $HOCl \Rightarrow H^+ + OCl^-$로 되는데, ion화는 액의 pH 지배를 받아 pH 4(낮을수록)에서는 HOCl로 존재하며, pH 7(높을수록)에서는 OCl^-이 증가
         ⓒ 살균력 : $HOCl > OCl^- >$ 클로라민 [기출]
            pH가 낮고, 온도가 높을수록, 염소의 농도가 높고, 반응시간이 길수록 살균력은 강해짐
      ㉤ 불연속점 염소처리(break point chlorination) [기출]
         ⓐ 물에 주입되는 염소는 유기물의 산화로 잔류염소가 0 가까이 감소되다가 산화가 끝나면 증가하게 되는데 이 전환점을 불연속점이라 함
         ⓑ 결합잔류염소 : 불연속점 이전의 잔류염소, 염소가 암모니아나 유기성 질소와 반응하여 존재하는 것(예 클로라민)
         ⓒ 유리잔류염소 : 불연속점 이후의 잔류염소(HOCl이나 OCl^- 형태로 존재)

ⓗ 염소주입량 : 염소요구량 + 잔류염소량 [기출]
  ⓐ 염소요구량 : 불연속점 이전까지의 소요된 염소량 또는 수중 유기물을 산화하는 데 필요한 염소량
  ⓑ 잔류염소량 : 유리형 및 결합형 잔류염소량

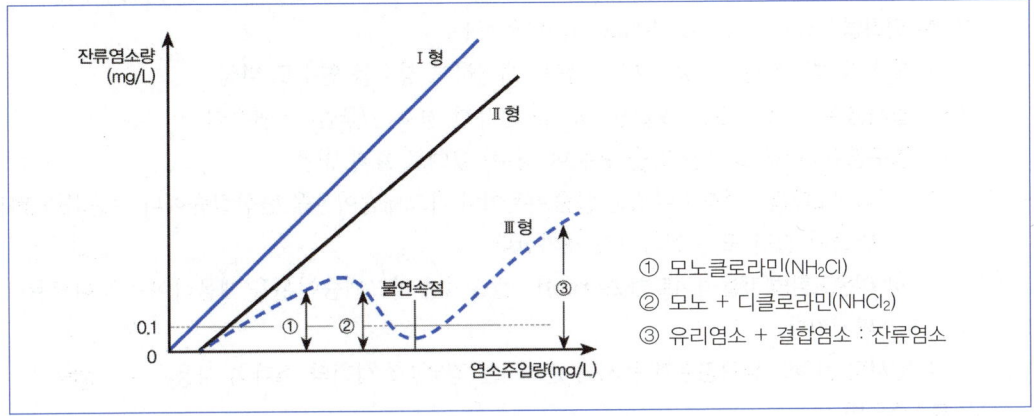

[잔류염소곡선]

ⓢ 잔류염소량 정색반응 : 물에 오르도톨루딘 용액 첨가 → 검수 = 황색 → 잔류염소량 측정
  ⓐ 수도꼭지의 먹는물 유리잔류염소가 항상 0.1mg/L(결합잔류염소는 0.4mg/L) 이상이 되도록 해야 한다.
  ⓑ 다만, 병원성미생물에 의하여 오염되었거나 오염될 우려가 있는 경우에는 유리잔류염소가 0.4mg/L(결합잔류염소는 1.8mg/L) 이상이도록 해야 한다(「수도법 시행규칙」 제22조의2).
ⓞ 부활현상 [기출] : 염소소독 후 상수의 세균은 일반적으로 감소하나 일정시간 후에는 세균이 평상시보다 증가하는 현상, 염소는 아포를 갖는 균에 효력이 없어 아포가 후에 증식하는 것으로 본다.

④ 클로라민(Chloramine)법
  ㉠ 물에 페놀이 존재하는 경우 암모니아를 염소의 전후에 가해 소독
  ㉡ 첨가순서 : 반드시 암모니아를 먼저 가해야 함
  ㉢ pH 7.2 이상에서의 급속 살균에는 효과가 없다.
⑤ 오존(O_3)처리법 : 오존은 제3원자가 결합력이 약해 발생기 산소를 내고, 이것에 의해 소독이 됨
  ㉠ 장점 : 유기물에 의한 이취, 이미 제거, THM 생성우려 없음, 강한 살균력
  ㉡ 단점 : 잔류 효과 없음(2차 오염 위험), 복잡한 오존 발생 장치 필요, 비용이 많이 소요
⑥ 자외선 소독법 : 석영 유리로 된 수은 등에 직류 220V, 3.5A의 전류를 통해 얻는 짧은 파장의 광선으로 수심 120mm 이내에서 살균 효과
  • 단점 : 물의 탁도와 색도가 높으면 투과성이 나쁘므로 효율이 떨어짐

(6) 특수정수법
  ① 조류제거법 [기출]
    ㉠ 조류(플랑크톤) : 탄소 동화 작용, 무기물 섭취
    ㉡ 조류의 번성 : 물에 갖가지 맛과 냄새를 나타냄, 색도 유발, 부영양화 및 적조현상

ⓒ 조류의 번식 방지법 기출
  ⓐ 조류의 영양분이 되는 유기물이 저수지에 유입되지 않도록 한다.
  ⓑ 일광의 차단을 위한 조취를 취한다.
  ⓒ 주로 황산동($CuSO_4 \cdot 5H_2$) 사용(0.6~1.2mg/L), 염소, 활성탄을 뿌려 제거 기출
② 경수연화법 : 경수 - $CaCO_3$ 100mg/L 이상 함유
  ㉠ 물속의 경도성분인 Ca^{2+}, Mg^{2+} 등을 제거하여 경수를 연수로 바꿈
  ㉡ 일시경수 : $Ca(HCO_3)_2$, $Mg(HCO_3)_2$을 함유한 경수는 끓임 → 연수화
  ㉢ 영구경수 : $CuSO_4$, $MgCl_2$을 함유한 경수, 끓여도 효과 없음
    ⓐ 석회소다법 : 석회소다법은 칼슘이온이나 마그네슘이온을 탄산칼슘이나 수산화마그네슘으로 만들어 침전 또는 여과시켜 제거한다.
    ⓑ 이온교환법[제올라이트법(Zeolite)] : 칼슘이나 마그네슘이온을 제올라이트의 나트륨이온과 치환시킨다.
  ㉣ 일시적 경수와 영구경수가 동시에 존재하는 경우 : 소석회와 소다회 사용
③ 불소주입법
  ㉠ 치아 유효(적정량) : 0.8~1.0mg/L
  ㉡ 불소 과다 : 반상치
  ㉢ 불소 과소 : 우식치
  ㉣ 불소 제거 : 황산알루미늄법
④ 철제거
  ㉠ 폭기법을 이용하면 불용성인 수산화제이철이 되어 침전되며 여과에 의해서 제거
  ㉡ $2Fe(HCO_3) + H_2O + O_2 \rightarrow 2Fe(OH)_3 \downarrow + 4CO_2$
⑤ 망간제거법 : 폭기법을 이용하면 불용성인 수산화망간을 만들어 침전 여과하여 제거(소량인 경우), 산화법, 망간제올라이트법, 양이온교환법
⑥ 맛, 냄새, 탁도, ABS, 페놀 등 : 활성탄, 약품처리

5 먹는물 수질기준 및 검사 등에 관한 규칙 [별표 1] 〈개정 2021.9.16.〉

먹는물의 수질기준(제2조 관련) 기출

1. 미생물에 관한 기준
  가. 일반세균은 1mL 중 100CFU(Colony Forming Unit)를 넘지 아니할 것. 다만, 샘물 및 염지하수의 경우에는 저온일반세균은 20CFU/mL, 중온일반세균은 5CFU/mL를 넘지 아니하여야 하며, 먹는샘물, 먹는염지하수 및 먹는해양심층수의 경우에는 병에 넣은 후 4℃를 유지한 상태에서 12시간 이내에 검사하여 저온일반세균은 100CFU/mL, 중온일반세균은 20CFU/mL를 넘지 아니할 것
  나. 총 대장균군은 100mL(샘물·먹는샘물, 염지하수·먹는염지하수 및 먹는해양심층수의 경우에는 250mL)에서 검출되지 아니할 것. 다만, 제4조 제1항 제1호 나목 및 다목에 따라 매월 또는 매 분기 실시하는 총 대장균군의 수질검사 시료(試料) 수가 20개 이상인 정수시설의 경우에는 검출된 시료 수가 5퍼센트를 초과하지 아니하여야 한다.
  다. 대장균·분원성 대장균군은 100mL에서 검출되지 아니할 것. 다만, 샘물·먹는샘물, 염지하수·먹는염지하수 및 먹는해양심층수의 경우에는 적용하지 아니한다.

라. 분원성 연쇄상구균·녹농균·살모넬라 및 쉬겔라는 250mL에서 검출되지 아니할 것(샘물·먹는샘물, 염지하수·먹는염지하수 및 먹는해양심층수의 경우에만 적용한다)
마. 아황산환원혐기성포자형성균은 50mL에서 검출되지 아니할 것(샘물·먹는샘물, 염지하수·먹는염지하수 및 먹는해양심층수의 경우에만 적용한다)
바. 여시니아균은 2L에서 검출되지 아니할 것(먹는물공동시설의 물의 경우에만 적용한다)

2. 건강상 유해영향 무기물질에 관한 기준
   가. 납은 0.01mg/L를 넘지 아니할 것
   나. 불소는 1.5mg/L(샘물·먹는샘물 및 염지하수·먹는염지하수의 경우에는 2.0mg/L)를 넘지 아니할 것
   다. 비소는 0.01mg/L(샘물·염지하수의 경우에는 0.05mg/L)를 넘지 아니할 것
   라. 셀레늄은 0.01mg/L(염지하수의 경우에는 0.05mg/L)를 넘지 아니할 것
   마. 수은은 0.001mg/L를 넘지 아니할 것
   바. 시안은 0.01mg/L를 넘지 아니할 것
   사. 크롬은 0.05mg/L를 넘지 아니할 것
   아. 암모니아성 질소는 0.5mg/L를 넘지 아니할 것
   자. 질산성 질소는 10mg/L를 넘지 아니할 것
   차. 카드뮴은 0.005mg/L를 넘지 아니할 것
   카. 붕소는 1.0mg/L를 넘지 아니할 것(염지하수의 경우에는 적용하지 아니한다)
   타. 브롬산염은 0.01mg/L를 넘지 아니할 것(수돗물, 먹는샘물, 염지하수·먹는염지하수, 먹는해양심층수 및 오존으로 살균·소독 또는 세척 등을 하여 먹는물로 이용하는 지하수만 적용한다)
   파. 스트론튬은 4mg/L를 넘지 아니할 것(먹는염지하수 및 먹는해양심층수의 경우에만 적용한다)
   하. 우라늄은 30μg/L를 넘지 않을 것[수돗물(지하수를 원수로 사용하는 수돗물을 말한다), 샘물, 먹는샘물, 먹는염지하수 및 먹는물공동시설의 물의 경우에만 적용한다)]

3. 건강상 유해영향 유기물질에 관한 기준
   가. 페놀은 0.005mg/L를 넘지 아니할 것
   나. 다이아지논은 0.02mg/L를 넘지 아니할 것
   다. 파라티온은 0.06mg/L를 넘지 아니할 것
   라. 페니트로티온은 0.04mg/L를 넘지 아니할 것
   마. 카바릴은 0.07mg/L를 넘지 아니할 것
   바. 1,1,1-트리클로로에탄은 0.1mg/L를 넘지 아니할 것
   사. 테트라클로로에틸렌은 0.01mg/L를 넘지 아니할 것
   아. 트리클로로에틸렌은 0.03mg/L를 넘지 아니할 것
   자. 디클로로메탄은 0.02mg/L를 넘지 아니할 것
   차. 벤젠은 0.01mg/L를 넘지 아니할 것
   카. 톨루엔은 0.7mg/L를 넘지 아니할 것
   타. 에틸벤젠은 0.3mg/L를 넘지 아니할 것
   파. 크실렌은 0.5mg/L를 넘지 아니할 것
   하. 1,1-디클로로에틸렌은 0.03mg/L를 넘지 아니할 것
   거. 사염화탄소는 0.002mg/L를 넘지 아니할 것
   너. 1,2-디브로모-3-클로로프로판은 0.003mg/L를 넘지 아니할 것
   더. 1,4-다이옥산은 0.05mg/L를 넘지 아니할 것

4. 소독제 및 소독부산물질에 관한 기준(샘물·먹는샘물·염지하수·먹는염지하수·먹는해양심층수 및 먹는물공동시설의 물의 경우에는 적용하지 아니한다)
   가. 잔류염소(유리잔류염소를 말한다)는 4.0mg/L를 넘지 아니할 것 기출
   나. 총트리할로메탄은 0.1mg/L를 넘지 아니할 것
   다. 클로로포름은 0.08mg/L를 넘지 아니할 것

라. 브로모디클로로메탄은 0.03mg/L를 넘지 아니할 것
　　마. 디브로모클로로메탄은 0.1mg/L를 넘지 아니할 것
　　바. 클로랄하이드레이트는 0.03mg/L를 넘지 아니할 것
　　사. 디브로모아세토니트릴은 0.1mg/L를 넘지 아니할 것
　　아. 디클로로아세토니트릴은 0.09mg/L를 넘지 아니할 것
　　자. 트리클로로아세토니트릴은 0.004mg/L를 넘지 아니할 것
　　차. 할로아세틱에시드(디클로로아세틱에시드, 트리클로로아세틱에시드 및 디브로모아세틱에시드의 합으로 한다)는 0.1mg/L를 넘지 아니할 것
　　카. 포름알데히드는 0.5mg/L를 넘지 아니할 것
5. 심미적(審美的) 영향물질에 관한 기준
　　가. 경도(硬度)는 1,000mg/L(수돗물의 경우 300mg/L, 먹는염지하수 및 먹는해양심층수의 경우 1,200mg/L)를 넘지 아니할 것. 다만, 샘물 및 염지하수의 경우에는 적용하지 아니한다.
　　나. 과망간산칼륨 소비량은 10mg/L를 넘지 아니할 것
　　다. 냄새와 맛은 소독으로 인한 냄새와 맛 이외의 냄새와 맛이 있어서는 아니될 것. 다만, 맛의 경우는 샘물, 염지하수, 먹는샘물 및 먹는물공동시설의 물에는 적용하지 아니한다.
　　라. 동은 1mg/L를 넘지 아니할 것
　　마. 색도는 5도를 넘지 아니할 것
　　바. 세제(음이온 계면활성제)는 0.5mg/L를 넘지 아니할 것. 다만, 샘물·먹는샘물, 염지하수·먹는염지하수 및 먹는해양심층수의 경우에는 검출되지 아니하여야 한다.
　　사. 수소이온 농도는 pH 5.8 이상 pH 8.5 이하이어야 할 것. 다만, 샘물, 먹는샘물 및 먹는물공동시설의 물의 경우에는 pH 4.5 이상 pH 9.5 이하이어야 한다.
　　아. 아연은 3mg/L를 넘지 아니할 것
　　자. 염소이온은 250mg/L를 넘지 아니할 것(염지하수의 경우에는 적용하지 아니한다)
　　차. 증발잔류물은 수돗물의 경우에는 500mg/L, 먹는염지하수 및 먹는해양심층수의 경우에는 미네랄 등 무해성분을 제외한 증발잔류물이 500mg/L를 넘지 아니할 것
　　카. 철은 0.3mg/L를 넘지 아니할 것. 다만, 샘물 및 염지하수의 경우에는 적용하지 아니한다.
　　타. 망간은 0.3mg/L(수돗물의 경우 0.05mg/L)를 넘지 아니할 것. 다만, 샘물 및 염지하수의 경우에는 적용하지 아니한다.
　　파. 탁도는 1NTU(Nephelometric Turbidity Unit)를 넘지 아니할 것. 다만, 지하수를 원수로 사용하는 마을상수도, 소규모급수시설 및 전용상수도를 제외한 수돗물의 경우에는 0.5NTU를 넘지 아니하여야 한다. 기출
　　하. 황산이온은 200mg/L를 넘지 아니할 것. 다만, 샘물, 먹는샘물 및 먹는물공동시설의 물은 250mg/L를 넘지 아니하여야 하며, 염지하수의 경우에는 적용하지 아니한다.
　　거. 알루미늄은 0.2mg/L를 넘지 아니할 것
6. 방사능에 관한 기준(염지하수의 경우에만 적용한다)
　　가. 세슘(Cs-137)은 4.0mBq/L를 넘지 아니할 것
　　나. 스트론튬(Sr-90)은 3.0mBq/L를 넘지 아니할 것
　　다. 삼중수소는 6.0Bq/L를 넘지 아니할 것

6 내분비계 장애물질(환경호르몬)

(1) 내분비계 장애물질(EDCs : Endocrine Disrupting Chemicals)
　　테오 콜본(Theo Colborn)이 「도둑맞은 미래, 1996」에서 내분비계 장애물질 가설과 함께 각종 피해사례를 제시, 전 세계적인 관심을 불러일으켰다(Bird watcher).

(2) 내분비계 장애물질의 특징 기출
① 생체호르몬과는 달리 쉽게 분해되지 않는다.
② 환경 중 및 생체 내에 잔존하며 심지어 수년간 지속된다.
③ 인체 등 생물체의 지방 및 조직에 농축되는 성질을 가지고 있다.

(3) 내분비계 장애물질의 기전
① 유사(Mimics), 봉쇄(Blocking), 촉발(Trigger), 간접영향작용(성장호르몬, 갑상선 호르몬 등 기능 방해, 납 등 중금속, 농약, 스티렌다이머, 트리머)
② 합성에스트로겐 DES(Diethylstilbestrol), PCB(Polychlorinated Biphenyl), 비스페놀 A 등
③ DDE(DDT의 분해산물)의 경우 정소의 안드로겐 호르몬의 기능을 봉쇄한다.

(4) 내분비계 장애의 유발물질

▼ 내분비계 장애가 우려되는 물질 및 주변 생활용기 기출

세계생태보전기금(WWF)의 분류(67종)	일본 후생성 분류(142종)	내분비계 장애물질 용출 우려 생활용기
• 다이옥신류 등 유기염소물질 6종 • DDT 등 농약류 44종 • 펜타-노닐페놀 • 비스페놀 A • 디에틸헥실프탈레이트 등 프탈레이트 8종 • 스티렌다이머, 트리머 • 벤조피렌 • 수은 등 중금속 3종	• 프탈레이트류 등 가소제 9종 • 플라스틱에 존재하는 물질 17종 • 다이옥신 등 산업장 및 환경오염 물질 21종 • 농약류 75종 • 수은 등 중금속 3종 • DES 등 합성에스트로겐 8종 • 식품 및 식품첨가물 3종 • 식물에 존재하는 에스트로겐 유사 호르몬 6종	• 플라스틱용기, 음료캔, 병마개, 수도관의 내장코팅제 치과치료 시 이용되는 코팅제 : 비스페놀 A • 합성세제 : 알킬페놀 • 컵라면용기 : 스티렌다이머, 트리머 • 폐건전지 : 수은

① 각종 산업용 화학물질(원료물질), 살충제 및 제초제 등의 농약류, 유기중금속류, 소각장의 다이옥신류, 식물에 존재하는 식물성 에스트로겐 등의 호르몬 유사물질, DES와 같은 의약품으로 사용되는 합성에스트로겐류 및 기타 식품, 식품첨가물 등이 있다.
② 식품이나 음료수 캔의 코팅물질 등에 사용되는 비스페놀 A와, 과거 농약이나 변압기 절연유로 사용되었으나 현재 사용이 금지된 DDT와 PCB, 소각장에서 주로 발생되는 다이옥신류, 합성세제 원료인 알킬페놀, 플라스틱 가소제로 이용되는 프탈레이트 에스테르 및 그 밖에 스티로폼의 성분인 스티렌 다량체 등이 내분비계 장애물질로 의심받고 있다.
③ 다이옥신 : 염소(Cl)가 들어 있는 2개의 벤젠고리(탄소 6개가 고리를 이룸)가 1~2개의 산소원자(O)에 있으며, 국제암연구센터에서는 다이옥신 중 독성이 가장 큰 2,3,7,8-TCDD를 인체 발암물질로, 그 외 16종은 발암 여부가 규명되지 않은 물질로 규정하고 있다.
④ PCB : 페놀이 2개 결합된 화합물에 수소 대신 염소가 치환된 염소화합물이다. 비인화성의 안정된 화합물로 전기산업, 윤활제, 전기전열체, 일반소비재, 페인트, 잉크, 살충제, 복사지 등의 제조에 널리 사용된다.

03 끝판왕! 적중예상문제

적중예상문제 해설

01 복류수
하천이나 호수의 저부 또는 측면의 모래층에 포함되어 있는 물로 지표수에 비해 수질이 양호하다.

02 심층수
대지의 정화작용으로 무균에 가깝고, 수온도 사철 일정하며, 성분 변화도 적음 → 위생상 안전

03
- **수도열 발생(하노버열)**: 1926년 독일 하노버에서 장티푸스 환자 2,000명이 발생하기 전에 그 10배에 달하는 발열 환자가 발생하였는데, 이는 물속의 대장균이나 잡균에 의한 설사로 판명
- **Mills-Reincke 현상**: Mills가 메사추세츠 주에서, Reincke가 함부르크 시에서 물을 여과하여 급수하였더니 장티푸스 발생이 급격히 감소했다는 현상 → 더 나아가 전체 사망률 감소(물의 여과 및 소독으로 사망률 감소 및 수인성 질병 감소)

04 염소소독법의 단점
- 염소 고유의 냄새가 심하다.
- 독성이 있다(THM 생성에 의함).

---

01 1회독 2회독 3회독 2024 기출유사
하천이나 호수의 바닥 또는 측면에 존재하며 모래 혹은 자갈 중에 스며들어 흐르는 수원은?
① 천수 ② 해수
③ 복류수 ④ 용천수
⑤ 호소수

02 1회독 2회독 3회독 2024 기출유사
천수나 지표수가 땅속으로 침투한 지하수에 해당하는 수원은?
① 해수 ② 심층수
③ 하천수 ④ 호소수
⑤ 저수지수

03 1회독 2회독 3회독 2024 기출유사
수도열(하노버열)로 인해 미국과 독일에서 각각 시행한 처리로 인한 밀스-라인케(Mills-Reincke) 효과가 의미하는 정수작용은?
① 교반 ② 여과
③ 침사 ④ 포기
⑤ 흡착

04 1회독 2회독 3회독 2024 기출유사
우리가 먹는 물을 처리하는 정수 과정에서 사용되는 염소 소독의 특징은?
① 냄새와 맛이 발생하지 않는다.
② 강한 소독력과 잔류효과가 없다.
③ 오존소독보다 처리비용이 비싸다.
④ 트리할로메탄(THM)이 생성될 수 있다.
⑤ 원수의 pH 변화에 상관없이 강력한 살균력을 발휘한다.

🔒 01 ③ 02 ② 03 ② 04 ④

05 [2024 기출유사]
조류(algae)의 대량증식을 억제하기 위하여 호소에 투입하는 약품으로 가장 옳은 것은?
① 황산구리
② 과산화수소
③ 염화제이철
④ 황산제이철
⑤ 황산마그네슘

06 [2023 기출유사]
매진, 분진, 세균량이 많고 비교적 pH가 낮은 눈, 비 및 우박 등을 표현하는 수질은?
① 용천수
② 복류수
③ 심층수
④ 지하수
⑤ 천수

07 [2023 기출유사]
물의 자정작용 중 호기성 미생물이 수중의 유기물을 분해하는 반응은?
① 중화
② 산화
③ 침전
④ 확산
⑤ 휘산

08 [2023 · 2017 기출유사]
먹는물의 정수과정에서 불쾌한 맛·냄새를 유발하는 물질을 제거하는 데 효과적인 흡착제는?
① 취소(Br_2)
② 석회소다
③ 황산제2철
④ 황산알루미늄
⑤ 입상활성탄

09 [2022 기출유사]
다음 중 「먹는물 수질기준 및 검사 등에 관한 규칙」에서 심미적 영향물질에 속하는 물질은?
① 크롬
② 불소
③ 수은
④ 시안
⑤ 냄새

10 [2022 기출유사]
물의 세기를 말하는 경도(硬度)를 낮추기 위해 연수화 과정에서 제거해야 하는 물질 중 가장 중요한 것은?
① 불소
② 아연
③ 크롬
④ 칼슘
⑤ 알루미늄

적중예상문제 해설

05
조류의 번식 방지법
- 조류의 영양분이 되는 유기물이 저수지에 유입되지 않도록 한다.
- 일광의 차단을 위한 조치를 취한다.
- 주로 황산동($CuSO_4 \cdot 5H_2$) 사용(0.6~1.2mg/L), 염소, 활성탄을 뿌려 제거

06
천수(우수)
- 지표나 해양 등에서 증발한 수증기가 응축하여 떨어지는 눈, 비 및 우박 등
- 매진, 분진, 세균량이 많음
- 아황산가스, 탄산가스 등의 영향으로 pH가 저하 → 산성비 → 건물부식 및 농작물 피해, 생태계 파괴

07
물의 자정작용
- 물리적 작용 : 희석, 확산, 혼합, 여과, 침전 침강, 흡착, 휘산, 오염물질 운반 등
- 화학적 작용 : 중화, 응집, 폭기에 의한 산화 · 환원작용, 자외선(물리적)에 의한 살균작용
- 생물학적 작용 : 미생물에 의한 유기물 산화 · 분해, 수중생물에 의한 식균작용

08
물의 냄새(악취), 맛, 탁도, ABS, 페놀 등의 제거 : 활성탄

09
심미적(審美的) 영향물질에 관한 기준
냄새와 맛은 소독으로 인한 냄새와 맛 이외의 냄새와 맛이 있어서는 아니될 것 다만, 맛의 경우는 샘물, 염지하수, 먹는샘물 및 먹는물공동시설의 물에는 적용하지 아니한다.
불소, 수은, 시안, 크롬은 건강상 유해영향 무기물질에 관한 기준이다.

10
특수정수법 중 경수를 연화하는 방법
경도의 원인이 되는 이온물질인 칼슘이온이나 마그네슘이온을 전부 또는 일부를 제거하는 방법인데 석회소다법과 이온교환법을 이용한다.

05 ① 06 ⑤ 07 ② 08 ⑤ 09 ⑤ 10 ④

적중예상문제 해설

11
염소의 살균력 : HOCl > OCl⁻ > 클로라민
pH가 낮고, 온도가 높을수록, 염소의 농도가 높고, 반응시간이 길수록 살균력은 강해짐

12
내분비계 장애물질의 기전에는 유사(Mimics), 봉쇄(Blocking), 촉발(Trigger), 간접영향작용(성장호르몬, 갑상선 호르몬 등 기능 방해, 납 등 중금속, 농약, 스티렌다이머, 트리머) 등이 있고 합성에스트로겐 DES(Diethylstilbestrol)는 모방작용, PCB(Polychlorinated Biphenyl), 비스페놀 A 등 DDE(DDT의 분해산물)의 경우 정소의 안드로겐 호르몬의 기능을 봉쇄한다.

13
미나마타병 : 메틸수은(질소공장) → 항구로 유입 → 물고기, 조개
1965년에는 니가타현에서도 대규모 수은 중독이 발견(형광등 제조공장이 메틸수은 방류)되었고, 이를 '니가타 미나마타병'이라고 명명함

14
- 여과법(Filtration) : 부유물이나 침전으로 제거되지 않는 미세한 입자 제거에 효과적임
- 상수처리 계통도 : 취수 → 스크린 → 염소전처리 → 침사지 → 응집제 투입 → 교반 → 침전지 → 모래 여과 → 염소후처리 → 정수지 → 송수 → 배수 → 급수

15
트리할로메탄은 염소 소독으로 인해 생성되는 가장 일반적인 소독부산물로 이는 염소와 자연 유기물이 반응할 때 형성된다.

---

11 [2022 기출유사]
음용수의 정수처리나 수처리의 방류수에 가장 많이 사용하는 방법인 염소소독에서 살균력이 가장 강한 것은?

① OCl⁻   ② NCl₃   ③ HOCl
④ NHCl₂   ⑤ NH₂Cl

12 [2022 기출유사]
환경호르몬으로 알려진 내분비계교란물질이 수용체 결합 부위를 차단함으로써 정상호르몬이 수용체에 접근하는 것을 막아 본래의 기능을 발휘하지 못하도록 하는 것은?

① 간접영향작용   ② 봉쇄작용   ③ 유사작용
④ 촉발작용   ⑤ 모방작용

13 [2022 기출유사]
수질오염에 의해 중추신경, 말초신경계 이상, 언어장애, 시각장애, 시야협착 등을 일으키는 미나마타병의 원인이 되는 물질로 알려진 것은?

① 시안   ② 벤젠   ③ 6가크롬
④ 카드뮴   ⑤ 유기수은

14 [2022 기출유사]
미세한 입자 제거를 위해 원수를 두꺼운 모래층에 통과시켜 부유물을 제거하는 공정은?

① 부상   ② 여과   ③ 소독
④ 응집   ⑤ 중화

15 [2022 기출유사]
상수처리 과정에서 염소 소독 시 생성되는 부산물로 발암성이 있는 물질로 알려진 것은?

① 톨루엔   ② 에틸벤젠   ③ 트리할로메탄
④ 다이아지논   ⑤ 파라티온

11 ③ 12 ② 13 ⑤ 14 ② 15 ③

16 [1회독] [2회독] [3회독] 2022 기출유사
수질을 깨끗하게 하기 위한 가장 일반적인 정수처리 과정으로 옳은 것은?
① 소독 → 침사 → 침전 → 여과
② 침사 → 침전 → 여과 → 소독
③ 여과 → 침전 → 침사 → 소독
④ 침사 → 여과 → 소독 → 침전
⑤ 여과 → 소독 → 침사 → 침전

17 [1회독] [2회독] [3회독] 2021 기출유사
다음 중 (　) 안에 들어갈 것으로 옳은 것은?

> 먹는물에서 심미적 영향을 미치는 물질에 관한 기준 중 색도의 수질기준은 (　)를 넘지 않아야 한다.

① 2도　　② 3도　　③ 5도
④ 7도　　⑤ 10도

18 [1회독] [2회독] [3회독] 2021 기출유사
다음 중 먹는물에서 100mL당 총대장균군의 수질기준으로 옳은 것은?
① 불검출
② 10CFU 이하
③ 20CFU 이하
④ 50CFU 이하
⑤ 100CFU 이하

19 [1회독] [2회독] [3회독] 2021 기출유사
다음 중 하천의 생물학적 자정작용은?
① 분해　　② 혼합　　③ 확산
④ 흡착　　⑤ 휘산

20 [1회독] [2회독] [3회독] 2014 기출유사
불소가 부족한 물을 장기 음용했을 때 발생가능성이 가장 큰 질병은?
① 반상치
② 수도열
③ 청색증
④ 우식치, 충치
⑤ 치조농루증

적중예상문제 해설

16
정수 공정은 일반적으로 다음의 과정을 거치며, 한 두 공정을 추가 혹은 감소시키는 경우도 있다.
자세한 계통도: 취수 → 스크린 → 염소 전처리 → 침사지 → 응집제 투입 → 교반 → 침전지 → 모래 여과 → 염소후처리 → 정수지 → 송수 → 배수 → 급수

17
먹는물 수질기준 및 검사 등에 관한 규칙 [별표 1]
5. 심미적(審美的) 영향물질에 관한 기준 : 색도는 5도를 넘지 아니할 것

18
먹는물 수질기준 및 검사 등에 관한 규칙 [별표 1]
1. 미생물에 관한 기준 : 총대장균군은 100mL(샘물·먹는샘물, 염지하수·먹는 염지하수 및 먹는해양심층수의 경우에는 250mL)에서 검출되지 아니할 것

19
물의 생물학적 자정작용
미생물에 의한 유기물 산화·분해, 수중 생물에 의한 식균작용

20
• 불소 부족 : 우식치
• 불소 과다 : 반상치

🔒 16 ②　17 ③　18 ①　19 ①　20 ④

적중예상문제 해설

21 지하수
- 천수나 지표수가 땅속으로 침투하여 대수층에 저장
- 강수는 지표수를 이루고 이 지표수가 지층을 통과하는 사이에 토양은 대량의 오염을 방지해주며 불순물과 세균이 없는 지하수를 이루는 데 큰 역할을 함
- 황, 철, 탄산의 여러 광물질을 함유하고 있고 유기물, 미생물은 적으며 탁도는 낮고 경도는 높음

22
트리할로메탄은 염소 소독으로 인해 생성되는 가장 일반적인 소독부산물로 이는 염소와 자연유기물이 반응할 때 형성된다. THM에는 10종류의 화합물이 있지만 현재의 분석법으로는 다음과 같은 5종이 검출될 수 있다.
$CHCl_3$(Chloroform Trichloromethane)
$CHBrCl_2$(Bromodichloromethane)
$CHBr_2Cl$(Dibromochloromethane)
$CHBr_3$(Bromoform Tribromomethane)
$CHCl_2I$(Dichloroiodomethane)

23 잔류염소량 기준
수도꼭지기준: 0.1mg/L 이상, 소화기계 전염병 유행 시: 0.4mg/L 이상, 정수장기준: 4.0mg/L 이하

24
1ppm = mg/L

25
염소요구량 = 염소주입량 - 잔류염소량

---

21 [2021 기출유사]
다음 중 일반적으로 경도(hardness)가 높은 물은?
① 우수 ② 계곡수 ③ 지표수
④ 지하수 ⑤ 호소수

22 [2021 기출유사]
다음 중 정수과정에서 물속의 유기물질과 유리염소가 반응하여 생성되는 트리할로메탄(THM)은?
① 크실렌 ② 톨루엔
③ 말라티온 ④ 에틸벤젠
⑤ 클로로포름

23 [2016·2017 기출유사]
상수도의 수전에서 잔류염소량은 몇 mg/L 이상 되어야 하는가?
① 1.5mg/L ② 0.4mg/L
③ 0.2mg/L ④ 0.1mg/L
⑤ 4.0mg/L

24 [2016 기출유사]
다음 중 1ppm과 같은 농도단위는 어느 것인가?
① $\mu g/L$ ② g/L
③ mg/m^3 ④ mg/L
⑤ mg/ton

25 [2017 기출유사]
다음 중 주입된 염소농도와 남아 있는 염소농도의 차이를 무엇이라 하는가?
① 잔류염소 ② 결합염소량
③ 염소요구량 ④ 염산소비량
⑤ 파괴염소량

🔒 21 ④ 22 ⑤ 23 ④ 24 ④ 25 ③

26 [2013 기출유사]
다음 중 상수도수의 잔류염소량 측정시약은?
① Benzopyrone
② 표백분
③ O-tolidine
④ 페놀프탈레인
⑤ Nessler시약

27 [2013 기출유사]
먹는물에서 페놀류를 문제 삼는 가장 큰 이유는 무엇 때문인가?
① 불쾌한 냄새를 유발하기 때문
② 물이 탁해지고 색을 띠기 때문
③ 물거품을 발생시키기 때문
④ 경도가 높아서 물때가 생기기 때문
⑤ 유막을 형성하여 DO의 용해를 방해하기 때문

28 [2013 기출유사]
물의 염소 소독 시 불연속점은 수중에 어떤 물질이 있을 때인가?
① 암모니아나 유기물질
② 질산성질소 및 유기물질
③ 염소이온 및 유기물질
④ 암모니아 및 염소이온
⑤ 유리형 잔류염소 및 결합형 잔류염소

29 [2017 기출유사]
염소 소독 후 상수의 세균은 일반적으로 감소하나 일정기간 후에 세균이 증가하는 현상을 무엇이라고 하는가?
① 증식현상
② 소독현상
③ 침식현상
④ 침수현상
⑤ 부활현상

30 [2015 기출유사]
다음 중 상수도를 설치하는 목적으로 올바른 것은?
① 수질오염 방지
② 산림재해 방지
③ 수해 방지
④ 수원범람 방지
⑤ 홍수 방지

적중예상문제 해설

26
O-톨리딘(O-tolidine)
유리염소, 결합염소, 간섭물을 분리·정량하는 방법으로 물에 O-톨리딘 용액을 가하여 황색으로 변하였을 때 그 잔류염소량을 측정

27
페놀
염소 소독 시 페놀은 염소와 반응하여 강한 냄새를 유발하는 클로로페놀을 생성한다.

28
불연속점 이전의 잔류염소를 결합잔류염소라 하며 염소가 암모니아나 유기성 질소와 반응하여 존재하는 것이므로 수중에는 암모니아나 유기성 질소가 존재한다.

29
부활현상이란 염소 소독 후 상수에 세균은 일반적으로 감소하나, 일정한 시간 후에 세균이 증가추세를 보이는 경우를 말한다.

30
상수도 설치 목적 : 수질오염 방지

26 ③ 27 ① 28 ① 29 ⑤ 30 ①

적중예상문제 해설

31
공동급수시설 소독 : 표백분($Ca(OCl)_2$) 사용

32
상수도 정수 시 위생이 제일 중요하다.

33
불소제거에는 황산알루미늄을 사용한다.

34
수돗물 소독 : 액화염소 또는 이산화염소 (ClO_2) 사용

35
수도꼭지 매월 1회 이상 검사(4개 항목)
일반세균, 총대장균군, 대장균 또는 분원성대장균군, 잔류염소

---

31 1회독 2회독 3회독 2016 기출유사

다음 중 공동급수시설에 사용하는 소독제?
① 액화염소　　　　② 표백분
③ 이산화염소　　　④ 고체염소
⑤ 페놀

32 1회독 2회독 3회독 2016 기출유사

다음 중 상수도 정수 시 가장 중요시해야 할 과정은?
① 여과　　　　② 소독
③ 침전　　　　④ 집수
⑤ 급수

33 1회독 2회독 3회독 2017 기출유사

다음 중 불소제거로 사용되는 것은?
① 질산은　　　　② 황산알루미늄
③ 황산동　　　　④ 유산동
⑤ 페놀

34 1회독 2회독 3회독 2016 기출유사

다음 중 음료수 소독으로 가장 많이 이용되는 것은?
① Cl_2　　　　② $NaCl$
③ N_2　　　　④ Zn
⑤ I_2

35 1회독 2회독 3회독 2018 기출유사

우리나라 먹는물 수질검사 항목 중 수도전의 월간 검사항목이 가장 바르게 된 것은?
① 대장균 및 일반세균 수
② 대장균 및 잔류염소량
③ 잔류염소 및 수소이온 농도
④ 대장균, 일반세균 및 잔류염소
⑤ 대장균, 수소이온농도 및 암모니아성 질소

🔒 31 ② 32 ② 33 ② 34 ① 35 ④

36 [2015 기출유사]
어느 우물물을 조사한 결과 다음과 같은 성적을 얻었다. 다음 조사 성적 중 음료수의 수질기준을 초과하는 항목은?
① 암모니아성질소 : 음성
② 과망간산칼륨 소모량 : 20ppm
③ 염소이온 : 100ppm
④ 질산성질소 : 5ppm
⑤ 일반세균수 1mL당 50개

37 [2019 기출유사]
수도법에 의한 먹는물의 수질기준 중 대장균군에 대한 기준으로 올바른 것은?
① 1mL 중에 검출되지 아니할 것
② 10mL 중에 검출되지 아니할 것
③ 100mL 중에 검출되지 아니할 것
④ 1mL 중에 10 이하일 것
⑤ 1mL 중에 100 이하일 것

38 [2015 기출유사]
음료수의 적당한 수소이온농도(pH)는?
① 3.8~8.0
② 4.8~8.0
③ 5.8~8.3
④ 6.8~8.0
⑤ 2.5~3.5

39 [2019 기출유사]
식수 중 과망간산칼륨의 허가기준은 몇 ppm으로 하는 것이 적당한가?
① 1ppm
② 0.5ppm
③ 10ppm
④ 150ppm
⑤ 0.1ppm

40 [2019 기출유사]
다음 음료수 검사 중 100mL에서 음성이어야 하는 것은?
① 총대장균
② 아질산성질소
③ 암모니아성질소
④ 일반세균
⑤ 불소

적중예상문제 해설

36 과망간산칼륨 소비량 : 10ppm을 넘지 아니하여야 한다.

37 대장균군 : 100mL 중에 검출되지 아니할 것

38 음료수의 수소이온농도는 pH 5.8 이상 8.5 이하이어야 할 것

39 과망간산칼륨 소비량은 10ppm을 넘지 아니할 것

40 총대장균은 100mL에서 검출되지 아니할 것

🔒 36 ② 37 ③ 38 ③ 39 ③ 40 ①

적중예상문제 해설

41
결합잔류염소의 상태로는 0.4mg/L 정도가 필요하다.

42
수은은 0.001mg/L를 넘지 아니할 것

43
일반세균은 1mL 중 100CFU를 넘지 아니할 것

44
철제거
- 폭기법을 이용하면 불용성인 수산화제이철이 되어 침전되며 여과에 의해서 제거
- $2Fe(HCO_3) + H_2O + O_2 \rightarrow 2Fe(OH)_3 \downarrow + 4CO_2$

45
응집제
- **무기응집제** : 황산반토(황산알루미늄, 명반), 폴리염화알루미늄(PAC), 황산제1철, 황산제2철, 염화제2철
- **유기응집제(유기고분자응집제)** : 폴리아크릴아마이드(Polyacrylamide), 폴리아크릴아민, 폴리에틸렌아민 등

---

41 2015 기출유사
결합잔류염소로는 수도전에서 몇 mg/L가 필요한가?
① 0.1
② 0.2
③ 0.4
④ 0.8
⑤ 1.0

42 2016 기출유사
다음 중 먹는물의 수질판정기준상 가장 미량으로 규제되는 유해 무기물질은?
① 비소
② 납
③ 시안
④ 카드뮴
⑤ 수은

43 2018 기출유사
음용수 판정기준상 일반세균 수는 1mL 중 얼마 이하이어야 하는가?
① 음성
② 10 이하
③ 50 이하
④ 100 이하
⑤ 200 이하

44 2020 기출유사
상수처리에서 철(Fe)의 제거법으로 가장 옳은 것은?
① 희석(dilution)
② 포기(aeration)
③ 여과(filtration)
④ 소독(disinfection)
⑤ 침사(sedimentation)

45 2020 기출유사
상수처리 중 약품 침전에 사용하는 응집제는 다음 중 어느 것인가?
① 염화칼륨(KCl)
② 황산망간($MnSO_4$)
③ 수산화칼륨(KOH)
④ 과산화수소(H_2O_2)
⑤ 황산알루미늄($Al_2(SO_4)_3$)

41 ③ 42 ⑤ 43 ④ 44 ② 45 ⑤

46 [1회독] [2회독] [3회독] 2021 기출유사

다음 중 정수과정의 완속여과(slow sand filtration)에 대한 설명으로 옳은 것은?

① 응집침전이 반드시 선행되어야 한다.
② 색도 및 탁도가 높은 물에 적합하다.
③ 여과속도는 120m/m² · day 정도이다.
④ 일정시간 간격으로 역세척이 이루어져야 한다.
⑤ 여과효과는 모래층 표면의 생물막에서 일어난다.

47 [1회독] [2회독] [3회독] 2020 기출유사

다음은 상수도의 계통도이다. ( ) 안에 들어갈 내용은?

| 수원 - 취수 - 도수 - (㉠) - 송수 - (㉡) - 급수 |

　　㉠　　㉡　　　　　㉠　　㉡
① 여과　침전　　　② 정수　배수
③ 침사　여과　　　④ 소독　침전
⑤ 침사　소독

46
완속여과법(영국식 여과법)
- 화학적 전처리 없이 저탁도 원수를 보통 침전한 후 여과지에 보냄
- 여과율 : 3~6m/day
- 여과작용 : 여과, 흡착, 생물학적 응결작용
- 모래층 청소 : 사면대치(사면삭취)

47
상수처리과정 : 취수 → 도수 → 정수 → 송수 → 배수 → 급수
- **취수(取水)** : 수원에서 필요한 원수를 확보하는 과정(첫 단계)
- **도수(導水)** : 취수한 원수를 도수로를 통해 정수시설까지 이송하는 과정
- **정수(淨水)** : 정수시설에서 수질을 깨끗하게 하는 과정
- **송수(送水)** : 정수된 물을 정수지에서 배수지까지 이송하는 과정
- **배수(配水)** : 정화된 물을 적당한 수압 하에 필요한 양만큼 분배하는 과정
- **급수(給水)** : 배수관에서 분기하여 수용가에서 물을 사용하도록 하는 과정

46 ⑤　47 ②

CHAPTER 04 수질오염

1 정의

자연 수자원에 이물질의 혼입으로 인해 폐기물량 증가로 오염되어 이용 가치를 저하시키거나, 피해를 주는 현상을 총칭

2 수질오염 지표

(1) **색도** : 미생물이나 플랑크톤의 번식, 폐수 혼입 등에 의해 나타남

(2) **탁도** : 부유물질이나 용존물질의 화학적 변화에 의함 〔기출〕

(3) **맛** : 염소 맛 외 다른 맛이 존재해서는 안 됨

(4) **냄새**
　① 오수나 폐수의 혼입, 철관 내면의 녹, 지질, 염소 소독에 의함
　② 수돗물의 비린내 원인 : 조류의 과다번식

(5) **경도**
　① 물 중의 칼슘이온 및 마그네슘이온량을 탄산칼슘($CaCO_3$)의 ppm으로 환산한 것
　② 경도가 높은 경우 : 물맛이 나쁨, 보일러 파이프 내 결석 발생, 위장장애로 인한 설사
　③ 경도가 낮은 경우 : 금속관 부식
　④ 자연수의 경우 지질의 영향
　⑤ 오염에 의해서도 증가됨
　⑥ 총경도(수중의 칼슘이온 및 마그네슘이온의 총량) : 영구경도 + 일시경도
　⑦ 영구경도 : 황산염, 질산염, 염화염 등의 끓여도 석출되지 않는 경도(제거법 : 석회소다법, 제올라이트법)
　⑧ 일시경도 : 탄산염이나 중탄산염처럼 끓이면 석출하는 경도

(6) **pH** 〔기출〕
　① 지표수 : 알칼리성
　② 지하수 : 약산성

(7) 대장균군
 ① E.Coli : Gram 음성균의 무아포성 단간균으로 호기성 또는 통성혐기성균(유당분해, 산과 가스 생성)
 ② 소화기계 병원균보다 비교적 큰 저항성을 가짐
 ③ 수계에서 대장균 검사 목적
  ㉠ 미생물이나 분변오염의 지표 기출
  ㉡ 수계 전염병 오염지표
  ㉢ 수질오염의 지표
  ㉣ 하천오염 정도를 나타내는 지표
  ㉤ 대장균 양이 많음 → 병원성 미생물 존재 가능성
 ④ 대장균 사용 이유 : 검출방법이 간단하고 정확
 ⑤ 최확수(MPN : Most Probable Number) 기출 : 검체 1mL 또는 1g 중(식약처 식품공전상의 분석법)에 존재하는 대장균군수를 표시하는 것(수질오염공정시험기준에는 100mL, 100g)
 ⑥ 대장균지수(Coli Index) 기출 : 대장균을 검출할 수 있는 최소 검수량의 역수(의미 : 10mL에서 양성, 대장균지수 0.1)
 ⑦ 먹는물에 대한 대장균군 정성시험 : 추정시험(gas 발생) → 확정시험(집락확인) → 완전시험(gas 발생 재확인)

(8) 질소 화합물 기출
 ① 질산화 반응 : 호기성 상태에서의 질소순환과정

  단백질 → 아미노산 → 암모니아성질소(NH_3-N) → 아질산성질소(NO_2-N) → 질산성질소(NO_3-N)

 ② 질산화 반응 과정에서의 생성물
  ㉠ 암모니아성질소(NH_3-N)
   ⓐ 수중에 용해되어 있는 암모니아(암모늄염의 질소)를 질소량으로 표시
   ⓑ 유기물 분해 시 1차 생성 물질
   ⓒ 최근 오염의 지표
   ⓓ 분변에 의한 오염 가능성
  ㉡ 아질산성질소(NO_2-N)
   ⓐ 아질산염을 질소량으로 표시
   ⓑ 분뇨, 하수 등의 혼입에 의한 암모니아성질소의 산화물
  ㉢ 질산성질소(NO_3-N)
   ⓐ 질산염을 질소량으로 표시
   ⓑ 여러 가지 질소화합물의 최종 산화물
   ⓒ 질산성질소가 많이 함유된 물 음용 시 영유아의 경우 청색증(유아청변증, Blue babies, methemoglobinemia) 유발
 ③ 탈질소화(Denitrification, 탈질화) : 혐기성
  ㉠ 용존산소가 없는 경우 유기질소 감소 요인
  ㉡ 과정 : 질산성질소(NO_3-N) → 아질산성질소(NO_2-N) → 질소(N_2)가스↑

(9) 염소이온
① 수중에 이온화되어 있는 염소
② 자연수의 경우 지질의 영향
③ 오염에 의해서도 증가됨

(10) 과망간산칼륨($KMnO_4$) 소비량
① 수중에 산화되기 쉬운 유기성 물질에 의해 소비되는 과망간산칼륨의 양
② 오염물의 혼입에 의해 과망간산칼륨 소비량은 증가

(11) 잔류염소
① 유리형 잔류염소, 결합형 잔류염소
② 물의 염소요구량 : 수중 유기물질 산화에 필요한 염소의 양
   ▶ 수영장 잔류염소량 : 0.4~1.0ppm

(12) 생물화학적 산소요구량(BOD : Biochemical Oxygen Demand) 기출
① 시료를 20°C에서 5일간 배양 시 호기성 미생물에 의해 유기물을 분해시키는 데 소모되는 산소량
② 수중에 분해 가능한 유기물질이 많이 포함되어 있는 경우 BOD는 높음 → 오염도↑
③ 생활하수 BOD : 200~300ppm
④ 1단계 BOD : 탄소화합물 산화 시 소비되는 산소량(20일 정도 소요)
⑤ 2단계 BOD : 질소화합물 산화 시 소비되는 산소량(100일 이상 소요)

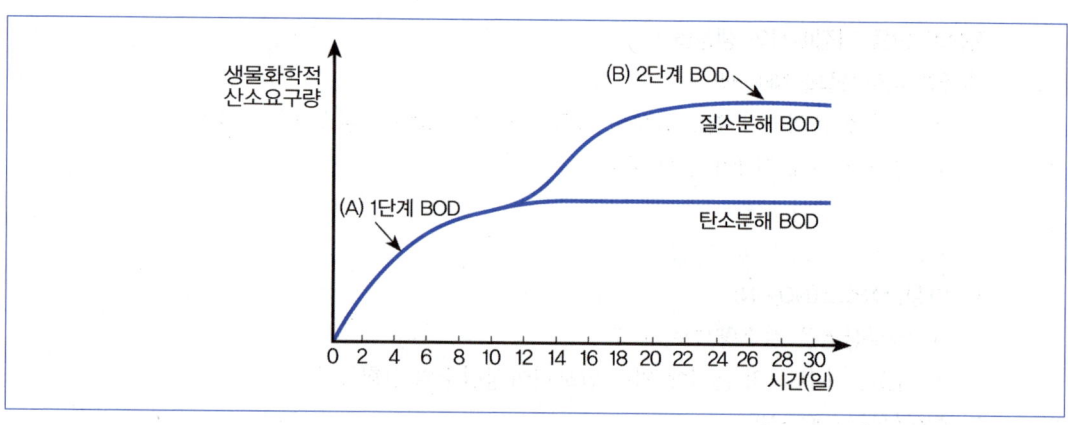

[BOD 곡선]

(13) 화학적 산소요구량(COD : Chemical Oxygen Demand) 기출
① 수중 유기물질을 강산화제로 산화 분해시킬 때 소비되는 산화제의 양에 해당하는 산소량을 ppm으로 나타냄
② COD↑ → 수질이 나쁨(오염물질↑)
③ 방법 : 강산화제($KMnO_4$, $K_2Cr_2O_7$) 또는 황산 이용, 열처리

④ BOD에 비해 짧은 시간에 처리가 가능
⑤ 유해물질이나 독성물질이 함유된 공장폐수 오염 측정에도 적합

(14) **용존산소(DO : Dissolved Oxygen)** 기출
① 물에 용해되어 있는 산소의 양(순수한 물인 경우 가장 높음)
② 수온↓, 염분↓, 기압↑, 난류↑, 유속↑, 경사↑ → DO↑
③ 오탁성 유기물↑ → DO↓
④ 수중조류 → 광합성 → 산소공급(DO↑)
⑤ 아황산염, 아질산염, 제일철염, 황화물 등 → DO↓
⑥ 임계점 : DO가 가장 부족한 지점
⑦ 변곡점 : 산소의 복귀율이 가장 큰 지점

(15) **부유물질(SS : Suspended Solids)**
① 유기물질과 무기물질을 포함한 고형물($0.1\mu m$ 이상)
② 유기물질을 함유한 부유물질
 ㉠ 용존산소 소모
 ㉡ 어패류 폐사
 ㉢ 빛의 수중 전달 방해(수중식물의 광합성 장애를 일으킴)

(16) **생물학적 오염도(BIP : Biological Index of water Pollution)** 기출
① 현미경적인 생물을 대상으로 하여 무색과 유색으로 나누어진 생물수에 대한 무색 동물수의 비[수중의 현미경적 생물을 대상으로 '전(全) 생물개체수' 중 '무(無) 엽록체 생물개체수']로 물의 오염도를 표현. 일반적으로 조류(유색 동물)는 청정한 수역에 많고, 단세포의 원생동물(무색 동물)은 오탁 수역에 많이 살고 있는 사실에 근거하여 전 생물수에 대한 무색 생물수의 비율로 오탁의 정도를 표시한다.

$$BIP = \frac{무색\ 생물수}{전\ 생물수} \times 100\%$$

② BIP 수치가 크면 오염도가 심하며, 심한 오염은 70~100 정도, 약한 오염은 10~20 정도, 하천의 경우는 0~2 정도

3 수질오염의 요인과 피해

(1) **무기물**
식염(NaCl), 인산염(PO_4^{2-}), 질산염(NO_3^-), 암모늄염(NH_4^+), 철분 등이 하천과 해수에 유입 → 부영양화와 적조현상 → 어패류의 폐사 및 유독화

(2) 유기물
세제가 배출되어 하천 표면에 포막을 형성 → 자정작용 방해, DO 감소 → 부패

(3) 유류
수면에 유막 형성 → 생물의 폐사, 생육에 지장

(4) 분뇨
① BOD 증가, COD 증가, DO 감소
② 부영양화 현상, 부패, 악취
③ 각종 기생충, 수인성 전염병 유발

(5) 중금속
수은(Hg), 카드뮴(Cd), 비소(As), 납(Pb) → 먹이연쇄 → 유독성

(6) 농약
① DDT, PCP, 엔드린(Endrin), 디엘드린(Dieldrin), 파라티온(Parathion), PCB
② 하천이나 해수에 유입 → 수서생물의 폐사 및 먹이사슬을 통해 인체나 동물에 피해
③ 카네미유증 : 일본의 카네미 창고 주식회사에서 사용하던 PCB가 식용유에 혼입되어 유통 → 이를 섭취한 주민 중 1,400여 명이 피부장애, 간장장애, 시력 감퇴, 탈모, 칼슘대사 장애, 권태 증세를 일으킴

(7) 수질오염의 피해 정도를 측정하는 단위 기출
① TLm(median tolerance limit, 한계치사농도) : 어류를 급성독성물질이 포함된 배수의 희석액 중에 일정기간 노출시켜 그곳의 물고기 50%가 생존할 수 있는 농도(반수생존량)
② LC_{50}(Lethal Concentration for 50%) : TLm과 반대 개념으로 노출된 물고기 50%가 죽을 수 있는 치사농도(반수치사농도, ppm)
③ LD_{50}(Lethal Dose for 50%) : 독성물질의 경구·경피 투여 시 한 무리의 실험동물 50%를 치사시키는 독성물질의 양(반수치사량, mg/kg)

> **더 알아보기**
>
> 1. 급성독성시험 및 반수치사량 : LD_{50}이 30mg/kg 이하이면 독약, 30~300mg/kg이면 극약이다. 기출
> 2. 만성독성시험 및 최대무작용량(Maximum No Effect Level, MNEL, NOEL)
> 3. 1일 섭취허용량(ADI : Acceptable Daily Intake) : 인간이 평생 매일 섭취하더라도 위해가 인정되지 않는 1일 섭취량(mg/kg)을 의미한다.
>   - ADI = 동물의 최대무작용량 × 안전계수(1/100)

◀ 오염물질 배출원 및 영향

오염물질	영향 및 피해	배출원
부유물질 (SS)	탁도, 색도, 조류 동화작용 방해, 악취	양조장, 펄프·제지공장, 식품가공공장, 피혁공장
BOD	용존산소 소모로 혐기성 분해 → H_2S, CH_4 등 발생	식품공장, 피혁공장, 펄프공장, 도살장, 도시하수
페놀 (Phenol)	페놀이 함유된 물 + 염소소독 → 악취 구토, 경련, 간장, 신장장애 등 유발	도로, 석유정제, 약품공장, 화학공장, 금속공장
N-헥산 추출물질	수중 식물의 질식	피혁공장, 섬유공장, 석유화학공장
카드뮴 (Cd)	골연화증(이타이이타이병), 위장장애, 내분비장애 기출	아연공장, 도금공장, 석유화학공장
아연 (Zn)	흡입 → 구토, 발열	아연공장, 광련제련
시안 (CN)	흡입 → 질식, 호흡계 및 소화계 장애	도금공장, 가스공장, 피혁제품공장, 사진 제판
동 (Cu)	특이 중독증상 없음	금속공장, 도금공장, 석유화학공장
크롬 (Cr^{6+})	피부부식 독성 : $Cr^{6+} \gg Cr^{3+}$	도금공장, 피혁제품공장, 염료공장, 석유정제
PCB	피부장애, 카네미유증	전기기기공장, 인쇄잉크, 접착제
알킬수은	중추신경, 말초신경계 이상, 언어장애, 시각장애, 시야협착, 미나마타병	농약공장, 의약공장
납 (Pb)	빈혈, 복통, 두통, 구토	축전지제조공장, 안료제조공장, 인쇄소, 요업공장, 페인트 공장
불소 (F)	불소 부족 : 충치유발 불소 과다 : 반상치, 골연화증	인산비료공장, 살충제공장, 유리공장

(8) **생물농축** 기출

① **정의** : 수중의 저농도 비분해성 물질이 먹이사슬을 거치면서 어느 개체에 농축되어 함량이 많아지는 현상
  ▶ 먹이사슬 : 미생물 → 플랑크톤 → 갑각류 → 물고기 → 고래, 상어

② **농축계수** : 생물의 조직 중 화학물질 농도가 수중의 화학물질 농도에 비해 상대적으로 증가되는 정도를 농도비로 표시

$$\text{농축계수(BCF : Bioconcentration factor)} = \frac{\text{생체 내의 오염물질 농도}}{\text{수환경 내의 오염물질 농도}}$$

③ **생물농축 물질** : DDT, PCB, Hg, Cd, Pb, Cr, Zn, 방사능 물질 등

(9) **수질 오염지표 생물의 조건** 기출
서식 밀도가 크고, 정착성이 있으며, 샘플링이 쉽고, 수질에 따른 생식의 제한이 있어야 수질오염을 판단하는 데 용이하다.

4 수질오염 기전

(1) **호수, 저수지**
① 부영양화(Eutrophication) 기출
　㉠ 미생물에 의한 유기물의 분해로 인해 정체수역에 무기성 영양소가 다량 투입되어 플랑크톤 등이 폭발적으로 증가(즉, 영양이 많아지는 현상)
　㉡ 주요 원인 : 조류의 영양분인 질소, 인, 탄소 등이 유입될 때 발생(동물의 분뇨, 질소나 인산질 비료, 가정하수, 공장폐수, 합성세제)
　㉢ 영향 및 피해
　　ⓐ 산소고갈 → 죽음의 호수
　　ⓑ 혐기성 세균으로 인한 유기물 부패 → 악취
　　ⓒ 투명도 저하 및 착색
　㉣ 방지 대책 기출
　　ⓐ 질소(N), 인(P) 등의 유입을 막거나, 농도를 감소
　　ⓑ 인(P)을 함유하는 합성세제의 사용을 금지 또는 농도 감소
　　ⓒ 조류가 번식 시 황산동($CuSO_4$)이나 활성탄을 뿌려서 제거
　　ⓓ 일광을 차단 → 조류의 번식 억제
　　ⓔ 하수, 분뇨, 공장폐수 등의 처리기술을 증강 → 영양염류의 유입 예방
② 성층현상(Stratification)
　㉠ 수심에 따른 온도변화 → 밀도차 발생 → 층(표층, 변천대, 정체층 등) 발생
　㉡ 특징 : 여름, 겨울에 발생
　　ⓐ 깊이가 깊어질수록 : DO↓, 탄산가스↑
　　ⓑ 조류번식 시 : 주간 – DO↑, 야간 – DO↓
　　ⓒ 여름 ≫ 겨울
　㉢ 순서 : 표수층 → 수온약층 → 심수층 → 침전물층
　　ⓐ 표수층 : DO 포화, 과포화(∵ 조류의 광합성)
　　ⓑ 수온약층 : 수온이 깊이에 따라 감소하는 중간부분
　　ⓒ 심수층(정체대)
　　　㉮ DO↓(무산소 상태, 혐기성 상태에서의 유기물 분해는 수질의 악화를 야기)
　　　㉯ pH : 약산성
　　　㉰ 탄산가스 다량 존재
　　　㉱ 황화수소 검출

③ 전도현상(순환현상, Turnover) 기출
  ㉠ 수심에 따른 온도변화 → 밀도차 발생 → 수직운동의 가속화
  ㉡ 특징 : 봄, 가을에 발생
    ⓐ 봄
      ㉮ 얼음이 녹으면서 수표면 부근의 수온이 상승(최대밀도)
      ㉯ 표수층은 심수층으로 이동, 심수층은 표수층으로 이동 → 수직혼합 발생 → 수질악화
    ⓑ 가을 : 수표면 부근의 수온이 하강 → 수직적인 정체현상 파괴 → 수직혼합 발생

(2) **해양, 하천**
  ① 적조(Red Tide)
    ㉠ 식물성 플랑크톤이 단시간 내에 증식하거나 생물, 물리적 현상으로 집적되어 해수가 변색되는 현상
    ㉡ 주요 원인
      ⓐ 질소(N), 인(P), 탄소(C) 등 영양염류의 과도한 유입
      ⓑ 정체성 수역(일사량 증가, 수온 상승)
      ⓒ 플랑크톤 성장에 필요한 Si, Ca, Mg 등의 존재
    ㉢ 영양 및 피해
      ⓐ DO의 부족 → 어패류의 산소부족 → 폐사
      ⓑ 적조 생물이 어패류의 아가미에 부착 → 질식사
      ⓒ 독성을 갖는 편모 조류의 치사성 독소 분비 → 어패류 폐사
      ⓓ 황화수소(H_2S)나 부패독과 같은 유해물질 발생 → 어패류 폐사
  ② 녹조현상
    ㉠ 부영양화된 호소(호수)나 유속이 느린 하천에서 부유성 조류(식물플랑크톤)가 대량증식하여 수면에 집적하여 물색을 현저하게 녹색으로 변화시키는 현상
    ㉡ 영향 및 피해
      ⓐ 남조류 독소에 의한 인체 및 가축에의 건강상의 손상 및 이취미 발생으로 인한 불쾌감 유발
      ⓑ 생태계 파괴로 인한 수중 동물 사멸 또는 서식처 이동, 개체군 변화, 먹이 손실
      ⓒ 남조류 독소에 의한 가축이나 야생동물의 폐사, 대량 증식한 조류의 분해 동안 수중 용존산소 감소로 인한 물고기 및 수중생물의 폐사
  ③ 열오염
    ㉠ 화력발전소나 원자력발전소의 냉각수와 열수로 인해 발생
    ㉡ 영향 및 피해
      ⓐ 수중 미생물을 질식
      ⓑ 수중 생물의 독성물질에 대한 예민도 증가
      ⓒ 수중 미생물 활동 증가 → DO↓ → 혐기성 상태 촉진
      ⓓ 생태계 변화
      ⓔ 플랑크톤 이상 증식

더⁺ 알아보기 녹조현상

녹조(Algal bloom)는 강이나 호수에 남조류의 과다 성장으로 물의 색이 짙은 녹색으로 변하는 현상이다. 갈색을 띠는 규조류나 와편모조류가 번성하여 바다가 붉게 되는 현상은 적조(赤潮)라고 한다.

1. **남조류** : 일부 남조류는 미량의 냄새물질과 독소(마이크로시스틴, 아나톡신, 삭시톡신 등)를 생성하여 수돗물의 맛을 떨어트리고 불쾌감을 유발(냄새물질, 흙냄새나 곰팡이 냄새)한다. 환경부는 독성물질(사람이나 동물이 흡수할 경우 간세포나 신경계 영향)을 배출하는 남조류 4종을 유해남조류로 지정, 관리하였다.

구분	독성물질
마이크로시스티스(Microcystis)	마이크로시스틴(Microcystins)
아나베나(Anabaena)	마이크로시스틴(Microcystins), 아나톡신(Anatoxin)
오실라토리아(Oscillatoria)	마이크로시스틴(Microcystins), 아나톡신(Anatoxin)
아파니조메논(Aphanizomenon)	삭시톡신(Saxitoxins)

2. **원인**
   ① 오염물질의 유입(영양물질, 부영양화), 일사량, 수온, 물순환 정체(체류시간 증가)
   ② 질소와 인을 포함한 여러 오염물질이 강이나 호수로 흘러들어 영양물질이 풍부한 부영양화가 발생하고, 강한 햇빛, 높아진 수온, 물순환의 정체로 남조류가 성장하기 좋은 환경이 만들어져 녹조현상이 일어나게 된다.

04 끝판왕! 적중예상문제

01 [2024 기출유사]
대표적인 수질오염 지표 중의 하나로 먹는물에서 대장균 검출이 갖는 의미는?
① 농약 오염
② 분변 오염
③ 방사선 오염
④ 중금속 오염
⑤ 염소화합물 오염

02 [2024 기출유사]
수심에 따른 온도의 차이로 인해 전도현상이 발생하여 부영양화가 될 수 있는 수원의 종류는?
① 호소수
② 복류수
③ 심층수
④ 용천수
⑤ 지하수

03 [2023 기출유사]
현미경적인 생물을 대상으로 하여 무색과 유색으로 나누어진 생물수에 대한 무색 동물수의 비를 %로 나타내는 오염지표는?
① TOC
② TVOC
③ BIP
④ BOD
⑤ COD

04 [2023 기출유사]
오염지표 생물은 수질오염의 척도가 되기에 중요한데, 그 선정 조건으로 옳은 것은?
① 종의 분류가 쉽고 육안 구별이 용이할 것
② 이동성이 커서 한 장소에 정착하지 아니할 것
③ 생물의 서식 밀도가 낮을 것
④ 샘플링이 어려워 수질판정이 곤란할 것
⑤ 생물 생식의 제한 인자가 수질의 영향이 없을 것

적중예상문제 해설

01
수계에서 대장균 검사 목적 : 미생물이나 분변오염의 지표

02
호소, 저수지의 전도(순환)현상(Turnover)
- 수심에 따른 온도변화 → 밀도차 발생 → 수직운동의 가속화
- 특징 : 봄, 가을에 발생

03
생물학적 오염도(BIP)
수중의 현미경적 생물을 대상으로 '전(全) 생물개체수' 중 '무(無) 엽록체 생물개체수'로 물의 오염도를 표현. 일반적으로 조류(유색 동물)는 청정한 수역에 많고, 단세포의 원생동물(무색 동물)은 오탁 수역에 많이 살고 있는 사실에 근거하여 전 생물수에 대한 무색 생물수의 비율로 오탁의 정도를 표시한다.

04
오염지표 생물의 조건은 서식 밀도가 크고, 정착성이 있으며, 샘플링이 쉽고, 수질에 따른 생식의 제한이 있어야 수질오염을 판단하는 데 용이하다.

🔒 01 ② 02 ① 03 ③ 04 ①

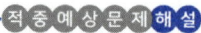

05
적조(Red Tide): 식물성 플랑크톤이 단시간 내에 증식하거나 생물, 물리적 현상으로 집적되어 해수가 변색되는 현상으로 주요 원인은 질소(N), 인(P), 탄소(C) 등 영양염류의 과도한 유입, 정체성 수역(일사량 증가, 수온 상승), 플랑크톤 성장에 필요한 Si, Ca, Mg 등의 존재 등이다.

* **녹조현상**: 부영양화된 호소(호수)나 유속이 느린 하천에서 부유성 조류(식물플랑크톤)가 대량증식하여 수면에 집적하여 물색을 현저하게 녹색으로 변화시키는 현상

06
화학적 산소요구량(COD)
- 수중 유기물질을 강산화제로 산화 분해시킬 때 소비되는 산화제의 양에 해당하는 산소량을 ppm으로 나타냄
- COD↑ → 수질이 나쁨(오염물질↑)
- 방법 : 강산화제($KMnO_4$, $K_2Cr_2O_7$) 또는 황산 이용, 열처리

07~08
부영양화(Eutrophication)
㉠ 미생물에 의한 유기물의 분해로 인해 정체수역에 무기성 영양소가 다량 투입되어 플랑크톤 등이 폭발적으로 증가(즉, 영양이 많아지는) 현상
㉡ **주요 원인** : 조류의 영양분인 질소, 인, 탄소 등이 유입될 때 발생(동물의 분뇨, 질소나 인산질 비료, 가정하수, 공장폐수, 합성세제)
㉢ **영향 및 피해**
 - 산소고갈 → 죽음의 호수
 - 혐기성 세균으로 인한 유기물 부패 → 악취
 - 투명도 저하 및 착색

05
영양염류인 질소, 인 등이 다량 함유된 하수가 해수로 유입되어 나타나는 현상은?
① 녹조현상 ② 적조현상
③ 역전현상 ④ 대류현상
⑤ 전도현상

06
수질오염도를 알아보는 대표적인 지표 중 하나로 폐수 중 유기화합물의 화학적 산소요구량(COD)을 측정할 때 사용되는 산화제로 옳은 것은?
① 과산화수소(H_2O_2) ② 황산제일철($FeSO_4$)
③ 황산마그네슘($MgSO_4$) ④ 과망간산칼륨($KMnO_4$)
⑤ 황산알루미늄($Al_2(SO_4)_3$)

07
수자원의 이용가치를 저하시키는 오염현상 중 부영양화에 대한 설명으로 옳은 것은?
① 투명도가 높아진다.
② 용존산소가 증가한다.
③ 수온이 낮을 때 발생한다.
④ 식물성 플랑크톤의 수가 증가한다.
⑤ 영양물질이 부족할 때 발생한다.

08
다음 중 수질오염에서 부영양화 현상의 특성은?
① 투시거리가 길다.
② 현탁 물질이 적다.
③ 질소와 인의 농도가 낮다.
④ 플랑크톤 개체 수가 많다.
⑤ 수소이온농도는 강산성이다.

05 ② 06 ④ 07 ④ 08 ④

09 2021 기출유사
다음 중 물의 순환과 이용에 관한 설명으로 옳은 것은?
① 바다에서는 강수량과 증발량이 같다.
② 지구상의 수자원 총량 중 담수자원은 약 3%이다.
③ 지표면에서 흙 속으로 물이 침입하는 현상을 표면유출이라고 한다.
④ 우리나라의 수자원 이용에서 가장 큰 비중을 차지하는 것은 생활용수이다.
⑤ 식물에 흡수된 물이 식물 잎의 표면에서 빠져나가는 현상을 증발이라고 한다.

10 2021 기출유사
다음 중 해양 심층수의 특성으로 옳은 것은?
① 수온이 상당히 높다.
② 수질 변화가 심하다.
③ 무기영양물질이 적다.
④ 산소의 공급이 충분하다.
⑤ 분해성 유기물질이 적어 깨끗하다.

> **더 알아보기 — 해양 심층수의 5대 특성(해양수산부)**
> - **저온안정성** : 표층수보다 상당히 온도가 낮으며(약 3.0℃), 계절과 관계없이 일정수온을 유지
> - **청정성** : 표층수에 비해 대장균 및 일반세균이 거의 존재하지 않음, 육지나 대기 중의 화학물질과 접촉할 기회가 없어 아주 청정한 물
> - **부영양성** : 질소, 인, 규소 등 생물에 필요한 무기영양소가 표층수에 비해 수십 배 높음
> - **무기질 균형성(미네랄 밸런스)** : 생체발육에 필요한 천연원소와 여러 가지 무기질을 균형있게 함유
> - **숙성성** : 고압(200m : 약 20기압)에서 오랜 세월에 걸쳐 천천히 순환하면서 숙성, 안정됨

11 2015 · 2014 기출유사
수중의 경도제거에 사용되는 약품은?
① SO_2
② $FeCl_2$
③ $Ca(OH)_2$
④ $KMnO_4$
⑤ $Al_2(SO_4)_3$

12 2017 기출유사
DO(용존산소)가 가장 낮다는 것은 무엇을 의미하는가?
① 오염도가 높음
② 오염도가 낮음
③ 생물학적 오염이 감소함
④ 물이 깨끗해짐
⑤ 물이 흐려지다 맑아짐

적중예상문제 해설

09
① 바다에서의 강수량과 증발량은 위도에 따라 다르다.
② 지구상에 존재하는 물의 총량 약 $14 \times 10^8 km^3$은 지구 전체를 2.7km 깊이로 덮을 수 있는 양이며, 전체 물의 약 2.6%에 불과한 담수는 지구 전체를 약 70m 깊이로 덮을 수 있는 양이다.
③ 표면 유출(surface runoff)은 강수가 지표면을 따라 흘러서 하천에 유입되는 유출이다.
④ 우리나라의 수자원 이용에서 가장 큰 비중을 차지하는 것은 농업용수이다.
⑤ 잎에 도달한 물이 기체 상태로 되어 기공을 통해 식물체 밖으로 빠져 나가는데, 이러한 현상을 '증산 작용'이라고 한다.
(p.311 수자원 이용현황 표 참조)

10
해양 심층수란 태양광이 도달하지 않는 수심 200m 이상의 깊은 곳에 존재하여 유기물이나 병원균 등이 거의 없을 뿐 아니라 연중 안정된 저온을 유지하고 있으며, 해양식물의 성장에 필수적인 영양염류가 풍부하고 장기간 숙성된 해수자원이다.

11
소석회($Ca(OH)_2$), 소다회(Na_2CO_3)가 사용된다.

12
용존산소(DO)는 순수한 물인 경우 가장 높으므로 DO가 가장 낮다는 것은 오염도가 높다는 것이다.

09 ② 10 ⑤ 11 ③ 12 ①

적중예상문제 해설

13
BOD와 DO는 반비례 관계이다.

14 생물학적 농축
수중에 저농도로 있는 비분해성 물질이 먹이사슬을 거치는 동안 어느 개체에 농축되어 함량이 많아지는 현상으로 상위동물일수록 하위동물보다 농축의 농도가 높다.

15 생물농축계수
어류 등 생물의 조직 중 화학물질의 농도가 수중에서의 화학물질의 농도에 비해 상대적으로 증가되는 정도를 농도비로 표시한 것(농축계수 = 생물체 중의 농도 ÷ 환경 수중의 농도)

16
유기인계 농약 : 콜린에스터라제를 저해하여 신경증상을 유발

17
- 유기인계 농약(탄소화합물 + N, P, S) : DDVP, 메틸디메톤, PMP
- 유기염소계(탄소화합물 + Cl, 잘 분해되지 않으며 지방에 축적됨) : DDT, BHC, 디엘드린, 엔드린 등

🔒 13 ③ 14 ⑤ 15 ② 16 ② 17 ②

---

13 [1회독] [2회독] [3회독] [2017 기출유사]

일반적으로 BOD와 DO값은 어떤 관계가 있는가?
① BOD가 높으면, DO도 높음
② BOD가 낮으면, DO도 낮음
③ BOD가 높으면, DO는 낮음
④ BOD와 DO는 서로 다른 변화가 일어남
⑤ BOD와 DO값은 항상 동일

14 [1회독] [2회독] [3회독] [2017 기출유사]

다음 중 생물학적 농축현상을 가장 잘 설명한 것은?
① 수중생물의 종류가 많아지는 현상
② 플랑크톤이 이상 증식하여 개체수가 많아지는 현상
③ 오염물질의 부분농도가 증가하는 현상
④ 수중생물이 부패하는 현상
⑤ 수중 저농도로 있는 비분해 물질이 먹이사슬을 거치면서 농축되어 함량이 높아지는 현상

15 [1회독] [2회독] [3회독] [2014 기출유사]

다음 중 농축계수를 구하는 식으로 올바른 것은?
① 생물체농도 × 환경 중의 농도
② 생물체농도 ÷ 환경 중의 농도
③ 생물체농도 − 환경 중의 농도
④ 생물체농도 + 환경 중의 농도
⑤ 환경 중의 농도 − 생물체농도

16 [1회독] [2회독] [3회독] [2016 기출유사]

콜린에스터라제(cholinesterase)를 저해하여 신경증상을 유발하는 물질은?
① 염소계 살충제
② 유기인계 농약
③ 카드뮴계 농약
④ 수중합성세제
⑤ 유기염소계 농약

17 [1회독] [2회독] [3회독] [2015 기출유사]

다음 중 유기염소계 농약에 해당하는 것은?
① CPT
② DDT
③ DDVP
④ 메틸디메톤
⑤ PMP

18 [1회독] [2회독] [3회독] 2013 기출유사
다음 ABS(Alkyl Benzene Sulfonate)에 관한 설명 중 옳은 것은?

① 수용성이다.
② 화학적으로 활성이다.
③ 피부에 색소침착을 일으킨다.
④ 지방조직에 축적된다.
⑤ 생물학적으로 분해되지 않는다.

19 [1회독] [2회독] [3회독] 2014 기출유사
다음 ( ) 안에 들어갈 숫자로서 올바른 것은?

> TLm(median tolerance limit)이란 일정한 노출시간 동안 실험동물의 ( )%가 살아남는 농도를 말한다.

① 30   ② 40   ③ 50
④ 60   ⑤ 70

20 [1회독] [2회독] [3회독] 2015 기출유사
다음 내용의 설명 단위로 적당한 것은?

> 일정한 노출시간 동안 실험동물의 50%가 살아남는 농도를 말한다.

① THM   ② LD_{50} ③ TLm_{50}
④ LC_{50} ⑤ DO

21 [1회독] [2회독] [3회독] 2016 기출유사
다음 중 LD_{50}의 의미와 가장 가까운 지수는?

① 치명률   ② 이환율   ③ 치사량
④ 발생량   ⑤ 사망비

22 [1회독] [2회독] [3회독] 2014·2020 기출유사
다음 중 부영양화 발생의 원인물질은 무엇인가?

① 탄소, 질소   ② 질소, 시안
③ 인, 탄소   ④ 수은, 수소
⑤ 질소, 인

적중예상문제 해설

18
ABS(경성세제)
수중에서 분해가 안 되며 기포 형성, 용존산소 감소 등으로 수중을 부패시키고 생물을 사멸시킨다.

19
TLm : 급성 독성물질의 유해 수치로 일정시간 오염물에 노출시켜 50%가 생존하는 독성물질 농도

20
TLm(median tolerance limit)
- 일정한 시간을 경과시킨 후 실험생물 중 50%가 살아남는 농도
- **실험방법** : 실험하기 전에 대상폐수에서 10~30일 동안 물고기를 적응시킴 (시간에 따라 96hrTLm, 48hrTLm, 24hrTLm 등으로 표기)

21
LD_{50}
독성물질 경구 투여 시 50%가 죽는 농도로 치사량이라고도 한다.

22
부영양화(Eutrophication)
조류의 영양분인 질소, 인, 탄소 등이 유입될 때 발생동물의 분뇨, 질소나 인산질 비료, 가정 하수, 공장 폐수, 합성 세제)

🔒 18 ⑤   19 ③   20 ③   21 ③   22 ⑤

적중예상문제 해설

23 호수의 부영양화
정체수역(호수, 하천)에 질소, 인 등의 무기성 영양소가 다량 유입 시 플랑크톤이 폭발적으로 증가하여 결국 늪 모양으로 변화하는 것

24 성층현상
호소의 물이 수온의 차이에 의하여 층이 생겨 수질오염이 심화되는 현상

25 성층현상
온도와 관계되며 온도 변화가 적은 여름과 겨울철에 많이 발생, 호수나 저수지의 오염을 가중

26 전도현상(turn over) : 상하수직운동, 수질악화, 부영양화 촉진, 탁도 증가, 봄·가을에 발생
cf 성층현상 : 여름, 겨울에 발생

27
하수 중으로 배출되는 질소, 인, 탄소는 하천의 식물성 플랑크톤의 번식을 촉진하여 악취발생 및 상수여과기능을 저하시킨다.

---

23 1회독 2회독 3회독 2013 기출유사

호수의 부영양화(eutrophication)란?

① 호수의 대장균수가 증가한다.
② 호수의 수질이 향상된다.
③ 호수의 영양소 함유량이 증가한다.
④ 호수의 영양소 함유량이 감소한다.
⑤ 호수의 영양소 함유량이 증가하여 호수가 늪 모양으로 변한다.

24 1회독 2회독 3회독 2017 기출유사

호소의 물이 수온의 차이에 의하여 층이 생겨 수질오염이 심화되는 현상은?

① Water treatment
② Mills-Reincke 현상
③ stratification(성층현상)
④ Water fever
⑤ rapid sand filter

25 1회독 2회독 3회독 2018 기출유사

성층현상과 가장 관계가 깊은 요소는?

① 적조현상
② 유기물에 의한 오염 정도
③ 질소, 인농도
④ 온도
⑤ 염류농도

26 1회독 2회독 3회독 2013 기출유사

호수나 저수지의 상수를 수원으로 사용할 경우 전도현상(turn over)으로 수질이 악화될 우려가 있는 시기는?

① 봄과 여름
② 봄과 가을
③ 여름과 겨울
④ 가을과 겨울
⑤ 봄과 겨울

27 1회독 2회독 3회독 2016 기출유사

다음 중 하천의 녹조 발생에 영향을 주는 3대 부영양화 물질은?

① 산소, 질소, 탄소
② 산소, 질소, 인
③ 질소, 인, 탄소
④ 질소, 인, 수은
⑤ 탄소, 수소, 질소

🔒 23 ⑤   24 ③   25 ④   26 ②   27 ③

28 [1회독] [2회독] [3회독] 2014 기출유사
다음 중 혐기성 분해가 진행되어 수중의 탄산가스농도나 질산성질소의 농도가 증가하는 하천의 지점은?

① 분해지대
② 활발한 분해지대
③ 회복지대
④ 정수지대
⑤ 활발한 회복지대

29 [1회독] [2회독] [3회독] 2020 기출유사
수질오염 물질 중 영유아에게 메트헤모글로빈혈증(methemoglobinemia)을 일으키는 물질은?

① 페놀(phenol)
② 암모니아(ammonia)
③ 질산성질소(NO_3-N)
④ 클로로포름(chloroform)
⑤ 총트리할로메탄(THMs)

30 [1회독] [2회독] [3회독] 2020 기출유사
지하수와 비교할 때 나타나는 지표수의 특성으로 가장 옳은 것은?

① 탁도가 낮다.
② 경도가 낮다.
③ 알칼리도가 높다.
④ 오염 가능성이 적다.
⑤ 수온의 계절 변화가 적다.

31 [1회독] [2회독] [3회독] 2020 기출유사
다음 중 물의 경도를 유발하는 원인물질은?

① 비소(As)
② 칼슘(Ca)
③ 크롬(Cr)
④ 수은(Hg)
⑤ 나트륨(Na)

32 [1회독] [2회독] [3회독] 2020 기출유사
원수처리의 단위조작 중 부유물질 처리 공정은?

① 중화
② 산화
③ 응집
④ 용해
⑤ 이온교환

적중예상문제 해설

28
Whipple에 의한 하천의 올바른 생태변화
분해지대 → 활발한 분해지대 → 회복지대 → 정수지대

29
질산성질소(NO_3-N)
- 질산염을 질소량으로 표시
- 여러 가지 질소화합물의 최종 산화물
- 질산성질소가 많이 함유된 물 음용 시 영유아의 경우 청색증(유아청변증, blue babies, methemoglobinemia) 유발

30
지표수 : 상수도의 원수
- 못, 저수지, 하천수, 호수 등의 물로서 오염물이 많음
- 하수와 공장 폐수 등의 영향 → 유기물이 많아 탁도가 높다.
- 경도가 낮고 수질변동이 비교적 심함

31
- 물속의 경도성분인 Ca^{2+}, Mg^{2+} 등을 제거하여 경수를 연수로 바꿈
- **일시경수** : $Ca(HCO_3)_2$, $Mg(HCO_3)_2$을 함유한 경수는 끓임 → 연수화
- **영구경수** : $CuSO_4$, $MgCl_2$을 함유한 경수, 끓여도 효과 없음

32
응집(Coagulation)
탁도를 유발하는 불순물(진흙, 입자, 유기물, 세균, 조류, 색소, 콜로이드 등)을 제거하기 위해 사용, 맛과 냄새의 제거도 가능

28 ② 29 ③ 30 ② 31 ② 32 ③

적중예상문제 해설

33
성층현상(Stratification)
㉠ 수심에 따른 온도변화→밀도차 발생
→층(표층, 변천대, 정체층 등) 발생
㉡ 특징 : 여름, 겨울에 발생
- 깊이가 깊어질수록 : DO↓, 탄산가스↑
- 조류번식 시 : 주간-DO↑, 야간-DO↓
- 여름 ≫ 겨울

34
조류의 과다번식은 비린내 등의 악취를 발생한다.

35
일시경수 : 중탄산칼슘($Ca(HCO_3)_2$), 중탄산마그네슘($Mg(HCO_3)_2$)

36
경수 : $CaCO_3$ 100mg/L 이상 함유(그 외 마그네슘, 철, 망간, 동 등 함유)

37
영구경도 유발물질 : Cl^-, NO_3^-, SO_4^{2-}

38
황산동 : 조류제거에 사용

---

33 [1회독] [2회독] [3회독] 2020 기출유사
다음 중 호소(湖沼)의 성층화를 일으키는 인자는?
① 경도　　② 수온　　③ 탁도
④ 수압　　⑤ 표면장력

34 [1회독] [2회독] [3회독] 2024·2017 기출유사
다음 중 수돗물에서 비린내 등의 냄새가 나는 원인은?
① 조류　　② 바이러스
③ 원생동물　　④ 후생동물
⑤ 박테리아

35 [1회독] [2회독] [3회독] 2017 기출유사
다음 중 일시경수로만 구성된 것은?
① $Ca(HCO_3)_2$, $CaSO$
② $Ca(HCO_3)_2$, $MgSO_4$
③ $Ca(HCO_3)_2$, $Mg(HCO_3)_2$
④ $MgSO_4$, $CaSO_4$
⑤ $MgSO_4$, $Mg(HCO_3)_2$

36 [1회독] [2회독] [3회독] 2017 기출유사
다음 중 경수에 주로 함유되어 있는 물질은?
① Ca, Hg　　② Mg, Cr　　③ Mn, Cd
④ Ca, Mg　　⑤ Ca, Hg

37 [1회독] [2회독] [3회독] 2017 기출유사
다음 중 칼슘 등과 결합하여 영구경도를 조성하는 것은?
① HCO_3^-　　② CO_3^{2-}　　③ SO_4^{2-}
④ OH^-　　⑤ CO_2

38 [1회독] [2회독] [3회독] 2015 기출유사
조류의 번식을 방지하기 위해 주입하는 약품은 어느 것인가?
① 명반　　② 염화제2철
③ 황산마그네슘　　④ 황산동
⑤ 황산제2철

🔒 33 ② 34 ① 35 ③ 36 ④ 37 ③ 38 ④

CHAPTER 05 폐·하수 및 폐기물 처리

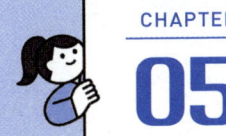

1 하수

"하수"라 함은 사람의 생활이나 경제활동으로 인하여 액체성 또는 고체성의 물질이 섞이어 오염된 물(이하 "오수"라 한다)과 건물·도로 그 밖의 시설물의 부지로부터 하수도로 유입되는 빗물·지하수를 말한다. 다만, 농작물의 경작으로 인한 것은 제외한다(「하수도법」 제2조).

▶ 폐수 : 산업 활동의 결과로 생기는 오수

(1) 종류 및 분류(광의 : 廣義)
① 가정하수, ② 산업폐수 기출, ③ 농업폐수, ④ 축산폐수

(2) 하수도의 분류
① **합류식** : 가정하수, 천수 등 모든 하수를 운반
  ㉠ 장점 : 시설비가 적음, 하수관이 크므로 수리·검사·청소가 용이, 우기에 자연 청소가 가능
  ㉡ 단점 : 우기 시에 범람, 건기 시에 악취 발생, 천수사용 불가
② **분류식** : 천수를 별도로 운반 기출
③ **혼합식** : 천수와 가정하수의 일부를 함께 운반

2 하수 처리 방법 기출

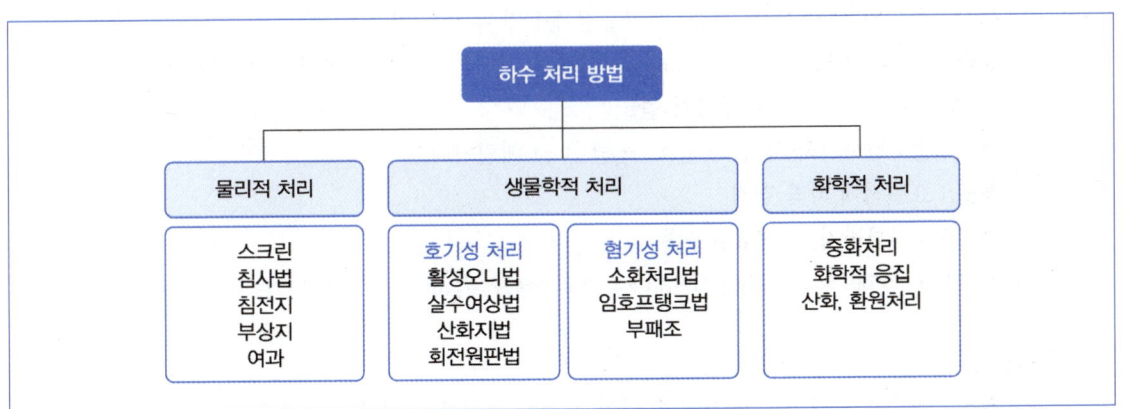

(1) 개념
  ① 하수처리과정 : 예비처리 → 본처리 → 오니처리
  ② 처리계통도

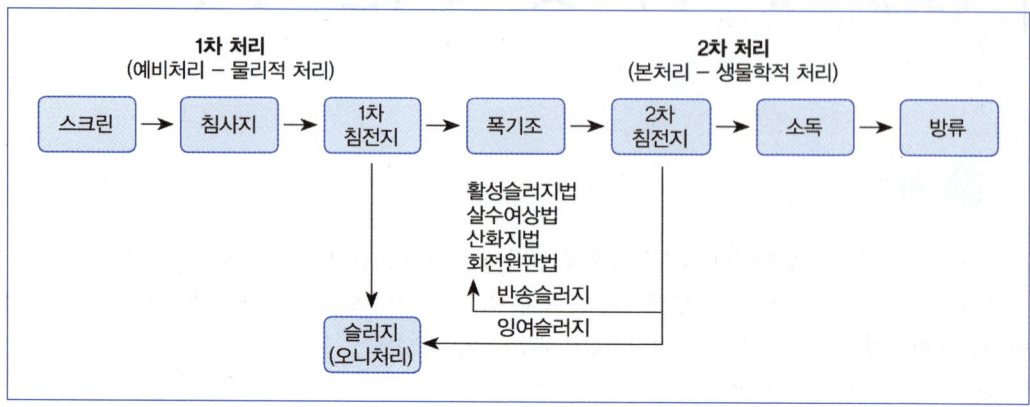

(2) 물리적 처리(예비처리) 기출
  ① 스크린
    ㉠ 목적 : 정수장이나 폐수 처리의 첫 처리 단계로서 폐수 중 비교적 큰 부유물질을 제거하며, 처리시설의 부하를 감소시키고, 펌프의 손상이나 관의 막힘을 방지 기출
    ㉡ 스크린의 형태에 따른 분류
      ⓐ 망(Fine) : 간격은 13mm 이하
      ⓑ 격자(Gration) : 간격은 13~50mm
      ⓒ 봉(Rack Bar) : 간격은 50mm(보통 40mm), 가장 많이 사용
    ㉢ 각도
      ⓐ 인력청소식 : 45~60도
      ⓑ 기계청소식 : 70도 전후
  ② 침사지
    ㉠ 목적 : 하수의 사석(자갈, 모래, 무기물질 등) 및 무거운 입자들 제거
    ㉡ 평균유속 : 일반적으로 0.2~0.3m/sec(∵ 침사지에서 사석을 제거하고 유기물의 침전을 막아 생물학적 분해가 일어나지 않도록 함)
    ㉢ 처리과정 : 침사지의 사석 → 건조 → 탈수 → 매립처리
    ㉣ 효율 : 표면적에 따라 결정
    ㉤ 정류판 : 난류방지, 침전효율증대
      ▶ 정류판 : 유체의 흐름 도중에 설치하여 유체의 흐름을 일정하게 하고 튀겨나가는 것을 방지하여 안정화시키는 것
  ③ 침전지
    ㉠ 목적 : 폐수를 느린 속도로 흐르게 하여 침전성 고형물을 제거(중력이용)

ⓒ Stokes 법칙(침강속도)

$$V_s = \frac{g(\rho_s - \rho_w)d^2}{18\mu}$$

V_s : 입자의 침강속도(종속도)(cm/sec)　　g : 중력 가속도(980cm/sec^2)
ρ_s : 입자의 밀도(g/cm^3)　　　　　　　　ρ_w : 물의 밀도(g/cm^3)
d : 입자의 직경(cm)　　　　　　　　　　μ : 점성계수(동점성계수)(g/cm · sec)
※ 비중이 1인 경우, 점성계수 = 동점성계수

ⓒ 1차 침전지(최초침전) : 부유성 고형물질(SS) 제거율은 약 50~60%이고, BOD 제거율은 약 30% 정도 → 제거 후 소화조로 유입(농축할 필요가 없음)
ⓒ 침전속도가 커지는 경우 : 입자의 직경이 증가하는 경우, 저항계수가 감소하는 경우, 입자의 비중이 증가하는 경우, 처리수의 동점성계수가 작을 경우
ⓒ 효율 : 표면적에 따라 결정, 수면적에 비례
ⓑ 효율을 높이기 위한 방법 : 응집, 경사판, 예비포기
　ⓐ 응집제 : 명반(Al$_2$(SO$_4$)$_3$·18H$_2$O, 황산알루미늄) – 정수처리, 철염 – 폐수처리
　ⓑ 경사판 설치 : 침전지의 유효면적 증가

④ 부상지
ⓒ 목적 : 물보다 가벼운 부상 물질(기름, 제지, 합성세제 등)이 많은 경우에 사용되며, 부유물의 비중이 물보다 작은 것을 이용하여 물의 표면에 부상시켜 분리하는 방법
ⓒ Stokes 법칙(부상속도)

$$V_f = \frac{g(\rho_w - \rho_s)d^2}{18\mu}$$

V_f : 입자의 부상속도(cm/sec)　　　　　g : 중력 가속도(980cm/sec^2)
ρ_w : 폐·하수의 밀도(g/cm^3)　　　　　　ρ_s : 입자의 밀도(g/cm^3)
d : 입자의 직경(cm)　　　　　　　　　　μ : 점성계수(동점성계수)(g/cm · sec)
※ 비중이 1인 경우, 점성계수 = 동점성계수

◀ 입자의 침강속도가 빨라지는 경우와 느려지는 경우 기출

침강속도가 빨라지는 경우	침강속도가 느려지는 경우
• 하수의 점성계수(점도)가 작은 경우	• 하수의 점성계수(점도)가 큰 경우
• 입자의 밀도(비중)가 큰 경우	• 입자의 밀도(비중)가 작은 경우
• 저항계수가 감소하는 경우	• 저항계수가 증가하는 경우
• 입자의 직경(크기)이 큰 경우	• 입자의 직경(크기)이 작은 경우
• 입자(부유물질)와 하수(물)의 밀도차가 큰 경우	• 입자(부유물질)와 하수(물)의 밀도차가 작은 경우
• 중력가속도가 큰 경우	

(3) 생물학적 처리(본처리) 기출
① 개요
㉠ 생물에 의해 분해 가능한 용해성 유기물을 미생물을 이용하여 제거
㉡ 미생물의 종류
ⓐ 호기성균 : 산소 존재 시 증식 가능
ⓑ 통성혐기성균 : 산소 여부와 무상관
ⓒ 혐기성균 : 산소가 부재 시 증식 가능
㉢ 미생물 성장단계 : 유도기 → 대수증식기 → 증식정지기 → 사멸기
ⓐ 유도기(지체기, 증식준비기) : 세포분열이 일어나기 전 왕성한 대사 활성을 보이는 적응기
ⓑ 대수증식기(대수성장기) : 세포분열이 활발하게 일어나 세포의 수가 지속적으로 증가하는 시기 → 미생물에 의한 분해율이 최고점
ⓒ 증식정지기(감소성장기) : 영양분의 고갈, 유독한 대사물질의 축적으로 신생세포의 수와 사멸하는 세포의 수가 동일한 시기, 원형질의 전체 무게가 미생물의 무게보다 더 커짐 → 미생물 플록(floc) 형성시기, 침전성이 양호해지는 시기
ⓓ 사멸기(내생성장단계, 내호흡단계) : 살아있는 세포수의 감소시기, 미생물 자신의 원형질을 분해시켜 원형질의 전체 무게 감소, 침전효율이 가장 좋은 단계, 하수처리에 이용되는 미생물의 성장단계
㉣ 미생물의 역할
ⓐ 세균 : (폐·하)수처리의 핵심적인 역할 – 호기성 분해, 혐기성 분해
ⓑ 균류(Fungi) : 슬러지 벌킹(sludge bulking)을 일으킴
ⓒ 로티퍼(rotifer) : 활성슬러지조의 효율이 가장 좋을 때 나타나는 담수 플랑크톤의 일종으로 자정작용이 끝난 것을 의미(물의 상태가 양호함)
② 호기성 분해처리(호기성균에 의한 산화작용, 생물산화법)
㉠ 호기성 분해 : 유기물 + O_2 → CO_2 + H_2O + energy
㉡ 활성슬러지법(활성오니법) : 도시 하수처리에 이용 기출
ⓐ 목적 : 1차 처리(물리적 처리 : 스크린~1차 침전지 – 큰 부유물을 스크린에 의해 제거)된 폐·하수의 2차적 처리 또는 1차 처리를 거치지 않은 폐·하수의 호기성 처리
ⓑ 2차 처리(본처리 : 폭기조~2차 침전지) : 폭기조(하수에 충분한 산소 공급) → 호기성 세균 증식 → 수중 유기물질의 산화작용 촉진 → 무기질과 가스로 변화 → 살균 → 하수중의 부유물은 응집, 침하
ⓒ 원리
㉮ 주요 공정 : 폭기조, 침전조, 슬러지 반송조
㉯ 폐수의 현탁 고형물 제거(장소 : 최초 침전지) → 미생물에 의한 용존 유기물질 섭취 분해(장소 : 폭기조) → 성장한 미생물 응결 침전(장소 : 종말 침전지) → 폭기조로 일부 반송, 나머지는 유출

ⓓ 활성오니법의 알맞은 조건
  ㉮ DO : 2ppm 정도(0.2ppm 이하 - 호기성 미생물 생존 불가, 0.5ppm 이하 - 슬러지팽화 발생)
  ㉯ 온도 : 25~35℃(온도가 적당히 높을수록 처리효율 증대)
  ㉰ pH : 6~8
  ㉱ 영양염 : BOD : N : P = 100 : 5 : 1

ⓔ 폭기조(포기조) 기출
  ㉮ 호기성 세균에 산소 공급, 혼합액 교반으로 유기물과 활성슬러지 접촉, 활성슬러지 침전 방지, 호기성 상태유지로 혐기성 환경 억제
  ㉯ 폭기조에 필요한 산소량 : 제거되는 BOD량이 많을수록, 폭기조 내에 존재하는 활성슬러지량이 많을수록, 폭기시간과 고형물 체류시간(SRT)이 많을수록, 혼합액 중 활성슬러지량이 많을수록 필요 산소량은 증가

ⓕ 슬러지 팽화(Sludge Bulking)
  ㉮ 폭기조 내의 DO, pH, BOD 부하, 영양분, 온도 등이 정상적인 미생물 성장에 부적합해서 실 모양의 미생물이 많이 번식하거나 혹은 분산 성장 단계에 있어 침전지에서 쉽게 침전하지 않고(침전성 약화) 고액분리가 불량해짐(∴ 슬러지가 처리수에 유입되면 처리수질이 악화됨)
  ㉯ 탄소화합물의 함유량이 높은 폐수 유입 시 사상균 등에 의해 발생
  ㉰ 원인 : 낮은 pH, 산소(DO) 부족, 섬유성미생물 성장(사상균 과다번식), 질소 · 인 성분 부족, 과다한 BOD 슬러지 부하(F/M비가 큰 경우), SVI > 200
  ㉱ 대책 : 응집제 첨가(침전성 증가), 영양균형조절, 기존 활성슬러지를 버리고 새로 시작, 반송 슬러지 재포기시킴, 반송슬러지에 염소주입(일시적 감소), BOD부하 감소, 포기조 체류시간 증대, SVI 200 이하로 감소 등

ⓖ 폭기조 특성 지표
  ㉮ MLSS : 폭기조 내의 혼합액 부유물질(활성슬러지), 폭기조의 미생물
  ㉯ 폭기 시간 : 원폐수가 폭기조에 머무르는 시간
  ㉰ 오니일령[Sludge Age 또는 고형물체류시간(SRT)] : 슬러지가 폭기조에 머무르는 시간 - 반송슬러지의 농도, 처리수의 부유물질 농도, 폐슬러지의 농도로 결정
  ㉱ BOD 부하 : BOD 무게(kg) / 폭기조 $1m^3$
  ㉲ BOD 슬러지 부하 : 1일 BOD 유입량(kg) / 슬러지(MLSS) 양(kg)
  ㉳ F/M비(Food to Microorganism) : 유입유기물량과 제거하려는 미생물의 비 또는 MLSS 단위무게당 하루에 가해지는 BOD무게
    • 단위 : kg · BOD_5/kg · MLSS · day
    • 최적 F/M비 : 0.3~0.6
    • F/M비가 클수록 미생물 floc이 잘 이루어지지 않음 → 낮은 유기물 제거율
    • F/M비가 적을수록 잉여 슬러지 생성량은 감소

㉕ 슬러지 용적 지수(Sludge Volume Index, SVI) : 폭기조에서 성장한 미생물이 2차 침전지에서의 침강 농축성을 나타내는 지표로서 폭기조 혼합액 1L를 30분 동안 침강시킨 후 1g의 MLSS가 슬러지로 형성될 때 차지하는 부피(슬러지 팽화의 지표)

$$SVI = \frac{SV(mL/L) \times 10^3}{MLSS농도(mL/L)} = \frac{SV(\%) \times 10^4}{MLSS농도(mL/L)} = \frac{SV(\%)}{MLSS농도(\%)}$$

- SVI가 적을수록 슬러지 농축이 쉬워짐(50~150, 침전양호)
- BOD나 수온에 영향을 받음
- 200 이상인 경우 슬러지 팽화 의심

ⓗ 활성슬러지의 특성
㉮ 슬러지의 색 : 황색 또는 갈색이 침전성이 좋음
㉯ 흑회색에 부패한 냄새의 슬러지 : 침강성이 나빠짐
㉰ 진한 흑색의 포기조 내의 혼합액 : 낮은 DO
㉱ 온도가 증가하면 슬러지 생산량이 증가

ⓘ 활성슬러지 변법 : 표준활성슬러지공법, 장기포기법, 심층포기법, 산화구법, Kraus법, 단계식부하법, 접촉안정법

ⓒ 살수여상법 : 하수를 미생물 점막으로 덮인 쇄석이나 기타 매개층 등 여재 위에 뿌려 미생물막과 하수중의 유기물을 접촉시켜 제거, 파리 및 악취가 심하며, 높은 수압이 필요 [기출]

▼ 활성슬러지법 vs. 살수여상법

활성슬러지법	살수여상법
• 폭기에 동력이 필요	• 여상의 폐색이 잘 일어남
• 높은 유지비	• 냄새가 발생하기 쉬움
• 숙련된 운전이 필요	• 여름철에 위생해충 발생 문제
• 온도에 의한 큰 영향	• 겨울철에 동결 문제
• Bulking이 일어남	• 미생물의 탈락으로 처리수가 악화되는 경우가 존재
• 슬러지 반송이 필요	• 활성슬러지법에 비해 효율이 낮음

ⓓ 산화지법 [기출] : 하수를 장시간 웅덩이에 저장 → 호기성 상태에서 박테리아의 유기물 섭취 분해 → 영양소(N, P)와 CO_2 방출 → 조류는 이들과 햇빛을 이용하여 광합성 → 산소생산 → 이 산소는 호기성 박테리아에 의해 섭취되면서 처리
  ⓐ 녹조류의 탄소동화작용은 주로 수심 1.5m 이하의 얕은 곳에서 일어나므로 부지면적을 넓게 하면 처리효율을 높일 수 있음
  ⓑ 수심이 깊으면 혐기성 상태가 되고 처리효율이 떨어짐[악취의 주된 원인물질 : 황화수소(H_2S)]
ⓔ 회전원판법 : 미생물 점막이 형성된 원판을 여러 개 수직으로 고정하여 회전
  ⓐ 원판이 하수면 아래 위치 : 용존유기물의 침투 또는 흡착
  ⓑ 하수면 위에 위치 : 산소의 공급을 받아 미생물에 의해 섭취 분해

호기성 처리법 비교 기출

구분	활성오니법	살수여상법	산화지법	회전원판법
BOD 제거법	90%	80%	70~80%	80~90%
슬러지 발생량	비교적 많다.	적다.	적다.	적다.
소요동력	많다(폭기에 동력 필요).	반송률에 따라 다르다.	없다.	적다.
유지관리	어렵다(유지비 많이 듦).	조금 어렵다.	쉽다.	어렵다.
단점	• 동력소비가 크다. • 슬러지의 양이 많다. • 유지비가 많이 든다. • 숙련된 운전이 필요하다. • 온도에 의한 영향이 크다. • 부하변동에 민감하다. • 슬러지 반송이 필요하다. • Bulking이 일어난다 (부피, 크기, 용적). * 벌킹조건 : pH↓, DO↓, N.P.↓, 사상균↑	• 여상의 폐색이 잘 일어난다. • 냄새가 발생하기 쉽다. • 겨울철에 동결문제가 있다. • 체류시간이 짧아 적정 처리가 어렵다. • 활성슬러지법에 비해 효율이 낮다. • 처리 정도를 결정하기가 어렵다. • 미생물의 탈락으로 처리수가 악화되는 수가 있다.	• 모기 등이 많이 발생한다. • 냄새가 난다. • 겨울철 동결문제가 발생한다. • 자연적인 처리에 의하므로 소요면적이 커서 적정 처리가 어렵다.	• 13℃ 이상의 보온이 필요하다. • 고농도 폐수 처리가 힘들다. • 기계의 파열이 생길 수 있다.
소요면적	보통	보통	매우 많다.	작다.

③ 혐기성 분해 처리(혐기성균에 의한 부패작용) : 분뇨처리
　㉠ 혐기성 소화(메탄발효법)
　　ⓐ 고농도 유기폐수의 최초 처리법으로 적당 – 식품, 제지, 증류주 공장 폐수
　　ⓑ 혐기성 소화조
　　　㉮ 1차 소화조 : 소화가 진행되는 곳
　　　㉯ 2차 소화조 : 침전장소
　　ⓒ 반응과정
　　　㉮ 1단계(산성 소화과정) : 유기산 형성과정
　　　㉯ 2단계(알칼리 소화과정) : 메탄 형성과정

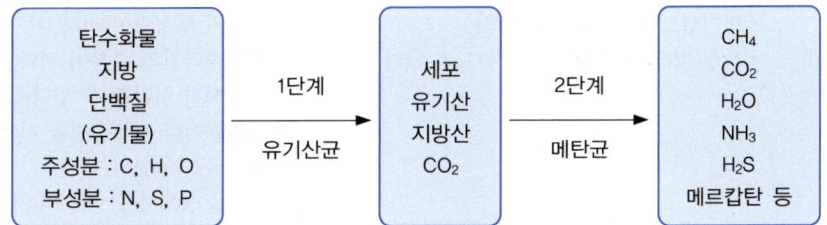

　　ⓓ 혐기성 소화 단계
　　　㉮ 산성발효기(pH < 5) : 당분, 섬유소, 용해성 전분 및 질소화합물의 분해 → 부패 취기 발산 과정
　　　㉯ 산성감퇴기(pH 6.5) : 유기산과 질소화합물의 산화·분해 → CO_2, CH_4, NH_3, Amine, 메르캅탄 등 생성

- ⓒ 알칼리성 발효기(pH 7.5) : 탄수화물과 질소화합물의 완전분해 → CO_2, H_2O, H_2S, NH_3 등 생성, BOD 감소
- ⓔ 혐기성 처리 영향인자 : pH(6~8), 온도(고온일수록 효과적), 독성물질 등
- ⓕ 발생가스 기출
  - ㉮ 혐기성 소화의 결과 : 유기물의 2/3는 가스화 + 1/3은 소화슬러지
  - ㉯ NH_3, H_2S, 메르캅탄 등 : 악취발생 물질
  - ㉰ 정상적 운영 시 : CH_4 70%, CO_2 30%
- ⓖ 메탄 발효의 최적조건 pH : 6~8
- ⓗ 특징
  - ㉮ 고형물 감소(슬러지 양 감소)
  - ㉯ 병원균 사멸 가능
  - ㉰ 슬러지의 탈수성 개선
- ⓛ 부패조 기출
  - ⓐ 한 탱크 내에 침전실과 소화실이 존재 − 충분한 정화의 어려움
  - ⓑ 하부에는 슬러지가 가라앉고 상부에는 가벼운 부유물질로 공기를 차단하므로 부패조 내 산소 결핍으로 부패작용이 일어나며 오니가 액화되면서 가스발생
  - ⓒ 흑색의 유출수, 악취, 높은 BOD값
  - ⓓ 과거 공공 하수도가 없는 주택이나 학교의 정화조로 많이 이용
- ⓒ 임호프 탱크(Imhoff Tank) 기출
  - ⓐ 부패조의 개량형으로 침전이 일어나는 상층과 슬러지 소화가 일어나는 하층으로 구성
  - ⓑ 구성요소 : 침전실, 소화실, 스컴실
  - ⓒ 침전실 : 고체와 액체의 분리작용
  - ⓓ 침사실 : 침전실로부터 유입된 오니를 부패한 후 방출

호기성 처리와 혐기성 처리의 비교

구분	호기성 처리	혐기성 처리
장점	• 냄새가 발생하지 않는다. • 비료가치(퇴비화)가 크다. 기출 • 시설비(시설투자비)가 적게 든다. • 혐기성보다 반응기간이 짧다. • 상징(처리)수의 BOD, SS 농도가 낮다.	• 산소공급이 필요 없다. • 운전비가 적게 든다(메탄을 얻을 수 있다). • 소규모인 경우 동력시설이 필요 없다. • 슬러지 생성량이 적다. • 소화슬러지의 수분이 적다. • 연속해서 처리할 수 있다. • 병원균이나 기생충란을 사멸시킨다. • 유지관리가 쉽다. • 유기물 농도가 큰 폐수의 처리가 가능하다.
단점	• 산소공급을 하여야 한다. • 운전비가 많이 든다. • 동력비가 많이 필요하다. • 슬러지 생성량이 많다. • 소화슬러지의 수분이 많다.	• 냄새가 심하다. • 비료가치(퇴비화)가 적다. • 시설비가 많이 든다. • 반응기간이 호기성 반응보다 길다. • 상등액의 BOD가 높다. • 위생해충이 발생할 수 있다.

(4) 화학적 처리
  ① 중화처리 : pH 조절
    ㉠ 산 중화제 : 가성소다(NaOH), 탄산소다($NaCO_3$), 석회(CaO, $CaCO_3$), 소석회($CaOH_2$)
      ⓐ 가성소다 : 반응속도가 빠르나 높은 비용
      ⓑ 석회 : 가격은 저렴하나 많은 슬러지 생성
    ㉡ 알칼리 중화제 : H_2SO_4, HCl, CO_2 등
  ② 화학적 응집 : 입자상 물질, 유기물, 조류, 색도, 콜로이드 등을 제거하는 폐수처리 방법으로 전기적 중화에 의한 입자상 반발력을 감소시키고(응집제 첨가) 충돌시켜 입자끼리 뭉치게 하는 방법
    ㉠ 무기응집제 : 황산알루미늄(황산반토, 명반), 염화제2철, 황산제1철, 황산제2철, PAC(폴리염화알루미늄) 기출
      ⓐ 명반 : 응집의 최적 pH 5.5~8.5, 가벼운 floc
      ⓑ 염화제2철 : 최적 pH 3.5, 무거운 floc, 빠른 침강속도
    ㉡ 응집보조제 : clay, 산, 염기, 활성규사
    ㉢ 응집의 영향
      ⓐ 교반 : 입자의 충돌을 높이기 위한 급속교반, floc화 촉진을 위한 완속교반
      ⓑ 응집교반시험(Jar Test) : 최적주입량 결정 기출
      ⓒ pH
  ③ 산화 및 환원
    ㉠ 산화제
      ⓐ 산소와의 결합, 산화수 증가, 전자가 감소
      ⓑ 산화제 : 염소가스, 염소화합물, 오존 등
      ⓒ 대표적 처리 : 시안 폐수
    ㉡ 환원제
      ⓐ 산화수 감소, 전자가 증가
      ⓑ 환원제 : 아황산염, 아황산가스, 황산제1철 등
      ⓒ 대표적 처리 : 6가 크롬 함유 폐수, 동이온 함유 폐수 등
  ④ 특성별 처리
    ㉠ 시안 : 알칼리성 염소주입법, 오존산화법(pH 11~12), 전기분해법, 폭기법
    ㉡ 크롬 : 환원 → 중화 → 침전
      ⓐ +6가를 +3가로 환원 후 침전
      ⓑ 환원반응의 적정 pH 2~3
      ⓒ pH 8~11일 때 Cr^{+3}의 침전 발생
      ⓓ Cr^{+6}(황색) → (환원) → Cr^{+3}(청록색)

3 오니처리

(1) **슬러지의 처리 목적** 기출
   ① 안정화(소화) : 슬러지 내 부패성 고유물을 완전히 소화
   ② 안전화(살균) : 슬러지 내 병원성 미생물이나 기생충란 등의 살균처리(∴ 질병유행을 막음)
   ③ 감량화(부피감소) : 슬러지의 부피를 줄임(고액분리 용이, 비용절감)
   ④ 처리의 확실성 : 처리과정 동안 슬러지를 안정하고 편리하게 처리

(2) **슬러지의 처리과정** 기출

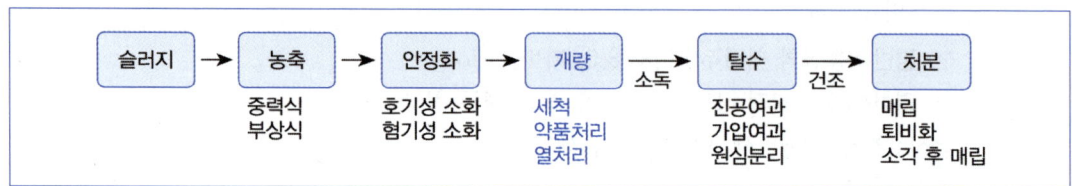

   ① 농축 : 슬러지 내의 수분을 분리 → 용적 감소(처리비용 감소)
      ▶ 1차 침전지에서 제거되는 슬러지는 농축과정 없이 소화조로 바로 보내짐
   ② 안정화 : 슬러지 중의 유기물을 제거하여 안정화 및 양 감소(일반적으로 혐기성 소화)
      ㉠ 황갈색 슬러지 : 양호한 슬러지(흙냄새)
      ㉡ 회색 슬러지 : 고형물이 산화되지 않은 슬러지
   ③ 개량(조정) : 세척, 약품처리, 열처리 → 탈수성 개선 기출
      ㉠ 세척 : 슬러지의 알칼리도를 낮추며 응집제 사용량을 줄임
      ㉡ 약품처리 : 정수처리 – 명반, 폐수처리 시 – 각종 철염
      ㉢ 열처리 : 탈수의 전처리로 탈수성과 침강성 향상
   ④ 탈수 : 탈수는 슬러지 내의 수분을 강제적인 수단에 의해 감소시킴
      ㉠ 진공여과 : 진공펌프에 의해 여포에 흡착시켜 여과
      ㉡ 가압여과 : 여과막을 통해 슬러지를 압력으로 탈수
      ㉢ 원심분리 : 원심력을 이용, 수분과 고형물질 분리 탈수
   ⑤ 처분 : 매립, 소각, 퇴비화, 사상건조법, 소화법(오니건조 후 비료화) 기출
      ㉠ 소각 : 매립처분이 제한되어 있거나 탈수 슬러지가 무용지물인 경우
      ㉡ 특징 : 위생적, 슬러지의 대폭 감량, 대기오염 유발, 많은 비용 소모

■ 하수도법 시행규칙 [별표 1] 〈개정 2025.3.20.〉

공공하수처리시설·간이공공하수처리시설의 방류수수질기준
(제3조 제1항 제1호 관련)

1. 공공하수처리시설의 방류수수질기준

   가. 방류수수질기준

   1) 2020년 12월 31일까지 적용되는 기준

구분		생물화학적 산소요구량 (BOD) (mg/L)	화학적 산소요구량 (COD) (mg/L)	부유물질 (SS) (mg/L)	총질소 (T-N) (mg/L)	총인 (T-P) (mg/L)	총대장균 군수 (개/mL)	생태 독성 (TU)
1일 하수처리용량 500m³ 이상	Ⅰ지역	5 이하	20 이하	10 이하	20 이하	0.2 이하	1,000 이하	1 이하
	Ⅱ지역	5 이하	20 이하	10 이하	20 이하	0.3 이하	3,000 이하	
	Ⅲ지역	10 이하	40 이하	10 이하	20 이하	0.5 이하		
	Ⅳ지역	10 이하	40 이하	10 이하	20 이하	2 이하		
1일 하수처리용량 500m³ 미만 50m³ 이상		10 이하	40 이하	10 이하	20 이하	2 이하		
1일 하수처리용량 50m³ 미만		10 이하	40 이하	10 이하	40 이하	4 이하		

   2) 2021년 1월 1일부터 적용되는 기준

구분		생물화학적 산소요구량 (BOD) (mg/L)	총유기 탄소량 (TOC) (mg/L)	부유물질 (SS) (mg/L)	총질소 (T-N) (mg/L)	총인 (T-P) (mg/L)	총대장균 군수 (개/mL)	생태 독성 (TU)
1일 하수처리용량 500m³ 이상	Ⅰ지역	5 이하	15 이하	10 이하	20 이하	0.2 이하	1,000 이하	1 이하
	Ⅱ지역	5 이하	15 이하	10 이하	20 이하	0.3 이하	3,000 이하	
	Ⅲ지역	10 이하	25 이하	10 이하	20 이하	0.5 이하		
	Ⅳ지역	10 이하	25 이하	10 이하	20 이하	2 이하		
1일 하수처리용량 500m³ 미만 50m³ 이상		10 이하	25 이하	10 이하	20 이하	2 이하		
1일 하수처리용량 50m³ 미만		10 이하	25 이하	10 이하	40 이하	4 이하		

비고
1. 공공하수처리시설의 페놀류 등 오염물질의 방류수수질기준은 해당 시설에서 처리할 수 있는 오염물질항목에 한하여 「물환경보전법 시행규칙」 별표 13 제2호 나목 페놀류 등 수질오염물질 표 중 특례지역에 적용되는 배출허용기준 이내에서 그 처리시설의 설치사업 시행자의 요청에 따라 환경부장관이 정하여 고시한다.
2. 1일 하수처리용량이 500m³ 미만인 공공하수처리시설의 겨울철(12월 1일부터 3월 31일까지)의 총질소와 총인의 방류수수질기준은 2014년 12월 31일까지 60mg/L 이하와 8mg/L 이하를 각각 적용한다.

3. 다음 각 지역에 설치된 공공하수처리시설의 방류수수질기준은 총대장균군수를 1,000개/mL 이하로 적용한다.
    가. 「물환경보전법 시행규칙」 별표 13에 따른 청정지역
    나. 「수도법」 제7조에 따른 상수원보호구역 및 상수원보호구역의 경계로부터 상류로 유하거리(流下距離) 10km 이내의 지역
    다. 「수도법」 제3조 제17호에 따른 취수(取水)시설로부터 상류로 유하거리 15km 이내의 지역
4. 영 제4조 제3호에 따른 수변구역에 설치된 공공하수처리시설에 대하여는 1일 하수처리용량 50m³ 이상인 방류수수질기준을 적용한다.
5. 생태독성의 방류수수질기준은 물벼룩에 대한 급성독성시험을 기준으로 하며, 다음의 요건 모두에 해당하는 공공하수처리시설에만 적용한다.
    가. 「물환경보전법 시행규칙」 제2조 제10호에 따른 폐수배출시설에서 배출되는 폐수가 유입될 것
    나. 1일 하수처리용량이 500m³ 이상일 것
6. 생태독성 항목의 방류수수질기준의 경우 그 기준을 초과하더라도 다음 각 목의 요건을 모두 갖춘 경우에는 그 방류수를 「물환경보전법」 제2조 제9호의 공공수역 중 항만 또는 연안해역에 방류하는 경우에 한정하여 그 기준을 초과하지 않는 것으로 본다. 이 경우 가목에 따른 증명 및 나목에 따른 확인의 신청은 공공하수처리시설의 설치·변경공사 준공 전에 시운전 과정에서도 할 수 있다.
    가. 초과 원인이 오직 염 성분[바닷물의 주성분인 염화이온(Cl^-), 나트륨이온(Na^+), 황산이온(SO_4^{2-}), 마그네슘이온(Mg^{2+}), 칼슘이온(Ca^{2+}) 및 칼륨이온(K^+)을 말한다. 이하 같다] 때문이라는 국립환경과학원장의 증명(이하 이 표에서 "염에의한 생태독성증명"이라 한다)을 받을 것
    나. 해양생물종[발광박테리아(Aliivibrio fischeri)와 윤충류(Brachionus plicatilis)만 해당한다]에 대하여 독성영향이 없다는 국립환경과학원장의 확인(이하 이 표에서 "독성영향확인"이라 한다)을 받을 것
7. 염에의한 생태독성증명 및 독성영향확인에 필요한 구비서류, 절차·방법 등에 관하여 필요한 사항은 국립환경과학원장이 정하여 고시한다.

나. 지역 구분

구분	범위
I 지역	가. 「수도법」 제7조에 따라 지정·공고된 상수원보호구역 나. 「환경정책기본법」 제38조 제1항에 따라 지정·고시된 특별대책지역 중 수질보전 특별대책지역으로 지정·고시된 지역 다. 「한강수계 상수원 수질개선 및 주민지원 등에 관한 법률」 제4조 제1항, 「낙동강수계 물관리 및 주민지원 등에 관한 법률」 제4조 제1항, 「금강수계 물관리 및 주민지원 등에 관한 법률」 제4조 제1항 및 「영산강·섬진강수계 물관리 및 주민지원 등에 관한 법률」 제4조 제1항에 따라 각각 지정·고시된 수변구역 라. 「새만금사업 촉진을 위한 특별법」 제2조 제1호에 따른 새만금사업지역으로 유입되는 하천이 있는 지역으로서 환경부장관이 정하여 고시하는 지역
II 지역	「물환경보전법」 제22조 제2항에 따라 고시된 중권역 중 화학적 산소요구량(COD) 또는 총인(T-P)의 수치가 같은 법 제24조 제2항 제1호에 따른 목표기준을 초과하였거나 초과할 우려가 현저한 지역으로서 환경부장관이 정하여 고시하는 지역
III 지역	「물환경보전법」 제22조 제2항에 따라 고시된 중권역 중 한강·금강·낙동강·영산강·섬진강 수계에 포함되는 지역으로서 환경부장관이 정하여 고시하는 지역(I 지역 및 II 지역을 제외한다)
IV 지역	I 지역, II 지역 및 III 지역을 제외한 지역

2. 간이공공하수처리시설의 방류수수질기준
  가. 방류수수질기준

구분	생물화학적 산소요구량(BOD)(mg/L)		총대장균군수(개/mL)	
Ⅰ지역	2014년 7월 17일부터 2018년 12월 31일까지	60 이하	2014년 7월 17일부터 2018년 12월 31일까지	—
	2019년 1월 1일부터 2023년 12월 31일까지	60 이하	2019년 1월 1일 이후	3,000 이하
	2024년 1월 1일 이후	40 이하		
Ⅱ지역	2014년 7월 17일부터 2019년 12월 31일까지	60 이하	2014년 7월 17일부터 2019년 12월 31일까지	—
	2020년 1월 1일부터 2024년 12월 31일까지	60 이하	2020년 1월 1일 이후	3,000 이하
	2025년 1월 1일 이후	40 이하		
Ⅲ·Ⅳ지역	—		—	

비고
1. 위 방류수수질기준은 1일 하수처리용량이 500m³ 이상인 공공하수처리시설에 유입되는 하수가 일시적으로 늘어날 경우 이를 처리하기 위하여 설치되는 간이공공하수처리시설에 대해서만 적용한다.
2. 환경부장관은 2014년 7월 17일부터 2018년 12월 31일까지의 기간에 새로 설치되는 간이공공하수처리시설에 대해서는 위 방류수수질기준보다 완화된 기준을 정하여 고시할 수 있다.

  나. 지역 구분 : 제1호 나목과 같다.

■ 하수도법 시행규칙 [별표 2] 〈개정 2020.2.24.〉

<u>분뇨처리시설의 방류수수질기준</u>(제3조 제1항 제2호 관련)

1. 2020년 12월 31일까지 적용되는 기준

구분 \ 항목	생물화학적 산소요구량 (BOD) (mg/L)	화학적 산소요구량 (COD) (mg/L)	부유물질 (SS) (mg/L)	총대장균 군수 (개수/mL)	총질소 (T-N) (mg/L)	총인 (T-P) (mg/L)
분뇨처리 시설	30 이하	50 이하	30 이하	3,000 이하	60 이하	8 이하

2. 2021년 1월 1일부터 적용되는 기준

구분 \ 항목	생물화학적 산소요구량 (BOD) (mg/L)	총유기탄소량 (TOC) (mg/L)	부유물질 (SS) (mg/L)	총대장균 군수 (개수/mL)	총질소 (T-N) (mg/L)	총인 (T-P) (mg/L)
분뇨처리 시설	30 이하	30 이하	30 이하	3,000 이하	60 이하	8 이하

■ 물환경보전법 시행규칙 [별표 10] 〈개정 2025.3.20.〉

<u>공공폐수처리시설의 방류수 수질기준(제26조 관련)</u>

2) 2020년 1월 1일부터 적용되는 기준

구분	수질기준			
	Ⅰ지역	Ⅱ지역	Ⅲ지역	Ⅳ지역
생물화학적 산소요구량 (BOD) (mg/L)	10(10) 이하	10(10) 이하	10(10) 이하	10(10) 이하
총유기탄소량 (TOC) (mg/L)	15(25) 이하	15(25) 이하	25(25) 이하	25(25) 이하
부유물질 (SS) (mg/L)	10(10) 이하	10(10) 이하	10(10) 이하	10(10) 이하
총질소 (T-N) (mg/L)	20(20) 이하	20(20) 이하	20(20) 이하	20(20) 이하
총인 (T-P) (mg/L)	0.2(0.2) 이하	0.3(0.3) 이하	0.5(0.5) 이하	2(2) 이하
총대장균군수 (개/mL)	3,000(3,000) 이하	3,000(3,000) 이하	3,000(3,000) 이하	3,000(3,000) 이하
생태독성 (TU)	1(1) 이하	1(1) 이하	1(1) 이하	1(1) 이하

비고
1. 산업단지 및 농공단지 공공폐수처리시설의 페놀류 등 수질오염물질의 방류수 수질기준은 위 표에도 불구하고 해당 처리시설에서 처리할 수 있는 수질오염물질 항목으로 한정하여 별표 13 제2호 나목의 표 중 특례지역에 적용되는 배출허용기준의 범위에서 해당 처리시설 설치사업시행자의 요청에 따라 환경부장관이 정하여 고시한다.
2. 적용기간에 따른 수질기준란의 (   )는 농공단지 공공폐수처리시설의 방류수 수질기준을 말한다.
3. 생태독성 항목의 방류수 수질기준은 물벼룩에 대한 급성독성시험기준을 말한다.
4. 생태독성 항목의 방류수 수질기준의 경우 그 기준을 초과하더라도 다음 각 목의 요건을 모두 갖춘 경우에는 그 방류수를 공공수역 중 항만 또는 연안해역에 방류하는 경우에 한정하여 그 기준을 초과하지 않는 것으로 본다. 이 경우 가목에 따른 증명 및 나목에 따른 확인의 신청은 공공폐수처리시설의 설치·변경공사 준공 전에 시운전 과정에서도 할 수 있다.
    가. 초과 원인이 오직 염 성분[바닷물의 주성분인 염화이온(Cl^-), 나트륨이온(Na^+), 황산이온(SO_4^{2-}), 마그네슘이온(Mg^{2+}), 칼슘이온(Ca^{2+}) 및 칼륨이온(K^+)을 말한다. 이하 같다] 때문이라는 국립환경과학원장의 증명(이하 이 표에서 "염에의한 생태독성증명"이라 한다)을 받을 것
    나. 해양생물종[발광박테리아(Aliivibrio fischeri)와 윤충류(Brachionus plicatilis)만 해당한다]에 대한 독성 영향이 없다는 국립환경과학원장의 확인(이하 이 표에서 "독성영향확인"이라 한다)을 받을 것
5. 염에의한 생태독성증명 및 독성영향확인에 필요한 구비서류, 절차·방법 등에 관하여 필요한 사항은 국립환경과학원장이 정하여 고시한다.

■ 물환경보전법 시행규칙 [별표 13] 〈개정 2025.3.20.〉

수질오염물질의 배출허용기준(제34조 관련)

1. **지역구분 적용에 대한 공통기준**
   가. 제2호 각 목 및 비고의 지역구분란의 청정지역, 가지역, 나지역 및 특례지역은 다음과 같다.
      1) **청정지역**:「환경정책기본법 시행령」별표 1 제3호에 따른 수질 및 수생태계 환경기준(이하 "수질 및 수생태계 환경기준"이라 한다) 매우 좋음(Ia)등급 정도의 수질을 보전하여야 한다고 인정되는 수역의 수질에 영향을 미치는 지역으로서 환경부장관이 정하여 고시하는 지역
      2) **가지역**: 수질 및 수생태계 환경기준 좋음(Ib), 약간 좋음(II)등급 정도의 수질을 보전하여야 한다고 인정되는 수역의 수질에 영향을 미치는 지역으로서 환경부장관이 정하여 고시하는 지역
      3) **나지역**: 수질 및 수생태계 환경기준 보통(III), 약간 나쁨(IV), 나쁨(V) 등급 정도의 수질을 보전하여야 한다고 인정되는 수역의 수질에 영향을 미치는 지역으로서 환경부장관이 정하여 고시하는 지역
      4) **특례지역**: 공공폐수처리구역 및 시장·군수가「산업입지 및 개발에 관한 법률」제8조에 따라 지정하는 농공단지
   나. 「자연공원법」제2조 제1호에 따른 자연공원의 공원구역 및 「수도법」제7조에 따라 지정·공고된 상수원보호구역은 제2호에 따른 항목별 배출허용기준을 적용할 때에는 청정지역으로 본다.
   다. 정상가동 중인 공공하수처리시설에 배수설비를 연결하여 처리하고 있는 폐수배출시설에 제2호에 따른 항목별 배출허용기준(같은 호 나목의 항목은 해당 공공하수처리시설에서 처리하는 수질오염물질 항목만 해당한다)을 적용할 때에는 나지역의 기준을 적용한다.

2. **항목별 배출허용기준**
   가. 생물화학적 산소요구량·화학적 산소요구량·부유물질량
      1) 2019년 12월 31일까지 적용되는 기준

대상규모 항목 지역구분	1일 폐수배출량 2천 세제곱미터 이상			1일 폐수배출량 2천 세제곱미터 미만		
	생물화학적 산소요구량 (mg/L)	화학적 산소요구량 (mg/L)	부유 물질량 (mg/L)	생물화학적 산소요구량 (mg/L)	화학적 산소요구량 (mg/L)	부유 물질량 (mg/L)
청정지역	30 이하	40 이하	30 이하	40 이하	50 이하	40 이하
가지역	60 이하	70 이하	60 이하	80 이하	90 이하	80 이하
나지역	80 이하	90 이하	80 이하	120 이하	130 이하	120 이하
특례지역	30 이하	40 이하	30 이하	30 이하	40 이하	30 이하

비고
1. 하수처리구역에서 「하수도법」제28조에 따라 공공하수도관리청의 허가를 받아 폐수를 공공하수도에 유입시키지 않고 공공수역으로 배출하는 폐수배출시설 및 「하수도법」제27조 제1항을 위반하여 배수설비를 설치하지 않고 폐수를 공공수역으로 배출하는 사업장에 대한 배출허용기준은 공공하수처리시설의 방류수 수질기준을 적용한다.
2. 「국토의 계획 및 이용에 관한 법률」제6조 제2호에 따른 관리지역에서의 「건축법 시행령」별표 1 제17호에 따른 공장에 대한 배출허용기준은 특례지역의 기준을 적용한다.

2) 2020년 1월 1일부터 적용되는 기준

지역구분 \ 항목	1일 폐수배출량 2천 세제곱미터 이상			1일 폐수배출량 2천 세제곱미터 미만		
	생물화학적 산소요구량 (mg/L)	총유기 탄소량 (mg/L)	부유 물질량 (mg/L)	생물화학적 산소요구량 (mg/L)	총유기 탄소량 (mg/L)	부유 물질량 (mg/L)
청정지역	30 이하	25 이하	30 이하	40 이하	30 이하	40 이하
가지역	60 이하	40 이하	60 이하	80 이하	50 이하	80 이하
나지역	80 이하	50 이하	80 이하	120 이하	75 이하	120 이하
특례지역	30 이하	25 이하	30 이하	30 이하	25 이하	30 이하

비고
1. 하수처리구역에서 「하수도법」 제28조에 따라 공공하수도관리청의 허가를 받아 폐수를 공공하수도에 유입시키지 않고 공공수역으로 배출하는 폐수배출시설 및 「하수도법」 제27조 제1항을 위반하여 배수설비를 설치하지 않고 폐수를 공공수역으로 배출하는 사업장에 대한 배출허용기준은 공공하수처리시설의 방류수 수질기준을 적용한다.
2. 「국토의 계획 및 이용에 관한 법률」 제6조 제2호에 따른 관리지역에서의 「건축법 시행령」 별표 1 제17호에 따른 공장에 대한 배출허용기준은 특례지역의 기준을 적용한다.
3. 특례지역(공공폐수처리구역의 경우로 한정한다) 내 폐수배출시설에서 발생한 폐수를 공공폐수처리시설에 유입하지 않고 공공수역으로 배출하는 사업장에 대한 배출허용기준은 공공폐수처리시설의 방류수 수질기준을 적용한다.

■ 환경정책기본법 시행령 [별표 1] 〈개정 2022.12.6.〉

환경기준(제2조 관련)

2. 소음
(단위 : Leq dB(A))

지역 구분	적용 대상지역	기준	
		낮 (06:00~22:00)	밤 (22:00~06:00)
일반 지역	"가"지역	50	40
	"나"지역	55	45
	"다"지역	65	55
	"라"지역	70	65
도로변 지역	"가" 및 "나"지역	65	55
	"다"지역	70	60
	"라"지역	75	70

비고
1. 지역구분별 적용 대상지역의 구분은 다음과 같다.
  가. "가"지역
    1) 「국토의 계획 및 이용에 관한 법률」 제36조 제1항 제1호 라목에 따른 녹지지역
    2) 「국토의 계획 및 이용에 관한 법률」 제36조 제1항 제2호 가목에 따른 보전관리지역
    3) 「국토의 계획 및 이용에 관한 법률」 제36조 제1항 제3호 및 제4호에 따른 농림지역 및 자연환경보전지역
    4) 「국토의 계획 및 이용에 관한 법률 시행령」 제30조 제1호 가목에 따른 전용주거지역
    5) 「의료법」 제3조 제2항 제3호 마목에 따른 종합병원의 부지경계로부터 50미터 이내의 지역
    6) 「초·중등교육법」 제2조 및 「고등교육법」 제2조에 따른 학교의 부지경계로부터 50미터 이내의 지역
    7) 「도서관법」 제2조 제4호에 따른 공공도서관, 특수도서관의 부지경계로부터 50미터 이내의 지역

나. "나"지역
   1) 「국토의 계획 및 이용에 관한 법률」 제36조 제1항 제2호 나목에 따른 생산관리지역
   2) 「국토의 계획 및 이용에 관한 법률 시행령」 제30조 제1호 나목 및 다목에 따른 일반주거지역 및 준주거지역
다. "다"지역
   1) 「국토의 계획 및 이용에 관한 법률」 제36조 제1항 제1호 나목에 따른 상업지역 및 같은 항 제2호 다목에 따른 계획관리지역
   2) 「국토의 계획 및 이용에 관한 법률 시행령」 제30조 제3호 다목에 따른 준공업지역
라. "라"지역
   「국토의 계획 및 이용에 관한 법률 시행령」 제30조 제3호 가목 및 나목에 따른 전용공업지역 및 일반공업지역

2. "도로"란 자동차(2륜자동차는 제외한다)가 한 줄로 안전하고 원활하게 주행하는 데에 필요한 일정 폭의 차선이 2개 이상 있는 도로를 말한다.
3. 이 소음환경기준은 항공기소음, 철도소음 및 건설작업 소음에는 적용하지 않는다.

3. 수질 및 수생태계

가. 하천

1) 사람의 건강보호 기준

항목	기준값(mg/L)
카드뮴(Cd)	0.005 이하
비소(As)	0.05 이하
시안(CN)	검출되어서는 안 됨(검출한계 0.01)
수은(Hg)	검출되어서는 안 됨(검출한계 0.001)
유기인	검출되어서는 안 됨(검출한계 0.0005)
폴리클로리네이티드비페닐(PCB)	검출되어서는 안 됨(검출한계 0.0005)
납(Pb)	0.05 이하
6가 크롬(Cr^{6+})	0.05 이하
음이온 계면활성제(ABS)	0.5 이하
사염화탄소	0.004 이하
1,2-디클로로에탄	0.03 이하
테트라클로로에틸렌(PCE)	0.04 이하
디클로로메탄	0.02 이하
벤젠	0.01 이하
클로로포름	0.08 이하
디에틸헥실프탈레이트(DEHP)	0.008 이하
안티몬	0.02 이하
1,4-다이옥세인	0.05 이하
포름알데히드	0.5 이하
헥사클로로벤젠	0.00004 이하

2) 생활환경 기준

등급		상태 (캐릭터)	기준							대장균군 (군수/100mL)	
			수소이온농도 (pH)	생물화학적산소요구량 (BOD) (mg/L)	화학적산소요구량 (COD) (mg/L)	총유기탄소량 (TOC) (mg/L)	부유물질량 (SS) (mg/L)	용존산소량 (DO) (mg/L)	총인 (total phosphorus) (mg/L)	총 대장균군	분원성 대장균군
매우 좋음	Ia		6.5~8.5	1 이하	2 이하	2 이하	25 이하	7.5 이상	0.02 이하	50 이하	10 이하
좋음	Ib		6.5~8.5	2 이하	4 이하	3 이하	25 이하	5.0 이상	0.04 이하	500 이하	100 이하
약간 좋음	II		6.5~8.5	3 이하	5 이하	4 이하	25 이하	5.0 이상	0.1 이하	1,000 이하	200 이하
보통	III		6.5~8.5	5 이하	7 이하	5 이하	25 이하	5.0 이상	0.2 이하	5,000 이하	1,000 이하
약간 나쁨	IV		6.0~8.5	8 이하	9 이하	6 이하	100 이하	2.0 이상	0.3 이하		
나쁨	V		6.0~8.5	10 이하	11 이하	8 이하	쓰레기 등이 떠 있지 않을 것	2.0 이상	0.5 이하		
매우 나쁨	VI			10 초과	11 초과	8 초과		2.0 미만	0.5 초과		

비고
1. 등급별 수질 및 수생태계 상태
   가. 매우 좋음 : 용존산소(溶存酸素)가 풍부하고 오염물질이 없는 청정상태의 생태계로 여과·살균 등 간단한 정수처리 후 생활용수로 사용할 수 있음.
   나. 좋음 : 용존산소가 많은 편이고 오염물질이 거의 없는 청정상태에 근접한 생태계로 여과·침전·살균 등 일반적인 정수처리 후 생활용수로 사용할 수 있음.
   다. 약간 좋음 : 약간의 오염물질은 있으나 용존산소가 많은 상태의 다소 좋은 생태계로 여과·침전·살균 등 일반적인 정수처리 후 생활용수 또는 수영용수로 사용할 수 있음.
   라. 보통 : 보통의 오염물질로 인하여 용존산소가 소모되는 일반 생태계로 여과, 침전, 활성탄 투입, 살균 등 고도의 정수처리 후 생활용수로 이용하거나 일반적 정수처리 후 공업용수로 사용할 수 있음.
   마. 약간 나쁨 : 상당량의 오염물질로 인하여 용존산소가 소모되는 생태계로 농업용수로 사용하거나 여과, 침전, 활성탄 투입, 살균 등 고도의 정수처리 후 공업용수로 사용할 수 있음.
   바. 나쁨 : 다량의 오염물질로 인하여 용존산소가 소모되는 생태계로 산책 등 국민의 일상생활에 불쾌감을 주지 않으며, 활성탄 투입, 역삼투압 공법 등 특수한 정수처리 후 공업용수로 사용할 수 있음.
   사. 매우 나쁨 : 용존산소가 거의 없는 오염된 물로 물고기가 살기 어려움.
   아. 용수는 해당 등급보다 낮은 등급의 용도로 사용할 수 있음.

자. 수소이온농도(pH) 등 각 기준항목에 대한 오염도 현황, 용수처리방법 등을 종합적으로 검토하여 그에 맞는 처리방법에 따라 용수를 처리하는 경우에는 해당 등급보다 높은 등급의 용도로도 사용할 수 있음.

2. 상태(캐릭터) 도안
   가. 모형 및 도안 요령

등급		도안 모형	도안 요령	색상		
				원	물방울	입
매우 좋음	Ia			검은색 (black, K) 15%	파란색(cyan, C) 100~90%, 빨간색(mazenta, M) 20~17%, 검은색(black, K) 5%	빨간색(mazenta, M) 60%, 노란색(yellow, Y) 100%
좋음	Ib				파란색(cyan, C) 85~80%, 노란색(yellow, Y) 43~40%, 빨간색(mazenta, M) 8%	빨간색(mazenta, M) 60%, 노란색(yellow, Y) 100%
약간 좋음	II				파란색(cyan, C) 57~45%, 노란색(yellow, Y) 96~85%, 검은색(black, K) 7%	
보통	III				파란색(cyan, C) 20%, 검은색(black, K) 42~30%	
약간 나쁨	IV				빨간색(mazenta, M) 35~30%, 노란색(yellow, Y) 100%, 검은색(black, K) 10%	
나쁨	V				빨간색(mazenta, M) 65~55%, 노란색(yellow, Y) 100%, 검은색(black, K) 10%	
매우 나쁨	VI				빨간색(mazenta, M) 100~90%, 노란색(yellow, Y) 100%, 검은색(black, K) 10%	

나. 도안 모형은 상하 또는 좌우로 형태를 왜곡하여 사용해서는 안 된다.

3. 수질 및 수생태계 상태별 생물학적 특성 이해표

생물 등급	생물 지표종		서식지 및 생물 특성
	저서생물(底棲生物)	어류	
매우 좋음 ~ 좋음	옆새우, 가재, 뿔하루살이, 민하루살이, 강도래, 물날도래, 광택날도래, 띠무늬우묵날도래, 바수염날도래	산천어, 금강모치, 열목어, 버들치 등 서식	• 물이 매우 맑으며, 유속은 빠른 편임 • 바닥은 주로 바위와 자갈로 구성됨 • 부착 조류(藻類)가 매우 적음
좋음 ~ 보통	다슬기, 넓적거머리, 강하루살이, 동양하루살이, 등줄하루살이, 등딱지하루살이, 물삿갓벌레, 큰줄날도래	쉬리, 갈겨니, 은어, 쏘가리 등 서식	• 물이 맑으며, 유속은 약간 빠르거나 보통임 • 바닥은 주로 자갈과 모래로 구성됨 • 부착 조류가 약간 있음
보통 ~ 약간 나쁨	물달팽이, 턱거머리, 물벌레, 밀잠자리	피라미, 끄리, 모래무지, 참붕어 등 서식	• 물이 약간 혼탁하며, 유속은 약간 느린 편임 • 바닥은 주로 잔자갈과 모래로 구성됨 • 부착 조류가 녹색을 띠며 많음
약간 나쁨 ~ 매우 나쁨	왼돌이물달팽이, 실지렁이, 붉은깔따구, 나방파리, 꽃등에 (기출)	붕어, 잉어, 미꾸라지, 메기 등 서식	• 물이 매우 혼탁하며, 유속은 느린 편임 • 바닥은 주로 모래와 실트로 구성되며, 대체로 검은색을 띰 • 부착 조류가 갈색 혹은 회색을 띠며 매우 많음

4. 화학적 산소요구량(COD) 기준은 2015년 12월 31일까지 적용한다.

나. 호소
  1) 사람의 건강보호 기준 : 가목 1)과 같다.
  2) 생활환경 기준

등급		상태 (캐릭터)	기준									
			수소이온농도 (pH)	화학적 산소요구량 (COD) (mg/L)	총유기탄소량 (TOC) (mg/L)	부유물질량 (SS) (mg/L)	용존산소량 (DO) (mg/L)	총인 (mg/L)	총질소 (total nitrogen) (mg/L)	클로로필-a (Chl-a) (mg/m³)	대장균군 (군수/100mL)	
											총 대장균군	분원성 대장균군
매우 좋음	Ia		6.5~8.5	2 이하	2 이하	1 이하	7.5 이상	0.01 이하	0.2 이하	5 이하	50 이하	10 이하
좋음	Ib		6.5~8.5	3 이하	3 이하	5 이하	5.0 이상	0.02 이하	0.3 이하	9 이하	500 이하	100 이하
약간 좋음	II		6.5~8.5	4 이하	4 이하	5 이하	5.0 이상	0.03 이하	0.4 이하	14 이하	1,000 이하	200 이하
보통	III		6.5~8.5	5 이하	5 이하	15 이하	5.0 이상	0.05 이하	0.6 이하	20 이하	5,000 이하	1,000 이하

약간 나쁨	IV		6.0~8.5	8 이하	6 이하	15 이하	2.0 이상	0.10 이하	1.0 이하	35 이하		
나쁨	V		6.0~8.5	10 이하	8 이하	쓰레기 등이 떠 있지 않을 것	2.0 이상	0.15 이하	1.5 이하	70 이하		
매우 나쁨	VI			10 초과	8 초과		2.0 미만	0.15 초과	1.5 초과	70 초과		

비고
1. 총인, 총질소의 경우 총인에 대한 총질소의 농도비율이 7 미만일 경우에는 총인의 기준을 적용하지 않으며, 그 비율이 16 이상일 경우에는 총질소의 기준을 적용하지 않는다.
2. 등급별 수질 및 수생태계 상태는 가목2) 비고 제1호와 같다.
3. 상태(캐릭터) 도안 모형 및 도안 요령은 가목2) 비고 제2호와 같다.
4. 화학적 산소요구량(COD) 기준은 2015년 12월 31일까지 적용한다.

다. 지하수

지하수 환경기준 항목 및 수질기준은 「먹는물관리법」 제5조 및 「수도법」 제26조에 따라 환경부령으로 정하는 수질기준을 적용한다. 다만, 환경부장관이 고시하는 지역 및 항목은 적용하지 않는다.

라. 해역

1) 생활환경

항목	수소이온농도 (pH)	총대장균군 (총대장균군수/100mL)	용매 추출유분 (mg/L)
기준	6.5~8.5	1,000 이하	0.01 이하

2) 생태기반 해수수질 기준

등급	수질평가 지수값(Water Quality Index)
I (매우 좋음)	23 이하
II (좋음)	24~33
III (보통)	34~46
IV (나쁨)	47~59
V (아주 나쁨)	60 이상

3) 해양생태계 보호기준

(단위 : $\mu g/L$)

중금속류	구리	납	아연	비소	카드뮴	6가크로뮴(Cr^{6+})
단기 기준*	3.0	7.6	34	9.4	19	200
장기 기준**	1.2	1.6	11	3.4	2.2	2.8

* 단기 기준 : 1회성 관측값과 비교 적용
** 장기 기준 : 연간 평균값(최소 사계절 동안 조사한 자료)과 비교 적용

4) 사람의 건강보호

등급	항목	기준(mg/L)
모든 수역	6가크로뮴(Cr^{6+})	0.05
	비소(As)	0.05
	카드뮴(Cd)	0.01
	납(Pb)	0.05
	아연(Zn)	0.1
	구리(Cu)	0.02
	시안(CN)	0.01
	수은(Hg)	0.0005
	폴리클로리네이티드비페닐(PCB)	0.0005
	다이아지논	0.02
	파라티온	0.06
	말라티온	0.25
	1.1.1-트리클로로에탄	0.1
	테트라클로로에틸렌	0.01
	트리클로로에틸렌	0.03
	디클로로메탄	0.02
	벤젠	0.01
	페놀	0.005
	음이온 계면활성제(ABS)	0.5

4 분뇨처리

(1) 목적

① 분뇨를 위생적으로 처리하여 소화기계 전염병, 기생충 질환, 세균성 전염병 예방 및 관리
② 하수오염 방지

▶ 분변과 관련된 소화기 전염병 : 장티푸스, 세균성이질, 콜레라, 회충, 구충, 편충, 요충, 촌충, 아메바성이질 등

(2) 분뇨의 특성

① 분과 뇨의 구성비 : 약 1 : 10
② 분뇨 내 질소화합물 : 소화 시 소화조 내의 pH 강하를 막아줌
③ 수인성 질환, 소화기계 전염병, 기생충 질환 유발 가능성

(3) 변소의 유형

① 흡취식 변소
 ㉠ 분뇨 분리식 변소
 ㉡ 메탄가스 발생식 변소
 ㉢ 부패조 변소

② 수세식 변소
　㉠ 수세식 변소
　　ⓐ 가장 보편적이며 안전하고 청결한 방법
　　ⓑ 하수도 설비가 완비되어 하수관을 거쳐 분뇨를 하수처리장에서 안전하게 처리
　㉡ 수조 변소 : 하수처리장을 갖춘 분류식 하수도가 없는 지역에서 분뇨정화조를 설치하여 오수를 정화한 후 방류하는 시설을 갖춘 변소로서 우리나라 도시에서 사용

(4) **정화조의 일반적 구조** 기출

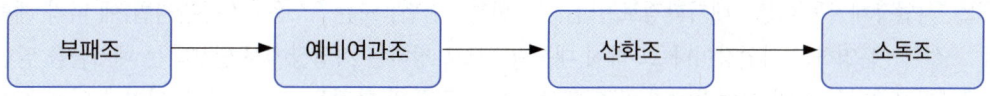

① 부패조 : 부유물 → 스컴, 고형물 → 슬러지
② 예비여과조 : 유입된 오수는 돌 틈을 통과하는 동안 여과되며 산화조로 이동
③ 산화조 : 호기성균의 증식으로 산화작용이 일어남
④ 소독조 : 소독(염소, 표백분 이용)한 후 방류

(5) **분뇨처리법**
① 1차 처리 : 호기성 소화, 고온습식화, 혐기성 소화, 임호프조, 부패조
② 2차 처리 : 활성오니법, 살수여상법, 산화지법, 회전원판법
③ 혐기성 처리
　㉠ 소화조의 정상적인 운영상태
　　ⓐ pH = 7
　　ⓑ 온도 : 37℃
　　ⓒ 가스 구성 : 메탄(2/3), 이산화탄소(1/3)
　㉡ 메탄 발생 시작 시 : 슬러지 재순환 및 석회주입[∵ 메탄 박테리아가 잘 발생하도록 적정 pH (7~8) 유지]
④ 수세식처리법 : 하수처리장에서의 처리법
⑤ 습식산화법 : 고압(70~80기압)하에서 고온(170~250℃)과 충분한 산소공급 후 소각
⑥ 그 외 : 저장법, 퇴비법, 해양투기법, 분뇨소화기처리법, 화학적 처리법, 정화조이용법

(6) **분뇨처리 시 문제점과 특징**
① 암모니아, 황화수소의 발생(악취의 원인)
② 완전한 퇴비화 과정을 거치면서 심한 악취 발생
③ 황화수소와 슬러지 속 철염과 결합하여 황화철이 됨(소화 슬러지 색 – 검정색)

5 폐기물 처리

(1) 정의
"폐기물"이란 쓰레기, 연소재(燃燒滓), 오니(汚泥), 폐유(廢油), 폐산(廢酸), 폐알칼리 및 동물의 사체(死體) 등으로서 사람의 생활이나 사업활동에 필요하지 아니하게 된 물질을 말한다.

(2) 폐기물의 분류 기출
① "생활폐기물"이란 사업장폐기물 외의 폐기물을 말한다.
② "사업장폐기물"이란 「대기환경보전법」, 「물환경보전법」 또는 「소음·진동관리법」에 따라 배출시설을 설치·운영하는 사업장이나 그 밖에 대통령령으로 정하는 사업장에서 발생하는 폐기물을 말한다.
③ "지정폐기물"이란 사업장폐기물 중 폐유·폐산 등 주변 환경을 오염시킬 수 있거나 의료폐기물(醫療廢棄物) 등 인체에 위해(危害)를 줄 수 있는 해로운 물질로서 대통령령으로 정하는 폐기물을 말한다.

■ 폐기물관리법 시행령 [별표 1] 〈개정 2021.3.9.〉

<u>지정폐기물의 종류(제3조 관련)</u> 기출

1. 특정시설에서 발생되는 폐기물
   가. 폐합성 고분자화합물
      1) 폐합성 수지(고체상태의 것은 제외한다)
      2) 폐합성 고무(고체상태의 것은 제외한다)
   나. 오니류(수분함량이 95퍼센트 미만이거나 고형물함량이 5퍼센트 이상인 것으로 한정한다) 기출
      1) 폐수처리 오니(환경부령으로 정하는 물질을 함유한 것으로 환경부장관이 고시한 시설에서 발생되는 것으로 한정한다)
      2) 공정 오니(환경부령으로 정하는 물질을 함유한 것으로 환경부장관이 고시한 시설에서 발생되는 것으로 한정한다)
   다. 폐농약(농약의 제조·판매업소에서 발생되는 것으로 한정한다)
2. 부식성 폐기물 기출
   가. 폐산(액체상태의 폐기물로서 수소이온 농도지수가 2.0 이하인 것으로 한정한다)
   나. 폐알칼리(액체상태의 폐기물로서 수소이온 농도지수가 12.5 이상인 것으로 한정하며, 수산화칼륨 및 수산화나트륨을 포함한다)
3. 유해물질함유 폐기물(환경부령으로 정하는 물질을 함유한 것으로 한정한다)
   가. 광재(鑛滓)[철광 원석의 사용으로 인한 고로(高爐)슬래그(slag)는 제외한다]
   나. 분진(대기오염 방지시설에서 포집된 것으로 한정하되, 소각시설에서 발생되는 것은 제외한다)
   다. 폐주물사 및 샌드블라스트 폐사(廢砂)
   라. 폐내화물(廢耐火物) 및 재벌구이 전에 유약을 바른 도자기 조각
   마. 소각재
   바. 안정화 또는 고형화·고화 처리물
   사. 폐촉매

아. 폐흡착제 및 폐흡수제[광물유·동물유 및 식물유(폐식용유(식용을 목적으로 식품 재료와 원료를 제조·조리·가공하는 과정, 식용유를 유통·사용하는 과정 또는 음식물류 폐기물을 재활용하는 과정에서 발생하는 기름을 말한다. 이하 같다)는 제외한다]의 정제에 사용된 폐토사(廢土砂)를 포함한다]

자. 삭제 〈2020.7.21.〉

4. 폐유기용제
   가. 할로겐족(환경부령으로 정하는 물질 또는 이를 함유한 물질로 한정한다)
   나. 그 밖의 폐유기용제(가목 외의 유기용제를 말한다)

5. 폐페인트 및 폐래커(다음 각 목의 것을 포함한다)
   가. 페인트 및 래커와 유기용제가 혼합된 것으로서 페인트 및 래커 제조업, 용적 5세제곱미터 이상 또는 동력 3마력 이상의 도장(塗裝)시설, 폐기물을 재활용하는 시설에서 발생되는 것
   나. 페인트 보관용기에 남아 있는 페인트를 제거하기 위하여 유기용제와 혼합된 것
   다. 폐페인트 용기(용기 안에 남아 있는 페인트가 건조되어 있고, 그 잔존량이 용기 바닥에서 6밀리미터를 넘지 아니하는 것은 제외한다)

6. 폐유[기름성분을 5퍼센트 이상 함유한 것을 포함하며, 폴리클로리네이티드비페닐(PCBs)함유 폐기물, 폐식용유와 그 잔재물, 폐흡착제 및 폐흡수제는 제외한다] 기출

7. 폐석면
   가. 건조고형물의 함량을 기준으로 하여 석면이 1퍼센트 이상 함유된 제품·설비(뿜칠로 사용된 것은 포함한다) 등의 해체·제거 시 발생되는 것
   나. 슬레이트 등 고형화된 석면 제품 등의 연마·절단·가공 공정에서 발생된 부스러기 및 연마·절단·가공 시설의 집진기에서 모아진 분진
   다. 석면의 제거작업에 사용된 바닥비닐시트(뿜칠로 사용된 석면의 해체·제거작업에 사용된 경우에는 모든 비닐시트)·방진마스크·작업복 등

8. 폴리클로리네이티드비페닐 함유 폐기물
   가. 액체상태의 것(1리터당 2밀리그램 이상 함유한 것으로 한정한다)
   나. 액체상태 외의 것(용출액 1리터당 0.003밀리그램 이상 함유한 것으로 한정한다)

9. 폐유독물질 [「화학물질관리법」 제2조 제2호의 유독물질을 폐기하는 경우로 한정하되, 제1호 다목의 폐농약(농약의 제조·판매업소에서 발생되는 것으로 한정한다), 제2호의 부식성 폐기물, 제4호의 폐유기용제 및 제8호의 폴리클로리네이티드비페닐 함유 폐기물 및 제11호의 수은폐기물은 제외한다]

10. 의료폐기물(환경부령으로 정하는 의료기관이나 시험·검사 기관 등에서 발생되는 것으로 한정한다)

10의2. 천연방사성제품폐기물[「생활주변방사선 안전관리법」 제2조 제4호에 따른 가공제품 중 같은 법 제15조 제1항에 따른 안전기준에 적합하지 않은 제품으로서 방사능 농도가 그램당 10베크렐 미만인 폐기물을 말한다. 이 경우 가공제품으로부터 천연방사성핵종(天然放射性核種)을 포함하지 않은 부분을 분리할 수 있는 때에는 그 부분을 제외한다]

11. 수은폐기물
    가. 수은함유폐기물[수은과 그 화합물을 함유한 폐램프(폐형광등은 제외한다), 폐계측기기(온도계, 혈압계, 체온계 등), 폐전지 및 그 밖의 환경부장관이 고시하는 폐제품을 말한다]
    나. 수은구성폐기물(수은함유폐기물로부터 분리한 수은 및 그 화합물로 한정한다)
    다. 수은함유폐기물 처리잔재물(수은함유폐기물을 처리하는 과정에서 발생되는 것과 폐형광등을 재활용하는 과정에서 발생되는 것을 포함하되, 「환경분야 시험·검사 등에 관한 법률」 제6조 제1항 제7호에 따라 환경부장관이 고시한 폐기물 분야에 대한 환경오염공정시험기준에 따른 용출시험 결과 용출액 1리터당 0.005밀리그램 이상의 수은 및 그 화합물이 함유된 것으로 한정한다)

12. 그 밖에 주변환경을 오염시킬 수 있는 유해한 물질로서 환경부장관이 정하여 고시하는 물질

> **참고** 폐기물관리법 제2조 [정의]
>
> 1. "의료폐기물"이란 보건·의료기관, 동물병원, 시험·검사기관 등에서 배출되는 폐기물 중 인체에 감염 등 위해를 줄 우려가 있는 폐기물과 인체 조직 등 적출물(摘出物), 실험 동물의 사체 등 보건·환경보호상 특별한 관리가 필요하다고 인정되는 폐기물로서 대통령령으로 정하는 폐기물을 말한다.
> 2. "의료폐기물 전용용기"란 의료폐기물로 인한 감염 등의 위해 방지를 위하여 의료폐기물을 넣어 수집·운반 또는 보관에 사용하는 용기를 말한다.
> 3. "처리"란 폐기물의 수집, 운반, 보관, 재활용, 처분을 말한다.
> 4. "처분"이란 폐기물의 소각(燒却)·중화(中和)·파쇄(破碎)·고형화(固形化) 등의 중간처분과 매립하거나 해역(海域)으로 배출하는 등의 최종처분을 말한다.
> 5. "재활용"이란 다음 각 목의 어느 하나에 해당하는 활동을 말한다.
>   가. 폐기물을 재사용·재생이용하거나 재사용·재생이용할 수 있는 상태로 만드는 활동
>   나. 폐기물로부터 「에너지법」 제2조 제1호에 따른 에너지를 회수하거나 회수할 수 있는 상태로 만들거나 폐기물을 연료로 사용하는 활동으로서 환경부령으로 정하는 활동
> 6. "폐기물처리시설"이란 폐기물의 중간처분시설, 최종처분시설 및 재활용시설로서 대통령령으로 정하는 시설을 말한다.

(3) 의료폐기물

① 정의 : 보건·의료기관, 동물병원, 시험·검사기관 등에서 배출되는 폐기물 중 인체에 감염 등 위해를 줄 우려가 있는 폐기물과 인체조직 등 적출물, 실험동물의 사체 등 보건·환경보호상 특별한 관리가 필요하다고 인정되는 폐기물로서 대통령령으로 정하는 폐기물

② 의료폐기물의 종류

■ 폐기물관리법 시행령 [별표 2] 〈개정 2025.2.18.〉

의료폐기물의 종류(제4조 관련) 기출

1. 격리의료폐기물 : 「감염병의 예방 및 관리에 관한 법률」 제2조 제1호의 감염병으로부터 타인을 보호하기 위하여 격리된 사람에 대한 의료행위에서 발생한 일체의 폐기물
2. 위해의료폐기물 기출
   가. 조직물류폐기물 : 인체 또는 동물의 조직·장기·기관·신체의 일부, 동물의 사체, 혈액·고름 및 혈액생성물(혈청, 혈장, 혈액제제)
   나. 병리계폐기물 : 시험·검사 등에 사용된 배양액, 배양용기, 보관균주, 폐시험관, 슬라이드, 커버글라스, 폐배지, 폐장갑 기출
   다. 손상성폐기물 : 주사바늘, 봉합바늘, 수술용 칼날, 한방침, 치과용침, 파손된 유리재질의 시험기구 기출
   라. 생물·화학폐기물 : 폐백신, 폐항암제, 폐화학치료제
   마. 혈액오염폐기물 : 폐혈액백, 혈액투석 시 사용된 폐기물, 그 밖에 혈액이 유출될 정도로 포함되어 있어 특별한 관리가 필요한 폐기물
3. 일반의료폐기물
   가. 혈액이 함유되어 있는 탈지면, 붕대, 거즈, 일회용 기저귀, 생리대, 일회용 주사기 또는 수액세트
   나. 혈액이 함유되지 않은 다음의 폐기물. 다만, 「국민건강보험법」 제52조 제1항에 따른 건강검진 또는 환경부령으로 정하는 검진에서 발생한 것은 제외한다.
      1) 체액   2) 분비물
      3) 체액·분비물·배설물이 함유되어 있는 탈지면, 붕대, 거즈, 일회용 기저귀, 생리대, 일회용 주사기 또는 수액세트

비고
1. 의료폐기물이 아닌 폐기물로서 의료폐기물과 혼합되거나 접촉된 폐기물은 혼합되거나 접촉된 의료폐기물과 같은 폐기물로 본다.
2. 채혈진단에 사용된 혈액이 담긴 검사튜브, 용기 등은 제2호 가목의 조직물류폐기물로 본다.
3. 제3호 나목 3)의 일회용 기저귀는 「감염병의 예방 및 관리에 관한 법률」 제2조 제13호부터 제15호까지의 규정에 따른 감염병환자, 감염병의사환자 또는 병원체보유자(이하 "감염병환자등"이라 한다)가 사용한 일회용 기저귀로 한정한다. 다만, 일회용 기저귀를 매개로 한 전염 가능성이 낮다고 판단되는 감염병으로서 환경부장관이 고시하는 감염병 관련 감염병환자등이 사용한 일회용 기저귀는 제외한다.

(4) **의료폐기물 발생 의료기관 및 시험 · 검사기관** 〈개정 2024.12.27.〉

① 「의료법」에 따른 의료기관
② 「지역보건법」에 따른 보건소 및 보건지소
③ 「농어촌 등 보건의료를 위한 특별조치법」에 따른 보건진료소
④ 「혈액관리법」의 혈액원
⑤ 「검역법」에 따른 검역소 및 「가축전염병예방법」에 따른 동물검역기관
⑥ 「수의사법」에 따른 동물병원
⑦ 국가나 지방자치단체의 시험 · 연구기관(의학 · 치과의학 · 한의학 · 약학 및 수의학에 관한 기관)
⑧ 대학 · 산업대학 · 전문대학 및 그 부속 시험 · 연구기관(의학 · 치과의학 · 한의학 · 약학 및 수의학에 관한 기관)
⑨ 학술연구나 제품의 제조 · 발명에 관한 시험 · 연구를 하는 연구소(의학 · 치과의학 · 한의학 · 약학 및 수의학에 관한 연구소)
⑩ 「장사 등에 관한 법률」에 따른 장례식장
⑪ 「형의 집행 및 수용자의 처우에 관한 법률」의 교도소 · 소년교도소 · 구치소 등에 설치된 의무시설
⑫ 「의료법」에 따라 설치된 기업체의 부속 의료기관으로서 면적이 100제곱미터 이상인 의무시설
⑬ 「국군의무사령부령」에 따라 사단급 이상 군부대에 설치된 의무시설
⑭ 「노인복지법」에 따른 노인요양시설
⑮ 의료폐기물 중 태반을 대상으로 폐기물 재활용업의 허가를 받은 사업장
⑯ 「인체조직 안전 및 관리 등에 관한 법률」에 따른 조직은행
⑰ 「지방소방기관 설치에 관한 규정」에 따른 소방서, 119안전센터, 119구급대 및 119구조구급센터
⑱ 그 밖에 환경부장관이 정하여 고시하는 기관

(5) **폐기물관리법 시행규칙 [별표 5]** 〈개정 2025.3.17.〉

<u>폐기물의 처리에 관한 구체적 기준 및 방법(제14조 관련)</u>
(지정폐기물 중 의료폐기물의 기준 및 방법)

가. 공통사항
1) 의료폐기물(인체조직물과 동물의 사체만을 말한다)은 본인(본인이 의사표시를 할 수 없는 경우에는 그 친권자 또는 후견인을 말한다. 이하 같다)이나 그 동물의 주인이 요구하면 본인이나 그 동물의 주인에게 인도하여 다음 각 호의 구분에 따라 처리할 수 있다. 이 경우 의료폐기물을 인도한 자는 이를 상세히 기록하여 3년간 보존하여야 한다.

가) 인체조직물은 「장사 등에 관한 법률」 제17조에 따른 묘지 등의 설치제한지역이 아닌 곳으로서 같은 법 제13조 제1항에 따른 공설묘지 중 시·도지사가 인정한 장소에 1미터 이상의 깊이로 파묻거나 같은 법 제2조 제8호에 따른 화장시설에서 화장할 수 있다.

나) 동물의 사체는 「동물보호법」 제15조 제2항에 따른 동물장묘업의 등록을 한 자가 설치·운영하는 동물장묘시설에서 처리할 수 있다.

2) 의료폐기물 중 태반을 재활용하기 위하여 배출자, 폐기물 수집·운반업자, 폐기물 재활용업자가 태반을 인계·인수하는 경우에는 제5호 다목1)의 규정에도 불구하고 전용용기를 풀어서 수량, 무게(g)를 확인한 후 그 내용을 전자정보처리프로그램에 입력하여야 한다.

나. 의료폐기물 전용용기 사용의 경우

1) 삭제〈2011.9.29.〉
2) 한번 사용한 전용용기는 다시 사용하여서는 아니 된다.
3) 의료폐기물은 발생한 때(해당 진찰·치료 및 시험·검사행위가 끝났을 때를 말한다. 이하 같다)부터 전용용기에 넣어 내용물이 새어 나오지 아니하도록 보관하여야 하며, 의료폐기물의 투입이 끝난 전용용기는 밀폐 포장하여야 한다. 다만, 대형 조직물류폐기물과 같이 전용용기에 넣기 어려운 의료폐기물은 내용물이 보이지 아니하도록 개별 포장하여 내용물이 새어 나오지 아니하도록 밀폐 포장하여야 한다.
4) 전용용기는 봉투형 용기 및 상자형 용기로 구분하되, 봉투형 용기의 재질은 합성수지류로 하고 상자형 용기의 재질은 골판지류 또는 합성수지류로 한다.
5) 의료폐기물의 종류별로 사용하는 전용용기는 다음의 구분에 따른다.
　가) 격리의료폐기물, 위해의료폐기물 중 조직물류폐기물(치아는 제외한다) 및 손상성폐기물과 액체상태의 폐기물 : 합성수지류 상자형 용기
　나) 그 밖의 의료폐기물 : 봉투형 용기 또는 골판지류 상자형 용기
6) 5)에도 불구하고 전용용기에는 다른 종류의 의료폐기물을 혼합하여 보관할 수 있다. 다만, 봉투형 용기 또는 골판지류 상자형 용기에는 5)가)에 따라 합성수지류 상자형 용기를 사용하여야 하는 의료폐기물을 혼합하여 보관하여서는 아니 된다.
7) 봉투형 용기에는 그 용량의 75퍼센트 미만으로 의료폐기물을 넣어야 한다.
8) 의료폐기물을 넣은 봉투형 용기를 이동할 때에는 반드시 뚜껑이 있고 견고한 전용 운반구를 사용하여야 하며, 사용한 전용 운반구는 「감염병의 예방 및 관리에 관한 법률 시행규칙」 별표 6 제2호 라목에 따른 약물소독(이하 "약물소독"이라 한다)의 방법으로 소독하여야 한다.
9) 봉투형 용기에 담은 의료폐기물의 처리를 위탁하는 경우에는 상자형 용기에 다시 담아 위탁하여야 한다.
10) 골판지류 상자형 용기의 내부에는 봉투형 용기 또는 내부 주머니를 붙이거나 넣어서 사용하여야 한다.
11) 전용용기 및 3) 단서에 따른 포장의 바깥쪽에는 의료폐기물임을 나타내는 다음의 도형 및 취급 시 주의사항을 표시하여야 한다.
　가) 도형

의료폐기물의 종류		도형 색상
격리의료폐기물		붉은색 기출
위해의료폐기물(재활용하는 태반은 제외한다) 및 일반의료폐기물	봉투형 용기	검정색
	상자형 용기	노란색
재활용하는 태반		녹색

비고 : 붉은색으로 표시하여야 하는 의료폐기물과 노란색 또는 검정색으로 표시하여야 하는 의료폐기물을 6)에 따라 혼합 보관할 때는 붉은색으로 표시하여야 한다.

나) 취급 시 주의사항

이 폐기물은 감염의 위험성이 있으므로 주의하여 취급하시기 바랍니다.			
배출자		종류 및 성질과 상태	
사용개시 연월일		수거자	

비고 : 사용개시 연월일은 의료폐기물을 전용용기에 최초로 넣은 날을 적어야 한다. 다만, 9)에 따라 봉투형 용기에 담은 의료폐기물을 상자형 용기에 다시 담아 위탁하는 경우에는 봉투형 용기를 상자형 용기에 최초로 담은 날을 적을 수 있다.

12) 재활용하는 태반은 발생한 때부터 흰색의 투명한 내부 주머니에 1개씩 포장하여 5)가)에 따라 합성수지류 상자형 용기에 넣어 보관하여야 하며, 내부 주머니에는 의료기관명, 중량(g), 발생일 및 담당의사의 이름을 적어야 한다.

13) 격리의료폐기물을 넣은 전용용기는 용기를 밀폐하기 전에 용기의 내부를, 처리하기 위하여 보관시설 외부로 반출하기 전에 용기의 외부를 각각 약물소독하여야 한다.

다. 보관의 경우

1) 의료폐기물을 위탁처리하는 배출자는 의료폐기물의 종류별로 다음의 구분에 따른 보관기간을 초과하여 보관하여서는 아니 된다. 다만, 제17조 및 별표 5의7에 따라 폐기물의 처리 위탁을 중단해야 하는 경우로서 시·도지사나 지방환경관서의 장이 기간을 정하여 인정하는 경우 또는 천재지변, 휴업, 시설의 보수, 그 밖의 부득이한 경우로서 시·도지사나 지방환경관서의 장이 인정하는 경우는 예외로 하며, 환경부장관은「감염병의 예방 및 관리에 관한 법률」제2조 제1호에 따른 감염병의 확산으로 인하여「재난 및 안전관리 기본법」제38조 제1항에 따른 재난 예보·경보가 발령되는 경우 또는 감염병의 확산 방지를 위하여 필요하다고 인정하는 경우에는 의료폐기물의 보관기간을 따로 정할 수 있다.

가) 격리의료폐기물 : 7일 기출
나) 위해의료폐기물 중 조직물류폐기물(치아는 제외한다), 병리계폐기물, 생물·화학폐기물 및 혈액오염폐기물과 바)를 제외한 일반의료폐기물 : 15일 기출
다) 위해의료폐기물 중 손상성폐기물 : 30일 기출
라) 위해의료폐기물 중 조직물류폐기물(치아만 해당한다) : 60일
마) 나목 6)에 따라 혼합 보관된 의료폐기물 : 혼합 보관된 각각의 의료폐기물의 보관기간 중 가장 짧은 기간
바) 일반의료폐기물(「의료법」제3조에 따른 의료기관 중 입원실이 없는 의원, 치과의원 및 한의원에서 발생하는 것으로서 섭씨 4도 이하로 냉장보관하는 것만 해당된다) : 30일

2) 의료폐기물의 종류별 보관시설은 다음 각 호의 구분에 따른다.

가) 격리의료폐기물 중 성질과 상태가 조직물류폐기물과 같은 폐기물과 위해의료폐기물 중 조직물류폐기물은 전용의 냉장시설에서 섭씨 4도 이하로 보관하여야 한다. 다만, 치아 및 방부제에 담근 폐기물은 그러하지 아니하다.
나) 그 밖의 의료폐기물은 밀폐된 전용의 보관창고에 보관하여야 한다. 다만, 별표 3 제1호 중 의원, 제2호 중 보건지소, 제3호부터 제7호, 제9호부터 제14호까지의 기관은 밀폐된 전용의 보관창고가 아닌 별도의 보관장소에 보관할 수 있다.

3) 의료폐기물 보관시설의 세부 기준은 다음과 같다.

가) 보관창고의 바닥과 안벽은 타일·콘크리트 등 물에 견디는 성질의 자재로 세척이 쉽게 설치하여야 하며, 항상 청결을 유지할 수 있도록 하여야 한다.
나) 보관창고에는 약물소독에 쓰이는 소독약품 및 분무기 등 소독장비와 이를 보관할 수 있는 시설을 갖추어야 하고, 냉장시설에는 내부 온도를 측정할 수 있는 온도계를 붙여야 한다.
다) 냉장시설은 섭씨 4도 이하의 설비를 갖추어야 하며, 보관 중에는 냉장시설의 내부 온도를 섭씨 4도 이하로 유지하여야 한다.
라) 보관창고, 보관장소 및 냉장시설은 주 1회 이상 약물소독의 방법으로 소독하여야 한다.

마) 보관창고와 냉장시설은 의료폐기물이 밖에서 보이지 않는 구조로 되어 있어야 하며, 외부인의 출입을 제한하여야 한다.
바) 보관창고, 보관장소 및 냉장시설에는 보관 중인 의료폐기물의 종류·양 및 보관기간 등을 확인할 수 있는 다음의 표지판을 설치하여야 한다.

(배출자용)

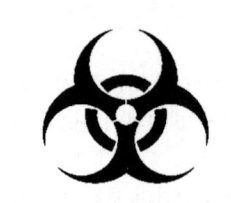

의료폐기물 보관표지			
① 폐기물 종류 :		② 총보관량 :	킬로그램
③ 보관기간 :		④ 관리책임자 :	
⑤ 취급시 주의사항 　○보관 시 : 　○운반 시 :			
⑥ 운반장소 :			

(처리업자용)

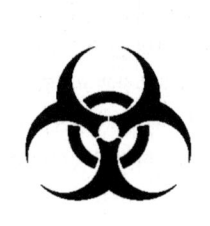

의료폐기물 보관표지		
① 폐기물종류 :	② 총보관량 :	킬로그램
③ 보관기간 :	④ 관리책임자 :	
⑤ 업소별 수탁량		
업소명	수탁일자	수탁량

(설치요령)
○ 보관창고와 냉장시설의 출입구 또는 출입문에 각각 붙여야 한다.
○ 표지판의 규격 : 가로 60센티미터 이상 × 세로 40센티미터 이상(냉장시설에 보관하는 경우에는 가로 30센티미터 이상 × 세로 20센티미터 이상)
○ 표지의 색깔 : 흰색 바탕에 녹색 선과 녹색 글자
　5) 삭제 〈2008.8.4.〉
　6) 삭제 〈2008.8.4.〉
　7) 삭제 〈2008.8.4.〉
　8) 삭제 〈2008.8.4.〉
　9) 삭제 〈2008.8.4.〉

라. 수집·운반의 경우
1) 의료폐기물은 전용용기에 넣어 밀폐포장된 상태로 의료폐기물 전용의 운반차량으로 수집·운반하여야 한다. 다만, 「도서개발촉진법」 제2조에 따른 도서 중 방파제나 다리 등으로 육지와 연결되지 아니하여 의료폐기물 수집·운반차량으로 수집·운반이 곤란한 도서지역(이하 "도서지역"이라 한다)의 경우 발생한 의료폐기물은 전용용기에 담아 다시 밀폐된 냉장용기에 담은 후 선박 등을 이용하여 수집·운반할 수 있다. 이 경우 운반용 냉장용기는 의료폐기물 수집·운반차량의 적재함 관리기준에 따라 관리하여야 한다.
2) 의료폐기물의 수집·운반차량은 섭씨 4도 이하의 냉장설비가 설치되고, 수집·운반 중에는 적재함의 내부온도를 섭씨 4도 이하로 유지하여야 한다. 다만, 적재함을 열고 의료폐기물을 싣거나 내릴 때에는 그러하지 아니하다.
3) 의료폐기물은 흩날림·유출 및 악취의 새어 나옴을 방지할 수 있는 밀폐된 적재함이 설치된 차량으로 수집·운반하여야 한다.

4) 적재함의 내부는 물에 견디는 성질의 자재로서 약물소독을 쉽게 할 수 있는 구조로 되어 있어야 하며, 그 안에는 온도계를 붙이고 약물소독에 쓰이는 소독약품 및 분무기 등 소독장비와 이를 보관할 수 있는 설비를 갖추어야 한다.
5) 적재함은 사용할 때마다 약물소독의 방법으로 소독하여야 한다.
6) 의료폐기물의 수집·운반차량의 차체는 흰색으로 색칠하여야 한다.
7) 의료폐기물의 수집·운반차량의 적재함의 양쪽 옆면에는 의료폐기물의 도형, 업소명 및 전화번호를, 뒷면에는 의료폐기물의 도형을 붙이거나 표기하되, 그 크기는 가로 100센티미터 이상, 세로 50센티미터 이상(뒷면의 경우 가로·세로 각각 50센티미터 이상)이어야 하며, 글자의 색깔은 녹색으로 하여야 한다.

마. 처리의 경우
1) 의료폐기물 중 재활용이 가능한 태반은 법 제13조의2에 따라 재활용하여야 한다.
2) 의료폐기물배출자가 설치하는 처분시설별 처분능력은 다음과 같다.
   가) 소각시설 : 시간당 처분능력 25킬로그램 이상의 시설
   나) 멸균분쇄시설 : 시간당 처분능력 100킬로그램 이상의 시설
3) 멸균분쇄시설을 설치한 의료폐기물배출자는 멸균 여부의 검사를 위하여 그 검사인력 및 시설·장비를 갖추어야 한다.
   가) 검사인력 : 임상병리사나 위생사 중 1명 이상
   나) 시설·장비 : 검사실, 멸균 여부를 확인할 수 있는 기구 및 장비
4) 의료폐기물은 의료폐기물을 처분하기 위하여 설치한 소각시설이나 멸균·분쇄시설에서 처분하여야 한다. 다만, 도서지역에서 발생한 의료폐기물은 특별자치시, 특별자치도, 시·군·구의 조례로 정하는 바에 따라 해당 도서지역 내에 설치된 생활폐기물 소각시설에서 소각처분할 수 있다.
5) 다음의 의료폐기물은 소각하여야 한다. 기출
   가) 격리의료폐기물, 위해의료폐기물 중 조직물류폐기물 및 생물·화학폐기물
   나) 보관 및 운반 과정에서 혈액, 체액, 분비물, 배설물 등 흘러내릴 수 있는 물질을 포함한 의료폐기물
   다) 폐기물중간처분업자 또는 최종처분업자가 처분하는 의료폐기물
6) 5) 외의 의료폐기물은 소각 또는 멸균분쇄처분 하여야 한다.
7) 의료폐기물을 소각시설이나 멸균분쇄시설에 넣기 전에 용기로부터 해체하여서는 아니되며 용기에 담은 상태로 넣어야 한다.
8) 멸균분쇄하는 경우에는 원형이 파쇄되어 재사용할 수 없도록 분쇄하여야 한다.
9) 멸균분쇄처분 시 별표 11 제2호 가목2)바)(2)에 따른 검사 결과 잔재물이 멸균되지 아니한 경우에는 다시 처분하여야 한다.
10) 멸균분쇄한 후의 잔재물은 소각하여야 한다.
11) 삭제 〈2025.3.17.〉

> **더+ 알아보기** 폐기물관리법 시행규칙
>
> 제16조의2(생활계 유해폐기물 처리계획의 수립 등) ① 법 제14조의4 제1항에 따른 생활계 유해폐기물(이하 "생활계 유해폐기물"이라 한다)의 종류는 다음 각 호와 같다. 〈개정 2021.4.30.〉
> 1. 폐농약 기출
> 2. 폐의약품
> 3. 수은이 함유된 폐기물
> 4. 천연방사성제품생활폐기물[「생활주변방사선 안전관리법」 제2조 제4호에 따른 가공제품 중 같은 법 제15조 제1항에 따른 안전기준에 적합하지 않은 제품으로서 방사능 농도가 그램당 10베크렐 미만인 폐기물(같은 법 제16조 제1항에 따른 조치를 이행할 제조업자가 없는 경우만 해당한다)을 말한다. 이 경우 가공제품으로부터 천연방사성핵종(天然放射性核種)을 포함하지 않은 부분을 분리할 수 있는 때에는 그 부분을 제외한다]
> 5. 그 밖에 환경부장관이 생활폐기물 중 질병 유발 및 신체 손상 등 인간의 건강과 주변 환경에 피해를 유발할 수 있다고 인정하여 고시하는 폐기물

> **참고** 유해폐기물의 성질 기출
>
> 1. 인화성(ignitability) : 인화점(flash point)이 60℃ 이하인 액체로(단, 알코올농도 24%(v/v) 이하의 수용액은 제외함) 표준온도, 표준기압하에서 마찰, 수분흡수 혹은 자발적인 화학변화에 의해 발화, 연소할 수 있는 고체 등도 포함
> 2. 부식성(corrosivity) : pH 2.0 이하 또는 12.5 이상인 액체나, 55℃에서 철을 1년 동안에 6.35mm 이상 부식시키는 액체
> 3. 반응성(reactivity) : 쉽게 불안정하거나 격렬히 반응하는 물질, 물과 격렬히 반응하거나 물에 의해 폭발성 또는 유해성 가스를 생성하는 물질 포함
> 4. 용출특성(EP-toxicity) : Extraction Procedure Test에 의해 특정기준치를 초과하여 유해물질을 용출하는 폐기물을 포함한다.

(6) 폐기물 처리 계통도 기출

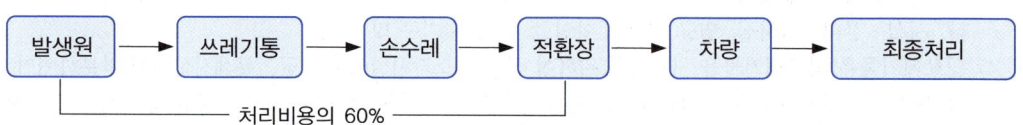

> **더 알아보기** 적환장(중계처리장) 기출
>
> 폐기물의 절단, 분쇄로 용적은 줄이고 표면적은 증가시켜 혼합 및 미생물의 분해가 용이해지며 운반도 쉬워진다.

(7) 폐기물 처리방법 기출

① 위생적 매립법 : 쓰레기를 버린 후 흙을 덮는 방법(도랑식, 경사식, 지역식)
  ㉠ 도랑식 : 도랑을 2.5~7m로 파고 폐기물을 묻은 후 복토
  ㉡ 경사식 : 30° 정도의 경사면에 폐기물을 쌓은 후 복토
  ㉢ 지역식 : 폐기물을 살포 후 다지고 복토(흙은 타지역에서 공수해 와야 함)
  ㉣ 쓰레기의 두께는 3m 이내로 함
  ㉤ 매립 진개가 1/2로 줄어들었을 때 새 진개 매립 복토
  ㉥ 수분함량은 85% 이하, 사전처리 후 매립
  ㉦ 복토의 두께 기출
    ⓐ 일일복토 : 매립작업 후 15cm 이상 복토
    ⓑ 중간복토 : 매립작업이 7일 이상 중단되는 경우 30cm 이상 두께로 복토
    ⓒ 최종복토 : 가스배제층(30cm 이상), 차단층(45cm 이상), 배수층(30cm 이상), 식생대층(60cm 이상)
      ▶ 식생대층 : 식물을 심거나 생장이 가능한 양질의 토양

> **참고** 매립의 방법 및 재이용
>
> 1. 매립의 방법
>   ① 단순매립 : 단순투기, 비위생적, 매립(open dumping)
>   ② 위생매립(sanitary landfill) : 부피최소화 + 최소한의 일일 복토(지역, 경사, 도랑)
>   ③ 안전매립(secure landfill) : 콘크리트 등의 구조물, 외부와 완전 격리, 유해성 폐기물에 적용
> 2. 재이용(Reutilization)
>   ① 재활용(Recycling) : 자원 회수로 물리적 회수와 화학적 회수 등의 물질 회수 및 에너지 회수(소각열)가 있다.
>   ② 재사용(Reuse) : 공병 회수 재사용(공병보증금제)과 리필 제품 생산 권고 및 알뜰시장(벼룩시장, 녹색가게) 등이 있다.

② 퇴비법(비료화법)
  ㉠ 4~5개월 발효 후 퇴비로 이용, 발효과정에서 60~70℃의 발열로 세균, 기생충 박멸
  ㉡ 퇴비화에 최적인 범위 기출
    ⓐ 발효조건으로의 C/N 비율 = 30(이내) : 1
      (퇴비의 C/N비는 초기 17.5~33.8로 나타나며 퇴비화에 적합한 C/N비 범위 25~35 부근이다.)
    ⓑ C/N비 25~35
    ⓒ 수분함량 50~60%
    ⓓ pH 6.5~8.5
③ 소각법 : 강제통풍식 고온(800~980℃) 소각, 가장 위생적이나 대기오염의 문제, 높은 건설비용
  ㉠ 현지 소각법 : 간이소각로나 소각장에서 소각하는 방법(가정, 학교, 병원, 상가, 공장 등) 화재 위험 및 대기오탁의 원인
  ㉡ 소각로 이용법
    ⓐ 장점 : 적은 부지로 가능, 단시간에 유기물의 완전 분해, 소각열 이용, 기후의 영향을 받지 않음, 처리방법이 불쾌하지 않음
    ⓑ 단점 : 높은 건설비용, 숙련공이 필요, 대기오염, 소각장소 선정의 어려움
④ 노천폐기법(방기법) : 비위생적임
⑤ 가축사료 이용법 : 음식점 주방, 가정 부엌 쓰레기 이용
⑥ Grinder법 : 가정 또는 작업장에서 진개를 분쇄하는 방법

6 폐기물 처리 현황

(1) 「폐기물관리법」의 폐기물 분류 체계

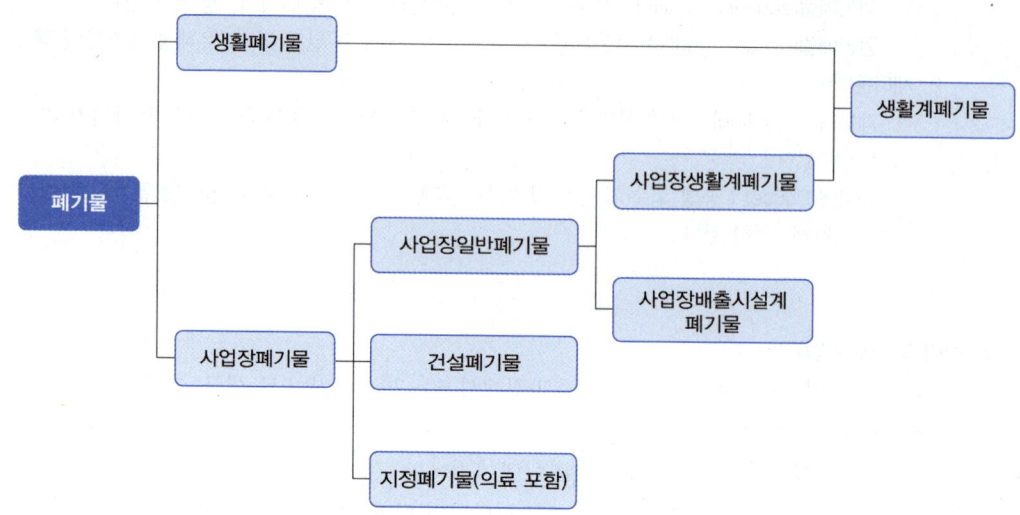

(2) 폐기물 처리방법별 변화 추이
① 2023년도 폐기물의 처리 방법 중 재활용이 86.0%로 가장 높은 비율을 나타냄
② 2023년도 매립률은 5.0%로 전년(5.1%) 대비 0.1%p 감소하였으며, 소각률은 5.6%로 전년(5.2%) 대비 0.4%p 증가

▼ 폐기물의 연도별 처리방법의 변화 (단위 : 만톤/년)

구분		2018		2019		2020		2021		2022		2023	
		발생량	%	발생량	%	발생량	%	발생량	%	발생량	%	발생량	%
총계		16,283	100.0	18,149	100.0	19,546	100.0	19,738	100.0	18,645	100.0	17,619	100.0
매립		1,265	7.8	1,114	6.1	1,002	5.1	1,046	5.3	944	5.1	888	5.0
소각		964	5.9	948	5.2	1,015	5.2	979	5.0	977	5.2	990	5.6
재활용	소계	14,025	86.1	15,708	86.5	17,076	87.4	17,161	86.9	16,188	86.8	15,151	86.0
	물질재활용	—	—	—	—	—	—	—	—	—	—	14,059	79.8
	에너지회수	—	—	—	—	—	—	—	—	—	—	1,098	6.2
기타		30	0.2	379	2.1	453	2.3	552	2.8	537	2.9	591	3.4

※ 2023년도 생활폐기물의 재활용률은 58.7%로 전년(56.9%) 대비 1.8%p 증가
2023년도 소각률은 29.8%로 전년(29.5%) 대비 0.3%p 증가, 매립률은 10.6%로 전년(12.6%) 대비 2.0%p 감소
* 2024년 통계는 2025년 12월에 공표됨

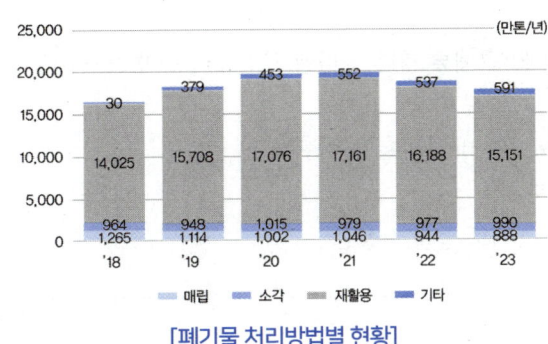

[폐기물 처리방법별 현황]

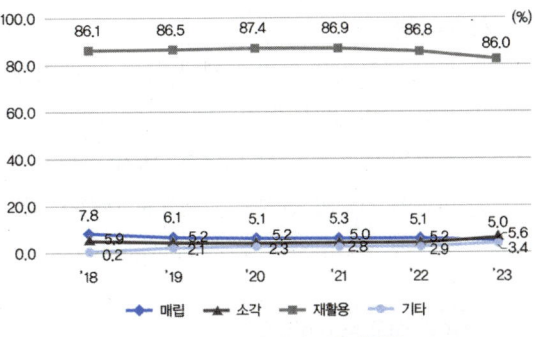

[폐기물 처리방법별 비율 현황]

※ 출처 : 환경부, 한국환경공단

7 토양오염

(1) 토양오염물질의 종류
① 농약 : 유기염소계(DDT), 유기수은계 및 유기금속 화합물들이 장기간 잔류함
② 방사능 물질 : 원자력 발전소에서의 방사성 폐기물, 낙진 등
③ 대기오염물질 : 오존, 불소, 구리, 니켈 등이 대기로부터 침적(沈積)되어 확산, 흡착, 침전, 고정됨에 따라 토양의 화학적 성질을 변화시킴, NO_x, SO_x 등은 산성비를 초래하여 토양을 산성화시키므로 지력쇠퇴(地力衰退)를 촉진한다.
④ 일반폐기물 및 지정폐기물 : 위생매립, 안전매립을 하지 않고 무단 폐기할 경우 용출된 유해물질들로 인해 토양 및 지하수 오염 가능

(2) 토양오염의 영향
① 토양의 산성화 : 과다한 농약, 화학비료, 분뇨, SO_x, NO_x, CO_2 가스에 의해 산성비를 수반하여 토질이 산성화됨, 산성화로 식물에 직접적인 피해
② 토양의 염분량 증가와 중금속 오염 역시 식물의 경작에 피해를 유발함
③ 토양의 물리적 성질 변화 : 탄광, 요업 폐수 등
④ 나트륨이온 : 농업용수 내에 나트륨이온의 양이 많으면 일시적으로 알칼리성이 되지만 물속의 수소이온에 의해 곧 치환되어 산성으로 변화된다.

(3) 토양오염의 예방대책
① 농약사용의 제어 : 유독성 살충제 등의 사용 금지로 토양 잔류 없도록 함
② 생산품 제조 공정상의 청정기술 도입 : 유해화학물질의 제조, 소비, 처분까지 철저한 관리
③ 폐수 및 폐기물의 관리 철저 : 축적성의 중금속이나 유해화학물질 배출 공장 주변지역 관리
④ 무분별한 국토개발 방지 : 토양의 정상적인 호흡을 막아 자정능력을 상실함, 토양오염 중 가장 큰 비중을 차지하는 원인(분당, 일산, 평촌 등)
⑤ 토양오염측정망 설치 운영 : 토양환경보전법 → 오염도 측정 및 관리
⑥ 토양오염 방지를 위한 국민홍보 : 토양오염의 위해성 인식

(4) 사후대책
① 토양의 조건을 고려한 재배 식물 권장(엽채류 재배, 근채류 피함 – 디엘드린 등의 농약 오염)
② 논과 밭의 일시 전환
③ 토양의 이전교환, 용도변경, 택지 조성 등으로 오염과 비오염 토양의 구분
④ 비료에 기인한 산성화 방책으로 내산성 작물 선택
⑤ 중금속 오염토양은 토양개량제(Soil conditioner), 객토 등을 사용함

> **참고** 점오염원·비점오염원
>
> 1. 점오염원 (기출)
>   ① 점오염원이란 생활하수나 공장폐수, 축산폐수처럼 특정한 지점에서 발생하는 오염원을 말한다.
>   ② 점오염원은 특정한 지점에서 발생하기 때문에 오염물질이 배출되는 지점은 물론 오염경로나 오염물질의 양을 쉽게 측정할 수 있다. 그러나 공장폐수를 비밀 배출구를 통해 몰래 버린다고 해서 점오염원이 아닌 것은 아니다. 특정한 지점에서 발생되는 한 이것도 점오염원으로 분류된다.
> 2. 비점오염원 (기출)
>   ① 비점오염원은 점오염원과는 달리 산재돼 있는 오염원을 말한다. 비점오염원이란 용어는 환경오염 특성상 수질오염분야에서 많이 쓰인다.
>   ② 비점오염원은 점오염원과는 달리 오염물질이 배출되는 위치를 정확히 파악하기 어렵고 측정하기도 곤란하다는 특징을 갖고 있다.
>   ③ 그러나 그 양은 무시 못 할 정도로 많기 때문에 환경관리에 큰 애로점으로 지적되고 있다.
>   ④ 대표적인 비점오염원으로 농경작지와 산림, 방목지, 도로, 매립지, 광산촌 같은 것이 있는데 이처럼 광활한 지역에서 배출되는 수질오염물질을 적절히 처리하기가 쉽지 않다.
>   ⑤ 비점오염원의 또 다른 특징의 하나는 기상의 영향을 크게 받는 점인데 쉽게 말해 비의 영향을 받아 논이나 밭에 뿌려진 농약과 비료, 방목지에 널린 가축의 똥오줌, 자동차로부터 누출된 도로면의 기름이나 윤활유 등이 큰 비만 오면 빗물에 휩쓸려 하천을 크게 오염시키고 있다.

05 끝판왕! 적중예상문제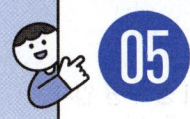

01 1회독 2회독 3회독 2024 기출유사

하수의 예비처리(1차 처리)에 속하는 물리적 처리법에서 스크린(screen)으로 제거할 수 있는 물질로 옳은 것은?

① 총인 ② 총질소 ③ 협잡물
④ 바이러스 ⑤ 암모니아성질소

02 1회독 2회독 3회독 2024 기출유사

하수의 물리적 처리방법 중 하수처리시설의 침전지에서 부유물질의 침강속도를 증가시키는 조건으로 옳은 것은?

① 중력가속도가 적다. ② 처리수의 밀도가 크다.
③ 처리수의 점성도가 크다. ④ 부유물질의 밀도가 적다.
⑤ 부유물질의 입자 직경이 크다.

03 1회독 2회독 3회독 2024·2015 기출유사

국내에서 지정폐기물에 속하는 의료폐기물의 일반적인 처리 방법은?

① 소각 ② 중화 ③ 파쇄
④ 탈수 ⑤ 재활용

04 1회독 2회독 3회독 2023 기출유사

부패작용의 원리로 하수를 혐기적으로 처리하는 방법은?

① 산화지법 ② 회전원판법
③ 살수여상법 ④ 임호프 탱크
⑤ 활성슬러지법

05 1회독 2회독 3회독 2023 기출유사

자연으로 돌려보내는 마지막 단계로 강이나 바다로 방류하는 하수종말처리시설에서 처리할 수 있는 대상은?

① 중수, 폐수 ② 오수, 폐수
③ 오수, 우수 ④ 냉각수, 폐수
⑤ 실험실세척수, 중수

적중 예상문제 해설

01
스크린 처리의 목적
정수장이나 폐수 처리의 첫 처리 단계로서 폐수 중 비교적 큰 부유물질을 제거하며, 처리시설의 부하를 감소시키고, 펌프의 손상이나 관의 막힘을 방지

02
침강속도가 빨라지는(증가) 경우
• 하수의 점성계수(점도)가 작은 경우
• 입자의 밀도(비중)가 큰 경우
• 저항계수가 감소하는 경우
• 입자의 직경(크기)이 큰 경우
• 입자(부유물질)와 하수(물)의 밀도차가 큰 경우
• 중력가속도가 큰 경우

03
의료폐기물은 의료폐기물을 처분하기 위하여 설치한 소각시설이나 멸균·분쇄시설에서 처분하여야 한다. 다만, 도서지역에서 발생한 의료폐기물은 특별자치시, 특별자치도, 시·군·구의 조례로 정하는 바에 따라 해당 도서지역 내에 설치된 생활폐기물 소각시설에서 소각처분할 수 있다.

04
혐기성 분해 처리(혐기성균에 의한 부패작용)
• 혐기성 소화(메탄발효법)
• 부패조
• 임호프 탱크(Imhoff Tank)

05
하수종말처리장은 오수를 모아 정화한 후 강이나 바다로 방류하는 하수도의 시설이다. "하수"라 함은 사람의 생활이나 경제활동으로 인하여 액체성 또는 고체성의 물질이 섞이어 오염된 물(이하 "오수"라 한다)과 건물·도로 그 밖의 시설물의 부지로부터 하수도로 유입되는 빗물·지하수를 말한다. 다만, 농작물의 경작으로 인한 것은 제외한다(「하수도법」 제2조).
폐수: 산업 활동의 결과로 생기는 오수

🔒 01 ③ 02 ⑤ 03 ① 04 ④ 05 ③

적중예상문제 해설

06
침강속도가 느려지는 경우
- 하수의 점성계수(점도)가 큰 경우
- 입자의 밀도(비중)가 작은 경우
- 저항계수가 증가하는 경우
- 입자의 직경(크기)이 작은 경우
- 입자(부유물질)와 하수(물)의 밀도차가 작은 경우

07
폐기물관리법 제3조의2(폐기물 관리의 기본원칙) : 폐기물은 소각, 매립 등의 처분을 하기보다는 우선적으로 재활용함으로써 자원생산성의 향상에 이바지하도록 하여야 한다.

08
병리계폐기물 : 시험·검사 등에 사용된 배양액, 배양용기, 보관균주, 폐시험관, 슬라이드, 커버글라스, 폐배지, 폐장갑

09
발효조건으로의 C/N 비율 = 30(이내) : 1
🗨 퇴비화에 최적인 범위는 C/N비 25~35, 수분함량 50~60%, pH 6.5~8.5로 알려져 있다. 퇴비의 C/N비는 초기 17.5~33.8로 나타나 퇴비화에 적합한 C/N비 범위 25~35 부근이다.

10
하수의 물리적 자정작용은 희석, 확산, 혼합, 여과, 침전, 침강, 흡착, 휘산, 오염물질 운반 등이 있고 일반적인 물의 자정작용 중의 물리적 작용과 크게 다르지 않다.

11
점오염원이란 생활하수나 공장폐수, 축산폐수처럼 특정한 지점에서 발생하는 오염원을 말한다.
비점오염원은 점오염원과는 달리 오염물질이 배출되는 위치를 정확히 파악하기 어렵고 측정하기도 곤란하다는 특징을 갖고 있으며 대표적인 비점오염원으로 농경작지와 산림, 방목지, 도로, 매립지, 광산촌 같은 것이 있다.

---

06 [1회독] [2회독] [3회독] 2023 기출유사

부상 혹은 침강속도를 계산하는 스토크법칙(Stokes law)에서 유체 중 구형 입자의 침강속도를 감소시키는 요인은?

① 물의 온도 상승 ② 입자의 밀도 증가
③ 물의 점도 증가 ④ 입자의 직경 증가
⑤ 입자의 밀도와 물의 밀도 차이 증가

07 [1회독] [2회독] [3회독] 2023 · 2020 기출유사

「폐기물관리법」상 국내 사업장 폐기물 관리의 기본원칙은?

① 매립 ② 소각 ③ 퇴비화
④ 재활용 ⑤ 해양투기

08 [1회독] [2회독] [3회독] 2023 기출유사

위해의료폐기물 중 시험, 검사 등에 사용된 배양액 배양용기 및 보관균주의 「폐기물관리법」상 분류는?

① 생물·화학폐기물 ② 손상성폐기물
③ 조직물류폐기물 ④ 혈액오염폐기물
⑤ 병리계폐기물

09 [1회독] [2회독] [3회독] 2023 기출유사

재이용을 위한 폐기물 처리방법인 퇴비화의 적정 C/N비는?

① 10 ② 5 ③ 1
④ 15 ⑤ 30

10 [1회독] [2회독] [3회독] 2022 기출유사

하수의 자정작용 중 물리적인 작용으로 가장 옳은 것은?

① 침전 ② 식균 ③ 중화
④ 환원 ⑤ 산화

11 [1회독] [2회독] [3회독] 2022 기출유사

시작은 수질이지만 토양오염까지 가중시킬 우려가 있는 수질오염원 중 점오염원으로 옳은 것은?

① 도로 ② 산지 ③ 축사
④ 해안 ⑤ 농경지

🔒 06 ③ 07 ④ 08 ⑤ 09 ⑤ 10 ① 11 ③

12 1회독 2회독 3회독 2022 기출유사
하수의 물리적 처리에서 침사지의 설치 목적은?
① 용존성 무기물 제거
② 부유성 슬러지 농축
③ 토사류 제거
④ 용존성 유기물 제거
⑤ 응집성 물질 약품처리

13 1회독 2회독 3회독 2022 기출유사
하수 및 폐수의 본처리로 생물학적 처리법에 해당하는 것은?
① 부상분리법
② 중력침전법
③ 약품처리법
④ 살수여상법
⑤ 흡착처리법

14 1회독 2회독 3회독 2022 기출유사
폐기물 처리방법 중 부피를 줄여 비용도 절감시키고 매립지의 사용기간을 늘리는 전처리 방법은?
① 산화
② 선별
③ 압축
④ 중화
⑤ 퇴비화

15 1회독 2회독 3회독 2022 기출유사
하·폐수의 슬러지 처리과정 순서로 옳은 것은?
① 농축 → 개량 → 탈수 → 건조 → 소각
② 건조 → 농축 → 개량 → 소각 → 탈수
③ 개량 → 농축 → 건조 → 탈수 → 소각
④ 소각 → 탈수 → 건조 → 농축 → 개량
⑤ 탈수 → 건조 → 개량 → 소각 → 농축

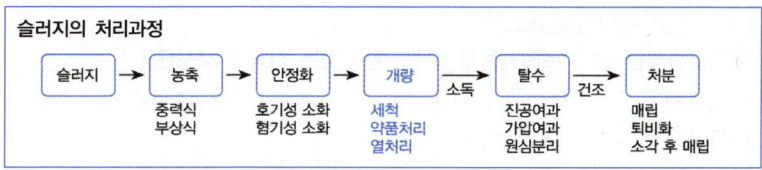

적중예상문제 해설

12
침사지 설치 목적
하수의 사석(자갈, 모래, 무기물질 등) 및 무거운 입자들 제거

13
살수여상법
하수를 미생물 점막으로 덮인 쇄석이나 기타 매개층 등 여재 위에 뿌려 미생물막과 하수중의 유기물을 접촉시켜 제거, 파리 및 악취가 심하며, 높은 수압이 필요

14
압축, 파쇄 등의 처리로 폐기물을 줄이는 것이 폐기물 감량화의 목적 중 하나이며 부피가 줄어드니 당연히 매립지 사용기간도 늘어난다.

12 ③ 13 ④ 14 ③ 15 ①

적중예상문제 해설

16
지정폐기물을 말하며 폐석면이 포함된다.

17
소각법 : 강제통풍식 고온(800~980℃) 소각
- **장점** : 적은 부지로 가능, 단시간에 유기물의 완전 분해, 소각열 이용, 기후의 영향을 받지 않음, 처리방법이 불쾌하지 않음
- **단점** : 높은 건설비용, 숙련공이 필요, 대기오염, 소각장소 선정의 어려움

18
폐기물관리법 제3조의2(폐기물 관리의 기본원칙) ① 사업자는 제품의 생산방식 등을 개선하여 폐기물의 발생을 최대한 억제하고, 발생한 폐기물을 스스로 재활용함으로써 폐기물의 배출을 최소화하여야 한다.
② 누구든지 폐기물을 배출하는 경우에는 주변 환경이나 주민의 건강에 위해를 끼치지 아니하도록 사전에 적절한 조치를 하여야 한다.
③ 폐기물은 그 처리과정에서 양과 유해성(有害性)을 줄이도록 하는 등 환경보전과 국민건강보호에 적합하게 처리되어야 한다.
④ 폐기물로 인하여 환경오염을 일으킨 자는 오염된 환경을 복원할 책임을 지며, 오염으로 인한 피해의 구제에 드는 비용을 부담하여야 한다.
⑤ 국내에서 발생한 폐기물은 가능하면 국내에서 처리되어야 하고, 폐기물의 수입은 되도록 억제되어야 한다.
⑥ 폐기물은 소각, 매립 등의 처분을 하기보다는 우선적으로 재활용함으로써 자원생산성의 향상에 이바지하도록 하여야 한다.

19
의료폐기물의 수집·운반차량의 차체는 흰색으로 색칠하여야 한다.

🔒 16 ② 17 ⑤ 18 ③ 19 ②

---

16 2022 기출유사
「폐기물관리법」상 사업장폐기물 중 폐유·폐산 등 주변 환경을 오염시킬 수 있거나 의료폐기물(醫療廢棄物) 등 인체에 위해(危害)를 줄 수 있는 폐기물로 맞는 것은?
① 폐의류   ② 폐석면   ③ 폐우유팩
④ 폐유리병   ⑤ 폐알루미늄캔

17 2022 기출유사
폐기물 처리방법 중 소각법의 장점으로 옳은 것은?
① 건설비 및 유지비가 높다.
② 소각장 부지 선정이 용이하다.
③ 정상운전 시 숙련기술이 요구된다.
④ 저온연소 시 다이옥신이 발생할 수 있다.
⑤ 폐열을 회수하여 재이용이 가능하다.

18 2022 기출유사
「폐기물관리법」상 폐기물관리 원칙의 우선순위로 가장 옳은 것은?
① 재활용 → 매립 → 소각 → 발생억제 → 재사용
② 재활용 → 재사용 → 소각 → 발생억제 → 매립
③ 발생억제 → 재사용 → 재활용 → 소각 → 매립
④ 발생억제 → 매립 → 재활용 → 재사용 → 소각
⑤ 발생억제 → 매립 → 재활용 → 소각 → 재사용

19 2022 기출유사
「폐기물관리법」상 의료폐기물을 수집·운반하는 차량의 색상은?
① 검정색   ② 흰색   ③ 노란색
④ 빨간색   ⑤ 파란색

20 1회독 2회독 3회독 2022 기출유사

보건·의료기관, 동물병원, 시험·검사기관 등에서 배출되는 폐기물 중 인체에 감염 등 위해를 줄 우려가 있는 폐기물의 수집, 운반 및 보관 처리기준에 관한 설명으로 옳은 것은?

① 전용용기는 보건복지부장관이 검사한 용기를 사용한다.
② 보관창고의 구조는 밖에서 볼 수 있어야 한다.
③ 운반차량은 5~10℃의 냉장시설을 갖추어야 한다.
④ 보관창고는 주 1회 이상 약물소독을 한다.
⑤ 의료폐기물의 종류를 표기할 때에는 양이 가장 적은 것으로 한다.

더 알아보기 | 폐기물관리법 시행규칙 [별표 5] <개정 2025.3.17.>

폐기물의 처리에 관한 구체적 기준 및 방법(제14조 관련)
(지정폐기물 중 의료폐기물의 기준 및 방법)

- 보관창고, 보관장소 및 냉장시설은 주 1회 이상 약물소독의 방법으로 소독하여야 한다.
- 보관창고와 냉장시설은 의료폐기물이 밖에서 보이지 않는 구조로 되어 있어야 하며, 외부인의 출입을 제한하여야 한다.
- 의료폐기물의 수집·운반차량은 섭씨 4도 이하의 냉장설비가 설치되고, 수집·운반 중에는 적재함의 내부온도를 섭씨 4도 이하로 유지하여야 한다.
- 전용용기는 봉투형 용기 및 상자형 용기로 구분하되, 봉투형 용기의 재질은 합성수지류로 하고 상자형 용기의 재질은 골판지류 또는 합성수지류로 한다.
- 의료폐기물의 종류별로 사용하는 전용용기는 다음의 구분에 따른다.
  - 처리의료폐기물, 위해의료폐기물 중 조직물류폐기물(치아는 제외한다) 및 손상성폐기물과 액체상태의 폐기물 : 합성수지류 상자형 용기
  - 그 밖의 의료폐기물 : 봉투형 용기 또는 골판지류 상자형 용기
- 봉투형 용기에는 그 용량의 75퍼센트 미만으로 의료폐기물을 넣어야 한다.

21 1회독 2회독 3회독 2021 기출유사

다음 중 폐수배출기준(방류수)의 수소이온농도(pH) 허용범위는?

① 0.8~3.6
② 3.8~5.6
③ 5.8~8.6
④ 8.8~9.6
⑤ 9.8~11.6

22 1회독 2회독 3회독 2024·2021 기출유사

다음 중 폐수에 함유된 입자에 미세한 기포를 부착하여 겉보기 비중을 낮추어 입자를 제거하는 단위공정은?

① 부상
② 응집
③ 중화
④ 침전
⑤ 산화

적중예상문제 해설

20
의료폐기물의 처리에 관한 설명으로 의료폐기물의 보관과 관련한 시설은 주 1회 이상 약물소독을 실시한다.

21
방류수의 수온이온농도 범위는 청정지역, 가, 나, 특례지역 모두 5.8~8.6이다.

22
부상지(부상분리)
물보다 가벼운 부상물질(기름, 제지, 합성세제 등)이 많은 경우에 사용되며, 부유물의 비중이 물보다 작은 것을 이용하여 물의 표면에 부상시켜 분리하는 방법

🔒 20 ④ 21 ③ 22 ①

적중예상문제 해설

23
폭기(포기, Aeration)
㉠ 수질 개선을 위해 물속에 산소를 주입
㉡ 효과
- 맛과 냄새 제거
- 가스(이산화탄소, 메탄, 황화수소 등) 제거
- pH 상승
- 철, 망간 제거
- 물의 온도 조절(고온의 우물 냉각)

24
슬러지 개량(sludge conditioning)
효과적인 슬러지 탈수처리를 위한 전처리 과정으로서 슬러지의 안정화 및 탈수성 향상을 위해 세정, 생물학적 개량, 약품처리, 열처리, 동결처리 등의 조작을 하는 것

25
㉠ **물리적 처리(예비처리)** : 스크린, 침사지, 침전지, 부상지
  - 해 역삼투법은 압력에너지를 이용한 방법으로 물은 통과시키지만 용질(이온성 물질)은 거의 투과시키지 않는 역삼투막(Reverse Osmosis Membrane)에 해수를 가압하여 담수만을 분리해내는 공법으로 물리적 방법이다.
㉡ **생물학적 처리(본처리)**
  - **호기성 분해처리** : 활성오니법, 살수여상법, 산화지법, 회전원판법
  - **혐기성 분해처리** : 혐기성 소화, 부패조, 임호프 탱크

26
- 호기성 분해처리(호기성균에 의한 산화작용, 생물산화법)
- 호기성 분해 : 유기물 + O_2 → CO_2 + H_2O + energy

27
"생활폐기물"이란 사업장폐기물 외의 폐기물을 말한다.

---

23 [2021 기출유사]
다음 하·폐수처리시설 중 공기를 공급하는 시설은?
① 산화시설
② 응집시설
③ 중화시설
④ 포기시설
⑤ 환원시설

24 [2021 기출유사]
다음 중 하·폐수의 슬러지 처리에서 개량(conditioning)공정으로 옳은 것은?
① 고온건조 후 매립
② 슬러지케이크 소각
③ 탈수기로 수분제거
④ 부상분리로 유지류 농축
⑤ 약품 첨가로 탈수성 향상

25 [2021 기출유사]
다음 하·폐수처리방법 중 물리적 처리 방법은?
① 임호프법
② 역삼투법
③ 살수여상법
④ 소화분해법
⑤ 활성오니법

26 [2021 기출유사]
다음 중 하·폐수에 호기성 처리를 했을 때 주로 발생하는 기체는?
① COOH
② CH_4
③ CO_2
④ H_2S
⑤ NH_3

27 [2021 기출유사]
다음 중 「폐기물관리법」상 생활폐기물의 정의로 옳은 것은?
① 사업장폐기물 외의 폐기물
② 사업장에서 발생되는 폐기물
③ 폐수배출시설 등에서 발생되는 폐기물의 오니
④ 인체조직 중 적출물, 탈지면, 실험동물의 사체
⑤ 연소재, 오니 등의 사람의 생활이나 사업활동에 필요하지 않은 물질

🔒 23 ④ 24 ⑤ 25 ② 26 ③ 27 ①

28
다음 중 「폐기물관리법」상 지정폐기물은?
① 연소재
② 건설폐기물
③ 생활폐기물의 연소재
④ 폐산·폐알칼리
⑤ 사업장 일반폐기물

29
다음 중 폐기물의 감량화·안정화에 유리한 위생적인 처리방법은?
① 소각법
② 매립법
③ 해상투기법
④ 퇴비·비료화법
⑤ 동물사료이용법

30
다음 중 폐기물 관리체계에서 비용이 가장 많이 드는 공정은?
① 선별
② 수거
③ 압축
④ 적환
⑤ 분쇄

31
다음 중 「폐기물관리법」상 일반의료폐기물은?
① 폐백신 및 항암제
② 배양용기, 보관균주
③ 봉합바늘, 치과용침
④ 동물의 사체, 혈액생성물
⑤ 혈액이 함유되어 있는 탈지면

32
다음 「폐기물관리법」상 의료폐기물 중 손상성 폐기물은?
① 거즈와 붕대
② 생리대
③ 슬라이드
④ 수술용 칼날
⑤ 일회용 주사기

적중예상문제 해설

28
"지정폐기물"이란 사업장폐기물 중 폐유·폐산 등 주변 환경을 오염시킬 수 있거나 의료폐기물(醫療廢棄物) 등 인체에 위해(危害)를 줄 수 있는 해로운 물질로서 대통령령으로 정하는 폐기물을 말한다.

29
소각은 가장 위생적이며 감량에 유리한 방법이다.
- **감량화** : 부피의 감소, 처분을 쉽게, 비용 절감
- **안정화** : 폐기물이 주위 환경에 악영향을 미치지 않도록 함

30
발생원부터 쓰레기통, 손수레, 적환장, 차량, 최종처리의 폐기물 관리체계 중 수거비용이 가장 크다.

31
일반의료폐기물
혈액·체액·분비물·배설물이 함유되어 있는 탈지면, 붕대, 거즈, 일회용 기저귀, 생리대, 일회용 주사기, 수액세트

32
손상성 폐기물
주사바늘, 봉합바늘, 수술용 칼날, 한방침, 치과용침, 파손된 유리재질의 시험기구

🔒 28 ④ 29 ① 30 ② 31 ⑤ 32 ④

적중예상문제 해설

33
하수도의 복개로 가장 문제되는 것은 메탄가스의 발생이다.

34
하수오염지표는 BOD이다.

35
BOD는 유기물량과 비례관계이다.

36
COD : 폐수, 해수오염지표로 사용

37
용존산소 측정에 따라 생물종이 다르게 나타난다.

---

33 [2016 기출유사]
다음 중 하수도의 복개로 가장 문제시될 수 있는 것은?
① 조류의 증가
② pH의 증가
③ 메탄가스의 증가
④ 대장균 증가
⑤ 이산화탄소 증가

34 [2017 기출유사]
다음 중 하수오염지표란?
① DO
② BOD
③ DOD
④ SS
⑤ COD

35 [2018 기출유사]
생물화학적 산소요구량은 하수중의 무엇과 정비례하는가?
① 용존산소량
② 유기물량
③ 무기물량
④ 물의 경도
⑤ 하수량

36 [2019 기출유사]
다음 중 공장 화학물질의 폐수오염을 측정할 때 사용하는 대표적 지표는?
① 화학적 산소요구량
② 대장균검사
③ 용존산소량
④ 일반세균검사
⑤ 부유물질량

37 [2018 기출유사]
하수처리과정에서 용존산소를 측정하는 가장 중요한 목적은?
① 생물화학적 산소요구량 측정 대신에 측정한다.
② 화학적 산소요구량 측정 대신에 측정한다.
③ 오염 미생물 및 원생동물의 종류를 추정할 수 있다.
④ 하수의 수량을 측정하기 위한 것이다.
⑤ 하수의 유기물의 양을 측정하기 위한 것이다.

🔒 33 ③ 34 ② 35 ② 36 ① 37 ③

38 [1회독] [2회독] [3회독] 2017 기출유사
우리나라 하수처리의 주무부서는?
① 보건복지부
② 국토교통부
③ 행정안전부
④ 환경부
⑤ 국립환경연구원

38
하수처리의 주무부서는 환경부이다.

39 [1회독] [2회독] [3회독] 2015 기출유사
다음 중 3,000여 가구로 구성된 아파트 단지의 오수처리 시설로 적합한 것끼리 바르게 조합된 것은?

| 가. 토양침투처리법 | 나. 접촉포기법 |
| 다. 살수여상법 | 라. 습식산화법 |

① 가, 나, 다
② 가, 다
③ 나, 라
④ 라
⑤ 가, 나, 다, 라

39
습식산화법
분뇨처리방법으로 고압하에서 고온과 충분한 산소 공급 후 소각한다.

40 [1회독] [2회독] [3회독] 2013 기출유사
분뇨와 같이 유기물이 많은 것을 처리하는 가장 적절한 방법은?
① 살수여과법
② 활성오니법
③ 임호프탱크법
④ 산화지법
⑤ 매립법

40
임호프탱크법
분뇨와 같이 유기물이 많은 것을 처리할 때 적절한 방법으로 상부에서는 침전이, 하부에서는 소화가 일어난다.

41 [1회독] [2회독] [3회독] 2014 기출유사
농촌에서 분뇨의 위생적 처리 및 연료생산을 위해 가장 권장되어야 할 변소형은?
① 수세식 변소
② 흡취식 변소
③ 메탄가스 발생식 변소
④ 분뇨 분리식 변소
⑤ 습식산화 처리형 변소

41
메탄가스 발생식 변소
메탄을 연료로 사용할 수 있어 농촌에서 연료문제를 해결하기 위해 권장하던 방식

42 [1회독] [2회독] [3회독] 2015 기출유사
분뇨의 비위생적 처리로 인체 전파 가능성이 가장 큰 기생충은?
① 구충
② 폐흡충
③ 무구조충
④ 사상충
⑤ 요충

42
구충
농촌에서 맨발 작업 시 경피 감염되며 채독증(분변독)을 발생한다.

38 ④ 39 ① 40 ③ 41 ③ 42 ①

적중예상문제 해설

43
최소 부숙(발효)기간 : 여름 1개월, 겨울 3개월

44
분변소독 : 생석회

45
정화조의 일반적 구조
부패조 → 예비여과조 → 산화조 → 소독조

46
- 저온소화 : 0~20℃ / 2달 정도
- 중온소화 : 30~35℃ / 1달 정도
- 고온소화 : 60~70℃ / 15일 정도

47
습식 산화처리
분뇨를 고온·고압에서 충분한 산소를 공급하여 소각하는 방법이다.

---

43 [2017 기출유사]
분변의 기생충란 사멸에 필요한 부숙기간은 얼마 이상이 가장 적당한가?
① 여름, 겨울 공히 1개월
② 여름 15일, 겨울 1개월
③ 여름 1개월, 겨울 3개월
④ 여름, 겨울 공히 2개월
⑤ 여름, 겨울 공히 3개월

44 [2018 기출유사]
분변의 화학적 소독에 가장 적당한 소독제는?
① 승홍
② 알코올
③ 생석회
④ 크레졸
⑤ DDT

45 [2018 기출유사]
다음 중 정화조의 구조상 처리순서가 가장 올바르게 연결된 것은?
① 부패조 → 예비여과조 → 산화조 → 소독조
② 부패조 → 산화조 → 예비여과조 → 소독조
③ 예비여과조 → 부패조 → 산화조 → 소독조
④ 예비여과조 → 산화조 → 부패조 → 소독조
⑤ 예비여과조 → 여과조 → 부패조 → 소독조

46 [2017 기출유사]
분뇨의 혐기성 처리에서 중온소화법의 적당한 온도와 일수는?
① 30~35℃에서 30일
② 30~35℃에서 15일
③ 50~55℃에서 30일
④ 50~55℃에서 15일
⑤ 30~35℃에서 60일

47 [2015 기출유사]
분뇨를 고온·고압에서 열분해하는 방법은?
① 혐기성 소화처리
② 호기성 산화처리
③ 습식 산화처리
④ 습식 환원처리
⑤ 화학적 중화처리

🔒 43 ③ 44 ③ 45 ① 46 ① 47 ③

48 2014 기출유사
다음 중 분뇨위생처리로 전염병발생 감소현상을 보이는 질병은?

① 일본뇌염
② 재귀열
③ 장티푸스
④ 말라리아
⑤ 페스트

48
①, ④ 모기, ② 이, ⑤ 쥐벼룩에 의해 전염병이 발생한다.

49 2015 기출유사
다음 중 분뇨를 퇴비화시킬 때 최적 C/N비로 알맞은 것은?

① 10 : 1
② 30 : 1
③ 40 : 1
④ 50 : 1
⑤ 60 : 1

49
발효조건으로의 C/N율 = 30(이내) : 1

50 2017 기출유사
다음 분뇨의 슬러지 처리과정 중 화학적 처리에 많이 사용하는 응집제는?

① 황산알루미늄
② 염소
③ 황산구리
④ 석회
⑤ 고분자응집제

50
슬러지 탈수 전 주입 : 염화제이철, 석회

51 2018 기출유사
분뇨의 혐기성 소화처리 시 발생되는 가스 중 분뇨처리시설에 대한 부식성 가스는?

① H_2S
② CO_2
③ NH_3
④ CH_4
⑤ 메르캅탄

51
H_2S(황화수소)
부식의 원인으로 분뇨처리장은 탈황장치를 설치해야 한다.

52 2019 기출유사
분뇨의 악취발생의 원인이 되는 가스는?

① H_2S & CO_2
② CO & CO_2
③ NH_3 & H_2S
④ CH_4 & NH_3
⑤ CH_4 & CO_2

52
악취발생 원인 : NH_3 & H_2S

48 ③ 49 ② 50 ④ 51 ① 52 ③

적중예상문제 해설

53
UF
혐기성 반응기 분류 중 하나로 메탄 발효 리액터의 균체 고정화 방법

54
BOD 제거율이 80%이므로 방류수 BOD는 20%이다.
∴ 150ppm × 0.2 = 30ppm

55
BOD 처리율이 80%이므로 방류수 BOD는 20%이다.
∴ 4,000mg/L × 0.2 = 800mg/L
이 양을 방류수에 맞게 희석하려면 방류수 기준은 30mg/L이므로 800mg/L ÷ 30mg/L = 26.7배 희석해야 기준에 맞다.

56
발생원 − 쓰레기통 − 손수레 − 적환장 − 차량 − 최종처리(매립)

57
도시 진개의 가장 위생적 처리법은 소각 처리법이다.

---

53 [1회독] [2회독] [3회독] 2018 기출유사
다음 분뇨처리방법 중 UF는 어떤 처리방식인가?
① 통기성 처리
② 산화처리
③ 호기성 처리
④ 중화처리
⑤ 혐기성 처리

54 [1회독] [2회독] [3회독] 2017 기출유사
어느 공장폐수의 BOD는 150ppm이다. 이를 폐수처리시설로 정화했을 때 BOD가 80% 제거되었다면 방류수의 BOD는 얼마인가?
① 50ppm
② 40ppm
③ 30ppm
④ 20ppm
⑤ 10ppm

55 [1회독] [2회독] [3회독] 2016 기출유사
분뇨의 1차 처리 후 BOD가 4,000mg/L, 2차 처리율 80%일 때 방류수 기준에 맞게 희석하려면 최소한의 희석배수는?
① 40배
② 30배
③ 27배
④ 50배
⑤ 70배

56 [1회독] [2회독] [3회독] 2014 기출유사
다음 중 우리나라 도시의 주택지역에서 일반적으로 행해지고 있는 폐기물 수거의 계통도로 가장 가까운 것은?
① 발생원 − 저장용기 − 적환장 − 수거차 − 처리장
② 발생원 − 저장용기 − 처리장 − 수거차 − 적환장
③ 발생원 − 적환장 − 수거차 − 처리장 − 저장용기
④ 발생원 − 적환장 − 처리장 − 수거차 − 저장용기
⑤ 발생원 − 저장용기 − 수거차 − 적환장 − 처리장

57 [1회독] [2회독] [3회독] 2015 기출유사
도시 진개의 가장 위생적인 처리법은?
① 매립법
② 소각처리법
③ 비료화법
④ 바다투기법
⑤ 육상투기법

🔒 53 ⑤ 54 ③ 55 ③ 56 ③ 57 ②

58 1회독 2회독 3회독 2016 기출유사
환경위생상 진개 소각처리법의 가장 큰 문제점은 무엇인가?

① 악취 발생
② 대기오염 및 다이옥신 발생
③ 화재 발생
④ 쥐의 서식 및 전염병 발생
⑤ 해충 발생

59 1회독 2회독 3회독 2017 기출유사
진개의 위생적 매립법에서 최종 복토 및 진개의 가장 적당한 두께는?

① 진개 1m 이하, 복토 1m
② 진개 1m 이하, 복토 2m
③ 진개 2m 이하, 복토 1m
④ 진개 3m 이하, 복토 2m
⑤ 진개 5m 이하, 복토 2m

60 1회독 2회독 3회독 2018 기출유사
메탄가스의 성질을 옳게 나타낸 것은?

① 무색, 악취, 폭발성
② 무색, 무취, 폭발성
③ 회색, 무취, 안정성
④ 회색, 악취, 안정성
⑤ 무색, 무취, 안정성

61 1회독 2회독 3회독 2017 기출유사
다음 중 비가연성 쓰레기 처리방법으로 가장 좋은 것은?

① 매몰법
② 육상투기법
③ 소각법
④ 분해법
⑤ 해양투기법

62 1회독 2회독 3회독 2015 기출유사
다음 중 쓰레기 복토 최종두께로 가장 적당한 것은?

① 30~70cm
② 45~60cm
③ 60~100cm
④ 100~150cm
⑤ 150~300cm

적중예상문제 해설

58
대기오염의 문제만 없다면 소각처리법은 가장 위생적인 처리법이다.

59
진개는 2m 이하, 최종복토는 60~100cm 두께로 한다.

60
CH_4 : 무색, 무취, 폭발성

61
매몰(매립)
쓰레기를 버린 후 복토를 덮는 방법으로 최종처리방법이다.

62
쓰레기 복토 최종두께는 60~100cm이다.

🔒 58 ② 59 ③ 60 ② 61 ① 62 ③

적중예상문제 해설

63
매립 후 주택지로 최소 30년 경과 후 가능하다.

64
보기 모두 해당된다.

65
매립법
쓰레기를 버린 후 복토를 덮는 방법으로 최종처리방법, 건설비가 적게 드는 장점이 있지만 인구가 많은 곳에서 이용은 곤란하다.

66
위생적인 매립법 : 도랑식 경사식, 지역식

67
위생적인 매립법은 쓰레기를 매립할 큰 공간이 요구된다.

---

63 [1회독] [2회독] [3회독] 2014 기출유사
다음 중 쓰레기 매립지에 최소 몇 년 후에 집을 지을 수 있는가?
① 1년　② 5년　③ 10년
④ 15년　⑤ 30년

64 [1회독] [2회독] [3회독] 2013 기출유사
다음 중 하수 관망시설 설치 목적으로 적합한 것은?

> 가. 지표수, 지하수 등 수자원보호
> 나. 토지이용의 증대
> 다. 하수 및 분뇨 등 처분의 집결처리
> 라. 보건위생상 효과
> 마. 수자원의 개발효과

① 가, 나, 마　② 가, 나, 다
③ 나, 다, 라　④ 가, 나, 다, 라
⑤ 가, 나, 다, 라, 마

65 [1회독] [2회독] [3회독] 2014 기출유사
우리나라 도시 쓰레기처리법 중 가장 많이 쓰여지는 것은?
① 소각법　② 매립법
③ 해양투기법　④ 퇴비화법
⑤ 소화처리법

66 [1회독] [2회독] [3회독] 2015 기출유사
다음 중 가장 위생적인 매립방법은?
① 소각법　② 생물학적 매립법
③ 활성오니법　④ 도랑식 매립법
⑤ 소화처리법

67 [1회독] [2회독] [3회독] 2016 기출유사
다음 중 위생적인 매립 시 가장 큰 단점은?
① 높은 인건비　② 파리나 쥐의 서식
③ 종이, 먼지의 비산이 많다.　④ 토지요구량이 크다.
⑤ 폐기물 분류가 선행되어야 한다.

🔒 63 ⑤　64 ⑤　65 ②　66 ④　67 ④

68 [1회독] [2회독] [3회독] 2017 기출유사
다음 중 쓰레기를 소각처리할 때의 장점으로 조합된 것은?

| 가. 처리가 용이하다. | 나. 기후영향을 안 받는다. |
| 다. 소각열을 이용한다. | 라. 적은 부지에서 가능하다. |

① 가, 나, 다
② 가, 다
③ 나, 라
④ 라
⑤ 가, 나, 다, 라

69 [1회독] [2회독] [3회독] 2018 기출유사
폐기물 소각처리 시 가장 먼저 고려해야 할 사항은?
① 가연성분 함유도
② 소각비용
③ 폐열 이용도
④ 대기오염
⑤ 설치면적

70 [1회독] [2회독] [3회독] 2016 기출유사
다음 중 식품제조공장에서 생긴 폐기물의 이상적인 처리법은?
① 소각법
② 매립법
③ 해양투기법
④ 퇴비화법
⑤ 재사용

71 [1회독] [2회독] [3회독] 2014 기출유사
다음 중 의료폐기물에 해당되는 것은?
① 폐농약
② 수은함유폐기물
③ 휴지
④ 의료기관 주방폐기물
⑤ 조직물류폐기물

72 [1회독] [2회독] [3회독] 2013 기출유사
다음 중 감염성 폐기물 처리방법으로 가장 적절한 것은?
① 매몰처분
② 가축사료 이용
③ 퇴비화
④ 해양투기
⑤ 소각 후 소독하여 매립

적중예상문제 해설

68
쓰레기 소각처리법의 장·단점
- **장점** : 가장 위생적인 처리방법으로 기후 불영향, 소각열 이용 등
- **단점** : 보건위생설비, 대기오염우려 등

69
타지 않는 폐기물은 소각이 불가능하므로 가연성분 함유도를 가장 먼저 고려해야 한다.

70
유기물 함량이 많으므로 퇴비화법이 이상적인 처리법이다.

71
의료폐기물의 종류
격리의료폐기물, 조직물류폐기물, 병리계폐기물, 손상성폐기물, 일반의료폐기물 등이 있다.

72
소각이 가장 위생적이다.

🔒 68 ⑤ 69 ① 70 ④ 71 ⑤ 72 ⑤

적중예상문제 해설

73
발효과정에서 60~70℃ 발열로 세균, 기생충 박멸

74
쓰레기의 퇴비화조건
산소 공급, C/N은 30 이내, 온도는 65~75℃, 수분은 50~70%, 호기성 조건
(예 C/N비가 10 이하이면 퇴비화가 일어나지 않음)

75
⑤ 유해폐기물을 차단하는 방법이다.

76
크롬폐수는 전해산화/환원법으로 처리한다.

77
지정폐기물
사업장폐기물 중 폐유·폐산 등 주변 환경을 오염시킬 수 있거나 의료폐기물 등 인체에 위해를 줄 수 있는 해로운 물질로서 대통령령으로 정하는 폐기물을 말한다.
• 특정시설에 발생되는 폐기물
 – 오니류(수분함량이 95% 미만이거나 고형물함량이 5% 이상인 것으로 한정)

---

73 1회독 2회독 3회독 2015 기출유사
쓰레기의 퇴비화 처리에서 발생되는 온도는?
① 10~20℃ ② 20~30℃ ③ 30~40℃
④ 40~50℃ ⑤ 60~70℃

74 1회독 2회독 3회독 2016 기출유사
쓰레기의 퇴비화에 관한 설명 중 옳은 것은?
① 생분뇨는 C/N비가 적어서 높은 물질과 혼합하여 준다.
② C/N비가 30 이상이 되면 더 이상 퇴비화가 일어나지 않는다.
③ 함수비는 60~80%가 좋다.
④ 온도는 20~30℃ 가 좋다.
⑤ 혐기성이 유지되도록 하여야 한다.

75 1회독 2회독 3회독 2017 기출유사
특정유해산업폐기물의 최종처리로 적절한 것은?
① 소각 후 위생적 매립
② 산화분해 후 위생적 매립
③ 환원분해 후 매립
④ 시맨트고형화 후 위생적 매립
⑤ 시멘트고형화 후 산업폐기물 매립장에 위생적 매립

76 1회독 2회독 3회독 2018 기출유사
다음 중 크롬폐수의 가장 적절한 처리방법은?
① 아황산처리법   ② 알칼리염소처리법
③ 활성오니법   ④ 활성탄흡착법
⑤ 전해산화/환원법

77 1회독 2회독 3회독 2023·2020 기출유사
사업장폐기물에서 수분함량 95% 미만, 고형물함량 5% 이상인 지정폐기물은 다음 중 어떤 것인가?
① 오니류   ② 소각재
③ 폐농약   ④ 폐흡착제
⑤ 폐합성고무

🔒 73 ⑤ 74 ① 75 ⑤ 76 ⑤ 77 ①

78 1회독 2회독 3회독 2020 기출유사
다음 중 가연성 폐기물은?
① 금속　　　　② 도기　　　　③ 석기
④ 초자　　　　⑤ 폐지

79 1회독 2회독 3회독 2020 기출유사
생활폐기물을 소각방법으로 처리할 경우 소각로의 단점으로 옳은 것은?
① 설치 면적이 적다.
② 악취 발생이 없다.
③ 건설비가 많이 든다.
④ 폐열을 이용할 수 없다.
⑤ 매립보다 처리기간이 길다.

80 1회독 2회독 3회독 2020 기출유사
위해 의료폐기물 중 인체 또는 동물의 장기·기관·신체의 일부는 다음 중 어떤 폐기물로 분류하는가?
① 손상성폐기물
② 병리계폐기물
③ 조직물류폐기물
④ 혈액오염폐기물
⑤ 생물·화학폐기물

81 1회독 2회독 3회독 2020 기출유사
지정폐기물 중 특정시설에서 발생되는 폐기물로 가장 옳은 것은?
① 폐유
② 폐산
③ 폐촉매
④ 폐알칼리
⑤ 폐합성 고분자화합물

82 1회독 2회독 3회독 2020 기출유사
다음 중 하·폐수의 발생 지점에 따라 구별되는 비점오염원은?
① 공장
② 폐광
③ 발전소
④ 농경지
⑤ 폐수처리장

적중예상문제 해설

78
폐지를 제외한 나머지 보기는 모두 불연성 물질이다.

79
소각법
- **장점** : 적은 부지로 가능, 단시간에 유기물의 완전 분해, 소각열 이용, 기후의 영향을 받지 않음, 처리 방법이 불쾌하지 않음
- **단점** : 높은 건설비용, 숙련공이 필요, 대기오염, 소각장소 선정의 어려움

80
조직물류폐기물
인체 또는 동물의 조직·장기·기관·신체의 일부, 동물의 사체, 혈액·고름 및 혈액생성물(혈청, 혈장, 혈액제제)

81
지정폐기물
- 특정시설에 발생되는 폐기물
  – 폐합성 고분자화합물
  ┌ 폐합성 수지(고체상태의 것은 제외)
  └ 폐합성 고무(고체상태의 것은 제외)

82
비점오염원
- 비점오염원은 점오염원과는 달리 오염물질이 배출되는 위치를 정확히 파악하기 어렵고 측정하기도 곤란하다는 특징을 갖고 있다.
- 대표적인 비점오염원으로 농경작지와 산림, 방목지, 도로, 매립지, 광산촌 같은 것이 있는데 이처럼 광활한 지역에서 배출되는 수질오염물질을 적절히 처리하기가 쉽지 않다.

🔒 78 ⑤　79 ③　80 ③　81 ⑤　82 ④

적중예상문제해설

83
호기성 분해처리(호기성균에 의한 산화작용, 생물산화법)
- 호기성 분해 : 유기물 + O_2 → CO_2 + H_2O + energy
- 활성슬러지법(활성오니법) → 도시 하수처리에 이용

84
혐기성 소화(메탄발효법)
고농도 유기폐수의 최초 처리법으로 적당
- 식품, 제지, 증류주 공장 폐수

85
생물화학적 산소 요구량(Biochemical Oxygen Demand, BOD)
- 시료를 20℃에서 5일간 배양 시 호기성 미생물에 의해 유기물을 분해시키는 데 소모되는 산소량
- 수중에 분해 가능한 유기물질이 많이 포함되어 있는 경우 BOD는 높음 → 오염도↑

86

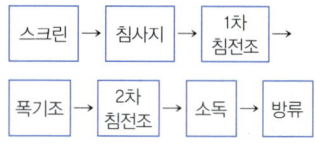

87
- 혐기성 소화조
  - 1차 소화조 : 소화가 진행되는 곳
  - 2차 소화조 : 침전장소
- 반응과정
  - 1단계(산성 소화과정) : 유기산 형성 과정
  - 2단계(알칼리 소화과정) : 메탄 형성 과정

88
부상지(부상분리)
물보다 가벼운 부상물질(기름, 제지, 합성세제 등)이 많은 경우에 사용되며, 부유물의 비중이 물보다 작은 것을 이용하여 물의 표면에 부상시켜 분리하는 방법

---

83 [2020 기출유사]
다음 하수처리 중 활성슬러지 처리 원리는?
① 기계적 ② 물리적 ③ 화학적
④ 혐기성 ⑤ 호기성

84 [2020 기출유사]
다음 중 공기가 존재하지 않는 조건하에서 환원반응으로 진행되는 슬러지 처리 공정은?
① 개량 ② 건조 ③ 농축
④ 소화 ⑤ 탈수

85 [2020 기출유사]
하·폐수의 특성에 대한 설명으로 가장 옳은 것은?
① 부영양화 발생은 수질을 개선한다.
② 유기물의 농도가 높아지면 BOD가 상승한다.
③ COD가 높다는 것은 수질이 좋다는 것을 의미한다.
④ DO가 높다는 것은 수질이 나쁘다는 것을 의미한다.
⑤ 조류(algae)의 개체 수가 많아지면 수질이 좋아진다.

86 [2020 기출유사]
다음 하·폐수처리시설 중 침강성 고형물을 제거하기 위해 스크린과 침사지 다음에 설치하는 시설은?
① 포기조 ② 침전조 ③ 부패조
④ 소독조 ⑤ 부상조

87 [2020 기출유사]
다음 중 슬러지의 혐기성 처리 과정에서 발생하는 물질은?
① CH_4 ② C_2H_2 ③ C_3H_8
④ C_4H_{10} ⑤ C_6H_6

88 [2020 기출유사]
폐수 중의 기름 성분을 분리하는 단위조작법은?
① 고도처리법 ② 부상분리법
③ 활성오니법 ④ 섬모상생물접촉법
⑤ 연속회분식반응법

🔒 83 ⑤ 84 ④ 85 ② 86 ② 87 ① 88 ②

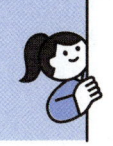

CHAPTER 06 주택, 의복, 집합소 위생

1 주택 위생

(1) 주택 부지
① 환경 : 공기가 맑고 공해발생 우려가 없으며 교통이 편리한 곳
② 지형 : 넓고 언덕의 중간이 좋으며, 여름은 시원하고 겨울에는 따뜻한 곳으로 남향 또는 동남향
③ 지질 : 건조하고, 침투성이 크며 유기물의 오염이 되지 않은 곳
④ 지하수위 : 지표로부터 1.5~3m 정도인 곳
⑤ 토지이용 제한 : 폐기물 매립시설의 사용 종료 혹은 폐쇄 후 30년 이내로 함

(2) 주택구조 기출
① 지붕 : 방습, 방한, 방열을 잘할 수 있어야 함
② 마루 : 통기를 고려해 지면으로부터 45cm 이상 간격을 두어야 함
③ 거실 천장 높이 : 2.1m 정도가 적당
④ 벽 : 방한, 방음, 방화, 방서 등이 고려되어야 함
⑤ 방이나 거실의 배치 : 남향으로 하고 잘 사용하지 않는 방을 북쪽으로 함

(3) 실내 온·습도 기출
① 적절한 온도 : 18±2℃
② 습도 : 40~70%

(4) 실내외 온도조절
실내온도는 일정해야 하며 두부와 족부의 온도차가 2~3℃ 이상이면 안 됨
① 난방
  ㉠ 국소난방
    ⓐ 온원(연탄난로, 석유난로, 가스난로, 전기난로, 벽난로 등)을 실내에 두는 방법
    ⓑ 경제적이지만 시공이 불완전하며 실내공기 오염 및 화재사고의 위험성이 큼
  ㉡ 중앙난방
    ⓐ 열원을 일정장소에 설치하여 열을 배관을 통하여 각 방에 보내는 방법
    ⓑ 실내 오탁은 없지만 시설비, 관리비가 많이 듦
    ⓒ 종류 : 공기조정법, 온수난방법, 증기난방법, 지역난방법

ⓒ 지역난방
  ⓐ 지역 내에 있는 많은 건물(아파트, 학교, 병원 등)에 열원으로서 증기나 온수를 보내는 방법
  ⓑ 19세기 말 미국, 독일에서 실시 – 화력발전소의 폐열수를 이용
② 난방 시 고려할 사항
  ㉠ 자유롭고 편리한 온도조절
  ㉡ 실내에 오탁물이 발생하지 말아야 함
  ㉢ 가능한 습도조절
  ㉣ 화재, 폭발에 대한 위험이 없어야 함
  ㉤ 실내 각 부위의 온도차가 없어야 함
  ㉥ 가능한 한 경제적일 것
③ 냉방
  ㉠ 국소냉방법 : 선풍기, 에어컨, Room cooler
  ㉡ 중앙냉방법 : Carrier system
  ▶ 실내외 온도차는 5~7°C 정도가 좋고 10°C 이상은 냉방병, 두통, 감기의 원인

✔ 적당한 실내온도 (기출)

구분	적당한 온도(°C)
거실, 사무실, 경작업실, 학교, 소아실	18~20°C
침실(온돌)	14~16°C(12~14°C)
욕실, 병실	20~22°C
강당, 집회장, 중작업실	16~18°C

(5) 환기
① 자연환기
  ㉠ 실내외 온도차로 공기 교환
  ㉡ 옥외의 풍력 또는 기체의 확산력에 의한 영향
  ㉢ 보통 5°C 이상의 온도차가 있으면 환기 촉진
  ㉣ 중력환기와 중성대 (기출)
    ⓐ 중력환기 : 실내외의 온도차에 의한 자연환기 현상, 우리나라 건축법에 거실의 창, 기타 개구부로서 환기에 필요한 면적은 그 거실 바닥 면적에 대해 1/20 이상으로 규제
    ⓑ 중성대 : 실내로 들어오는 공기는 하부로, 나가는 공기는 상부로 이동하는데, 그 중간에 압력 0인 지대를 말하며, 환기가 잘되기 위해서는 중성대가 천장 가까이에 형성되는 것이 좋으며 낮으면 환기량이 적음
② 인공환기(동력환기) (기출)
  ㉠ 공기조정법(Carrier식)
  ㉡ 배기식(흡인식) : 3종(급기 – 자연, 배기 – 기계)
  ㉢ 송기식 환기법 : 2종(급기 – 기계, 배기 – 자연) 무균실, 수술실
  ㉣ 평형식 환기법 : 1종(급기 – 기계, 배기 – 기계) 동시에 급·배기
  ㉤ 옥배환기법 : 보조 환기로 지붕이나 천장을 이용(자연환기)

(6) 채광 및 조명
  ① 조도의 단위 기출
    ㉠ 광속 : 광원으로부터 나오는 빛의 양[단위는 루멘(Lumen)]
    ㉡ 광도(촉광) : 광원으로부터 나온 힘
      ▶ 1촉 = 지름 1inch의 촛불이 수평 방향으로 비칠 때
    ㉢ 조도 : 빛에 조사되는 단위 면적의 밝기[단위는 럭스(Lux)]
      ▶ 1럭스 = 1촉광의 광원이 1m의 거리에 떨어져 있을 때 광원에 직각으로 평면을 비치는 밝기
    ㉣ 휘도 : 일정 면적을 통과하여 일정 입체각으로 들어오는 빛의 양[단위 : 스틸브(Stilb)]
    ㉤ 시속도 : 일정한 조도하에서 물체를 식별할 수 있는 속도
    ㉥ 시력 : 눈으로 물체를 식별하는 능력
      ▶ 시속도와 시력은 조도에 비례
  ② 부적당한 조명장애 : 안구진탕증, 근시, 안정피로, 전광성 안염, 백내장, 작업능률저하, 재해발생 등 기출

(7) 자연조명(일광)
  ① 작용
    ㉠ 피부 건강
    ㉡ 각 장기의 기능 증진으로 식욕 증진
    ㉢ Hb량의 증가로 산소 흡수 능력 증가
    ㉣ 구루병 예방 및 치료
    ㉤ 살균작용
  ② 조건(창의 조건)
    ㉠ 면적 : 방바닥 면적의 1/7~1/5(20%)이 적당
    ㉡ 방향 : 남향
    ㉢ 위치 : 높이가 높고 세로로 긴 창(cf 가로로 긴 창 : 높은 위치에 설치하면 방의 깊은 곳까지 밝기가 고름)
    ㉣ 개각 : 4~5도, 개각이 클수록 밝음 기출
    ㉤ 입사각 : 28도 이상, 입사각이 클수록 밝음 기출

(8) 인공조명
  ① 직접조명 : 조명기구에서 직사광으로 비치는 조명(조명효율이 높음)
  ② 간접조명 : 빛의 전부를 투사하여 그 반사광으로 조명하는 방법(눈에 가장 이상적)
  ③ 반간접조명 : 반사량과 직사량을 병행해서 비치는 조명
  ④ 인공조명 시 고려할 사항 기출
    ㉠ 작업상 충분한 조도 유지
    ㉡ 주광색에 가까울 것
    ㉢ 유해가스가 발생되지 않을 것

ⓔ 폭발, 발화의 위험이 없을 것
ⓜ 취급이 간편하고 경제적일 것
ⓑ 균등한 조명도 유지
ⓢ 작업상 간접조명이 좋으며, 위치는 좌상방
⑤ 인공조명의 표준 기출

장소	표준조도(Lux)
세면장, 화장실	60~150
대합실, 강당	150~300
사무실, 교실	300~600
도서실, 정밀 작업실	600~1,500
수술실	1,000 이상

2 의복 위생

(1) **의복의 목적(기능)**
① 체온조절
② 사회생활(교복, 운동복, 군복, 법복, 예복)의 편의
③ 신체의 방어 및 보호(사고, 열, 냉, 외상, 해충)
④ 신체의 청결

(2) **의복의 위생학적 조건**
① 기후 조절력(온도, 습도, 기류)이 좋아야 함
② 피부에 피해를 주지 않으며 피부 보호력이 커야 함
③ 체온 조절력이 커야 함

(3) **쾌감을 줄 수 있는 의복기후**
① 안정 시 : 기온 32±1℃, 습도 50±10%, 기류 10cm/sec
② 보행 시 : 기온 30±1℃, 습도 45±10%, 기류 40cm/sec
③ 의복에 의한 체온조절 범위 : 10~26℃ 기출

(4) **의복의 성질**
① 열전도율
㉠ 의복의 열전도율로 함기성과 반비례
㉡ 예 동물털의 열전도율은 6.1, 견직물 19.2, 마직 29.5
  함기량은 모피 98%, 모직 90%, 무명 70~80%, 마직 50%
▶ 함기량 : 보온성, 통기성, 흡습성 및 방습성과도 관계가 있다.

> - 함기량(%) = $\dfrac{\text{섬유의 비중} - \text{재료의 겉보기 비중}}{\text{섬유의 비중}} \times 100$
> - 재료의 겉보기 비중(g/cm³) = $\dfrac{\text{평면 두께(g/cm}^3)}{\text{두께(mm)}}$

② 방한력
 ㉠ 열차단력 단위 기출
 ㉡ 1CLO = 기온 21℃, 기습 50% 이하, 기류 0.1m/sec에서 피부온도가 33℃로 유지될 때 의복의 방한력 cf 1CLO = $0.18℃/cal/m^2/hr$
 ㉢ 방한력이 가장 좋은 것(4CLO) : 방한장갑(2CLO), 방한화(2.5CLO), 보통작업복(1CLO)

③ 흡습성
 ㉠ 공기 중의 수증기를 흡수하는 능력
 ㉡ 포화 수증기 100%인 경우, 동물털 28%, 견사 17%, 목면 및 마직 12%의 수분 흡수(화학섬유 < 마직 < 견직 < 모직)

3 집합소 위생

(1) 수영장

① 오염원 인자
 ㉠ 사용수의 오염
 ㉡ 외부 환경에 의한 오염
 ㉢ 입영자에 의한 오염 : 소화기계 질병, 안질, 이비인후과 질환, 피부병의 발생원인

② 수영장 수질기준(「체육시설의 설치·이용에 관한 법률 시행규칙」 [별표 6])
 ㉠ 유리 잔류염소 : 0.4~1.0mg/L 범위
 ㉡ pH : 5.8~8.6
 ㉢ 탁도 : 1.5NTU 이하
 ㉣ 과망간산칼륨(KMnO₄) 소비량 : 12mg/L 이하
 ㉤ 총대장균군 : 10mL 시험대상 욕수 5개 중 확정시험 양성이 2개 이하
 ㉥ 비소는 0.05mg/L 이하이고, 수은은 0.007mg/L 이하이며, 알루미늄은 0.5mg/L 이하
 ㉦ 결합잔류염소는 최대 0.5mg/L 이하
 ㉧ 수영조의 욕수(浴水)는 1일 3회 이상 여과기를 통과하도록 해야 함

③ 해수욕장 수질기준 및 등급 : 100mL당 대장균수
 ㉠ A : 50 이하
 ㉡ B : 51~500
 ㉢ C : 501~1,000
 ㉣ D : 1,000 이상(해수욕장 불량 등급)

(2) 공공욕장(공중 목욕탕)

① 목욕장 원수의 수질기준
  ㉠ 색도 : 5도 이하
  ㉡ 탁도 : 1NTU 이하
  ㉢ 수소이온농도 : 5.8~8.6
  ㉣ 과망간산칼륨 소비량 : 10mg/L 이하
  ㉤ 총대장균군은 100mL 중에서 음성일 것

② 욕조수 수질기준
  ㉠ 탁도는 1.6NTU 이하
  ㉡ 과망간산칼륨 소비량 25mg/L 이하
  ㉢ 대장균군 1mL에서 1 이하

목욕물의 수질기준

1. 원수와 욕조수의 검사항목 비교(공중위생관리법 시행규칙 [별표 2]) 〈개정 2022.6.22.〉

구분	원수	욕조수
색도	5도 이하	× (검사항목 없음)
수소이온농도	5.8 이상 8.6 이하	× (검사항목 없음)
탁도★	1NTU 이하	1.6NTU 이하
총대장균군	100mL 중에서 검출되지 아니하여야 한다.	× (검사항목 없음)
과망간산칼륨 소비량★	10mg/L 이하	25mg/L 이하

* NTU : Nephelometric Turbidity Unit
* ★(별표) : 원수와 욕조수의 공통 검사항목

〈2022 개정내용〉
욕조수의 대장균군은 1mL 중에서 1개를 초과하여 검출되지 아니하여야 한다. 이 경우 평판마다 30개 이하의 균체의 군락이 형성되었을 때는 원액을 접종한 평판의 균체의 군락을 평균하며, 기재는 반드시 1mL 중 몇 개라고 표시한다.

2. 해수를 목욕물로 하는 경우

화학적 산소요구량(COD)(mg/L)		수소이온농도(pH)	총대장균군 (총대장균군수/100mL)
원수	욕조수		
2 이하	4 이하	7.8~8.3	1,000 이하

더+ 알아보기

욕조수를 순환하여 여과시키는 경우에는 다음의 구분에 따른 기준에 따라야 한다.
1. 염소소독을 실시하지 않는 경우 : 레지오넬라균은 1,000CFU(균총형성단위, colony forming unit)/L를 초과해 검출되지 않아야 한다.
2. 염소소독을 실시하는 경우 : 레지오넬라균은 1,000CFU/L를 초과해 검출되지 않아야 하고, 유리잔류염소(遊離殘留鹽素) 농도는 0.2mg/L 이상 1mg/L 이하가 되어야 한다.

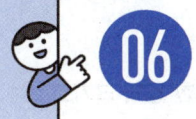

06 끝판왕! 적중예상문제

01 [1회독] [2회독] [3회독] [2024 기출유사]

부적절한 조명하에서 작업이나 생활을 할 때 일어나는 증상은?

① 반상치 ② 열경련 ③ 진폐증
④ 청색증 ⑤ 안구진탕증

02 [1회독] [2회독] [3회독] [2023 기출유사]

집합소의 공기 교환방식 중 인공환기에 대한 설명으로 옳은 것은?

① 실내·외의 온도 차에 의해 발생하는 환기이다.
② 경제적으로 비용이 들지 않는다.
③ 기계적인 힘을 이용하는 환기이다.
④ 창문을 통한 공기의 확산에 의한 환기이다.
⑤ 중력환기와 풍력환기가 있다.

03 [1회독] [2회독] [3회독] [2023 기출유사]

실내의 채광을 위해 인공조명 사용 시 고려할 사항으로 옳은 것은?

① 구입 및 설치 가격이 비쌀 것
② 조도가 균등하지 않을 것
③ 유해가스가 발생하지 않을 것
④ 반드시 직접조명이 되도록 설치할 것
⑤ 빛의 색은 푸른색에 가깝게 조도를 낮출 것

04 [1회독] [2회독] [3회독] [2022 기출유사]

여러 의복기후 중 실내에서 안정 시 쾌적함을 느낄 수 있는 기온으로 가장 적당한 것은?

① 10~20℃ ② 21~25℃ ③ 25~30℃
④ 31~33℃ ⑤ 41~45℃

05 [1회독] [2회독] [3회독] [2022 기출유사]

실내환경에서의 생물학적 유해인자는?

① 고열 ② 소음 ③ 집먼지진드기
④ 자외선 ⑤ 비전리방사선

적중예상문제 해설

01
안구진탕증 : 부적당한 조명에서 안구가 좌우상하로 떨리는 현상으로, 주로 갱내 작업자에게 나타남

02
인공환기(동력환기)
- 공기조정법(Carrier식)
- **배기식**(흡인식) : 3종(급기-자연, 배기-기계)
- **송기식 환기법** : 2종(급기-기계, 배기-자연) 무균실, 수술실
- **평형식 환기법** : 1종(급기-기계, 배기-기계) 동시에 급·배기
- **옥배환기법** : 보조 환기로 지붕이나 천장을 이용(자연환기)

03
인공조명 사용 시 고려할 사항
- 작업상 충분한 조도 유지
- 주광색에 가까울 것
- 유해가스가 발생되지 않을 것
- 폭발, 발화의 위험이 없을 것
- 취급이 간편하고 경제적일 것
- 균등한 조명도 유지
- 작업상 간접조명이 좋으며, 위치는 좌상방

04
쾌감을 줄 수 있는 의복기후
- **안정 시** : 기온 32±1℃, 습도 50±10%, 기류 10cm/sec
- **보행 시** : 기온 30±1℃, 습도 45±10%, 기류 40cm/sec

05
고열, 소음, 자외선 및 방사선 등은 물리적 인자에 속한다.
진드기는 해충으로 생물학적 인자이다.

🔒 01 ⑤ 02 ③ 03 ③ 04 ④ 05 ③

적중예상문제 해설

06
창의 조건: 방바닥 면적의 1/7~1/5(20%)이 적당

07
중력환기
실내외의 온도차에 의한 자연환기 현상, 우리나라 건축법에 거실의 창, 기타 개구부로서 환기에 필요한 면적은 그 거실 바닥 면적에 대해 1/20 이상으로 규제

08
광속: 광원으로부터 나오는 빛의 양
[단위는 루멘(lumen)]

09
방한력
- 열차단력 단위
- 1CLO = 기온 21℃, 기습 50% 이하, 기류 0.1m/sec에서 피부온도가 33℃로 유지될 때 의복의 방한력
  1CLO = 0.18℃/cal/m²/hr

10
의복으로 조절이 가능한 온도는 10~26℃ 범위이므로 10℃ 이하에서는 난방, 26℃ 이상에서는 냉방이 필요하다.

---

06 [1회독] [2회독] [3회독] [2022 기출유사]

집합소위생의 기본이 되는 주택의 자연조명에서 방바닥 면적에 대한 창의 크기로 적절한 비율은?

① 1~9%
② 10~14%
③ 15~20%
④ 25~30%
⑤ 35~40%

07 [1회독] [2회독] [3회독] [2021 기출유사]

다음 중 실내외 온도 차이로 발생하는 공기의 흐름을 이용하는 환기법은?

① 강제환기법
② 대기조정법
③ 중력환기법
④ 배기식 환기법
⑤ 흡입식 환기법

08 [1회독] [2회독] [3회독] [2021 기출유사]

다음 중 광원으로부터 단위시간당 단위면적에서 나오는 빛의 양은?

① 광속(lumen)
② 광도(decibel)
③ 휘도(luminance)
④ 조도(illumination)
⑤ 반사율(reflection)

09 [1회독] [2회독] [3회독] [2021·2015 기출유사]

다음 중 의복의 방한력을 표시하는 단위는?

① dB
② Bq
③ Gy
④ Sv
⑤ CLO

10 [1회독] [2회독] [3회독] [2017 기출유사]

의복의 착용으로 체온조절이 가능한 기온의 범위는?

① 0~15℃
② 5~20℃
③ 10~26℃
④ 10~36℃
⑤ 10~40℃

🔒 06 ③ 07 ③ 08 ① 09 ⑤ 10 ③

11 [1회독] [2회독] [3회독] 2016 기출유사
다음 중 안정 시 쾌감을 느끼는 의복기후는?

	기온	기습	기류
①	18±2℃	40±10%	5cm/sec 이하
②	30±1℃	60±10%	5cm/sec 이하
③	30±1℃	40±10%	10cm/sec 이하
④	32±1℃	50±10%	10cm/sec 이하
⑤	32±1℃	60±10%	10cm/sec 이하

12 [1회독] [2회독] [3회독] 2014 기출유사
기온이 몇 °C씩 하강할 때마다 1CLO의 보온력 피복을 더 입어야 하는가?
① 20℃   ② 15℃   ③ 8.8℃
④ 9.9℃   ⑤ 25℃

13 [1회독] [2회독] [3회독] 2013 기출유사
다음 중 함기성이 가장 낮고, 열전도율이 가장 높은 것은?
① 동물털   ② 화학섬유   ③ 모직류
④ 마직류   ⑤ 면직류

14 [1회독] [2회독] [3회독] 2014 기출유사
다음 중 함기량이 가장 높은 직물은?
① 모피   ② 모직   ③ 면직
④ 마직   ⑤ 견직

15 [1회독] [2회독] [3회독] 2016 기출유사
털옷 및 모직이 따뜻한 이유를 가장 잘 설명한 것은?
① 열전도율이 크기 때문에
② 함기량이 커서 열전도율이 낮기 때문에
③ 방열성이 커서 보온성이 크기 때문에
④ 열 흡수성이 커서 보온력이 크기 때문에
⑤ 환기량과 열전도열이 공히 크기 때문에

적중예상문제 해설

11
안정 시 쾌감 의복기후 : 32±1℃, 50±10%, 10cm/sec 이하

12
기온이 8.8°C 하강할 때마다 1CLO의 보온력을 추가해야 한다.

13
- 열전도율 : 동물털 < 견직물 < 목면 및 마직 → 의복의 함기성과 열전도율은 반비례
- 함기성 : 마직 < 목면 < 모직 < 모피 (겨울 옷 : 함기성↑, 열전도율↓)

14
함기량 : 모피 98%, 모직 90%, 무명 70~80%, 견직 60~70%, 마직 50%
→ 함기량이 높은 것은 열전도율이 낮아 방한력이 커진다.

15
함기량이 크면 클수록 열전도율이 적어져 보온력이 커진다(의복의 함기성과 열전도율은 반비례).

🔒 11 ④ 12 ③ 13 ④ 14 ① 15 ②

적중예상문제 해설

16 경도를 높여서 시원한 이유는 강제 대류가 잘 일어나기 때문이다.

17 기류의 중요한 작용은 신진대사이다.

18 의복의 방한력 단위 : CLO
- 1CLO : 열차단력 단위로서 신진대사에 의한 피부 온도가 92°F(33°C)로 유지될 때의 의복의 방한력
- 방한력이 가장 좋은 것 : 4CLO
- 방한화 : 2.5CLO
- 방한장갑 : 2CLO
- 보통 작업복 : 1CLO

19 보통 작업복은 1CLO이다.

20
- 풀장의 유리잔류염소의 기준 : 0.4~1.0ppm(잔류염소 : 1.0ppm 이상)
- 오존사전처리 시 유리잔류염소 : 0.2ppm 이상(잔류염소 : 0.5ppm 이상)

---

16 [1회독] [2회독] [3회독] **2017 기출유사**

여름에 풀먹이기, 다듬이질 등 경도를 높이면 시원한 이유를 가장 잘 설명한 것은?

① 전열성이 커서
② 방열성이 커서
③ 열차단력이 커서
④ 강제 대류가 잘 일어나서
⑤ 방습성이 커서

17 [1회독] [2회독] [3회독] **2018 기출유사**

다음 중 의복 내 기류의 가장 중요한 작용은?

① 보온
② 보습
③ 신진대사
④ 냉감
⑤ 온감

18 [1회독] [2회독] [3회독] **2019 기출유사**

다음 중 방한복으로 가장 적당한 방한력은 얼마인가?

① 2CLO
② 3CLO
③ 4CLO
④ 6CLO
⑤ 8CLO

19 [1회독] [2회독] [3회독] **2017 기출유사**

보통 작업복의 방한력은 몇 CLO인가?

① 1CLO
② 2CLO
③ 3CLO
④ 4CLO
⑤ 4.5CLO

20 [1회독] [2회독] [3회독] **2016 기출유사**

풀장의 유리잔류염소의 기준치는 몇 ppm 정도이어야 하는가?

① 1.0~1.3
② 2.2~2.4
③ 0.3~0.5
④ 0.4~1.0
⑤ 0.5~0.7

🔒 16 ④ 17 ③ 18 ③ 19 ① 20 ④

21 [2015 기출유사]
수영장의 결합잔류염소량은 얼마가 가장 적당한가?
① 0.2ppm
② 0.3ppm
③ 0.05ppm
④ 0.5ppm
⑤ 2ppm

22 [2014 기출유사]
다음 중 수영장 오염과 직접적으로 관계가 없는 질병은?
① 사상충증, 말라리아
② 장티푸스, 이질
③ 안질, 결막염
④ 중이염, 외이염
⑤ 피부병

23 [2013 기출유사]
A급 수영장이란 대장균의 최확수(MPN)가 얼마 이하일 때인가?
① 10 이하
② 50 이하
③ 100 이하
④ 500 이하
⑤ 1,000 이하

24 [2013 기출유사]
목욕탕 및 온천의 가장 적당한 수온은?
① 18℃
② 22℃
③ 30℃
④ 36.5℃
⑤ 42℃

25 [2018 기출유사]
다음 중 수영장의 가장 적당한 수온은?
① 14℃
② 16℃
③ 18℃
④ 22℃
⑤ 36.5℃

적중예상문제 해설

21
결합잔류염소는 최대 0.5mg/L 이하

22
사상충증, 말라리아 : 모기가 매개하는 기생충병

23
- A급 : 50 이하
- B급 : 500 이하
- C급 : 1,000 이하
- D급 : 1,000 이상(수영장으로 불합격 기준)

24
- 일반온천 : 수온 34~43℃
- 고온온천 : 수온 42℃ 이상

25
수영장의 가장 적당한 수온은 22℃이다.

🔒 21 ④ 22 ① 23 ② 24 ⑤ 25 ④

적중예상문제 해설

26
목욕탕 원수의 과망간산칼륨의 허용량은 10ppm 이하이다.

27
당뇨병
인슐린양 부족으로 혈액 중 포도당이 정상인보다 농도가 높아져서 소변에 포도당을 배출하는 만성 질환이다.

28
목욕탕 욕조수에서 과망간산칼륨 소비량은 25mg/L 이하이다.

29
창의 조건
- **면적**: 방바닥 면적의 1/7~1/5(20%)이 적당
- **방향**: 남향
- **위치**: 높이가 높고 세로로 긴 창 가로로 긴 창은 높은 위치에 설치하면 방의 깊은 곳까지 밝기가 고름
- **개각**: 4~5도, 개각이 클수록 밝음
- **입사각**: 28도 이상, 입사각이 클수록 밝음

---

26 [1회독] [2회독] [3회독] 2016 기출유사

다음 중 목욕탕 원수의 과망간산칼륨의 허용량은?
① 10ppm 이하 ② 20ppm 이하
③ 25ppm 이하 ④ 30ppm 이하
⑤ 35ppm 이하

27 [1회독] [2회독] [3회독] 2015 기출유사

다음 중 목욕탕 오염과 전혀 관계없는 질병은?
① 질 토리코모나스 ② 트라코마
③ 피부병 ④ 눈병
⑤ 당뇨병

28 [1회독] [2회독] [3회독] 2014 기출유사

목욕탕 욕조수에서 가장 적당한 과망간산칼륨 소모량은 몇 mg/L인가?
① 10 ② 20 ③ 25
④ 30 ⑤ 40

29 [1회독] [2회독] [3회독] 2023 · 2020 기출유사

다음 창문의 채광조건 중 입사각으로 가장 좋은 것은?
① 12° ② 16° ③ 20°
④ 24° ⑤ 28°

🔒 26 ① 27 ⑤ 28 ③ 29 ⑤

CHAPTER 07 산업보건

1 산업보건

(1) 개념

① 정의(ILO와 WHO 정의) : 모든 산업장의 근로자들이 육체적, 정신적, 사회적 안녕이 최고도로 유지·증진되도록 하는 데 있음
② 의의(중요성) : ㉠ 노동인구의 증가, ㉡ 노동력 확보와 인력관리 필요성 증대, ㉢ 근로자의 권익보호 필요성
③ 국내와 해외의 산업보건 역사
  ㉠ 국내

1953년	노동조합법, 노동쟁의조정법, 근로기준법 공포(산업안전보건법의 기본법)
1963년	전국 사업장 작업환경조사 및 건강진단 실시, 산업재해보상보험법 제정
1977년	환경보전법 제정
1981년	노동청이 노동부로 개편(노동관계업무 총괄), 산업안전보건법 제정 공포

  ㉡ 해외 기출

G. Agricola(이탈리아, 1556년)	광부에게 생기는 질병인 규폐증 연구
Bernardino Ramazzini (이탈리아, 1633~1714년)	산업 의학의 시조로 직업인 질병 연구
Percival Pott(영국, 1775년)	최초의 직업성 암(음낭암) 발견
Quetlet(벨기에, 1835년)	노동과 연소자의 건강 통계, 근대 통계학의 시조
M. V. Pettenkofer(독일, 1866년)	뮌헨대학 위생학 개설, 실험 환경위생학의 시조
Bismarck(독일, 1883년)	노동자 질병 보호법, 사회보장제도의 시초 cf 공장재해보험법(1884)
Edwin Chadwick(영국, 1842년)	대영제국에서의 노동 계급 위생 상태 보고서
Loriga(프랑스, 1911년)	진동공구에 의한 Raynaud's disease(레이노드병) 연구

(2) 산업보건 관리
  ① 작업환경의 위생적 관리
    ㉠ 작업환경의 정비
      ⓐ 재해예방 및 피난설비
      ⓑ 환경위생설비 : 냉·난방, 온·습도, 환기와 채광 및 조명시설
      ⓒ 분진, 유해가스, 소음, 진동 및 기타 유해물질의 발생 방지설비 및 제거시설
      ⓓ 폐기물 처리시설(폐기물 적환장, 소각처리장 및 시설)

- ⓒ 근로자의 후생 복지시설 : 휴게실, 식당, 세면장, 목욕실 및 의무실 등
- ⓒ 작업환경관리 기출
    - ⓐ 대치 : 공정, 시설, 물질의 변경 기출
    - ⓑ 격리 : 격리저장, 위험시설격리, 공정과정, 격리, 차열, 개인보호구 착용
    - ⓒ 환기(국소, 전체) : 직업병 예방대책의 1차 예방

> **더+ 알아보기**
>
> 1. 유해물질 허용기준의 정의
>   ACGIH(1997)의 'TLV위원회'에서는 ACGIH-TLVs를 다음과 같이 정의하고 있다.
>   "ACGIH-TLVs는 거의 모든 근로자(Nearly all Workers)가 건강에 장애를 받지 않고 매일 반복하여 노출될 수 있는 공기 중 유해물질의 농도 또는 물리적 인자의 강도라고 믿는다. 그러나 개인의 감수성에 차이가 많으므로 소수의 근로자는 TLVs 이하에서도 불쾌감을 느낄 수 있고, 극소수의 근로자는 기존의 질병상태가 악화되거나 직업병으로 발전하여 심각한 영향을 받을 수 있다."
> 2. 미국 산업위생전문가협의회(ACGIH : American Conference of Governmental Industrial Hygienists)의 노출기준[TLVs : Threshold Limit Values(권고사항 허용기준)] 기출
>   ① 시간가중평균노출기준(TWA : Time Weighted Average) : 8h/day
>   ② 단시간노출기준(STEL : Shot Term Exposure Limit) : 15분/회, 4회 이하/day
>   ③ 최고노출기준(천장값 노출기준, C : Ceiling) : 잠시 노출도 안 됨, 변별력 저하, 최고치

② 산업피로 대책
- ㉠ 근로 종류에 따른 영양공급
    - ⓐ 고온작업 : 비타민 A, 비타민 B_1, 비타민 C, 식염
    - ⓑ 저온작업 : 비타민 A, 비타민 B_1, 비타민 C, 지방질
    - ⓒ 소음작업 : 비타민 B_1
    - ⓓ 강노동작업 : 비타민류, Ca 강화식품(된장, 간장, 우유)
- ㉡ 작업의 변경 : 정적인 작업을 동적인 작업으로 전환 시
- ㉢ 환경개선, 충분한 수면
- ㉣ 작업시간과 휴식시간 적정 배정

③ 연소, 여성 근로자의 보호대책
- ㉠ 연소 근로자
    - ⓐ 15세 미만인 자는 근로자로 사용하지 못한다(근로기준법 제64조).
    - ⓑ 임신 중이거나 산후 1년이 경과되지 아니한 여성과, 18세 미만자를 도덕상 또는 보건상 유해·위험한 사업에 사용하지 못한다(근로기준법 제65조).
    - ⓒ 근로시간 : 15세 이상 18세 미만인 사람의 근로시간은 1일에 7시간, 1주에 35시간을 초과하지 못한다. 다만, 당사자 사이의 합의에 따라 1일에 1시간, 1주에 5시간을 한도로 연장할 수 있다(근로기준법 제69조).
    ▶ 15~18세 : 보호연령으로 근로시간과 근로내용 제한

ⓒ 여성근로자
  ⓐ 작업 근로강도는 RMR 2.0 이하로 제한한다.
  ⓑ 중량물 취급작업 중량을 제한(연속작업 20kg, 단속작업 30kg)한다.
  ⓒ 여성근로자 청구 시 월 1일의 생리휴가를 제공한다(근로기준법 제73조).
  ⓓ 서서 하는 작업(방직, 백화점)의 시간 조정과 휴식 시간을 조정·고려한다.

> **참고** 근로기준법
> 제71조(시간외근로) 사용자는 산후 1년이 지나지 아니한 여성에 대하여는 단체협약이 있는 경우라도 1일에 2시간, 1주에 6시간, 1년에 150시간을 초과하는 시간외근로를 시키지 못한다.
> 제72조(갱내근로의 금지) 사용자는 여성과 18세 미만인 사람을 갱내(坑內)에서 근로시키지 못한다. 다만, 보건·의료, 보도·취재 등 대통령령으로 정하는 업무를 수행하기 위하여 일시적으로 필요한 경우에는 그러하지 아니하다.

> **더 알아보기** 에너지 대사율(RMR)에 따른 작업강도
>
> 1. 에너지 대사율(RMR) [기출]
>
> $$\text{에너지 대사율} = \frac{\text{작업 시 소비열량} - \text{휴식 시 소비열량}}{\text{기초대사량}} = \frac{\text{근로(작업)대사량}}{\text{기초대사량}}$$
>
> 2. RMR에 의한 작업강도
>   ① 경노동(0~1) : 의자에 앉아서 손으로 하는 작업
>   ② 중등노동(1~2) : 지속작업, 6시간 이상 쉬지 않고 하는 작업
>   ③ 강노동(2~4) : 전형적인 지속작업
>   ④ 중노동(4~7) : 휴식의 필요가 있는 작업
>   ⑤ 격노동(7 이상) : 중도적 작업
>   ▶ 단위 시간의 작업강도가 크면 클수록 피로가 커진다.
>   ▶ 산소채 : 작업에 소비된 산소는 작업 종료 후에는 산소채(Oxygen Debt)로서 일정시간 섭취함으로써 보상되는데, 산소채의 회복이 이루어지기 전에 다시 작업이 시작되면 그 부채의 회복에는 더 많은 시간이 소요된다. 인체가 산소를 섭취하는 최대 한도를 최대산소섭취량(Maximum Oxygen Intake Volume)이라고 하는데 인간의 생리적 산소채에도 한도가 있으므로 인체가 최대 산소채에 도달하면 의지의 여하를 막론하고 작업이 중단되며 피로가 가중된다.
>   ▶ 지적속도(Optimum Speed) : 산업피로를 가장 적게 하고 생산량을 최고로 올릴 수 있는 경제적인 작업속도

(3) 산업재해
① 원인
  ㉠ 환경 요인 : 시설물의 미비와 불량·부적절한 공구, 조명 불량, 고온, 저온, 소음, 진동, 유해 가스 등
  ㉡ 인적 요인 : 작업 미숙, 작업 지식 부족, 작업방법 불량에 의한 피로, 불량한 복장, 허약한 체력, 수면부족, 부주의 등

② 산업재해지표 기출

지표	내용	계산식
건수율(발생률)	재해발생 건수를 표시	재해건수/실근로자수×1,000
도수율	위험에 노출된 단위시간당 재해발생 상황을 파악하기 위한 지표	재해건수/연 근로시간수×1,000,000
강도율	연 근로시간당 손실노동일수로서 재해에 의한 손상 정도를 나타냄	손실근로일수/연 근로시간수×1,000
평균손실일수 (중독률)	재해건수당 평균작업 손실규모가 어느 정도인지를 나타내는 지표	손실근로일수/재해건수×1,000 (강도율/도수율)

③ Heinrich 법칙 : 현성재해(휴업재해) : 불현성재해(불휴재해) : 잠재성재해 = 1 : 29 : 300
  ㉠ 사고의 원인 중 현성재해는 1/330에 불과
  ㉡ 불가항력적인 원인(2%), 불안전한 행동(88%), 불안전한 상태(10%)
④ 재해 대책
  ㉠ 안전관리 조직을 정비
  ㉡ 작업환경을 정기적으로 점검
  ㉢ 복장 점검과 보호구 착용을 지도
  ㉣ 안전에 관한 제반 규정 실행
  ㉤ 안전교육과 훈련을 실시
  ㉥ 근로자를 적정배치

2 직업병

(1) 정의
특정한 직업에 종사함으로써 발생하는 질환을 의미하며, 재해성 질병과 직업성 질병으로 구분된다.

(2) 직업병 종류 및 대책

① 고온작업 장애(열중증, 고열장애 ; heat disorder) : 고온폭로 시 체온조절 기능의 생리적 변조 및 장해 현상을 말한다. 기출
  ㉠ 대처 방안
    ⓐ 열 차단과 환기, 냉풍, 송기의 설비가 필요하다.
    ⓑ 식염, 소다, 인산소다, 비타민 B, C를 투여한다.
    ⓒ 음료수를 충분히 공급하여 혈액의 농축을 방지한다.
    ⓓ 발한 방지를 위해 보호 크림을 바른다.
    ⓔ 적정배치 및 비만자·순환기 장애자를 배제하고 충분한 휴식 및 수면을 취한다.

ⓒ 종류 기출

구분	열사병 기출 (울열증, Heat Stroke)	열쇠약증 (Heat Prostration)	열경련증 (Heat Cramp)	열피로(열허탈증, 일사병 열실사, Collapse, Heat Exhaustion)
주원인	고온다습한 환경에 폭로 시 중추성 체온조절의 기능장애로 체온조절의 부조화	고온작업 시 비타민 B_1의 결핍으로 발생하는 만성적인 열소모	고온환경에서 심한 육체적 노동 시 지나친 발한에 의한 체내 수분 및 염분의 손실 (NaCl)	고온환경에 오랫동안 폭로, 말초혈관 운동신경의 조절장애, 심박출량의 부족 → 순환부전
주증상	체온의 이상상승, 두통, 현기증, 귀울림(이명), 의식혼미, 무력감, 구토, 동공반응 손실	전신권태, 식욕부진, 위장장애, 불면, 빈혈	현기증, 사지경련, 이명, 두통, 구토, 맥박상승, 동공산대	전신권태, 두통, 현기증, 탈력감, 의식상실, 이명, 구기
구급 치료	두부를 냉각, 생리식염수 정맥주사, 찬 음료(물) 공급	비타민 B_1의 투여, 충분한 휴식과 영양섭취	바람이 잘 통하는 서늘한 곳에 옮기고, 1~2L의 생리식염수 정맥주사나 0.1% 식염수 마심	포도당 및 생리식염수 주사

② 저온작업 장애
  ㉠ 전신 체온강하 : 체온이 26.7℃이면 혼수상태, 25~29℃까지 하강하면 사망
  ㉡ 참호족(Trench foot), 침수족(Immersion foot)
    ⓐ 원인 : 차고 습한 환경에 장기간 폭로되면 국소의 산소결핍으로 폭로된 사지에 발생
    ⓑ 증상 : 혈액 농축, 적혈구 정체, 혈액순환 정체, 부종, 퇴행성 변화 후 괴저
    ⓒ 대책 : 사지 및 수지의 마찰, 보온, 고지방식
  ㉢ 동상(Frost bite)
    ⓐ 원인 : 혈관 분포가 적은 사지가 한랭에 폭로, 조직 자체가 동결, 조직 손상
    ⓑ 증상 : 가려움, 국소 발적, 부종
    ⓒ 종류

제1도	발적, 종창
제2도	수포 형상에 의한 삼출성 염증 상태
제3도	국소조직의 괴사 상태

③ 이상기압에 의한 신체장애
  ㉠ 고기압의 영향 – 잠함병(Caisson disease, 감압병) 기출
    ⓐ 잠수작업에 의한 신체장애
    ⓑ 원인 : 급격한 감압으로 질소가 체외로 배출되지 못하고 기포상태로 혈관이나 조직에 남아 혈액순환을 저해하거나 조직을 압박
    ⓒ 폭로 장소 : 터널굴착, 잠수작업, 고공비행
    ⓓ 증상 : 신체 각부의 통증, 특히 사지 관절통, 피부소양감, 뇌내 혈액순환장애

ⓔ 예방 : 단계적 감압(1기압 감압에 20분 이상), 감압 후 적당한 운동으로 혈액순환 촉진, 감압이 끝난 후 인공적인 산소의 공급, 질소 대신 헬륨(He)으로 대치시켜 공기 흡입
  ㉡ 저기압의 영향 – 고산병, 항공병
    ⓐ 원인 : 저압상태에서 산소부족으로 발생
    ⓑ 고산병 : 해발 3,000m 이상에서 고도상승에 따른 대기압 저하에 의한 저산소증으로 발생하는 병적 증상(증세 : 두통, 청색증, 식욕부진, 구토, 현기증, 정신혼미 등)
    ⓒ 항공병 : 고공의 저압하로 기압의 저하와 함께 흡기 중 산소분압도 감소하여 체조직의 산소부족으로 저산소증이 일어남(증세 : 빈맥, 시력장애, 호흡장애, 정신장애 등)
  ㉢ 화학적 장애
    ⓐ 원인 : 4기압 이상에서 공기의 정상성분인 질소와 산소분압의 증가로 장해 발생
    ⓑ 질소중독
      ㉮ 3기압 : 자극작용
      ㉯ 4기압 : 마취작용
      ㉰ 10기압 : 전신 기능장애
      ㉱ 10기압 이상 : 의식상실
    ⓒ 산소중독
      ㉮ 4기압 : 45분 후에 경련
      ㉯ 7기압 : 5분 후 경련
④ 불량조명 장애 : 안정피로증, 근시, 안구진탕증
⑤ 자외선 장애 기출
  ㉠ 자외선의 역할 : 살균작용(Dorno선), 비타민 D 생성으로 구루병 예방
  ㉡ 피부 : 모세혈관의 투과성 항진, 부종 및 수포형성, 박피현상, 피부궤양, 홍반, 멜라닌 색소 침착, 피부암
  ㉢ 눈 : 충혈 및 혼탁(전광성 안염)
  ㉣ 기타 : 적혈구, 백혈구, 혈소판 증가, 신진대사 항진, 백내장(용접광)
⑥ 적외선 장애 : 백내장(초자공), 열사병
  ㉠ 국소혈관의 확장 및 혈액순환 촉진으로 피부를 뜨겁게 하고 신경말단을 자극하여 진통작용
  ㉡ 강한 적외선으로 인한 고열장애 : 유리공, 용광로, 제철, 도금 등
  ㉢ 수정체 후극에서부터 혼탁이 생기기 시작 → 백내장
⑦ 방사선 장애 : 피부염, 백혈병
  ㉠ 방사능 단위
    ⓐ curie(Ci) ($1Ci = 10^3 mC = 10^6 \mu Ci$)
    ⓑ 1Ci = 1g의 라듐과 같은 양의 방사선을 방출하는 라돈의 양
  ㉡ 방사선 흡수선량의 단위 : rad(roentgen absorbed dose)
  ㉢ 인체피해를 고려한 생물학적 피해의 단위 : rem(roentgen equivalent man)
  ㉣ 투과력의 크기 : $\gamma > \beta > \alpha$ 기출
  ㉤ 전리작용 : X 또는 $\gamma < \beta < \alpha$

ⓗ 전리방사선에 대한 감수성이 큰 조직 순서 및 장애 기출
　ⓐ 임파조직, 골수, 조혈장기, 생식기 등의 신생능력이 큰 세포가 감수성이 높아 장애를 강하게 받음
　ⓑ 피부, 폐, 간이며 근육이나 신경 세포 등은 감수성이 약해 장애를 적게 받음
　ⓒ 장애 : 급성피부염과 만성피부염
　　㉮ 급성 : 1도 – 모낭파괴, 탈모증상, 2도 – 피부에 홍반, 부종, 수포형성, 3도 – 괴사, 궤양
　　㉯ 만성 : 모세혈관 확장증, 색소탈락, 색소침착, 피부암
ⓢ 직업 : 금속자재결함 검사직업, X–선 촬영작업기사, X선과 기타 이온화 방사선 이용 연구 또는 실험

> **참고** 반감기 기출
> 1. 물리적 반감기 : 대기나 토양 등 몸 밖에 있는 방사성 물질의 방사선량이 절반으로 줄어드는 시간을 말한다.
> 2. 생물학적 반감기 : 몸 안에 들어온 방사성 물질의 방사선량이 소화, 배설 등 대사작용을 통해 절반으로 줄어드는 시간을 말한다.
> 3. 유효반감기 : 몸 안에 들어온 방사성 물질은 고유의 물리적 반감기를 겪으면서 동시에 소화, 배설 등에도 영향을 받기 때문에 유효반감기는 물리적 반감기와 생물학적 반감기를 함께 고려한 시간으로 생물학적 반감기보다 짧다.
>
> | 구분 | 물리적 반감기 | 생물학적 반감기 | 유효반감기 |
> |---|---|---|---|
> | 방사성 요오드(I-131) | 8.04일 | 138일 | 7.6일 |
> | 방사성 세슘(Cs-137) | 30년 | 109일 | 108일 |
> | 방사성 스트론튬(Sr-90) | 30년 | 35년 | 16년 |
> | 플루토늄(Pu-239) | 24,300년 | 200년 | 198년 |

⑧ VDT 증후군(Visual Display Terminal Syndrome)
　㉠ 사무자동화로 인해 VDT 작업자에게 나타나는 근골격계 질환
　㉡ 증상 : 안정피로, 경견완증후군, 정신신경장애, 불임
⑨ 먼지로 인한 장애 기출
　㉠ 진폐증 : 분진을 흡입함으로써 발생되는 폐포의 병적 변화
　㉡ 규폐증 : 유리규산의 분진흡입으로 폐에 만성섬유증식발생 질환
　㉢ 석면폐증 : 석면에 의한 진폐증, 소화용제, 절연제, 내화직물 제조 근로자
　㉣ 면폐증 : 만성호흡기질환, 만성기관지염, 폐기종, 천식성 호흡곤란, 가래 등
　㉤ 농부폐증 : 곰팡이가 핀 건초 등 식물성 분진을 흡입함으로써 생기는 폐질환

> **더 알아보기** 석면
>
> 가장 흔하게 사용되는 석면은 백석면·갈석면·청석면으로, 우리나라에서 사용된 석면의 약 90% 이상은 백석면이며 갈석면, 청석면은 사용량이 적다.
> 6가지의 석면 중 백석면, 청석면, 갈석면이 많이 사용되었다. 사람의 몸에 해로운 정도는 청석면이 가장 크고, 다음으로 갈석면, 백석면 순이다.

⑩ 공업중독의 종류 기출
  ㉠ 납(Pb) 중독(연중독)
    ⓐ 급성 : 식욕감퇴, 구토, 구역, 두통, 변비
    ⓑ 만성 : 기억력 감퇴, 경련, 난청, 망상, 혼수 등 사망
    ⓒ 활자제조업, 페인트공장, 안료공장 등
  ㉡ 6가 크롬(Cr^{6+}) 중독
    ⓐ 급성 : 신장장애
    ⓑ 만성 : 위장장애, 비중격 천공, 폐렴 등
  ㉢ 수은(Hg) 중독
    ⓐ 3대 증상 : 구내염, 경련, 정신장애
    ⓑ 미나마타병
    ⓒ 수은광산 갱내작업, 수은정련
  ㉣ 카드뮴(Cd) 중독
    ⓐ 급성증상 : 급성위장염, 급성폐렴, 호흡곤란, 흉부압박감 등
    ⓑ 만성중독 3대 증상 : 단백뇨, 신장장애, 폐기종
    ⓒ 이타이이타이병
    ⓓ 아연공장, 전기도금, 용접
  ㉤ 망간(Mn) 중독 : 무력증, 식욕감퇴, 두통, 현기증, 흥분성 발작 등이 나타나며, 더 진전되면 파킨슨병과 비슷한 증상으로 안면근육의 이상, 운동실조 등이 나타남
  ㉥ 벤젠(Benzene) 중독 : 조혈기능장애, 백혈병
⑪ 소음으로 인한 장애 기출
  ㉠ 소리의 단위 : Sone(감각의 크기), Phone(음의 크기), dB(음의 강도)
  ㉡ 증상 : 난청, 이통, 두통, 현기증, 초조감, 불안
  ㉢ 장애요인 : 소음의 크기와 강도
  ㉣ 소음성 난청(영구적 난청 3,000~6,000Hz) : 일반적으로 4,000Hz에서 청력 손실이 가장 큰데, 이 현상을 특별히 C5-dip이라 하며, 고주파수 음에 장기간 노출되면 코르티(Corti)씨 기관의 파괴현상으로 발생함
  ㉤ 원인 : 두부 외상 또는 각종 공업중독, 고압에서의 작업, 재해사고의 결과 그리고 소음작업으로 발생
⑫ 진동에 의한 장애 기출
  ㉠ 국소적 장애
    ⓐ 착암기, 연마기 등을 사용하는 직업
    ⓑ 레이노드현상(Raynaud's Phenomenon) : 사지, 특히 손가락의 간헐적인 창백현상인 청색증(Cyanosis)이 나타나는데, 진동공구 사용 시 발생
    ⓒ 관절장애
  ㉡ 전신적 장애
    ⓐ 교통기관의 승무원, 분쇄기 사용자 및 발전소 등의 직업
    ⓑ 자율신경장애, 혈압 및 맥박 상승

⑬ 유기용제에 의한 장애
  ㉠ 지용성의 특성, 신경계, 소화기, 호흡기, 간장, 신장, 조혈기, 피부 및 점막에 대한 악영향
  ㉡ 모든 지용성 유기용제는 비특이적인 중추신경계 억제효과, 마취작용을 나타냄

◢ 작업환경요인의 건강에 대한 영향 기출

	환경 요인	장해의 종류	대상 작업의 예
① 화학적 요인 (유해물질이 근로자의 건강에 영향)	1. 광물성 분진 2. 특정 화학물질 등 3. 기타 중금속 4. 기타 일반분진 5. 유기용제 등 6. 기타 유해가스 7. 산소결핍 8. 전리방사성물질	진폐증(규폐, 면폐, 탄폐) 산업중독, 직업성 암, 피부장해 산업중독, 직업성 암, 피부장해 진폐증, 산업중독, 피부장해 유기용제 중독, 피부장해 산업중독 산소결핍증 전리방사성 장해	광업, 요업, 주조, 건설 광업, 공업, 건설 축전지 제조, 요업 방적, 제지, 화학공업 광업, 인쇄, 도장업 광공업 건설, 화학공업, 지하실 방사선물질 취급
② 물리적 요인 (유해에너지가 근로자의 건강에 영향)	9. 이상 온·습도, 기류 10. 이상기압 11. 부적 조명 12. 소음 13. 초음파 14. 마이크로파 15. 국소진동 16. 레이저 광선 17. 적외선 18. 자외선 19. 전리방사선	열중증, 동상 잠수병, 고산병 안정피로, 근시 직업성난청, 정신피로, 정서불안정 이명, 두통 백내장, 체온상승, 조직괴사 경견완증후군 망막손상, 실명 백내장 홍반, 전광성 각막염 전리방사선 장해	노(爐), 열처리, 냉동실 작업 잠수, 압기공사, 고소건설 정밀작업, 사무작업 프레스, 건설, 제재, 기타산업 초음파 세정 레이다, 통신, 비닐용착 진동 공구취급 통신, 측량, 금속가공 건조로, 소부도장 용접, 살균등, 복사기 의료, 비파괴검사
③ 생물적 요인	20. 세균, 기생충 21. 알레르겐	감염증, 식중독 직업성 알레르기증	모든 작업 화학공업, 농림축산
④ 사회적 요인	22. 근로조건 23. 인간관계	정신피로, 정서불안정, 심인성 질병	모든 작업

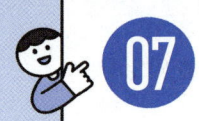

07 끝판왕! 적중예상문제

적중예상문제 해설

01
- 투과력의 크기 : X 또는 $\gamma > \beta > \alpha$
- 전리작용 : X 또는 $\gamma < \beta < \alpha$

02
유기용제는 지용성의 특성으로 인하여 다양한 신체 조직과 결합하여 여러 가지 영향을 미쳐, 그 종류에 따라 신경계, 소화기, 호흡기, 간장, 신장, 조혈기, 피부 및 점막에 대한 악영향이 있다. 거의 모든 지용성 유기용제가 비특이적인 중추신경계 억제효과나 마취작용을 나타낸다.

03
레이노병(현상)의 원인은 국소 진동, 저온 환경이며, 피부에 혈액을 공급하는 작은 동맥의 순간적인 수축(vasospasm) → 혈액 공급의 장애 → 조직의 산소 공급의 장애 → 혈액 공급이 부족한 피부조직이 파랗게 변한다.

04
전리방사선에 감수성이 큰 인체 조직 : 골수, 임파조직, 조혈장기, 생식기 등

05
레이노병 : 손가락의 말초혈관 운동장애로 인해 창백·동통 증상. 한랭환경에서의 진동 작업 시 발생하며, 일명 데드 핑거 또는 화이트 핑거라 한다.

---

01 [2024 기출유사]

인체에 해가 될 수 있는 전리방사선의 투과력이 높은 것부터 바르게 나열한 것은?

① X선 > β입자 > α입자
② X선 > α입자 > β입자
③ α입자 > β입자 > X선
④ α입자 > X선 > β입자
⑤ β입자 > α입자 > X선

02 [2023 기출유사]

환기가 충분하지 않은 공간에서 페인트와 접착제 등에 많이 사용되는 유기용제에 인체가 노출될 때 발생할 수 있는 영향은?

① 만성 폐쇄성 폐질환
② 신경장해
③ 대사증후군
④ 중증열성혈소판감소증후군
⑤ 누적외상성증후군

03 [2023·2018 기출유사]

다음 직업병의 종류 중 국소 진동에 의한 것은?

① 소음성 난청(hearing loss)
② 열사병(heat stroke)
③ 진폐증(pneumoconiosis)
④ 레이노병 (Raynaud's disease)
⑤ VDT증후군 (VDT syndrome)

04 [2022 기출유사]

인체가 전리방사선에 노출되었을 때 감수성이 높아 가장 예민한 부위는?

① 근육
② 골수
③ 신경
④ 피부
⑤ 모발

05 [2022 기출유사]

혈관이 수축하고 혈류량이 감소하여 창백해지는 레이노병(Raynaud's disease)이 발생하기 쉬운 신체부위는?

① 손가락
② 목
③ 어깨
④ 허리
⑤ 등

🔒 01 ① 02 ② 03 ④ 04 ② 05 ①

422 PART 02 환경위생학

06 2022 기출유사
직업병의 종류 중 고온다습한 작업장의 근로자에게 나타날 수 있는 질환으로 옳은 것은?

① 규폐증 ② 면폐증 ③ 참호족
④ 잠함병 ⑤ 열중증

07 2022 기출유사
작업환경관리의 공학적 대책 중 물리적 장벽을 이용하여 작업자의 유해물질 노출량을 줄이는 방법은?

① 교육 ② 격리 ③ 대치
④ 조정 ⑤ 환기

08 2021 기출유사
다음 중 라돈으로 유발되는 직업병은?

① 폐암 ② 진폐증 ③ 열중증
④ 청색증 ⑤ 비중격천공

09 2021 기출유사
다음 중 방사능 오염과 관련한 감마(γ)선의 대표 핵종은?

① ^{60}Co ② ^{59}Fe ③ ^{40}K
④ ^{32}I ⑤ ^{90}Sr

10 2021 기출유사
다음 중 소음성 난청이 발생하는 주파수 대역으로 옳은 것은?

① 100~900Hz ② 1,000~1,500Hz
③ 2,000~2,500Hz ④ 3,000~6,000Hz
⑤ 7,000~9,000Hz

11 2021 기출유사
다음 중 산업재해 지표에서 도수율에 대한 설명으로 옳은 것은?

① 연 근로시간 1,000시간당 재해로 잃어버린 근로손실일수
② 연 근로시간 합계 100,000시간당 발생되는 재해자 수
③ 연 근로시간 합계 1,000,000시간당 재해발생 건수
④ 재적근로자 1,000인당 1년간 발생하는 재해자 수
⑤ 재적근로자 10,000인당 1년간 발생하는 사고 건수

적중예상문제 해설

06
고온작업 장애(열중증, 고열장애 ; heat disorder) : 고온폭로 시 체온조절 기능의 생리적 변조 및 장해현상을 말한다.

07
작업환경관리
- **대치** : 공정, 시설, 물질의 변경
- **격리** : 격리저장, 위험시설격리, 공정과정, 격리, 차열, 개인보호구 착용
- **환기(국소, 전체)** : 직업병 예방대책의 1차 예방

08
라돈은 무색, 무미, 무취의 성질을 가진 기체이며 Rn-222로 반감기는 3.8일이고, 방사능으로 인해 폐로 흡입하게 되면 폐의 건강을 위협한다.

09
γ선을 방출하는 방사성 핵종의 종류와 반감기

핵종	반감기
^{60}Co	5.3년
^{103}Ru	39.3일
^{106}Ru	1.0년
^{131}I	8.0일
^{134}Cs	2.1년
^{137}Cs	30.1년
^{144}Ce	284.9일
^{192}Ir	73.8일

10
소음성 난청(영구적 난청 3,000~6,000Hz)
일반적으로 4,000Hz에서 청력 손실이 가장 큰데, 이 현상을 특별히 C5-dip이라 하며, 고주파수 음에 장기간 노출되면 코르티(Corti)씨 기관의 파괴현상으로 발생함

11
도수율 : 위험에 노출된 단위시간당 재해발생 상황을 파악하기 위한 지표
재해건수/연 근로시간수×1,000,000

06 ⑤ 07 ② 08 ① 09 ① 10 ④ 11 ③

적중예상문제 해설

12
내분비계 장애물질(EDCs : Endocrine Disrupting Chemicals)의 특징
- 생체호르몬과는 달리 쉽게 분해되지 않는다.
- 환경 중 및 생체 내에 잔존하며 심지어 수년간 지속된다.
- 인체 등 생물체의 지방 및 조직에 농축되는 성질을 가지고 있다.

13
비스페놀 A : 플라스틱용기, 음료캔, 병마개, 수도관의 내장코팅제, 치과치료 시 이용되는 코팅제

14
벤젠(Benzene) 중독 : 조혈기능장애, 백혈병

15
① Rem : 생체에 실제로 미치는 생체실효선량[인체가 방사선을 받았을 때의 영향을 나타내는 단위로서 보통 1g의 라듐(1큐리의 방사능)으로부터 1m 떨어진 거리에서 1시간 동안 받은 방사선의 영향]
③ Rad : 어떤 물체에 방사선의 에너지가 얼마나 흡수되는지를 측정하는 것으로 그 흡수선량의 단위
⑤ R(Roentgen) : 방사선 조사량 표시

16
② 1Ci(Curie) : 1g의 라듐과 같은 양의 방사선을 방출하는 라돈의 양
③ Rad(roentgen absorbed dose) : 방사선 흡수선량의 단위

---

12 2021 기출유사
다음 설명에 해당하는 것은 무엇인가?

> 항상성 유지, 생식, 발달 또는 행동을 조절하는 생체 호르몬의 합성, 분비, 이동, 대사, 결합작용 또는 분해 등을 간섭하는 체외물질이다.

① 비소　　　　　　② 석면
③ 가시광선　　　　④ 아이오딘
⑤ 내분비교란물질

13 2021 기출유사
다음 중 통조림 용기와 수도관의 녹을 방지하기 위한 코팅제에 포함된 물질은?
① 중금속　　② 스티렌　　③ 아세톤
④ 톨루엔　　⑤ 비스페놀 A

14 2021 기출유사
다음 중 조혈기능 장애를 유발하는 물질은?
① 바륨　　② 벤젠　　③ 아르곤
④ 코발트　⑤ 산화규소

15 2015 기출유사
1g의 라듐과 같은 양의 방사선을 방출하는 라돈의 양은?
① Rem　　② Ci　　③ Rad
④ ppm　　⑤ R(Roentgen)

16 2016 기출유사
다음 중 인체의 피해를 고려한 방사선 단위는?
① Rem　　② Curie　　③ Rad
④ pico　　⑤ Roentgen

🔒 12 ⑤　13 ⑤　14 ②　15 ②　16 ①

17 [2017 기출유사]
다음 중 방사선 취급자에게서 볼 수 있는 질병은?
① 규폐증 ② 결핵 ③ 난청
④ 백혈병 ⑤ 고혈압

17
방사선에 의한 장애
백혈병(암), 혈액장애, 생식기장애 등

18 [2018 기출유사]
다음 중 방사선에 노출되었을 때 감수성이 가장 예민한 곳은?
① 근육 ② 뼈 ③ 모발
④ 임파계 ⑤ 신경계

18
감수성이 큰 조직 : 임파조직, 골수, 조혈장기, 생식기 등

19 [2019 기출유사]
다음 중 방사선의 전리작용 순서로 올바른 것은?
① 감마 < 베타 < 알파
② 감마 < 알파 < 베타
③ 베타 < 감마 < 알파
④ 베타 < 알파 < 감마
⑤ 알파 < 감마 < 베타

19
- **투과력** : X 또는 감마 > 베타 > 알파
- **전리작용** : 알파 > 베타 > 감마 또는 X

20 [2018 기출유사]
다음 중 유해광선 작업 시 필요한 보호구는?
① 보호안경 ② 분진마스크
③ 귀마개 ④ 공기마스크
⑤ 귀덮개

20
유해광선 작업 시 보안경(보호안경)이 필요하다.

21 [2024 · 2017 기출유사]
다음 중 진폐증(pneumoconiosis)을 잘 일으키는 먼지의 크기는?
① 0.1μm 이하 ② 0.5~5μm
③ 10~50μm ④ 5.0~100μm
⑤ 100μm 이상

21
진폐증
0.5~5μm 분진이 폐포에 쌓여 폐가 굳어지는 병이다.

🔒 17 ④　18 ④　19 ①　20 ①　21 ②

적중예상문제 해설

22
분진발생 보호구
마스크, 장갑 등이 적당하며 보호구는 최후수단이며 개인적, 일시적이므로 작업자와 유해인자 사이의 격리나 공정과정의 대치 등이 요구된다.

23
섬유증식 유발물질 : 규소, 석면, 베릴륨, 황석, 석회 등
더 섬유증식이 없는 것 : 면폐증

24
주로 유해물질을 흡입하여 폐포 내에서 모세혈관에 흡수되어 전신에 퍼진다.

25
② dB : 소음의 강도
③ phone : 소리의 크기
⑤ Hz : 주파수의 단위

26
- 수면방해 : 40dB 이상
- 직업성 난청유발 : 90dB 이상
- 귀덮개, 귀마개 착용 : 120dB 이상
- 통각 느끼는 정도 : 140dB 이상
- 고막파열 : 160dB 이상

27
소음이 보통 80dB 이상이면 방음보호구를 착용하는 것이 좋으며, 80~115dB 범위에서는 귀마개, 110dB~120dB 범위에서는 귀덮개, 120dB 이상이면 귀마개와 귀덮개를 병행하여 착용한다.

🔒 22 ② 23 ② 24 ② 25 ① 26 ⑤ 27 ⑤

---

22 1회독 2회독 3회독 2014 기출유사
다음 중 분진발생 보호구로 적당한 것은?
① 환기시설, 배기시설
② 마스크, 장갑
③ 예방적인 약제 및 영양제 투입
④ 탈의장, 세면장
⑤ 작업폭로 환경개선

23 1회독 2회독 3회독 2013 기출유사
다음 중 폐포에 섬유증식을 일으키는 물질은?
① 카드뮴
② 유리규산
③ 수은
④ 비소
⑤ 납

24 1회독 2회독 3회독 2013 기출유사
다음 유독물질의 침입경로 중 가장 중요한 것은?
① 소화기
② 호흡기
③ 비노기
④ 피부
⑤ 점막

25 1회독 2회독 3회독 2014 기출유사
감각의 크기를 나타내는 소음단위는 어느 것인가?
① sone
② decibel
③ phone
④ NRN
⑤ Hz

26 1회독 2회독 3회독 2014 기출유사
통각을 느끼게 하는 소음의 강도는 몇 데시벨(dB) 이상인가?
① 40
② 60
③ 80
④ 100
⑤ 140

27 1회독 2회독 3회독 2015 기출유사
다음 중 귀덮개와 귀마개를 동시에 착용하여야 하는 소음의 수준은 얼마인가?
① 40dB(A)
② 50dB(A)
③ 90dB(A)
④ 100dB(A)
⑤ 120dB(A)

28 [2015 기출유사]
일상적으로 근무하면서 폭로될 때 청력장해(난청)를 일으키기 시작할 수 있는 음의 최저치는?

① 90~95 데시벨
② 75~82 데시벨
③ 110 데시벨 이상
④ 100~105 데시벨
⑤ 65~70 데시벨

28
소음성 난청의 최저음 : 90~95dB

29 [2016 기출유사]
다음 중 건강인이 들을 수 있는 음역의 범위로 가장 적절한 것은?

① 10~2,000Hz
② 20~2,000Hz
③ 20~20,000Hz
④ 50~20,000Hz
⑤ 10~10,000Hz

29
가청 주파영역 : 20~20,000Hz

30 [2016 기출유사]
「환경정책기본법」상 도로변 지역에서 밤 시간의 주거지역 및 학교 등의 소음환경기준은 몇 dB(A) 범위인가?

① 35
② 55
③ 70
④ 75
⑤ 80

30
환경정책기본법 시행령 [별표1]
주간 : 65dB, 야간 : 55dB

31 [2019 기출유사]
청력검사 시 직업성 난청을 조기 발견할 수 있는 주파수는?

① 1,000Hz
② 2,000Hz
③ 3,000Hz
④ 4,000Hz
⑤ 5,000Hz

31~32
C5-dip
소음 폭로 후 청력손실이 3,000~6,000Hz에서 먼저 나타나고, 그중 4,000Hz에서 가장 심하다.

32 [2019 기출유사]
C5-dip 현상과 가장 관련이 깊은 주파수는 어느 것인가?

① 6,000Hz
② 4,000Hz
③ 10,000Hz
④ 8,000Hz
⑤ 2,000Hz

28 ① 29 ③ 30 ② 31 ④ 32 ②

적중예상문제 해설

33
소음의 영향
- **심리적 영향** : 불안, 초조, 스트레스
- **생리적 영향** : 맥박증가, 혈압상승, 위액분비 저하, 호르몬 분비이상
- **신체적 영향** : 동맥경화, 위궤양, 태아의 발육저하
- **청력손실** : 일시적, 영구적 난청

34
② dB : 소음 등의 크기를 나타내는 단위
⑤ dB(A) : 소음도의 단위로 청감보정회로를 사용한 소음측정(사람의 귀로 보정한 소음)

35
- **진동** : 착암공, 병타공, 재단공, 연마공 등
- **소음** : 조성공, 제관공, 금속공, 직포공 등

36
전기용접공업 종사자에게서 백내장이 빈발한다.

37
카드뮴 중독 - 이타이이타이병

33 ② 34 ⑤ 35 ① 36 ⑤ 37 ⑤

---

33 [2017 기출유사]
다음 중 소음이 인체에 미치는 영향으로 알맞은 것은?
① 청력장애, 영양장애, 노이로제
② 청력장애, 노이로제, 작업능률 저하
③ 교통사고, 신경통, 노이로제
④ 노이로제, 각기병, 신경통
⑤ 노이로제, 신경통, 레이노씨병

34 [2018 기출유사]
다음 중 「환경정책기본법」에서의 환경소음의 단위는?
① Phone   ② dB   ③ sone
④ NRN   ⑤ dB(A)

35 [2013 기출유사]
다음 중 진동에 의한 질병을 유발할 수 있는 직업으로 올바른 것은?

| 가. 착암공 | 나. 병타공 |
| 다. 연마공 | 라. 주물공 |

① 가, 나, 다   ② 가, 다   ③ 나, 라
④ 라   ⑤ 가, 나, 다, 라

36 [2016 기출유사]
다음 중 전기용접공업 종사자에게서 빈발하는 직업병은?
① 전기성안염   ② 설안염   ③ 설맹
④ 빈혈   ⑤ 백내장

37 [2016 기출유사]
다음 중 상호관계가 없는 것으로 조합된 것은?
① 소음성 난청 - audiogram C5 dip
② 진동 - Raynaud's disease
③ 규폐증 - 폐포의 섬유 증식
④ 크롬중독 - 비중격천공증
⑤ 카드뮴 중독 - 금속열

38 [2017 기출유사]
다음 중 미나마타병을 일으키는 물질은?
① 납 ② 크롬 ③ 벤조피렌
④ 진동 ⑤ 수은

39 [2018 기출유사]
만성중독 시 신장기능장애, 단백뇨, 폐기종의 3대 증상을 나타내는 중금속은?
① 수은 ② 비소 ③ 크롬
④ 납 ⑤ 카드뮴

40 [2019 기출유사]
다음 중 조혈기능장애를 일으키며 뼈에 90% 이상 축적되는 중금속은?
① 카드뮴 ② 수은
③ 납 ④ 크롬
⑤ 비소

41 [2017 기출유사]
직업병을 예방하기 위한 조치 중에서 옳은 것은?
① 유해물질 발생공정의 대처 ② 환경개선
③ 개인보호구 착용 ④ 정기적인 건강검진 실시
⑤ 이상 모두

42 [2020 기출유사]
다음 중 손가락의 혈관이 수축하고 혈류량이 감소하여 창백해지는 장애의 원인은?
① 소음 ② 진동
③ 방사선 ④ 기압변동
⑤ 고온작업

43 [2020 기출유사]
다음 중 근로자의 육체적 작업강도 지표로 사용되는 것은?
① 안정대사량 ② 기초대사량
③ 작업밀도량 ④ 재해발생률
⑤ 에너지대사율

적중예상문제해설

38
미나마타병 - 수은

39
카드뮴의 3대 중독증상 : 단백뇨, 신장기능장애, 폐기종

40
납 중독증상 : 빈혈, 조혈기능장애, 마비 등

41
직업병 예방조치
작업환경개선(유해물질 발생공정 대치, 격리, 환기), 위생보호구 착용, 정기적인 건강검진 등

42
레이노병
- 손가락의 말초혈관 운동장애로 인해 창백·동통 증상. 한랭환경에서의 진동작업 시 발생하며, 일명 데드 핑거 또는 화이트 핑거라 한다.
- 추위에 노출될 경우, 손이나 발이 노출된 경우에만 레이노 증후군이 나타나는 것이 아니라, 신체 어느 부위가 노출되어도 반사반응에 의해 손과 발의 혈관수축이 올 수 있다. 날씨가 추워질 경우 각별히 신체의 보온에 유의해야 한다.

43
RMR에 의한 작업강도
- **경노동(0~1)** : 의자에 앉아서 손으로 하는 작업
- **중등노동(1~2)** : 지속작업, 6시간 이상 쉬지 않고 하는 작업
- **강노동(2~4)** : 전형적인 지속작업
- **중노동(4~7)** : 휴식의 필요가 있는 작업
- **격노동(7 이상)** : 중도적 작업

에너지 대사율(RMR)
= (작업 시 소비열량-휴식 시 소비열량) / 기초대사량
= 근로(작업)대사량 / 기초대사량

38 ⑤ 39 ⑤ 40 ③ 41 ⑤ 42 ② 43 ⑤

적중예상문제 해설

44
벤젠(Benzene) 중독 : 조혈기능장애

45
크롬(Cr) 중독
- 급성 : 신장장애
- 만성 : 위장장애, 비중격천공, 폐렴 등

---

44 1회독 2회독 3회독 2020 기출유사

다음 중 벤젠을 사용하는 작업장의 근로자에게 주로 나타날 수 있는 직업병은?

① 흑피증 ② 구내염
③ 백혈병 ④ 단백뇨
⑤ 골연화

45 1회독 2회독 3회독 2020 기출유사

다음 중 비중격천공을 일으키는 물질은?

① 납(Pb) ② 비소(As)
③ 크롬(Cr) ④ 수은(Hg)
⑤ 구리(Cu)

46 1회독 2회독 3회독 2020 기출유사

다음 중 「악취방지법」상 지정악취물질은?

① 암모니아 ② 일산화질소
③ 이산화질소 ④ 이산화탄소
⑤ 일산화탄소

악취방지법 시행규칙 [별표 1]

지정악취물질(제2조 관련)	
종류	적용시기
1. 암모니아 2. 메틸메르캅탄 3. 황화수소 4. 다이메틸설파이드 5. 다이메틸다이설파이드 6. 트라이메틸아민 7. 아세트알데하이드 8. 스타이렌 9. 프로피온알데하이드 10. 뷰틸알데하이드 11. n-발레르알데하이드 12. i-발레르알데하이드	2005년 2월 10일부터
13. 톨루엔 14. 자일렌 15. 메틸에틸케톤 16. 메틸아이소뷰틸케톤 17. 뷰틸아세테이트	2008년 1월 1일부터
18. 프로피온산 19. n-뷰틸산 20. n-발레르산 21. i-발레르산 22. i-뷰틸알코올	2010년 1월 1일부터

44 ③ 45 ③ 46 ①

CHAPTER 08 소독

1 정의

(1) **소독(Disinfection)** 기출
물리적·화학적 방법으로 병원 미생물을 파괴 또는 멸살시켜 감염력이나 증식력을 없애는 조작이다. 미생물의 영양형을 사멸시킬 수 있으나 아포를 파괴할 수 없는 것도 소독에 속한다.
→ 포자형성균을 제외한 모든 병원성 미생물 사멸

(2) **멸균(Sterilization)** 기출
소독과는 달리 강한 살균력을 작용시켜 모든 미생물의 영양형이나 아포까지도 멸살 또는 파괴시키는 조작이다. 멸균은 소독을 내포하나 소독은 멸균을 의미하지 않는다.
→ 포자형성균을 포함한 모든 미생물을 사멸

(3) **살균(Bactericide)**
미생물에 물리적·화학적 자극을 가하여 이를 단시간에 멸살시키는 작용이나 멸균만큼 완전하지는 않다.

(4) **방부(Bacteriostatic)**
병원성 미생물의 발육과 그 작용을 제거 내지 정지시켜 음식물 등의 부패(Putrefaction) 및 발효(Fermentation)를 방지하는 조작으로, 방부가 소독이 될 수는 없으나 소독은 방부가 된다.

> **더⁺ 알아보기** 소독 기출
> 1. 소독 작용을 강도 순으로 보면 멸균 > 살균 > 소독 > 방부의 순위가 결정된다.
> 2. 소독방법은 물리적 소독법과 화학적 소독법으로 나누어 생각할 수 있으며, 소독작용에 영향을 주는 것은 세균과의 접촉·수분·시간·온도·농도 등이다.

2 소독법

(1) **물리적 방법**
① 건열법 기출
㉠ 화염멸균법 : 화염(예 알코올램프)에 멸균시키려는 물체를 약 20초간 직접 접촉시킴으로써 표면에 부착된 미생물을 멸균시키는 방법
• 대상 : 백금 루프, 유리기구, 금속기구, 도자기 등

ⓒ 건열멸균법 : 건열멸균기(dry oven) 속에 160~180℃로 1~2시간 넣어두면 세균은 탄화되어 멸균된다.
　　　　• 대상 : 초자기구, 유리기구, 주사침 등
　② 습열멸균법 기출
　　　⊙ 자비멸균법(자비소독법) : 100℃의 끓는 물에서 15~20분간 가열 처리하는 간단한 방법으로 완전멸균은 기대할 수 없으나(아포형성세균, 간염바이러스 등) 보통 영양형 병원균은 사멸
　　　　• 대상 : 각종 식기, 도자기, 의류, 주사기 등
　　　　▶ 1~2%의 중조(NaHCO₃탄산수소나트륨)를 물에 첨가하면 살균작용이 강해지고, 금속의 부식 방지
　　　ⓒ 저온멸균법 : 아포를 형성하지 않는 세균(결핵균, 살모넬라균, 구균 등) 멸균법으로 보통 63~66℃에서 30분간 또는 75℃에서 15~30분간 실시
　　　　ⓐ 대상 : 우유와 같이 열에 감수성이 있는 식품류
　　　　ⓑ 참고 : 파스퇴르(Pasteur)에 의해 고안된 멸균법
　　　ⓒ 고압증기법 : 아포형성균을 멸균하는 가장 좋은 방법으로, 고압증기멸균기(autoclave)에서 15파운드의 증기압(121℃)에서 20분간 멸균 기출
　　　　• 대상 : 의류, 수술기구, 초자기구, 고무제품, 약품 등
　　　㉢ 유통증기멸균법 : Koch 멸균기로 100℃의 유통증기로 30~60분간 가열하는 방법
　　　　• 유통간헐멸균법 : 1일 1회 15~30분간 3회 실시
　　　　▶ 고압증기멸균법이 부적당한 경우에 사용
　③ 자외선 멸균법 : 자외선 265nm(2,650Å)을 이용
　　　⊙ 대상 : 공기, 물, 식품, 기구, 용기, 수술실, 제약실 및 실험대 등
　　　ⓒ 단점 : 피부암 유발, 침투력이 약하여 표면 살균만 가능
　④ 여과멸균법
　　　• 대상 : 조직 배양액 멸균, 바이러스 여과, 혈청 및 아미노산 여과 등
　⑤ 희석법 : 오염 물질을 희석하여 질병의 전염 기회를 저하시키고, 세균 자체의 생육을 억제하는 방법
　⑥ 전기 및 진동 : 전류와 매초 8,800Hz 사이클의 음파 이용
　⑦ 방사선 조사 : 투과력이 강해 소독 대상의 내부까지 살균이 가능하다. 발아 억제, 살충, 살균, 숙도 조정 등의 목적으로 식품에 조사하는 경우도 있다. 기출

(2) **화학적 소독법** 기출
　① 소독제의 구비조건
　　　⊙ 살균력(높은 석탄산 계수)이 높아야 함
　　　ⓒ 안정성이 있어야 함
　　　ⓒ 용해도가 높아야 함
　　　㉢ 침투력이 강해야 함
　　　㉣ 인체에 대한 독성은 약해야 함
　　　㉥ 부식성 및 표백성이 없어야 함
　　　㉦ 방취력이 있어야 함

　　　　ⓞ 가격이 저렴하고 구입이 용이해야 함
　　　　ⓩ 사용 방법이 간단해야 함
　② 소독 작용의 기전 기출
　　　㉠ 산화작용 : Cl_2, I_2, O_3, H_2O_2, $KMnO_4$
　　　㉡ 가수분해 : 열탕수, 강산, 강알칼리
　　　㉢ 균체 단백응고작용 : 석탄산, 알코올, 크레졸, 포르말린, 승홍
　　　㉣ 균체 효소계 불활성화 : 알코올, 석탄산, 중금속염, 역성비누
　　　㉤ 탈수작용 : 식염, 설탕, 알코올, 포르말린
　　　㉥ 중금속염 형성작용 : 승홍, 머큐로크롬
　　　㉦ 삼투압의 변화 : 석탄산, 중금속염, 염화물
　③ 화학적 소독제
　　　㉠ 알코올
　　　　ⓐ 대상 : 무포자균, 손, 건강한 피부, 기구 등의 소독
　　　　ⓑ 특징 : 에틸알코올(Ethyl Alcohol)은 70%의 수용액에서 살균력이 강하고, 에틸알코올의 대용으로 이소프로필알코올이 사용되는데 휘발성이 적고 70~100%에서 살균력이 강함
　　　　　(cf 메탄올은 75%)
　　　㉡ 과산화수소(H_2O_2) 기출
　　　　ⓐ 대상 : 인두염, 구내염, 입안 세척, 상처소독 등
　　　　ⓑ 특징 : 2.5~3.5%의 수용액 농도로 자극이 적고 무포자균을 신속히 살균 가능
　　　㉢ 크레졸 기출
　　　　ⓐ 대상 : 기구, 천, 분변, 객담의 소독
　　　　ⓑ 특징 : 독성은 약하고 살균력은 페놀(석탄산)보다 2배나 강하며, 세균에 대해 큰 소독 효과를 가짐, 소독용액의 농도는 3%
　　　　ⓒ 단점 : 강한 냄새
　　　㉣ 승홍($HgCl_2$, Mercury Bichloride)
　　　　ⓐ 대상 : 피부소독(손소독)
　　　　ⓑ 특징 : 가장 넓게 쓰이는 소독제로 살균력이 대단히 강하며, 0.1~0.5% 수용액을 이용, 수용액 온도가 높을수록 살균력이 높아짐
　　　　ⓒ 단점 : 금속 부식, 점막에 대한 강한 자극성, 체내 축척으로 신염을 일으킴
　　　㉤ 생석회(CaO)
　　　　ⓐ 대상 : 분변, 하수, 오물, 토사물, 창면, 궤양, 습성, 피부 질환
　　　　ⓑ 특징 : 물에 넣으면 수산화칼슘[$Ca(OH)_2$]으로 변하고 수렴작용과 강력한 살균작용
　　　　ⓒ 단점 : 공기에 오래 노출되면 살균력이 저하됨
　　　㉥ 석탄산(phenol) 기출
　　　　ⓐ 살균작용 : 세균 단백 응고 및 용해 작용, 효소의 저지 작용
　　　　ⓑ 대상 : 의류, 용기, 실험대, 배설물, 객담, 토물 등
　　　　ⓒ 특징 : 산성도가 높을수록, 고온일수록 살균력이 강함, 소독용액의 농도는 3~5%
　　　　ⓓ 단점 : 피부 점막에 심한 자극을 주고 금속제품을 부식시킴

- ⓔ 석탄산계수(Phenol Coefficient) = 살균약의 희석배수 / 석탄산의 희석배수
  - ㉮ 소독약의 살균력을 비교하기 위해 순수한 석탄산을 표준으로 몇 배의 효력을 나타내는가를 표시하는 계수
  - ㉯ 석탄산계수가 높을수록 살균력이 높음
  - ㉰ 어떤 균주(포도상구균, 장티푸스균 등)를 사용하여 20℃에서 일정시간(5~10분) 내에 살균을 보이는 최대 희석배수의 비 기출
    - 예 어떤 세균을 20℃에서 10분에 사멸할 수 있는 순수한 석탄산 희석 배율의 40배이고, 160배로 희석한 실험 소독약이 동일한 조건에서 석탄산과 동일한 살균력을 가졌다면, 이때의 석탄산계수는?
      석탄산계수 = 소독약 희석배수 / 석탄산 희석배수 = 160 / 40 = 4
- ⓼ 머큐로크롬(Mercurochrome)
  - ⓐ 대상 : 점막, 피부의 외상 등
  - ⓑ 특징 : 무자극성
- ⓞ 포르말린(Formalin)
  - ⓐ 대상 : 아포균
  - ⓑ 특징 : 35%의 포름알데히드(Formaldehyde) 함유, 높은 희석 농도에서 단백질에 작용, 아포에 대한 강한 살균력, 훈증소독에 이용, 사용농도 0.02~0.1%
- ⓩ 역성비누(양성비누) 기출
  - ⓐ 대상 : 식품 소독
  - ⓑ 특징 : 자극성 및 독성이 없고, 침투력과 살균력이 강함, 사용농도 0.01~0.1%
- ⓒ 염소 화합물
  - ⓐ 염소 가스(Chlorine gas)
    - ㉮ 대상 : 상수도 및 하구의 소독(수돗물 - 0.2ppm 이상의 잔류염소 존재)
    - ㉯ 특징 : 강력한 살균력, 강한 자극성과 부식성
  - ⓑ 표백분($CaOCl_2$)
    - ㉮ 대상 : 음료수나 수영장
    - ㉯ 특징 : 물을 가하면 염소 가스를 발생하고 수산화칼슘이 남음

(3) 소독 물품에 따른 소독법 기출

① **분뇨, 토사물, 배설물** : 석탄수, 크레졸수, 1/30의 생석회, 1/5 이상의 석회유를 가하여 2시간 정도를 방치하여 소독
② **섬유 제품 및 침구** : 일광에 의한 살균, 증기 또는 자비 소독, 석탄산수나 크레졸수 등에 2시간 정도 담가 소독
③ **초자기구, 도자기, 광제품, 목죽제품** : 석탄산수, 크레졸수, 승홍수, 포르말린수를 뿌리거나 닦아서 소독
④ **고무, 피혁, 칠기, 모피, 제품 및 병실** : 석탄산수, 크레졸수, 포르말린수를 뿌리거나 닦아서 소독
⑤ **변소, 정화조, 쓰레기통** : 변기에는 석탄산수, 크레졸수, 포르말린수를 분무하여 소독, 정화조(분변)에는 생석회, 석회유 등을 뿌려서 소독, 쓰레기통은 석회유 및 크롬 석탄수를 뿌려 소독

(4) **전염병 종류에 따른 소독법**
① 장티푸스, 파라티푸스, 콜레라, 이질 : 환자의 의류, 침구, 배설물, 식기, 쓰레기통, 하수구 등을 철저히 소독
② 천연두, 성홍열 : 환자의 모든 배출물, 접촉 기구, 접촉자 등에 소독
③ 디프테리아, 유행성 뇌척수막염 : 환자의 콧물, 객담과 이들에 의해 오염된 각종 기구 및 사용도구와 간호인의 의류, 신체 등에 소독 실시
④ 폴리오 : 발병 초기 – 디프테리아 소독에 준하여 실시, 발병 후 – 이질의 소독에 준함

◀ 소독약의 수용액 유효농도 〔기출〕

소독약	수용액 농도	주로 이용되는 소독
알코올(Alcohol)	• 에틸알코올 : 70% • 메틸알코올 : 75%	피부 및 기구 소독
과산화수소(H_2O_2)	3~3.5%	구내염, 인후염, 상처, 입안 소독
크레졸(Cresol)	3%	손, 배설물, 화장실 등의 소독
석탄산(Phenol)	3~5%	오염의류, 실험대, 용기, 오물, 토사물, 배설물 등의 소독
약용비누	–	손, 피부, 두피 소독
역성비누 (양성비누, Invert Soap)	0.01~0.1%	조리기구, 식기류, 채소류, 손의 소독, 점막이나 의료기구 소독 및 실내의 분무 소독
머큐로크롬 (Mercurochrome)	2%	점막 및 피부상처
생석회(CaO)	생석회 분말 2, 물 8	분변, 하수, 오수, 오물, 토사물의 소독
승홍	0.1%	손 소독

> **참고** 소독약의 살균기전 〔기출〕
>
> 1. 산화작용 : 염소(Cl_2와 그 유도체), 오존, 과산화수소, 과망간산칼륨
> 2. 균체 단백응고작용 : 석탄산, 알코올, 크레졸, 포르말린, 승홍
> 3. 균체 효소불활화작용 : 석탄산, 알코올, 중금속염, 역성비누
> 4. 가수분해작용 : 강산, 강알칼리, 열탕수(끓는물)
> 5. 삼투압의 변화작용 : 석탄산, 중금속염, 염화물
> 6. 중금속염의 형성작용 : 승홍, 머큐로크롬, 질산은
> 7. 탈수작용 : 식염, 설탕, 포르말린, 알코올

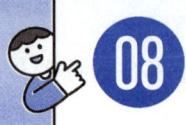

08 끝판왕! 적중예상문제

적중예상문제해설

01
고압증기멸균법: 아포형성균을 멸균하는 가장 좋은 방법으로, 고압증기멸균기(autoclave)에서 15파운드의 증기압(121℃)에서 20분간 멸균(대상: 의류, 수술기구, 초자기구, 고무제품, 약품 등)

02
멸균(Sterilization): 소독과는 달리 강한 살균력을 작용시켜 모든 미생물의 영양형이나 아포까지도 멸살 또는 파괴시키는 조작이다. 멸균은 소독을 내포하나 소독은 멸균을 의미하지 않는다. → 포자형성균을 포함한 모든 미생물을 사멸

03
습열멸균법
- **자비멸균법(자비소독법)**: 100℃의 끓는 물에서 15~20분간 가열 처리
- **저온멸균법**: 아포를 형성하지 않는 결핵균, 살모넬라균, 소유산균(Brucella) 등의 멸균을 위해서 사용
- **고압증기법**: 아포형성균을 멸균, 고압증기멸균기(Autoclave) 사용 → 15Lbs, 121.5℃에서 15분간 처리
- **유통증기멸균법**: Koch 멸균기, 100℃의 유통증기로 30~60분간 가열하는 방법

04
방부(Bacteriostatic): 병원성 미생물의 발육과 그 작용을 제거 내지 정지시켜 음식물 등의 부패(Putrefaction) 및 발효(Fermentation)를 방지하는 조작으로, 방부가 소독이 될 수는 없으나 소독은 방부가 된다.

05
섬유 제품 및 침구: 일광에 의한 살균, 증기 또는 자비 소독, 석탄산수나 크레졸수 등에 2시간 정도 담가 소독

---

01 1회독 2회독 3회독 **2024 기출유사**
소독 방법 중 포자 형성균을 포함한 모든 미생물을 멸균하는 가장 좋은 방법은?
① 저온소독법　　　　② 고온멸균법
③ 자비멸균법　　　　④ 고압증기멸균법
⑤ 고온단시간멸균법

02 1회독 2회독 3회독 **2023 기출유사**
미생물을 소독하는 방법 중 멸균의 개념으로 가장 옳은 것은?
① 병원성 미생물 생균 수 유지　② 병원성 미생물의 증식 저지
③ 병원성 미생물의 활성 정지　④ 미생물 사멸 및 아포 파괴
⑤ 병원미생물의 감염력을 억제

03 1회독 2회독 3회독 **2023 기출유사**
소독의 방법 중 100℃ 끓는 물에서 15~20분간 처리하는 것은?
① 오존소독　　　　② 자비소독
③ 건열소독　　　　④ 화염소독
⑤ 염소소독

04 1회독 2회독 3회독 **2022 기출유사**
다음 다양한 소독방법 중 미생물의 발육을 저지 또는 정지하는 것으로 옳은 것은?
① 방부　　② 멸균　　③ 분해
④ 세척　　⑤ 소독

05 1회독 2회독 3회독 **2022 기출유사**
대상 물품에 따른 소독법으로 세균에 오염된 의복의 소독방법으로 적당한 것은?
① 생석회로 소독
② 가시광선으로 살균
③ 121.5℃에서 1분 공기소독
④ 세제가 없이 냉수로 손세탁
⑤ 100℃ 물에서 30분 열탕소독

🔒 01 ④　02 ④　03 ②　04 ①　05 ⑤

06 [2022 기출유사]

세균의 내생포자를 파괴하기 위한 방법으로 총부유세균용 배지 멸균에도 많이 사용되는 다음 사진의 멸균기의 이름과 사용 온도는?

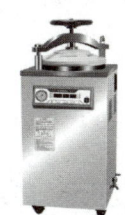

① E.O.Gas 멸균기, 81°C
② E.O.Gas 멸균기, 91°C
③ 건열멸균기, 101°C
④ 고압증기멸균기, 111°C
⑤ 고압증기멸균기, 121°C

07 [2022 기출유사]

화학적 소독제가 갖추어야 할 조건으로 가장 옳은 것은?
① 안정성이 없을 것
② 부식성이 있을 것
③ 물에 잘 녹지 않을 것
④ 인체에 미치는 독성이 높을 것
⑤ 석탄산계수가 높을 것

08 [2021 기출유사]

다음 중 먹는물의 세균 제거에 가장 효과적인 소독법은?
① 염소법
② 은나노법
③ 적외선법
④ 과망간산칼륨법
⑤ 중크롬산칼륨법

09 [2021 기출유사]

다음 중 검사하고자 하는 소독약의 희석배수가 180이고, 석탄산의 희석배수가 90일 때 석탄산계수는?
① 0.1
② 1.0
③ 2.0
④ 3.0
⑤ 4.0

10 [2021 기출유사]

다음에 해당되는 살균법으로 가장 옳은 것은?

- 파장이 265nm인 광원을 이용함
- 결핵균이나 디프테리아균은 2~3시간이면 살균됨
- 수술실, 무균실, 제약실, 음식점 등에서 사용함

① 건열 멸균법
② 저온 살균법
③ 자외선 살균법
④ 고압증기 살균법
⑤ 유통증기 살균법

적중예상문제 해설

06
고압증기법: 아포형성균을 멸균하는 가장 좋은 방법으로, 고압증기멸균기(autoclave)에서 15파운드의 증기압(121°C)에서 20분간 멸균

07
소독제의 구비조건
- 살균력(높은 석탄산계수)이 높아야 함
- 안정성이 있어야 함
- 용해도가 높아야 함
- 침투력이 강해야 함
- 인체에 대한 독성은 약해야 함
- 부식성 및 표백성이 없어야 함
- 방취력이 있어야 함
- 가격이 저렴하고 구입이 용이해야 함
- 사용 방법이 간단해야 함

08
염소소독법은 음용수의 정수처리나 수처리의 방류수에 가장 많이 사용하는 방법으로 수인성전염병 예방의 목적이 있다.

09
석탄산계수(Phenol Coefficient)
= 살균약의 희석배수 / 석탄산의 희석배수
180 / 90 = 2

10
자외선 멸균법: 자외선 265nm(2,650Å)을 이용
- **대상**: 공기, 물, 식품, 기구, 용기, 수술실, 제약실 및 실험대 등
- **단점**: 피부암 유발, 침투력이 약하여 표면 살균만 가능

06 ⑤ 07 ⑤ 08 ① 09 ③ 10 ③

적중예상문제 해설

11
용액 100mL 중의 성분용량(mL) 또는 기체 100mL 중의 성분용량(mL)을 표시할 때는 V/V%를 사용한다.
3% 용액은 100mL 중 크레졸 3mL 존재하니 500mL에는 15mL 필요하다.

12
역성비누(양성비누)
- 대상 : 식품 소독
- 특징 : 자극성 및 독성이 없고, 침투력과 살균력이 강함, 사용농도 0.01~0.1%

13
- 에틸알코올 : 70%(메탄올 : 75)
- 이소프로필 알코올(에틸알코올 대용) : 100~70%

14
② 승홍 : 피부소독
③ 클로로칼키(고도표백분) : 정화조, 우물, 수영장 등
④ 석탄산 : 의류, 용기, 실험대, 배설물, 객담, 토물 등
⑤ 생석회 : 분변, 하수, 오물 등

15
승홍수 – 0.1%

16
생석회 : 분뇨, 토사물, 분뇨통, 쓰레기통, 하수도 등의 소독에 적합

🔒 11 ③ 12 ② 13 ② 14 ① 15 ② 16 ①

---

11 [1회독] [2회독] [3회독] [2021 기출유사]
다음 중 3%(V/V) 크레졸 용액 500mL를 제조할 경우 사용되는 100% 크레졸의 양(mL)은?
① 1.5
② 10
③ 15
④ 20
⑤ 25

12 [1회독] [2회독] [3회독] [2021 기출유사]
다음 중 소독제 분자 중에 양이온이 활성화되어 살균작용이 강해지는 것은?
① 에탄올
② 역성비누
③ 포르말린
④ 과산화수소
⑤ 차아염소산나트륨

13 [1회독] [2회독] [3회독] [2016 기출유사]
다음 중 가장 강력한 살균력을 갖는 알코올의 농도는?
① 50~60%
② 70~75%
③ 80~85%
④ 85~90%
⑤ 100%

14 [1회독] [2회독] [3회독] [2015 기출유사]
다음 중 구내염, 인두염, 입안세척 및 상처소독에 알맞은 소독제는?
① 과산화수소
② 승홍
③ 클로로칼키
④ 석탄산
⑤ 생석회

15 [1회독] [2회독] [3회독] [2013 기출유사]
손 소독용 승홍수의 희석농도는 몇 %가 가장 적당한가?
① 0.01%
② 0.1%
③ 2%
④ 3%
⑤ 5%

16 [1회독] [2회독] [3회독] [2018 · 2014 기출유사]
다음 중 분변소독에 가장 적당한 소독제는?
① 생석회
② 크레졸
③ 승홍수
④ 훨마린수
⑤ 열탕

17 [2019 기출유사]
다음은 소독제로서 승홍에 관한 설명이다. 올바르지 못한 것은?

① 피부소독에는 0.1% 수용액이 적절하다.
② 소독약의 액온도가 높을수록 소독효과가 상승한다.
③ 금속 부식성이 있다.
④ 식염을 0.1% 첨가하면 효과가 상승한다.
⑤ 승홍의 원액은 붉은색이다.

18 [2017 기출유사]
다음 중 소독 효력 검정에 사용하는 것은?

가. Alcohol	나. Cresol
다. $HgCl_2$	라. Phenol

① 가, 나, 다　　② 가, 다　　③ 나, 라
④ 라　　⑤ 가, 나, 다, 라

19 [2015 기출유사]
석탄산 90배 희석액과 어느 소독약 140배 희석액이 동일 조건에서 같은 살균력을 나타낸다면, 이 소독약의 석탄산계수는 얼마인가?

① 2/3　　② 1.0　　③ 1.5
④ 2.0　　⑤ 3.5

20 [2016 기출유사]
승홍 1,000배 희석액과 석탄산 50배 희석액이 같은 살균력을 갖는다면 승홍의 석탄산계수는 얼마인가?

① 0.05　　② 0.5　　③ 20
④ 200　　⑤ 500

21 [2014 기출유사]
석탄산계수가 2이고 석탄산의 희석배수가 30인 경우 실제 소독약품의 희석배수는?

① 15배　　② 28배　　③ 32배
④ 60배　　⑤ 120배

22 [2017 기출유사]
다음 중 식품 소독제로 가장 적절한 것은?

① 과산화수소　　② 약용비누　　③ 역성비누
④ 에틸알코올　　⑤ 승홍

적중예상문제 해설

17
승홍
무색, 무취로 가장 넓게 이용되는 소독제로 강한 살균력과 금속부식성을 가진다.

18
소독약의 살균력 지표 : 석탄산(페놀)계수

19
석탄산계수 = $\dfrac{\text{소독액의 희석배수}}{\text{석탄산의 희석배수}}$

= $\dfrac{140}{90}$

20
석탄산계수 = $\dfrac{\text{소독액의 희석배수}}{\text{석탄산의 희석배수}}$

= $\dfrac{1,000}{50}$

21
석탄산계수 = $\dfrac{\text{소독액의 희석배수}}{\text{석탄산의 희석배수}}$

= $\dfrac{x}{2} = 30$

22
역성비누(0.01~0.1% 용액)
무독, 무해, 무미, 무자극성이며 침투력과 살균력이 강하다.

🔒 17 ⑤ 18 ④ 19 ③ 20 ③ 21 ④ 22 ③

적중예상문제 해설

23
방역용으로 사용하는 소독 방법으로 가장 많이 사용되는 방법은 석탄산과 크레졸이다.

24
① 석탄산 – 균체 단백응고작용 – 3%
② 에탄올 – 단백응고 – 70%
④ 승홍수 – 단백응고작용 – 0.1%
⑤ 크레졸 – 균체 단백응고작용 – 3%

25
병원 오물소독 방법 : 석탄산, 크레졸

26
- 과산화수소 : 구내염, 인두염, 입안 세척, 상처소독
- 크레졸 : 기구, 분변, 객담

27
소각법 : 가장 완전한 소독방법

---

23 1회독 2회독 3회독 2016 기출유사
다음 중 방역용 소독제로 가장 많이 사용되는 것은?
① 염소
② 알코올
③ 석탄산
④ 약용비누
⑤ 과산화수소

24 1회독 2회독 3회독 2017 기출유사
다음 소독제의 살균기전 및 사용농도가 바르게 연결된 것은?
① 석탄산 – 탈수 – 3%
② 에탄올 – 단백응고 – 90%
③ 과산화수소 – 산화 – 2.5%
④ 승홍수 – 단백응고 – 3%
⑤ 크레졸비누액 – 균체 효소억제 – 0.3%

25 1회독 2회독 3회독 2015 기출유사
다음 중 병원에서 발생하는 오물소독에 가장 적당한 것은?
① 승홍, 알코올
② 석탄산, 크레졸
③ 생석회유, 증기소독
④ 자비소독, 일광소독
⑤ 역성비누, 약용비누

26 1회독 2회독 3회독 2014 기출유사
다음 중 구체적인 소독방법으로 옳은 것은?

| 가. 화장실 소독 – 생석회 | 나. 침구 – 포르말린가스 |
| 다. 수술실 – 자외선 | 라. 객담 – 과산화수소 |

① 가, 나, 다
② 가, 다
③ 나, 라
④ 라
⑤ 가, 나, 다, 라

27 1회독 2회독 3회독 2013 기출유사
결핵환자의 객담 소독방법으로 가장 완전한 소독방법은?
① 매립법
② 소각법
③ 일광소독
④ 반복소독
⑤ 임시소독

🔒 23 ③ 24 ③ 25 ② 26 ① 27 ②

28 [2020 기출유사]
다음 중 습열멸균의 소독 방법은?
① 화염멸균법
② 방사선멸균법
③ 자외선멸균법
④ 초음파멸균법
⑤ 고압증기멸균법

29 [2020 기출유사]
다음 중 아포(spore)를 포함한 모든 미생물을 파괴하는 것은?
① 멸균
② 소독
③ 방부
④ 정균
⑤ 발효

30 [2020 기출유사]
균체의 단백질이나 핵산의 알킬화 작용으로 강한 살균력을 나타내는 기체 소독제는 다음 중 어느 것인가?
① 붕산
② 질산은
③ 생석회
④ 요오드
⑤ 에틸렌옥사이드

31 [2020 기출유사]
다음 중 살균력이 강하여 약 1,000배로 희석하여 사용하는 소독제는?
① 승홍
② 생석회
③ 석탄산수
④ 포르말린
⑤ 크레졸수

32 [2020 기출유사]
다음 중 화학적 소독제로 사용되는 크레졸의 농도는?
① 3%
② 10%
③ 15%
④ 20%
⑤ 25%

적중예상문제 해설

28
고압증기멸균법
아포형성균을 멸균하는 가장 좋은 방법으로, 고압증기멸균기(autoclave)에서 15파운드의 증기압(121℃)에서 20분간 멸균한다. 대표적인 습열멸균법 중 하나이다.

29
멸균(Sterilization)
소독과는 달리 강한 살균력을 작용시켜 모든 미생물의 영양형이나 아포까지도 멸살 또는 파괴시키는 조작이다. 멸균은 소독을 내포하나 소독은 멸균을 의미하지 않는다. → 포자형성균을 포함한 모든 미생물을 사멸

30
에틸렌옥사이드(Ethylene oxide)
산화 에틸렌, 폴리소르베이트, 에틸렌 글라이콜 등 다양한 물질의 합성 원료 및 살균소독용으로 널리 사용되는 물질로, 국제암연구기관(IARC)에서 에틸렌옥사이드를 1급 발암물질로 규정하고 있다.
- DNA에 직접 반응하는 직접적인 알킬화제이다.
- 인체 및 동물실험에서 양반응관계에 따라 헤모글로빈 부가체의 발생 빈도를 증가시킨다.
- 동물실험에서 양반응관계에 따라 DNA 부가체의 발생 빈도를 증가시킨다.

31~32

소독약	수용액 농도	주로 이용되는 소독
알코올 (Alcohol)	• 에틸알코올 : 70% • 메틸알코올 : 75%	피부 및 기구 소독
과산화수소 (H_2O_2)	3~3.5%	구내염, 인후염, 상처, 입안 소독
크레졸 (Cresol)	3%	손, 배설물, 화장실 등의 소독
석탄산 (Phenol)	3~5%	오염의류, 실험대, 용기, 오물, 토사물, 배설물 등의 소독
약용비누	—	손, 피부, 두피 소독
역성비누 (양성비누, Invert Soap)	0.01~0.1%	조리기구, 식기류, 채소류, 손의 소독, 점막이나 의료기구 소독 및 실내의 분무 소독
머큐로크롬	2%	점막 및 피부상처
생석회 (CaO)	생석회 분말 2, 물 8	분변, 하수, 오수, 오물, 토사물의 소독
승홍	0.1%	손 소독

28 ⑤ 29 ① 30 ⑤ 31 ① 32 ①

시험합격에 필요한
알짜 이론과 문제를 한번에 정리!

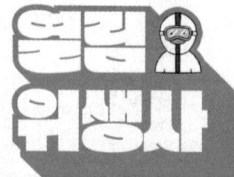

PART 03

식품위생학

CHAPTER 01 식품위생의 개요(HACCP, GMO)

CHAPTER 02 식품과 미생물

CHAPTER 03 식중독

CHAPTER 04 식품과 질병(감염병, 기생충질환)

CHAPTER 05 식품첨가물

CHAPTER 01 식품위생의 개요(HACCP, GMO)

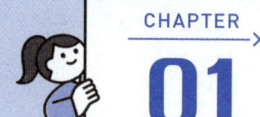

1 식품위생의 정의

(1) 식품(Food)
의약으로 섭취하는 것을 제외한 모든 음식물

(2) 식품위생의 정의 기출
① 식품위생의 어원
  ㉠ 식품위생의 '위생'은 중국의 고서 「장자」의 잡편·경상초에서 최초로 사용함으로써 비롯됨
  ㉡ 위생은 자연의 도에서 벗어나지 않고 순응하는 일종의 양생법을 의미한다.
② WHO : 1955년 환경위생 전문위원회
  식품의 생육(재배), 생산 및 제조로부터 최종적으로 인간에게 섭취되기까지 이르는 모든 단계에서 식품의 안전성과 건전성, 완전무결성을 확보하기 위한 모든 수단을 의미한다.
③ 식품위생법(1962.1.20. 법률 제1007호)
  ㉠ 식품위생 : 식품, 식품첨가물, 기구 및 용기·포장을 대상으로 하는 음식물에 관한 위생
  ㉡ 식품위생의 중점사항 : 식품의 안전성 유지

2 식품위생의 목적

식품으로 인하여 생기는 위생상의 위해를 방지하고 식품영양의 질적 향상을 도모하며 식품에 관한 올바른 정보를 제공함으로써 국민건강의 보호·증진에 이바지함을 목적으로 한다.

3 식품의 위해요인

(1) 내인성 기출
① 식품 자체에 함유되어 있는 유독, 유해성분과 생리적 작용에 영향을 미치는 성분
② 식물성·동물성 자연독(버섯독, 솔라닌, 복어독, 조개독 등), 생리작용성분(항비타민, 항효소성, 항갑상선 물질, 식이성 알레르겐 등)

(2) 외인성 기출
① 식품의 원재료 자체에는 함유되어 있지 않던 물질이 생육, 생산, 취급, 가공, 보존 또는 유통과정에 외부로부터 혼입되거나 이행된 물질

② 생물학적 인자(각종 미생물, 원충류), 유해한 화학물질(유해첨가물, 잔류농약, 유해금속, 기구·용기·포장재 용출물, 항생물질, 방사성 물질 등)

(3) 유기성 기출
① 식품의 성분이 조리·제조·가공·저장 등의 과정 중에 변하여 새로이 생성된 유독·유해물질
② 각종 Amine류, 산화된 유지, 생리적 독성, 화학적 독성(벤조피렌, 니트로사민, 과산화물, 메탄올, 아크릴아마이드 등)

4 식품의 위생

(1) 식품 중의 독성검사
① 급성독성시험 기출
  ㉠ 시험동물에게 1회만 비교적 다량 투여하여 1~2주 그 독성의 영향을 관찰하는 시험, 독성의 유무를 검토할 때 제일 먼저 실시
  ㉡ 실험동물 및 관찰기간 : 생쥐, 흰쥐 등 사용, 1~2주 관찰
  ㉢ LD_{50}(50% Lethal doses, 반수치사량) 구하는 것이 목적 기출
    ⓐ Mouse나 Rat 등을 사용하여 50%, 즉 1/2의 동물이 사망하는 양을 동물의 체중 1kg당 mg수 또는 g수로 표시(이때 추정되는 시험물질은 1회 투여량)
    ⓑ 이 값이 낮을수록 독성이 높음을 의미
② 아급성독성시험
  ㉠ 시험물질을 동물수명의 1/10기간 정도의 기간, 즉 3개월에서 12개월까지의 기간에 걸쳐 1일 1회 또는 수차례 시험물질을 연속 경구투여하여 발현용량, 중독증상 및 사망률 등을 관찰하고 영향받는 여러 가지 표적 대상기관 등을 검사
  ㉡ 설치류(생쥐, 흰쥐), 비설치류 사용, 흰쥐의 경우 1~3개월 관찰
  ㉢ 만성독성시험의 투여량 결정을 위한 예비시험
③ 만성독성시험 기출
  ㉠ 시험물질을 소량씩 장기간 1~2년에 걸쳐 경구적으로 섭취하였을 때 어떤 장해나 중독이 일어나는 가를 알아보기 위한 시험
  ㉡ 생쥐, 흰쥐와 설치동물이 아닌 개 또는 원숭이 등(시험동물을 적어도 2종 사용)
  ㉢ 아무런 장해를 일으키지 않는 최대무작용량(최대무영향량)을 구하는 것이 목적
  ㉣ 최대무작용량 : 실험동물의 평생 동안 매일 투여해서 아무런 영향이 나타나지 않는 1일 투여 최대량이며 동물체중 1kg당 mg수로 표시
  ㉤ 만성독성시험에서 얻어지는 최대무작용량을 안전계수로 나누어 사람에 대한 1일 섭취허용량(ADI)으로 함

$$ADI = \frac{최대무작용량}{안전계수}$$

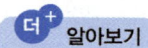

> 1. **1일 섭취허용량(ADI)** : 사람이 일생 동안 섭취하였을 때 현시점에서 알려진 사실에 근거하여 바람직하지 않은 영향이 나타나지 않을 것으로 예상되는 물질의 1일 섭취량 (기출)
> 2. 안전계수 : 동물의 종이 달라지면서 10배, 사람 개인 간의 차이에 따라서 10배의 독성 차이가 나올 수 있기 때문에 100, 관례상 10~1,000 사이의 안전계수 채택

(2) 식품안전관리인증기준(HACCP, Hazard Analysis Critical Control Points)

① 정의

식품의 원료관리 및 제조·가공·조리·소분·유통의 모든 과정에서 위해한 물질이 식품에 섞이거나 식품이 오염되는 것을 방지하기 위하여 각 과정의 위해요소를 확인·평가하여 중점적으로 관리하는 기준

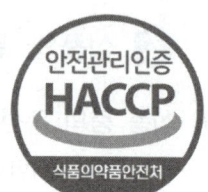

② HACCP의 구성 = 위해요소분석(HA)과 중요관리점(CCP)으로 구성

    ㉠ 위해요소분석(HA) : 원료와 공정에서 발생 가능한 병원성 미생물 등 생물학적, 화학적, 물리적 위해요소 분석

▼ 위해요소 (기출)

위해요소 구분	종류
생물학적(biological) 위해요소	• 살모넬라, 황색포도상구균, 장염비브리오, E. coli O157 : H7, 여시니아, 캠필로박터, 리스테리아, 클로스트리디움 보툴리늄 등 세균 • 진균류(곰팡이, 효모), 바이러스, 기생충
화학적(chemical) 위해요소	중금속(수은, 납, 카드뮴), 천연독소(패독, 버섯독 등), 다이옥신, 잔류농약, 잔류수의약품, 미승인 첨가물, 알레르기 유발물질, 기타 공정에서 생성되는 화학물질
물리적(physical) 위해요소	이물 : 금속, 돌, 유리, 녹, 모발, 곤충, 설치류 분변 등

    ㉡ 중요관리점(CCP) : 위해요소를 예방, 제거 또는 허용수준으로 감소시킬 수 있는 공정이나 단계를 중점관리

③ HACCP 지원프로그램

HACCP 시스템이 효과적으로 실행하기 위해 식품을 위생적으로 생산할 수 있는 시설 및 설비, 즉 GMP의 여건하에서 SSOP를 준수해야 함

    ㉠ GMP(Good Manufacturing Practices : 적정제조기준) : 위생적인 식품생산을 위한 시설·설비요건 및 기준, 건물의 위치, 시설·설비의 구조, 재질 요건 등에 대한 기준

    ㉡ SSOP(Sanitation Standard Operating Procedure : 표준위생관리절차) : 일반적인 위생관리운영기준, 영업장관리, 종업원관리, 용수관리, 보관 및 운송관리, 검사관리, 회수관리 프로그램 등의 운영절차 기준

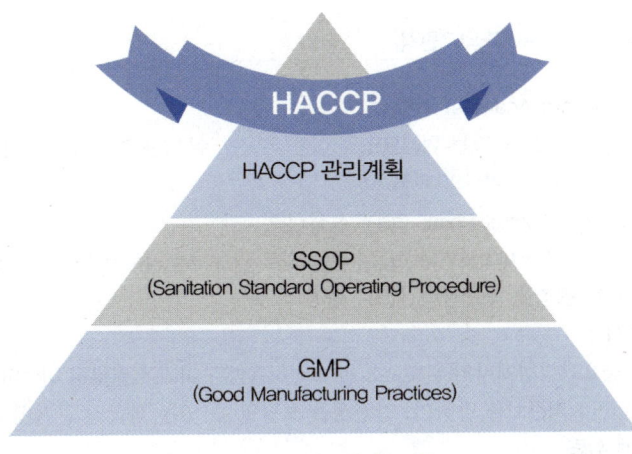

[HACCP 시스템의 구성]

④ Codex 지침에 따른 HACCP의 주요절차 기출

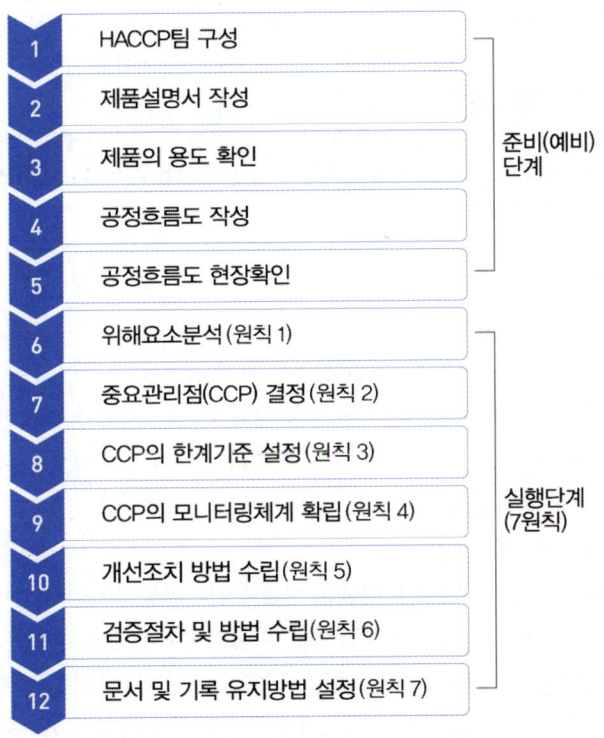

[HACCP의 7원칙 12절차 = 준비(예비)단계 5단계 + 실행단계 7단계(7원칙)]

> **핵심 CHECK** HACCP의 7원칙
>
> 1. 위해요소분석(Hazard Analysis) 기출
>   식품안전에 영향을 줄 수 있는 위해요소와 이를 유발할 수 있는 조건이 존재하는지 여부를 판별하기 위해 필요한 정보를 평가하는 일련의 과정
> 2. 중요관리점(Critical Control Point, CCP) 설정 기출
>   식품 위해요소를 예방·제어하거나 허용수준 이하로 감소시켜 당해 식품의 안전성을 확보할 수 있는 중요한 단계·과정 또는 공정을 중요관리점으로 설정
> 3. 한계기준 설정
>   한계기준은 중요관리점에서의 위해요소 관리가 허용범위 이내로 충분히 이루어지고 있는지 여부를 판단할 수 있는 기준이나 기준치를 말하며, 안전성을 보장할 수 있는 과학적 근거에 기초하여 설정
> 4. 모니터링체계 확립
>   중요관리점에 설정된 한계기준을 적절히 관리하고 있는지 여부를 확인하기 위해 수행하는 일련의 계획된 관찰이나 측정하는 행위 등을 확립하는 단계
> 5. 개선조치방법 수립
>   모니터링 결과 중요관리점의 한계기준을 이탈할 경우에 취하는 일련의 조치를 확립하는 단계
> 6. 검증절차 및 방법 수립 기출
>   HACCP 관리계획이 설정한 안전성 목표를 달성하는 데 효과적인지(유효성), HACCP 관리계획에 따라 제대로 실행되는지 여부를 정기적으로 평가하기 위한 검증절차를 설정
> 7. 문서화 및 기록유지방법 확립
>   ① HACCP의 제반 원칙 및 적용에 관계되는 모든 방법 및 결과에 관한 문서보관제도 확립
>   ② HACCP 적용업소에서 모든 기록은 특별히 규정한 것을 제외하고는 최소한 2년간 보관

(3) 유전자변형식품

① GMO란?
  ㉠ 생물의 유전자 중 유용한 유전자를 취하여 그 유전자를 갖고 있지 않은 생물체에 삽입하는 유전자 재조합기술 등을 이용하여 특정 목적에 맞도록 만든 생물체를 말한다.
  ㉡ GM은 유전자변형이라고도 하며, 종류에 따라 유전자변형 미생물, 유전자변형 동물, 유전자변형 농산물 등으로 분류된다.

② GMO 작물을 만드는 과정 기출
  ㉠ 아그로박테리움법 : 아그로박테리움은 식물에 근두암종병(Crown gall)을 일으키는 토양세균으로서 가지고 있는 플라스미드의 유전자를 식물 염색체에 전달하여 근두암종병이라고 하는 암종세포 덩어리를 만드는 병원균이다. 플라스미드를 구성하고 있는 유전자 중 식물에 종양을 일으키는 유전자는 제거하고 이용하고자 하는 유용한 유전자를 연결시켜 아그로박테리움에 넣은 후 아그로박테리움을 식물세포에 접촉, 감염시키면 유용한 유전자가 식물세포 내로 들어갈 수 있다.
  ㉡ 유전자총 이용법 : 금 또는 텅스텐 등 금속미립자에 유용한 유전자를 코팅하고 고압가스의 힘으로 식물의 잎 절편 또는 세포 덩어리에 투입하여 유용 유전자가 물리적으로 식물세포의 염색체에 접촉하도록 함으로써 직접 식물세포 내로 도입하는 방법

ⓒ 원형질체 융합법 : 원형질체(Protoplast)는 일반적으로 세포벽이 제거된 상태의 세포를 말하며, 조직 배양 시 단세포 유래식물체를 만들거나 유용한 유전자를 세포 내로 도입시킬 때 사용하는 방법
③ 유전자변형 식품의 안전성 평가
   ㉠ 신규성
   ㉡ 알레르기성
   ㉢ 유전자 특성(항생제 내성 등)
   ㉣ 독성
   ㉤ 영양성
④ 유전자변형 농산물
   ㉠ 최초로 개발되어 상업화된 GM농산물 : **무르지 않는 토마토** (기출)
   ㉡ 우리나라에서 최초로 승인된 GM농산물 : 제초제 내성을 가진 콩
   ㉢ 현재 우리나라에서 안전성 심사를 거쳐 승인된 것은 대두, 옥수수, 유채(카놀라), 면화, 사탕무, 알팔파이다.
⑤ 표시대상

구분	표시를 해야 하는 경우	표시를 하지 않는 경우

농산물	식약처가 식용으로 승인한 GM농산물(대두, 옥수수, 카놀라, 면화, 사탕무, 알팔파)	• 구분 관리된 농산물
		  - 구분유통증명서, 정부증명서 또는 시험·검사성적서
		  ※ **3% 이하** 비의도적 혼입치 인정 (기출)

가공식품, 건강기능식품 등	GM농축수산물을 원재료로 사용하여 제조·가공 후에도 유전자변형 DNA 또는 유전자변형 단백질이 남아 있는 식품 또는 식품첨가물, 건강기능식품	• 구분 관리된 농산물을 사용한 경우
		  - 구분유통증명서, 정부증명서 또는 시험·검사성적서
		  ※ 3% 이하 비의도적 혼입치 인정
		• 고도의 정제과정 등으로 유전자변형 DNA 또는 유전자변형 단백질이 남아 있지 않아 검사 불능인 당류, 유지류 등 제외

※ 비의도적 혼입치 : 농산물을 생산·수입·유통 등 취급과정에서 구분하여 관리한 경우에도 그 속에 유전자변형 농산물이 비의도적으로 혼입될 수 있는 비율을 말한다.

01 끝판왕! 적중예상문제

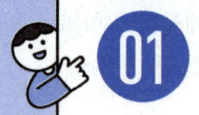

적중예상문제 해설

01
식품위생의 '위생'은 중국의 고서 「장자」의 잡편·경상초에서 최초로 사용하였다.

02
「식품위생법」제2조
식품위생이란 식품, 식품첨가물, 기구 및 용기·포장을 대상으로 하는 음식에 관한 위생을 말한다.

03
WHO 환경위생 전문위원회에서 정의 내린 식품위생
식품의 생육(재배), 생산 및 제조로부터 최종적으로 인간에게 섭취되기까지 이르는 모든 단계에서 식품의 안전성, 건전성, 완전무결성(= 악화방지)을 확보하기 위한 모든 수단을 말한다.

04
내인성은 식품 자체에 함유되어 있는 유독·유해성분과 생리적 작용에 영향을 미치는 성분이다. ①, ③, ④는 외인성, ⑤는 유기성 위해요인이다.

🔒 01 ② 02 ④ 03 ⑤ 04 ②

---

01 1회독 2회독 3회독 2013 기출유사
'위생'이라는 단어를 처음으로 사용한 사람은?
① 노자 ② 장자 ③ 아리스토텔레스
④ 공자 ⑤ 소크라테스

02 1회독 2회독 3회독 2023 기출유사
「식품위생법」에 규정된 식품위생의 정의로 옳은 것은?
① 식품을 청결히 취급하여 무결점의 음식을 생산하기 위한 것
② 식품영양, 기구 또는 용기를 대상으로 하는 음식에 관한 위생
③ 식품, 건강기능식품, 식품첨가물을 대상으로 하는 음식에 관한 위생
④ 식품, 식품첨가물, 기구 또는 용기·포장을 대상으로 하는 음식에 관한 위생
⑤ 집단급식소, 일반음식점, 휴게음식점, 공유주방에서 생산되는 음식에 관한 위생

03 1회독 2회독 3회독 2022 기출유사
WHO(세계보건기구)에서 내린 식품위생의 정의이다. ( ) 안에 들어갈 것으로 옳은 것은?

> 식품위생이란 식품의 생육, 생산 및 제조로부터 최종적으로 사람에게 ( )되기까지 이르는 모든 단계에서 식품의 ( ), 건전성, 완전무결성을 확보하기 위한 모든 수단을 말한다.

① 유통 – 보건성   ② 유통 – 안전성
③ 섭취 – 악화방지 ④ 섭취 – 보건성
⑤ 섭취 – 안전성

04 1회독 2회독 3회독 2022·2019·2013 기출유사
다음 중 내인성 위해요인에 해당하는 것은?
① 결핵균 ② 복어독 ③ 납
④ 붕산   ⑤ 과산화물

05 [2023 기출유사]
유인성 위해요소를 함유한 식품은?
① 유해착색료로 착색된 과자
② 캠필로박터균에 오염된 닭고기
③ 공기 중에서 산화된 유지
④ 녹색 싹이 난 감자
⑤ 곰팡이독에 오염된 사과

06 [2022·2017 기출유사]
식품의 위해요인 중 외인성 위해요인에 해당하는 것은?
① 마비성 조개독
② 식이성 알레르겐
③ 잔류농약
④ 복어독
⑤ 아크릴아마이드

07 [2021·2018 기출유사]
식품의 위해요인 중 유기성(유인성) 위해요인에 해당하는 것은?
① 무스카린
② 테트로도톡신
③ 유해 첨가물
④ 황색포도상구균
⑤ 벤조피렌

08 [2020 기출유사]
식중독의 외인성 위해요인에 해당하는 것은?
① 식물알칼로이드
② 산화된 유지
③ 복어독
④ 방사성 물질
⑤ 시안배당체

09 [2020·2017 기출유사]
실험동물에게 시험물질을 1회만 투여하여 그 독성의 영향을 관찰하는 시험법은?
① 변이원성시험
② 최기형성시험
③ 만성독성시험
④ 아급성독성시험
⑤ 급성독성시험

적중예상문제 해설

05
①, ②, ⑤는 외인성 위해요소를 함유한 식품이고, ④는 내인성 위해요소를 함유한 식품이다.

06
①, ②, ④는 내인성 위해요인이고, ⑤는 유기성 위해요인이다.

07
벤조피렌은 탄 음식, 훈제 식품 등에서 생산되는 유기성 위해요인이다.
무스카린, 테트로도톡신은 내인성 위해요인이고, 황색포도상구균과 유해 첨가물은 외인성 위해요인이다.

08
방사성 물질은 외인성 위해요인이고, 식물알칼로이드, 복어독, 시안배당체는 내인성 위해요인, 산화된 유지는 유기성 위해요인이다.

09
급성독성시험은 실험동물에게 시험물질을 1회 투여하여 그 독성의 영향을 관찰하는 시험으로 1~2주 관찰하는 단기간 독성시험이다.

🔒 05 ③ 06 ③ 07 ⑤ 08 ④ 09 ⑤

적중예상문제 해설

10
급성독성실험은 1회 투여(7~14일 관찰), 단시간 독성실험으로 독성은 최소치사량, 반수치사량(LD_{50}), 반수치사농도(LC_{50}) 등으로 표시하는데, 국제적으로 통상 가장 널리 이용되는 것은 반수치사량 LD_{50}이다.

11
LD_{50}은 실험동물의 50%를 치사케 하는 유독물질의 양으로 동물 체중 kg당 mg수 또는 g수로 표시하며, 값이 낮을수록 독성이 강하다.

12
- ADI : 1일 섭취허용량
- GRAS : 해로운 영향이 나타나지 않거나 증명되지 않고 다년간 사용되어 온 식품첨가물에 사용되는 용어
- LD_{50} : 실험동물의 50%를 치사케 하는 유독물질의 양
- LC_{50} : 노출된 집단의 50% 치사를 일으키는 식품 또는 음료수 중 유독물질의 농도
- TLm : 어류에 대한 독성 시험의 결과를 나타내는 값으로서 반수생존한계농도

13
비교적 소량을 장기간 계속 투여하여 그 영향을 보는 시험은 만성독성시험이다.

14
시험물질을 실험동물 수명의 1/10 정도의 기간에 걸쳐 투여하여 그 독성을 관찰하는 시험은 아급성독성시험이다.

---

10 2019 기출유사

다음 급성독성실험의 표현법 중 가장 널리 이용되는 방법은?

① 최소치사량(MLD) ② 반수치사량(LD_{50})
③ 반수치사농도(LC_{50}) ④ 최대내성용량(MTD)
⑤ 최대무작용량(NOEL)

11 2021 기출유사

다음 중 LD_{50}에 대한 설명으로 옳은 것은?

① 실험동물의 50%가 사망하는 투여량이다.
② 실험동물의 100%를 체중 g당 mg수로 나타낸 것이다.
③ 만성독성의 표현법이다.
④ 값이 클수록 독성이 강하다.
⑤ 일일섭취허용량(ADI)을 의미한다.

12 2019 기출유사

사람이 일생 동안 섭취하였을 때 바람직하지 않은 유해영향이 나타나지 않을 것으로 예상되는 식품첨가물의 1일 섭취허용량을 의미하는 것은?

① ADI ② GRAS
③ LD_{50} ④ LC_{50}
⑤ TLm

13 2022 · 2018 기출유사

비교적 소량을 장기간 계속 투여하여 그 영향을 보는 시험으로 최대무작용량을 결정하기 위한 독성시험은?

① 급성독성시험 ② 아급성독성시험
③ 만성독성시험 ④ 발암성시험
⑤ 번식시험

14

시험물질을 실험동물 수명의 1/10 정도의 기간에 걸쳐 연속 경구투여하여 발현용량, 중독증상 및 사망률을 관찰하는 독성시험은?

① 급성독성시험 ② 아급성독성시험
③ 만성독성시험 ④ 발암성시험
⑤ 최기형성시험

🔒 10 ② 11 ① 12 ① 13 ③ 14 ②

15 [1회독] [2회독] [3회독] 2023 기출유사
사람에 대한 1일 섭취허용량(ADI)을 결정하기 위한 식품 안전성 평가시험법은?
① 최기형성시험 ② 급성독성시험 ③ 변이원성시험
④ 발암성시험 ⑤ 만성독성시험

16 [1회독] [2회독] [3회독]
다음 중 식품안전관리인증기준을 의미하는 것은?
① GMP ② WHO ③ SSOP
④ HACCP ⑤ TLM

17 [1회독] [2회독] [3회독]
다음 중 HACCP제도를 처음으로 도입한 나라는?
① 러시아 ② 독일 ③ 일본
④ 영국 ⑤ 미국

18 [1회독] [2회독] [3회독]
다음 밑줄 친 부분에 들어갈 용어로 가장 적절한 것은?

> HACCP는 기본적인 위생관리가 효과적으로 수행된다는 전제조건하에 중점적으로 관리하여야 할 점을 파악하여 집중관리하는 시스템이기 때문에 _____ 과 표준위생관리기준이 선행되지 않고서는 효율적으로 가동될 수 없고 이들을 HACCP적용을 위한 선행요건프로그램이라고 한다.

① 우수제조기준(Good Manufacturing Practices)
② 위해분석(Hazard Analysis)
③ 중요관리점(Critical Control Point) 설정
④ 모니터링 방법(Monitoring)의 설정
⑤ 검증방법(Verification)의 설정

19 [1회독] [2회독] [3회독]
HACCP의 하위구조인 SSOP가 의미하는 것은?
① 위해요소중점관리기준 ② 위생관리기준
③ 우수제조기준 ④ 선행관리
⑤ 위생제조관리기준

적중예상문제 해설

15
만성독성시험을 통해 얻어진 최대무작용량을 안전계수로 나누어 사람에 대한 1일 섭취허용량으로 한다.

16
식품안전관리인증기준(HACCP)
식품의 원료관리, 제조, 가공, 조리, 소분, 유통의 전 과정에서 위험물질이 해당 식품에 혼입되거나 오염되는 것을 사전에 방지하기 위하여 각 과정을 중점적으로 관리하는 기준이다.

17
HACCP제도는 NASA에서 무결점 우주비행사 식량을 생산하기 위해 처음으로 시작된 제도이다.

18
HACCP 적용을 위한 선행요건프로그램
GMP[적정(우수)제조기준], SSOP(표준위생관리절차)

19
SSOP(Sanitation Standard Operating Procedure : 표준위생관리기준)
일반적인 위생관리운영기준, 영업장관리, 종업원관리, 용수관리, 보관 및 운송관리, 검사관리, 회수관리 프로그램 등의 운영절차 기준, 최소한의 제조환경과 위생 및 공정에 대한 요구사항

🔒 15 ⑤ 16 ④ 17 ⑤ 18 ① 19 ②

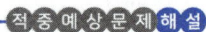

20
용어정의
- **HACCP 관리계획**: 식품·축산물의 원료 구입에서부터 최종 판매에 이르는 전 과정에서 위해가 발생할 우려가 있는 요소를 사전에 확인하여 허용 수준 이하로 감소시키거나 제어 또는 예방할 목적으로 안전관리인증기준(HACCP)에 따라 작성한 제조·가공·조리·선별·처리·포장·소분·보관·유통·판매 공정 관리문서나 도표 또는 계획을 말한다.
- **검증**: HACCP 관리계획의 유효성과 실행 여부를 정기적으로 평가하는 일련의 활동(적용 방법과 절차, 확인 및 기타 평가 등을 수행하는 행위를 포함한다)을 말한다.
- **위해요소**: 인체의 건강을 해할 우려가 있는 생물학적, 화학적 또는 물리적 인자나 조건을 말한다.

21
HACCP의 12단계
준비단계 5단계와 실행단계 7단계(7원칙)로 구성

HACCP팀 구성 → 제품설명서 작성 → 제품의 용도확인 → 공정흐름도 작성 → 공정흐름도 현장확인 → 위해요소 분석 → 중요관리점(CCP) 결정 → 각 CCP의 한계기준 설정 → 각 CCP의 모니터링 체계 확립 → 개선조치 방법 수립 → 검증절차 및 방법 수립 → 문서화 및 기록 유지 방법 설정

22~23
준비(예비)단계
HACCP팀 구성 → 제품설명서 작성 → 제품의 용도확인 → 공정흐름도 작성 → 공정흐름도 현장확인

🔒 20 ② 21 ① 22 ⑤ 23 ③

---

20 2023·2020 기출유사
다음에서 설명하는 정의에 해당하는 HACCP 용어는?

> HACCP을 적용하여 식품의 위해요소를 예방·제어하거나, 허용수준 이하로 감소시켜 당해 식품의 안전성을 확보할 수 있는 중요한 단계·과정 또는 공정을 말한다.

① HACCP 관리계획 ② 중요관리점
③ 검증 ④ 모니터링
⑤ 위해요소

21 2014 기출유사
HACCP의 12단계 중 1단계에 해당하는 것은?

① HACCP팀 구성 ② 위해요소 분석
③ 중요관리점 결정 ④ 공정흐름도 작성
⑤ 제품의 용도확인

22 2020 기출유사
HACCP 적용을 위한 12절차 중 준비(예비)단계에 해당하는 것은?

① 검증방법 설정 ② 개선조치방법 수립
③ 모니터링체계 확립 ④ 중요관리점 결정
⑤ 공정흐름도 작성

23 2021 기출유사
식품안전관리인증기준(HACCP) 준비(예비)단계의 순서로 옳은 것은?

㉠ 공정흐름도 현장확인	㉡ 제품설명서 작성
㉢ 공정흐름도 작성	㉣ HACCP팀 구성
㉤ 제품의 용도 확인	

① ㉣ – ㉢ – ㉠ – ㉤ – ㉡
② ㉣ – ㉤ – ㉡ – ㉢ – ㉠
③ ㉣ – ㉡ – ㉤ – ㉢ – ㉠
④ ㉣ – ㉤ – ㉢ – ㉠ – ㉡
⑤ ㉣ – ㉠ – ㉢ – ㉡ – ㉤

24 [1회독] [2회독] [3회독] 2018 기출유사
식품안전관리인증기준(HACCP)의 7원칙 중 2원칙에 해당하는 것은?

① 위해요소 분석
② 중요관리점 결정
③ 모니터링체계 확립
④ 검증방법의 설정
⑤ 개선조치방법 수립

25 [1회독] [2회독] [3회독] 2015 · 2013 기출유사
HACCP의 7원칙 중 1원칙에 해당하는 것은?

① 위해요소 분석(Hazard Analysis)
② 모니터링 방법의 설정
③ 중요관리점(CCP) 결정
④ 검증방법의 설정
⑤ 개선조치방법 수립

26 [1회독] [2회독] [3회독] 2017 기출유사
다음은 HACCP 7원칙의 순서이다. (   ) 안에 들어갈 알맞은 말은?

위해요소 분석 → 중요관리점 결정 → (ㄱ) → (ㄴ) → (ㄷ) → (ㄹ) → 문서화 및 기록유지 방법 설정

	(ㄱ)	(ㄴ)	(ㄷ)	(ㄹ)
①	한계기준 설정	모니터링체계 확립	개선조치방법 수립	검증방법 설정
②	한계기준 설정	검증방법 설정	모니터링체계 확립	개선조치방법 수립
③	모니터링체계 확립	한계기준 설정	검증방법 설정	개선조치방법 수립
④	모니터링체계 확립	개선조치방법 수립	한계기준 설정	검증방법 설정
⑤	검증방법 설정	모니터링체계 확립	개선조치방법 수립	한계기준 설정

27 [1회독] [2회독] [3회독] 2017 기출유사
식품안전관리인증기준(HACCP)의 7원칙 중 다음 설명에 해당하는 원칙은?

식품의 위해요소를 예방·제어하거나 허용 수준 이하로 감소시켜 식품의 안전성을 확보할 수 있는 중요한 단계·과정을 설정하는 단계이다.

① 중요관리점 결정
② 모니터링체계 확립
③ 위해요소 분석
④ 개선조치방법 수립
⑤ 한계기준 설정

24~26
HACCP의 7원칙(= 실행단계)
위해요소 분석(원칙1) → 중요관리점 결정(원칙2) → 한계기준 설정(원칙3) → 모니터링 방법 확립(원칙4) → 개선조치방법 수립(원칙5) → 검증절차 및 방법 수립(원칙6) → 문서화 및 기록유지 방법 확립(원칙7)

24 ② 25 ① 26 ① 27 ①

적중예상문제 해설

28 [1회독] [2회독] [3회독] 2021 기출유사

다음 식품안전관리인증기준(HACCP)에서 설명하고 있는 정의에 해당하는 용어로 옳은 것은?

> 식품안전에 영향을 줄 수 있는 위해요소와 이를 유발할 수 있는 조건이 존재하는지 여부를 판별하기 위하여 필요한 정보를 수집하고 평가하는 일련의 과정을 말한다.

① 한계기준 설정 ② 중요관리점 결정
③ 검증방법 설정 ④ 모니터링체계 확립
⑤ 위해요소 분석

29 HACCP의 위해요소

위해요소 구분	종류
생물학적 (biological) 위해요소	• 살모넬라, 황색포도상구균, 장염비브리오, E. coli O157 : H7, 여시니아, 캠필로박터, 리스테리아, 클로스트리디움 보툴리눔 등 세균 • 진균류(곰팡이, 효모), 바이러스, 기생충
화학적 (chemical) 위해요소	중금속(수은, 납, 카드뮴), 천연독소(패독, 버섯독 등), 다이옥신, 잔류농약, 잔류수의약품, 미승인 첨가물, 알레르기 유발물질, 기타 공정에서 생성되는 화학물질
물리적 (physical) 위해요소	이물 : 금속, 돌, 유리, 녹, 모발, 곤충, 설치류 분변 등

복어독은 화학적 위해요소이다.

30 검증은 HACCP 시스템이 설정한 안전성 목표를 달성하는 데 효과적인지, HACCP 관리계획에 따라 제대로 실행되는지 여부를 정기적으로 평가하는 일련의 활동(적용 방법과 절차, 확인 및 기타 평가 등을 수행하는 행위를 포함한다)을 말한다.

31 개선조치방법 수립 단계는 한계기준을 이탈할 경우에 취하는 일련의 조치를 확립하는 단계이다.

29 [1회독] [2회독] [3회독] 2023·2022·2013 기출유사

HACCP의 위해요소 중 화학적 위해요소는?

① 기생충 ② 유리조각
③ 곰팡이 ④ 리스테리아균
⑤ 복어독

30 [1회독] [2회독] [3회독] 2024·2018 기출유사

HACCP 관리계획이 설정한 안전성 목표를 달성하는 데 효과적인지와 제대로 실행되는지 여부를 정기적으로 평가하는 일련의 활동을 무엇이라고 하는가?

① 한계기준 ② 중요관리점
③ 개선조치 ④ 위해요소 분석
⑤ 검증

31 [1회독] [2회독] [3회독] 2022 기출유사

다음에서 설명하는 식품안전관리인증기준(HACCP)의 7원칙에 해당하는 것은?

> • 한계기준을 벗어난 제품의 처리 방법을 결정한다.
> • 기기 고장 시 작업을 중단하고 수리를 의뢰한다.

① 개선조치방법 수립 ② 검증절차 및 방법 수립
③ 중요관리점 결정 ④ 모니터링체계 확립
⑤ 위해요소 분석

🔒 28 ⑤ 29 ⑤ 30 ⑤ 31 ①

32 [1회독] [2회독] [3회독] 2024 기출유사
HACCP의 위해요소 중 물리적 위해요소는?
① 아플라톡신　　② 금속조각　　③ 바이러스
④ 중금속　　　　⑤ 기생충

33 [1회독] [2회독] [3회독] 2022 · 2018 기출유사
다음 중 유전자변형 농산물을 만드는 방법은?
① 염기다형성 마커이용법　　② PCR법
③ 유전자총이용법　　　　　④ ELISA법
⑤ 세포질 융합법

34 [1회독] [2회독] [3회독] 2014 기출유사
유전자변형(GMO) 농산물을 만드는 방법 중의 하나로 금 또는 텅스텐 등 금속미립자에 유용한 유전자를 코팅하여 식물세포 내로 밀어 넣는 방법은?
① 안티센스법　　　② 아그로박테리움법
③ 원형질체 융합법　④ 유전자총이용법
⑤ ELISA법

35 [1회독] [2회독] [3회독] 2019 · 2015 기출유사
다음 중 최초로 개발된 유전자변형(GMO) 농산물은?
① 감자　　② 토마토　　③ 대두
④ 옥수수　⑤ 유채

36 [1회독] [2회독] [3회독] 2024 · 2017 기출유사
다음 중 (　) 안에 들어갈 수치로 옳은 것은?

> 유전자변형 농산물을 생산하여 출하, 판매하는 경우에는 유전자변형 농산물임을 표시하여야 하나, 구분유통증명서 또는 정부증명서, 시험 · 검사 성적서를 갖추고 있으며 유전자변형 농산물이 (　) 이하로 포함된 경우에는 표시하지 않아도 된다.

① 1%　　② 2%　　③ 3%
④ 4%　　⑤ 5%

적중예상문제 해설

32
①, ④는 화학적 위해요소이고, ③, ⑤는 생물학적 위해요소이다.

33
유전자변형 작물을 만드는 방법
아그로박테리움법, 원형질체 융합법, 유전자총법

34
유전자총법
금속미립자에 유용한 유전자를 코팅하고 고압가스의 힘으로 식물의 잎절편 또는 세포 덩어리에 투입하여 유용한 유전자가 물리적으로 식물세포의 염색체에 접촉하도록 함으로써 직접 식물세포 내로 주입하는 방법

35
최초로 개발된 GM 농산물은 무르지 않는 토마토이다.

36
우리나라 유전자변형식품 등의 표시기준에 의하면 유전자변형 농산물이 비의도적으로 3% 이하로 함유된 경우에는 표시하지 않아도 된다.

32 ②　33 ③　34 ④　35 ②　36 ③

CHAPTER 02 식품과 미생물

1 주요 식품 미생물의 종류와 특성

더+ 알아보기 | 식품 미생물상(Microflora)

1. 식품 중의 미생물상(Microflora)
   미생물은 각각 환경에 적응하여 특유의 미생물상을 형성하고 발효, 부패 및 병원작용 등에 관여
2. 미생물상의 특징
   ① 신선식품은 동·식물이 자라난 환경에서와 같은 미생물총 형성
   ② 시간이 지남에 따라 복잡했던 것이 단순해짐
   ③ 1~2종 미생물이 우점종으로 존재 예 어류 : Pseudomonas
   ④ 한 번 형성된 미생물상은 2차적으로 소규모 오염이 있어도 변하지 않음
   ⑤ 표면적이 넓고 통기성이 좋은 식품 : 호기성균 많이 번식
      식품의 내부, 산소가 잘 통하지 않는 식품 : 혐기성균 많이 번식
   ⑥ 당류를 함유한 산성식품 : 유산균 형성
   ⑦ 수분이 많은 식품에서는 세균이, 수분이 적은 식품에서는 곰팡이에 의한 미생물상 형성
   ⑧ 일반식품에는 비병원성 식품미생물이 많이 서식

(1) 세균

- 미생물 중 원시핵 세포를 가지고 있는 단세포 생물
- 2분열법에 의해 증식
- 세균은 효모나 곰팡이보다 우세하게 자람

① 세균의 증식조건 기출
   ㉠ 식품
      ⓐ 탄수화물, 지방, 단백질, 무기질과 비타민 등 특히 단백질 함유 식품
      ⓑ 잠재위해식품(시간-온도 관리가 필요한 식품)
         ㉮ 시간 및 온도에 주의하여 취급하지 않을 경우 식중독을 유발할 수 있는 식품
         ㉯ 주로 수분함량이 높거나 pH가 중성(pH 4.6 이상)인 단백질 함유 식품
   ㉡ 적정 pH
      ⓐ 세균은 pH 4.5 이하에서는 잘 생육하지 못함, pH 6.8~7.2(최적 pH)
      ⓑ 효모와 곰팡이는 세균보다 pH에 덜 민감 : pH 3~5에서 잘 생육
   ㉢ 시간 : 시간이 경과함에 따라 대수적으로 그 수가 증가

ⓔ 산소 존재 여부
   ⓐ 편성호기성균 : 미생물 증식에 산소를 절대적으로 필요로 하는 균
   ⓑ 미호기성균 : 대기 중의 산소분압보다 낮은 분압일 때 생육을 더 잘하는 균
   ⓒ 편성혐기성균 : 산소가 존재하지 않아야 증식하는 균
   ⓓ 통성혐기성균 : 산소 유무에 관계없이 생육하는 균

ⓜ 온도
   ⓐ 저온균 : 최적온도 10℃ 내외, 발육 가능한 온도 0~20℃
   ⓑ 중온균 : 최적온도 25~37℃, 발육 가능한 온도 20~40℃, 상당수의 세균, 효모, 곰팡이
   ⓒ 고온균 : 최적온도 60~70℃, 발육 가능한 온도 40~75℃

ⓗ 수분
   ⓐ 수분활성도(Aw) : 미생물이 이용 가능한 수분의 비율(즉, 식품 중의 자유수의 함량을 나타내는 척도)
      ㉮ 물의 몰수를 식품의 물에 녹아 있는 용질의 몰수와 물의 몰수의 합으로 나눈 값
      ㉯ 식품의 수증기압에 대한 같은 온도에서의 순수한 물의 수증기압의 비
      ㉰ Aw= P/P_0 (P : 식품의 수증기압, P_0 : 순수한 물의 수증기압, 같은 온도)
   ⓑ 발육 가능한 최저 Aw : 세균(0.91 이상) > 효모(0.88 이상) > 곰팡이(0.80 이상) 기출
      미생물의 생육을 완전히 저지할 수 있는 수분함량 15%(14%), Aw 0.6

> **핵심 CHECK** 세균의 증식곡선 기출
>
> 유도기 → 대수기(대수성장기) → 정지기(감소성장단계) → 사멸기(내호흡단계)
> • 유도기 : 세균이 새로운 환경에 적응하는 시기로 균수의 증가가 거의 없음
> • 대수기 : 균수가 대수적으로 증가하는 시기로 세균이 가장 왕성하게 증식하는 시기
> • 정지기 : 균수의 증가와 감소가 같아 균수가 더 이상 증가하지 않는 시기로 생균수가 최고치를 유지하는 시기
> • 사멸기 : 생균수가 감소하는 시기

② 식품위생과 관련된 주요세균

속명	특징

Bacillus 기출	• 그람양성, 호기성·통성혐기성 간균, 내열성 포자(아포) 생성, 편모 있음
	• 토양을 중심으로 자연계에 널리 분포, 식품오염의 주역
	• 전분, 단백질 분해력이 강함, 내염성과 내당성(10% 식염에서도 생육가능)
	• 대표적인 균
	  Bacillus subtilis, Bacillus natto(청국장 제조)
	  B. coagulans(통조림의 Flat sour변패)
	  B. anthracis(탄저균)
	  B. cereus(세레우스 식중독균)

Staphylococcus	• 그람양성 통성혐기성 구균, 무포자균 • 대표적인 균 : 황색포도상구균

Pseudomonas 기출	• 그람음성, 호기성 간균, 무포자균, 수중세균의 주체
	• 저온균(15~25℃), 어류의 우점종으로 부패에 주도적 역할
	• 증식속도가 빠르고 단백질, 유지 분해력이 큼, 수용성 형광색소 생성
	• 방부제에 저항력이 강하고, 열에 약하고, 저온 저장되는 식품의 부패에 관여
	• 대표적인 균
	  Pseudomonas fluorescens : 고미유(苦味乳) 원인세균, 우유를 녹색으로 변화
	  Pseudomonas aeruginosa : 부패세균, 우유를 청색으로 변화
	  Pseudomonas synxantha : 우유의 황색 변패

Vibrio	• 그람음성, 통성혐기성 간균, 무포자균 • 호염균(균이 증식할 때 나트륨 필요) : 장염비브리오, 비브리오 패혈증균(Vibrio vulnificus)
Micrococcus	• 그람양성, 호기성, 구균, 무포자균, 비수용성 색소(백, 황, 적 등) 생성 • Bacillus 다음으로 자연계에 널리 분포 • 대부분이 비병원성, 3~5% 염분에서도 생육이 가능한 내염성균 • 단백질 분해력이 강함 – 단백질 부패균 • 표면에 생육하여 변색 / 육류, 육제품 표면에 점질물
Proteus	• 그람음성, 호기성 간균 • 단백질 분해력이 강함 – 단백질 부패균 • 장내세균으로 요소 분해(37℃에서 발육), 항균물질에 대한 저항력 강함 • 대표적인 균 : Proteus vulgaris
Shigella 기출	• 그람음성, 간균, 무포자균, 장내세균 • 대표적인 균 : 세균성 이질균
Salmonella	• 그람음성, 통성혐기성 간균, 무포자균, 장내세균 • 대표적인 균 : 살모넬라 식중독균, 장티푸스균, 파라티푸스균
Escherichia	• 그람음성, 호기성, 통성혐기성 간균, 무포자균, 장내세균 • 유당을 분해하여 산과 가스 생성 • 대표적인 균 : E. coli(대장균)
Clostridium	• 그람양성, 편성혐기성 간균, 내열성 포자 생성 • 동물성 단백질 식품을 혐기적인 상태에서 분해 : 육가공품(소시지, 햄), 통조림, 어패류 등의 부패균 • 대표적인 균 : Clostridium botulinum, Clostridium perfringens
Lactobacillus	그람양성 간균, 젖산발효균 : 술, 발효유, 김치

 핵심 CHECK   내열성 아포형성균

> Bacillus, Clostridium

(2) 곰팡이(Mold)

① 곰팡이의 일반적인 특성
  ㉠ 곰팡이는 본체가 실처럼 길고 가는 모양의 균사로 되어 있어 사상균이라고도 함
  ㉡ 편성 호기성 진핵세포로 균사나 포자에 의해 증식하고 햇빛을 싫어하는 다세포생물
  ㉢ 건조에 잘 견디고, 대체로 생육적온이 25~30°C인 중온성으로 세균보다 낮은 편
  ㉣ pH 2.0~9.0의 넓은 범위에서 성장이 가능하고 특히 pH 4에서 가장 잘 자라고 내산성이 높음
  ㉤ 세균보다 증식속도가 느리고, 세균의 발육이 잘 안 되는 곳에서 잘 번식
  ㉥ 곰팡이 발생조건
    ⓐ 건조식품(수분 10% 정도)이 외계에 노출되어 온도가 높으면 발생
    ⓑ 일정한 건조도(수분 40% 이하)에 달하여 세균의 증식이 저지되었을 때 곡류·건어패류, 빵류, 훈연식품, 수산가공식품 순으로 다발
    ⓒ 일정한 산도(pH 4.0 이하)에 보관되었을 때(산성식품, 과일류)
    ⓓ 고농도의 당, 식염을 함유한 탄수화물 식품에서 잘 번식
    ⓔ 세균에만 항균력이 있는 방부제가 첨가된 식품
  ㉦ 장류, 치즈, 주류 등 발효식품 제조에 이용되기도 함
  ㉧ 식품공업에 이용되기도 하고 항생물질을 생성하여 질병 치료에 이용하기도 함
  ㉨ Mycotoxin과 같은 인체에 치명적인 독소 생성

② 주요 곰팡이 기출
  ㉠ Aspergillus속 : 전분의 당화력과 단백질의 분해력이 강함(약주, 탁주, 된장, 간장 제조에 이용)
    ⓐ A. oryzae : 누룩을 만드는 황록색균종, 전분당화력과 단백질 분해력이 강해 된장, 약주, 탁주 제조에 이용
    ⓑ A. niger : 유기산 생성, 과일이나 채소의 흑변현상, 펙틴 분해력이 강해 과일주 청징제로 사용
    ⓒ A. flavus, A. parasiticus : 곡류 등에 번식하여 발암물질인 아플라톡신 생성(간암 유발)
  ㉡ Penicillium속(푸른곰팡이)
    ⓐ 자연계에 널리 분포, 20~30°C 최적증식
    ⓑ 청, 황, 황록, 녹색 등의 포자 형성
    ⓒ 페니실린, 항생물질, 치즈 제조 등에 이용
    ⓓ 과일과 건조 식품을 변패, 황변미독 같은 독소를 생성하는 것도 있음
      ㉮ 황변미
        • Penicillium citrinum : Citrinin 생성
        • Penicillium islandicum : Islanditoxin 생성
      ㉯ 밀감을 비롯한 과일의 연부병 : P. expansum
      ㉰ 치즈 : P. camemberti, P. roqueforti
  ㉢ Mucor속 : 털곰팡이
    ⓐ 자연계에 널리 분포, 대표적인 접합 균류
    ⓑ 식품의 변패(Mucor racemosus) : 전분 당화, 치즈숙성, 과일부패

ⓔ Rhizopus속 : 빵곰팡이
  ⓐ 거미줄 곰팡이로 격막이 없고 가근 형성
  ⓑ 원예작물의 부패에 관여(딸기, 채소, 밀감 등), 빵, 과일, 곡류의 부패미생물
  ⓒ 알코올 발효공업에 이용
  ⓓ Rhizopus nigricans : 빵에 번식(bread mold)
ⓜ Fusarium속(붉은곰팡이)
  ⓐ 엷은 분홍색, 자색, 황색 등의 균사
  ⓑ 과일, 채소 등의 변패
  ⓒ 저온에서 식중독성 무백혈구증을 일으키는 독소생성

(3) 효모(Yeast)
  ① 일반적 특성
    ㉠ 분류상으로는 곰팡이와 같은 진균류이나 단세포로 이루어짐
    ㉡ 통성혐기성, 출아법으로 증식하며 유기물을 이용하여 살아가는 종속영양균
    ㉢ 형태 : 구형, 난형, 타원형, 소시지형, 레몬형 등 다양
    ㉣ 발육최적온도는 25~30℃, 증식 pH 범위 2.0~8.5, 약산성(pH 4~5)에서 잘 자라고 내산성이 높음
    ㉤ 세균과 곰팡이의 중간 크기로 곰팡이보다 대사활성이 높고 성장속도도 빠름
    ㉥ 낮은 pH, 낮은 Aw의 환경에서도 잘 자라는 생리적 특성은 곰팡이와 같으나 혐기적 조건에서도 성장하는 점이 다름
    ㉦ 주류, 빵, 된장, 간장 등의 제조에 이용되기도 하지만 버터, 치즈, 유제품, 김치 등의 식품을 변질시키기도 함
  ② 주요 효모
    ㉠ Saccharomyces속 기출
      ⓐ 당을 발효해 이산화탄소와 에탄올 생산
      ⓑ S. cerevisiae : 빵, 청주, 맥주, 알코올 제조 등에 주로 이용
      ⓒ Saccharomyces sake : 청주의 발효균
    ㉡ Zygosaccharomyces : 꿀, 시럽, 포도주, 간장의 변질에 관여
    ㉢ Candida속 : 형태는 곰팡이와 비슷한 효모이며, 단세포 단백질 생산에 이용
    ㉣ Film yeast(산막효모)
      ⓐ 산성식품의 표면에 증식하여 막을 형성하는 효모를 총칭
      ⓑ Pichia속, Hansenula속 등

(4) Virus
  ① 숙주세포가 있어야 증식할 수 있는 절대 기생성 세포 내 생물
  ② 간염 virus, AIDS virus, 노로 바이러스, Poliomyelitis virus 등

③ 특징
　㉠ RNA와 DNA 중 한 가지 핵산만을 가짐
　㉡ 여과미생물
　㉢ 생세포 내에서만 증식가능
　㉣ 숙주특이성이 있음
　㉤ 항생제에 대한 감수성이 없음

(5) **리케차**
① 세균과 바이러스의 중간체로 2분법으로 증식
② 형태 : 원형, 타원형
③ 생세포 내에서만 증식가능, 운동성은 없음
④ Q열, 발진열, 발진티푸스, 쯔쯔가무시 등의 병원체

> **더⁺ 알아보기**　식품에 미생물의 오염경로
>
> 1. 토양미생물
>   ① 세균 : Bacillus, Micrococcus, Clostridium, Pseudomonas, Serratia, Proteus, Aerobacter 및 방선균 등
>   ② 곰팡이 : Penicillium, Aspergillus, Mucor, Rhizopus, Fusarium 등
>   ③ 효모(Saccharomyces, Torula, Candida 등), 원충류
> 2. 수생미생물 : 담수, 해수, 하수세균
>   ① 담수세균
>   • 대표적인 세균으로 물속 고유의 Gram 음성 간균
>   • 호냉균, 저온균이 많고 저온 저장되는 식품의 부패에 관여
>   • Pseudomonas, Achromobacter, Alcaligenes, Aeromonas, Flavobacterium 등
>   ② 해수세균
>   • 호염성이나 내염성인 것이 많고 해수표층과 연안에 많음
>   • 직접오염(어류, 패류)과 간접오염(항만이나 어시장 주변)
>   • 약 3%의 식염농도에서 잘 증식할 수 있는 Vibrio속이 많음
>   • 대표적인 세균 : Vibrio, Pseudomonas, Flavobacterium 등
> 3. 분변미생물
>   ① 장내세균에 속하는 Escherichia coli, Citrobacter, Enterobacter, Klebsiella, Proteus, Serratia 등
>   ② 소화기계 감염병 및 식중독의 원인균인 Salmonella, Shigella 등
>   ③ 그 외 장구균, Clostridium, Lactobacillus 등

2 식품위생의 오염(위생)지표미생물

(1) **오염지표군이 갖추어야 할 조건**
① 사람, 온혈동물의 장관 내에 많은 수가 존재해서 분변에 의한 오염을 쉽게 검출할 수 있을 것
② 외계에서 병원성 세균과 생존력이 유사할 것(오염환경에서 병원성 미생물과 거의 유사한 기간 동안 살아남을 것)
③ 검사방법이 간단하고 국제적으로 통일되어 있어야 함
→ 대장균, 분변계 대장균, 대장균군, 장구균 등

(2) **대장균군 : 분변오염지표균** 기출
① 대장균군이란?
그람음성, 무아포, 호기성·통성혐기성 간균으로 유당을 분해하여 산과 가스생성
② 대장균군 : 대장균(E. coli), Citrobacter, Enterobacter, Klebsiella, Erwinia, Aeromonas 등
③ 대장균군이 검출된 음료수 : 분변 오염 가능성을 시사, 병원성 미생물이 생존할 가능성이 있기 때문에 오염수라 함
④ 분변계 대장균(대표적 : E. coli)은 분변오염지표로서 대장균군보다 더 정확함
⑤ 시험방법
　㉠ 정성시험 : 대장균군의 유무 판정
　　ⓐ LB 발효관법(Lactose Broth 발효관)
　　　㉮ 추정 : LB 배지
　　　㉯ 확정 : BGLB 배지, EMB 배지, Endo 배지(EMB 배지 : 금속광택의 집락)
　　　㉰ 완전 : 보통한천 배지(nutrient agar)
　　ⓑ BGLB 발효관법이나 고형배지를 사용하는 경우 : 3단계의 시험법을 실시하지 않고 완전시험까지 단계의 구분 없이 실시
　㉡ 정량시험 : 대장균군의 수를 측정
　　ⓐ MPN법(최확수법) : 액체배지인 LB 배지, BGLB 배지 사용
　　ⓑ 고형배지 : 데스옥시콜레이트 유당 한천배지(Desoxycholate lactose agar)

(3) **장구균** 기출
① 일반적으로 사람이나 온혈동물의 장관 내에 상존하는 그람양성 구균
② Enterococcus속과 분변성 Streptococcus균들이 해당
③ 대장균보다 균수는 적지만 건조, 고온, 냉동 등 환경에 대한 저항력이 큼
④ 냉동식품, 건조식품, 가열식품에서의 생존율이 높아 이 식품 등의 오염지표균으로 이용
⑤ 냉동식품의 대표적인 오염지표균

(4) **일반세균수(생균수)** 기출
① 식품의 세균오염 정도를 나타내며 식품의 안전성, 보존성, 취급의 양부 등을 종합적으로 평가
② 표준평판법 : 표준한천배지를 사용하여 35±1℃, 48±2시간 배양하여 형성된 집락수를 측정

3 소독과 살균

> **핵심 CHECK** 용어
>
> 1. 소독(disinfection) : 이화학적 방법으로 병원성 미생물을 사멸하거나 사멸하지 못하더라도 병원성을 약화시켜 감염력을 상실시키는 조작
> 2. 살균(pasteurization) : 물리·화학적 방법으로 세균, 효모, 곰팡이 등 미생물의 영양세포를 사멸시키는 것
> 3. 멸균(sterilization) : 미생물의 영양세포 및 포자를 사멸시켜 무균상태로 만드는 것

(1) 물리적 방법

① 가열살균 기출
  ㉠ 건열법
    ⓐ 건열살균
      ㉮ Dry oven(건열멸균기)을 이용해 160~170°C에서 1~2시간 열처리
      ㉯ 유리(초자)기구, 금속기구, 주사침, 솜 등(단, 고무제품 등의 멸균에 사용금지)
    ⓑ 화염멸균
      ㉮ 물체표면의 미생물을 알코올램프, Bunsen bunner 등의 화염으로 20초 이상 직접 태워 표면멸균
      ㉯ 백금이, 자기, 유리봉, 핀셋, 금속류 등의 멸균
  ㉡ 습열법
    ⓐ 열탕(자비)소독
      ㉮ 끓는 물 이용해 100°C, 5~30분
      ㉯ 용기, 조리기구, 식기, 도마, 도자기 등의 살균
      ㉰ 아포형성균은 사멸시키지 못하기 때문에 완전멸균은 기대하기 어려움
      ㉱ 1~2%의 중조를 첨가 시 살균작용이 강해지고 금속 부식 방지
    ⓑ 증기소독
      ㉮ 끓는 물의 수증기를 이용해 살균
      ㉯ 조리대, 취사기구, 식품공장에서 발효조와 배관 등의 시설물 살균소독에 이용
    ⓒ 고압증기멸균
      ㉮ Auto clave(고압멸균기)에서 증기에 압력을 가해 121°C, 15Lb, 15~20분간 실시
      ㉯ 아포 형성균, 아포(포자)까지 사멸 – 멸균
      ㉰ 미생물 배지, 배양기, 통조림 식품, 초자기구, 유리, 고무제품, 자기류, 약액 등의 멸균
    ⓓ 간헐멸균
      ㉮ 100°C 30분간 가열하고 24시간 간격으로 3회 반복하여 실시 → 3일간 실시하여 멸균(포자까지 사멸)의 효과
      ㉯ 멸균의 원리 : 아포(포자)의 발아를 유도하여 사멸

ⓔ 저온살균 : 63(60)~65°C에서 30분간 처리, 고온에서 처리하여서는 안 되는 유제품, 주류 등
ⓕ 고온단시간법 : 70~75°C 15~20초간 처리
ⓖ 초고온순간살균 : 130~150°C에서 1~3(0.5~5)초간, 우유, 청량음료 살균에 많이 이용

◀ 우유의 살균법 기출

살균 방법	가열 조건	특징
저온장시간살균 (LTLT)	60~65(63~65)°C, 30분간 살균 후 10°C 이하로 급랭	• 프랑스의 세균학자인 파스퇴르가 유해균만을 줄이기 위해 개발 • 식품의 영양소 및 향미 보존 가능, 완전한 살균 불가
고온단시간살균 (HTST)	71.1(72~75)°C, 15~20초간 살균 후 급랭	• 저온장시간 살균법의 결점을 보완하기 위해 개발된 방법 • 살균효과가 크고 영양성분 파괴 적음 • 유산균과 단백질이 일부 파괴되지만 유통기간이 길고 제조비용이 저렴
초고온순간살균 (UHT)	130~135°C, 1~3초 (130~150°C, 0.5~5초)	높은 온도로 살균되기 때문에 미생물 증식에 의한 변질 가능성은 거의 없지만 일부 영양소의 파괴, 변형이 일어남

② 일광 및 광선소독법
  ㉠ 일광소독
    ⓐ 단시간(10~15초)의 조사로 결핵균, 티푸스균, 페스트균 등 사멸
    ⓑ 1~2시간, 의류, 침구소독 등에 사용, 계절, 기후, 장소 등의 요인에 영향을 받음
  ㉡ 자외선살균법 기출
    ⓐ 유효파장 : 2,500~2,800Å(= 250~280nm), 살균에 가장 이상적 파장 : 2,537Å(253.7nm)
    ⓑ 물, 공기살균, 무균실, 수술실, 제약실 등의 구조물소독, 도마, 칼 등의 표면소독
    ⓒ 15W 살균등의 경우 20cm 직하에서 대장균은 1분 이내에 사멸
      자외선 살균등과의 거리가 가까울수록 효과가 좋다.
    ⓓ 장·단점

장점	단점
• 모든 균종에 대해 효과가 있음 • 사용방법이 간단함 • 균에 내성을 주지 않음	• 침투성 없어 표면 살균에 한정(닿는 표면만 소독가능) • 그늘진 곳에서 효력 없음 • 단백질 공존 시 흡수당하여 효과가 현저히 떨어짐 • 인체 유해 : 피부조사(照射) 시 붉은 반점, 눈에 조사(照射) 시 결막염, 각막염 유발 • 잔류효과 없음

  ㉢ 방사선살균 기출
    ⓐ 방사선 동위원소에서 나오는 방사선을 식품에 조사하여 미생물을 살균하는 방법
    ⓑ 침투력이 강해 포장된 식품, 밀봉된 식품에 그대로 조사, 대량살균이 가능
    ⓒ 온도변화가 거의 없으므로 냉살균이라고도 함
    ⓓ 균종에 따라 효과가 다름

ⓔ 침투력(투과력)이 강한 순서 : α선 < β선 < γ선
ⓕ 이용 핵종 : $^{60}Co-γ$선, $^{137}Cs-γ$선 등
ⓖ 식품에 사용 시
㉮ $^{60}Co-γ$선을 이용해 10kGy 이하로 조사
㉯ 목적 : 살균, 살충, 발아억제, 과일·채소의 숙도지연 등
ⓗ 단위 : Gy(1Gy = 1kg의 식품에 조사될 때 1J의 에너지가 흡수되는 것과 같은 양의 에너지)

③ 여과멸균법
㉠ 0.1~0.4μm로 세균 미통과로 액체상태 물질에 함유된 세균제거, Virus는 제거 불가, Membrane filter 다사용, Chamberland 여과기, Berkefeld 여과기, Seitz 여과기 등
㉡ 가열 살균에 불안전한 의약품, 혈청배지, 백신, 맥주 효모균체 제거 등

(2) 화학적 방법

① 소독제의 구비조건 기출
㉠ 용해도↑, 안전성이 있을 것
㉡ 살균력, 침투력 강할 것
㉢ 부식성, 표백성이 없을 것
㉣ 사용 후 냄새 제거가 쉬울 것
㉤ 사용법이 용이할 것
㉥ 인체에 무독, 무해할 것
㉦ 소독 대상물이 손상을 입지 않을 것
㉧ 값이 저렴하고 구하기 쉬울 것
㉨ 석탄산계수가 높을 것

② 석탄산계수 기출
㉠ 살균제의 살균력 비교 시 평가기준
㉡ 석탄산과 동일한 살균력을 보이는 소독제의 희석도를 석탄산의 희석도로 나눈 값

$$= \frac{소독제의\ 희석배수}{석탄산의\ 희석배수}$$

㉢ 어떤 일정한 온도(20℃)에서 장티푸스균이나 포도상구균 등의 시험세균으로 희석한 석탄산을 기준으로 희석한 어떤 시험소독제 간의 살균성을 비교, 검토하여 소독력의 효능을 숫자로 표시한 것
㉣ 시험균은 5분 내 죽지 않고 10분 내에 사멸되는 희석배수
㉤ 석탄산계수가 낮으면 소독력이 약하다는 의미

③ 소독제의 종류 기출
㉠ 3~5% 석탄산(Phenol)수용액
ⓐ 유기물 공존 시에도 효과가 있음
ⓑ 오물, 실내벽, 실험대, 기차, 선박, 축사, 배설물 등의 소독
㉡ 3% 크레졸(Cresol) : 손, 오물, 배설물 등의 소독, 석탄산에 비해 2배의 효과
㉢ 70% 에탄올(Ethyl alcohol, 에틸알코올) : 건강한 피부에 사용, 유기물 공존 시 효과 감소
㉣ 0.1% 승홍($HgCl_2$) 수용액 : 손소독에 이용
㉤ 3% 과산화수소(2.5~3.5%) : 창상, 점막 소독, 구내염, 입안 세척 등에 사용

ⓑ 양성비누(역성비누, Invert soap)
ⓐ 4급 암모늄염으로 된 계면활성제로 보통 비누와 반대로 물속에서 양이온이 살균작용을 나타냄
ⓑ 무미, 무취, 무자극성, 무독성
ⓒ 침투력, 살균력 大(석탄산보다 살균력 월등해 석탄산계수가 200~500) ↔ 세정력 小
ⓓ 조리자의 손 소독, 식기 소독 등에 사용
ⓔ 비누나 중성세제와 함께 사용 시, 단백질과 공존 시 효력 감소
ⓕ 포도상구균, 티푸스(장, 파라) 이질균에 효과적(결핵균에 효과 약함)
ⓖ 보통 원액(10%)을 200~400배 희석하여 사용
ⓢ 염소계 소독제
ⓐ 차아염소산나트륨 : 100~200ppm(과일·채소 소독 100ppm, 기기·기구소독 200ppm)
ⓑ 표백분 : 우물물, 수영장물 소독
ⓞ 생석회 : 가장 경제적인 변소 소독제, 그 외에 습기가 많은 하수, 오물, 가축분뇨 등
ⓩ 오존(O_3) : 물에서 살균력 강함

4 식품의 변질과 보존

식품을 자연상태로 방치했을 때 수분의 변화, 광선, 온도의 작용, 효소나 산소, 미생물 등에 의해 식품 성분의 변화가 생겨 비타민과 영양가의 파괴, 향미의 손상 등을 가져오는 것

(1) 변질 기출
① 부패 : 단백질 식품(질소 유기화합물)이 혐기성균에 의해 분해되어 악취와 유해물질을 생성하는 현상을 말한다. 혐기성균에 의해 → 암모니아, 아민, H_2S, CO_2, mercaptane, 저급화합물(methane indole, skatol), 페놀 등 생성

> 핵심 CHECK 어패류의 부패(사후경직 → 강직해제 → 자기소화 → 부패) 기출
>
> 1. 어류의 자기소화
>   ① 단백질 → 펩티드·아미노산으로 분해(Cathepsin에 의해)
>   ② 미생물 작용에 의해 선도저하, 근육질 연화
>   ③ 어취 심하고 부패가 수육에 비해 빨리 진행
> 2. 어류가 축육보다 쉽게 부패하는 이유
>   ① 근육구조가 단순하고 조직이 연하다.
>   ② 수분함량 多
>   ③ 육질이 알칼리성에 가깝다.
>   ④ 축육에 비해 세균, 효소, 효모 多
>   ⑤ 껍질, 아가미, 내장 등의 분리가 불충분하여 세균의 부착기회 多
>   ⑥ 천연면역소 小
> 3. 어패류 부패 생성물 : Amine류(TMA, histamine), NH_3, H_2S, indole, skatol 등
> 4. 육질의 사후 pH 변화과정 기출
>   중성(pH 7.3) → 사후강직(pH 5.5~5.6) → 강직해제 → 자기소화(중성) → 부패되면서 알칼리성(pH 11)

② 산패 : 지질이 미생물, 산소, 광선, 금속 등에 의하여 산화·분해되는 현상 → 알데하이드, 케톤, 알코올 등이 생성되는 현상(ketone형, 산화형, 가수분해형) - 광선, 금속 등에 의해 가속화됨
③ 변패 : 각종 미생물이 식품에서 증식하면서 탄수화물(당질)이나 지방질을 혐기성 상태에서 분해하여 비정상적인 맛과 냄새가 나도록 하는 현상
④ 발효 : 탄수화물이 산소가 없는 상태에서 미생물에 의해 분해되어 유기산, 알코올 등을 생성하는 현상 (생산물을 식용으로 함)

(2) 식품의 초기부패의 판정 기출
① 관능검사 기출

가장 기초적이고 보편적인 검사 : 후각, 시각, 미각, 촉각
- ㉠ 시험항목
  - ⓐ 냄새의 발생 : 암모니아 냄새, 아민 냄새, 산패한 냄새, 알코올 냄새 등
  - ⓑ 색깔의 변화 : 변색, 퇴색, 광택 등
  - ⓒ 조직의 변화 : 고체인 경우에는 탄력성, 유연성, 점액의 발생상태 등
  - ⓓ 이상한 맛이나 불쾌한 맛의 발생
- ㉡ 장·단점

장점	단점
• 빠른 검사	• 개인차 존재, 주관 개입 가능성
• 검사가 쉽다.	• 객관적이지 못함
• 검사비가 저렴	• 수량화, 수치화가 어려움

② 미생물학적 검사 기출
일반 세균수 : 식품 1g당 $10^7 \sim 10^8$ cf 안전한계 : 10^5

③ 화학적 검사
- ㉠ 휘발성 염기질소(Volatile Base Nitrogen, VBN) : 30~40mg%
  - cf 신선어육 : 5~10mg%, 보통어육 : 15~25mg%, 부패어육 : 50mg%
- ㉡ 트리메틸아민(Trimethylamine, TMA) : 4~6(10)mg% - 어류 비린내의 원인물질
- ㉢ 히스타민(Histamine) : 세균에 의해 히스티딘이 탈탄산작용에 의해 히스타민이 되어 어육 중에 축적 - 알레르기의 원인물질
- ㉣ K값 : 60~80%

  어육 중 ATP 분해 → ADP → IMP → inosine → Hypoxanthine

  $$kCL(\%) = \frac{inosine + hypoxanthine}{ATP + ADP + AMP + IMP + inosine + hypoxanthine}$$

- ㉤ pH : 6.0~6.5

④ 물리적 검사 : 식품의 경도, 점도, 탄성, 색도, 탁도, 전기저항 등을 측정하는 방법 기출

> **핵심 CHECK 유지의 산패측정** 기출
>
> 산가(AV), 카르보닐가(COV), 과산화물가(POV), TBA가(Thiobarbituric acid value)

(3) 식품별 주요 변패 미생물 기출

① 과일, 채소

　　Pectin 분해력이 있는 곰팡이 : Mucor, Aspergillus, Penicillium, Rhizopus, Fusarium 등

② 육류

　　㉠ 단백질 분해력이 강한 세균 : Bacillus Putrificus, Bacillus subtilis, Proteus vulgaris, Clostridium sporogenes

　　㉡ 적색 색소 형성 세균 : Serratia marcescens

③ 우유

　　㉠ 시게변패 : Streptococcus lactis

　　㉡ 점질화, 알칼리화 : Alcaligenes viscolactis

　　㉢ 분홍색, 적색변패 : Serratia marcescens, Brevibacterium erythrogenes

　　㉣ 청회색변패 : Pseudomonas syncyanea

　　㉤ 황색변패 : Pseudomonas synxantha

　　㉥ 녹색변패, 고미유 : Pseudomonas fluorescens

④ 통조림

　　㉠ 혐기성, 통성혐기성 조건에서 생육 가능한 내열성 포자형성균 : Bacillus, Clostridium

　　㉡ Flat sour 변패(관의 내부는 팽창하지 않으나, 내용물이 산패한 상태인 무가스 산패) : Bacillus stearothermophillus, Bacillus coagulans

⑤ 계란 : 흑색변패 - Proteus mealanovogenes

⑥ 잼 : 내삼투압성 효모 - Torulopsis bacillaris, Zygosaccharomyes rouxii

⑦ 밥 : 포자형성균 - Bacillus subtilis

⑧ 빵 : rope 변패(Bacillus subtilis, Bacillus mesentericus), 적색변패(Serratia)

(4) 식품의 감별방법

① 우유 위생

　　㉠ 신선한 우유 : 침전물이 없고 유백색을 띠고, 독특한 향기가 나며, 물컵 속에 떨어뜨렸을 때 구름과 같이 퍼지면서 내려가는 것

　　㉡ 우유를 통한 감염병의 특징

　　　　ⓐ 1차 오염(젖소), 2차 오염(사람, 토양)으로 분류

　　　　ⓑ 취급 중에 외부에서 오염될 수 있으며 저온균이 많음

　　　　ⓒ 환자의 지리적 분포가 우유와 유제품의 판로와 일치

　　　　ⓓ 어린이와 생활수준이 높은 층에 다발

ⓔ 우유취급자 중에 우유에 의한 환자, 보균자가 많다.
　　예 결핵, 브루셀라증, 장티푸스, 파라티푸스, 디프테리아, 큐열 등
ⓒ 규격기준
　ⓐ 정상비중 : 15℃에서 1.028~1.034, pH 6.6~6.8
　ⓑ 유지방 : 3% 이상(2.5~8.0%, 3.7%), 고형물 : 8% 이상, 유당 : 3.5~6.0%, 수분 : 82%
　ⓒ 산도 : 젖산으로 0.18% 이하
ⓔ 우유의 품질검사
　ⓐ Phosphatase test : 저온살균 여부 검사
　ⓑ Babcock test, Gerber method : 지방함량 검사
　ⓒ 70% 에탄올 응고생성시험, methylene blue 환원시험, 산도검사 : 신선도 판정
　ⓓ Reductase test : 세균농도 추정
　ⓔ North 도표(저온살균도 검사) : 크림형성 저지선과 결핵균 사멸관계
　ⓕ 비중검사 : 물의 첨가 여부 검사

(5) 식품의 보존(변질방지)

① 물리적 방법 기출
　㉠ 탈수건조법
　　ⓐ 미생물 번식에 적당한 습도를 제거하기 위해 수분함량이 15%가 되도록 함
　　ⓑ 미생물의 생육을 저지할 수 있는 수분함량 : 15(14)% 이하
　　ⓒ 자연건조법(천일건조), 인공건조법(열풍, 분무, 박막, 포말, 진공동결, 감압, 배건법 등)
　㉡ 냉장·냉동법 : 온도를 낮게 해 미생물 생육저지, 10℃ 이하 번식 억제, −5℃ 이하 번식 못함
　　ⓐ 움저장 : 10℃ 전후, 감자, 고구마, 무, 배추 등
　　ⓑ 냉장 : 0~10℃
　　　냉장의 목적 : 미생물 증식 저지, 자기소화 지연, 변질 지연, 식품의 신선도를 단기간 유지
　　ⓒ 냉동 : −18℃ 이하
　　　식품동결이 식품변화를 주는 단점이 있으나 장기간 보존 가능, 해동 후 부패가 빠름
　㉢ 가열살균법
　　ⓐ 저온살균(LTLT) : 60~65℃, 30분 가열 후 냉각 − 우유, 술, 주스, 소스, 간장 등
　　ⓑ 고온단시간살균(HTST) : 70~75℃, 15~20초 가열 후 급랭 − 우유, 과즙 등
　　ⓒ 초고온순간살균(UHT) : 130~150℃, 1~3초만 가열 후 급랭 − 우유, 과즙 등
　　ⓓ 고온장시간살균(HTLT) : 95~120℃, 30~60분 가열 후 냉각 − 통조림
　㉣ 자외선조사
　　ⓐ 유효파장 2,500~2,800Å(250~280nm), 최적파장 2,537Å
　　ⓑ 침투력이 없으므로 식품 내부까지 살균이 되지 않음
　㉤ 방사선조사 : 방사선 중 투과력이 강한 γ선이 살균력이 강함

② 화학적 방법
- ⊙ 염장(10%)
    - ⓐ 삼투압 증가 → 탈수
    - ⓑ 삼투압에 의한 미생물의 원형질 분리
    - ⓒ 염용액의 산소용해도 감소
    - ⓓ 자기소화효소에 대한 저해 작용
    - ⓔ 염소이온의 직접적 유해
- ⓒ 당장(50%)
    - ⓐ 설탕보다 전화당, 포도당이 더 효과가 크다.
    - ⓑ 고농도의 당첨가 효과 : 식품의 Aw 저하, 삼투압↑, 미생물세포의 탈수, 원형질 분리, 미생물 생육 증식 억제
- ⓒ 산장(pH 4.5)
    - ⓐ 무기산보다 유기산이 효과적 − 초산, 젖산 이용
    - ⓑ 식염, 설탕 첨가하면 더욱 효과적
- ⓔ 식품첨가물 첨가
    - ⓐ 미생물의 발육을 저지하고 살균하기 위해, 산화를 방지하기 위해 화학물질을 첨가하는 방법
    - ⓑ 보존료, 살균료, 산화방지제 등

③ 복합적 처리방법
- ⊙ Controlled Atmosphere(CA 저장, 가스치환)
    - ⓐ 사용기체 : O_2, CO_2, N_2
    - ⓑ 과일, 채소 저장 시 호흡작용 억제, 탄산가스 농도↑ ⇒ 호기성 세균 발육 억제
    - ⓒ 한 가지 기체만을 사용하는 것보다 혼합기체를 일정비율로 함께 사용하는 것이 효과적
- ⓒ 훈연법
    - ⓐ 소금에 의한 탈수나 가열 처리 후에 목재를 불완전 연소시켜 나온 연기 속에 존재하는 aldehyde류, formaldehyde류, alcohol류, phenol류, acid류 등의 살균성분이 식품조직에 침투되어 훈연하는 것으로 저장효과↑
    - ⓑ 햄, 베이컨, 조개 등과 같은 어류, 육류제품에 사용
- ⓒ 밀봉법 : 통조림, 병조림, 필름포장, 진공포장

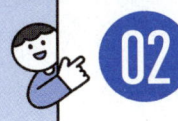

02 끝판왕! 적중예상문제

01 1회독 2회독 3회독 2021 기출유사

다음 중 미생물의 생육에 영향을 주는 인자 중 물리적인 인자는?
① 이산화탄소
② 수소이온농도
③ 산소
④ 온도
⑤ 영양소

02 1회독 2회독 3회독 2024 기출유사

세균의 증식곡선 중 균수의 증가와 감소가 같아 균수가 더 이상 증가하지 않고 생균수가 최고치를 유지하는 시기는?
① 유도기
② 정지기
③ 사멸기
④ 대수기
⑤ 성장기

03 1회독 2회독 3회독

수분활성도(Water activity, Aw)에 대한 설명으로 옳은 것은?
① 미생물은 식품 중의 결합수만 이용가능하다.
② 순수한 물의 수증기압에 대한 같은 온도에서의 식품의 수증기압의 비로 표시한다.
③ 수분활성도가 낮을수록 미생물의 번식이 왕성하다.
④ 곰팡이의 발육 가능한 수분활성도는 0.91 이상이다.
⑤ 효모의 발육 가능한 수분활성도는 0.88 이상이다.

04 1회독 2회독 3회독 2022 기출유사

부패미생물이 생육 가능한 최저 수분활성도(Aw)의 순서가 옳은 것은?
① 세균 > 곰팡이 > 효모
② 효모 > 세균 > 곰팡이
③ 세균 > 효모 > 곰팡이
④ 효모 > 곰팡이 > 세균
⑤ 곰팡이 > 세균 > 효모

적중예상문제 해설

01
①, ②, ③, ⑤는 화학적인 인자이다.

02
세균의 증식곡선 중 생균수가 최고치를 유지하는 시기는 정지기이다.

03
- 미생물은 식품 중의 자유수를 이용한다.
- Aw는 미생물이 이용할 수 있는 수분을 나타낸 것으로 식품의 수증기압에 대한 같은 온도에서의 식품의 수증기압의 비로 표시한다.
- Aw가 높을수록 미생물의 번식이 왕성하다.
- 발육 가능한 최소 Aw는 세균 0.91, 효모 0.88, 곰팡이 0.80이다.

04
생육 가능한 최저 수분활성도
세균(0.91) > 효모(0.88) > 곰팡이(0.80)

🔒 01 ④ 02 ② 03 ⑤ 04 ③

적중예상문제 해설

05
중온균의 발육가능온도는 15~55℃이며, 발육 최적온도는 25~35(40)℃이다.

05 1회독 2회독 3회독
다음 중 중온균의 발육 최적온도로 가장 적합한 것은?
① 0~10℃   ② 15~25℃   ③ 25~35℃
④ 35~45℃   ⑤ 60~70℃

06 1회독 2회독 3회독
토양 미생물 중 그 수가 가장 많으며, 수분함량이 많고 중성 부근의 pH에서 단백질 식품을 주로 부패시키는 미생물은?
① 세균   ② 바이러스   ③ 효모
④ 곰팡이   ⑤ 리케차

07
세균은 이분법에 의해 증식하며 곰팡이보다 생육속도가 빠르다.
발육가능한 최저 Aw는 0.91(0.90) 이상이다.

07 1회독 2회독 3회독 2014 기출유사
세균의 생육조건에 대한 설명으로 옳은 것은?
① 출아법에 의해 증식한다.
② 곰팡이보다 생육속도가 느리다.
③ pH 6.5~7.5의 중성에서 잘 발육한다.
④ 70℃ 이상의 온도에서도 생육할 수 있다.
⑤ 발육가능한 최저 수분활성도는 0.80이다.

08
발육을 위한 최저 수분활성도
세균 > 효모 > 곰팡이 순으로, Salmonella속, Micrococcus속, Escherichia속, Bacillus속 등의 세균보다 Aspergillus속 등의 곰팡이가 더 낮은 수분활성도에서도 생육이 가능하다.

08 1회독 2회독 3회독 2021 기출유사
다음 중 가장 낮은 수분활성도(Aw)에서 생육이 가능한 미생물은?
① Salmonella속   ② Micrococcus속
③ Escherichia속   ④ Bacillus속
⑤ Aspergillus속

09
②, ④는 곰팡이, ③, ⑤는 효모이다.

09 1회독 2회독 3회독 2021 기출유사
다음 식품관련 미생물 중 세균에 해당하는 것은?
① Pseudomonas속   ② Fusarium속
③ Saccharomyces속   ④ Mucor속
⑤ Candida속

🔒 05 ③　06 ①　07 ③　08 ⑤　09 ①

10

병원성 대장균, 병원성 비브리오균, 장티푸스균, 살모넬라균 등 병원성 세균이나 식품부패세균은 증식하는 온도대로 분류하는 경우 대부분 어디에 속하는가?

① 호냉균　　② 저온균　　③ 중온균
④ 고온균　　⑤ 내열균

11 2024·2020 기출유사

다음 중 토양에 분포하는 아포(포자)형성 그람양성 세균은?

① Proteus
② Shigella
③ Salmonella
④ Bacillus
⑤ Vibrio

12 2022·2013 기출유사

다음에서 설명하는 미생물 속은?

- 자연계에 가장 널리 분포하고 있으며 식품오염의 주역이다.
- 그람양성 간균으로 내열성 포자를 형성한다.
- 전분, 단백질 분해력이 강하다.

① Salmonella
② Clostridium
③ Bacillus
④ Micrococcus
⑤ Proteus

13 2021·2019 기출유사

다음 중 바실러스(Bacillus)속에 대한 설명으로 옳은 것은?

① 그람음성균이다.
② 편성혐기성이다.
③ 편모가 없다.
④ 아포를 형성한다.
⑤ 저온균이다.

14 2018 기출유사

다음 중 대표적인 저온균으로 냉장보관 중인 식품의 부패에 관여하는 것은?

① Escherichia
② Pseudomonas
③ Vibrio
④ Salmonella
⑤ Bacillus

11~13

Bacillus속
- 그람양성, 호기성·통성혐기성 간균, 내열성 포자(아포)형성, 편모 있음
- 단백질, 전분분해력이 강함
- 자연계에 널리 분포되어 있어 식품오염의 주역

14

슈도모나스(Pseudomonas)균은 대표적인 저온균으로 저온에서 단백질 분해력과 지질 분해력을 가지고 있어 식품의 부패를 일으킨다.

10 ③　11 ④　12 ③　13 ④　14 ②

15
다음 중 이질균에 해당하는 것은?

① Proteus속
② Salmonella속
③ Bacillus속
④ Clostridium속
⑤ Shigella속

16
부패균인 Pseudomonas에 대한 설명으로 옳은 것은?

① 그람양성 간균이다.
② 저온에서도 잘 증식한다.
③ 편성혐기성균이다.
④ 포자를 형성한다.
⑤ 단백질, 당질 분해력이 강하다.

17
다음 중 Clostridium속에 대한 설명으로 옳은 것은?

① 그람양성 통성혐기성균이다.
② 편모가 있는 구균이다.
③ 유지 분해력이 강하다.
④ 내열성 아포를 형성한다.
⑤ 세균성 식중독과 관련이 없다.

18
다음 중 식품을 혐기적인 상태에서 부패시키는 균은?

① Shigella속
② Salmonella속
③ Bacillus속
④ Proteus속
⑤ Clostridium속

19
어류 부패미생물 중 가장 대표적인 것으로 어류에서 우점종인 세균은?

① Lactobacillus
② Pseudomonas
③ Micrococcus
④ Streptococcus
⑤ Salmonella

---

16 Pseudomonas
- 그람음성, 무포자 간균으로 단모성 편모를 가짐
- 저온균이며, 단백질, 지질분해력이 강하다.
- 토양, 담수, 해수 등에 널리 분포되어 있고 증식속도가 빠름
- 몇 균종이 수용성 색소를 생성
- 어류의 우점종이다.
- 어류, 육류, 우유, 달걀, 채소 등 여러 식품의 부패세균이다.

17
Clostridium균은 그람양성 편성혐기성 간균으로 내열성 아포를 형성하며, 대부분 단백질 분해력이 강하고, 일부는 세균성 식중독(보툴리누스균, 웰치균)과 관련이 있다.

15 ⑤ 16 ② 17 ④ 18 ⑤ 19 ②

20
단백질 분해력이 강하며 호기성 부패세균의 대표적인 것으로 어패류, 수산연제품에 많고 고기, 계란의 변패에도 관여하고 부패취를 부여하는 그람음성 세균은?
① Proteus속 ② Clostridium속
③ Bacillus속 ④ Micrococcus속
⑤ Streptococcus속

20
Proteus속
- 그람음성, 호기성 간균, 장내세균의 일종
- 단백질 분해력이 강해 단백질 식품의 부패균

21
다음 중 수분이 많은 식품에서 주로 형성되는 microflora는?
① 효모 ② 바이러스
③ 곰팡이 ④ 세균
⑤ 아메바

21
수분이 많은 식품에서는 세균이, 수분이 적은 식품에서는 곰팡이에 의한 미생물상 형성

22
다음 중 수분함량이 적은 건조식품이나 과일류에서 우선적으로 번식하는 미생물은?
① 곰팡이 ② 세균
③ 바이러스 ④ 효모
⑤ 박테리오파지

23
곰팡이에 대한 설명 중 옳지 않은 것은?
① 대부분 편성호기성으로서 생육에 산소를 요구한다.
② 대부분 저온성이고 특히 중성의 pH에서 잘 증식한다.
③ 일부 곰팡이는 인체에 치명적인 독소를 생성하기도 한다.
④ 많은 곰팡이들이 식품의 부패를 일으키기도 한다.
⑤ 식품제조에 이용되기도 하며 항생물질을 생성하여 질병치료에 이용되기도 한다.

23
곰팡이는 생육적온이 25~30°C인 중온성으로 세균보다 낮은 편이며, 일부 곰팡이는 저온에서도 성장이 가능하다. pH 2.0~9.0의 범위에서 성장이 가능하고, 특히 pH 4 정도의 낮은 pH의 식품에서 잘 증식한다.

24
식품에 존재하는 미생물 중 곰팡이(fungi)에 해당하는 것은?
① Pseudomonas ② Penicillium
③ Lactobacillus ④ Salmonella
⑤ Micrococcus

24
Pseudomonas, Lactobacillus, Salmonella, Micrococcus – 세균

20 ① 21 ④ 22 ① 23 ② 24 ②

적중예상문제 해설

25
황변미는 저장곡류에 Penicillium속 곰팡이가 오염되면 황색색소가 생성되어 발생한다.

26
딸기, 채소, 밀감 등의 원예작물의 부패에 관여하는 곰팡이는 Rhizopus속이다.

27
Aspergillus niger
- 흑국균의 대표적인 균종
- 산에 내성이 있어 과일이나 빵, 밀감 등에 잘 생육
- 유기산 생성, 과일이나 채소의 흑변현상

28
- Aspergillus flavus : 발암성의 간장독인 아플라톡신(aflatoxin) 생성
- 에르고타민(ergotamine) : Claviceps purpurea
- 솔라닌(solanine) : 감자
- 파툴린(patulin) : Penicillium patulum
- 무스카린(muscarine) : 독버섯

29
아플라톡신 생성균주
Aspergillus flavus, Aspergillus parasiticus

---

25 1회독 2회독 3회독

황변미 중독은 쌀에 무엇이 증식하기 때문인가?
① 세균
② 곰팡이
③ 효모
④ 바이러스
⑤ 방사선균

26 1회독 2회독 3회독

딸기, 채소, 밀감의 변패와 관련이 있으며 일명 빵곰팡이라고 불리는 곰팡이는?
① Fusarium
② Mucor
③ Aspergillus
④ Penicillium
⑤ Rhizopus

27 1회독 2회독 3회독

다음 중 과일이나 채소의 흑변현상을 일으키는 곰팡이는?
① Saccharomyces cerevisiae
② Mucor mucedo
③ Aspergillus niger
④ Aspergillus oryzae
⑤ Aspergillus flavus

28 1회독 2회독 3회독 2013 기출유사

다음 중 Aspergillus flavus가 생성하는 독소는?
① 에르고타민(ergotamine)
② 솔라닌(solanine)
③ 파툴린(patulin)
④ 무스카린(muscarine)
⑤ 아플라톡신(aflatoxin)

29 1회독 2회독 3회독 2019·2014 기출유사

다음 중 아플라톡신(aflatoxin)을 생성하는 미생물은?
① Aspergillus niger
② Aspergillus awamori
③ Aspergillus flavus
④ Aspergillus oryzae
⑤ Aspergillus ocharaceus

🔒 25 ② 26 ⑤ 27 ③ 28 ⑤ 29 ③

30
곰팡이에 의한 대사산물로 사람이나 온혈동물에게 건강장애를 유발하는 물질은?

① Mycotoxin
② Saxitoxin
③ Tetrodotoxin
④ Cicutoxin
⑤ Enterotoxin

30
- Saxitoxin : 대합, 홍합 등 마비성 패류독
- Tetrodotoxin : 복어
- Cicutoxin : 독미나리
- Enterotoxin : 황색포도상구균

31
다음 중 저장미에서 가장 많이 검출되는 미생물은?

① Bacillus
② Micrococcus
③ Aspergillus
④ Penicillium
⑤ Mucor

32
다음에서 설명하는 곰팡이 속은?

- 국균 또는 누룩곰팡이라 부른다.
- 황국균은 전분과 단백질 분해력이 강해 주류나 효소제조에 이용되기도 한다.
- 콩류에서 번식하여 곰팡이독인 아플라톡신을 생산하는 균주도 있다.

① Rhizopus
② Fusarium
③ Aspergillus
④ Penicillium
⑤ Mucor

32
Aspergillus속은 국균 또는 누룩곰팡이라 부르기도 하며, A. oryzae는 황국균이라고도 한다. A. flavus는 곡류나 콩류에 번식하여 아플라톡신을 생산한다.

33
맥주, 포도주 등 주류제조, 알코올 발효에 주로 이용되는 효모는?

① Bacillus
② Micrococcus
③ Penicillium
④ Saccharomyces
⑤ Pseudomonas

33
Saccharomyces속은 당을 발효하여 탄산가스와 알코올을 생성한다.

34
다음 중 간장, 된장 등의 제조에 사용되는 누룩곰팡이는?

① Penicillium expansum
② Penicillium islandicum
③ Aspergillus oryzae
④ Aspergillus niger
⑤ Aspergillus parasiticus

34
Aspergillus oryzae는 청주, 간장, 된장 등의 양조에 사용되는 누룩곰팡이로, 강력한 단백질분해효소를 분비한다.

30 ① 31 ④ 32 ③ 33 ④ 34 ③

35
Penicillium expansum
과일의 연부병원인균

36
박테리오파지(Bacteriophage)
- phage는 세균에 기생하는 바이러스의 일종이다.
- 생물과 무생물의 중간단계이다.
- 머리부분 : DNA or RNA 미부의초는 단백질이 나선형으로 있고 중심초는 비어 있다.
- 생세포 내에서만 기생하고 각각 고유 숙주를 가지는 숙주 특이성이 있다.
- 단백질로 구성되어 열에 매우 약하므로 가열살균이 효과적이다.
- 약품에 대한 저항력은 일반세균보다 강해 약품에 의한 살균 효과는 약하다.

37
토양세균속에는 Bacillus, Micrococcus, Clostridium, Proteus속 등이 있다. Rhizopus, Penicillium속은 곰팡이고, Saccharomyces속은 효모이다.

38
대장균군, 대장균, 장구균 등은 통성혐기성으로 호기적 조건에서 성장이 양호하고 간단한 시험방법으로 다른 균과 구별이 가능하므로 지표미생물로 이용되어 왔으며, 일반세균수는 식품위생의 지표로서 이용한다.

39
분변오염지표균
대장균군, 분변계 대장균군, 대장균, 장구균 등

35
다음 중 발효식품에 유용한 미생물에 대한 설명으로 옳지 않은 것은?
① Bacillus natto - 청국장제조
② Saccharomyces sake - 청주제조
③ Aspergillus oryzae - 누룩제조
④ Saccharomyces cerevisiae - 맥주제조
⑤ Penicillium expansum - 과일당분생성

36
다음 중 박테리오파지(Bacteriophage)에 대한 설명으로 옳지 않은 것은?
① phage는 세균에 기생하는 바이러스의 일종이다.
② 생물과 무생물의 중간단계이다.
③ 숙주 특이성이 없다.
④ 생세포 내에서만 기생한다.
⑤ 약품에 대한 저항력은 일반세균보다 강해 약품에 의한 살균 효과는 약하다.

37
다음 식품오염에 관여하는 미생물 중 토양 세균속에 해당되는 것은?
① Rhizopus속
② Vibrio속
③ Bacillus속
④ Penicillium속
⑤ Saccharomyces속

38
다음 중 식품오염 여부와 정도를 측정하는 데 이용되는 것은?

가. 대장균 측정	나. 일반세균수 측정
다. 장구균 측정	라. 비브리오균 측정

① 가, 다
② 나, 라
③ 가, 나, 다
④ 나, 다, 라
⑤ 가, 나, 다, 라

39
식품의 분변오염지표균으로 이용되는 것은?
① 일반세균
② 콜레라균
③ 대장균군
④ 포도상구균
⑤ 살모넬라균

35 ⑤ 36 ③ 37 ③ 38 ③ 39 ③

40 2015·2014 기출유사
다음 중 대장균군의 특성으로 옳은 것은?
① 그람양성 무포자 간균으로 유당을 분해하는 호기성, 통성혐기성균이다.
② 그람양성 포자형성 구균으로 유당을 분해하는 호기성, 통성혐기성균이다.
③ 그람음성 무포자 구균으로 유당을 분해하는 편성혐기성균이다.
④ 그람음성 무포자 간균으로 유당을 분해하는 호기성, 통성혐기성균이다.
⑤ 그람음성 포자형성 간균으로 유당을 분해하는 호기성균이다.

41
다음 중 대장균군의 오염경로는?
① 공기　② 분변　③ 음료수
④ 음식물　⑤ 토양

42 2023·2017 기출유사
대장균군에 대한 설명으로 옳은 것은?
① 포자를 형성한다.　② 유당분해능이 있다.
③ 그람양성 세균이다.　④ 편성혐기성이다.
⑤ 구균이다.

43 2014 기출유사
다음 중 음료수에서 대장균군을 검사하는 이유로 가장 옳은 것은?
① 대장균 자체가 위험한 질병을 일으키는 병원균이므로
② 대장균군수를 통해 식품의 신선도를 판정하기 위해
③ 대장균의 존재는 유독물질이 없다는 것을 증명하므로
④ 대장균의 생존 여부로 다른 병원균의 존재 여부를 확인할 수 있으므로
⑤ 바이러스의 존재 여부를 파악하기 위해

44
식품위생검사 결과 식품에서 대장균이 검출되었다면, 다음 중 식품에 존재 가능한 균은?
① 디프테리아균　② 홍역균　③ 탄저균
④ 이질균　⑤ 백일해균

적중예상문제 해설

40
대장균군
- 그람음성, 호기성·통성혐기성 무포자 간균
- 유당을 분해해서 산과 가스 생성
- 대장균(E. coli), Citrobacter, Enterobacter, Klebsiella, Erwinia, Aeromonas 등
- 분변오염지표균으로 이용

41
대장균군의 검출은 그 식품이 분변으로부터 오염되었을 가능성을 의미한다.

43
대장균군이 검출된다는 것은 분변오염 가능성이 있으며, 소화기계 감염병이나 식중독균 같은 다른 병원균의 공존 가능성을 시사한다.

44
대장균은 장에서 서식하므로 살모넬라균, 이질균 등과 같은 소화기계 감염병이나 식중독균과 관련이 있다.

🔒 40 ④　41 ②　42 ②　43 ④　44 ④

적중예상문제 해설

45
Enterococcus(장구균)속은 그람양성 구균으로 동결에 대한 저항성이 강하므로 냉동식품의 오염지표균으로 이용된다.

46
대장균군 정성시험법 중 LB 발효관법 (Lactose Broth 발효관) 순서와 이용배지
추정 : LB 배지
↓
확정 : BGLB 배지, EMB 배지, Endo 배지
↓
완전 : 보통 한천배지 배양

48
「식품공전」상의 일반세균수 측정법 : 표준평판법, 건조필름법, 자동화된 최확수법

49
미생물의 영양세포 및 포자를 사멸시켜 무균상태로 만드는 것을 멸균이라 하고, 세균, 효모, 곰팡이 등의 영양세포를 사멸시키는 것을 살균이라고 한다.
저온살균은 63~65°C에서 30분간 가열하는 방법으로 포자형성균, 포자 등은 사멸되지 않는다. 자비소독은 가열살균법이다.

---

45 [2023·2019·2013 기출유사]
그람양성 구균으로 냉동식품의 오염지표가 되는 균은?
① E. coli
② Enterobacter
③ Enterococcus
④ Vibrio
⑤ Staphylococcus

46 [2015·2013 기출유사]
대장균군의 정성시험법의 순서로 맞는 것은?
① 추정 - 완전 - 종결
② 확정 - 추종 - 완전
③ 확정 - 완전 - 추정
④ 추정 - 확정 - 완전
⑤ 추정 - 완전 - 확정

47
다음 중 대장균군 검사에 이용되는 배지들로만 묶인 것은?
① BGLB 배지, 표준한천배지, TCBS 배지
② LB 배지, EMB 배지, TSI 배지
③ BGLB 배지, EMB 배지, LB 배지, Endo 배지
④ 젖당브이욘배지, EMB 배지, 표준한천배지
⑤ 표준한천배지, BGLB 배지, TSI 배지

48 [2023 기출유사]
「식품공전」상의 일반세균수 측정에 사용되는 방법은?
① Breed법
② 표준평판법
③ 직접현미경법
④ 유당배지법
⑤ 하워드법

49
다음 중 미생물관리나 제거방법에 대한 설명으로 옳은 것은?
① 미생물의 영양세포 및 포자를 사멸시켜 무균상태로 만드는 것을 살균이라 한다.
② 멸균이라 함은 세균, 효모, 곰팡이 등의 영양세포를 사멸시키는 것을 말한다.
③ 병원성 미생물만을 사멸시키거나 죽이지는 못하더라도 병원성을 약화시켜 감염력을 박탈하는 것을 소독이라 한다.
④ 저온살균으로 모든 미생물을 사멸시킬 수 있다.
⑤ 자비소독, 자외선소독은 비가열 살균법이다.

🔒 45 ③ 46 ④ 47 ③ 48 ② 49 ③

50
다음 중 비가열 살균법에 해당하는 것은?
① 고압증기멸균법 ② 자외선 살균법
③ 열탕소독법 ④ 간헐멸균법
⑤ 건열멸균법

51
다음은 Pasteurization에 대한 설명이다. 빈칸에 들어갈 말로 가장 적절한 것은?

Pasteurization of milk란 ( )에서 ( )간 가열하는 것이다.

① 55℃, 30분 ② 63℃, 30분 ③ 71.7℃, 15초
④ 100℃, 30분 ⑤ 130℃, 2초

52
건열살균기의 사용온도와 시간이 바르게 연결된 것은?
① 63℃, 30분 ② 70℃, 15~20분
③ 100℃, 15~20분 ④ 130℃, 1~2시간
⑤ 160~170℃, 1시간

53
다음 중 화염멸균 방법으로 멸균할 수 없는 것은?
① 금속제품 ② 자기제품
③ 유리제품 ④ 백금이
⑤ 배지

54
초자기구, 배지, 페트리디쉬 등을 멸균할 때 가장 좋은 방법은?
① 화염멸균 ② 저온살균
③ 간헐멸균 ④ 고압증기멸균법
⑤ 열탕소독

적중예상문제 해설

50
①, ③, ④, ⑤는 가열살균법이다.

51
Pasteurization of milk는 저온살균한 우유를 말한다.

52
건열살균
- Dry oven(건열멸균기)를 이용해 160~170℃에서 1~2시간 열처리
- 유리기구, 금속기구, 주사침, 솜 등 단, 고무제품 등의 멸균에 사용금지

53
화염멸균
- 물품을 직접 불꽃 속에 접촉시켜 표면에 부착된 미생물을 멸균시킴
- 백금이, 유리봉, 핀셋, 금속제품 등에 사용

54
고압증기멸균법
- auto clave을 이용해 121℃, 15Lb, 15~20분간 가열하여 아포형성균 멸균
- 미생물배지, 배양기, 통조림 식품, 초자기구, 유리, 고무제품, 자기류, 약액 등의 멸균

🔒 50 ② 51 ② 52 ⑤ 53 ⑤ 54 ④

적중예상문제 해설

55
열탕(자비)소독
- 끓는 물 이용해 100°C 5~30분
- 용기, 조리기구, 식기, 도마, 도자기 등의 살균
- 아포형성균은 사멸시키지 못하기 때문에 완전멸균은 기대하기 어려움

57
우유의 가열살균법
- 저온살균법: 63~65°C에서 30분간 가열살균하고 10°C 이하로 급랭하는 방법
- 고온단시간살균법: 72~75°C에서 15~20초간 가열살균한 다음 급랭하는 방법
- 초고온순간살균법: 130~150°C에서 0.5~5초간 살균하는 방법

58
Phosphatase test는 우유에 가열살균이 제대로 이루어졌는지 검사하는 방법이다.

---

55 [2019 기출유사]
끓는 물을 이용하여 100°C 30분간 가열하는 방법으로 식기 및 도마 등에 널리 사용되는 소독방법은?
① 화염멸균 ② 자비소독
③ 고압증기멸균법 ④ 일광소독법
⑤ 간헐멸균법

56
우유의 저온살균에 가장 적합한 살균온도와 시간에 해당하는 것은?
① 63°C, 30분 ② 71.7°C, 15초
③ 77°C, 10초 ④ 100°C, 15초
⑤ 130°C, 2초

57 [2024·2018 기출유사]
「식품공전」상 고온단시간살균법(HTST)의 가열온도와 시간으로 옳은 것은?
① 63~65°C, 30분 ② 72~75°C, 15~20초
③ 70~75°C, 15~30분 ④ 80~85°C, 10~15초
⑤ 130~150°C, 0.5~5초

58 [2014 기출유사]
우유의 Pasteurization이 잘 되었는지를 판단하는 방법은?
① Lactose test ② Casein test
③ Sugar test ④ Phosphatase test
⑤ Catalase test

59
우유의 살균 시 온도기준은 어느 균의 사멸온도 이상이어야 하는가?
① 연쇄구균 ② 대장균
③ 디프테리아균 ④ 장티푸스균
⑤ 결핵균

🔒 55 ② 56 ① 57 ② 58 ④ 59 ⑤

60
다음 중 청량음료수의 멸균방법으로 가장 적절한 것은?
① 저온살균법
② 자외선조사
③ 냉동법
④ 초고온순간살균법
⑤ 오존법

61 2023 기출유사
「식품공전」상의 유가공품 살균법 중 초고온순간처리법의 온도와 시간으로 옳은 것은?
① 63~65℃, 30분
② 72~75℃, 15~20초
③ 100~110℃, 15분
④ 120~121℃, 15~20초
⑤ 130~150℃, 0.5~5초

62 2013 기출유사
평압증기솥(Koch 솥) 또는 끓는 물에 재료를 넣고, 1일 1회 100℃로 30분씩 24시간 간격으로 3일간 실시하는 멸균법은?
① 간헐멸균법
② 자비소독법
③ 고압증기멸균법
④ 건열멸균법
⑤ 화염멸균

63 2017·2015 기출유사
다음 중 세균의 아포까지 사멸시킬 수 있는 방법은?
① 고압증기멸균법
② 자비소독
③ 알코올소독법
④ 자외선소독법
⑤ 증기소독

64 2020 기출유사
자외선 살균에 대한 설명으로 옳은 것은?
① 살균등의 파장은 253.7nm이다.
② 특정세균에만 살균효과가 있다.
③ 단백질 존재 시 살균력이 높아진다.
④ 잔류효과가 있다.
⑤ 투과력이 강하다.

적중예상문제 해설

60
초고온순간살균법
130~150℃에서 1~3초간 살균하는 방법, 우유, 청량음료 등에 이용

61
「식품공전」상의 유가공품 살균법
유가공품의 살균 또는 멸균 공정은 따로 정하여진 경우를 제외하고 저온 장시간 살균법(63~65℃에서 30분간), 고온단시간 살균법(72~75℃에서 15초 내지 20초간), 초고온순간처리법(130~150℃에서 0.5초 내지 5초간) 또는 이와 동등 이상의 효력을 가지는 방법으로 실시하여야 한다. 그리고 살균제품에 있어서는 살균 후 즉시 10℃ 이하로 냉각하여야 하고, 멸균제품은 멸균한 용기 또는 포장에 무균공정으로 충전·포장하여야 한다.

63
고압증기멸균, 간헐멸균 등은 세균의 아포(포자)까지 사멸시킬 수 있는 방법이다.

64~66
자외선 살균의 특징
- 살균력이 강한 파장 : 2,500(2,400)~2,800Å(250~280nm)
- 가장 효과적인 파장 : 2,537Å(253.7nm)
- 모든 균종에 대해 효과가 있음
- 사용방법이 간단함
- 균에 내성을 주지 않음
- 침투성 없어 표면 살균에 한정(닿는 표면만 소독가능)
- 그늘진 곳에서 효력 없음
- 단백질(유기물) 공존 시 흡수당하여 효과가 현저히 떨어짐
- 잔류효과 없음

🔒 60 ④ 61 ⑤ 62 ① 63 ① 64 ①

적중예상문제 해설

65
자외선은 공기, 물 등의 소독에 적합하다.

67
방사선은 침투성이 강하기 때문에 포장제품에 그대로 조사해도 살균효과가 있다.

68
식품 살균에는 주로 ^{60}Co의 감마(γ)선을 이용한다.

69
방사선 투과력과 살균력 비교
α선 < β선 < γ선

---

65 1회독 2회독 3회독

식품제조시설의 공기살균에 가장 적합한 방법은?
① 승홍수에 의한 살균
② 열탕에 의한 살균
③ 자외선 살균등에 의한 살균
④ 소각에 의한 살균
⑤ 오존에 의한 살균

66 1회독 2회독 3회독 2022 기출유사

다음에서 설명하는 물리적 소독법은?

- 비가열처리 살균이다.
- 살균효과는 표면에 한정되며 잔류효과가 없다.

① 방사선조사
② 저온살균
③ 자외선조사
④ 간헐멸균
⑤ 화염멸균

67 1회독 2회독 3회독

다음 중 포장제품을 살균하는 방법으로 가장 적절한 것은?
① 석탄산
② 자외선조사
③ 방사선조사
④ 화염멸균
⑤ 알코올

68 1회독 2회독 3회독 2024 · 2020 기출유사

식품의 살균에 사용하는 방사성 동위원소는?
① ^{131}I
② ^{60}Co
③ ^{3}H
④ ^{14}C
⑤ ^{36}S

69 1회독 2회독 3회독 2013 기출유사

살균 목적으로 사용되는 방사선 선종 중 투과력이 가장 약한 것은?
① α선
② β선
③ γ선
④ X선
⑤ δ선

🔒 65 ③ 66 ③ 67 ③ 68 ② 69 ①

70 [2023·2015 기출유사]
「식품공전」상의 식품조사처리기준에서 식품의 방사선 흡수선량에 사용되는 단위는?
① 킬로그레이(kGy)
② 라드(rad)
③ 큐리(Ci)
④ 룩스(lux)
⑤ 베크렐(Bq)

71 [2021 기출유사]
다음 방사선조사에 대한 설명 중 옳은 것은?
① 발아촉진을 목적으로 한다.
② 과일, 채소의 숙성을 촉진한다.
③ 포장식품에도 살균 처리가 가능하다.
④ ^{60}Co의 알파선을 사용한다.
⑤ 식품의 온도상승이 크다.

72 [2023 기출유사]
살균소독제가 갖추어야 할 조건에 해당되는 것은?
① 석탄산계수가 높아야 한다.
② 용해도가 낮아야 한다.
③ 부식성이 강해야 한다.
④ 침투력이 약해야 한다.
⑤ 표백성이 강해야 한다.

73
석탄산계수에 대한 설명으로 옳은 것은?

가. 0.1 이하일 때 유효하다.	나. 낮을수록 살균력이 좋다.
다. 1일 때 가장 살균력이 좋다.	라. 1보다 높을수록 살균력이 좋다.

① 가, 나, 다
② 가, 다
③ 나, 라
④ 라
⑤ 가, 나, 다, 라

74
다음 중 석탄산계수를 바르게 설명한 것은?
① 각종 미생물을 사멸시키는 데 필요한 석탄산의 농도이다.
② 소독제의 분자량을 석탄산 분자량으로 나눈 값이다.
③ 석탄산의 독성을 1로 하여 소독제의 독성과 비교한 값이다.
④ 석탄산계수가 높을수록 살균력은 약하다.
⑤ 석탄산과 같은 살균력을 보이는 소독제의 희석도를 석탄산의 희석도로 나눈 값이다.

적중예상문제 해설

70
식품의 방사선 흡수선량 단위는 킬로그레이(kGy)를 사용한다.

71
방사선조사는 ^{60}Co의 감마선을 사용하며, 발아억제, 과일, 채소의 숙도지연, 살균, 살충을 목적으로 하고, 조사 시 식품의 온도변화가 거의 없다.

72
소독제가 갖추어야 할 조건
- 용해도 높고 안전성이 있을 것
- 살균력, 침투력이 강할 것
- 부식성, 표백성이 없을 것
- 사용 후 냄새 제거가 쉬울 것
- 사용법이 용이할 것
- 인체에 무독, 무해할 것
- 소독 대상물이 손상을 입지 않을 것
- 값이 저렴하고 구하기 쉬울 것
- 석탄산계수가 높을 것

73~74
석탄산계수
- 어떤 일정한 온도에서 장티푸스균이나 포도상구균 등의 시험세균으로 희석한 석탄산을 기준으로 희석한 어떤 시험소독제 간의 살균성을 비교, 검토하여 소독력의 효능을 숫자로 표시한 것(일정한 온도에서 5% 석탄산의 장티푸스균에 대한 살균력과 비교하여 각종 소독제의 효능을 표시하는 것)
- 석탄산과 동일한 살균력을 보이는 소독제의 희석도를 석탄산의 희석도로 나눈 값

70 ① 71 ③ 72 ① 73 ④ 74 ⑤

적중예상문제 해설

75~76

역성비누(양성비누)
- 4급 암모늄염으로 된 계면활성제로 보통 비누와 반대로 물속에서 양이온이 살균작용을 나타냄
- 무미, 무취, 무자극성, 무독성
- 침투력, 살균력 大(석탄산보다 살균력 월등해 석탄산계수가 200~500) ↔ 세정력 小
- 조리자의 손소독에 가장 적절함, 식기소독 등에 사용
- 비누나 중성세제와 함께 사용 시, 단백질과 공존 시 효력 감소
- 포도상구균, 티푸스(장, 파라) 이질균에 효과적(결핵균에 효과 약함)

77

염소소독(차아염소산나트륨) : 100~200ppm 이용
- **과일·채소** : 100~130ppm에서 5분 정도 침지 후 음용수로 씻어주기
- **기기, 기구소독** : 200ppm

79

70% 알코올의 소독효과가 가장 좋다.

---

75 [2016·2014·2013 기출유사]

식품관련 조리종사자의 손소독에 가장 적당한 소독제는?

① 과산화수소 ② 표백분
③ 승홍 ④ 석탄산
⑤ 역성비누

76 [2022 기출유사]

다음에서 설명하는 화학적 소독제는?

- 4급 암모늄염으로 된 계면활성제이다.
- 단백질이 공존하면 살균력이 낮아진다.
- 살균력은 강하나 세척력은 약하다.

① 페놀 ② 알코올
③ 생석회 ④ 승홍
⑤ 역성비누

77

집단급식소에서 과일, 채소의 소독 시 적절한 차아염소산나트륨의 농도는?

① 10ppm ② 10~50ppm
③ 50~100ppm ④ 100~130ppm
⑤ 150~200ppm

78 [2017 기출유사]

소독제로서 석탄산의 농도로 적절한 것은?

① 0.1% ② 1~3%
③ 3~5% ④ 10%
⑤ 70%

79 [2024·2021·2018 기출유사]

소독제인 알코올(에틸알코올)의 농도로 가장 효과적인 것은?

① 1% ② 10%
③ 50% ④ 70%
⑤ 100%

🔒 75 ⑤ 76 ⑤ 77 ④ 78 ③ 79 ④

80
다음 중 분변의 처리에 사용되는 가장 경제적이고 소독법이 쉬운 소독제는?
① 오존
② 알코올
③ 크레졸
④ 생석회
⑤ 과산화수소

81
단백질이 혐기적인 조건에서 미생물에 의해 변질되는 현상은?
① 산패
② 부패
③ 변패
④ 발효
⑤ 자기소화

82 2021·2017 기출유사
유지 중 불포화지방산이 산화되어 불쾌한 냄새가 나는 현상은?
① 부패
② 발효
③ 갈변
④ 산패
⑤ 중합

83
질소성분이 함유되어 있지 않은 유기화합물인 당질이나 지질이 미생물에 의해 분해되는 현상은?
① 산패
② 발효
③ 부패
④ 변패
⑤ 자기소화

84 2016·2013 기출유사
부패는 다음 중 어떤 성분이 미생물에 의해 분해되어 악취와 독성물질이 생성되는가?
① 탄수화물
② 단백질
③ 지방
④ 비타민
⑤ 당질, 지질

81~83
- **부패** : 식품 중의 단백질이 세균에 의해 분해되어 악취, 독성물질이 생성되는 현상
- **변패** : 식품 중의 당질, 지질이 미생물에 의해 분해되어 비정상적인 맛과 냄새가 나는 현상
- **산패** : 식품 중의 지질이 미생물, 산소, 광선, 금속 등에 의해 산화·분해되는 현상
- **발효** : 탄수화물 같은 유기물이 산소가 없는 상태에서 미생물에 의해 분해되어 사람에게 유용한 성분이 생성되는 현상
- **자기소화** : 조직효소인 cathepsin류가 단백질에 작용하여 펩티드, 아미노산으로 분해하는 현상

84
부패는 식품 중의 단백질이 분해되어 불가식화되는 현상이다.

80 ④ 81 ② 82 ④ 83 ④ 84 ②

적중예상문제 해설

85 갈변
미생물의 작용 없이 식품의 효소나 마이야르(Maillard) 반응 등에 의해 일어난다.

86 발효
탄수화물 같은 유기물이 산소가 없는 상태에서 미생물에 의해 분해되어 사람에게 유용한 성분이 생성되는 현상

87
산패는 식품 중의 지질이 미생물, 산소, 광선, 금속 등에 의해 산화, 분해되는 현상이다.

88~89
육질의 사후 변화과정과 pH의 변화
중성(pH 7.3) → 사후강직(pH 5.5~5.6) → 강직해제 → 자기소화(중성) → 부패되면서 알칼리성(pH 11)

85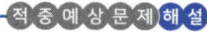
다음 중 미생물 없이도 일어나는 식품의 변화는?
① 부패
② 변패
③ 갈변
④ 발효
⑤ 단백질 억제효과

86
발효란 식품 중 어떤 성분이 미생물에 의해 분해되는 것인가?
① 탄수화물
② 지질
③ 미량 영양소
④ 비타민
⑤ 무기질

87 2024 기출유사
산패는 식품 중 어떤 성분이 변질되는 것인가?
① 단백질
② 지질
③ 무기질
④ 당질
⑤ 비타민

88
어류의 사후 육질의 변화과정을 바르게 나열한 것은?
① 사후강직 → 자기소화 → 강직해제 → 부패
② 사후강직 → 강직해제 → 자기소화 → 부패
③ 자기소화 → 사후강직 → 강직해제 → 부패
④ 자기소화 → 강직해제 → 사후경직 → 부패
⑤ 강직해제 → 자기소화 → 부패 → 사후경직

89 2014 기출유사
육질의 사후 pH 변화과정을 바르게 나열한 것은?
① 중성(pH 7.3) → 사후강직되면 산성(pH 5.5) → 부패되면 알칼리성(pH 11)
② 중성(pH 7.3) → 자기소화되면서 산성(pH 5.5) → 사후강직되면 알칼리성(pH 11)
③ 중성(pH 7.3) → 사후강직되면 알칼리성(pH 11) → 부패되면 산성(pH 5.5)
④ 사후강직되면 산성(pH 5.5) → 강직해제되면 산성(pH 5.5) → 자기소화되면 알칼리성(pH 11)
⑤ 부패되면 알칼리성(pH 11) → 사후강직되면 산성(pH 5.5) → 중성(pH 7.3)

🔒 85 ③ 86 ① 87 ② 88 ② 89 ①

90
다음 육류의 사후 육질변화 과정 중 사후강직 후 나타나는 것은?

① 자기소화 ② 부패 ③ 가수분해
④ 강직해제 ⑤ 변패

91
어패류가 육류보다 쉽게 부패되는 이유가 아닌 것은?

① 천연적인 면역소가 적기 때문
② 근육구조가 단순하고 조직이 연하기 때문
③ 육질이 산성이기 때문
④ 수분함량이 높기 때문
⑤ 세균의 부착기회가 많기 때문

92 2020 기출유사
다음 중 단백질 식품의 부패 생성물은?

① 메틸알코올(Methyl alcohol) ② 엔테로톡신(Enterotoxin)
③ 아마니타톡신(Amanitatoxin) ④ 아민(Amine)
⑤ 시구아톡신(Ciguatoxin)

93 2015 기출유사
어류의 부패 시 생성되는 비린내의 원인물질은?

① Histamine ② Skatol
③ Mercaptan ④ Methane
⑤ Trimethylamine

94
어패류의 신선도 저하와 더불어 감소하는 것은?

① 생균수 ② TMAO(Trimethylamine oxide)
③ pH ④ 황화수소
⑤ Histamine

95
식품 부패 및 변질에 영향을 주는 요인과 관계가 적은 것은?

① 산소 ② 수분 ③ 효소
④ 압력 ⑤ 온도

적중예상문제 해설

90
육류의 사후 육질변화는 사후강직 → 강직해제 → 자기소화 → 부패의 순이다.

91
어류는 육류보다 육질이 알칼리성에 가깝기 때문에 좀 더 쉽게 부패된다.

92
식품의 부패 시 생성되는 물질
암모니아, 아민(트리메틸아민, 히스타민 등), 황화수소, Mercaptan, 인돌, Skatol, 페놀, 메탄 등

93
부패 시 생성되는 Trimethylamine(TMA)은 비린내의 원인물질이다.

94
TMAO(Trimethylamine oxide)는 신선도가 저하될수록 미생물에 의해 환원되어 비린내 주성분인 TMA(Trimethylamine)이 되므로 점점 그 양이 감소한다.

90 ④ 91 ③ 92 ④ 93 ⑤ 94 ② 95 ④

적중예상문제 해설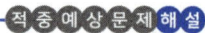

96~98
초기부패 판정법
- **관능검사** : 가장 기초적이고 보편적인 검사 – 냄새, 색, 맛, 조직의 변화 등
- **미생물학적 검사** : 일반 세균수 측정 등
- **화학적 검사** : 휘발성 염기질소, 트리메틸아민, histamine, K값, pH 등
- **물리적 검사** : 식품의 경도, 점도, 탄성, 색도, 탁도, 전기저항 등을 측정하는 방법

99
Histamine 생성 유무를 알아보는 것은 화학적인 검사이다.

---

96 [2017 기출유사]
다음 중 초기부패 판정에 사용되지 않는 것은?
① 트리메틸아민 ② pH
③ 생균수 ④ 산소
⑤ 휘발성 염기질소

97 [2024 · 2019 기출유사]
식품의 부패 판정을 위한 물리적인 검사법은?
① 휘발성 염기질소 측정 ② pH 측정
③ K값 측정 ④ 경도 측정
⑤ 트리메틸아민 측정

98 [2019 기출유사]
부패를 판정하는 방법 중 냄새, 맛, 외관 등을 검사하는 방법으로 가장 기초적인 검사에 해당하는 것은?
① 관능검사 ② 휘발성 염기질소 측정
③ 물리적 검사 ④ 미생물학적 검사
⑤ Histamine 측정

99
부패판정법 중 관능검사의 시험 항목에 해당되지 않는 것은?
① 이상한 맛의 발생 ② 색깔의 변화
③ Histamine 생성 유무 ④ 조직의 변화
⑤ 냄새의 발생

100 [2013 기출유사]
식품 중 생균수의 안전한계는?
① $10/g$ ② $10^2/g$
③ $10^5/g$ ④ $10^8/g$
⑤ $10^{10}/g$

🔒 96 ④ 97 ④ 98 ① 99 ③ 100 ③

101
세균수가 식품 1g당 어느 정도일 때를 초기부패로 판정하는가?

① $10 \sim 10^2$
② $10^3 \sim 10^4$
③ $10^5 \sim 10^6$
④ $10^7 \sim 10^8$
⑤ $10^8 \sim 10^{10}$

102
식품의 부패를 감별하는 데 부패초기의 휘발성 염기질소의 양은?

① 5~10mg%
② 10~20mg%
③ 20~30mg%
④ 30~40mg%
⑤ 40~50mg%

102
휘발성 염기질소(Volatile Base Nitrogen, VBN)
암모니아, 트리메틸아민, 휘발성아민 등
- **신선어육** : 5~10mg%
- **보통어육** : 15~25mg%
- **초기부패** : 30~40mg%
- **부패어육** : 50mg% 이상

103
식품의 부패를 감별하는 데 부패초기의 트리메틸아민(Trimethylamine)의 양은?

① 1mg%
② 3mg% 이하
③ 4~6mg%
④ 10~15mg%
⑤ 30~40mg%

103
어패류 중 트리메틸아민이 3mg% 이하는 신선도 양호, 4~6mg%는 초기부패에 도달한 것으로 간주하며, 넓게는 4~10mg% 범위까지 보기도 한다.

104
다음 중 식용유지의 산패를 측정하기 위한 지표는?

① 라이헤르트마이슬가
② 카르보닐가
③ 비누화가
④ 헤너가
⑤ 폴렌스키가

104
유지의 산패를 측정하는 지표
산가, 과산화물가, 카르보닐가, TBA가

105
다음 중 우유의 위생검사와 거리가 먼 것은?

① 파상열검사
② 비중검사
③ Q열 검사
④ 결핵검사
⑤ phosphatase test

105
비중검사는 가수 여부를 확인하기 위한 것이다.

101 ④ 102 ④ 103 ③ 104 ② 105 ②

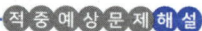

106
저온보존하는 어패류에 부착해서 다른 식품보다 선도를 빨리 저하시키는 균은?
① 호염균 ② 대장균
③ 호기성균 ④ 내열성균
⑤ 호냉균

107~108
Brevibacterium, Serratia marcescens은 적색 내지 분홍색, Pseudomonas synxantha은 황색, Pseudomonas fluorescens는 우유의 녹색 변패에 관여한다.

107
다음 우유의 변색을 일으키는 미생물 중 우유의 청색변패에 관여하는 균은?
① Brevibacterium ② Serratia marcescens
③ Pseudomonas synxantha ④ Pseudomonas fluorescens
⑤ Pseudomonas aeruginosa

108
겨울철 생유에 발생하면 고미유의 원인이 되며 우유를 녹색으로 변패시키는 균은?
① Alcaligenes viscolactis ② Pseudomonas fluorescens
③ Pseudomonas syncyanea ④ Pseudomonas synxantha
⑤ Pseudomonas aeruginosa

109
- **육류**: 세균
- **어패류**: 수중세균
- **곡류**: 곰팡이
- **우유**: 저온성 세균

109
식품의 부패와 관련된 미생물의 연결이 옳은 것은?
① 육류 – 곰팡이 ② 어패류 – 곰팡이
③ 곡류 – 세균 ④ 통조림 – 내열성 포자형성균
⑤ 우유 – 수중세균

110
배건법
- 식품을 직접 가열하여 건조
- 식품의 산화, 퇴색이 일어남
- 특유의 향미 형성
- 옥수수차, 보리차, 커피 등의 제조에 이용

110
식품을 직접 가열하여 식품성분의 변화가 일어나지만 식품의 풍미가 향상될 수 있는 건조법은?
① 동결건조법 ② 일광건조법
③ 분무건조법 ④ 배건법
⑤ 적외선건조법

🔒 106 ⑤ 107 ⑤ 108 ② 109 ④ 110 ④

111
식품을 실온에 방치했을 때 미생물의 침해를 받지 않을 수 있는 수분활성도는?

① 0.60 이하
② 0.80 이하
③ 0.88 이하
④ 0.90 이하
⑤ 0.99 이하

112
「식품공전」상 냉장제품의 보존 및 유통온도로 옳은 것은?

① -18℃ 이하
② -5℃ 이하
③ 0℃ 이하
④ 3℃ 이하
⑤ 0~10℃

113
식품의 냉장목적과 가장 거리가 먼 것은?

① 자기소화 지연
② 부패균의 증식 저지
③ 병원균의 사멸
④ 발효균의 발효억제 작용
⑤ 단기간 신선도 유지

114
다음 중 식품의 물리적 보존방법은?

① 훈연법
② 염장법
③ 건조법
④ 통조림법
⑤ 산저장법

115
다음 식품을 보존하는 방법 중 화학적인 처리법은?

① 냉동
② 수소이온농도 조절
③ 가열살균
④ 건조
⑤ 자외선 조사

111
수분활성도(Aw)
- 식품 중의 미생물이 이용 가능한 수분의 비율
- 발육가능한 최저 Aw : 세균(0.91 이상) > 효모(0.88 이상) > 곰팡이(0.80 이상)
- 미생물의 생육을 완전히 저지할 수 있는 Aw는 0.6 이하

112
「식품공전」
별도로 보존 및 유통온도를 정하고 있지 않은 경우, 실온제품은 1~35℃, 상온제품은 15~25℃, 냉장제품은 0~10℃, 냉동제품은 -18℃ 이하, 온장제품은 60℃ 이상에서 보존 및 유통하여야 한다.

113
냉장의 목적
- 자기소화 지연
- 미생물의 증식 억제
- 식품의 변질 지연
- 식품의 신선도를 단기간 유지

114
물리적 보존방법에는 냉장·냉동법, 건조법, 가열법, 자외선조사법 등이 있다.

115
냉동, 가열살균, 건조, 자외선 조사는 물리적인 방법이다.

111 ① 112 ⑤ 113 ③ 114 ③ 115 ②

적중예상문제 해설

116
염장법, 당장법은 삼투압의 원리를 이용한 저장법이다.

117
당농도가 50% 이상이어야 식품의 보존효과가 있다.

118~119
염장법
- 소금을 이용한 염장은 삼투압에 의한 탈수로 미생물의 증식을 억제
- 10% 이상의 염농도일 때 보존효과가 있음
- 염장의 효과
  삼투압 → 탈수
  삼투압에 의한 미생물의 원형질 분리
  염용액의 산소용해도 감소
  자기소화효소에 대한 저해 작용
  염소이온의 직접적 유해

120
통조림은 용기 속의 공기를 뽑아내고 밀봉한 제품이므로 호기성균의 증식을 억제할 수 있다.

---

116 1회독 2회독 3회독

식품저장법 중 삼투압의 원리를 이용한 것은?

① 염장법 ② 냉장법
③ 건조법 ④ 가열법
⑤ 산저장

117 1회독 2회독 3회독

미생물의 생육을 억제시킬 수 있는 당장법의 당농도는 몇 % 이상이어야 하는가?

① 10% ② 20%
③ 30% ④ 40%
⑤ 50%

118 1회독 2회독 3회독

미생물의 생육을 억제시킬 수 있는 염장법의 농도로 적절한 것은?

① 10% ② 20%
③ 30% ④ 40%
⑤ 50%

119 1회독 2회독 3회독

소금의 방부작용은 어떤 원리에 의한 것인가?

① 단백질 분해 ② 산소분압 증가
③ 수분의 증발 ④ pH 조절
⑤ 삼투압 작용

120 1회독 2회독 3회독

다음 중 호기성 부패균의 증식을 억제하는 식품보존법은?

① 염장법 ② 통조림법
③ 건조법 ④ 훈연법
⑤ 산저장법

🔒 116 ① 117 ⑤ 118 ① 119 ⑤ 120 ②

CHAPTER 03 식중독

1 식중독의 개요

(1) 정의
① 식품의 섭취로 인하여 인체에 유해한 미생물 또는 유독물질에 의하여 발생하였거나 발생한 것으로 판단되는 감염성 질환 또는 독소형 질환(식품위생법 제2조 제14호)
② 세균 또는 그것이 생산한 독소, 유독물질, 유해성분 등이 함유된 음식물을 섭취함으로써 일어나는 급성 또는 만성적인 건강장애

(2) 식중독의 분류

분류		구분	원인
생물학적 식중독	세균성 식중독	감염형 (기출)	Salmonella균, 장염 Vibrio, 병원성 E. coli 일부, 리스테리아, Campylobacter, Arizona, Yersinia
		독소형 (기출)	포도상구균, Botulinus, Cereus균(구토형)
		중간형(감염독소형) (기출)	Clostridium perfringens, Cereus균(설사형), 독소생성 대장균
		기타	장구균, 알레르기성 식중독 등
	바이러스 식중독	감염형	Norovirus, 로타바이러스 등
화학성 식중독		유독·유해 화학물질에 의해	• 유해금속 • 유해농약 • 유해성 식품첨가제 • 기타 유독성 화학물질 • 음식물 용기, 기구, 포장에 사용된 유해성 물질 • 식품가공 중 형성되는 유독물질
자연독 식중독		식물성	독버섯, 감자, 기타 유독물질
		동물성	복어, 조개류, 독어류
곰팡이독 식중독		Mycotoxin 중독	Aflatoxin, 황변미독, Fusarium, 맥각독 등

2 세균 및 바이러스성 식중독

(1) 세균성 식중독

가. 세균성 식중독균의 최적발육 조건
   ① 온도 : 25~40℃(37℃)   cf Welchii : 43~47℃
   ② pH 7~8

나. 예방법
   ① 식품섭취 전 가열 살균
   ② 가급적 조리 직후 섭취, 보관 시 냉장·냉동 보관
   ③ 조리사, 식품취급자 및 일반 식품에 대한 식품위생지식 교육실시
   ④ 설사, 화농질환자의 조리금지, 식품취급자의 손 씻기와 소독 습관화
   ⑤ 식품 매개 위생동물의 부엌창고 침입방지 및 박멸
   ⑥ 교차오염을 방지하기 위해 조리한 음식과 날 음식 간의 접촉을 피함
   ⑦ 식품 자체가 신선한 것을 사용하기
   ⑧ 조리할 때 공인받지 못한 지하수는 사용하지 않을 것

다. 주증상
   위장염 증상(복통, 구토, 설사 등)

라. 세균성 식중독 & 경구감염병의 차이점 [기출]

구분	세균성 식중독	경구감염병
발병균량	다량의 균을 섭취해야만 발생	미량의 균으로도 감염가능
잠복기간	잠복기가 비교적 짧다.	잠복기가 일반적으로 길다.
감염관계	세균에서 사람으로 종말감염(terminal infection)됨	병원체와 고유숙주의 사이에 감염환(infection cycle)이 성립
2차 감염	2차 감염이 거의 일어나지 않음	2차 감염이 일어남
면역	면역이 없음	면역성이 있는 경우가 많음
예방조치	균증식 억제로 예방이 가능	예방은 거의 불가능

마. 세균성 식중독의 분류
   ① 감염형 식중독 : 식품 중에 세균이 증식한 상태에서 그 생균을 대량 경구적으로 섭취 시 이것이 장관 내 정착, 증식해서 복통, 구토, 발열 등의 증상을 일으키는 식중독
      ㉠ Salmonella 식중독 [기출]
         ⓐ 원인균 : S. enteritidis, S. typhimurium, S. cholerae suis, S. thompson, S. pullorum 등
            cf S. typhi(장티푸스), S. paratyphi(파라티푸스)와는 구별할 것

ⓑ 특징
　㉮ 무포자 그람음성, 통성혐기성 간균, 주모성 편모, 장내세균과
　㉯ 10^6↑균 섭취 시 발병
　㉰ 37℃, pH 7~8에서 최대발육
　㉱ 내열성이 비교적 약해 60℃, 20분 가열 시 사멸

ⓒ 잠복기 증상
　㉮ 6~72시간(균종에 따라 다양), 보통 12~24시간
　㉯ 심한 발열(38~40℃), 메스꺼움, 구토, 복통, 설사 등의 일반적인 위장염 증상

ⓓ 원인식품, 감염경로
　㉮ 우유, 육류, 달걀 및 그 가공품, 어패류 및 그 가공품, 튀김류 등
　　야채, 샐러드, 마요네즈, 도시락 등 복합조리식품 등
　㉯ 쥐의 분변, 파리, 바퀴 등 위생곤충에 의해 오염된 식품을 섭취함으로써 감염

ⓔ 예방
　㉮ 식육류의 청결한 취급과 저온보존
　㉯ 식품을 가열 조리한 후 섭취
　㉰ 조리 후 식품을 가능한 한 신속히 섭취하도록 하며 남은 음식은 저온 보관
　㉱ 조리에 사용된 기구 등은 세척, 소독하여 2차 오염을 방지하기
　㉲ 쥐, 파리, 바퀴 등의 침입을 막기 위한 방충 및 방서시설

ⓛ 장염 Vibrio 식중독 기출
　ⓐ 원인균 : Vibrio parahaemolyticus
　ⓑ 특징
　　㉮ 그람음성 무포자 간균, 단모성 편모, 통성혐기성
　　㉯ 병원성 호염균 : 3% 소금농도(3~4%)에서 잘 발육, 민물·증류수에서 빨리 사멸, 해수온도
　　　가 15℃ 이상이면 급격하게 증식
　　㉰ 최적발육 온도 35~37℃, pH 7.5~8.0
　　㉱ 내열성이 약해 60℃, 5분 사멸
　　㉲ 분리배지 : TCBS 배지

　ⓒ 잠복기 및 증상
　　㉮ 8~20시간(10~18시간)
　　㉯ 복통, 메스꺼움, 구토, 발열, 설사 등의 급성 위장염 증상

　ⓓ 원인식품 및 감염원
　　㉮ 하절기(7~9월) 해산어류의 생식으로 감염
　　㉯ 장염 Vibrio로 오염된 바다어패류, 생어패류로 만든 회나 초밥
　　㉰ 어패류를 조리한 사람의 손과 칼, 도마 등 조리기구로부터 다른 식품에 2차 오염되어 식중
　　　독을 발생시킴

　ⓔ 예방 : 어패류의 생식을 피하고 60℃에서 5분 이상 가열하여 섭취, 냉장 또는 냉동, 어패류를
　　담수에 씻기, 조리용 기구(칼, 도마 등)의 소독, 횟감용 칼, 도마는 구분하여 사용

> **핵심 CHECK** 비브리오 패혈증

1. 원인균 : 비브리오 패혈증균(Vibrio vulnificus) 기출
   ① 호염성 비브리오(염농도 1~3%인 배지에서 잘 번식)
   ② 그람음성 간균, 단모성 편모
   ③ 4℃ 이하에서 증식할 수 없고 60℃ 이상에서 사멸
2. 잠복기 및 증상
   ① 창상감염형 : 피부상처가 있거나 어패류에 물리거나 찔렸을 때 창상부위에 부종과 홍반 발생, 수포성 괴사
   ② 경구감염형(패혈증) : 당뇨병, 간질환 등 만성질환자들이 오염된 해산물을 생식한 뒤 발생, 잠복기 16~24시간, 피부병변을 동반한 패혈증(치명률이 높음)
3. 특징
   ① 2000년 제3군 법정감염병으로 지정 → 2020년 제3급 법정감염병으로 변경
   ② 간질환 등을 가지고 있는 고위험군에서 발생, 치명률은 50% 내외
   ③ 40세 이상의 남자에게서, 주로 여름철 서남 해안지역에서 주로 발생
4. 예방법
   ① 하절기 어패류의 생식을 금함(60℃ 이상으로 가열)
   ② 담수에 씻기
   ③ 피부에 상처가 있는 사람은 어패류 취급 및 조리 피하기
   ④ 몸에 상처가 있는 사람은 상처부위가 오염된 해수와 직접 접촉하지 않도록 함

ⓒ 병원성 대장균 식중독
  ⓐ 원인균 : 병원성 Escherichia coli(E. coli)
  ⓑ 특징
   ㉮ 무포자 그람음성 간균, 호기성 또는 통성혐기성, 장내세균과, 주모성 편모
   ㉯ 일반 대장균과는 형태나 특성상으로는 차이가 없지만 항원성의 차이
   ㉰ 유당, 포도당 분해해 산과 가스생산
   ㉱ 최적발육온도는 37℃, 60℃ 30분 가열 시 사멸

◀ 발병양식에 따른 분류

분류	잠복기	특징
장관병원성 대장균 (EPEC) 기출	9~12시간	• 유유아의 하계 설사증 • 구토, 복통, 설사, 발열증상을 보이며 대장점막 비침입성
장관조직 침입성 대장균 (EIEC)	10~18시간	• 인간이 고유숙주, 대장점막 상피세포에 침입 • 발열, 복통이 주증상, 혈액과 점액이 섞인 설사, 증상은 이질과 유사
장독소원성 대장균 (ETEC)	10~12시간	• 내열성, 이열성 Enterotoxin 생산 • 콜레라와 유사한 특징을 보임 • 여행자 설사증의 원인균
장관출혈성 대장균 (EHEC) 기출	3~8일	• E. coli O157 : H7이 대표적 • 체내에서 베로톡신 생성

> **핵심 CHECK** 장관출혈성 대장균 기출
>
> 1. 대표적인 균 : E. coli O157 : H7
>   1982년 미국에서 햄버거에 의한 식중독으로 보고됨
> 2. 특징
>   ① 10^3 이하의 적은 균량으로도 발병
>   ② 사람으로부터 사람으로 감염 가능
>   ③ 인체 내에서 베로톡신(Verotoxin) 생성
> 3. 감염원 및 경로
>   ① 주요 오염원은 완전히 조리되지 않은 쇠고기 분쇄육
>   ② 칠면조, 샌드위치, 원유, 사과주스 등
>   ③ 소독되지 않은 물을 음용한 경우, 감염되어 있는 호수에서 수영할 경우
>   ④ 위생상태나 손을 씻는 습관이 부적절할 때 감염된 환자의 변으로부터 등
> 4. 잠복기 : 3~8일
> 5. 증상
>   ① 혈변과 심한 복통과 같은 출혈성 대장염, 발열은 없거나 적음
>   ② 감염의 2~7%는 용혈성요독증후군, 혈전성혈소판감소증, 심한 경우 신부전증을 유발하기도 하며 이 경우 사망률은 3~5%

ㄹ) Arizona균 식중독

ⓐ 원인균 : Salmonella arizona

파충류의 정상 장내세균, 그 외 가금류에도 많이 존재

ⓑ 잠복기 및 증상

㉮ 10~12시간, 원인식품과 잠복기는 살모넬라와 유사

㉯ 급성위장염, 발열, 국소감염증상으로 중이염, 관절염, 골수염 등

ⓒ 원인식품 및 감염원 : 가금류(닭, 오리, 칠면조)의 알과 그 가공품

ㅁ) Campylobacter균 식중독 기출

ⓐ 원인세균 : Campylobacter jejuni, C. coli

ⓑ 특징

㉮ 무포자 그람음성 간균(나선형, S자형), 미호기성, 인수공통병원균

㉯ 양극 또는 단극에 긴 편모를 가지고 있어 특유의 나선형 운동

㉰ 건조나 가열에 약해 60°C 30분 가열로 사멸

㉱ 발육최적온도 : 42°C(냉장온도에서 증식억제)

㉲ 감염균량은 10^3↓로 미량

ⓒ 잠복기 및 증상

㉮ 2~7일(평균 2~5일)

㉯ 설사, 복통, 발열, 구토, 권태감, 근육통 등, 길랑-바레증후군

ⓓ 원인식품 및 감염원
　㉮ 식육, 우유, 햄버거, 닭고기
　㉯ 소, 돼지, 개, 고양이, 닭, 우유, 물이 원인이 될 가능성
　　육류의 생식이나 불충분한 가열, 동물의 분변에 의한 오염
ⓔ 예방
　㉮ 생육을 만진 경우 손을 깨끗하게 씻고 소독하여 2차 오염 방지
　㉯ 식품은 가열하여 섭취하고 물도 끓여 마시기, 조리기구는 물로 끓이거나 소독하여 건조시킴

ⓗ Yersinia enterocolitica 식중독 [기출]
　ⓐ 원인균 : Yersinia enterocolitica
　ⓑ 특징
　　㉮ 돼지장염균으로 알려진 인수공통병원균
　　㉯ 무포자 그람음성 단간균, 통성혐기성, 편모가 있어서 운동성 있음, 장내세균과
　　㉰ 저온세균(발육최적온도 : 25~30℃, 4℃에서도 잘 발육)
　　㉱ 진공포장에서도 증식, 저온발육 가능
　ⓒ 잠복기 및 증상
　　㉮ 6~24시간(때로는 2일에서 10일 이상이 되는 경우도 있음, 평균 2~5일)
　　㉯ 복통, 39℃ 이상의 발열, 설사(수양변) 등이 따르는 급성위장염, 심하면 패혈증, 피부의 결절성 홍반 등 2차 면역질환으로 여시니아증 유발, 충수염(맹장염)과 유사한 증상을 보임
　ⓓ 원인식품 및 감염원
　　㉮ 우유와 오염된 물, 오물, 돼지고기, 양고기, 쇠고기, 아이스크림 등
　　㉯ 보균동물의 분변(돼지, 개, 고양이, 쥐)에 오염된 식품, 음료수
　ⓔ 예방법
　　㉮ 돈육 취급 시 조리기구와 손을 깨끗이 세척, 소독
　　㉯ 4℃에서도 증식이 가능한 점을 고려할 때 냉장 및 냉동육과 그 제품의 유통과정에 주의
　　㉰ 개인위생 철저, 충분히 가열하여 섭취

ⓘ 리스테리아 모노사이토제니스 식중독 [기출]
　ⓐ 원인균 : Listeria monocytogenes
　ⓑ 특징
　　㉮ 그람양성, 통성혐기성, 무포자 단간균, 주모성 편모, 인수공통병원균
　　㉯ 저온에서도 증식가능 : 발육최적온도 약 30~35℃, 4℃에서도 느린 생육이 가능
　　㉰ 내염성(6~10% 식염첨가 육즙배지에서도 생육 가능)
　　㉱ 가장 소량(수개~10^3)으로 발생
　ⓒ 잠복기 및 증상
　　㉮ 9~48시간(위장관성), 2~6주(침습성)
　　㉯ 건강한 성인에게는 무증상이 대부분
　　　감기와 유사한 초기증상, 발열, 오한, 구토
　　　임산부는 유산, 조산, 감수성이 높은 임산부, 신생아, 노인 등 면역능력이 저하된 사람에게 패혈증, 수막염, 뇌수막염 등 유발

ⓓ 원인식품 및 감염원
㉮ 원유, 살균처리하지 않은 우유, 치즈, 아이스크림, 식육제품 등
㉯ 감염원 및 감염경로 : 부적절한 축산제품의 취급처리, 적절하지 못한 물의 사용

② 독소형 식중독 : 식품 중에서 균이 증식할 때 생성한 독소를 섭취함으로써 일어나는 식중독
㉠ 황색포도상구균 식중독 (기출)
ⓐ 원인균 : 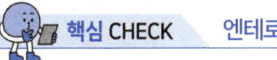Staphylococcus aureus(황색포도상구균, 화농균)
ⓑ 특징
㉮ 무포자 그람양성 구균, 편모 없음, 통성혐기성
㉯ 세포벽이 당, peptide 등으로 구성되어 있어 아포를 형성하지 않는 균 중 저항성 강함
㉰ 사람의 피부, 점막 등의 상처에 침입해 염증을 일으키는 대표적인 화농균
㉱ 내염성균 → 15% 염분에서 생육가능
건조상태에서 저항성이 강하여 식품이나 가검 등에서 장시간 생존
㉲ 균은 내열성 弱 → 80℃ 10분 사멸
㉳ 식중독의 원인이 되는 엔테로톡신(Enterotoxin) 생산

> **핵심 CHECK** 엔테로톡신(Enterotoxin)의 특징
> - 장독소, 균체외 독소, 단순단백질
> - 면역화학적 성질에 따라 A~E형으로 구분
> - 10~40℃, pH 6.8~7.2에서 잘 생성
> - 정제독소는 물, 염류용액에서는 용해되나 유기용매에서는 용해되지 않는다.
> - 단백질 분해효소에 의해 분해되지 않는다.
> - pH 2.5 이상일 때 pepsin에 대해 안정
> - 내열성 크다. → 120℃에서 20분 가열해도 활성을 잃지 않으며, 독소가 내열성이 커서 일반적인 조리가열로는 예방할 수 없음

㉴ 독소가 내열성이 커 섭취 전 가열에 의한 예방효과 없다.
㉵ 치사율 : 1%
ⓒ 잠복기 및 증상
㉮ 1~6시간(평균 3시간) → 잠복기 가장 짧은 세균성 식중독
㉯ 발열 거의 없음, 메스꺼움, 구토, 복통, 수양성 설사, 탈수 등
ⓓ 원인식품 및 감염원
㉮ 육류 및 그 가공품, 우유, 크림, 치즈, 버터 등과 이들을 재료로 한 과자류, 유제품, 곡류와 그 가공품, 어육연제품, 도시락
㉯ 사람(조리인)의 화농성 상처, 콧구멍·목구멍 존재하는 포도상구균 → 손, 기침, 재채기, 소의 유방염
ⓔ 예방
㉮ 화농성 질환, 인후염 조리자는 조리업무 금지
㉯ 식품은 적당량을 조속히 조리한 후 즉시 섭취하고, 식품이 남았을 경우 냉장보관

ⓛ Botulinus균 식중독(통조림균) 기출
  ⓐ 원인균 : Clostridium botulinum
  ⓑ 특징
    ㉮ 그람양성 간균, 내열성 아포형성, 주모성 편모, 편성혐기성(밀폐식품)
    ㉯ 아포는 내열성이 크다. → A·B형균 : 120℃ 4분 사멸, E형균 : 100℃ 5분
    ㉰ 혈청학적으로 A~G형의 7형으로 분류 → A, B, E, F형이 식중독을 일으킴
    ㉱ 독성이 강해 세균성 식중독 중 치명률이 가장 높다.
    ㉲ 식중독의 원인이 되는 신경독소(Neurotoxin) 생산

    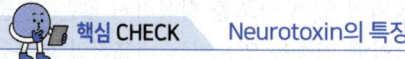
    Neurotoxin의 특징
    • 독소는 단순단백질, 균체외독소
    • 혐기적인 상태에서 증식 시 생산
    • 산에 안정, 소화효소에 의해 분해되지 않음
    • 내열성 弱 → 80℃ 20분, 100℃ 1~2분 파괴

  ⓒ 잠복기 및 증상
    ㉮ 12~36시간
    ㉯ 신경증상(신경친화성 식중독)
      발열 거의 없음, 초기증상은 메스꺼움, 구토, 복통, 설사 등의 위장증상을 나타내고 그 후 특징적인 신경증상 → 권태감, 두통, 현기증, 눈 증상(시력저하, 복시, 동공확대, 광선자극에 대한 무반응), 인·후두 증상(타액분비 저하, 구갈, 실성, 언어장애, 연하곤란), 호흡근, 횡격막 마비에 의한 호흡곤란으로 질식사
  ⓓ 원인식품 : 가열이 불충분한 채소, 과일 등의 병조림·통조림, 햄, 소시지 등의 식육제품, 어류 등의 훈제품
  ⓔ 예방
    ㉮ 병·통조림 제조 시 멸균 철저히 – 포자의 완전살균(120℃, 4분)
    ㉯ 독소는 열에 약하므로 섭취 전 충분히 가열(80℃, 20분 또는 100℃에서 수분간 가열)

ⓒ Cereus균 식중독 기출
  ⓐ 원인균 : Bacillus cereus
  ⓑ 특징
    ㉮ 그람양성, 호기성·통성혐기성 간균, 내열성 아포형성, 주모성 편모
    ㉯ 자연계에 널리 분포, 전분, 단백질 분해력이 강함
    ㉰ 설사형은 생체(장내) 내에서 엔테로톡신(Enterotoxin) 생성, 구토형은 식품 중에서 구토독을 생성하여 식중독 유발
  ⓒ 잠복기 및 증상
    ㉮ 구토형(독소형) : 1~6시간, 메스꺼움, 구토(그 외 복통, 설사) – 포도상구균과 유사
    ㉯ 설사형(중간형) : 8~16시간, 복통, 수양성 설사, 발열은 거의 보이지 않음 – 웰치균 식중독과 유사

ⓓ 원인식품
  ㉮ 구토형 : 쌀밥, 볶음밥 등의 밥류 및 스파게티, 볶음 국수 등의 면류(전분성 식품)
  ㉯ 설사형 : 향신료를 사용한 요리, 육류나 야채의 수프, 푸딩 등

③ 중간형(감염독소형, 생체 내 독소형)
  ㉠ Clostridium perfringens 식중독 (기출)
    ⓐ 원인균 : Clostridium perfringens(웰치균, 가스괴저균)
    ⓑ 특징
      ㉮ 그람양성, 편성혐기성 간균, 내열성 아포형성, 편모 없음, 동물의 장관에 상주
      ㉯ 최적발육온도 : 43~47℃(생육온도 15~50℃), 최적 pH 7.2
      ㉰ 보통 웰치균 포자는 100℃ 5분이면 사멸하나, 식중독의 원인이 되는 내열성 균주의 아포는 내열성이 강해 100℃ 4시간 가열해도 사멸하지 않음
      ㉱ 장관 내 증식 시 독소생산(독소종류에 따라 A~F형 분류 → A형이 대표적인 식중독 원인균)
    ⓒ 잠복기 및 증상
      ㉮ 8~20시간(평균 12시간)
      ㉯ 주증상은 복통, 수양성 설사, 통상적으로 가벼운 증상 후 회복
    ⓓ 원인식품
      ㉮ 주요 원인식품 : 동식물성 단백질 식품
      ㉯ 가열 조리된 후 실온에서 장시간(5시간 이상) 방치된 식품에서 많이 발생
    ⓔ 예방
      ㉮ 조리 후 즉시 섭취, 보존할 경우 얕은 용기에 넣어 급랭하여 냉장보관
      ㉯ 조리된 식품은 장시간 실온에 방치하는 것 피하기
      ㉰ 보존식품은 먹기 전 충분히 가열하기

④ 기타 세균성 식중독
  ㉠ 장구균(Enterococcus) 식중독
    ⓐ 원인균 : Enterococcus faecalis
      장관 내 상재균, 냉동식품에 대한 분변오염 지표균
    ⓑ 잠복기 및 증상
      ㉮ 평균 5~10시간
      ㉯ 수양성 설사, 복통, 구토, 급성 위장염
    ⓒ 원인식품 및 감염원
      ㉮ 치즈, 소시지, 고로케, 크림, 파이, 분유, 두부가공품
      ㉯ 사람, 동물의 분변
  ㉡ Allergy성 식중독(Histamine 중독) (기출)
    ⓐ 원인균
      ㉮ Morganella morganii
      ㉯ 어육 등에 번식해 히스티딘 탈탄산효소를 생성하여 Histidine → 히스타민(Histamine) 생성
        ⇒ Allergy상 식중독 유발

　　　　ⓑ 잠복기 및 증상
　　　　　㉮ 30~60분
　　　　　㉯ 얼굴, 입주변과 귓불의 열감, 상반신 또는 전신에 홍조, 작열감, 두드러기 비슷한 발진, 발열, 두통, 위장염 증세
　　　　ⓒ 원인식품 : 꽁치, 고등어, 정어리 등 붉은살 생선, 조리기구에 의한 2차 오염도 일어남

(2) 바이러스성 식중독

　가. 노로바이러스 식중독 `기출`
　　① 원인균
　　　㉠ 주요 원인 바이러스는 노로바이러스(Norovirus) 그룹이며, 최근 공식 명명
　　　㉡ Norwalk virus, Calicivirus, 소형구형바이러스(SRSV)라고도 불림
　　② 특징
　　　㉠ 작은 크기의 둥근모양, 외가닥의 RNA를 가진 껍질이 없는 바이러스
　　　㉡ 사람의 장관 내에서만 증식할 수 있으며, 동물이나 세포배양으로 배양되지 않음
　　　㉢ 60℃ 가열, 냉장에서도 생존가능, 겨울철 설사 바이러스
　　　㉣ 10^2 이하의 입자로도 감염, 사람에서 사람으로 감염가능
　　　㉤ 환자의 구토물이나 대변에 다량의 노로바이러스 입자 존재
　　　㉥ 2차 감염이 가능하며 구토나 설사 증상 없이도 바이러스를 배출하는 무증상 감염도 발생
　　　㉦ 증상이 소멸된 이후에도 1~2주간 전염이 가능한 강력한 감염력을 가짐
　　③ 잠복기 및 감염증상
　　　㉠ 잠복기 : 일반적으로 24~48시간(12시간 경과 후 증상을 보이는 경우도 있음)
　　　㉡ 증상 : 메스꺼움, 구토, 설사, 위경련 등이며 때때로 미열, 오한, 두통 등을 동반, 보통 경미한 장염 증세를 나타내며 보통 1~3일이 지나면 자연적으로 회복, 어린이는 구토가 설사보다 많고 성인은 설사가 많음
　　④ 노로바이러스의 예방법
　　　㉠ 항바이러스 백신 등이 개발되어 있지 않으므로 개인위생관리 철저 : 조리 전, 식사 전, 화장실 사용 후 항시 손세척
　　　㉡ 과일과 채소는 흐르는 물에서 깨끗이 세척하여 섭취
　　　㉢ 오염지역에서 채취한 어패류 등은 85℃에서 1분 이상 가열하여 섭취
　　　㉣ 위생적인 식수공급 : 오염이 의심되는 지하수 등은 사용을 자제하고 식수나 세척용으로 사용이 불가피한 경우에는 반드시 끓여서 사용
　　　㉤ 가열조리한 음식물은 맨손으로 만지지 않도록 주의
　　　㉥ 2차 감염 예방
　　　㉦ 칼, 도마, 행주 등은 85℃에서 1분 이상 가열하여 사용함
　　　㉧ 평상시 바닥, 조리대 등은 물과 염소계 소독제를 이용하여 철저히 세척살균함

3 화학성 식중독

(1) **원인**
① 식품제조, 가공, 보존 중 고의 또는 과실로 첨가, 유입(불허용 첨가물)
② 식품의 제조과정 중 우연히 혼입(유해금속, 열매체)
③ 기구, 용기, 포장재료의 소재가 용출되어 식품으로 이행(유해금속, Formaldehyde)
④ 식품 제조, 가공, 보존 중 생성(변이원성 물질, Nitrosamine류, 다환방향족탄화수소 등)
⑤ 환경오염물질로 식품에 잔류(유해금속, 농약류, 방사성물질, 유해 유기화합물)

(2) **유해성 금속**
① As(비소) 기출
  ㉠ 용출 및 유래
    ⓐ 순도가 낮은 식품첨가물 중 불순물로 혼입 : 산분해간장사건, 조제분유사건
    ⓑ 도자기, 법랑제품의 안료로 식품에 오염
    ⓒ 비소제 농약을 밀가루로 오용하는 경우
  ㉡ 중독증상
    ⓐ 급성중독 : 37~38℃ 발열, 식욕부진, 구토, 탈수증상, 복통, 체온저하, 혈압저하 등
    ⓑ 만성중독 : 피부가 청색으로 변함, 피부발진 외에 손발, 피부에 각화현상, 색소침착이상, 구토, 복통, 빈혈 등
② Cu(구리) 기출
  ㉠ 용출 및 유래 : 조리용 기구 및 식기에서 용출되는 구리녹에 의한 식중독(녹청), 녹색채소 가공품의 발색제로 사용하는 황산구리가 남용되어 중독
  ㉡ 중독증상 : 구강의 작열감, 메스꺼움, 구토, 두통, 발한, 경련, 간세포의 괴사, 간에 색소침착 등
  ㉢ 축적성 없음
③ Cd(카드뮴) 기출
  ㉠ 용출 및 유래
    ⓐ 아연 제련 공장 등의 폐수, 광산폐수에 함유 → 이타이이타이(itai-itai)병 유발
    ⓑ 각종 식기 도금(도자기, 법랑)에서 용출 – 특히 산성에서 용출 잘됨
  ㉡ 만성중독 : 허리 통증, 보행불능, 골연화증, 신장 세뇨관의 기능장애로 인한 단백뇨 등, 여성에게서 발병률이 높다.
④ Hg(수은) 기출
  ㉠ 용출 및 유래
    ⓐ 공장폐수에 오염된 농작물, 어패류 섭취 시 발생 → 미나마타병
    ⓑ 콩나물 배양 시 소독제로 유기수은제 농약 사용
  ㉡ 중독증상 : 사지신경마비, 연하곤란, 시력감퇴, 난청, 언어장애, 호흡마비, 지각이상, 소뇌성 운동실조, 보행장애, 시야협착 등 신경증상

⑤ Pb(납)
    ㉠ 용출 : 통조림 땜납, 도자기, 옹기류 유약성분, 법랑제품 유약성분에서 검출 – 산성식품 담을 때 용출↑
    ㉡ 뼈의 반감기는 10년, 혈중 납의 반감기는 약 1개월
    ㉢ 중독증상 : 헤모글로빈 합성 저해로 인한 빈혈, 구토, 구역질, 복통, 안면창백, 연연(잇몸에 녹흑색의 착색), 연산통, 복부의 선통, 사지마비, 소화기에 장해, Coproporphyrin이 뇨(尿)로 배설, 중추신경장애 등
⑥ Sn(주석) : 식품제조기구, 주석으로 도금한 과일·주스 통조림에서 용출 기출
⑦ Sb(안티몬) : 도자기, 에나멜코팅용 기구(법랑제 식기)에 담을 때 용출
⑧ Zn(아연) : 에나멜코팅용 기구, 도금용기에서 용출, 주스류 등의 산성식품에서 문제
⑨ Cr(크롬) : 도금공장 폐수, 광산폐수에 오염된 물을 통해
    • 6가크롬 : 경구, 경피, 경기도로 흡수되어 3가크롬으로 환원될 때 궤양, 피부염, 알레르기성 습진, 결막염, 비염 등을 일으킴, 계속적인 흡입으로 비중격천공과 폐암 발생률 상승

(3) 음식용 용기, 기구, 포장에 의한 식중독
① 금속류 : As, Cu, Cd, Hg, Pb, Sn, Sb, Zn 등
② 초자용기 : As, Pb 등이 용출
③ 도자기, 법랑피복 제품
    ㉠ 도자기 표면에 그림, 무늬, 착색 시 또는 배합한 안료 또는 유약에서 소성온도가 불완전할 때, 산성물질과 접촉할 경우 쉽게 용출
    ㉡ 법랑피복 제품의 유약으로서 유해성 금속화합물인 붕사, 납, 주석, 코발트 등을 사용 시 용출
    ㉢ 옹기류는 유약에 납이나 기타 중금속화합물이 함유되어 있을 경우 소성온도가 낮을 때 제대로 유리질화되지 못하면 용출
④ 합성수지제품
    ㉠ 열경화성수지 기출
        ⓐ 종류 : 요소수지, 멜라민 수지, 페놀 수지
        ⓑ 용출되는 유해물질 : 포름알데히드(Formaldehyde) 용출
    ㉡ 열가소성 수지 : Formaldehyde 용출은 없음
        ⓐ 종류 : Polyethylene(PE), Polypropylene, Polystyrene, PVC 등
        ⓑ 공통적으로 용출되는 유해물질 : 안정제, 가소제
        ⓒ PVC(Polyvinyl chloride) : 발암성 물질인 VCM(염화비닐 단량체) 용출, 가소제인 프탈산에스테르류(내분비장애물질) 용출
⑤ 종이제품
    ㉠ 형광 증백제의 발암성
    ㉡ PCB(Polychlorobiphenyl) 등의 유해환경오염 물질 혼입

(4) 농약에 의한 식중독
　① 유기인제 기출
　　㉠ 맹독, 체내에서 분해 잘됨 → 만성중독 거의 일으키지 않음, 주로 급성중독
　　㉡ 중독기전 : 체내효소인 콜린에스터라아제(Cholinesterase)의 작용 저해 → 체내 아세틸콜린 축적
　　㉢ 중독증상 : 부교감 신경증상(메스꺼움, 구토, 발한, 동공축소), 교감신경증상(혈압상승), Nicotine 증상(근력감퇴, 전신경련), 중추신경마비 증상
　　㉣ 살균제, 살충제
　　㉤ 종류 : Parathion, Methylparathion, Malathion, DDVP, Diazinon 등
　② 유기염소제 기출
　　㉠ 독성은 약한 반면 잔류성이 큼 → 만성중독을 일으킴
　　㉡ 살충제, 제초제
　　㉢ 지질과 친화성 큼 → 지방조직, 신경조직에 축적
　　㉣ 중독증상 : 신경독성물질로 중추신경계에 작용하여 독작용
　　　 식욕부진, 구토, 두통, 이상감각, 운동마비, 경련 등 중추신경마비 증상
　　㉤ 종류 : DDT, BHC, Aldrin 등
　③ 유기수은제
　　㉠ 체내 축적, 만성중독
　　㉡ 살균제 : 종자소독용으로만 사용
　　㉢ 중독증상 : Alkyl 수은중독인 때는 경련, 시야축소, 언어장애 등의 중추신경장애
　④ 카바메이트(Carbamate)제
　　㉠ 유기염소제 대용으로 만들어진 살충제 및 제초제
　　㉡ 중독증상
　　　　ⓐ 콜린에스터라아제 저해작용을 일으켜 중독을 일으킴
　　　　ⓑ 유기인제보다 배설, 회복속도가 빠르고 잔류성이 낮은 편
　　㉢ 종류 : carbaryl, aldicarb 등
　⑤ 유기불소제 기출
　　㉠ 종류 : fratol, fussol, nissol 등
　　㉡ 독성이 강함, 심장장애, 신경증상
　　㉢ 중독기전 : TCA 회로의 아코니타아제 작용저해 → 채내에 구연산 축적
　　㉣ 증상 : 심장장해와 중추신경증상, 30분~2시간 지나면 구토, 복통, 경련, 장·방광 점막 침해, 뼈의 성장 저지, 심하면 보행 및 언어장해 등 마비성 경련과 심장장해

(5) 유해성 식품첨가물

① 유해 감미료 기출

명칭	특징
Dulcin	• 냉수보다는 열탕에 잘 녹고 설탕의 250배의 감미 • 소화효소에 대한 억제작용, 혈액독, 중추신경장애, 간장장애, 신장장애 등
Cyclamate	• 설탕의 40~50배 감미, 열, 햇빛에 안정하고 청량감을 줌 • 발암성
P-nitro-o-toluidine	• 설탕의 200배 감미, 위통, 식욕부진, 메스꺼움, 권태, 혼수상태에 빠져 사망 • 독성이 강해 원폭당, 살인당이라고도 불림
Perillartine	• 백색의 결정이고 설탕의 2,000배(감미도 최대) 감미, 신장자극
Ethylene glycol	• 자동차 부동액, 감주, 팥앙금의 맛을 내는 데 사용한 적이 있음 • 중독증상 : 구토, 호흡곤란 등, 중증일 때는 의식불명으로 사망

② 유해 착색료 기출

명칭	특징
Auramine	• 염기성의 황색 타르색소, 단무지, 카레, 과자 등의 착색 • 다량 섭취 시 20~30분 후에 피부에 흑자색 반점, 두통, 맥박감소, 의식불명 등
Rhodamine B	• 염기성의 핑크색 타르색소, 과자, 어묵 등에 사용 • 전신착색, 색소뇨
P-Nitroaniline	• 지용성 황색색소, 혈액 및 신경독, 중독증상은 두통, 청색증, 황색뇨의 배설 및 혼수상태 등
Silk scarlet	• 직물염색, 등적색의 수용성 tar 색소
Methyl violet	• 자색, 팥앙금
Sudan Ⅲ	• 가짜고추장, 적색

Butter yellow, spirit yellow : 버터, 마가린, 황색

③ 유해 보존료 기출

명칭	특징
붕산 (Boric acid)	• 방부, 윤, 입촉감 증진 위해 사용 - 햄, 베이컨, 과자 등 • 체내 축적성이 있고 산혈증에 의한 대사장애, 소화불량(소화효소작용 억제), 식욕감퇴, 구토, 설사, 위통, 지방분해 촉진, 체중감소, 장기출혈 등
포름알데히드 (Formaldehyde)	• 간장, 주류, 육제품에 이용 • 중독증상 : 소화장애, 구토, 두통, 위경련, 식도와 위의 괴사, 호흡곤란, 천식 등
유로트로핀 (Urotropin)	• Formaldehyde와 암모니아 반응물, 요도살균제로 이용, 두통, 현기증, 호흡곤란, 소화관 손상
불소화합물	• 육류, 우유, 알코올 음료 등에 있어서 보조 및 이상발효 억제 등의 목적으로 사용 • 증상 : 급성중독의 경우 구토, 복통, 경련 호흡장애 등을 유발하고 만성중독 시 반상치나 체중감소 및 빈혈 등을 유발

그 외 승홍($HgCl_2$), 살리실산($C_7H_6O_3$), β-naphtol 등

④ 유해 표백제
　　㉠ 롱갈리트(Rongalite) : 물엿, 연근 등에 사용, 다량의 포름알데히드가 유리되어 신장 자극
　　㉡ 삼염화질소(Nitrogen trichloride, NCl_3) : 밀가루 표백과 숙성

(6) 식품가공 중 형성되는 유독물질

① PAH(Polycyclic Aromatic Hydrocarbons, 다환방향족 탄화수소) 기출
　㉠ 생성
　　ⓐ 훈연제품, 숯불구이의 탄 부분, 커피 등과 같은 볶은 식품
　　ⓑ 조리·가공 시 탄수화물, 지방, 단백질의 탄화에 의해 생성, 특히 지방
　　ⓒ 석탄, 석유, 목재 등 유기물이 불완전 연소될 때
　㉡ 발암성 : 가장 강력한 발암물질 벤조피렌(benzo[α]pyrene)

② 헤테고리아민류(HACs : Heterocyclic amines, 이환방향족아민류)
　㉠ 식품 자체 또는 아미노산, 단백질을 300℃ 이상에서 가열할 때 생성되는 열분해산물로 돌연변이 유발물질
　㉡ 육류와 생선을 높은 온도로 조리할 때 근육부위에 있는 아미노산과 크레아틴이 반응하여 생성

③ 아크릴아마이드(Acrylamide) 기출
　㉠ 생성
　　ⓐ 탄수화물 함량이 높은 식품을 높은 온도에서 조리·가공할 때 자연 발생적으로 생성
　　ⓑ 아미노산과 당이 열에 의해 결합하는 마이얄 반응을 통해 생성되는 물질
　㉡ 신경독소로 알려졌으나 최근 남성 생식능력 저하 및 발암성 의심

④ N-nitroso 화합물 기출
　㉠ 생성 : 햄, 소시지 등의 제조 시 발색제로 사용되는 아질산염과 식품 중의 2급 아민(amine), amide와 결합하여 니트로사민(Nitrosamine), Nitrosamide 생성
　㉡ 발암물질

⑤ 지질과산화물 및 그 분해 생성물
　㉠ 지질의 자동산화로 인해 생성 : 과산화물 Hydroperoxide
　㉡ 유지의 가열산화 : 발암물질인 말론알데히드(Malonaldehyde) 생성

⑥ 과실주 중의 메탄올(Methanol, CH_3OH) 기출
　㉠ 생성
　　ⓐ Alcohol 발효 시 펙틴으로부터 생성
　　ⓑ 과실주와 정제가 불충분한 증류주에 함유
　㉡ 독성원인 : 체외로 배출하는 데 걸리는 시간이 길고 체내에서 독성이 큰 포름산을 생성하기 때문
　㉢ 증상 : 두통, 구토, 설사, 현기증, 호흡중추장애, 시신경 손상, 10mL 이상 섭취 시 실명
　㉣ 알코올 음료의 메탄올 함량 : 0.5mg/mL↓(일반주류), 1.0mg/mL↓(과실주)

⑦ 트리할로메탄 : 수돗물의 염소 소독 시 유기물과 반응하여 생성되는 발암성 물질

⑧ MCPD와 DCP 생성
　㉠ 콩의 단백질을 강산인 염산으로 가수분해할 때 원료에 공존하는 지방질이 분해되어 생성
　㉡ 산분해간장 제조 시 생성

(7) 환경오염물질 및 기타

① PCB(Polychlorobiphenyl) 기출

㉠ 일반적 특성

ⓐ 화학적으로 매우 안정, 지용성, 불연성, 내약품성·내열성이 강하고, 전기절연성, 열전도성 우수, 상온에서 적당한 점성을 가지는 액체, 불연성이며, 화학적으로 내산성, 내알칼리성

ⓑ 열매체, 인쇄용 잉크, 윤활유, 전기절연유(변압기, 콘덴서)가소제, 도료 복사지 등으로 이용

㉡ 미강유의 탈취공정 중 열매체로 사용 – 미강유 중독사건(카네미유증)

㉢ 중독증상

ⓐ 인체지방조직에 축적, 얼굴, 가슴 등에 부스럼과 피부발진, 눈의 지방증가, 입술, 손톱에 착색, 여드름상 발진, 두통, 관절통 및 흑색화, 체중감소, 손발저림 등

ⓑ 과다노출 시 간기능 장애 유발

② 방사능 물질 기출

식품에서 문제가 되는 핵종 : ^{137}Cs, ^{90}Sr, ^{131}I

^{137}Cs	• 물리적 반감기 30년 • 화학적 성질이 칼륨과 비슷 → 전신 근육에 분포 • 체내에서 β, γ선 장시간 방사 → 체세포, 특히 생식세포장애를 일으킴
^{90}Sr	• 물리적 반감기 28년, 사람 체내 반감기는 전신이 35년, 뼈는 50년 • 화학적 성질이 칼슘과 비슷 → 뼈 축적 • 체내 흡수 시 골수가 장시간 β선 노출 → 조혈기능장애, 백혈병, 골수암 등
^{131}I	• 반감기 8일로 짧지만 생성물이 많음 • 갑상선에 축적 → β, γ선 방사 → 갑상선기능장애 • 축산물에 의한 2차 오염

③ 내분비교란물질(= 환경호르몬)

㉠ 사람, 동물의 내분비 호르몬과 비슷한 작용을 하는 외인성 화학물질 : 생식장애, 암, 발육이상, 면역계 이상

㉡ 종류 : 다이옥신(염소를 함유한 플라스틱, 쓰레기 소각 시 생성) 기출, PCB, DDT, 프탈산 에스테르류(PVC등의 가소제), 비스페놀 A(폴리카보네이트 재질의 용기, 캔제품), 스티렌(발포성 컵라면 용기), 벤조피렌, 수은 등

㉢ 특징

ⓐ 극미량으로 작용

ⓑ 대다수 강한 지용성 多 → 지방조직에 축적 : 체내 반감기 길다.

4 자연독 식중독 기출

(1) **식물성 식중독**

① 독버섯 기출
  ㉠ 독성분 : Muscarine(맹독성, 알칼로이드, 위장장애, 부교감신경증상), Muscaridine(뇌증상, 동공확대), Choline, Neurine, Phaline(콜레라증상, 용혈작용), Amanitatoxin(가장 맹독성, 내열성, 콜레라증상), Agaricic acid, Pilztoxin(균독소, 이열성), Amatoxin 등
  ㉡ 증상에 따른 독버섯의 분류(Husemann)
    ⓐ 위장장애형 : 구토, 설사, 복통 – 삿갓외대, 화경, 굽은외대, 무당버섯
    ⓑ Cholera 증상형 : 경련, 용혈 – 알광대, 독우산, 마귀곰보 버섯
    ⓒ 뇌 및 중추신경장애 : 미치광이, 파리, 광대버섯

② 감자 기출
  ㉠ 독성분 : 솔라닌(Solanine) → 발아부위와 일광에 노출되어 생기는 녹색부위
    cf Sepsin : 부패된 감자
  ㉡ 솔라닌 : 솔라니딘(Solanidine)이라는 알칼로이드와 당이 결합된 알칼로이드 배당체
  ㉢ 증상
    ⓐ 생체 내에서 콜린에스터라아제의 작용을 억제하여 중추신경증상
    ⓑ 복통, 설사, 구토, 현기증, 졸음, 가벼운 의식장애

③ Cyan 배당체 함유물질 기출
  ㉠ 종류
    ⓐ Amygdalin : 청매, 살구씨, 복숭아씨, 쓴아몬드 등
    ⓑ Phaseolunatin(linamarin) : 버마콩(오색두), 카사바
    ⓒ Dhurrin : 수수
    ⓓ Taxiphyllin : 죽순
  ㉡ 중독증상 : 효소에 의해 가수분해되어 시안화수소(청산, HCN) 생성 → 두통, 구토, 소화불량, 설사, 복통 등의 소화기계 증상, 심하면 호흡곤란, 전신의 경직성 경련, 중증인 경우 호흡중추마비로 사망

④ 목화씨, 정제가 불충분한 면실류 : 고시폴(Gossypol) 기출

⑤ 피마자 기출 : 유독성 단백질인 리신(Ricin), 유독 알칼로이드인 리시닌(Ricinine), Allergen

⑥ 기타
  ㉠ 독미나리 : 시큐톡신(Cicutoxin) 기출
  ㉡ 독공목 : Tutin, Coriamyrtin – 구토, 경련작용
  ㉢ 붓순나무 : Shikimin, Shikimitoxin, Hananomin
  ㉣ 미치광이풀, 가시독말풀 : Hyoscyamine, Atropine, Scopolamine
    뿌리를 우엉으로 잘못 오인하거나, 종자를 참깨로 잘못 알고 사용
  ㉤ 바꽃(오두, 바곳, 부자) : Aconitine
  ㉥ 꽃무릇 : Lycorine(맹독성 알칼로이드)

- ⊗ 독보리 : 테물린(Temuline)
- ⊚ 두류(대두, 완두콩, 강낭콩) : Trypsin inhibitor(가열 시 제거), Saponin, Sapogenin
- ⊗ 은행 : Bilobol, 메틸피리독신(Methylpyridoxine), Ginnol, Ginkgoic acid
- ㉚ 소철 : Cycasin
- ㉠ 고사리 : 프타퀼로시드(Ptaquiloside, 발암성)
- ㉡ 벌꿀 : Andromedotoxin

(2) 동물성 식중독

① 복어 기출
- ㉠ 복어독 : 테트로도톡신(Tetrodotoxin)
- ㉡ 독소특징
    - ⓐ 독성은 종류별, 지역별, 계절별, 부위별 등에 따라 다름
        - ㉮ 난소, 간장 多 → 내장·피부 → 근육 순
        - ㉯ 산란기 직전인 5~6월 독력이 강함
    - ⓑ Vibrio속이나 Pseudomonas속균이 테트로도톡신의 1차 생산자
    - ⓒ 비단백성 약염기성 물질
        - ㉮ 무색, 무미, 무취, 물이나 유기용매에는 녹기 어려움
        - ㉯ 일광, 열에 안정(끓여도 무독화되지 않는다.)
        - ㉰ 강산(무기산), 알칼리에 쉽게 분해(4% NaOH 용액)
- ㉢ 중독증상
    - ⓐ 신경계 마비, Cyanosis(청색증)
    - ⓑ 잠복기가 짧을수록 증세가 심하며 8시간 이내에 생사가 결정
    잠복기는 섭취 후 20분 내지 3시간 늦으면 6시간 사이
- ㉣ 예방법
    - ⓐ 독성분 섭취 시 하제 사용
    - ⓑ 가급적 산란기에는 식용금지
    - ⓒ 난소, 내장, 껍질 등이 함유된 것 식용 금지

② Ciguatera 중독 기출
- ㉠ 열대나 아열대의 산호초 주변에서 서식하는 독어를 섭취하여 일어나는 식중독의 총칭
- ㉡ 독성분 : Ciguatoxin, Scaritoxin, Palytoxin, Maitotoxin, Ciguaterin 등
- ㉢ 증상 : 마비와 같은 신경증상과 설사, 구토, 복통, 근육통, 관절통, 혈압저하, 운동실조 등의 다양한 증상, 드라이아이스 센세이션

> **참고** 조개독의 특징
> 1. 플랑크톤 생성독소를 조개가 섭취 체내에 축적(주로 중장선)
> 2. 서식지 특이성

③ 베네루핀(Venerupin) 중독 기출
  ㉠ 원인식품 : 모시조개, 바지락, 굴 등의 중장선(3~4월에 발생)
  ㉡ 열안정(100℃ 1시간 가열해도 파괴되지 않음), 알칼리에서 가열하면 파괴
  ㉢ 중독증상
    ⓐ 12시간~2일 정도의 잠복기를 거쳐 입냄새, 권태감, 구토, 두통, 변비, 미열, 피하출혈, 점막 출혈, 간비대, 황달, 간장애
    ⓑ 치사율 44~45%
④ 마비성 조개류 중독(PSP) 기출
  ㉠ 원인식품 : 대합조개, 섭조개, 홍합, 진주담치 등의 중장선(우리나라 2~5월 자주 검출)
  ㉡ 독성분 : 삭시톡신(Saxitoxin)
  ㉢ 100℃ 30분 가열 시 분해되지 않음
  ㉣ 중독증상
    ⓐ 입술, 혀, 안면마비, 서서히 말단까지 퍼져 전신마비로 보행곤란, 언어장애, 두통, 갈증, 구토, 침흘림 등 신경마비증상, 사망은 12시간 이내에 일어남
    ⓑ 치사율 10~15%
⑤ 설사성 조개류 중독(DSP)
  ㉠ 원인 패류 : 검은 조개, 모시조개, 홍합, 큰가리비, 백합 등의 중장선
  ㉡ 독성분 : Okadaic acid, Dinophysistoxin, 펙테노톡신(Pectenotoxin) 등 - 내열성
  ㉢ 증상 : 소화기계 증상, 발열증상 없음, 발증한 3일 뒤면 거의 회복
⑥ 테트라민 중독
  ㉠ 원인 식품 : 소라고동, 조각매물고동, 보라골뱅이 등의 타액선에 축적
  ㉡ 독소 : 테트라민(Tetramine)
  ㉢ 중독증상 : 눈에 피로감, 현기증, 두통, 멀미, 식욕감퇴 등

5 곰팡이의 대사산물에 의한 식중독

(1) Mycotoxin(곰팡이독) 기출
  ① 정의
    ㉠ 곰팡이류의 2차 대사산물로서 사람이나 온혈동물에게 해를 주는 물질
    ㉡ Mycotoxicosis(진균 중독증) : Mycotoxin에 의해 일어나는 질병균 총칭
  ② 특징
    ㉠ 주원인식품은 탄수화물이 풍부한 쌀, 보리 등의 곡류
    ㉡ 계절과 관련이 있다.
    ㉢ 비감염성(중독증), 전염되지 않음
    ㉣ 약물, 항생물질에 의한 치료효과를 기대하기 어렵다.

(2) Aflatoxin(간장독, 발암성) 기출
① 생산곰팡이 : Aspergillus flavus, Asp. parasiticus
② 생산최적조건
  ㉠ 수분 : 16% 이상
  ㉡ 습도 : 80~85% 이상
  ㉢ 온도 : 25~30°C
  ㉣ 기질 : 쌀, 보리, 옥수수(탄수화물에 많음), 땅콩, 메주(간장, 된장), 우유 등
③ 종류
  독성 : $B_1 > M_1 > G_1 > M_2 > B_2 > G_2$(특히, 발암성이 강한 B_1이 문제)
④ 성질
  ㉠ 열에 안정해 일반적인 가열조리로는 파괴되지 않음
  ㉡ 강산·강알칼리에는 쉽게 분해
  ㉢ 물에 녹지 않는다.
  ㉣ 자외선, 방사선에 불안정

(3) 오크라톡신
① 생산곰팡이 : Aspergillus ochraceus
② 종류 : 오크라톡신 A, B, C 중 A의 독성이 가장 강함
③ 쌀, 보리, 밀, 옥수수, 콩, 커피 등에서 검출
④ 주로 신장장해를 나타내는데 신장암 유발, 간손상

(4) 황변미독 기출
수분이 14~15% 이상 함유된 쌀에 Penicillium속 곰팡이가 번식 → 황색으로 변질
① Islandia 황변미(동남아시아산 쌀)
  ㉠ 독소 : Islanditoxin, Luteoskyrin, Cyclochlorotin(간장독)
  ㉡ 생산곰팡이 : Penicillium islandicum
② Toxicarium 황변미(대만 쌀)
  ㉠ 독소 : Citreoviridin(신경독)
  ㉡ 생산곰팡이 : Penicillium citreoviride(P. toxicarium)
③ Thai 황변미(태국 쌀)
  ㉠ 독소 : Citrinin(신장독)
  ㉡ 생산곰팡이 : Penicillium citrinum

(5) 파툴린(Patulin) 기출
① 생산곰팡이 : Penicillium patulum
② 산에 안정하며 각종 과일주스, 쌀, 밀, 콩, 간장, 미역 등 - 사과주스에 기준이 있음
③ 염색체 이상 유발, 신경독소로 작용, 출혈성 폐부종, 뇌수종, 뇌와 중추신경에 출혈반 등

(6) Fusarium속(붉은곰팡이) 곰팡이독 기출
  ① 트리코테신(Trichothecene)계 독소에 의한 중독
    독소 : T-2 toxin, 데옥시니발레놀 등
  ② 식중독성 무백혈구증
    독소 : Sporofusariogenin, Fagicladosporic acid, Epicladosporic acid 등
  ③ 제랄레논(Zearalenone)에 의한 중독 기출
    오염된 옥수수, 보리 등에서 검출되며, 자궁비대, 발정증후군, 불임 및 유산 등의 생식장애
  ④ 푸모니신(Fumonisin)에 의한 중독 : 사람에게 식도암을 유발

(7) 맥각독 기출
  ① 생산곰팡이 : Claviceps purpurea(보리 개화기에 기생해 흑자색의 균핵인 Ergot 생산)
  ② 독소 : Ergotoxin, Ergotamine, Ergometrine 등 3군의 유독 알칼로이드
  ③ 증상
    ㉠ 급성중독 : 구토, 설사, 복통 등의 소화기계 장애, 두통, 무기력, 경련, 지각이상 등의 신경증상, 임산부에게는 유산 또는 조산
    ㉡ 만성중독 : 경련형(사지근육 위축, 경련발작 등), 괴저형(사지 등에 통증, 괴저)
  ④ 호밀, 보리, 귀리 등에서 검출
  ⑤ 환각제인 LSD의 근원물질

(8) 기타
  ① Sporidesmin : 광과민성 피부염 물질
  ② Sterigmatocystin(간장독) : Aspergillus versicolor
  ③ Maltoryzine(신경독) : Aspergillus oryzae var. microsporus
  ④ Rubratoxin(간장독) : Penicillium rubrum

03 끝판왕! 적중예상문제

적중예상문제 해설

01 식중독 발생 시 보고절차
식중독 환자나 식중독이 의심되는 자를 진단하였거나 그 사체를 검안한 의사, 한의사는 특별자치시장·시장·군수·구청장에게 지체 없이 보고하고, 특별자치시장·시장·군수·구청장은 지체 없이 식약처장 및 시·도지사에게 보고한다(의사, 한의사 → 특별자치시장·시장·군수·구청장 → 식품의약품안전처장, 시·도지사).

02 식중독 역학조사
인지단계(진단의 확보) → 현상단계(유해인자의 규명) → 해석단계(유행기작의 해석) → 구성단계(유행법칙의 발견) → 방어단계(유행의 예방대책)

04
Yersinia enterocolitica는 여시니아 식중독의 원인균이다. ①, ②는 인수공통감염병, ③, ④는 경구감염병의 원인균이다.

05
세균성 식중독은 균의 증식억제로 예방이 가능하며, 2차감염이 일어나지 않고, 병원균의 독력이 약하다.

🔒 01 ① 02 ② 03 ⑤ 04 ⑤ 05 ⑤

---

01 [2017 기출유사]
식중독으로 인해 사망한 사체를 검안한 의사는 누구에게 보고해야 하는가?
① 구청장
② 식품의약품안전처장
③ 시·도지사
④ 보건소장
⑤ 병원장

02
식중독 발생 시 역학조사의 기본원칙과 거리가 먼 것은?
① 해석단계
② 실행단계
③ 방어단계
④ 인지단계
⑤ 현상단계

03
최근 우리나라에서 가장 많이 발생하는 식중독으로 옳은 것은?
① 살모넬라 식중독
② 보툴리누스 식중독
③ 장염비브리오 식중독
④ 포도상구균 식중독
⑤ 노로바이러스 식중독

04 [2024 기출유사]
세균성 식중독을 일으키는 원인균으로 옳은 것은?
① Bacillus anthracis
② Brucella abortus
③ Salmonella paratyphi
④ Vibrio cholerae
⑤ Yersinia enterocolitica

05 [2017 기출유사]
세균성 식중독에 대한 설명 중 옳은 것은?
① 예방은 거의 불가능하다.
② 2차감염이 가능하다.
③ 균체의 독소에 의해서만 발생가능하다.
④ 병원균의 독력이 강하다.
⑤ 경구감염병보다 잠복기가 짧다.

06
세균성 식중독 중 감염형 식중독은?
① 포도상구균 식중독
② 세레우스균 식중독
③ 보툴리누스균 식중독
④ 웰치균(Cl. perfringens) 식중독
⑤ 캠필로박터균 식중독

07
식품 중에서 독소를 생성하여 식중독을 발생시키는 세균은?

| 가. Staphylococcus aureus | 나. Listeria monocytogenes |
| 다. Clostridium botulinum | 라. Campylobacter jejuni |

① 가, 다
② 나, 라
③ 가, 나, 다
④ 나, 다, 라
⑤ 가, 나, 다, 라

08
세균성 식중독 중 발열증상이 거의 없는 것은?
① 아리조나 식중독
② 살모넬라 식중독
③ 보툴리누스균 식중독
④ 캠필로박터 식중독
⑤ 장염비브리오 식중독

09
감염독소형(생체 내 독소형) 식중독을 일으키는 세균은?
① Vibrio parahaemolyticus
② Staphylococcus aureus
③ Campylobacter jejuni
④ Salmonella typhimurium
⑤ Clostridium perfringens

10
세균성 식중독 중 가장 심한 발열증상을 보이는 식중독은?
① 장염 비브리오 식중독
② 포도상구균 식중독
③ 보툴리누스 식중독
④ 살모넬라 식중독
⑤ 세레우스균 식중독

적중예상문제 해설

06~07
세균성 식중독의 분류
- **감염형**: 살모넬라, 장염비브리오, 병원성 대장균, 캠필로박터균, 리스테리아, 여시니아 식중독 등
- **독소형**: 포도상구균, 보툴리누스균, 세레우스(구토형) 식중독 등
- **감염독소형(중간형, 생체 내 독소형)**: 웰치균(Cl. perfringens), 세레우스(설사형) 식중독 등

08
독소형인 보툴리누스균, 포도상구균 식중독은 발열증상이 거의 없다.

09
①, ③, ④는 감염형, ②는 독소형 식중독이 원인균이다.

10
살모넬라 식중독은 38~40°C의 급격한 발열증상을 보인다.

06 ⑤ 07 ① 08 ③ 09 ⑤ 10 ④

적중예상문제 해설

11
살모넬라 식중독의 원인식품
- 우유, 육류, 달걀 및 그 가공품, 어패류 및 그 가공품, 튀김류 등
- 야채, 샐러드, 마요네즈, 도시락 등 복합조리식품 등

12
①은 장티푸스, ②는 파라티푸스, ③은 아리조나균 식중독의 원인균이다.

13
살모넬라균은 주모성 편모가 있다.

14
살모넬라 식중독
- 원인균 : S. enteritidis, S. typhimurium, S. cholerae suis, S. thompson, S. pullorum 등
- 원인균의 특징
  - 그람음성, 무포자 간균, 통성혐기성, 주모성 편모, 장내세균과
  - 10^6↑균 섭취 시 발병
  - 37℃, pH 7~8에서 최대발육
  - 내열성이 비교적 약해 60℃ 20분 가열 시 사멸

15
살모넬라균 식중독
원인이 될 가능성이 큰 식품은 달걀, 식육 및 그 가공품, 2차 오염된 식품 등이다.

🔒 11 ③ 12 ④ 13 ② 14 ⑤ 15 ③

---

11 [2015 · 2014 기출유사]
다음 중 원인식품이 달걀, 유제품인 세균성 식중독은?
① 리스테리아 식중독
② 캠필로박터 식중독
③ 살모넬라 식중독
④ 포도상구균 식중독
⑤ 병원성대장균 식중독

12 [2019 기출유사]
살모넬라 식중독의 원인균에 해당하는 것은?
① Salmonella typhi
② Salmonella paratyphi
③ Salmonella arizona
④ Salmonella typhimurium
⑤ Salmonella vulnificus

13 [2014 기출유사]
다음 중 살모넬라 식중독에 관한 설명으로 옳지 않은 것은?
① 원인균은 그람음성의 통성혐기성 간균이다.
② 원인균은 장내세균과로 단모성 편모가 있다.
③ 10^6 이상의 균이 존재해야 발병가능이다.
④ 잠복기는 보통 12~24시간이다.
⑤ 증상은 복통, 수양성 설사, 발열(38~40℃) 등이다.

14 [2023 · 2017 기출유사]
살모넬라 식중독의 원인균에 대한 설명으로 옳은 것은?
① 그람양성균이다.
② 포자형성 세균이다.
③ 편성혐기성이다.
④ 베로톡신을 생성한다.
⑤ 60℃에서 20분간 가열하면 사멸한다.

15
다음 중 마요네즈와 같은 식품에서 발생하기 쉬운 식중독은?
① 포도상구균 식중독
② 보툴리누스 식중독
③ 살모넬라 식중독
④ 캠필로박터균 식중독
⑤ 병원성 대장균 식중독

16 [2015 기출유사]

덜 익힌 닭가슴살을 섭취하고 24시간 후에 복통, 설사, 고열 등의 증상이 나타났다면 의심되는 식중독은?

① 살모넬라 식중독
② 캠필로박터균 식중독
③ 장염비브리오 식중독
④ 웰치균 식중독
⑤ 포도상구균 식중독

17

다음 중 장염비브리오 식중독의 원인균은?

① Clostridium botulinum
② Staphylococcus aureus
③ Vibrio parahaemolyticus
④ Vibrio vulnificus
⑤ Vibrio cholerae

18 [2022·2018·2015 기출유사]

3~5% 식염에서 잘 발육하는 호염성 세균으로 식중독의 원인이 되는 세균은?

① Vibrio cholerae
② Vibrio parahaemolyticus
③ Clostridium botulinum
④ Salmonella typhimurium
⑤ Staphylococcus aureus

19 [2020 기출유사]

Vibrio parahaemolyticus에 대한 설명으로 옳은 것은?

① 그람양성 간균이다.
② 편성혐기성 세균이다.
③ 60℃에서 30분 가열로 사멸된다.
④ 포자를 형성한다.
⑤ 주모성 편모를 갖는다.

20

Vibrio parahaemolyticus에 의한 식중독에 대한 설명 중 옳은 것은?

① 주로 겨울철에 발생하며 원인식품은 해산어패류이다.
② 잠복기는 평균 10~18일이다.
③ 주요증상은 신경 증상이다.
④ 이 균은 열에 강해 가열에 의해 영향을 받지 않는다.
⑤ 이 균은 호염균으로 염농도가 3%인 NaCl을 함유한 배지에서 잘 증식한다.

적중예상문제해설

16
살모넬라 식중독은 원인이 될 가능성이 높은 식품이 알이나 가금류(닭), 식육 및 가공품이며, 평균 12~24시간의 잠복기를 거쳐 위장증상과 심한 발열(40℃) 증상이 나타난다.

17
장염비브리오 식중독의 원인균은 호염균인 Vibrio parahaemolyticus이다.
- Staphylococcus aureus : 포도상구균 식중독의 원인균
- Clostridium botulinum : 보툴리누스균 식중독의 원인균
- Vibrio vulnificus : 비브리오 패혈증의 원인균
- Vibrio cholerae : 감염병인 콜레라의 원인균

18~19
Vibrio parahaemolyticus
- 장염비브리오 식중독의 원인균으로 그람음성, 통성혐기성 무아포 간균, 단모성 편모
- 3% 호염균으로 주원인식품은 해산 어패류이며 날것으로 섭취 시 식중독 발생
- 이 균은 열에 약해 60℃에서 5분 이상 가열 시 사멸됨
- 최적조건에서는 세대시간이 10~12분으로 짧음
- 이 균에 의한 식중독은 8~20시간(평균 10~18시간)의 잠복기를 거쳐 구토, 발열, 설사 등의 위장증상을 보임

20
Vibrio parahaemolyticus에 의한 식중독은 주로 여름철에 발생하며, 평균 10~18시간 정도의 잠복기를 거쳐 위장증상을 보인다. 이 균은 열에 약해 60℃에서 5분 이상 가열 시 사멸된다.

🔒 16 ① 17 ③ 18 ② 19 ③ 20 ⑤

적중예상문제 해설

22
비브리오 패혈증의 원인균은 Vibrio vulnificus 이다.

23
장염비브리오는 호염균으로 해수균이며, 심한 경우 하루 10회 이상의 수양성 설사를 보일 수 있다.

25
병원성대장균은 그람음성 통성혐기성 무아포 간균으로 유당을 분해하여 산과 가스를 생성한다.

21
장염비브리오균 식중독의 원인식품은?
① 곡류　　② 전분류　　③ 육류
④ 난류　　⑤ 어패류

22
다음 중 해산어패류를 날것으로 섭취함으로써 감염되는 패혈증의 원인균은?
① Salmonella typhimurium
② Staphylococcus aureus
③ Vibrio parahaemolyticus
④ Vibrio vulnificus
⑤ Vibrio cholerae

23
해수, 플랑크톤, 어패류에 분포하고 있으며 중독 시 콜레라와 비슷한 증상이 나타나는 식중독은?
① 황색포도상구균 식중독
② 장염비브리오 식중독
③ 살모넬라 식중독
④ 보툴리누스균 식중독
⑤ 세레우스균 식중독

24
호염균에 의한 식중독의 예방법으로 옳은 것은?

가. 예방접종하기	나. 담수에 씻기
다. 해수에 씻기	라. 충분히 가열하기

① 가, 다　　② 나, 라　　③ 가, 나, 다
④ 나, 다, 라　　⑤ 가, 나, 다, 라

25 2021 기출유사
다음에서 설명하는 식중독균은?

- 그람음성 통성혐기성 간균이다.
- 장내세균과로 포자를 형성하지 않는다.
- 유당을 분해하여 산과 가스를 생성한다.

① 황색포도상구균
② 캠필로박터균
③ 바실러스 세레우스
④ 클로스트리듐 퍼프린젠스
⑤ 병원성대장균

---

21 ⑤　22 ④　23 ②　24 ②　25 ⑤

26 [2024 기출유사]
병원성 대장균에 대한 설명으로 옳은 것은?
① 그람양성균   ② 비감염성   ③ 유당 분해
④ 편성혐기성   ⑤ 포자형성

27
병원성 대장균 중 영유아의 여름철 설사증과 관련 있는 것은?
① 장관병원성 대장균
② 장관조직침입성 대장균
③ 장독소원성 대장균
④ 장출혈성 대장균
⑤ 장관응집성 대장균

28 [2024 · 2018 기출유사]
베로톡신을 생성하고 발열을 동반하지 않는 급성 혈성 설사와 경련성 복통을 일으키며 E. coli O157 : H7 균주가 대표균인 병원성 대장균은?
① 장관독소원성 대장균
② 장관출혈성 대장균
③ 장관병원성 대장균
④ 장관침입성 대장균
⑤ 장관응집성 대장균

29 [2021 기출유사]
병원성 대장균 O157 : H7이 생성하는 독소는?
① 에르고톡신   ② 아플라톡신
③ 엔테로톡신   ④ 베로톡신
⑤ 뉴로톡신

30
다음에서 설명하는 병원성 대장균은?

- 콜레라와 유사한 증상을 보인다.
- 여행자 설사증의 원인균이다.

① 장관침입성 대장균
② 장관응집성 대장균
③ 장관병원성 대장균
④ 장관독소원성 대장균
⑤ 장관출혈성 대장균

적중예상문제 해설

26
병원성 대장균은 호기성·통성혐기성 무포자 간균으로 유당(젖당)을 분해하여 산과 가스를 생성하며, 식품 중에 존재하는 다량의 균을 섭취함으로써 발생하는 감염형 식중독이다.

27
영유아의 여름철 설사증과 밀접한 관련이 있는 것은 장관병원성 대장균이다.

28
장관출혈성 대장균의 대표균은 E. coli O157 : H7이다.

29
병원성 대장균 O157 : H7이 생성하는 독소는 베로톡신(verotoxin)이다.

30
장관독소원성 대장균은 장내에서 내열성, 이열성 엔테로톡신을 생성하며, 콜레라와 유사한 증상을 보이고 여행자 설사증의 원인균이다.

26 ③ 27 ① 28 ② 29 ④ 30 ④

적중예상문제 해설

31
장관출혈성 대장균의 주증상은 혈변, 심한 복통과 같은 출혈성 대장염이나 감염의 2~7%는 용혈성요독증후군, 혈전성혈소판감소증 등의 증상을 보인다.

33~35
캠필로박터균 식중독
- 원인균 : Campylobacter jejuni
- 원인균의 특징
  - 그람음성의 무아포균으로 긴 편모를 갖고 있어 운동성이 있는 S자형 간균
  - 인축공통병원으로 낮은 산소농도에서만 성장하는 미호기성균
  - 최적온도 : 42℃
  - 감염균량은 10^3/g 이하
  - 건조나 가열에 약해 60℃, 30분 가열로 사멸
- 잠복기 및 증상
  - 2~7일(평균 2~5일)
  - 설사, 복통, 발열, 구토, 권태감, 근육통 등, 길랑-바레증후군
- 원인식품 및 감염원
  - 식육, 우유, 햄버거, 닭고기
  - 소, 돼지, 개, 고양이, 닭, 우유, 물이 원인이 될 가능성
  - 육류의 생식이나 불충분한 가열, 동물의 분변에 의한 오염

---

31 [2020 기출유사]
병원성 대장균 중 용혈성요독증후군(Hemolytic uremic syndrome)을 유발하는 것은?

① 장관독소원성 대장균
② 장관병원성 대장균
③ 장관침입성 대장균
④ 장관응집성 대장균
⑤ 장관출혈성 대장균

32
파충류의 정상 장내세균으로 가금류의 알이 원인이 되어 발생하는 식중독은?

① 장염비브리오 식중독
② 보툴리누스 식중독
③ 아리조나균 식중독
④ 살모넬라균 식중독
⑤ 리스테리아 식중독

33 [2015 기출유사]
Campylobacter 식중독의 특징으로 옳은 것은?

① 소량으로 발생한다.
② 신경증상이 나타난다.
③ 치사율이 매우 높다.
④ 잠복기는 평균 3시간 정도이다.
⑤ 원인균은 저온에서 증식이 가능하다.

34
산소가 소량 함유된 환경에서 발육할 수 있는 미호기성 세균으로 식육을 통해 감염될 수 있는 식중독균은?

① Yersinia enterocolitica
② Staphylococcus aureus
③ Campylobacter jejuni
④ Salmonella typhimurium
⑤ Listeria monocytogenes

35 [2017 기출유사]
캠필로박터균 식중독에 대한 설명으로 옳은 것은?

① 원인균은 Vibrio vulnificus이다.
② 원인균은 그람음성의 편모가 있다.
③ 내열성이 강하다.
④ 원인균은 아포를 형성한다.
⑤ 잠복기는 약 3시간이며, 구토, 복통, 설사 등의 증상을 보인다.

🔒 31 ⑤ 32 ③ 33 ① 34 ③ 35 ②

36 1회독 2회독 3회독 2022 기출유사

5℃ 전후의 저온에서도 발육이 가능하며 진공포장 식품에서도 증식하여, 맹장염과 유사한 증상을 유발할 수 있는 식중독균은?

① Yersinia enterocolitica
② Listeria monocytogenes
③ E. coli O157 : H7
④ Staphylococcus aureus
⑤ Clostridium botulinum

37 1회독 2회독 3회독 2020 기출유사

다음에서 설명하는 식중독균은?

- 인수공통병원균으로 장내세균과의 일종이다.
- 4℃ 이하의 냉장온도에서도 증식이 가능하다.
- 돈육의 냉장, 냉동, 유통과정에서 주의를 요한다.

① Yersinia enterocolitica
② Bacillus cereus
③ E. coli O157 : H7
④ Staphylococcus aureus
⑤ Listeria monocytogenes

38 1회독 2회독 3회독 2015 기출유사

다음 중 여시니아(Yersinia) 식중독균의 특징은?

① 그람음성 구균이다.
② 협막을 형성한다.
③ 편모가 없다.
④ 편성혐기성균이다.
⑤ 5℃ 전후에서도 증식가능하다.

39 1회독 2회독 3회독 2021 기출유사

다음에서 설명하는 식중독의 원인균은?

- 그람양성 통성혐기성 무아포 간균이다.
- 저온 및 염농도가 높은 조건에서도 증식이 가능하다.
- 감염될 경우 패혈증, 수막염이나 유산, 조산을 유발하기도 한다.

① Vibrio parahaemolyticus
② Staphylococcus aureus
③ Listeria monocytogenes
④ Bacillus cereus
⑤ Yersinia enterocolitica

적중예상문제 해설

36
5℃ 전후의 저온, 진공포장 식품에서 증식이 가능하고 맹장염과 유사한 증상을 보이는 것은 여시니아균 식중독이다.

37~38
Yersinia enterocolitica 식중독
- **원인균** : Yersinia enterocolitica
- 장내세균과, 인수공통병원균(돼지의 장염균)
- 그람음성, 통성혐기성 간균, 편모가 있음, 협막을 형성하지 않음
- 저온균으로 4℃에서도 잘 발육
- **증상** : 급성위장염, 발열, 심하면 패혈증, 충수염과 유사한 증상 등

39
Listeria monocytogenes는 그람양성 간균으로 4℃의 저온에서도 느린 생육이 가능하며, 내염성이고 유산, 조산, 패혈증, 수막염 등의 증상을 유발한다.

36 ① 37 ① 38 ⑤ 39 ③

적중예상문제 해설

40
리스테리아 식중독
- 원인균 : Listeria monocytogenes
- 원인균의 특징
  - 인수공통병원균으로 그람양성, 통성혐기성, 무포자 단간균, 주모성 편모
  - 저온에서도 증식가능 : 발육최적 온도 약 30~35℃, 4℃에서도 느린 생육이 가능
  - 내염성(6~10% 식염첨가 육즙배지에서도 생육 가능)
  - 가장 소량(수개~10^3)으로 발생
- 잠복기 및 증상
  - 9~48시간(위장관성), 2~6주(침습성)
  - 건강한 성인에게는 무증상이 대부분
  - 감기와 유사한 초기증상, 발열, 오한, 구토
  - 임산부는 유산, 조산, 감수성이 높은 임산부, 신생아, 노인 등 면역능력이 저하된 사람에게 패혈증, 수막염, 뇌수막염 등 유발
- 원인식품 : 원유, 살균처리하지 않은 우유, 치즈, 아이스크림, 식육제품 등

41~45
포도상구균 식중독
- 원인균 : Staphylococcus aureus
  - 그람양성, 통성형기성 구균, 편모 없음
  - 내염성균(15% 염분에서 생육가능), 건조상태에서 저항성이 강함
  - 균은 내열성 弱 → 80℃, 10분 사멸
- 식중독 증상의 원인은 enterotoxin
- 잠복기는 1~6시간(평균 3시간)
- 공통적인 주증상은 급성위장염, 타액분비, 구역질, 구토, 복통, 설사이다.
- 원인식품 : 유제품, 육제품, 김밥, 도시락, 떡, 빵 등

44
황색포도상구균이 식품 중에서 생성하는 장독소는 엔테로톡신이다.

🔒 40 ③ 41 ③ 42 ① 43 ⑤ 44 ⑤

---

40 1회독 2회독 3회독 **2024 · 2017 · 2014 기출유사**

리스테리아 식중독의 원인균에 대한 설명으로 옳은 것은?

① 그람양성 구균이다.
② 5~6% 식염농도에서 사멸한다.
③ 4℃에서도 느린 생육이 가능하다.
④ 아포를 형성하는 통성혐기성균이다.
⑤ 편모가 없어서 운동성이 없다.

41 1회독 2회독 3회독 **2019 · 2014 기출유사**

황색포도상구균에 해당하는 것은?

① Bacillus cereus
② Clostridium botulinum
③ Staphylococcus aureus
④ Listeria monocytogenes
⑤ Yersinia enterocolitica

42 1회독 2회독 3회독 **2017 기출유사**

잠복기가 짧으면서 유제품이 원인식품이 되거나 화농상처가 있는 손으로 조리한 음식을 섭취함으로써 감염되기 쉬운 식중독은?

① 황색포도상구균 식중독
② 보툴리누스균 식중독
③ 리스테리아균 식중독
④ 살모넬라균 식중독
⑤ 세레우스균 식중독

43 1회독 2회독 3회독

식중독균인 황색포도상구균에 대한 설명으로 옳은 것은?

① 그람음성 구균이다.
② 편성혐기성균이다.
③ 편모가 있다.
④ 포자를 형성한다.
⑤ 내염성균이다.

44 1회독 2회독 3회독 **2023 · 2013 기출유사**

식중독균인 황색포도상구균에 의해 생성되는 독소는?

① 에르고톡신(Ergotoxin)
② 아플라톡신(Aflatoxin)
③ 아마니타톡신(Amanitatoxin)
④ 베로톡신(Verotoxin)
⑤ 엔테로톡신(Enterotoxin)

45 [2022 기출유사]
다음에서 설명하는 식중독균은?

- 화농균이라고도 하며, 그람양성 통성혐기성의 비운동성균이다.
- 내열성 독소를 생성한다.

① Staphylococcus aureus
② Clostridium botulinum
③ Bacillus cereus
④ Listeria monocytogenes
⑤ Yersinia enterocolitica

46 [2015 기출유사]
포도상구균 식중독에 대한 설명으로 옳은 것은?
① 신경독소(neurotoxin)에 의한 독소형 식중독이다.
② 심한 발열증상이 있다.
③ 잠복기가 길다.
④ 치사율은 다른 식중독에 비하여 비교적 높다.
⑤ 화농질환자의 조리 시 야기될 수 있다.

46
포도상구균 식중독은 장독소(엔테로톡신)에 의한 독소형 식중독이며, 발열증상은 거의 없고 잠복기는 평균 3시간으로 세균성 식중독 중 가장 짧다. 치사율은 다른 식중독에 비해 비교적 낮다.

47 [2015 기출유사]
무더운 8월, D회사에서 종업원에게 간식으로 빵급식을 실시하였다. 3시간 후 종업원이 집단으로 구토와 함께 복통을 일으켰으나 발열은 없었다. 세균 검사결과 크림빵의 크림이 원인이었다면 추정되는 식중독의 원인균은?
① 살모넬라균
② 보툴리누스균
③ 웰치균
④ 포도상구균
⑤ 병원성 대장균

47
포도상구균 식중독은 잠복기가 1~6시간 정도로 짧은 편이며, 원인식품으로는 우유, 크림 등의 유제품, 도시락, 김밥, 떡, 빵 등의 곡류 및 그 가공품 등이 있다.

48
황색포도상구균에 의한 식중독의 예방법으로 옳은 것은?

| 가. 식품을 냉장보관한다. | 나. 개인위생을 철저히 한다. |
| 다. 화농성 환자의 조리를 금한다. | 라. 예방접종을 한다. |

① 가, 다
② 나, 라
③ 가, 나, 다
④ 나, 다, 라
⑤ 가, 나, 다, 라

48
예방접종은 경구감염병 등 감염병에 대한 예방대책이다.

49 [2021 · 2013 기출유사]
세균성 식중독 중 치사율이 가장 높고 신경증상을 나타내는 식중독균은?
① Staphylococcus aureus
② Salmonella typhimurium
③ Clostridium botulinum
④ Escherichia coli
⑤ Vibrio parahaemolyticus

49
신경증상을 보이는 세균성 식중독은 보툴리누스균 식중독으로 원인균은 Clostridium botulinum이다.

45 ① 46 ⑤ 47 ④ 48 ③ 49 ③

적중예상문제 해설

50
원인균인 Clostridium botulinum은 그람양성 편성혐기성 간균으로 내열성 포자를 형성한다. 이 식중독은 세균성 식중독 중 가장 치사율이 높으며, 원인식품은 통조림, 병조림 식품 등이다.

51
- **베로톡신(Verotoxin)** : 장관출혈성 대장균이 생산하는 독소
- **삭시톡신(Saxitoxin)** : 대합, 홍합, 섭조개 등에 함유된 마비성 조개독
- **엔테로톡신(Enterotoxin)** : 황색포도상구균이 생산하는 독소
- **아마니타톡신(Amanitatoxin)** : 알광대 버섯의 독성분

52
뉴로톡신(neurotoxin)은 혐기성 상태에서 생산되며, 산에 안정적이고 소화효소에 의해 분해되지 않는다. 내열성이 약해 80°C에서 20분, 100°C에서 1~2분 가열하면 파괴된다.

54
보툴리누스균 중 사람에게 식중독을 일으키는 것은 A, B, E, F형이며 그중 어패류 및 가공품이 주원인식품인 것은 E형이다.

---

50 [2023·2018 기출유사]
보툴리누스균 식중독에 대한 설명으로 옳은 것은?
① 원인균은 그람양성 통성혐기성균이다.
② 원인균은 포자를 형성하지 않는다.
③ 세균성 식중독 중 가장 치사율이 낮다.
④ 신경독소(neurotoxin)에 의한 독소형 식중독이다.
⑤ 원인식품은 유제품, 도시락, 김밥, 빵 등이다.

51 [2020·2017 기출유사]
Clostridium botulinum이 생산하는 독소에 해당하는 것은?
① 뉴로톡신(Neurotoxin) ② 베로톡신(Verotoxin)
③ 삭시톡신(Saxitoxin) ④ 엔테로톡신(Enterotoxin)
⑤ 아마니타톡신(Amanitatoxin)

52
보툴리누스균이 생산하는 뉴로톡신(neurotoxin)에 대한 설명으로 옳은 것은?
① 호기성 상태에서 생산된다.
② 신경계 증상을 보인다.
③ 산에 불안정하다.
④ 소화효소에 의해 분해된다.
⑤ 120°C에서 4분 이상 가열해야만 파괴가 가능하다.

53 [2015 기출유사]
통조림 등 밀봉된 식품의 부패로 인해 발생하는 식중독은?
① 포도상구균 식중독 ② 보툴리누스균 식중독
③ 병원성 대장균 식중독 ④ 살모넬라 식중독
⑤ 세레우스균 식중독

54
보툴리누스균 중 사람에게 식중독을 일으키고 열저항성이 낮으며 어패류 및 그 가공품이 주원인 식품이 되는 유형은?
① A형 ② B형
③ C형 ④ D형
⑤ E형

🔒 50 ④ 51 ① 52 ② 53 ② 54 ⑤

55
열에 약한 독소를 생성하는 균에 의해 발생되는 식중독은?
① 살모넬라 식중독
② 여시니아균 식중독
③ 보툴리누스균 식중독
④ 아리조나균 식중독
⑤ 포도상구균 식중독

56
다음의 식중독을 일으키는 원인 세균은?

- 식중독 형태에는 설사형과 구토형이 있다.
- 엔테로톡신(enterotoxin)이 식중독을 유발한다.
- 원인식품은 전분질 식품이나 동·식물성 단백질 식품인 경우가 많다.

① Salmonella pullorum
② Staphylococcus aureus
③ Bacillus cereus
④ Clostridium botulinum
⑤ Campylobacter jejuni

57
증상에 따라 설사형과 구토형으로 구분되는 세레우스균 식중독 중 구토형의 증상과 가장 유사한 식중독은?
① Staphylococcus aureus
② Salmonella pullorum
③ Clostridium perfringens
④ Clostridium botulinum
⑤ Campylobacter jejuni

58
Bacillus cereus에 대한 설명으로 옳은 것은?
① 그람음성 통성혐기성 간균이다.
② 편모가 없다.
③ 내열성 포자를 형성하는 세균이다.
④ 발육최적온도가 42℃이다.
⑤ 독소를 생성하지 않는다.

59
식품 중에서 독소를 생성하지 않고 장내에서 독소를 생성하여 식중독을 유발하는 가스괴저균은?
① Clostridium perfringens
② Bacillus cereus
③ Staphylococcus aureus
④ Clostridium botulinum
⑤ Campylobacter jejuni

적중예상문제 해설

55
보툴리누스균이 생성하는 신경독소인 Neurotoxin은 열에 약해 80℃에서 15분, 100℃에서 2~3분 가열로 파괴된다.

56
세레우스균 식중독
- 원인균 : Bacillus cereus
- 원인균의 특징
  - 그람양성, 호기성·통성혐기성 간균, 내열성 아포형성, 주모성 편모
  - 자연계에 널리 분포, 전분, 단백질 분해력이 강함
  - 설사형은 생체(장내) 내에서 enterotoxin을 생성, 구토형은 식품 중에서 구토독을 생성하여 식중독 유발
- 원인식품
  - 구토형 : 쌀밥, 볶음밥 등의 밥류 및 스파게티, 볶음 국수 등의 면류(전분성 식품)
  - 설사형 : 향신료를 사용한 요리, 육류나 야채의 수프, 푸딩 등

57
세레우스균 식중독의 설사형은 웰치균 식중독(Clostridium perfringens)과 구토형은 황색포도상구균 식중독과 증상이 가장 유사하다.

58
Bacillus cereus는 그람양성균으로 편모가 있으며, 발육최적온도가 42℃로 높은 편인 것은 캠필로박터균이다. 독소를 생성하여 식중독을 유발한다.

59
식품 중에서 독소를 생성하지 않고 장내에서 독소를 생성하여 식중독을 유발하는 감염독소형(중간형, 생체 내 독소형) 식중독에는 Clostridium perfringens 식중독과 세레우스(설사형) 식중독이 있으며, 그중 가스괴저균에 해당하는 것은 Clostridium perfringens이다.

🔒 55 ③ 56 ③ 57 ① 58 ③ 59 ①

적중예상문제 해설

60
Clostridium perfringens은 그람양성 편성혐기성 간균으로 협막을 만들고 편모가 없으며, 내열성 포자를 형성한다.

61
Clostridium perfringens의 균형은 A~F로 분류되는데, 그중 A형이 대표적인 식중독의 원인균이다.

62
웰치균 식중독
- 원인균 : Clostridium perfringens
- 그람양성 편성혐기성 간균, 협막을 만들고 편모가 없으며, 내열성 아포형성 발육최적온도 43~47℃
- A형이 식중독의 주원인
- 중간형(감염독소형) 내지 생체 내 독소형
- 잠복기 : 평균 12시간
- 주증상 : 복통, 설사
- 주원인식품 : 동·식물성 단백질 식품

63~64
어육 중의 히스티딘(histidine)이 Morganella morganii균에 의한 탈탄산 작용에 의해 알레르기의 원인물질인 히스타민(histamine)이 된다.

---

60 [1회독] [2회독] [3회독] 2024·2022 기출유사

포자를 형성하는 편성혐기성의 그람양성 간균으로 가열조리 후 급랭하지 않은 식품에 증식하기 쉬운 식중독균은?

① Clostridium botulinum
② Bacillus cereus
③ Clostridium perfringens
④ Staphylococcus aureus
⑤ Campylobacter jejuni

61 [1회독] [2회독] [3회독]

식중독의 원인이 될 수 있는 Clostridium perfringens균은 보통 어떤 형인가?

① A형
② B형
③ C형
④ D형
⑤ E형

62 [1회독] [2회독] [3회독] 2013 기출유사

Clostridium perfringens균에 대한 설명으로 옳은 것은?

① 그람음성의 혐기성균으로 아포를 형성한다.
② 생체 내 독소형 식중독을 일으킨다.
③ 협막을 형성하며 편모가 있어 운동성을 보인다.
④ 동물의 장내세균이며 발육최적온도는 37℃이다.
⑤ A~F의 6형으로 분류되며 그중 B형이 식중독의 주원인이 된다.

63 [1회독] [2회독] [3회독] 2023·2020·2019·2015 기출유사

히스타민(histamine)을 생성하여 알레르기성 식중독을 유발하는 균은?

① Bacillus subtilis
② Claviceps purpurea
③ Morganella morganii
④ Bacillus cereus
⑤ Bacillus anthracis

64 [1회독] [2회독] [3회독] 2022 기출유사

알레르기 식중독을 일으키는 원인물질은?

① Histamine
② Enterotoxin
③ Venerupin
④ Aflatoxin
⑤ Ergotoxin

🔒 60 ③ 61 ① 62 ② 63 ③ 64 ①

65
다음 중 항히스타민제 복용으로 치료가 가능한 식중독은?

① 포도상구균 식중독　② 여시니아 식중독
③ 살모넬라 식중독　④ 장구균 식중독
⑤ 알레르기성 식중독

66
살모넬라 식중독과 황색포도상구균 식중독의 감별법으로 가장 옳은 것은?

① 변상태, 발열 여부　② 변상태, 잠복기간
③ 발열 정도와 잠복기간　④ 구토, 설사
⑤ 구토증상

67　2020 기출유사
다음에서 설명하는 식중독을 일으키는 세균은?

- 잠복기가 평균 3시간으로 매우 짧다.
- 구토가 나타나며 발열이 거의 없다.
- 원인식품은 식육제품, 도시락, 유제품 등이다.

① Salmonella pullorum　② Staphylococcus aureus
③ Vibrio parahaemolyticus　④ Campylobacter jejuni
⑤ Clostridium botulinum

68
다음 중 내열성이 가장 높은 식중독의 원인균은?

① Salmonella pullorum　② Clostridium botulinum
③ Vibrio parahaemolyticus　④ Campylobacter jejuni
⑤ Staphylococcus aureus

69
원인식품은 통조림이며 신경독소(neurotoxin)를 생성하는 식중독의 원인균은?

① Staphylococcus aureus　② Salmonella typhimurium
③ Bacillus cereus　④ Clostridium botulinum
⑤ Vibrio parahaemolyticus

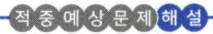

65
알레르기성 식중독은 히스타민과 같은 아민에 의해 발생되므로 항히스타민제에 의해 치료가 가능하다.

66
- 살모넬라 특징 : 심한 발열 증상
- 황색포도상구균의 특징 : 세균성 식중독 중 잠복기가 가장 짧다.

67
발열 증상이 거의 없는 것은 독소형 식중독의 특징이며, 그중 잠복기가 짧고 유제품, 식육제품, 도시락 등에서 발생하는 것은 황색포도상구균 식중독이다.

68
①, ③, ④는 아포를 형성하지 않아 내열성이 약해 60℃로 가열하면 사멸이 가능, ②는 아포를 형성하므로 내열성이 강해 120℃에서 4분 이상 가열해야 사멸이 가능, ⑤ 균 자체는 열에 약해 80℃에서 10분 가열로 사멸이 가능

65 ⑤　66 ③　67 ②　68 ②　69 ④

적중예상문제 해설

70 1회독 2회독 3회독

살모넬라 식중독을 예방하기 위한 가열시간과 온도로 가장 옳은 것은?
① 50℃, 30분 ② 55℃, 20분
③ 60℃, 5분   ④ 60℃, 20분
⑤ 85℃, 20분

71
세균성 식중독 중 신경증상을 보이는 것은 보툴리누스균 식중독이다.

71 1회독 2회독 3회독

중독의 주요증상으로서 호흡곤란, 연하곤란, 복시, 실성 등의 현상이 일어나고 잠복기가 12~36시간이다. 다음 중 해당되는 식중독은?
① 보툴리누스균 식중독   ② 살모네라 식중독
③ 황색포도상구균 식중독 ④ 여시니아 식중독
⑤ 장염비브리오 식중독

72 1회독 2회독 3회독 2024 기출유사

식중독 및 화농의 원인균으로 내열성이 강한 장독소(enterotoxin)를 생성하는 독소형 식중독균은?
① Clostridium botulinum   ② Yersinia enterocolitica
③ Staphylococcus aureus   ④ Campylobacter jejuni
⑤ Listeria monocytogenes

73
주모성 편모를 가진 균: 살모넬라균, 대장균, 세레우스균, 보툴리누스균, 리스테리아균 등

73 1회독 2회독 3회독

다음 중 주모성 편모를 가지고 있는 균만으로 나열된 것은?
① 대장균, 포도상구균   ② 장티푸스균, 캠필로박터균
③ 장염비브리오균, 콜레라균 ④ 살모넬라균, 대장균
⑤ 리스테리아균, 포도상구균

74
웰치균 식중독의 원인균은 Clostridium perfringens로 그람양성 편성혐기성 간균이며, 이 식중독은 생체 내 독소형(중간형, 감염독소형)으로 분류된다.

74 1회독 2회독 3회독

생체 내 독소를 생성하는 편성혐기성 간균에 의해 발생하는 식중독은?
① 병원성대장균 식중독   ② 보툴리누스 식중독
③ 웰치균 식중독   ④ 리스테리아 식중독
⑤ 포도상구균 식중독

🔒 70 ④ 71 ① 72 ③ 73 ④ 74 ③

75 [1회독] [2회독] [3회독] 2021 기출유사
세균성 식중독의 원인균인 캠필로박터균에 대한 설명으로 옳은 것은?
① 그람음성
② 통성혐기성
③ 포자형성
④ 구균
⑤ 편모 없음

75
캠필로박터균은 그람음성 미호기성 무아포 간균으로 양극 또는 단극에 편모가 있다.

76 [1회독] [2회독] [3회독]
소량의 균으로 발생 가능하고 저온에서 증식이 가능하며 독감과 유사한 증상을 보일 수 있는 식중독균은?
① Yersinia enterocolitica
② Listeria monocytogenes
③ E. coli O157 : H7
④ Campylobacter jejuni
⑤ Staphylococcus aureus

76
저온에서 증식 가능한 리스테리아균이 체내에 침입하여 감염되면 가벼운 권태감, 발열 등 독감과 유사한 증상을 일으킨다.

77 [1회독] [2회독] [3회독]
세균성 식중독과 원인균이 잘못 연결된 것은?
① 포도상구균 식중독 - Staphylococcus aureus
② 웰치균 식중독 - Clostridium perfringens
③ 살모넬라 식중독 - Salmonella typhi
④ 장염비브리오 식중독 - Vibrio parahaemolyticus
⑤ 세레우스균 식중독 - Bacillus cereus

77
Samonella typhi는 경구감염병인 장티푸스의 원인균이다.

78 [1회독] [2회독] [3회독]
다음 중 Morganella morganii에 의한 식중독은?
① Allergy성 식중독
② Arizona균 식중독
③ Botulinus 식중독
④ Salmonella 식중독
⑤ Welchii균 식중독

79 [1회독] [2회독] [3회독]
세균성 식중독 발생 시 대책으로 옳지 않은 것은?
① 주변 환경을 소독한다.
② 음식을 끓여 먹는다.
③ 관련식품의 유통을 금지하여 확산을 방지한다.
④ 검체채취 및 역학조사를 실시한다.
⑤ 환자와 상세하게 인터뷰를 하여 섭취한 음식과 증상에 대해서 조사한다.

79
식중독은 식품으로 인해 발생하므로 주변 환경을 소독하는 것은 큰 의미가 없다.

75 ① 76 ② 77 ③ 78 ① 79 ①

적중예상문제 해설

80
노로바이러스는 사람에게서 사람에게로 감염이 가능하다.

81
노로바이러스는 60℃ 가열로는 예방이 불가능하고, 미량으로 발생하며 2차 감염이 가능하다.

82
사람에게서 사람에게로 감염된다.

83
노로바이러스는 외가닥의 RNA 바이러스이며, 외부에서 증식할 수 없다. 사람 간 감염이 일어나며, 잠복기는 24~48시간(1~2일)이다.

84
식품 자체에 함유되어 있는 독소는 자연독 식중독으로 분류된다.

80
사람과 사람 사이에 감염성이 높은 식중독은?
① 노로바이러스 식중독
② 황색포도상구균 식중독
③ 캠필로박터균 식중독
④ 여시니아 식중독
⑤ 보툴리누스균 식중독

81
병원체 자체가 열저항성이 크고 미량으로 발생하며, 환경에 대한 저항성이 강하고 사람 간 2차 감염으로 인한 대형 식중독을 유발할 가능성이 높은 식중독의 원인미생물은?
① 노로바이러스
② 황색포도상구균
③ 장출혈성대장균
④ 보툴리누스균
⑤ 리스테리아균

82
노로바이러스 식중독에 대한 설명으로 옳지 않은 것은?
① 노로바이러스는 미량(10~100) 개체로도 발병이 가능하다.
② 사람에게서 사람에게로 감염되지 않는다.
③ 현재 노로바이러스에 대한 항바이러스제는 개발된 것이 없다.
④ 구토나 설사 증상 없이도 바이러스를 배출하는 무증상 감염도 발생한다.
⑤ 겨울철에 주로 발생하나 최근에는 계절에 관계없이 1년 내내 발생하고 있다.

83
노로바이러스 식중독에 대한 설명으로 옳은 것은?
① 노로바이러스는 외가닥의 DNA바이러스이다.
② 비교적 감염력이 약해 사람 간 감염은 쉽지 않다.
③ 잠복기는 1~2주이다.
④ 소아에게는 설사보다 구토가 많다.
⑤ 외부에서 증식하여 식품과 물을 섭취함으로써 감염된다.

84
화학성 식중독의 원인이 아닌 것은?
① 용기, 포장 등에서 용출되는 유해물질
② 농약 오염에 의한 식중독
③ 식품의 제조, 가공 보존 중에 생성되는 유해물질
④ 방사능에 의한 오염
⑤ 식품 자체에 함유되어 있는 독소

🔒 80 ① 81 ① 82 ② 83 ④ 84 ⑤

85 [2016·2013 기출유사]
카드뮴이 식품에 오염되어 발생한 사건은?
① 미나마타병 ② 이타이이타이병 ③ 카네미유증
④ 조제분유사건 ⑤ 산분해간장사건

86 [2017 기출유사]
유기수은의 생물농축으로 인해 발생할 수 있는 질병은?
① 파킨슨병 ② 카네미유증
③ 거대적아구성빈혈 ④ 이타이이타이병
⑤ 미나마타병

87
일본에서 발생한 미나마타병은 수은에 의한 중독사고였는데 그 유래는?
① 머큐로크롬 제조 중에 용출되는 수은에 의하여
② 유기수은제 농약 중의 수은에 의하여
③ 식품첨가물 중의 이물로 존재하는 수은에 의하여
④ 공장폐수에서 배출된 수은이 어패류에 축적되어서
⑤ 식품의 용기 및 포장에서 용출된 수은에 의하여

88 [2022 기출유사]
이타이이타이병의 원인으로 체내 칼슘배설이 증가되어 골연화증을 가져오는 유해금속은?
① 카드뮴 ② 수은
③ 납 ④ 구리
⑤ 비소

89
이타이이타이 질환은 카드뮴이 인체에 축적되어 나타나는 만성적 질환이다. 카드뮴에 의해 가장 큰 장해를 받는 기관은?
① 중추신경계 ② 심장
③ 뇌 ④ 폐
⑤ 신장

적중예상문제 해설

85
이타이이타이병
- 1940년대 일본 도야마현의 진즈가와 유역에서 처음 발생
- **원인** : 축전지 공장, 아연제련 공장, 광산 등의 폐수에 함유된 카드뮴이 하천에 흘러들어 오염된 쌀을 먹은 사람들에게 축적되어 발병
- **중독증상** : 어깨, 허리 통증, 보행불능, 골연화증, 신장 세뇨관의 기능장애로 인한 단백뇨 등

86~87
미나마타병
- 1950년대 일본 미나마타만 연안 주변에서 발생
- **원인** : 공장에서 흘러나온 폐수에 함유된 수은에 오염된 어패류 섭취로 인해 발생
- **중독증상** : 사지마비, 언어장애, 난청, 시력저하, 보행장애 등

89
카드뮴은 체내에 들어오면 신장이나 간에 축적되어 문제를 일으킨다.

85 ② 86 ⑤ 87 ④ 88 ① 89 ⑤

적중예상문제 해설

90
이타이이타이병은 어깨, 허리 통증, 보행 불능, 골연화증, 신장 세뇨관의 기능장애로 인한 단백뇨 등의 증상을 보인다.

92
통조림의 땜납, 도자기, 옹기류, 법랑제품에서 용출되기 쉬운 금속은 납이다.

93
피부발진, 손과 발의 각화증 등과 같은 피부증상은 비소의 대표적인 증상이다.

94
납의 중독증상
헤모글로빈 합성 저해로 인한 빈혈, 구토, 구역질, 복통, 안면창백, 연연(잇몸에 녹흑색의 착색), 연산통, 복부의 선통, 사지마비, 소화기에 장해, coproporphyrin이 소변으로 배설, 중추신경장애(특히 뇌장애) 등

---

90 1회독 2회독 3회독 2020·2019 기출유사

다음 중 이타이이타이병의 특징으로 옳은 것은?

① 골연화증을 일으킨다. ② 비중격천공을 일으킨다.
③ 빈혈이 생긴다. ④ 실명을 일으킨다.
⑤ 연산통이 나타난다.

91 1회독 2회독 3회독

처음은 37~38°C의 고열이 생기고, 피부증상으로 흑피증(黑皮症), 빈혈 등의 특유한 만성중독을 일으키는 물질은?

① 납(Pb) ② 크롬(Cr)
③ 수은(Hg) ④ DDT
⑤ 비소(As)

92 1회독 2회독 3회독

뚝배기, 설렁탕 그릇 같은 옹기, 법랑, 통조림 식품 등에서 가장 문제가 될 수 있는 중금속은?

① 구리 ② 크롬
③ 납 ④ 비소
⑤ 수은

93 1회독 2회독 3회독

납중독에 대한 설명으로 옳지 않은 것은?

① 도자기, 법랑제품의 유약 등에서 용출될 수 있다.
② 대부분 체내에 축적되어 나타나는 만성중독이다.
③ 피부발진 외에 손과 발의 각화증이 나타난다.
④ 뼈에 축적되어 골수에 독성을 나타내므로 조혈기능장애를 일으킨다.
⑤ 안면창백이 나타나고 잇몸에 띠상 흑록색의 착색이 나타난다.

94 1회독 2회독 3회독

체내에 흡수되면 주로 뼈에 저장되며, 조혈작용과 뇌에 독성작용이 크게 나타나는 유해금속은?

① 비소 ② 납
③ 주석 ④ 안티몬
⑤ 카드뮴

🔒 90 ① 91 ⑤ 92 ③ 93 ③ 94 ②

95 [2018 기출유사]
식기류 등에 녹청이 형성되어 중독증상을 일으키는 성분은?

① 비소
② 주석
③ 아연
④ 구리
⑤ 납

96
통조림에 상처가 있거나 내용물이 산성이 강한 주스, 과일통조림에서 용출되기 쉬운 유해금속은?

① 주석
② 비소
③ 납
④ 안티몬
⑤ 카드뮴

97 [2013 기출유사]
파인애플 통조림을 개봉한 후 1주일 후 섭취하였을 때 가장 문제가 되는 유해금속은?

① 납
② 주석
③ 카드뮴
④ 수은
⑤ 비소

98
체내에서 축적성이 가장 낮은 것은?

① Na
② Cd
③ Hg
④ Pb
⑤ As

99 [2024 기출유사]
모리나카 조제분유사건의 원인물질로 만성중독 시 피부가 청색으로 변하고, 손발, 피부에 각화현상을 일으키며, 황달을 특징적으로 나타내는 중금속은?

① 수은
② 납
③ 바륨
④ 아연
⑤ 비소

95
구리
- 조리용 기구 및 식기에서 용출되는 구리녹에 의한 식중독(녹청), 녹색채소 가공품의 발색제로 사용하는 황산구리가 남용되어 중독
- **중독증상**: 구강의 작열감, 메스꺼움, 구토, 두통, 발한, 경련, 간세포의 괴사, 간에 색소침착 등

97
파인애플 통조림 같은 pH가 산성인 과일 통조림에서 용출되기 쉬운 금속은 주석이다.

99
비소
- 모리나카 조제분유사건, 산분해간장사건
- **중독증상**: 만성중독 시 피부가 청색으로 변함, 피부발진 외에 손발, 피부에 각화현상, 색소침착, 빈혈, 황달 등

95 ④ 96 ① 97 ② 98 ① 99 ⑤

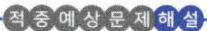

100
- **납** : 빈혈, 안면창백, 연연, 연산통, 중추신경장애 등
- **구리** : 간장독
- **수은** : 미나마타병
- **카드뮴** : 이타이이타이병

101
합성수지
- **열경화성 수지** : 요소수지, 멜라민수지, 페놀수지가 있으며 포름알데히드가 용출된다.
- **열가소성 수지** : 폴리에틸렌, 폴리스틸렌, PVC 등이 있으며 공통적으로 가소제와 안정제가 용출된다.

102
열경화성 수지 : 요소수지, 멜라민 수지, 페놀수지

103
PVC(Polyvinyl chloride)에서는 발암성의 단량체인 VCM(Vinyl chloride monomer)과 내분비교란물질인 프탈레이트(프탈산에스테르류)가 용출될 수 있다.

104
법랑제품의 용기에서 유출 가능성이 큰 것은 안티몬이다.

---

100 2014·2013 기출유사
화학적 물질에 의한 식중독과 임상증상의 연결이 옳은 것은?
① 납 – 신장독
② 구리 – 신경독
③ 비소화합물 – 피부의 색소침착
④ 수은 – 이타이이타이병
⑤ 카드뮴 – 미나마타병

101
합성수지로 제조한 식기에서 용출되기 쉬운 유해물질은?
① 형광증백제　② 아연
③ PCB　④ 메탄올
⑤ 포름알데히드

102 2020·2017 기출유사
포름알데히드(formaldehyde)가 용출될 우려가 있는 열경화성 수지는?
① 폴리에틸렌 수지　② 염화비닐 수지
③ 멜라민 수지　④ 폴리프로필렌 수지
⑤ 폴리스틸렌 수지

103 2021 기출유사
PVC(Polyvinyl chloride) film 식품 포장재료에서 용출되는 내분비교란 물질은?
① 프탈레이트　② 다이옥신
③ 염화비닐단량체　④ 수은
⑤ 스티렌

104
법랑제 식기에 음식물을 보관하였을 때 용출될 수 있는 중금속은?
① 아연　② 수은
③ 비소　④ 안티몬
⑤ 바륨

🔒 100 ③　101 ⑤　102 ③　103 ①　104 ④

105 [2022 기출유사]
신경세포 내의 콜린에스터라아제(Cholinesterase)의 작용을 저해함으로써 중독 증상을 일으키는 농약은?

① nissol
② DDT
③ parathion
④ carbaryl
⑤ BHC

106 [2021 기출유사]
다음 중 유기인제 농약에 해당하는 것은?

① Carbaryl
② Fratol
③ DDT
④ Aldrin
⑤ Marathion

107 [2024 기출유사]
대부분 안정한 화합물로서 환경 중에서 오래 잔류하며, 지용성으로 지방조직 등에 축적되어 만성중독을 일으키는 농약은?

① 구리제
② 유기인제
③ 유기수은제
④ 유기비소제
⑤ 유기염소제

108 [2023 기출유사]
토양에 잔류성이 강한 농약으로 체내 지방층에 오래 잔류하는 유기염소제 농약은?

① DDT
② parathion
③ carbaryl
④ fratol
⑤ sumithion

109 [2018 기출유사]
살충제로 사용되는 농약에 대한 설명으로 옳은 것은?

① 유기인제는 만성중독을 일으킨다.
② 유기인제는 콜린에스터라아제의 작용을 저해한다.
③ 유기인제는 잔류성이 길다.
④ 유기염소제는 지용성으로 인체의 근육조직에 축적된다.
⑤ 카바메이트제는 유기인제 대용으로 개발되었다.

105
유기인제 농약인 파라티온은 콜린에스터라아제(Cholinesterase)의 작용을 저해하여 체내에 아세틸콜린이 축적되어 중독증상을 나타낸다. 유기인제 농약에는 parathion, malathion, DDVP 등이 있다.

106
- DDT, aldrin : 유기염소제 농약
- Fratol : 유기불소제 농약
- Carbaryl : 카바메이트제 농약

107
유기염소제
- 잔류성이 큼
- 지질과 친화성이 큼 → 체내 지방조직에 축적, 만성중독
- 증상 : 운동마비, 경련 등 간질과 유사한 중추신경마비 증상

108
유기염소제 농약에는 BHC, DDT, aldrin 등이 있으며, 그 중에서도 DDT가 가장 잔류성이 강하다.

109
유기인제 농약은 동·식물성 체내에서 비교적 빨리 분해되므로 잔류성이 짧아 급성중독을 일으킨다. 유기염소제는 인체의 지방조직에 축적되며, 카바메이트제는 유기염소제 대용으로 개발되었다.

105 ③ 106 ⑤ 107 ⑤ 108 ① 109 ②

적중예상문제 해설

110
유기불소제
- **종류**: Fratol, Fussol, Nissol 등
- **중독기전**: TCA 회로의 아코니타아제 작용저해 → 체내에 구연산 축적
- **증상**: 심장장해와 중추신경증상 – 30분 ~2시간 지나면 구토, 복통, 경련, 장·방광 점막 침해, 뼈의 성장 저지, 심하면 보행 및 언어장해 등 마비성 경련과 심장장해

111
②, ③은 유해 착색료, ④는 유해 보존료, ⑤는 유해 표백제이다.

112
유해 감미료인 둘신(Dulcin)은 혈액독, 중추신경장애, 소화기 장애, 간장애 등을 일으킨다.

113~114
유해 감미료
- **Dulcin**: 설탕의 250배의 감미, 혈액독, 중추신경장애, 간장장애, 신장장애 등
- **Cyclamate**: 설탕의 40~50배 감미, 발암성
- **P-nitro-o-toluidine**: 설탕의 200배 감미, 위통, 식욕부진, 메스꺼움, 권태, 원폭당, 살인당
- **Perillartine**: 백색의 결정이고 설탕의 2,000배(감미도 최대), 신장자극
- **Ethylene glycol**: 자동차 부동액, 감주, 팥앙금의 맛을 내는 데 사용한 적이 있음

---

110 [2023·2020 기출유사]

체내에서 대사되어 아코니타아제(Aconitase)의 작용을 저해하여 독성을 보이는 농약은?

① 유기인제
② 카바메이트제
③ 유기염소제
④ 유기비소제
⑤ 유기불소제

111 [2024·2020 기출유사]

유해 인공 감미료에 해당하는 것은?

① 시클라메이트(Cyclamate)
② 아우라민(Auramine)
③ 수단Ⅲ(Sudan Ⅲ)
④ 포름알데히드(Formaldehyde)
⑤ 롱갈리트(Rongalite)

112

설탕보다 250배의 단맛을 갖고 있으나 혈액독, 중추신경장애를 유발시키기 때문에 사용이 금지된 물질은?

① 시클라메이트(Cyclamate)
② 사카린나트륨(Saccharin sodium)
③ 둘신(Dulcin)
④ D-소비톨(D-sorbitol)
⑤ 페릴라틴(Perillartine)

113

무색 또는 백색의 결정성 분말로 물에 잘 용해되며 감미도는 설탕의 40~50배 정도로 발암성이 확인되어 현재 사용이 금지되고 있는 유해 감미료는?

① Cyclamate
② Dulcin
③ Perillartine
④ Saccharin
⑤ P-nitro-o-toluidine

114

설탕보다 약 200배 정도의 감미를 보이며 독성이 매우 강해 '살인당, 원폭당'으로 불리던 감미료는?

① Dulcin
② Cyclamate
③ Perillartin
④ P-nitro-o-toluidine
⑤ Ethylene glycol

🔒 110 ⑤ 111 ① 112 ③ 113 ① 114 ④

115
독성 때문에 식품첨가물로 사용이 금지된 유해 착색료는?
① 둘신
② 아우라민
③ 삼염화질소
④ 붕산
⑤ 롱갈리트

116
염기성 황색색소로 일광과 열에 안정하므로 단무지 착색에 사용하였던 유해 착색료는?
① 아우라민(Auramine)
② 수단(Sudan)용액
③ 실크 스칼렛(Silk scarlet)
④ 로다민 B(Rhodamine B)
⑤ 롱갈리트(Rongalite)

117
핑크색 염기성 타르색소로 주로 과자, 어묵 등에 사용되어 부종, 색소뇨 등을 일으키는 것은?
① Silk scarlet
② Auramine
③ P-nitroaniline
④ Methyl violet
⑤ Rhodamine B

118
식품에 사용이 금지된 유해보존료는?
① 포름알데히드
② 둘신
③ 아우라민
④ 롱갈리트
⑤ 페릴라르틴

119
과거에 햄, 베이컨, 어묵 등에 사용되어 소화불량, 식욕감퇴 등을 일으킨 방부제는?
① 포름알데히드(Formaldehyde)
② 붕산(Boric acid)
③ β-나프톨(β-naphtol)
④ 불소화합물
⑤ 유로트로핀(Urotropin)

적중예상문제 해설

115
아우라민은 황색의 염기성 타르색소로 사용이 금지된 유해 착색료이다.

116
② 적색색소
③ 등적색
④ 염기성 핑크색소
⑤ 유해 표백제

118
②, ⑤ 유해감미료
③ 유해착색료
④ 유해표백제

119
붕산(Boric acid)은 방부, 윤, 입촉감 증진을 위해 햄, 베이컨 등에 사용된 적이 있으며, 소화불량, 식욕감퇴, 구토, 설사, 위통, 지방분해 촉진, 체중감소 등의 증상을 일으킨다.

🔒 115 ② 116 ① 117 ⑤ 118 ① 119 ②

적중예상문제 해설

120
① 유해 보존료
② 유해 보존료
③ 유해 감미료
④ 유해 착색료

121
니트로사민은 햄, 베이컨 등의 제조 시 사용되는 발색제인 아질산염과 식품 중의 아민이 반응하여 생성되는 발암성 물질이다. 그 외에 식품의 제조·가공·저장 중에 생성되는 물질에는 다환방향족탄화수소, 아크릴아마이드, 메탄올, 트리할로메탄, MCPD 등이 있다.

122~123
벤조피렌
- 산소가 부족한 상태에서 식품이나 유기물을 가열할 때 발생
- 훈연제품, 숯불구이의 탄 부분, 커피 등과 같은 볶은 식품에서 발생
- 석탄, 석유, 목재 등 유기물이 불완전 연소될 때 발생
- 발암성 다환방향족 탄화수소 중 가장 대표적인 물질이다.

124
식육제품에 발색료로 사용되는 아질산나트륨은 식품 중의 2급 아민과 반응하여 발암성의 니트로사민(Nitrosamine)을 생성한다.

---

120 [1회독] [2회독] [3회독] [2016 기출유사]

포름알데히드가 식품 중에 오랫동안 잔류할 가능성이 있으므로 유해하며, 한때 물엿, 연근 등의 표백에 사용하여 물의를 일으킨 유해 표백제는?

① 포르말린(Formalin)
② 붕산(Boric acid)
③ 시클라메이트(Cyclamate)
④ 아우라민(Auramine)
⑤ 롱갈리트(Rongalite)

121 [1회독] [2회독] [3회독] [2017 기출유사]

식품의 제조·가공·저장 중에 생성되는 물질은?

① PCB
② 니트로사민
③ 프탈레이트
④ 시큐독신
⑤ 아플라톡신

122 [1회독] [2회독] [3회독] [2019 기출유사]

다음 중 고기를 구울 때 발생할 수 있는 발암성 물질은?

① 니트로사민
② 벤조피렌
③ 아크릴아마이드
④ 트리할로메탄
⑤ 메탄올

123 [1회독] [2회독] [3회독] [2023 기출유사]

훈제육이나 탄 음식, 숯불로 구운 고기, 생선으로부터 검출되는 다환방향족 탄화수소로 된 발암성 물질은?

① 니트로사민
② 트리할로메탄
③ 메탄올
④ 아플라톡신
⑤ 벤조피렌

124 [1회독] [2회독] [3회독] [2014 기출유사]

햄, 베이컨 제조 시 발색제로 사용되는 아질산염과 식품 중의 2급 아민이 반응하여 생성되는 발암성 물질은?

① 트리할로메탄
② 메탄올
③ 이환방향족아민류
④ 니트로사민
⑤ MCPD

🔒 120 ⑤ 121 ② 122 ② 123 ⑤ 124 ④

125 1회독 2회독 3회독 2018·2014 기출유사
정제가 불충분한 에탄올이나 증류주, 과실주의 경우에는 알코올 발효과정에서 펙틴으로부터 생성될 수 있는 독성물질은?

① 벤조피렌
② 트리할로메탄
③ 페릴라틴
④ 메탄올
⑤ 니트로사민

126 1회독 2회독 3회독 2013 기출유사
두통, 구토, 설사, 현기증 등과 함께 시신경에 염증을 초래하여 실명을 일으킬 수 있는 유해물질은?

① 메탄올
② 트리할로메탄
③ 아크릴아마이드
④ 벤조피렌
⑤ 니트로사민

127 1회독 2회독 3회독 2015 기출유사
술의 메탄올 함유 허용량이 바르게 연결된 것은?

① 소주 - 10mg/mL
② 맥주 - 1.0mg/mL
③ 약주 - 5.0mg/mL
④ 과실주 - 1.0mg/mL
⑤ 위스키 - 10mg/mL

128 1회독 2회독 3회독
메탄올(Methyl alcohol)의 독작용을 바르게 설명한 것은?

① HCHO에 의한 근육경련
② HCHO에 의한 운동장애
③ HCHO에 의한 시신경장애
④ HCHO에 의한 언어장애
⑤ HCHO에 의한 중추신경장애

129 1회독 2회독 3회독
물의 염소 소독 시 물속의 유기물과 염소가 반응하여 생성되는 발암물질은?

① 염화나트륨
② 트리할로메탄
③ 벤조피렌
④ 크레졸
⑤ 니트로사민

적중예상문제 해설

125
과실주의 알코올 발효 시 펙틴으로부터 생성되는 것은 메탄올이다.

126
메탄올의 중독증상
두통, 구토, 설사, 현기증, 호흡중추장애, 시신경 손상, 실명 등

127
메탄올은 일반주류에서는 0.5mg/mL, 과실주에서는 1.0mg/mL 이하이어야 함

128
메탄올은 체 내에서 불완전 연소되어 독성이 큰 포름산, 포름알데히드를 생성하여 시신경에 염증을 일으킬 수 있다.

🔒 125 ④ 126 ① 127 ④ 128 ③ 129 ②

적중예상문제 해설

130
- **벤조피렌** : 탄 음식, 훈제식품 등에서 생성되는 발암성 물질
- **니트로사민** : 햄 등의 식육가공품 제조 시 사용되는 아질산염과 식품 중의 2급 아민이 반응하여 생성하는 발암성 물질
- **MCPD** : 산분해간장 제조 시 생성되는 유독물질
- **이환방족아민류** : 육류, 생선 등 근육구조를 가진 식품을 고온으로 조리 시 생성되는 돌연변이 유발물질

131
미강유사건
미강유의 탈취공정 중 열매체로 사용된 PCB가 우연히 혼입된 사건

132
PCB(폴리염화비페닐)
- 화학적으로 매우 안정한 잔류성이 강한 지용성 물질
- 미강유 중독사건의 원인물질
- 중독증상 : 인체지방조직에 축적, 피부 발진, 손톱의 착색, 여드름성 발진, 체중 감소 등 과다 노출 시 간기능 장애 유발

133
다이옥신은 쓰레기를 소각할 때 생성되는 내분비계 교란물질(환경호르몬)이다.

---

130 [2013 기출유사]
탄수화물 식품을 고온으로 조리 시 탈 경우 발생하는 유해물질은?
① 벤조피렌 ② 아크릴아마이드
③ 니트로사민 ④ MCPD
⑤ 이환방향족아민류

131 [2018 기출유사]
일본에서 있었던 미강유 중독사건의 원인물질은?
① 카드뮴 ② 수은
③ 니트로사민 ④ PCB
⑤ 다이옥신

132
PCB 오염으로 나타나는 카네미유증의 대표적인 증상은?

> 가. 손바닥에 땀이 난다.
> 나. 눈에 눈곱이 낀다.
> 다. 얼굴에 습진 모양의 발진이 생긴다.
> 라. 골연화증이 나타난다.

① 가, 다 ② 나, 라
③ 가, 나, 다 ④ 나, 다, 라
⑤ 가, 나, 다, 라

133 [2024·2020 기출유사]
염소를 함유한 플라스틱이나 쓰레기를 소각할 때 생성되는 내분비계 교란물질은?
① PCB ② 프탈산 에스테르류
③ 비스페놀 A ④ 다이옥신
⑤ 스티렌

134 [2013 기출유사]
식품을 오염시키는 방사선 물질 중 비교적 반감기가 길어 가장 문제가 되는 핵종은?
① ^{89}Sr, ^{131}I ② ^{137}Sr, ^{90}Cs
③ ^{90}Sr, ^{61}Co ④ ^{90}Sr, ^{137}Cs
⑤ ^{90}Sr, ^{55}Fe

130 ② 131 ④ 132 ③ 133 ④ 134 ④

135
식품을 경유하여 인체에 들어왔을 때 반감기가 길고 칼슘과 유사하여 뼈에 축적되며, 백혈병 등 조혈기능 장애를 유발할 수 있는 방사성 핵종은?
① 세슘 137(Cs-137)
② 바륨 140(Ba-140)
③ 요오드 131(I-131)
④ 코발트 60(Co-60)
⑤ 스트론튬 90(Sr-90)

135
스트론튬 90(Sr-90)
- 물리적 반감기 28년, 사람 체내 반감기는 전신이 35년, 뼈는 50년
- 화학적 성질이 칼슘과 비슷 → 뼈 축적
- 체내 흡수 시 골수가 장시간 β선 노출 → 조혈기능장애, 백혈병, 골수암 등

136
식품에 함유된 Sr-90이 생체 내에 흡수되었을 때 가장 친화성이 강한 곳은?
① 근육
② 갑상선
③ 뼈
④ 신장
⑤ 혈액

137
식품위생상 문제가 되는 I-131의 표적장기는?
① 갑상선
② 간
③ 골수
④ 신장
⑤ 근육

137
I-131
- 반감기 8일로 짧지만 생성물이 많음
- 갑상선에 축적 → β, γ선 방사 → 갑상선기능장애
- 축산물에 의한 2차 오염

138 2014 기출유사
방사능 물질 중 가장 반감기가 짧은 것은?
① ^{89}Sr
② ^{90}Sr
③ ^{137}Cs
④ ^{60}Co
⑤ ^{131}I

139 2020·2013 기출유사
식품의 제조·가공·저장 중에 생성되는 발암성 물질은?
① 납(Pb)
② 파라티온(Parathion)
③ 붕산
④ 구리(Cu)
⑤ 니트로사민(nitrosamine)

139
N-nitroso화합물은 발색제로 사용되는 아질산염과 식품 중의 아민, 아미드류가 반응하여 생성되는 물질로 발암성이 있다.

135 ⑤ 136 ③ 137 ① 138 ⑤ 139 ⑤

적중예상문제 해설

140
납
조혈기능장애, 빈혈, 안면창백, 연연, 연산통, 중추신경장애 등

142
Saxitoxin
대합, 홍합, 섭조개 등에 함유된 동물성 자연독 성분

143
독버섯의 독성분은 무스카린, 무스카리딘, 뉴린, 콜린, 팔린, 아마니타톡신 등이다.

144
① 가장 맹독성, 콜레라 증상
② 무스카린과 유사
④ 맹독성 알칼로이드, 부교감신경 증상
⑤ 뇌증상, 동공확대

🔒 140 ② 141 ④ 142 ① 143 ① 144 ③

---

140 1회독 2회독 3회독 2013 기출유사
먹이연쇄 현상과 질병이 잘못 연결된 것은?
① 비소화합물 — 피부의 색소침착
② 납 — 신장독
③ PCB — 카네미유증
④ 수은 — 미나마타병
⑤ 카드뮴 — 이타이이타이병

141 1회독 2회독 3회독
식품에 잔류하는 항생물질이 일으키는 문제점이 아닌 것은?
① 균교대증
② 내성균 출현
③ 알레르기 발생
④ 생식기능장애
⑤ 급성·만성독성

142 1회독 2회독 3회독
다음 중 동물성 자연독 성분은?
① 삭시톡신(saxitoxin)
② 아미그달린(amygdalin)
③ 솔라닌(solanine)
④ 시큐톡신(cicutoxin)
⑤ 무스카린(muscarine)

143 1회독 2회독 3회독 2024·2021·2016·2013 기출유사
다음 중 독버섯의 독성분인 것은?
① 무스카린(muscarine)
② 솔라닌(solanine)
③ 아미그달린(amygdalin)
④ 리신(ricin)
⑤ 셉신(sepsin)

144 1회독 2회독 3회독
버섯독 중에서 열에 약하며 콜레라성 설사를 일으키고 용혈작용을 나타내는 맹독성 배당체는?
① 아마니타톡신
② 콜린
③ 팔린
④ 무스카린
⑤ 무스카리딘

145 1회독 2회독 3회독 2015 기출유사
알광대 버섯의 독성분으로 버섯독 중 가장 맹독성인 것은?
① 무스카린(Muscarine)
② 아마니타톡신(Amanitatoxin)
③ 필즈톡신(Pilztoxin)
④ 팔린(Phaline)
⑤ 무스카리딘(Muscaridine)

146 1회독 2회독 3회독 2022·2013 기출유사
다음 중 싹이 난 감자에서 생성되는 독소는?
① 리시닌(ricinine)
② 아트로핀(atropine)
③ 셉신(sepsine)
④ 솔라닌(solanine)
⑤ 아미그달린(amygdalin)

146
① 피마자
② 미치광이풀
③ 부패된 감자
⑤ 청매, 살구씨

147 1회독 2회독 3회독
감자의 솔라닌 독소에 대한 설명으로 옳지 않은 것은?
① 감자의 발아부위와 녹색부위에 많이 존재한다.
② 알칼로이드 배당체이다.
③ 콜린에스터라아제의 작용을 억제한다.
④ 가열조리에 의해 쉽게 파괴된다.
⑤ 중독은 중추신경증상과 용혈작용으로 나타난다.

147
솔라닌은 일반적인 가열조리에 의해 파괴되지 않는다.

148 1회독 2회독 3회독
부패된 감자에서 생성되는 유독물질은?
① 리시닌(ricinine)
② 아트로핀(atropine)
③ 솔라닌(solanine)
④ 아미그달린(amygdalin)
⑤ 셉신(sepsine)

148
- **Ricinine** : 피마자
- **Atropine** : 미치광이풀
- **Solanine** : 감자의 싹이 난 부위
- **Amygdalin** : 청매, 살구씨

149 1회독 2회독 3회독 2023·2020 기출유사
살구씨, 덜 익은 매실(청매)에 함유된 시안배당체는?
① 아미그달린(Amygdalin)
② 시큐톡신(Cicutoxin)
③ 솔라닌(Solanine)
④ 고시폴(Gossypol)
⑤ 리신(Ricin)

149
- **시큐톡신(Cicutoxin)** : 독미나리
- **솔라닌(Solanine)** : 싹이 난 감자
- **고시폴(Gossypol)** : 목화씨, 정제가 덜 된 면실유
- **리신(Ricin)** : 피마자

🔒 145 ② 146 ④ 147 ④ 148 ⑤ 149 ①

적중예상문제 해설

150
시안배당체
- 청매실, 살구씨 : 아미그달린
- 오색콩(버마콩), 카사바 : 파세오루나틴
  (=리나마린)
- 수수 : 듀린

151
아미그달린이라는 청산배당체는 청매 자체의 효소나 인체 장내세균의 효소에 의해 분해되어 청산(시안화수소, HCN)을 생성한다.

152
목화씨, 정제되지 않은 면실유, 면실유박에 함유된 독소는 고시폴(Gossypol)이다.

153
피마자 : Ricin, Ricinine, Allergen
리신은 피마자에 함유된 유독단백질이다.

154
- Tetrodotoxin : 복어
- Muscarine : 독버섯
- Aconitine : 오두, 부자
- Gossypol : 목화씨, 면실유

---

150 [1회독] [2회독] [3회독] 2015 기출유사
시안생성 배당체에 해당하는 것은?
① 피마자의 리신
② 알광대버섯의 무스카린
③ 수수의 듀린
④ 싹이 난 감자의 솔라닌
⑤ 독미나리의 시큐톡신

151 [1회독] [2회독] [3회독]
청매의 아미그달린(Amygdalin)이 효소에 의해 분해되어 독작용을 나타내는 물질은?
① 아민(Amine)
② 청산(HCN)
③ 메탄올(Methanol)
④ 리나마린(Linamarin)
⑤ 듀린(Dhurrin)

152 [1회독] [2회독] [3회독] 2021·2015 기출유사
목화씨, 정제가 불충분한 면실유에 함유될 수 있는 독성분은?
① 무스카린(Muscarine)
② 테트로도톡신(Tetrodotoxin)
③ 고시폴(Gossypol)
④ 아코니틴(Aconitine)
⑤ 시큐톡신(Cicutoxin)

153 [1회독] [2회독] [3회독] 2013 기출유사
독성분인 리신(ricin)을 함유한 식품은?
① 살구씨
② 바꽃
③ 피마자
④ 독미나리
⑤ 미치광이풀

154 [1회독] [2회독] [3회독] 2019·2013 기출유사
독미나리의 유독성분으로 옳은 것은?
① 시큐톡신(cicutoxin)
② 테트로도톡신(tetrodotoxin)
③ 무스카린(muscarine)
④ 아코니틴(aconitine)
⑤ 고시폴(gossypol)

🔒 150 ③ 151 ② 152 ③ 153 ③ 154 ①

155 2018 기출유사
독성분인 고시폴(gossypol)을 함유하는 식품은?
① 피마자유
② 미나리
③ 면실유
④ 버섯
⑤ 미강유

156 2024·2023·2017·2015 기출유사
원인 식품과 식물성 자연독의 연결이 옳은 것은?
① 감자 - 아트로핀
② 독미나리 - 프타퀼로시드
③ 목화씨 - 시큐톡신
④ 피마자 - 리신
⑤ 수수 - 테물린

157 2017 기출유사
다음 ( ) 안에 알맞은 내용이 바르게 연결된 것은?

> 복어중독의 독성분은 ( )으로 ( )에 가장 많이 함유되어 있다.

① 테트로도톡신 - 근육
② 테트로도톡신 - 난소
③ 삭시톡신 - 내장
④ 테트라민 - 타액선
⑤ 테트라민 - 알

158 2016·2014 기출유사
복어독에 대한 설명으로 옳은 것은?

> 가. 복어독은 테트로도톡신(Tetrodotoxin)으로 독성이 가장 강한 곳은 난소이다.
> 나. 중독증상은 운동장애, 호흡곤란, Cyanosis 등이 나타난다.
> 다. 맹독성으로 치사율이 높다.
> 라. 100℃에서 30분 정도 가열하면 파괴된다.

① 가, 다
② 나, 라
③ 가, 나, 다
④ 나, 다, 라
⑤ 가, 나, 다, 라

159
복어의 독력이 계절적으로 가장 강해지는 시기는?
① 1~3월
② 5~6월
③ 8~9월
④ 10~12월
⑤ 1~12월

적중예상문제 해설

156
- 감자 : 솔라닌
- 독미나리 : 시큐톡신
- 고사리 : 프타퀼로시드
- 목화씨 : 고시폴
- 수수 : 듀린
- 독보리 : 테물린

157
복어독은 테트로도톡신(Tetrodotoxin)으로 복어의 난소(알) > 간장 > 내장, 껍질 > 근육 순으로 함유되어 있다.

158
복어독은 열에 강해 106℃에서 4시간 정도 가열하여도 파괴되지 않는다.

159
복어독은 산란기 직전인 4~6월 독력이 가장 강하다.

🔒 155 ③ 156 ④ 157 ② 158 ③ 159 ②

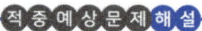

160
청색증(Cyanosis)을 일으키는 식중독의 원인이 되는 식품은?
① 모시조개, 바지락　② 복어
③ 소라고둥　　　　　④ 독미나리
⑤ 독버섯

161
서식지에 따른 조개류의 유독화 현상의 원인이 되는 것은?
① 원생동물　② 세균
③ 플랑크톤　④ 곰팡이
⑤ 바이러스

162
조개독은 조개의 체내에서 생성된 것이 아니라 먹이인 유독 플랑크톤이 체내에 축적되어 발생하므로 서식지 차이를 보인다.

162
중독성 조개류의 일반적 성질을 바르게 설명한 것은?

가. 조개가 유독 플랑크톤을 섭취하여 발생한다.
나. 조개의 서식지와 독성분의 축적은 관계가 없다.
다. 중독성 물질은 중장선에 축적된다.
라. 원인 독성물질은 조개의 체내에서 형성된다.

① 가, 다　② 나, 라
③ 가, 라　④ 다, 라
⑤ 가, 다, 라

163
Venerupin
• **원인식품** : 굴, 모시조개 등의 중장선
• **중독증상** : 점막출혈, 피하출혈, 황달 등
• **치사율** : 45% 내외

163 2023·2021·2018·2015 기출유사
유독화된 굴, 모시조개의 독성분으로 피하출혈, 황달 등을 유발하는 간장독 식중독의 원인물질은?
① 무스카린(muscarine)　② 테트로도톡신(tetrodotoxin)
③ 삭시톡신(saxitoxin)　④ 고시폴(gossypol)
⑤ 베네루핀(venerupin)

164
베네루핀은 유독화된 모시조개, 바지락, 굴 등에 존재하는 간장독으로 치사율은 약 45% 내외이며, 3~4월에 많이 발생한다.

164 2015 기출유사
바지락 조개의 베네루핀(venerupin)에 대한 설명 중 옳은 것은?
① 7~8월에 중독발생이 많다.
② 냉온감각 이상 증상을 보인다.
③ 신경마비 증상을 보인다.
④ 치사율은 10% 내외이다.
⑤ 가열 조리하여도 독성이 제거되지 않는다.

160 ② 161 ③ 162 ① 163 ⑤ 164 ⑤

165 [2021 기출유사]
마비성 조개중독의 원인물질은?

① 시구아톡신(Ciguatoxin)
② 테트라민(Tetramine)
③ 베네루핀(Venerupin)
④ 삭시톡신(Saxitoxin)
⑤ 오카다산(Okadaic acid)

166
삭시톡신(Saxitoxin)에 대한 설명으로 옳은 것은?

| 가. 모시조개에 함유될 수 있다. | 나. 치사율이 10% 내외이다. |
| 다. 간독소 성분이다. | 라. 신경마비 증상을 보인다. |

① 가, 다
② 나, 라
③ 가, 라
④ 가, 나, 다
⑤ 나, 다, 라

167 [2022 · 2015 · 2013 기출유사]
대합, 홍합, 섭조개에 함유되어 있는 독성분은?

① 삭시톡신(saxitoxin)
② 테트로도톡신(tetrodotoxin)
③ 테트라민(tetramine0
④ 베네루핀(venerupin)
⑤ 시구아톡신(ciguatoxin)

168
소라고둥의 타액선에 축적된 물질로 섭취 시 식중독을 유발하는 독성분은?

① 테트로도톡신
② 시구아톡신
③ 테트라민
④ 테뮬린
⑤ 베네루핀

169 [2022 기출유사]
드라이아이스 센세이션이라고 하는 온도감각 이상 증상을 일으키는 독성분은?

① 테트로도톡신
② 시구아톡신
③ 테트라민
④ 삭시톡신
⑤ 오카다산

적중예상문제 해설

165~167
마비성 조개독
- **원인식품**: 대합조개, 섭조개, 홍합, 진주담치 등의 중장선
- **우리나라 검출 시기**: 2~5월
- **독성분**: 삭시톡신(Saxitoxin)
- 100°C 30분 가열 시 분해되지 않음
- **중독증상**: 신경마비
- **치사율**: 10~15% 내외

168
① 복어
② 열대, 아열대 산호초 주변에 서식하는 독어
④ 독보리
⑤ 모시조개, 굴 등

169
시구아테라 중독의 원인물질인 시구아톡신(Ciguatoxin)에 의해 온도감각 이상증상인 드라이아이스 센세이션 증상이 나타난다.

165 ④ 166 ② 167 ① 168 ③ 169 ②

적중예상문제 해설

170
- 권패류(소라고동) – 테트라민
- 시구아테라중독 – 시구아테린
- 복어 – 테트로도톡신
- 수수 – 듀린
- 청매, 살구씨 – 아미그달린
- 고사리 – 프타퀼로시드

171
- 복어중독 – Tetrodotoxin
- 맥각중독 – Ergotoxin
- 조개중독 – Venerupin 등
- 독미나리 중독 – Cicutoxin
- 청매 – Amygdalin
- 버섯중독 – Muscarine 등

173
진균중독증은 곰팡이 대사산물인 Mycotoxin에 의해 일어나는 질병으로 비감염형이다. 사람에서 사람으로 감염되지 않는다.

174
엔테로톡신(Enterotoxin) : 황색포도상구균이 생산하는 독소

---

170 [2021 기출유사]
원인식품과 독성분의 연결이 옳은 것은?
① 권패류 – 시구아테린
② 복어 – 테트라민
③ 독보리 – 테물린
④ 수수 – 프타퀼로시드
⑤ 고사리 – 아미그달린

171 [2015 기출유사]
자연독 식중독과 병인물질의 연결이 바르게 된 것은?
① 복어중독 – Ergotoxin
② 조개중독 – Tetrodotoxin
③ 독미나리 중독 – Amygdalin
④ 버섯중독 – Venerupin
⑤ 감자중독 – Sepsine

172 [2019 기출유사]
Mycotoxin에 대한 설명으로 옳은 것은?
① 효소이다.
② 은행중독 성분이다.
③ 패류에 의한 독소이다.
④ 세균에 의해 생성된 독소이다.
⑤ 곰팡이 대사산물이다.

173
진균중독증(Mycotoxicosis)의 특징으로 옳지 않은 것은?
① 원인식품은 주로 곡류이다.
② 계절과 관계가 있다.
③ mycotoxin에 의해 일어나는 질병이다.
④ 치료에 약제요법이 효과가 별로 없다.
⑤ 사람에서 사람으로 감염된다.

174
곰팡이독(mycotoxin)이 아닌 것은?
① 아플라톡신(Aflatoxin)
② 엔테로톡신(Enterotoxin)
③ 에르고톡신(Ergotoxin)
④ 시트리닌(Citrnin)
⑤ 오크라톡신(Ochratoxin)

170 ③ 171 ⑤ 172 ⑤ 173 ⑤ 174 ②

175 1회독 2회독 3회독
아플라톡신(Aflatoxin)과 관련이 있는 식중독은?
① 포도상구균 식중독
② 동물성 식중독
③ 곰팡이독 식중독
④ 알레르기성 식중독
⑤ 화학성 식중독

176 1회독 2회독 3회독 2016 기출유사
아플라톡신(Aflatoxin)을 생성하는 균주는?
① Aspergillus niger
② Aspergillus flavus
③ Aspergillus ochraceus
④ Aspergillus versicolor
⑤ Aspergillus oryzae

176
Aspergillus flavus, Aspergillus parasiticus는 발암성이 있는 간장독 성분인 aflatoxin을 생성한다.

177 1회독 2회독 3회독
아플라톡신(Aflatoxin)의 최적 생산조건에 대한 설명으로 옳은 것은?
① 식품 내 수분함량은 10% 이상이다.
② 최적 상대습도는 70~75%이다.
③ 최적온도는 25℃ 이하이다.
④ 자외선에 안정적이다.
⑤ 기질은 쌀, 보리, 옥수수, 땅콩 등이다.

177
아플라톡신은 식품 내 수분함량 16% 이상, 상대습도 80~85%, 온도는 25~30℃일 때 잘 생성되며 자외선에 불안정하다.

178 1회독 2회독 3회독 2021 기출유사
아플라톡신 중에서 가장 독성이 강한 것은?
① M_1
② G_1
③ G_2
④ B_1
⑤ B_2

178
아플라톡신 중 발암성(독성)이 가장 강한 것은 B_1이다.

179 1회독 2회독 3회독 2017 기출유사
다음에서 설명하는 곰팡이 독소를 생성하는 원인 곰팡이는?

- 칠면조 폐사사건과 관련이 있다.
- 강력한 발암물질로 간암을 유발한다.
- 식품위생상 문제가 되는 것은 B_1이다.

① Penicillium citrinum
② Aspergillus ochraceus
③ Penicillium patulum
④ Claviceps purpurea
⑤ Aspergillus flavus

179
강력한 간암유발물질로 칠면조 폐사사건과 관련 있는 곰팡이독소는 아플라톡신이며, 이를 생성하는 곰팡이는 Aspergillus flavus이다.

🔒 175 ③ 176 ② 177 ⑤ 178 ④ 179 ⑤

적중예상문제 해설

180
아플라톡신
Aspergillus flavus가 생성하는 발암성 간장독으로 간암을 유발한다.

180 [2015 기출유사]
다음 곰팡이독 중 간암을 유발시키는 독소는?
① 시트리닌(Citrinin) ② 아플라톡신(Aflatoxin)
③ 파튤린(Patulin) ④ 루브라톡신(Rubratoxin)
⑤ 에르고타민(Ergotamine)

181
쌀에 황변미를 발생시키는 원인 미생물은?
① 바이러스 ② Aspergillus
③ Penicillium ④ Fusarium
⑤ Pseudomonas

182~187
황변미 원인곰팡이 및 독소

원인곰팡이	원인독소	침해부위
Penicillium islandicum	Islanditoxin, Luteoskyrin	간장독
Penicillium citreoviride	Citreoviridin	신경독
Penicillium citrinum	Citrinin	신장독

182 [2016·2014 기출유사]
황변미 독소를 생성하는 곰팡이는?
① Aspergillus flavus ② Aspergillus ochraceus
③ Penicillium rubrum ④ Penicillium islandicum
⑤ Penicillium patulum

183 [2020·2017 기출유사]
황변미 중독의 원인독소로 옳은 것은?
① 아플라톡신(Aflatoxin) ② 아이슬란디톡신(Islanditoxin)
③ 테트로도톡신(Tetrodotoxin) ④ 뉴로톡신(Neurotoxin)
⑤ 에르고톡신(Ergotoxin)

184
Thai 황변미
• 태국쌀에서 발견
• 생산곰팡이 : Penicillium citrinum
• 독소 : Citrinin(신장독)

184
다음 중 태국쌀에서 발견된 독소로 옳은 것은?
① 아플라톡신(aflatoxin) ② 시트리닌(citrinin)
③ 아이슬란디톡신(islanditoxin) ④ 엔테로톡신(enterotoxin)
⑤ 에르고타민(ergotamine)

🔒 180 ② 181 ③ 182 ④ 183 ② 184 ②

185 2014 기출유사
페니실리움속 곰팡이가 생산하는 황변미독 중 간장독인 독소는?
① 시트리닌(citrinin)
② 아이슬란디톡신(islanditoxin)
③ 파툴린(patulin)
④ 시트레오비리딘(citreoviridin)
⑤ 제랄레논(zearalenone)

186 2024·2021·2018 기출유사
저장된 쌀을 황색으로 변화시키는 황변미 독소로 신장독에 해당하는 것은?
① 제랄레논(zearalenone)
② 아플라톡신(aflatoxin)
③ 시트레오비리딘(citreoviridin)
④ 루테오스키린(luteoskyrin)
⑤ 시트리닌(citrinin)

187 2022·2017 기출유사
황변미 독소 중 신경장애를 일으키는 독소는?
① 아플라톡신
② 제랄레논
③ 시트리닌
④ 시트레오비리딘
⑤ 오크라톡신

188 2023 기출유사
사과주스와 사과주스농축액에 기준규격이 설정된 곰팡이 독소로 페니실리움(Penicillium) 속이 생산하는 신경독소는?
① 푸모니신(Fumonisin)
② 루브라톡신(Rubratoxin)
③ 파툴린(Patulin)
④ 오크라톡신(Ochratoxin)
⑤ 아플라톡신(Aflatoxin)

189 2020 기출유사
맥각균(Claviceps purpurea)이 생산하는 곰팡이독소는?
① 제랄레논(Zearalenone)
② 루브라톡신(Rubratoxin)
③ 시트레오비리딘(Citreoviridin)
④ 아플라톡신(Aflatoxin)
⑤ 에르고톡신(Ergotoxin)

적중예상문제 해설

187
- 시트레오비리딘 : 신경독
- 아플라톡신 : 간장독
- 제랄레논 : 생식장애
- 시트리닌 : 신장독
- 오크라톡신 : 신장독, 간장독

189
맥각독
Ergotoxin, Ergotamine, Ergometrine 등 3군의 유독 알칼로이드

185 ② 186 ⑤ 187 ④ 188 ③ 189 ⑤

적중예상문제 해설

190
맥각독을 생성하는 곰팡이는 Claviceps purpurea이다.

192
- 맥각독 원인곰팡이 : Claviceps purpurea
- 맥각독 : 에르고톡신, 에르고타민, 에르고메트린
- 맥각독의 주원인식품 : 보리, 호밀, 귀리 등

194
아플라톡신(Aflatoxin)은 발암성이 있는 곰팡이 독소이다.

190
보리에 맥각을 형성하며 경련 또는 괴저를 일으키는 맥각 alkaloid를 생산하는 곰팡이는?

① Aspergillus flavus
② Pencillium citrinum
③ Aspergillus ochraceus
④ Fusarium poae
⑤ Claviceps purpurea

191 2023·2013 기출유사
호밀, 귀리, 보리 등에서 서식하는 곰팡이에 의해 생성되는 맥각독은?

① 시큐톡신(cicutoxin)
② 파툴린(patulin)
③ 에르고타민(ergotamine)
④ 아플라톡신(aflatoxin)
⑤ 아마니타톡신(amanitatoxin)

192 2017 기출유사
맥각독에 대한 설명으로 옳은 것은?

① 원인곰팡이는 Aspergillus flavus이다.
② 원인독소는 아플라톡신이다.
③ 원인식품은 쌀이다.
④ 만성중독의 경우 경련증상을 보인다.
⑤ 발암성이 있는 간장독성분이다.

193
수분이 16% 이상, 온도 25~30°C, 상대습도 80~85% 이상일 때 탄수화물이 풍부한 쌀, 보리, 옥수수 등의 곡류나 땅콩 등에서 발견되기 쉬운 곰팡이 독소는?

① Ergotoxin
② Aflatoxin
③ Islanditoxin
④ Tetrodotoxin
⑤ Amygdalin

194
다음 물질 중 발암성이 있는 곰팡이 독소는?

① 엔테로톡신(Enterotoxin)
② 삭시톡신(Saxitoxin)
③ 에르고톡신(Ergotoxin)
④ 아플라톡신(Aflatoxin)
⑤ 고시폴(Gossypol)

190 ⑤ 191 ③ 192 ④ 193 ② 194 ④

195 [2024·2021 기출유사]
가축에게 비정상적인 발정을 유발하는 것으로 붉은곰팡이인 Fusarium속 곰팡이가 생성하는 독소는?

① 제랄레논 ② 트리코테센
③ 말토리진 ④ 푸모니신
⑤ 오크라톡신

196 [2022 기출유사]
Fusarium속(붉은곰팡이속)이 생성하는 독소는?

① 루브라톡신 ② 파튤린
③ 말토리진 ④ 푸모니신
⑤ 오크라톡신

195
- **제랄레논** : Fusarium속 곰팡이가 생성, 발정증후군, 생식장애
- **트리코테센** : Fusarium속 곰팡이가 생성, 소화기장애, 호흡기장애
- **말토리진** : Aspergillus속 곰팡이가 생성, 신경독
- **푸모니신** : Fusarium속 곰팡이가 생성, 사람에게 식도암 유발
- **오크라톡신** : Aspergillus속 곰팡이가 생성, 신장장애, 간장애

196
Fusarium속 곰팡이가 생성하는 독소에는 제랄레논, 푸모니신, 트리코테센 등이 있다.

195 ① 196 ④

CHAPTER 04 식품과 질병(감염병, 기생충질환)

1 경구감염병

(1) 경구감염병의 정의와 분류
① 정의 : 병원체가 음식물, 손, 기구, 위생동물을 거쳐 경구적으로 체내에 침입해 일으키는 질병으로 일반적으로 음식물에 의해 매개되는 질병
② 경구감염병의 분류 기출
　㉠ 세균성 감염병 : 세균성 이질, 파라티푸스, 장티푸스, 콜레라, 성홍열, 디프테리아 등
　㉡ 바이러스성 감염병 : 급성회백수염(폴리오, 소아마비), A형 간염, E형 간염, 유행성이하선염, 전염성 설사증
　㉢ 원충성 감염병 : 아메바성 이질

(2) 경구감염병 & 세균성 식중독의 차이점 기출

구분	경구감염병	세균성 식중독
발병균량	미량의 균으로도 감염가능	다량의 균을 섭취해야만 발생
독력	병원균의 독력이 강함	병원균의 독력이 약함
잠복기간	잠복기가 일반적으로 길다.	잠복기가 비교적 짧다.
감염관계	병원체와 고유숙주의 사이에 감염환(infection cycle)이 성립	세균에서 사람으로 종말감염(terminal infection)이 됨
2차 감염	2차 감염이 일어남	2차 감염이 거의 일어나지 않음
면역	면역성이 있는 경우가 많음	면역이 없음
음용수	수인성 발생이 큼	수인성 발생이 적음
예방조치	예방이 어렵다.	예방은 균증식 억제로 가능

(3) 경구감염병의 예방대책
① 병원소인 환자, 특히 경증환자와 보균자를 조기 발견하여 식품의 제조, 취급, 조리 등에 종사시키지 말 것
② 식품의 원료는 허용된 살균료 등을 사용하여 위생적으로 처리한 신선한 것을 사용할 것
③ 식품의 보존에 주의하며 생식을 가능한 금하고 섭취 전 가열살균할 것
④ 식품취급자는 평상시 건강관리에 유의하고 예방접종을 받도록 하며, 개인위생을 철저히 하고 특히 손을 잘 씻고 소독할 것
⑤ 식품에 사용하는 물과 식수는 반드시 열처리를 하고, 정화시킨 위생적인 것을 사용할 것

⑥ 식품의 제조, 취급, 조리 등에 사용되는 기구, 식기는 깨끗이 씻고, 소독하고, 소독 후에도 청결한 장소에 건조·보관할 것
⑦ 병원체를 전파하는 쥐, 파리, 바퀴 등 위생해충의 침입을 방지하고 이들을 구제할 것
⑧ 작업장을 청결히 하고 그 관리를 철저히 할 것
⑨ 분변오염지표세균의 검사 등을 실시하며 식품, 상수 등의 분뇨오염에 대한 관리를 철저히 할 것

(4) 주요 경구감염병

① 장티푸스(Typhoid fever) 기출
  ㉠ 병원체 : Salmonella typhi
    ⓐ 그람음성, 통성혐기성 무아포 간균, 주모성 편모가 있어 운동성이 있음
    ⓑ 외계에서 저항성이 강함
  ㉡ 감염원 및 감염경로
    ⓐ 감염원 : 환자나 보균자의 분변, 오줌, 유즙 등
    ⓑ 오염된 물이나 음식물, 파리 등의 매개로 한 간접접촉감염과 환자나 보균자의 직접접촉에 의한 감염
  ㉢ 잠복기 : 1~3주(7~14일)
  ㉣ 증상 : 두통, 식욕부진, 오한, 발열(40℃↑), 발진(장미진), 서맥, 권태감 등
  ㉤ 특징
    ⓐ 회복 후 영구면역, 2~5% 장기보균
    ⓑ 영구보균자에 있어서 균의 생성장소는 담낭, 장, 신장 등
  ㉥ 예방 : 환자나 보균자의 격리, 분뇨, 식기구, 물, 음식물의 위생처리, 소독, 파리구제, 예방접종

② 파라티푸스(Paratyphoid fever) 기출
  ㉠ 병원체 : Salmonella paratyphi A, B, C
  ㉡ 감염원 및 감염경로 : 환자나 보균자의 분변과 직접, 간접적으로 접촉할 때
  ㉢ 잠복기 : 1~3주
  ㉣ 증상 : 장티푸스와 같으나 대체로 경미한 편
  ㉤ 특징
    ⓐ B형이 가장 흔함, 여름에 발생률↑
    ⓑ 남성에게서 많이 발생(A : 20~30세 청장년, B : 10~20세 청소년)

③ 콜레라(Cholera) 기출
  ㉠ 병원체 : Vibrio cholerae
    • 그람음성, 통성혐기성 무아포균, 바나나 또는 콤마형, 단모성 편모
  ㉡ 감염원 및 감염경로
    ⓐ 환자, 보균자 분변 및 구토물에 의해 오염된 음식물(특히 어패류), 음료수 등에 의해서 경구적으로 감염
    ⓑ 환자나 보균자의 손, 파리에 의한 간접감염
  ㉢ 잠복기 : 수시간~5일로 짧다(평균 24시간 이내).

② 증상 : 심한 설사(쌀뜨물 같은 수양성 설사), 구토, 탈수, Cyanosis, 허탈, 맥박 저하, 피부건조 등
⑩ 예방 : 검역철저, 콜레라 발생지역의 출입금지, 어패류의 생식금지
⑭ 특징 : 외래성 감염병, 소화기계 감염병 중 가장 급성

④ 세균성 이질(Bacillary dysentery) 기출
- ⑤ 병원체 : Shigella dysenteriae(A군), S. flexneri(B군), S. boydii(C군), S. sonnei(D군)
  - ⓐ 그람음성, 호기성 간균, 편모가 없어 운동성이 없고 아포와 협막을 만들지 않음
  - ⓑ 분변 중에서 2~3일, 물속에서 2~6일간 생존
  - ⓒ 60℃ 가열, 5% 석탄산, 승홍수에 의해 사멸
- ⑥ 감염원 및 감염경로
  - ⓐ 환자와 보균자의 분변이 식품, 음료수에 오염되어 경구감염, 파리가 중요 매개체
  - ⓑ 소량(10~100개)으로도 감염될 수 있어 환자나 병원체 보유자와 직접·간접적인 접촉에 의한 감염도 가능
- ⑦ 잠복기 : 1~7일(평균 1~3일)
- ② 증상 : 오한, 발열, 구토, 복통, 설사(처음에는 수양변, 차차 혈액 + 점액)
- ⑩ 예방
  - ⓐ 백신이 개발되어 있지 않아 예방접종을 할 수 없음
  - ⓑ 식품을 충분히 가열, 식품에 곤충침입 막음
- ⑭ 특징 : 여름철, 10세 이하 어린이에게 많이 발생, 남자가 다소 많음

⑤ 아메바성 이질(Amoebic dysentery)
- ⑤ 병원체 : Entamoeba histolytica
  원충은 저항력이 약해 배출 후 12시간 이내에 사멸, 포낭은 저항력이 강해 분변 중에서 12일, 물속에서 한 달간 생존 가능
- ⑥ 감염원 및 감염경로 : 환자나 포낭 보유자 분변에서 원충이나 낭포 배출 → 채소나 음료수, 파리 등에 의해 전파
- ⑦ 잠복기 : 3~4주
- ② 증상 : 발열이 없음, 설사(변 중 점액이 혈액보다 많음), 복통, 오한, 권태감 등
- ⑭ 특징 : 열대, 아열대 발생률↑, 온대지방에서는 불현성 감염이 많음

⑥ 급성회백수염(Poliomyelitis, 소아마비, 폴리오) 기출
- ⑤ 병원체 : Poliomyelitis virus Ⅰ, Ⅱ, Ⅲ(저온에 안정, 신경친화성 장바이러스)
  열, 광선, 포름알데히드, 과산화수소 등에 의해 불활성화
- ⑥ 감염원 및 감염경로
  - ⓐ 환자나 불현성 감염자의 인후두 분비물, 분변으로 탈출해 오염된 음식물에 의해 경구침입
  - ⓑ 인간에서 인간으로 직접감염 : 분변-경구감염, 인후두 분비물로 감염
- ⑦ 잠복기 : 7~12일(마비성 폴리오), 3~6일(불현성 감염)
- ② 증상 : 발열, 구토, 설사증, 두통, 근육통, 사지마비(초기엔 감기증상, 후기엔 열 내리며 마비) 등
- ⑩ 예방 : 생백신(Sabin 백신)에 의한 예방접종
- ⑭ 특징 : 어린이 환자 多, 95% 이상이 불현성 감염, 감수성지수가 낮음

⑦ 유행성 간염(A형 간염)
  ㉠ 병원체 : 간염 virus A(hepatitis A virus : HAV)
  ㉡ 감염원
    ⓐ 인간이 고유숙주
    ⓑ 분변-경구경로를 통해 직접전파, 환자의 분변에 오염된 식품, 음료수 등을 통한 경구감염, 혈액 등을 통해 감염
  ㉢ 잠복기 : 15~50일(평균 28일)
  ㉣ 증상 : 발열, 두통, 설사, 위장장애, 근육통 등의 전신증상을 거쳐 그 후 황달, 간비대 등
  ㉤ 예방 및 특징
    ⓐ 비소화기계 감염병이나 경구감염되므로 장티푸스 예방법에 준한다.
    ⓑ 청소년들의 집단생활에서 잘 나타나므로 소독 철저
    ⓒ 소아기의 감염은 성인에 비해 경증이거나 증상 없이 면역을 획득
⑧ 천열(Izumi fever)
  ㉠ 병원체 : 이즈미열 바이러스(바이러스성 급성발진성 질환)
  ㉡ 감염원 : 환자나 보균자 또는 쥐의 배설물 → 식품, 음료수 오염 → 경구감염, 직접감염
  ㉢ 잠복기 : 2~10일(식품에 의한 감염일 때 7일, 물에 의한 감염일 때는 평균 9일)
  ㉣ 증상 : 두통, 39℃ 이상의 발열, 발병과 동시에 또는 2~3일 늦게 발진
⑨ 성홍열(Scarlet fever)
  ㉠ 병원체 : 발적독소를 생성할 수 있는 A군 용혈성 연쇄구균(Group A β-hemolytic Streptococci)
    ⓐ 발열외독소를 생산하는 Streptococcus pyogenes
    ⓑ 호기성 그람양성 구균
  ㉡ 감염원 및 감염경로
    ⓐ 비말감염과 인후두 분비물에 오염된 우유 등의 음식물을 통해 전파
    ⓑ 직접 혹은 간접적으로 환자나 보균자와 접촉하여 감염
  ㉢ 잠복기 : 1~7일(평균 1~3일)
  ㉣ 증상 : 급성열성질환, 발열(40℃ 전후), 편도선 부음, 붉은 발진, 두통, 인후통 등
  ㉤ 특징 : 어린이에게서 발생 多, 이른 봄이나 겨울에 많이 발생
⑩ 디프테리아(Diphtheria) 기출
  ㉠ 병원체 : Corynebacterium diphtheriae
    • 그람양성 무포자 간균
  ㉡ 감염원 : 주된 경로는 비말감염(인후분비물, 기침), 접촉감염(피부상처), 환자나 보균자의 배설물에 의한 경구감염
  ㉢ 잠복기 : 2~5일
  ㉣ 증상 : 초기엔 감기증상(두통, 발열), 급격한 고열(38℃), 인후, 코 등의 상피조직에 국소적 염증, 기침, 심장장애나 위막에 의한 기도 폐쇄로 호흡곤란 등
  ㉤ 특징 : 어린이 발생률↑

2 인수공통감염병

(1) 인수공통감염병의 정의
① 인간과 척추동물 사이에 전파되는 질병
② 사람과 동물 간에 서로 전파되는 병원체에 의하여 발생되는 감염병

(2) 인수공통감염병의 분류(병원체에 따른 분류) 기출
① 세균성 감염병 : 탄저, 돈단독, 결핵, 파상열(브루셀라증), 야토병, 렙토스피라증, 리스테리아증 등
② 바이러스성 감염병 : 일본뇌염, 광견병, 조류인플루엔자 인체감염증(AI), 중증급성호흡기증후군(SARS) 등
③ 리케차성 감염병 : Q열, 발진열, 발진티푸스, 쯔쯔가무시병 등
④ 프리온(Prion) 단백질 : 광우병 - 변종크로이츠펠트 야콥병(vCJD)

(3) 인수공통감염병의 예방대책
① 가축의 건강관리와 예방접종을 철저히 하여 가축끼리의 감염병 유행을 예방하고, 병에 걸린 동물을 조기 발견하여 격리 또는 도살하고 소독을 철저히 해야 한다.
② 도축장이나 우유처리장의 검사를 엄격히 하여 병에 걸린 동물이 식용으로 제공되거나 판매되지 않도록 한다.
③ 수입되는 가축이나 육류, 유제품 등에 대한 검역과 감시를 철저히 한다.
④ 식품의 생산, 가공, 저장, 유통단계 등에서 냉장·냉동상태를 유지하고, 살균을 철저히 하며 위생적으로 처리한다.

(4) 인수공통감염병의 종류
① 탄저(Anthrax) 기출
  ㉠ 병원체 : Bacillus anthracis(탄저균) → 그람양성의 호기성 간균, 내열성 아포형성
  ㉡ 감염경로 및 증상
    ⓐ 경구감염(병든 고기, 오염된 목초나 사료) → 장탄저(구토, 복통, 설사 등의 위장증상)
    ⓑ 경피감염(피부상처) → 피부탄저(악성농포, 침윤, 부종, 중심부의 궤양, 림프선염, 심하면 패혈증 등으로 사망)
    ⓒ 경기도 감염(모피취급자, 털에 묻어 있는 아포흡입) → 폐탄저(폐렴증상, 심하면 패혈성 쇼크로 사망)
  ㉢ 잠복기 : 보통 1~7일
② 파상열(Brucellosis) 기출
  ㉠ 병원체 : Brucella속균
    ⓐ 양, 염소 : Malta 열균(Brucella melitensis)
    ⓑ 소 : 소 유산균(Brucella abortus)
    ⓒ 돼지 : 돼지 유산균(Brucella suis)
    ⓓ 그람음성 호기성 무아포 간균, 편모 없음

- ⓒ 감염원 : 유즙, 유제품, 고기에 의한 경구감염, 상처 통한 경피감염(동물과 접촉할 기회가 많은 사람에게 높음)
- ⓒ 증상
  - ⓐ 동물 : 유산, 태막염
  - ⓑ 사람 : 열병(열이 오르고 내리는 파상적 발열), 오한, 두통, 근육통, 피로감, 식욕부진 등
- ② 사람에게는 불현성 감염이 많다.

③ 야토병(Tularemia) 기출
- ③ 병원체 : Francisella tularensis
  - 그람음성 호기성 간균, 편모 없음
- ⓒ 감염원
  - ⓐ 동물 : 병든 산토끼나 동물에 기생하는 진드기, 이, 벼룩 등이 전파
  - ⓑ 사람 : 병에 걸린 토끼고기에 의한 경구감염, 고기나 모피에 의한 경피감염
    감염된 산토끼나 동물에 기생하는 진드기, 벼룩, 이 등에 의해 사람에게 감염
- ⓒ 잠복기 : 보통 3~4일
- ② 증상
  - ⓐ 피부 : 농포, 궤양, 국소임파선이 붓는다.
  - ⓑ 눈 : 악성결막염
  - ⓒ 발열, 오한, 두통, 설사, 근육통 등

④ 결핵(Tuberculosis) 기출
- ③ 병원체
  - ⓐ 사람 : 인형결핵균(Mycobacterium tuberculosis)
  - ⓑ 소 : 우형결핵균(Mycobacterium bovis)
  - ⓒ 새 : 조형결핵균(Mycobacterium avium)
  - ⓓ 편성호기성, 무포자 간균, 편모 없음
- ⓒ 감염원 : 우형결핵균은 결핵에 걸린 소의 유방에서 유즙 중 배출(1차 오염), 우유 오염(2차 오염)
- ⓒ 증상 : 잠복기는 불명임, 우형균은 주로 뼈나 관절을 침범하여 경부림프선 결핵을 일으킴, 증상은 침범되는 장소에 따라 다름
- ② 예방 : 정기적인 tuberculin 검사 실시, BCG 예방접종, 우유의 완전살균

⑤ 돈단독증(Swine erysipeloid)
- ③ 원인체 : Erysipelothrix rhusiopathiae
  - 그람양성 통성혐기성 무포자 간균, 운동성 없음
- ⓒ 감염원 : 병든 돼지 취급 시 경피감염 및 경구감염
- ⓒ 증상 : 피부발열, 발적, 자홍색의 홍반(유단독), 패혈증 등

⑥ Q열(Q fever) 기출
- ③ 원인체 : 리케차 Coxiella burnetii
- ⓒ 감염원 : 병든 동물(소, 염소, 양)의 생유 섭식, 병든 동물의 조직이나 배설물 접촉, 오염된 먼지 등에 대한 공기감염이 많음

ⓒ 증상 : 고열, 오한, 두통, 근통, 중증 시에는 간장애, 황달
　　　ⓓ 예방 : 진드기 등 흡혈곤충 박멸, 우유살균, 감염동물의 조기발견, 조치
　⑦ Listeria증(Listeriosis)
　　　㉠ 원인체 : Listeria monocytogenes
　　　㉡ 감염원 : 경구(감염된 동물의 식육), 경피(접촉), 경기도(오염된 먼지 흡입)
　　　　　소, 양, 염소, 돼지 등의 가축, 닭, 오리 등의 가금에 감염
　　　㉢ 증상 : 내척수막염, 패혈증, 임산부의 자궁내막염
　⑧ Leptospirosis(Weil's disease)
　　　㉠ 병원체 : Leptospira interrogans
　　　　・그람음성 무포자 나선형균, 건조에 대한 저항력이 약함
　　　㉡ 감염원 : 소, 돼지, 개, 쥐 등을 통해 감염
　　　　　사람은 이환된 쥐의 분뇨에 오염된 물, 식품 등을 통해 경구감염
　　　㉢ 증상 : 고열, 전율, 오한, 두통, 요통, 근육통, 황달 등
　　　㉣ 9~10월 가을철 농촌지역에서 주로 발생

3 식품과 기생충질환

> **참고**
>
> 1. 기생충에 의한 건강장애
>   ① 기생충의 파괴작용과 이행작용으로 인해 신체 내 조직파괴
>   ② 자극과 염증
>   ③ 영양분 손실, 빈혈증(조충류 등에 의한 비타민 B_{12} 손실)
>   ④ 미생물 침입조장(회충, 아메바성 이질의 경우)
>   ⑤ 독소물질 산출(말라리아의 경우)
>   ⑥ 기계적 작용으로 인한 장애(사상충의 임파관 폐쇄) 등
> 2. 기생충 감염예방법
>   ① 완전한 분뇨처리와 분뇨를 비료로 사용하지 말 것
>   ② 채소류의 세정 : 흐르는 물에 3~5회 이상 씻기(충란의 90% 이상 제거)
>   ③ 청정채소(화학비료의 수용액으로 재배한 채소) 사용
>   ④ 수육, 어패류는 충분히 가열해서 섭취
>   ⑤ 조리 후 도마, 칼, 조리기구를 깨끗이 씻고 소독할 것
>   ⑥ 기생충에 감염된 수육의 철저한 검사
>   ⑦ 식사 시 손을 항상 깨끗이 잘 씻을 것

(1) 채소류에서 감염되는 기생충 기출
　① 회충(Ascaris lumbricoides)
　　　㉠ 감염 및 생활사 : 분변탈출 → 적당한 조건(보통 22~28℃)에서 약 2주 정도 후 감염력 있는 충란을 채소 통해 경구섭취 → 장에서 부화 → 유충은 장벽을 뚫고 나가서 폐로 침입 → 기관, 인후, 식도, 위를 거쳐(체내순환) 소장에서 기생 → 인체 감염 후 60~75일이면 성충이 되어 산란

- ⓒ 증상 : 소화불량, 식욕항진 또는 감퇴, 복통, 권태, 피로감, 두통, 발열, 회충성 폐렴, 오심, 어린이는 이미증, 장폐색, 복막염 등
- ⓒ 회충란의 생존 특성
  - ⓐ 저온·건조에 대한 저항력이 강함 : -10~-15℃에서 생존
  - ⓑ 염장 시 2주 이상 생존(무잎 소금절임 → 15일 이상 생존)
  - ⓒ 20% 표백분 용액에서 12일간 생존
  - ⓓ 대변 중 300일 이상 생존
- ㉹ 예방
  - ⓐ 채소의 세정, 청정채소 이용, 손의 청결 등
  - ⓑ 열에 약해 65℃에서 10분 이상, 76℃에서 1초 이상 가열 시 사멸, 일광에 약함
② 십이지장충(Ancylostoma duodenale, 구충) 기출
  - ㉠ 감염 및 생활사
    - ⓐ 경구(식품, 음료수)감염, 경피(손, 발, 통해 체내 침입)감염
    - ⓑ 분변탈출 → 경구침입(충란형태), 경피침입(사상유충 형태) → 체내순환 → 소장(공장 상부에 주로 기생)에 기생 → 성충
  - ㉡ 증상 : 직접 흡혈하여 심한 빈혈, 심계항진, 식욕감퇴, 전신권태, 얼굴이나 사지의 부종, 피부건조, 이미증, 저항력 저하, 어린이 경우 신체·지능발달 저하, 채독증의 원인
  - ㉢ 예방
    - ⓐ 열에는 70℃에서 1초 가열로 사멸, 직사일광에 쪼이면 짧은 시간 내에 사멸
    - ⓑ 분뇨 처리한 오염된 흙과 접촉하지 말고 맨발로 다니지 말 것(경피감염에 유의)
③ 동양모양선충(Trichostrongylus orientalis)
  - ㉠ 감염경로 : 주로 경구감염, 피부를 통해 경피감염도 있으나 구충보다 피부감염력은 약한 편 → 소장 상부에 기생
  - ㉡ 증상 : 대부분 자각하지 못함. 다수 감염 시 장점막에 염증 수반, 소화기계 증상, 빈혈
  - ㉢ 예방 : 십이지장충과 동일
④ 편충(Trichuris trichiura)
  - ㉠ 감염경로 : 충란 경구감염 → 소장 상부에서 부화 → 맹장과 대장 상부에 기생
  - ㉡ 증상 : 일반적으로 무증상이나 다수 기생 시 복통, 오심, 구토, 식욕부진, 설사, 빈혈 등
  - ㉢ 채찍모양, 온대지방의 보편적 기생충
  - ㉹ 예방 : 회충과 동일
⑤ 요충(Enterobius vermicularis) 기출
  - ㉠ 감염경로
    - ⓐ 특수습성 : 장내에서 산란하지 않고 항문 주위 피부, 점막에 산란
    - ⓑ 항문 근처를 긁어 오염된 손 또는 충란으로 오염된 음식물, 식기를 통한 경구감염 → 소장에서 부화, 맹장에 기생 → 항문 주위에서 산란
  - ㉡ 증상 : 심한 가려움증, 심한 불면증, 신경불안, 항문 소양증 등

            ⓒ 특징
                ⓐ 가족 내 감염을 일으킴(집단감염), 자가감염
                ⓑ 농촌보다는 도시지역에서 감염률이 높은 편
                ⓒ 어린이에게 많이 감염
            ㉣ 검사 : Scotch tape 검출법 이용
            ㉤ 예방 : 가족 내 감염 방지 위해 구충약 복용, 손, 내의, 침구의 청결유지, 집단구충

    (2) **수육으로부터 감염되는 기생충** 기출
        ① 무구조충(민촌충) 기출
            ㉠ 중간숙주 : 소
            ㉡ 증상 : 감염증상은 없는 것이 보통, 복통, 소화불량, 오심, 구토 등의 소화기계 장애, 빈혈 등
            ㉢ 예방 : 쇠고기를 충분히 익혀먹기, 소가 먹는 사료의 분뇨 오염 방지
        ② 유구조충(갈고리촌충)
            ㉠ 중간숙주 : 돼지
            ㉡ 증상
                ⓐ 무증상인 경우도 많으나 다소의 소화장애, 메스꺼움, 구토, 빈혈을 일으킴
                ⓑ 인체의 근육, 피하조직, 뇌, 심근, 신장 등에 낭충이 기생해 인체낭충증을 일으킴(인체유구낭미충증)
            ㉢ 특징 : 두부의 형태가 갈고리 모양
            ㉣ 예방 : 돼지고기 생식금지, 가열조리, 충란 보유자의 분변에 의한 오염방지
        ③ 선모충
            ㉠ 감염경로
                ⓐ 사람을 비롯해 돼지, 개, 고양이 등 여러 포유동물에 감염됨
                ⓑ 사람의 감염은 주로 피낭유충을 갖는 돼지고기의 생식에 의함
            ㉡ 증상 : 복통, 설사 등 위장증상, 고열(40℃), 근육통, 얼굴부종, 호흡장애, 눈의 증상 등이 생기고, 횡격막이나 심근 침해하는 경우 사망
            ㉢ 예방 : 돼지고기 충분히 가열해 섭취, 쥐는 병원체를 보유하므로 처리를 잘 해야 함
        ④ 톡소플라스마(Toxoplasma gondii) 기출
            ㉠ 감염경로
                ⓐ 포유동물인 개, 고양이, 쥐, 토끼, 닭 등의 인수공통감염증으로 광범위하게 분포
                ⓑ 사람은 낭충을 내포하고 있는 돼지고기의 섭취나 고양이의 분변(포낭체가 섞인)에 오염된 음식물에 의해 경구감염
            ㉡ 증상
                ⓐ 불현성 감염이 많음
                ⓑ 임산부가 감염되면 유산, 조산, 사산, 기형아 출산
                ⓒ 신생아는 뇌수종, 맥락망막염, 각막염
                ⓓ 어린이는 뇌염증상, 어른은 폐렴증상
            ㉢ 예방 : 설익은 돼지고기 섭취금지, 고양이 배설물에 의한 식품오염 방지

(3) 어패류로부터 감염되는 기생충 〔기출〕

① 간흡충(간디스토마) 〔기출〕
  ㉠ 감염경로 : 물속 충란 → 왜우렁이(제1중간숙주) → 담수어(피라미, 붕어, 잉어)(제2중간숙주) → 사람의 간(종말숙주)
  ㉡ 증상 : 담도폐쇄, 기생성 간경변, 간비대, 황달, 복수 등
  ㉢ 예방 : 담수어 생식금지, 충분히 가열, 조리 후 칼, 도마 등 조리기구를 세척, 소독하기

② 폐흡충(폐디스토마) 〔기출〕
  ㉠ 감염경로 : 충란 → 다슬기(제1중간숙주) → 민물 갑각류(민물 게, 가재)(제2중간숙주) → 사람의 폐(종말숙주)
  ㉡ 증상 : 혈담, 기침, 객혈, 흉통 등
  ㉢ 예방 : 게, 가재 생식금지, 유행지역의 생수음용금지, 조리 후 칼, 도마 등 조리기구를 세척소독

> **핵심 CHECK**
> 1. 간흡충과 폐흡충의 인체 감염형은 피낭유충(Metacercaria)이다.
> 2. 충란 → Miracidium(유모유충) → Sporocyst(포자낭유충) → Redia(레디유충) → Cercaria(유미유충) → Metacercaria(피낭유충) 형태로 인체에 침입

③ 요코가와 흡충(= 횡천흡충 = 장흡충) 〔기출〕
  ㉠ 감염경로 : 충란 → 다슬기(제1중간숙주) → 담수어(은어, 잉어, 붕어 등의 민물고기)(제2중간숙주) → 사람의 공장 상부(종말숙주)
  ㉡ 증상 : 보통 무증상, 다수 기생 시 설사, 복통, 식욕이상, 두통, 만성장염 등
  ㉢ 예방 : 민물고기 생식금지, 조리 시 손 청결

④ 광절열두조충(긴촌충) 〔기출〕
  ㉠ 감염경로 : 충란 → 물벼룩(제1중간숙주) → 담수어, 반담수어(연어, 송어, 농어)(제2중간숙주) → 사람(종말감염)
  ㉡ 증상 : 복통, 설사 등의 소화기 장애, 빈혈, 영양장애 등
  ㉢ 예방 : 가열섭취(50℃ 이상 가열 시 사멸), 담수어나 반담수어의 생식금지

⑤ 유극악구충 〔기출〕
  ㉠ 감염경로
    ⓐ 개, 고양이 등의 분변에서 배출된 충란 → 물벼룩(제1중간숙주) → 담수어(가물치, 메기, 뱀장어 등)(제2중간숙주) → 개, 고양이(종말숙주)
    ⓑ 사람은 제3기 유충이 기생한 담수어의 생식으로 감염
  ㉡ 증상 : 유충이 근육 또는 피하조직에 기생해 피부유종을 일으킴, 복통, 메스꺼움, 구토, 발열
  ㉢ 예방 : 가물치나 메기 등 담수어의 생식금지

⑥ 아니사키스(Anisakis) 〔기출〕
  ㉠ 감염경로 : 고래, 돌고래부터 배출된 충란 → 해산갑각류(크릴새우)(제1중간숙주) → 해산어(오징어, 고등어, 대구, 청어 등)(제2중간숙주) → 고래(바다포유류)(종말숙주)
  ㉡ 증상 : 위장벽에 육아종 형성, 복통, 메스꺼움, 구토 등
  ㉢ 예방 : 해산어의 생식금지, 생선조리 시 내장제거, 냉동처리하기

(4) 기타

① 만손열두조충(만손스파르가눔증)
  ㉠ 감염경로
    ⓐ 충란 → 물벼룩(제1중간숙주) → 뱀, 개구리, 담수어(제2중간숙주) → 개, 고양이, 닭(종말숙주)
    ⓑ 사람은 개구리 생식에 의해 또는 감염된 물벼룩을 물과 함께 마시거나 이 유충을 가진 뱀, 개구리를 먹은 닭의 근육 생식 시 감염
  ㉡ 증상 : 피하조직에 종류 형성
  ㉢ 예방 : 닭고기 가열충분, 뱀, 개구리 생식금지

핵심 CHECK 주요 기생충과 원인식품 기출

분류	기생충	원인식품
채소류	회충, 구충(십이지장충, 아메리카구충), 동양모양선충, 편충, 요충	채소
육류	유구조충, 선모충, 톡소플라스마	돼지고기
	무구조충	쇠고기
어패류	간흡충	붕어, 잉어, 피라미 등 담수어
	폐흡충	민물 게, 가재
	요코가와흡충	은어, 붕어 등 담수어
	광절열두조충	연어, 송어 등 담수어, 반담수어
	유극악구충	가물치, 메기, 뱀장어 등 담수어
	아니사키스	오징어, 고등어, 대구 등 해산어

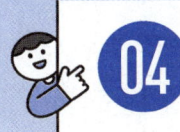

04 끝판왕! 적중예상문제

01 [1회독] [2회독] [3회독] 2023 기출유사
바이러스에 의해 발생하는 감염병은?
① 급성회백수염(폴리오) ② 결핵
③ 성홍열 ④ 발진티푸스
⑤ 장티푸스

02 [1회독] [2회독] [3회독]
다음 중 병원체가 원충인 것은?
① 일본뇌염 ② 말라리아
③ 탄저 ④ Q열
⑤ 조류인플루엔자 인체감염증

03 [1회독] [2회독] [3회독]
다음 중 병원체가 다른 하나는?
① 탄저 ② 콜레라
③ 성홍열 ④ 결핵
⑤ 일본뇌염

04 [1회독] [2회독] [3회독]
다음 중 리케차에 의해 감염되는 질병은?
① Q열 ② 야토병
③ 비저 ④ 탄저
⑤ A형 간염

05 [1회독] [2회독] [3회독]
다음 중 식품으로 인한 질병과 거리가 먼 것은?
① 세균성 이질, 콜레라 ② 일본뇌염, 두창
③ 유행성 간염, 천열 ④ 장티푸스, 파라티푸스
⑤ 성홍열, 천열

적중예상문제 해설

01
②, ③, ⑤ 세균
④ 리케차

02
- 일본뇌염, 조류인플루엔자 인체감염증 – 바이러스
- 탄저 – 세균
- Q열 – 리케차

03
①, ②, ③, ④ – 세균
일본뇌염 – 바이러스

04
리케차
Q열, 발진열, 발진티푸스, 쯔쯔가무시병 등

05
- **두창** : 바이러스성으로 호흡기로부터의 배설물과 접촉 시 전파
- **일본뇌염** : 바이러스성으로 모기에 의해 전파

🔒 01 ① 02 ② 03 ⑤ 04 ① 05 ②

적중예상문제 해설

06
발생 또는 유행 즉시 신고해야 하는 감염병은 제1급감염병으로 디프테리아가 이에 해당한다. 파라티푸스, 콜레라, 세균성이질, A형 간염은 제2급감염병으로 발생 또는 유행 시 24시간 이내에 신고해야 한다.

07
제3급감염병 : 비브리오패혈증, 발진티푸스, 발진열, B형간염, C형간염, 브루셀라증, 렙토스피라증, 큐열 등

08
경구감염병
장티푸스, 파라티푸스, 콜레라, 이질, 급성회백수염, 전염성 설사증, 천열, A형 간염, E형 간염, 성홍열, 디프테리아 등

09
- A형 간염의 병원체 – 바이러스
- ①, ③, ④, ⑤의 병원체 – 세균

10
파라티푸스는 제2급감염병으로 장티푸스와 비슷한 증세를 보이며, 원인균은 그람음성 통성혐기성 간균으로 포자를 생성하지 않아 열에 약하다.

🔒 06 ① 07 ① 08 ⑤ 09 ② 10 ②

---

06 [2022 기출유사]
발생 또는 유행 즉시 신고해야 하는 경구감염병은?
① 디프테리아
② 파라티푸스
③ 콜레라
④ 세균성 이질
⑤ A형 간염

07 [2024 기출유사]
다음 중 제3급감염병은?
① 비브리오패혈증
② 야토병
③ 장출혈성대장균감염증
④ 장티푸스
⑤ 일본뇌염

08
다음 중 경구감염병의 병원체가 아닌 것은?
① 콜레라균
② 파라티푸스균
③ 세균성 이질균
④ 장티푸스균
⑤ 탄저균

09 [2022·2020·2017·2015 기출유사]
다음 중 바이러스성 경구감염병은?
① 성홍열
② A형 간염
③ 디프테리아
④ 장티푸스
⑤ 콜레라

10 [2024 기출유사]
다음에서 설명하는 감염병은?

- 제2급감염병으로 급성 전신성 열성 감염병이다.
- 원인균은 그람음성 간균으로 A, B, C의 세 가지 균형이 있다.

① 세균성 이질
② 파라티푸스
③ 디프테리아
④ 성홍열
⑤ 콜레라

11 [1회독] [2회독] [3회독] 2013 기출유사
다음 중 경구감염병의 특성과 거리가 먼 것은?
① 균이 미량이라도 발생한다.
② 2차 감염이 일어난다.
③ 수인성 전파가 일어난다.
④ 잠복기가 비교적 짧다.
⑤ 면역이 형성된다.

12 [1회독] [2회독] [3회독] 2017 기출유사
다음에서 설명하는 감염병은?

- 잠복기 7~14일
- 진단은 Widal 시험
- 피부에 붉은색 장미진 증상

① 콜레라
② 성홍열
③ 결핵
④ 장티푸스
⑤ 파상열

13 [1회독] [2회독] [3회독] 2020 기출유사
장티푸스균의 속명에 해당하는 것은?
① Clostridium
② Proteus
③ Escherichia
④ Salmonella
⑤ Shigella

14 [1회독] [2회독] [3회독] 2022·2019 기출유사
다음 중 장티푸스의 원인균은?
① Corynebacterium diphtheriae
② Vibrio cholerae
③ Salmonella paratyphi
④ Salmonella typhi
⑤ Shigella dysenteriae

15 [1회독] [2회독] [3회독]
장티푸스의 영구보균자에 있어서 균의 주 생성장소가 되는 곳은?
① 소장
② 신장
③ 폐
④ 담낭
⑤ 췌장

적중예상문제 해설

11
경구감염병은 세균성 식중독에 비해 비교적 잠복기가 길다.

12~14
장티푸스
- 원인균은 Salmonella typhi로 제2급 법정감염병이다.
- 환자, 보균자의 분변뿐만 아니라 오줌으로도 감염이 가능하다.
- 증상은 발열, 발진(장미진), 두통, 서맥, 식욕부진 등으로 설사증상은 잘 나타나지 않는다.

14
① 디프테리아
② 콜레라
③ 파라티푸스
⑤ 세균성 이질

15
장티푸스 보균자의 90% 이상이 담도계에서 균이 증식한다.

11 ④ 12 ④ 13 ④ 14 ④ 15 ④

적중예상문제 해설

16
장미진이 나타나는 것은 장티푸스이다.

18
파라티푸스는 제2급감염병으로 장티푸스와 비슷한 증세를 보이며, 원인균은 그람음성 통성혐기성 간균으로 포자를 생성하지 않아 열에 약하다.

19
콜레라는 수시간~5일(평균 24시간 이내) 정도의 잠복기를 거쳐 심한 설사(쌀뜨물 같은 수양성 설사), 구토, 탈수, Cyanosis, 허탈, 맥박 저하, 피부건조 등의 증상이 나타난다.

20
콜레라는 일반적으로 발열증상을 거의 볼 수 없다.

---

16 [2013 기출유사]
다음 중 장미반점 증상이 나타나는 감염병은?
① A형 간염
② 파라티푸스
③ 장티푸스
④ 성홍열
⑤ 천열

17 [2023 기출유사]
파라티푸스의 원인균은?
① Corynebacterium diphtheriae
② Vibrio cholerae
③ Salmonella paratyphi
④ Salmonella typhi
⑤ Shigella dysenteriae

18
파라티푸스에 대한 설명으로 옳은 것은?
① 원인균은 그람양성 통성혐기성균이다.
② 포자가 있어 장기간 가열하여야 균이 사멸된다.
③ A, B, C의 세 가지 균형이 있다.
④ 세균성이질과 비슷한 증세이나 가벼운 편이다.
⑤ 제1급감염병이다.

19 [2020 기출유사]
다음에서 설명하는 경구감염병은?

- 구토, 복통, 쌀뜨물 같은 설사 등의 증상이 발생한다.
- 수분 손실로 인한 탈수증상이 나타난다.

① 장티푸스
② 세균성 이질
③ 성홍열
④ 콜레라
⑤ 폴리오

20 [2016 기출유사]
콜레라의 일반적인 증상이 아닌 것은?
① Cyanosis를 나타낸다.
② 맥박이 약하다.
③ 잠복기는 보통 수시간에서 5일 정도이다.
④ 쌀뜨물 같은 수양성 설사와 구토 증상이 나타난다.
⑤ 주로 고열을 동반하며 탈수증상이 나타난다.

🔒 16 ③ 17 ③ 18 ③ 19 ④ 20 ⑤

21 [2024 기출유사]
콜레라에 대한 설명으로 옳은 것은?
① 원인균은 단모성 편모가 있다.
② 원인균은 그람양성 간균이다.
③ 원인균은 Salmonella속이다.
④ 제1급감염병이다.
⑤ 점액과 혈액이 섞인 설사 증상을 보인다.

22
콜레라의 원인균은?
① Corynebacterium diphtheriae   ② Salmonella paratyphi
③ Vibrio cholerae   ④ Salmonella typhi
⑤ Shigella dysenteriae

22
콜레라의 원인균은 Vibrio cholerae이다.

23 [2013 기출유사]
콤마 또는 바나나 모양의 그람음성 간균으로 위장장애, 구토, 쌀뜨물 같은 수양성 설사, 맥박저하, 탈수 등의 증상을 보이는 감염병은?
① 장티푸스   ② 파라티푸스   ③ 세균성 이질
④ 콜레라   ⑤ 디프테리아

24 [2023 기출유사]
콜레라균에 대한 설명으로 옳은 것은?
① 그람양성 간균이다.   ② 편성혐기성균이다.
③ 단모성 편모가 있다.   ④ Shigella속균이다.
⑤ 포자를 생성한다.

24
콜레라균은 Vibrio cholerae로 그람음성의 통성혐기성 콤마형 간균이고, 단모성 편모가 있으며 포자를 생성하지 않는다.

25 [2022 기출유사]
다음에서 설명하는 경구감염병은?

- Shigella dysenteriae가 원인균이다.
- 38~39°C 고열과 구역질, 설사가 증상의 특징이며, 대변에 혈액이나 고름이 섞여 나오는 증상을 보인다.

① 장티푸스   ② 파라티푸스   ③ 세균성 이질
④ 콜레라   ⑤ 디프테리아

25
세균성 이질은 고열과 구역질, 때로는 구토, 경련성 복통, 후중기를 동반한 설사가 주요 증상이며 대개 대변에 혈액이나 고름이 섞여 나온다.

21 ① 22 ③ 23 ④ 24 ③ 25 ③

적중예상문제 해설

26
이질균
Shigella dysenteriae, S. flexneri, S. boydii, S. sonnei

27
이질균은 그람음성 호기성 간균으로 편모가 없다. 세균성 이질은 백신이 개발되어 있지 않아 예방접종을 할 수 없으나, 음식물의 가열이나 환경위생을 철저히 함으로써 예방이 가능하다.

29
아메바성 이질은 병원체가 원충(아메바)인 감염병이다.

30
폴리오(급성회백수염, 소아마비)는 병원체가 바이러스이며 주로 불현성 감염으로 나타난다.

---

26 1회독 2회독 3회독 2018 기출유사
다음 중 이질균에 해당하는 것은?
① Bacillus속
② Salmonella속
③ Shigella속
④ Vibrio속
⑤ Corynebacterium속

27 1회독 2회독 3회독 2021·2017 기출유사
이질균에 대한 설명으로 옳은 것은?
① 그람양성 편성혐기성균이다.
② 아포 형성균이다.
③ 장내세균에 속한다.
④ 편모가 있는 구균이다.
⑤ 예방접종으로 예방이 가능하다.

28 1회독 2회독 3회독
잠복기가 2~7일 정도이며 평균 2~3일이며 구토, 복통, 설사를 하며 심한 경우 혈변과 분변에 점액이나 고름이 섞여 나오는 증상의 질병은?
① 파상열
② 콜레라
③ 장티푸스
④ A형 간염
⑤ 세균성 이질

29 1회독 2회독 3회독
아메바성 이질에 대한 설명으로 옳지 않은 것은?
① 병원체는 세균이다.
② 잠복기는 보통 3~4주일이다.
③ 물속에서 1개월 정도 생존한다.
④ 원충은 저항성이 약해 배출된 후 12시간 이내에 죽는다.
⑤ 이질아메바는 대장에 기생하며 설사, 점혈변 등의 증상을 나타낸다.

30 1회독 2회독 3회독 2020 기출유사
보균자의 분변에 오염된 음식물을 통해 감염되는 바이러스성 감염병으로 주로 불현성 감염으로 나타나는 것은?
① 폴리오
② 큐열
③ 렙토스피라증
④ 파상열
⑤ 파라티푸스

🔒 26 ③ 27 ③ 28 ⑤ 29 ① 30 ①

31 [2021 기출유사]
급성회백수염의 병원체로 옳은 것은?
① Poliomyelitis virus
② Hepatitis virus
③ Mycobacterium tuberculosis
④ Corynebacterium diphtheriae
⑤ Salmonella paratyphi

32 [2014 기출유사]
경구감염되어 문제를 일으키는 병원체로서 주로 오염된 음식을 섭취한 사람의 손, 식기, 컵을 함께 사용할 때 감염될 수 있는 것은?
① 발진열
② 야토병
③ B형 간염
④ A형 간염
⑤ Q열

33
체외독소를 분비하는 호흡기계 감염병으로 예방에 코와 입의 분비물에 대한 위생적 처리가 특히 필요한 질병은?
① 소아마비
② 유행성 간염
③ 장티푸스
④ 파라티푸스
⑤ 디프테리아

34 [2024·2021 기출유사]
용혈성 연쇄구균에 의해 음식물로 감염되는 경구감염병은?
① 천열
② 성홍열
③ 디프테리아
④ 폴리오
⑤ 콜레라

35
경구감염병 및 그 병원체가 바르게 연결된 것은?
① 장티푸스 – Salmonella typhimurium
② 콜레라 – Vibrio vulnificus
③ 성홍열 – Coxiella burnetti
④ 세균성 이질 – Shigella sonnei
⑤ 디프테리아 – Bacillus anthracis

적중예상문제 해설

31
② 간염바이러스
③ 결핵
④ 디프테리아
⑤ 파라티푸스

32
유행성 간염인 A형 간염은 바이러스가 분변, 체액, 인후분비물, 혈액 등을 통해 배출된 후 음식, 수혈 등을 통해 전파된다.

33
디프테리아
- **원인균** : Corynebacterium diphtheriae
- **감염경로** : 비말감염(인후분비물, 기침), 환자나 보균자의 배설물에 의한 경구감염
- **증상** : 초기엔 감기증상(두통, 발열), 급격한 고열(38℃), 인후, 코 등의 상피조직에 국소적 염증, 기침, 심장장애나 위막에 의한 기도폐쇄로 호흡곤란
- **특징** : 10세 이하, 특히 1~4세층이 전 환자의 60% 차지
- **예방** : toxoid에 의한 예방접종

35
- 장티푸스 – Salmonella typhi
- 콜레라 – Vibrio cholerae
- 성홍열 – 용혈성 연쇄구균
- 디프테리아
  – Corynebacterium diphtheriae

31 ① 32 ④ 33 ⑤ 34 ② 35 ④

36
경구감염병에 대한 예방대책 중 가장 중요한 것은?
① 보균자의 식품취급을 막는다.
② 예방접종을 받는다.
③ 식품을 냉장한다.
④ 바퀴, 파리, 쥐 등 위생해충을 구제한다.
⑤ 가축 사이의 질병을 예방한다.

37 2022 · 2020 기출유사
다음 중 인수공통감염병은?
① 폴리오 ② 이질
③ 파라티푸스 ④ 야토병
⑤ 콜레라

38
인수공통감염병 중 병원체가 바이러스인 것은?
① 돈단독 ② 광견병
③ 야토병 ④ 결핵
⑤ 탄저

39
인수공통감염병 중 병원체가 리케차인 것은?
① 야토병 ② 렙토스피라증
③ 쯔쯔가무시병 ④ 결핵
⑤ 탄저

40 2023 기출유사
제1급감염병은?
① 결핵 ② 야토병
③ A형간염 ④ 렙토스피라증
⑤ 브루셀라증

37
인수공통감염병: 야토병, 탄저, 결핵, 큐열, 브루셀라증, 돈단독, 렙토스피라증 등

38
광견병: 바이러스
①, ③, ④, ⑤: 세균

39
리케차: Q열, 발진열, 발진티푸스, 쯔쯔가무시병 등

40
- **제1급감염병**: 탄저, 야토병, 디프테리아, 페스트, 두창 등
- **제2급감염병**: 결핵, 장티푸스, 파라티푸스, 세균성 이질, 콜레라, 장관출혈성대장균감염증, A형간염, 폴리오, 성홍열 등
- **제3급감염병**: 일본뇌염, B형간염, C형간염, 비브리오패혈증, 발진티푸스, 발진열, 쯔쯔가무시증, 렙토스피라증, 브루셀라증, 큐열, 유비저 등

🔒 36 ① 37 ④ 38 ② 39 ③ 40 ②

41
발생 또는 유행 시 24시간 이내에 신고해야 하고, 격리가 필요한 감염병은?
① 탄저
② 큐열
③ 디프테리아
④ 발진열
⑤ 결핵

42
병원성균이 내열성포자를 형성하기 때문에 병든 가축의 사체나 배설물의 처리 시에 고압살균 또는 소각처리를 해야 하는 인수공통감염병은?
① 결핵
② 파상열
③ 돈단독
④ Q열
⑤ 탄저

43
피혁을 통해 감염되며 폐에 나쁜 증상을 주는 탄저의 원인균은?
① Salmonella typhi
② Vibrio cholerae
③ Shigella flexneri
④ Bacillus anthracis
⑤ Francisella tularensis

44
파상열의 원인균으로 옳은 것은?
① Bacillus anthracis
② Brucella melitensis
③ Mycobacterium tuberculosis
④ Salmonella typhi
⑤ Vibrio cholerae

45
파상열이라고도 하며 동물에는 유산, 태막염을 사람에게는 열병을 일으키는 인수공통감염병은?
① 파상풍
② Q열
③ 브루셀라증
④ 탄저
⑤ 결핵

적중예상문제 해설

41
발생 또는 유행 시 24시간 이내에 신고해야 하고, 격리가 필요한 감염병은 제2급 감염병이다.

42
탄저
- 원인균 : Bacillus anthracis(탄저균)
- 그람양성 호기성 간균, 내열성 아포형성
- 포자를 형성하기 때문에 열에 대한 저항력이 강함

44
파상열(브루셀라증) 원인균
- 양, 염소 – Malta 열균
  : Brucella melitensis
- 소 – 소 유산균 : Brucella abortus
- 돼지 – 돼지 유산균 : Brucella suis

🔒 41 ⑤ 42 ⑤ 43 ④ 44 ② 45 ③

적중예상문제 해설

46
결핵균은 호기성의 긴 간균이며 아포와 편모가 없는 균으로 인형, 우형, 조형의 3가지 유형이 있다.

47
- Erysipelothrix rhusiopathiae : 돈단독
- Bacillus anthracis : 탄저
- Brucella melitensis : 브루셀라증
- Francisella tularensis : 야토병

49
렙토스피라증
- **병원체** : Leptospira – 그람음성 나선형 무포자균
- **감염원** : 소, 돼지, 개, 쥐 등을 통해 감염. 사람은 이환된 쥐의 분뇨에 오염된 물, 식품을 통해 경구감염
- **증상** : 고열, 전율, 오한, 두통, 요통, 근육통, 황달 등
- 9~10월 가을철 농촌지역에서 주로 발생

---

46 [2014 기출유사]
인수공통감염병으로 인형, 우형, 조형 3종류가 있는 감염병은?
① 결핵 ② 광견병
③ 야토병 ④ 돈단독
⑤ 탄저

47 [2020 기출유사]
인수공통감염병인 결핵의 병원체는?
① Erysipelothrix rhusiopathiae
② Bacillus anthracis
③ Mycobacterium tuberculosis
④ Brucella melitensis
⑤ Francisella tularensis

48
우형 결핵균이 인체 내 감염을 일으키는 요인 중 가장 중요한 것은?
① 우유 ② 토양
③ 분뇨 ④ 음료수
⑤ 공기

49
우리나라에서 주로 9~10월에 많이 발생하며 이환된 쥐의 오줌을 통해 균이 배설되어 논이나 밭에서 일하는 사람에게 주로 감염되는 인수공통감염병은?
① 장티푸스 ② 유행성 출혈열
③ 큐열 ④ 돈단독
⑤ 렙토스피라증

50 [2023 기출유사]
다음에서 설명하는 인수공통감염병은?

- 제1급감염병으로 병원체는 Bacillus anthracis이다.
- 병든 고기의 섭취뿐만 아니라 피부상처, 호흡기로도 감염된다.
- 심하면 패혈증 등으로 사망할 수도 있다.

① 브루셀라증 ② 야토병 ③ 결핵
④ 렙토스피라증 ⑤ 탄저

46 ① 47 ③ 48 ① 49 ⑤ 50 ⑤

51

다음 중 날것의 어패류를 섭취함으로써 감염되는 패혈증의 원인균은?

① Vibrio parahaemolyticus
② Vibrio vulnificus
③ Vibrio cholerae
④ Salmonella thompson
⑤ Mycobacterium tuberculosis

52 2023 기출유사

다음에서 설명하는 인수공통감염병은?

- 제3급감염병으로 병원체는 리케차이다.
- 병든 동물의 생유를 섭취하여 감염될 수 있다.
- 고열, 오한, 두통 등을 일으킨다.

① 리스테리아증
② 야토병
③ 큐열
④ 렙토스피라증
⑤ 탄저

53 2021 기출유사

다음 중 우유 매개성 감염병은?

① 렙토스피라증
② 발진열
③ 돈단독
④ 신증후군출혈열
⑤ 결핵

54

다음에서 설명하는 인수공통감염병은?

- 제2급감염병이다.
- 병원체는 Mycobacterium bovis이다.
- 우형의 경우 감염된 고기, 우유를 섭취할 때 감염된다.

① 결핵
② 야토병
③ 큐열
④ 렙토스피라증
⑤ 탄저

55 2017 기출유사

인수공통감염병과 원인균의 연결이 옳은 것은?

① 결핵 : Brucella melitensis
② 탄저 : Mycobacterium tuberculosis
③ 돈단독 : Coxiella burnetii
④ 야토병 : Francisella tularensis
⑤ 파상열 : Bacillus anthracis

적중예상문제 해설

51

Vibrio vulnificus
- 호염성 비브리오, 그람음성 간균, 단모성 편모
- 경구감염, 창상감염
- **증상** : 경구감염 시 피부병변을 수반한 패혈증
- **예방법**
  - 하절기 어패류의 생식을 금함
  - 어획에서 소비에 이르기까지 저온저장
  - 담수에 씻기
  - 피부에 상처가 있는 사람은 어패류 취급 및 조리 피하기

53

결핵, 브루셀라증, Q열 등은 우유를 통해 매개될 수 있는 감염병이다.

55
- **결핵** : Mycobacterium tuberculosis
- **탄저** : Bacillus anthracis
- **돈단독** : Erysipelothrix rhusiopathiae
- **파상열** : Brucella melitensis

🔒 51 ② 52 ③ 53 ⑤ 54 ① 55 ④

적중예상문제 해설

56
Q열은 리케차에 의해 먼지 등을 통한 공기감염, 진드기에 의한 감염, 오염된 우유를 마시거나 병에 걸린 동물의 조직이나 배설물에 접촉됨으로써 감염된다.

57
야토병
- 병원체 : Francisella tularensis 그람음성 호기성 간균, 편모 없음
- 잠복기 : 보통 3~4일
- 증상 : 발열, 오한, 두통, 설사, 근육통 등

58
- 유극악구충, 광절열두조충 : 어패류에 의해 감염되는 기생충
- 무구조충, 선모충 : 수육에 의해 감염되는 기생충
- 채소를 매개로 감염되는 기생충 : 회충, 구충(십이지장충, 아메리카구충), 편충, 동양모양선충, 요충

59
적당한 조건(보통 22~28℃)에서 약 2주 정도 후 감염력이 있는 충란이 된다.

60
회충란의 생존 특성
- 저온·건조에 대한 저항력이 강함 : -10~-15℃에서 생존
- 염장 시 2주 이상 생존(무잎 소금절임 → 15일 이상 생존)
- 20% 표백분 용액에서 12일간 생존
- 대변 중 300일 이상 생존
- 일광과 열에는 약함

---

56 [2015 기출유사]

인수공통감염병과 인체에 감염되는 경로의 연결이 바르지 않은 것은?

① 야토병 - 산토끼의 혈액, 오줌 등에 의한 경피감염
② 돈단독 - 돼지에 의한 자상이나 창상감염
③ 결핵 - 이환동물의 유즙에 의한 경구감염
④ Q열 - 사람에게서 사람에게로의 감염
⑤ 탄저 - 모피취급자의 아포흡입으로 인한 경기도 감염

57 [2024 기출유사]

다음에서 설명하는 인수공통감염병은?

- 제1급감염병이다.
- 병원체는 Francisella tularensis이다.
- 발열, 오한, 두통, 근육통 등의 증상을 일으킨다.

① 탄저　　　　② 야토병　　　　③ 큐열
④ 렙토스피라증　　⑤ 돈단독

58 [2020 기출유사]

중간숙주 없이도 생활가능하며 토양, 채소류에 의해 감염되는 기생충은?

① 유극악구충　　② 광절열두조충　　③ 무구조충
④ 선모충　　　　⑤ 십이지장충

59

다음 중 회충의 특성이 아닌 것은?

① 충란은 건조에 강하다.
② 충란은 산란과 동시에 감염이 가능하다.
③ 체내에서 순환 이행한다.
④ 70℃에서 수초, 65℃에서 10분 이상 가열하면 죽는다.
⑤ 장내에서 군거생활하며 인체 감염 후 60~80일이면 성충이 된다.

60

회충란의 사멸에 가장 효과가 좋은 것은?

① 건조　　② 염장　　③ 습도
④ 저온　　⑤ 일광

🔒 56 ④　57 ②　58 ⑤　59 ②　60 ⑤

61 1회독 2회독 3회독

다음 중 피부를 통해 감염을 일으킬 수 있는 기생충은?

① 회충
② 유구조충
③ 요충
④ 편충
⑤ 십이지장충

62 1회독 2회독 3회독

경피감염이 가능하며 빈혈, 식욕부진, 이미증, 피부염 등을 일으키는 기생충은?

① 십이지장충
② 회충
③ 요충
④ 편충
⑤ 동양모양선충

63 1회독 2회독 3회독 2016 기출유사

채소밭에서 맨발로 작업했을 때 감염되기 쉬운 기생충은?

① 회충
② 구충
③ 요충
④ 선모충
⑤ 유구조충

64 1회독 2회독 3회독

항문 소양증을 일으키며, 특히 접촉감염성이 있고 어린이 감염률이 높고, 도시에서 잘 발생하는 기생충은?

① 요충
② 편충
③ 회충
④ 십이지장충
⑤ 민촌충

65 1회독 2회독 3회독 2013 기출유사

항문 주위에 흰 충체를 발견할 수 있고 소양감을 일으키며 scotch tape로 검사하는 기생충은?

① 회충
② 십이지장충
③ 편충
④ 요충
⑤ 유구조충

적중예상문제 해설

61
구충
- **종류** : 십이지장충(두비니구충), 아메리카구충
- 경구감염, 경피감염 모두 가능
- **십이지장충의 증상** : 빈혈, 식욕부진, 전신권태, 피부의 건조, 이미증 등 채독증(채소에 붙은 기생충으로 생긴 독)의 원인

64
어린이 감염률이 높고, 암컷은 야간에 기어 나와 항문 주위에 산란하여 소양증을 일으키는 것은 요충이다.

61 ⑤ 62 ① 63 ② 64 ① 65 ④

적중예상문제 해설

66
요충은 맹장, 대장기생 – 소양증, 백대하 유발(어린이) – 충란감별법(스카치테이프), 집단감염, 접촉감염, 역감염, 자가감염 등을 일으킬 수 있다.

67
십이지장충은 경구뿐만 아니라 경피감염도 가능하며, 채독증의 원인이 된다.

70
무구조충
- 중간숙주 : 소
- 감염증상은 없는 것이 보통, 복통, 소화불량, 오심, 구토 등의 소화기계 장애, 빈혈 등
- 예방 : 쇠고기를 충분히 익혀먹기, 소가 먹는 사료의 분뇨 오염 방지

🔒 66 ⑤ 67 ④ 68 ③ 69 ① 70 ⑤

---

66 [1회독] [2회독] [3회독]
다음 중 요충과 거리가 먼 것은?
① 집단감염
② scotch tape 검사
③ 자가감염
④ 항문 주위의 소양증
⑤ 경피감염

67 [1회독] [2회독] [3회독] [2022 기출유사]
다음에서 설명하는 기생충은?

- 경구뿐만 아니라 경피감염도 가능하다.
- 채소를 통해 감염되는 기생충으로 채독증의 원인이 된다.

① 동양모양선충
② 편충
③ 요충
④ 십이지장충
⑤ 민촌충

68 [1회독] [2회독] [3회독] [2023 · 2017 기출유사]
다음에서 설명하는 기생충은?

- 채소를 통해 매개되며 집단 생활자에게서 많이 감염된다.
- 성충은 주로 맹장 내에 기생하며 항문 주위에 산란한다.

① 구충
② 회충
③ 편충
④ 요충
⑤ 선모충

69 [1회독] [2회독] [3회독]
예방법으로 집단구충과 손, 항문을 깨끗이 하고, 속옷·침구 등은 열처리로 세탁하여 개인위생관리가 중요한 기생충은?
① 요충
② 회충
③ 구충
④ 편충
⑤ 선모충

70 [1회독] [2회독] [3회독] [2024 기출유사]
소고기를 생식하거나 불충분하게 가열하여 섭취할 때 감염되며, 소화불량, 오심, 구토 등을 일으키는 기생충은?
① 유극악구충
② 십이지장충
③ 동양모양선충
④ 광절열두조충
⑤ 무구조충

71
분변에 오염되지 않은 풀을 소에게 먹이는 것은 어떤 기생충에 대한 예방대책인가?
① 유구조충
② 무구조충
③ 선모충
④ 동양모양 선충
⑤ 요코가와흡충

71
소가 중간숙주인 것은 무구조충(민촌충)이다.

72
육류를 섭취함으로써 감염될 수 있는 기생충은?
① 십이지장충
② 요코가와흡충
③ 간흡충
④ 선모충
⑤ 요충

72
유구조충, 선모충, 톡소플라스마, 무구조충 등은 육류를 섭취함으로써 감염될 수 있다.

73
가열이 불충분한 돼지고기를 섭취함으로써 인체에 감염될 수 있는 기생충으로 조합된 것은?

| 가. 선모충 | 나. 톡소플라스마 |
| 다. 유구조충 | 라. 민촌충 |

① 가, 다
② 나, 라
③ 가, 나, 다
④ 나, 다, 라
⑤ 가, 나, 다, 라

73
돼지고기는 유구조충의 중간숙주이며, 선모충과 Toxoplasma의 감염원이기도 하다.

74
선모충 감염방지 대책으로 옳은 것은?
① 패류의 생식금지
② 다슬기의 생식금지
③ 가재의 생식금지
④ 쥐의 구제와 돼지고기 생식금지
⑤ 쇠고기 생식금지

74
선모충은 돼지가 충을 보균하고 있는 쥐를 먹었을 때도 이환되며, 사람은 피낭유충을 함유한 돼지고기 생식이나 덜 익혀 섭취하게 되면 감염된다.

75
돼지를 중간숙주로 하며 인체유구낭충증을 유발하는 기생충은?
① 갈고리촌충
② 긴촌충
③ 민촌충
④ 간흡충
⑤ 광절열두조충

75
유구조충(갈고리촌충)의 낭충은 인체의 근육, 피하조직, 뇌, 심근, 신장, 안구 등에 기생해 인체낭충증을 일으킨다.

🔒 71 ② 72 ④ 73 ③ 74 ④ 75 ①

적중예상문제 해설

76
톡소플라스마
- 포유동물인 개, 고양이, 쥐, 토끼, 닭 등의 인수공통감염증
- 사람은 낭충을 내포하고 있는 돼지고기의 섭취나 고양이의 분변(포낭체가 섞인)에 오염된 음식물에 의해 경구감염
- 증상 : 임산부가 감염되면 유산, 조산, 사산 등, 신생아는 뇌수종 등 어린이는 뇌염증상, 어른은 폐렴증상

77
- 유구조충 : 돼지고기를 통해 감염되는 기생충
- 어패류에 의해 매개되는 기생충 : 간흡충, 폐흡충, 요코가와흡충, 광절열두조충, 유극악구충, 아니사키스 등

78
① 페디스토마
② 광절열두조충
③ 아니사키스

79
간흡충은 간의 담관에 기생하여 간비대, 비장비대, 복수, 소화기 장애, 황달, 간경변 등을 일으킨다.

80~82

기생충	제1중간숙주	제2중간숙주
유극악구충	물벼룩	메기, 뱀장어 등 담수어
아니사키스	해산갑각류(크릴새우)	해수어(오징어, 대구 등)
간흡충	왜우렁이	피라미, 붕어, 잉어 등 담수어
요코가와흡충	다슬기	은어, 붕어, 잉어 등 담수어

🔒 76 ② 77 ③ 78 ④ 79 ⑤ 80 ④

---

76 2015 기출유사

고양이가 종말숙주이며 발열, 두통, 근육통, 발진이 생기고 폐렴이나 뇌염증상이 나타나기도 하며, 임산부에게 감염되면 임신 초기에 유산이나 조산의 원인이 되는 기생충은?

① 유구조충
② 톡소플라스마
③ 광절열두조충
④ 선모충
⑤ 무구조충

77 2013 기출유사

어패류에 의해 매개되는 기생충이 아닌 것은?

① 광절열두조충
② 간흡충
③ 유구조충
④ 유극악구충
⑤ 요코가와흡충

78 2017 기출유사

간흡충의 제1, 제2중간숙주 순으로 되어 있는 것은?

① 다슬기 - 참게, 가재
② 물벼룩 - 연어, 송어
③ 갑각류 - 오징어, 갈치
④ 왜우렁이 - 피라미, 붕어
⑤ 왜우렁이 - 참게, 가재

79

사람의 담도에 기생하여 간비대, 황달, 담도폐쇄 등을 유발할 수 있는 기생충은?

① 십이지장충
② 폐흡충
③ 회충
④ 광절열두조충
⑤ 간흡충

80

제1중간숙주가 다슬기이고, 제2중간숙주가 게, 가재를 생식하여 발생하는 기생충은?

① 유극악구충
② 아니사키스
③ 간흡충
④ 폐흡충
⑤ 요코가와흡충

81 2024·2021 기출유사
요코가와흡충의 제1중간숙주에 해당하는 것은?
① 물벼룩
② 다슬기
③ 크릴새우
④ 왜우렁이
⑤ 은어

82 2023 기출유사
제1중간숙주가 왜우렁이, 제2중간숙주가 붕어, 잉어 등의 담수어인 기생충은?
① 요코가와흡충
② 폐흡충
③ 간흡충
④ 광절열두조충
⑤ 유극악구충

83
어패류를 통해 감염되는 간흡충, 폐흡충의 인체 감염형 상태로 옳은 것은?
① 포자낭유충(Sporocyst)
② 레디아(Redia)
③ 피낭유충(Metacercaria)
④ 유미유충(Cercaria)
⑤ 유모유충(Miracidium)

84
잉어, 붕어 같은 담수어를 날것으로 먹는 습관을 가진 지역주민에게 많이 감염되는 기생충은?
① 아니사키스
② 폐흡충
③ 간흡충
④ 유구조충
⑤ 동양모양선충

85
담수 중에 있는 게가 중간숙주로 작용하는 기생충은?
① 십이지장충
② 요충
③ 폐흡충
④ 간흡충
⑤ 편충

83
- 간흡충과 폐흡충, 요코가와흡충의 인체 감염형은 피낭유충(Metacercaria)이다.
- 충란
  → Miracidium(유모유충)
  → Sporocyst(포자낭유충)
  → Redia(레디유충)
  → Cercaria(유미유충)
  → Metacercaria(피낭유충)형태로 인체에 침입

84
잉어, 붕어 같은 담수어를 날것으로 섭취하는 경우 간흡충, 요코가와흡충 등에 감염될 수 있다.

81 ② 82 ③ 83 ③ 84 ③ 85 ③

적중예상문제 해설

86
광절열두조충
제1중간숙주는 물벼룩 – 제2중간숙주는 연어, 송어 등 반담수어, 담수어

87
유극악구충
제1중간숙주는 물벼룩 – 제2중간숙주는 가물치, 메기, 뱀장어 등 – 종말숙주는 개, 고양이, 사람이 종말숙주가 아니므로 사람의 체내에서는 성충이 되지 못한다.

88
아니사키스는 고래, 돌고래 등의 해산 포유류에 기생하는 회충의 일종으로 고래회충이라고도 한다.

89
아니사키스의 제1중간숙주는 갑각류, 제2중간숙주는 오징어, 고등어 등의 해산어류이다.

90
① 간흡충
② 폐흡충
④ 요코가와흡충

---

86 1회독 2회독 3회독 2019 기출유사
중간숙주가 담수어, 반담수어인 기생충은?
① 유극악구충
② 아니사키스
③ 간흡충
④ 요코가와흡충
⑤ 광절열두조충

87 1회독 2회독 3회독 2021 기출유사
제1중간숙주가 물벼룩, 제2중간숙주가 민물어류이며, 이환동물에는 성충이 기생하지만 사람에게서는 성충이 되지 못하는 기생충은?
① 아니사키스
② 간흡충
③ 십이지장충
④ 유극악구충
⑤ 만손열두조충

88 1회독 2회독 3회독 2013 기출유사
다음 기생충 중 돌고래의 기생충은?
① 유극악구충
② 폐흡충
③ 광절열두조충
④ 요코가와흡충
⑤ 아니사키스

89 1회독 2회독 3회독 2020 · 2017 기출유사
대구, 오징어 등 해산어류의 생식에 의해 감염되는 기생충은?
① 만손열두조충
② 톡소플라스마
③ 요코가와흡충
④ 광절열두조충
⑤ 아니사키스

90 1회독 2회독 3회독 2022 기출유사
광절열두조충의 제1, 제2중간숙주는?
① 왜우렁이 – 붕어
② 다슬기 – 게
③ 물벼룩 – 연어
④ 다슬기 – 은어
⑤ 물벼룩 – 게

🔒 86 ⑤ 87 ④ 88 ⑤ 89 ⑤ 90 ③

91
만손열두조충은 다음 중 어떤 것을 날것으로 섭취했을 때 감염될 수 있는가?
① 참게, 가재, 다슬기
② 돼지, 소, 양
③ 숭어, 은어, 붕어
④ 닭, 개구리, 뱀
⑤ 오징어, 가다랭이

92
크릴새우가 제1중간숙주이고 대구, 오징어, 고등어 등이 제2중간숙주인 기생충은?
① 광절열두조충
② 유극악구충
③ 아니사키스
④ 요코가와흡충
⑤ 폐흡충

93 2014 기출유사
기생충과 중간숙주를 연결한 것으로 옳은 것이 모두 조합된 것은?

| 가. 폐흡충 – 민물 게, 가재 | 나. 무구조충 – 소 |
| 다. 요코가와흡충 – 다슬기, 연어 | 라. 유구조충 – 돼지 |

① 가, 다
② 나, 라
③ 가, 나, 라
④ 나, 다, 라
⑤ 가, 나, 다, 라

94
아니사키스자충의 예방법은?
① 담수어의 생식금지
② 돼지고기 생식금지
③ 해수어의 생식금지
④ 채소류의 생식금지
⑤ 가재의 생식금지

95
기생충과 중간숙주, 증상의 연결이 옳은 것은?
① 유구조충 – 쇠고기 : 소화불량, 두통, 메스꺼움
② 십이지장충 – 돼지 : 빈혈, 이미증
③ 요코가와흡충 – 다슬기 → 게, 가재 : 기침, 객혈
④ 간흡충 – 왜우렁이 → 담수어 : 간비대, 복수, 황달
⑤ 광절열두조충 – 해산갑각류(크릴새우) → 해산어 : 소화관 궤양

91
Manson 열두조충
- 충란 → 물벼룩(제1중간숙주) → 뱀, 개구리, 담수어(제2중간숙주) → 개, 고양이(종말숙주)
- 사람은 뱀, 개구리 생식에 의해 또는 유충을 가진 뱀, 개구리를 먹은 닭의 근육 생식 시 감염

92
아니사키스충의 제1중간숙주는 해산갑각류, 제2중간숙주는 오징어, 고등어 등의 해산어류이다.

93
요코가와흡충의 중간숙주는 다슬기, 은어 등의 담수어이다.

94
아니사키스자충의 제1중간숙주는 해산갑각류, 제2중간숙주는 오징어, 고등어 등의 해산어로 제2중간숙주인 해산어를 가열하여 섭취함으로써 예방이 가능하다.

95
유구조충은 돼지고기를 섭취하여 감염되고, 십이지장충은 채소를 통해 감염되는 기생충이다. 중간숙주가 다슬기, 게, 가재인 것은 폐흡충이고, 중간숙주가 해산갑각류, 해산어인 것은 아니사키스이다.

91 ④ 92 ③ 93 ③ 94 ③ 95 ④

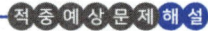

96
기생충 감염 예방법
- 완전한 분뇨처리와 분뇨를 비료로 사용하지 말 것
- 채소류의 세정, 청정채소 사용
- 육류, 어패류는 생식을 금하고 충분히 가열해서 섭취
- 조리 후 도마, 칼, 조리기구를 깨끗이 씻고 소독할 것
- 기생충에 감염된 육류의 철저한 검사
- 식사 시 손을 항상 깨끗이 잘 씻을 것

97
우리나라 기생충질환 감염률은 2012년 보건복지부 질병관리본부통계에 의하면 감염된 전체 충란양성률은 2.6%이고, 간흡충은 1.86%로 가장 감염률이 높다.

96 다음 중 기생충 감염 예방법과 거리가 먼 것은?
① 충분히 가열하기
② 분변 비료 사용금지
③ 밭에서 맨발 작업 피하기
④ 청정채소 이용하기
⑤ 모기에 물리지 않도록 주의

97 기생충질환 중 우리나라에서 감염률이 가장 높은 것은?
① 요코가와흡충
② 회충
③ 유구조충
④ 간흡충
⑤ 요충

96 ⑤ 97 ④

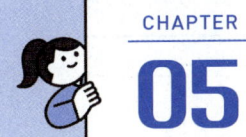

CHAPTER 05 식품첨가물

1 식품첨가물의 개념

(1) 정의
① 우리나라 식품위생법 제1장 제2조 제2호 : 식품을 제조·가공·조리 또는 보존하는 과정에서 감미, 착색, 표백 또는 산화방지 등을 목적으로 식품에 사용되는 물질을 말한다. 이 경우 기구·용기·포장을 살균·소독하는 데에 사용되어 간접적으로 식품으로 옮아갈 수 있는 물질을 포함한다.
② FAO/WHO 합동식품첨가물 전문위원회 : 식품의 외관, 향미, 조직, 저장성을 향상시키기 위한 목적으로 식품에 의도적으로 소량 첨가되는 비영양물질

> **참고** 용어 정의
> 1. 식품 : 의약으로 섭취하는 것을 제외한 모든 음식물
> 2. 화학적 합성품 : 화학적 수단에 의해 원소 또는 화합물에 분해반응 외의 화학반응을 일으켜 얻은 물질

(2) 식품첨가물의 규격과 기준 : 식품의약품안전처장 고시

(3) 식품첨가물 구비조건
① 인체에 무해할 것
② 체내에 축적되지 말 것
③ 사용목적에 따른 효과를 소량으로도 충분히 나타낼 것
④ 이화학적 변화에 대해 안정할 것
⑤ 식품의 화학분석 등에 의해 그 첨가물을 확인할 수 있을 것
⑥ 값이 저렴할 것
⑦ 식품의 영양가를 유지할 것
⑧ 식품의 외관을 좋게 할 것
⑨ 식품을 소비자에게 이롭게 할 것

(4) 식품첨가물 용도별 분류 및 용어 정의 - 「식품첨가물공전」

종류	용도
감미료	식품에 단맛을 부여하는 식품첨가물
고결방지제	식품의 입자 등이 서로 부착되어 고형화되는 것을 감소시키는 식품첨가물
거품제거제	식품의 거품 생성을 방지하거나 감소시키는 식품첨가물
껌기초제	적당한 점성과 탄력성을 갖는 비영양성의 씹는 물질로서 껌 제조의 기초 원료가 되는 식품첨가물
밀가루 개량제	밀가루나 반죽에 첨가되어 제빵 품질이나 색을 증진시키는 식품첨가물
발색제	식품의 색을 안정화시키거나, 유지 또는 강화시키는 식품첨가물
보존료	미생물에 의한 품질 저하를 방지하여 식품의 보존기간을 연장시키는 식품첨가물 기출
분사제	용기에서 식품을 방출시키는 가스 식품첨가물
산도조절제	식품의 산도 또는 알칼리도를 조절하는 식품첨가물
산화방지제	산화에 의한 식품의 품질 저하를 방지하는 식품첨가물
살균제	식품 표면의 미생물을 단시간 내에 사멸시키는 작용을 하는 식품첨가물
습윤제	식품이 건조되는 것을 방지하는 식품첨가물 기출
안정제	두 가지 또는 그 이상의 성분을 일정한 분산 형태로 유지시키는 식품첨가물 기출
여과보조제	불순물 또는 미세한 입자를 흡착하여 제거하기 위해 사용되는 식품첨가물
영양강화제	식품의 영양학적 품질을 유지하기 위해 제조공정 중 손실된 영양소를 복원하거나, 영양소를 강화시키는 식품첨가물
유화제	물과 기름 등 섞이지 않는 두 가지 또는 그 이상의 상(phases)을 균질하게 섞어주거나 유지시키는 식품첨가물
이형제	식품의 형태를 유지하기 위해 원료가 용기에 붙는 것을 방지하여 분리하기 쉽도록 하는 식품첨가물
응고제	식품 성분을 결착 또는 응고시키거나, 과일 및 채소류의 조직을 단단하거나 바삭하게 유지시키는 식품첨가물
제조용제	식품의 제조·가공 시 촉매, 침전, 분해, 청징 등의 역할을 하는 보조제 식품첨가물
젤형성제	젤을 형성하여 식품에 물성을 부여하는 식품첨가물
증점제	식품의 점도를 증가시키는 식품첨가물
착색료	식품에 색을 부여하거나 복원시키는 식품첨가물
청관제	식품에 직접 접촉하는 스팀을 생산하는 보일러 내부의 결석, 물때 형성, 부식 등을 방지하기 위하여 투입하는 식품첨가물
추출용제	유용한 성분 등을 추출하거나 용해시키는 식품첨가물
충전제	산화나 부패로부터 식품을 보호하기 위해 식품의 제조 시 포장 용기에 의도적으로 주입시키는 가스 식품첨가물
팽창제	가스를 방출하여 반죽의 부피를 증가시키는 식품첨가물
표백제	식품의 색을 제거하기 위해 사용되는 식품첨가물
표면처리제	식품의 표면을 매끄럽게 하거나 정돈하기 위해 사용되는 식품첨가물
피막제	식품의 표면에 광택을 내거나 보호막을 형성하는 식품첨가물
향미증진제	식품의 맛 또는 향미를 증진시키는 식품첨가물
향료	식품에 특유한 향을 부여하거나 제조공정 중 손실된 식품 본래의 향을 보강시키는 식품첨가물
효소제	특정한 생화학 반응의 촉매 작용을 하는 식품첨가물

2 식품첨가물의 분류 및 용도

(1) 식품의 부패·변질 방지 〔기출〕

① 보존료(방부제) 〔기출〕
  ㉠ 식품에 대한 보존 기구 : 살균작용보다 부패 미생물에 대한 정균작용, 효소의 발효억제작용
  ㉡ 보존료가 갖추어야 할 조건
    ⓐ 미생물의 발육저지력이 강하고 지속적이어야 함
    ⓑ 식품에 대한 악영향을 주지 않아야 함
    ⓒ 사용법이 간편하고 가격이 저렴할 것
    ⓓ 인체에 무해하거나 독성이 낮아야 함
    ⓔ 식품의 성분에 따라 효능의 변화를 받지 않을 것
  ㉢ 특징
    ⓐ 산형 보존료(파라옥시안식향산 에스테르류 제외) : 산성영역에서 그 효과를 발휘 → 항균작용은 비해리 분자의 농도에 비례하는데, 산형 보존료는 중성용액에서는 완전히 해리하나 산성용액에서는 비해리 분자가 증가하기 때문에 효과증대
    ⓑ 파라옥시안식향산에스테르류 : pH의 영향을 별로 받지 않음
    ⓒ 안식향산, 안식향상 나트륨 : pH에 의한 정균작용에 영향 많이 받음
  ㉣ 종류

보존료명	사용기준
• 데히드로초산나트륨 〔기출〕 (Dehydroacetate, DHAS)	데히드로초산으로서 1. 치즈, 버터류, 마가린류
• 소브산 (Sorbic acid) • 소브산칼륨 (Potassium sorbate) • 소브산칼슘 (Calcium sorbate)	소브산으로서 1. 치즈류 2. 식육가공품, 어육가공품류, 젓갈류(단, 비건조 제품에 한함), 혼합장, 어패건제품, 조림류(농산물을 주원료로 한 것에 한함), 플라워페이스트, 소스 3. 한식된장, 된장, 고추장, 혼합장, 춘장, 청국장 4. 농축과일즙, 과·채주스, 탄산음료, 발효음료류(살균한 것은 제외) 5. 잼류, 마요네즈, 마가린 6. 과실주, 탁주, 약주 등
• 안식향산 〔기출〕 (Benzoic acid) • 안식향산나트륨 (Sodium benzoate) • 안식향산칼륨, 안식향산칼슘	안식향산으로서 1. 간장, 탄산음료, 기타음료, 인삼·홍삼음료 2. 과일·채소음료(비가열제품 제외) 3. 마요네즈, 마가린, 잼류, 절임식품 등

• 파라옥시안식향산에틸 (기출) (Ethyl p-hydroxybenzoate) • 파라옥시안식향산메틸 (Methyl p-hydroxybenzoate)	파라옥시안식향산으로서 1. 캡슐류, 잼류 2. 망고처트니, 간장 3. 식초 4. 기타음료(분말음료 제외), 인삼·홍삼음료 5. 과일류, 채소류(표피부분에 한한다) 등
• 프로피온산 • 프로피온산나트륨 (Sodium propionate) • 프로피온산칼슘 (Calcium propionate)	프로피온산으로서 1. 빵류 2. 치즈류 3. 잼류

② 살균료(소독제) (기출)
  ㉠ 정의
    ⓐ 식품 중의 부패 원인 미생물이나 병원균 사멸하는 첨가물
    ⓑ 식품 표면의 미생물을 단시간 내에 사멸시키는 작용을 하는 식품첨가물
    ⓒ 살균력의 주체는 유효염소 - 비해리형 차아염소산(HClO) 농도에 좌우
       pH가 낮을수록 비해리형의 차아염소산의 양은 커져 살균력도 높아짐
  ㉡ 종류

살균제명	사용기준
• 차아염소산나트륨 (Sodium hypochlorite)	과일류, 채소류 등의 살균목적에 한하여 사용하여야 하며, 최종 식품의 완성 전에 제거하여야 한다. 다만, 차아염소산나트륨은 참깨에 사용하여서는 아니 된다.
• 차아염소산칼슘(고도표백분) • 이산화염소수, 오존수	과일류, 채소류 등의 살균목적에 한하여 사용하여야 하며, 최종 식품의 완성 전에 제거하여야 한다.

③ 산화방지제
  ㉠ 정의 : 유지의 산패로 인한 이취, 이미 방지, 색소의 산화로 인한 식품의 변색 및 퇴색 방지를 위해 사용하는 첨가물
  ㉡ 특징
    ⓐ 지용성(BHT, BHA, TBHQ, Propyl gallate, DL α-tocopherol) : 유지식품 산화방지
    ⓑ 수용성(Erythorbic acid, Sodium erythorbate, L-ascorbic acid) : 색소 산화방지
    ⓒ 금속제거 : EDTA2나트륨, EDTA칼슘2나트륨
    ⓓ 유기산(구연산 등)과 병용 시 산화방지제의 효과 상승 : 이런 효과를 내는 물질을 Synergist (상승제, 효력증강제)라고 함

ⓒ 종류 기출

산화방지제명	사용기준
• 디부틸히드록시톨루엔 　(dibutyl hydroxy toluene, BHT) • 부틸히드록시아니솔 　(butyl hydroxy anisole, BHA) • 터셔리부틸히드로퀴논 　(tert-butylhydroquinone, TBHQ)	1. 식용유지류(모조치즈, 식물성크림 제외), 버터류, 어패 　건제품, 어패 염장품, 어패 냉동품 2. 껌 3. 체중조절용 조제식품 및 시리얼류 4. 마요네즈 등
• 몰식자산프로필(propyl gallate)	식용유지류(모조치즈, 식물성크림 제외), 버터류
• 에리토브산(erythorbic acid) • 에리토브산나트륨 　(sodium erythorbic)	산화방지제 목적에 한하여 사용하여야 한다.
• L-아스코르빈산(비타민 C) 　(L-ascorbic acid) • L-아스코르빈산나트륨, 아스코르빈산칼슘 　(Sodium L-ascorbate) • 아스코르빌팔미테이트 　(Ascorbyl palmitate)	아스코르빌팔미테이트, 아스코르빌 스테아레이트는 사용 기준이 있다.
• D-α-토코페롤(비타민 E) 　(D-α-tocopherol)	
• 이디티에이칼슘2나트륨 　(Calcium disodium ethylenediamine 　tetraacetate) • 이디티에이2나트륨 　(Disodium ethylenediamine tetraacetate)	무수 이.디.티.에이.이나트륨으로서 마요네즈, 마가린, 소 스, 통조림식품, 병조림식품, 음료(캔 또는 병제품), 오이 초절임, 양배추초절임, 건조과실류(바나나에 한함), 서류 가공품(냉동감자에 한함), 땅콩버터

▶ 천연항산화제 : 토코페롤, 고시폴, 레시틴, 세파린, 아스코르빈산, 구연산, 기타식물추출액, 세사몰

④ 피막제 기출

ⓐ 정의 : 과일, 채소류의 선도를 유지하기 위해 표면에 피막을 만들어 호흡작용 제한, 수분증발을 방지
하고 외관을 좋게 하기 위해 사용

ⓑ 종류

피막제	사용기준
• 몰포린 지방산염 　(Morpholine fatty acid salt)	과일류 또는 채소류 표피의 피막제 목적에 한하여 사용하여야 한다.
• 초산비닐수지 　(Polyvinyl acetate)	껌 기초제 및 과일류 또는 채소류 표피의 피막제 목적에 한하여 사 용하여야 한다.

(2) 관능 만족시키는 것
　① 착색료
　　㉠ 정의 : 식품의 제조, 가공, 보존 중 식품의 색이 산화, 변색된 것을 복원시키기 위해, 인공적으로 색을 부여하기 위해 사용되는 첨가물
　　㉡ 종류
　　　ⓐ 식용 tar 색소

녹색	식용색소 녹색 제3호(fast green FCF)
적색	식용색소 적색 제2호(amaranth), 식용색소 적색 제3호(erythrosine), 식용색소 적색 제40호(allura red)
청색	식용색소 청색 제1호(brilliant blue FCF), 식용색소 청색 제2호(indigocarmine)
황색	식용색소 황색 제4호(tartrazine), 식용색소 황색 제5호(sunset yellow FCF)

> **참고** 식용 tar 색소 사용기준
> ① 타르색소의 사용기준 예
> 　식용색소 녹색 제3호는 아래의 식품에 한하여 사용하여야 한다.
> 　1. 과자　　　　　　　　　　　2. 캔디류
> 　3. 빵류, 떡류　　　　　　　　4. 초콜릿류
> 　5. 기타 잼류　　　　　　　　 6. 소시지류, 어육소시지
> 　7. 과·채음료, 탄산음료, 기타음료
> 　8. 향신료가공품[고추냉이(와사비)가공품 및 겨자가공품에 한함]
> 　9. 절임식품(밀봉 및 가열살균 또는 멸균처리한 제품에 한함)
> 　10. 주류(탁주, 약주, 소주, 주정을 첨가하지 않은 청주 제외)
> 　11. 곡류가공품, 당류가공품, 수산물가공품
> 　12. 건강기능식품(정제의 제피 또는 캡슐에 한함), 캡슐류
> 　13. 아이스크림류, 아이스크림분말류, 아이스크림믹스류
> ② 타르색소는 천연식품, 단무지, 면류, 다류, 장류, 고춧가루, 김치류 등에 사용할 수 없다.

　　　ⓑ 식용 tar 색소 알루미늄레이크(Al-lake)
　　　　㉮ 식품 tar 색소와 염기성 알루미늄염을 작용시켜 얻은 복잡한 화합물
　　　　㉯ 내열성, 내광성 우수
　　　　㉰ 산, 알칼리에 불안정
　　　　㉱ 물, 유기용매, 유지에는 거의 녹지 않는다. → 사용 시 미세한 색소입자 분산시켜 착색
　　　　㉲ 분말식품, 유지제품에 이용
　　　　㉳ 5 마이크론 정도의 미세분말, 가비중 0.1~0.14
　　　ⓒ 비 tar계 착색료
　　　　㉮ β-카로틴(β-carotene) : 황색의 지용성 카로티노이드계 색소로 비타민 A효과가 있어 영양강화제로도 이용되며, 빛이나 공기에 의해 산화가 진행되므로 차광한 밀봉용기에 넣어 질소가스를 충전해서 보관하라는 보존기준이 존재
　　　　㉯ 이산화티타늄(Titanium dioxide, TiO_2), 수용성 안나토(Annato water soluble)

- 딴 삼이산화철(Iron sesquioxide, Fe_2O_3)
- 㗱 철클로로필린나트륨(Sodium iron chlorophyllin)
- 먠 동클로로필린나트륨(Sodium copper chlorophyllin)
- ⓓ 천연색소: Paprika extract, Monascorubin, Monascin, Monascamine, 천연 Carotene, chlorophyll, 카라멜 기출

② 발색제
- ㉠ 정의
  - ⓐ 그 자체는 착색력이 없으나 식품 중 함유되어 있는 색소와 결합해 색을 보다 선명하게 하거나 안정화시키는 데 사용되는 첨가물
  - ⓑ 육류 등의 Myoglobin 또는 Hemoglobin과 결합
    → 안정된 화합물인 Nitrosomyoglobin, Nitrosohemoglobin 생성함으로써 선홍색 유지
- ㉡ 종류
  - ⓐ 식육가공품에 사용 기출
    - ㉮ 아질산나트륨(Sodium nitrite, $NaNO_2$)
    - ㉯ 질산나트륨(Sodium nitrate, $NaNO_3$), 질산칼륨(Potassium nitrate, KNO_3)
  - ⓑ 야채, 과일 제품에 사용
    - ㉮ 황산제1철(Ferrous sulfate, $FeSO_4$)
    - ㉯ 소명반(황산알루미늄칼륨)

③ 표백제 기출
- ㉠ 정의: 식품의 가공이나 제조 시 **퇴색·변색된 식품과 발색성 물질을 탈색해 무색의 화합물로 변화시키고 식품의 보존 중 일어나는 갈변, 착색 등의 변화를 억제하기 위해 사용**
- ㉡ 종류
  - ⓐ 산화표백제: 산화작용에 의해 색소를 파괴
    - 과산화수소(Hydrogen peroxide, H_2O_2): 최종식품 완성 전에 분해, 제거
  - ⓑ 환원표백제: 사용기준 있음
    - ㉮ 메타중아황산칼륨(Potassium metabisulfite), 메타중아황산나트륨
    - ㉯ 무수아황산(Sulfur dioxide)
    - ㉰ 아황산나트륨(Sodium sulfite)
    - ㉱ 산성아황산나트륨(Sodium bisulfite)
    - ㉲ 차아황산나트륨(Sodium hyposulfite)

④ 감미료 기출
- ㉠ 정의: 당질을 제외한 감미를 지닌 화학적 제품의 총칭
- ㉡ 종류
  - ⓐ 사카린나트륨(Saccharin sodium)
  - ⓑ 글리실리진산2나트륨(Disodium glycyrrhizinate): 된장, 간장에만 사용가능
  - ⓒ 수크랄로스, 아세설팜칼륨
  - ⓓ D-소비톨(D-sorbitol), 자일리톨, 만니톨, 말티톨, 락티톨, D-리보오스, 이소말트 – 사용기준 없음

ⓔ 아스파탐(Aspartame) : 아미노산계 감미료
ⓕ 스테비올배당체 : 천연감미료

> **참고** 사카린나트륨의 사용기준
> 1. 젓갈류, 절임식품, 조림식품
> 2. 김치류
> 3. 음료류(발효음료류, 인삼·홍삼음료 제외)
> 4. 어육가공품
> 5. 시리얼류
> 6. 뻥튀기
> 7. 특수의료용도등식품
> 8. 체중조절용조제식품
> 9. 건강기능식품
> 10. 추잉껌
> 11. 잼류
> 12. 장류
> 13. 소스
> 14. 토마토케첩
> 15. 탁주
> 18. 기타 코코아가공품, 초콜릿류
> 19. 빵류
> 20. 과자
> 21. 캔디류
> 22. 빙과
> 23. 아이스크림류
> 24. 조미건어포
> 25. 떡류
> 26. 복합조미식품
> 27. 마요네즈
> 28. 과·채가공품
> 29. 옥수수(삶거나 찐 것에 한함)
> 30. 당류가공품

(3) 식품의 품질개량, 품질유지에 사용
① 밀가루 개량제 기출
  ㉠ 정의 : 밀가루의 표백과 숙성기간 단축, 제빵효과의 저해물질 파괴(카로티노이드계 색소와 단백분해 효소 제거)시켜 분질을 개량하기 위해 사용되는 첨가물
  ㉡ 종류
    ⓐ 밀가루에 사용 : 과산화벤조일(Benzoyl peroxide), 염소 및 이산화염소(Chlorine, Chlorine dioxide), 과황산암모늄(Ammonium persulfate), 아조디카르본 아미드(Azodicarbonamide), 요오드산칼륨, 요오드칼륨, L-시스테인염산염
    ⓑ 빵, 면류, 과자 등 : 스테아릴 젖산 칼슘, 스테아릴 젖산 나트륨
② 호료(증점제) 기출
  ㉠ 정의 : 식품의 가공이나 저장 중 제품의 형상을 유지시키며 결착성(점착성)과 유화 안정성을 증가시키고 입안에 미끄러운 감각을 부여함으로써 교질상 미각을 증진시키기 위해 사용하는 첨가물
  ㉡ 종류
    ⓐ 폴리아크릴산나트륨(Sodium polyacrylate)
    ⓑ 알긴산프로필렌글리콜(Propylene glycol alginate), 알긴산나트륨(Sodium alginate)
    ⓒ 메틸셀룰로오스(Methyl cellulose), 카복시메틸셀룰로오스 나트륨 : CMC-Ca, 식품의 점착성을 낮추어 붕괴를 빠르게 함, 분말주스나 인스턴트 커피 등의 수용성을 촉진하여 비스켓 같은 과자류의 치아점착 예방에 이용
    ⓓ 카제인(Casein)-천연품, 카제인 나트륨(Sodium caseinate), 초산전분(Starch acetate) 등
  ㉢ 사용식품 : 아이스크림, 캔디, 젤리, 소프트밀크, 푸딩, 스프, Eggnog 음료 담금, 축육제품, 수산식품, 마요네즈, 케첩류, 빵, 케이크류 등

③ 유화제(계면활성제) 기출
  ㉠ 정의 : 서로 잘 혼합되지 않는 두 종류의 액체 또는 고체를 잘 혼합시켜 분리되지 않도록 해주는 물질 (물과 기름 등 섞이지 않는 두 가지 또는 그 이상의 상을 균질하게 섞어주거나 유지시키는 첨가물)
  ㉡ 종류
    ⓐ 글리세린지방산에스테르(Glycerin fatty acid ester)
    ⓑ 소르비탄지방산에스테르(Sorbitan fatty acid ester)
    ⓒ 자당지방산에스테르(Sucrose fatty acid ester)
    ⓓ 프로필렌글리콜지방산에스테르(Propylene glycol fatty acid ester)
    ⓔ 레시틴, 폴리소르베이트20(Polysorbate20)
④ 이형제 기출
  ㉠ 정의 : 빵 제조 과정에서 빵 반죽을 분할기에서 분할할 때나 구울 때 달라붙지 않게 하여 모양을 유지하는 데 사용되는 식품첨가물
  ㉡ 종류 : 유동파라핀(Liquid paraffin)

(4) 식품의 영양가치 강화
  ① 영양강화제
    ㉠ 정의 : 식품의 영양을 강화할 목적으로 사용되는 첨가물
    ㉡ 종류 : 비타민류, 아미노산류, 무기질(철제, 칼슘제) 등

(5) 식품제조에 필요한 것
  ① 껌기초제 기출
    ㉠ 정의 : 껌에 적당한 점성과 탄력성을 갖게 하여 그 풍미를 유지
    ㉡ 종류 : 에스테르 껌(Ester gum), 폴리부텐(Polybutene), 폴리이소부틸렌(Polyisobutylene), 초산비닐수지(Polyvinyl acetate)
  ② 팽창제 기출
    ㉠ 정의 : 빵, 과자 등을 만들기 위해 밀가루를 부풀게 하여 조직을 향상시키고 적당한 형체를 갖추기 위해 사용되는 첨가물
    ㉡ 종류 : 명반, 소명반(Burnt alum), 암모늄명반(Ammonium alum), 소암모늄명반, 염화암모늄, D-주석산수소칼륨(Potassium D-bitartrate), DL-주석산수소칼륨, 탄산수소나트륨, 탄산수소암모늄, 탄산마그네슘, 산성 피로인산나트륨, 제1인산칼슘, 글루코노델타락톤
  ③ 추출용제 기출
    ㉠ 정의 : 유지 등 특정한 성분을 추출하기 위하여 사용(유용한 성분 등을 추출하거나 용해시키는 첨가물)
    ㉡ 종류 : 헥산(hexane) - 식용유지 제조 시 유지성분의 추출 목적, 건강기능식품의 기능성원료 추출 또는 분리 등의 목적
  ④ 소포제(거품제거제) 기출
    ㉠ 정의 : 식품제조 과정 중 형성되는 거품생성을 방지하거나 감소시키는 식품첨가물
    ㉡ 종류 : 규소수지(silicon resin)

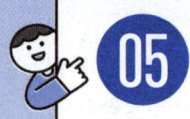

05 끝판왕! 적중예상문제

적중예상문제 해설

01
가. 식품첨가물은 식품에 소량 첨가하는 비영양물질이다.
다. 화학적 합성품은 분해반응 외에 화학반응으로 얻어진 물질이다.

02
식품첨가물의 사용기준
사용 대상 식품의 종류 및 사용량, 사용방법 등

03
두 가지 또는 그 이상의 성분을 일정한 분산 형태로 유지시키는 식품첨가물은 안정제이다.

---

01 1회독 2회독 3회독

식품첨가물에 대한 설명으로 옳은 것은?

> 가. 식품첨가물은 식품의 외관, 향미, 조직 또는 저장성을 향상시킬 목적으로 식품에 다량 첨가하는 비영양물질이다.
> 나. 식품첨가물은 식품을 제조·가공·조리 또는 보존하는 과정에서 감미, 착색, 표백 또는 산화방지 등을 목적으로 식품에 사용되는 물질을 말한다.
> 다. 화학적 합성품은 화학적 수단에 의하여 원소 또는 화합물의 모든 화학반응에서 얻어지는 물질을 말한다.
> 라. 습윤제는 식품이 건조되는 것을 방지하는 식품첨가물이다.

① 가, 다
② 나, 라
③ 가, 나, 다
④ 나, 다, 라
⑤ 가, 나, 다, 라

02 1회독 2회독 3회독

식품첨가물의 규격기준 중 사용기준의 규제내용은?

① 식품첨가물의 품질과 성분함량
② 식품첨가물의 보존방법
③ 사용 대상 식품의 종류와 사용량
④ 식품첨가물의 제조방법
⑤ 식품첨가물의 유통과정 중 성분변화

03 1회독 2회독 3회독 2023 기출유사

두 가지 또는 그 이상의 성분을 일정한 분산 형태로 유지시키기 위해 사용하는 첨가물은?

① 안정제
② 유화제
③ 청관제
④ 고결방지제
⑤ 이형제

🔒 01 ② 02 ③ 03 ①

04 2020·2017 기출유사
식품의 부패, 변질을 방지하기 위해 사용하는 첨가물은?
① 착향료
② 밀가루개량제
③ 소포제
④ 유화제
⑤ 보존료

05 2024 기출유사
식품첨가물인 보존료의 사용 목적으로 옳은 것은?
① 식품 표면의 미생물을 단시간 내에 사멸
② 식품의 점도 증가
③ 식품의 맛 또는 향미 증진
④ 미생물에 의한 품질 저하 방지
⑤ 식품의 색을 안정화, 유지 또는 강화

06 2022·2018·2013 기출유사
다음 중 식품에 사용할 수 있는 보존료는?
① 몰식자산프로필
② 몰포린지방산염
③ 차아염소산나트륨
④ 프로피온산나트륨
⑤ 살리실산

07 2013 기출유사
치즈, 버터, 마가린에만 사용할 수 있는 보존료는?
① 데히드로초산나트륨
② 헥산
③ 프로피온산
④ 안식향산
⑤ 소브산칼슘

08
다른 보존료에 비해 항균력은 약하지만 곰팡이의 발육저지 작용이 강한 첨가물은?
① 안식향산나트륨
② 소브산칼륨
③ 파라옥시안식향산메틸
④ 프로피온산나트륨
⑤ 데히드로초산나트륨

적중예상문제 해설

04
식품의 부패, 변질을 방지하기 위해 사용하는 첨가물에는 보존료, 살균료, 산화방지제 등이 있다.

05
보존료는 미생물에 의한 품질 저하를 방지하여 식품의 보존기간을 연장시키는 식품첨가물이다.
① 살균제
② 증점제(호료)
③ 향미증진제
⑤ 발색제

06
① 산화방지제
② 피막제
③ 살균제
⑤ 유해 보존료

07
- **데히드로초산나트륨** : 치즈, 버터, 마가린
- **헥산** : 유지추출제
- **프로피온산** : 빵류, 치즈, 잼류
- **안식향산** : 간장, 과일·채소음료, 탄산음료 등
- **소브산칼슘** : 치즈, 식육가공품, 된장, 고추장, 춘장, 발효음료류(살균한 것은 제외) 등

🔒 04 ⑤ 05 ④ 06 ④ 07 ① 08 ②

적중예상문제 해설

09~10
- **프로피온산나트륨** : 빵류, 치즈, 잼류
- **데히드로초산나트륨** : 치즈, 버터, 마가린
- **파라옥시안식향산에틸** : 캡슐류, 잼류, 간장, 식초, 기타음료, 과일류·채소류 표피 등
- **소브산** : 치즈, 발효음료, 탄산음료, 식육가공품, 과실주, 약주, 탁주, 고추장, 춘장, 된장 등
- **안식향산** : 간장, 탄산음료, 기타음료, 인삼·홍삼음료, 과일·채소음료 등

12
- **안식향산나트륨** : 간장, 탄산음료, 과일·채소음료 등에 사용되는 보존료
- **프로피온산나트륨** : 빵류, 잼, 치즈에 사용되는 보존료
- **BHT** : 지용성 산화방지제
- **소브산** : 치즈, 식육가공품 등에 사용되는 보존료
- **데히드로초산나트륨** : 치즈, 버터, 마가린에 사용되는 보존료

🔒 09 ⑤ 10 ① 11 ③ 12 ① 13 ②

---

09 [1회독] [2회독] [3회독]
간장, 탄산음료, 과일·채소음료에 사용가능한 보존료는?
① 프로피온산나트륨
② 소브산칼륨
③ 데히드로초산나트륨
④ 파라옥시안식향산에틸
⑤ 안식향산칼륨

10 [1회독] [2회독] [3회독] [2015 기출유사]
보존료와 사용 대상 식품의 연결이 옳은 것은?
① 소브산칼슘 – 과실주, 발효음료
② 프로피온산나트륨 – 탄산음료, 간장
③ 안식향산 – 치즈, 과일·채소류의 표피
④ 파라옥시안식향산에틸 – 식육가공품, 고추장
⑤ 데히드로초산나트륨 – 식초, 버터

11 [1회독] [2회독] [3회독] [2014 기출유사]
다음 중 식초에 사용되는 보존료는?
① 프로피온산나트륨
② 안식향산나트륨
③ 파라옥시안식향산메틸
④ 데히드로초산나트륨
⑤ 소브산 칼슘

12 [1회독] [2회독] [3회독]
효모의 증식에 영향을 주지 않아 빵제품에서 rope의 원인이 되는 Bacillus mesentericus균의 억제에 가장 효과적인 보존료는?
① 프로피온산나트륨
② 안식향산나트륨
③ BHT
④ 소브산
⑤ 데히드로초산나트륨

13 [1회독] [2회독] [3회독]
발효음료(살균한 것 제외), 식육가공품, 어육가공품, 장류 등에 사용할 수 있는 보존료는?
① 안식향산
② 소브산
③ 파라옥시안식향산메틸
④ 프로피온산
⑤ 데히드로초산나트륨

14
「식품첨가물공전」상 주용도가 보존료인 것은?
① 과산화벤조일 ② 포름알데히드
③ 프로피온산 ④ 차아염소산나트륨
⑤ 붕산

14
① 밀가루개량제
②, ⑤ 유해보존료
④ 살균료

15 2013 기출유사
다음 중 채소류에 사용되는 보존료는?
① 프로피온산 ② 파라옥시안식향산에틸
③ 소브산 ④ 안식향산나트륨
⑤ 몰식자산프로필

15
파라옥시안식향산에틸은 과일류, 채소류의 표피부분에 한해 사용 가능 : 0.012g/kg 이하

16 2019 기출유사
식품의 부패 원인균이나 병원균과 같은 미생물을 단시간 내에 사멸시키기 위해 사용되는 식품첨가물은?
① 몰식자산프로필 ② 과산화벤조일
③ 차아황산나트륨 ④ 질산나트륨
⑤ 차아염소산나트륨

16
식품의 부패 원인균이나 병원균과 같은 미생물을 단시간 내에 사멸시키기 위해 사용되는 식품첨가물은 살균료로 차아염소산나트륨, 고도표백분 등이 있다.

17 2021 기출유사
식품첨가물인 차아염소산나트륨의 사용 목적은?
① 거품제거작용 ② 팽창작용
③ 추출작용 ④ 증점작용
⑤ 살균작용

17
살균료 : 차아염소산나트륨, 차아염소산칼슘(고도표백분), 이산화염소수, 차아염소산수 등

18 2023 · 2016 · 2014 기출유사
「식품첨가물공전」상에 허용되어 있는 산화방지제는?
① 폴리아크릴산나트륨 ② 몰포린지방산염
③ 자당지방산에스테르 ④ 디부틸히드록시톨루엔
⑤ 안식향산나트륨

18
산화방지제 : 부틸히드록시아니솔, 디부틸히드록시톨루엔, 몰식자산프로필, 에리토브산나트륨, 아스코르브산나트륨, EDTA2나트륨 등

14 ③ 15 ② 16 ⑤ 17 ⑤ 18 ④

적중예상문제 해설

19 에리토브산나트륨
- 수용성 산화방지제
- 햄 등의 육색소 고정 등 색소의 산화방지에 널리 이용
- 산화방지제 목적에 한하여 사용하여야 한다.

20 BHA, BHT
- 지용성으로 유지용 산화방지제이다.
- 식용유지, 버터, 어패류 건제품, 어패류 염장품, 어패류 냉동품 등의 산화방지제로 이용된다.

21
- β-카로틴 : 착색료 + 영양강화
- 아스코르빈산 : 수용성 산화방지제 + 영양강화
- BHA : 지용성 산화방지제
- 데히드로초산나트륨 : 보존료

23
피막제는 과일·채소류의 표면에 피막을 형성시켜 외관을 보기 좋게 하고, 호흡작용을 억제시킴으로써 수분증발을 방지하여 신선도를 장기간 유지하기 위해 사용되는 식품첨가물이다.

---

19 [2013 기출유사]
에리토브산나트륨은 주로 어떤 목적으로 이용되는가?
① 살균작용은 약하나 정균작용이 있으므로 보존료로 이용된다.
② 산화방지력이 있으므로 식용유의 산화방지 목적으로 사용된다.
③ 수용성이므로 색소의 산화방지에 이용된다.
④ 영양강화의 목적에 적합하다.
⑤ 살균작용이 강하므로 살균료로 이용된다.

20
BHA, BHT는 어떤 식품의 산화를 방지할 목적으로 사용되는가?
① 색소의 산화방지 ② 유지의 산화방지
③ 단백질의 산화방지 ④ 탄수화물의 산화방지
⑤ 유당의 산화방지

21
유지의 산화방지의 목적뿐만 아니라 영양을 강화할 목적으로 사용이 가능한 산화방지제는?
① β-카로틴 ② 비타민 E
③ 아스코르빈산 ④ BHA
⑤ 데히드로초산나트륨

22
산화방지의 목적 외에는 사용이 금지되어 있으며, 갈변방지, 식육제품의 발색 색소고정에 이용되는 산화방지제는?
① β-카로틴 ② 아스코르빈산
③ 에리토브산 ④ 부틸히드록시아니솔
⑤ 비타민 E

23 [2016 기출유사]
피막제의 용도를 가장 잘 설명한 것은?
① 기호성을 증진시키기 위해
② 상품가치를 높이기 위해
③ 호흡작용을 억제시킴으로써 수분 증발을 방지하기 위해
④ 신선도를 단기간 유지하기 위해
⑤ 세균의 침입을 막기 위해

🔒 19 ③ 20 ② 21 ② 22 ③ 23 ③

24
우리나라에서 과일의 피막제로 사용하는 첨가물은?
① 프로필렌글리콜 지방산에스테르(Propylene glycol fatty acid ester)
② 디부틸히드록시톨루엔(Dibutyl hydroxy toluene)
③ 몰포린지방산염(Morpholine fatty acid salt)
④ 폴리아크릴산 나트륨(Sodium polyacrylate)
⑤ 규소수지(Silicon resin)

25
식품의 기호성을 증진시키기 위해 사용하는 첨가물은?
① 표백제　　　　② 보존료
③ 밀가루개량제　④ 유화제
⑤ 팽창제

26
「식품첨가물공전」상에 허용된 타르색소는?
① 식용색소 적색제1호　② 식용색소 황색제2호
③ 식용색소 청색제5호　④ 식용색소 녹색제3호
⑤ 식용색소 황색제40호

27
다음 중 타르색소를 사용할 수 없는 식품은?
① 과자류　　② 캔디류
③ 청량음료　④ 단무지
⑤ 빙과

28
타르색소 알루미늄레이크의 장점으로 옳은 것은?
① 용해성　　② 독성감소
③ 경제적　　④ 취급의 용이성
⑤ 내광성, 내열성 증가

적중예상문제 해설

24
피막제
몰포린지방산염, 초산비닐수지, 유동파라핀(주용도는 이형제이나 피막제로도 이용가능)
① 유화제
② 산화방지제
④ 호료
⑤ 소포제

25
식품의 기호성을 증진시키기 위해 사용하는 첨가물에는 착색료, 발색제, 표백제, 감미료 등이 있다.

26
허용된 타르색소에는 식용색소 청색제1호, 제2호, 식용색소 녹색제3호, 식용색소 황색제4호, 제5호, 식용색소 적색제2호, 제3호, 제40호가 있다.

27
타르색소를 사용할 수 없는 식품
천연식품, 식빵, 카스텔라, 면류, 단무지, 잼류, 유가공품, 어육가공품(어육소시지 제외), 두부류, 묵류, 식용유지류, 면류, 다류, 커피, 과일·채소류음료(과·채음료 제외), 발효음료류, 인삼·홍삼음료, 장류, 버터 등

28
타르색소 알루미늄레이크
- 타르색소 수용액에 다량의 염기성 알루미늄을 가할 때 생성되는 불용성의 화합물
- 내열성이나 내광성 우수

🔒 24 ③　25 ①　26 ④　27 ④　28 ⑤

적중예상문제 해설

29
타르색소 알루미늄레이크는 타르색소 수용액에 다량의 염기성 알루미늄을 가할 때 생성되는 불용성의 화합물로 타르색소에 비해 색소함량이 30% 이하이다.

30
산, 알칼리에 불안정하다.

31
β-carotene은 착색효과뿐만 아니라 비타민 A 효과가 있어 영양강화가 가능하다.

32
단무지에는 타르색소를 사용할 수 없다.

33
β-카로틴
황색의 지용성 카로티노이드계 색소
- 비타민 A 효과가 있어 영양강화제로도 이용
- 빛이나 공기에 의해 산화가 진행되므로 차광된 밀봉용기에 넣어 질소가스를 충전해서 보관하라는 보존기준이 존재

🔒 29 ① 30 ⑤ 31 ③ 32 ① 33 ①

---

29 식용 타르색소 알루미늄레이크의 색소 함유량은?

① 10~30% ② 30~40%
③ 40~50% ④ 50~60%
⑤ 70~80%

30 식용색소 알루미늄레이크(Al-lake)의 성상에 관한 설명 중 옳지 않은 것은?

① 5micron 정도의 미세분말이다.
② 물, 유기용매, 유지 등에 거의 불용이다.
③ 가비중은 0.1~0.14이다.
④ 내열성, 내광성이 우수하다.
⑤ 산, 알칼리에 안정하다.

31 착색효과와 영양강화의 효과를 동시에 갖는 식품첨가물은?

① Ascorbic acid   ② 비타민 E
③ β-carotene   ④ Amaranth
⑤ Dehydroacetic acid

32 식품 판매업소에서 단무지를 고를 때 가장 좋은 것은?

① 천연 그대로의 것이 가장 좋다.
② 식용색소 청색1호가 첨가된 것이 좋다.
③ 식용색소 적색2호가 첨가된 것이 좋다.
④ 식용색소 황색3호가 첨가된 것이 좋다.
⑤ 식용색소 황색4호가 첨가된 것이 좋다.

33 공기나 빛에 의해 분해되므로 차광 밀봉된 용기에 넣어 질소가스를 충전해서 보관해야 하는 식품첨가물은?

① β-카로틴   ② 몰포린지방산염
③ 구연산   ④ BHA
⑤ 규소수지

34 [2015 기출유사]
식품첨가물인 카라멜색소를 사용할 수 있는 식품은?
① 홍삼차   ② 커피
③ 고추장   ④ 김치
⑤ 액상차

35
식품에 존재하는 유색물질과 결합하여 색을 안정하게 하거나 선명하게 하기 위해 사용하는 식품첨가물은?
① 착색제   ② 발색제
③ 표백제   ④ 피막제
⑤ 강화제

36 [2024 · 2020 기출유사]
다음 중 육류 및 식육가공품의 발색제는?
① 차아염소산나트륨   ② 아황산나트륨
③ 아질산나트륨   ④ 프로피온산나트륨
⑤ 알긴산나트륨

37
식품 중의 아민물질과 반응하여 발암 및 돌연변이의 원인이 되는 니트로사민(Nitrosamine)을 생성하는 물질은?
① 유동파라핀   ② 아질산나트륨
③ 아황산나트륨   ④ 삼염화질소
⑤ 과산화수소

38
「식품첨가물공전」상 식품의 색을 안정화시키거나, 유지 또는 강화시키는 식품첨가물은?
① 삼이산화철   ② 아질산나트륨
③ 카로틴   ④ 무수아황산나트륨
⑤ 알긴산나트륨

적중예상문제 해설

34
카라멜색소의 사용기준
카라멜색소는 아래의 식품에 사용하여서는 아니 된다.
1. 천연식품[식육류, 어패류(고래고기 포함), 과실류, 채소류, 해조류, 콩류 등 및 그 단순가공품(탈피, 절단 등)]
2. 다류(고형차 및 희석하여 음용하는 액상차는 제외)
3. 인삼성분 및 홍삼성분이 함유된 다류
4. 커피
5. 고춧가루, 실고추
6. 김치류
7. 고추장, 조미고추장
8. 인삼 또는 홍삼을 원료로 사용한 건강기능식품

36
- **육류의 발색제** : 아질산나트륨, 질산나트륨, 질산칼륨
- **과일, 채소의 발색제** : 황산제일철, 소명반(황산알루미늄칼륨)

37
아질산나트륨은 식품 중의 아민물질과 반응하여 강력한 발암물질인 니트로사민(Nitrosamine)을 생성한다.

38
식품의 색을 안정화시키거나, 유지 또는 강화시키는 식품첨가물은 발색제로 아질산나트륨, 질산나트륨, 질산칼륨 등이 있다.

🔒 34 ⑤ 35 ② 36 ③ 37 ② 38 ②

적중예상문제 해설

39
① 착색료
②, ⑤ 식육제품의 발색제
④ 산화방지제

40
표백제는 식품의 가공이나 제조 시 퇴색·변색된 식품과 발색성 물질을 탈색해 무색의 화합물로 변화시키고, 식품의 보존 중 일어나는 갈변, 착색 등의 변화를 억제하기 위해 사용되는 첨가물이다.

41
- 안식향산, 소브산나트륨 : 보존료
- 탄산수소나트륨 : 팽창제
- 산화형 표백제 : 과산화수소(최종식품 완성 전에 제거)
- 환원형 표백제 : 차아황산나트륨, 메타중아황산칼륨, 메타중아황산나트륨, 아황산나트륨 등(사용기준 있음)

42
산화형 표백제인 과산화수소는 최종식품의 완성 전에 분해하거나 또는 제거하여야 한다.

43
식품에 사용이 허가된 감미료 : 아스파탐, 사카린나트륨, D-소비톨, 자일리톨, 만니톨, 말티톨, 글리실리진산2나트륨 등
②, ④ 사용이 금지된 유해 감미료
③ 유해 보존료
⑤ 유해 표백제

---

39 [1회독] [2회독] [3회독]
채소나 과일의 변색 방지에 이용되는 발색제로 옳은 것은?
① 치자
② 질산나트륨
③ 황산제일철
④ BHA
⑤ 아질산나트륨

40 [1회독] [2회독] [3회독] [2018 기출유사]
식품첨가물 중 표백제의 사용 의미로 옳은 것은?
① 정균
② 탈수
③ 착색
④ 탈색
⑤ 살균

41 [1회독] [2회독] [3회독] [2024 기출유사]
「식품첨가물공전」상 주용도가 식품의 표백을 목적으로 하는 표백제는?
① 차아황산나트륨
② 소브산나트륨
③ 안식향산
④ 질산나트륨
⑤ 탄산수소나트륨

42 [1회독] [2회독] [3회독] [2020 기출유사]
다음 중 식품의 최종 완성 전에 분해하거나 제거해야 하는 표백제는?
① 무수아황산
② 차아황산나트륨
③ 메타중아황산칼륨
④ 과산화수소
⑤ 산성아황산나트륨

43 [1회독] [2회독] [3회독] [2023·2017 기출유사]
「식품첨가물공전」상에 허용된 감미료는?
① 아스파탐
② 시클라메이트
③ 포름알데히드
④ 에틸렌글리콜
⑤ 롱갈리트

🔒 39 ③ 40 ④ 41 ① 42 ④ 43 ①

44 [2013 기출유사]
사카린나트륨을 사용할 수 있는 식품은?

| 가. 소주 | 나. 이유식 |
| 다. 김치 | 라. 벌꿀 |

① 가, 다
② 나, 라
③ 가, 라
④ 다
⑤ 나, 다

45
다음과 같은 특징을 보이는 감미료는?

- 설탕의 250~350배 정도의 감미
- 천연감미료이며, 열량은 설탕의 1/90이다.
- 설탕, 포도당, 물엿, 벌꿀에는 사용할 수 없다.

① 글리실리진산
② 사카린나트륨
③ 소비톨
④ 스테비올배당체
⑤ 아스파탐

46
감미료 중 사용기준이 없는 것은?
① 자일리톨
② 아스파탐
③ 글리실리진산2나트륨
④ 수크랄로스
⑤ 사카린나트륨

47
감미료 중 된장 및 간장에만 사용되는 것은?
① 사카린나트륨
② 아스파탐
③ 글리실리진산2나트륨
④ 소비톨
⑤ 아세설팜칼륨

48 [2020·2017 기출유사]
밀가루의 표백과 숙성에 사용되는 밀가루 개량제는?
① 과산화벤조일
② 과산화수소
③ 초산비닐수지
④ 차아염소산나트륨
⑤ 프로피온산나트륨

적중예상문제해설

44
사카린나트륨 이용 가능한 식품
젓갈류, 절임식품, 조림식품, 김치류, 음료류(발효음료류, 인삼·홍삼음료 제외), 어육가공품, 시리얼류, 뻥튀기, 특수의료용도등식품, 체중조절용 조제식품, 건강기능식품 영양소제품, 추잉껌, 잼류, 양조간장, 소스류, 토마토케첩, 조제커피, 탁주, 소주, 기타 코코아가공품, 초콜릿류, 빵류, 과자, 캔디류, 빙과류, 아이스크림류, 과실주, 조미건어포류

45
스테비올배당체는 스테비아의 건조잎을 열수로 추출하여 얻어진 천연감미료이다.

46
자일리톨, 만니톨, 말티톨, D-소비톨, D-리보오스, 락티톨, 이소말트 등은 사용기준이 없다.

47
글리실리진산2나트륨 사용기준
된장 및 간장 이외의 식품에는 사용 금지

48
밀가루 개량제 : 과산화벤조일, 염소, 이산화염소, 과황산암모늄, 스테아릴젖산나트륨, 스테아릴젖산칼슘 등

🔒 44 ① 45 ④ 46 ① 47 ③ 48 ①

적중예상문제 해설

49 2021·2013 기출유사
식품의 가공이나 저장 중 제품의 형상을 유지시키며 식품의 점도를 증가시키고 교질상의 미각을 향상시키는 첨가물은?
① 유화제
② 호료(증점제)
③ 추출제
④ 소포제
⑤ 강화제

50
밀가루 개량제를 사용하는 이유 중 가장 알맞은 것은?
① 밀가루의 비타민 파괴를 막기 위하여
② 밀가루의 전분호화를 촉진시키기 위하여
③ 글루텐의 신축성을 감소시키기 위하여
④ 제빵 시 소금과의 결합을 좋게 하기 위하여
⑤ 카로티노이드계 색소와 단백분해효소를 제거하기 위하여

50 밀가루 개량제
카로티노이드계 색소와 단백분해효소를 제거함으로써 밀가루의 표백과 숙성기간을 단축시키고 제빵효과를 좋게 하기 위해 사용

51
「식품첨가물공전」상 주용도가 증점제인 첨가물은?
① 폴리솔베이트
② 알긴산나트륨
③ 몰포린지방산염
④ 초산비닐수지
⑤ 아황산나트륨

51
① 유화제
③ 피막제
④ 피막제, 껌기초제
⑤ 표백제
증점제에는 알긴산나트륨, 폴리아크릴산나트륨, 카제인, 카제인나트륨, 초산전분 등이 있다.

52
아이스크림, 잼 등에 첨가되는 메틸셀룰로오스, 카르복시메틸셀룰로오스의 용도는?
① 이형제
② 소포제
③ 팽창제
④ 피막제
⑤ 증점제

53 2020 기출유사
물과 기름을 잘 혼합시켜 분리되지 않도록 하기 위해 사용하는 식품첨가물은?
① 이형제
② 강화제
③ 증점제
④ 소포제
⑤ 유화제

53~54 유화제
- 서로 잘 혼합되지 않는 액체를 혼합시켜 잘 분리되지 않도록 함으로써 식품 제조 시 유화성, 안정성을 부여하고자 사용하는 첨가물
- 종류 : 글리세린 지방산에스테르, 소르비탄 지방산에스테르, 자당 지방산에스테르, 프로필렌글리콜 지방산에스테르, 레시틴, 폴리소르베이트20(Polysorbate20) 등

🔒 49 ② 50 ⑤ 51 ② 52 ⑤ 53 ⑤

54 [1회독] [2회독] [3회독] 2018 기출유사
식품에 사용가능한 유화제(계면활성제)는?
① 알긴산나트륨
② 몰포린지방산염
③ 규소수지
④ 자당지방산에스테르
⑤ 몰식자산프로필

55 [1회독] [2회독] [3회독] 2023 기출유사
「식품첨가물공전」상에서 두 가지 또는 그 이상의 성분을 일정한 분산 형태로 유지시키는 첨가물은?
① 유화제
② 습윤제
③ 청관제
④ 안정제
⑤ 제조용제

56 [1회독] [2회독] [3회독] 2023 기출유사
「식품첨가물공전」상에서 물과 기름 등 섞이지 않는 두 가지 또는 그 이상의 상을 균질하게 섞어주거나 유지시키 위해 사용하는 식품첨가물은?
① 몰포린지방산염
② 자당지방산에스테르
③ 알긴산나트륨
④ 카복시메틸셀룰로오스나트륨
⑤ 파라옥시안식향산메틸

57 [1회독] [2회독] [3회독] 2021 기출유사
식품의 제조과정에서 액상식품에 거품이 일어 조작에 지장을 줄 때, 거품을 억제하기 위해 사용되는 첨가물은?
① 추출용제
② 소포제
③ 제조용제
④ 강화제
⑤ 증점제

58 [1회독] [2회독] [3회독]
「식품첨가물공전」상에 주용도가 거품제거제인 것은?
① 규소수지
② 헥산
③ 폴리부텐
④ 탄산수소암모늄
⑤ 스테아릴젖산나트륨

적중예상문제 해설

55
두 가지 또는 그 이상의 성분을 일정한 분산 형태로 유지시키는 식품첨가물은 안정제이다.

56
물과 기름 등 섞이지 않는 두 가지 또는 그 이상의 상(phases)을 균질하게 섞어주거나 유지시키는 식품첨가물은 유화제로 글리세린지방산에스테르, 소르비탄지방산에스테르, 자당지방산에스테르, 프로필렌글리콜지방산에스테르, 레시틴 등이 있다.

58
② 추출용제
③ 껌기초제
④ 팽창제
⑤ 밀가루 개량제

54 ④ 55 ④ 56 ② 57 ② 58 ①

적중예상문제해설

59 헥산(hexane)
식용유지의 제조 시 유지성분의 추출, 건강기능식품의 기능성원료 추출 또는 분리 등의 목적으로 사용하는 추출용제이다.

60 유동파라핀 : 이형제

61 Phenylalanine은 아미노산이다.

62 과자, 빵류 등을 제조할 때 가스를 방출하여 반죽의 부피를 증가시키기 위해 사용되는 첨가물은 팽창제이다.

63
① 발색제
② 표백제
③, ④ 보존료

---

59 [1회독] [2회독] [3회독] 2023 기출유사
「식품첨가물공전」상에 허용된 추출용제는?
① 헥산
② 규수수지
③ 아질산나트륨
④ 몰식자산프로필
⑤ 유동파라핀

60 [1회독] [2회독] [3회독] 2014 기출유사
껌에 적당한 점성과 탄성을 가지게 하여 그 풍미를 유지하는 데 사용되는 첨가물이 아닌 것은?
① 초산비닐수지
② 에스테르 껌
③ 폴리부텐
④ 유동파라핀
⑤ 폴리이소부틸렌

61 [1회독] [2회독] [3회독] 2014 기출유사
영양강화제 중 비타민류가 아닌 것은?
① Riboflavin
② Tocopherol
③ Phenylalanine
④ Ascorbic acid
⑤ Folic acid

62 [1회독] [2회독] [3회독] 2021 기출유사
과자, 빵류 등을 만들 때 반죽을 부풀게 하기 위해 사용되는 식품첨가물은?
① 팽창제
② 안정제
③ 피막제
④ 밀가루 개량제
⑤ 충전제

63 [1회독] [2회독] [3회독]
빵의 제조에 사용되는 팽창제는?
① 질산나트륨
② 아황산나트륨
③ 안식향산나트륨
④ 소브산나트륨
⑤ 탄산수소나트륨

🔒 59 ① 60 ④ 61 ③ 62 ① 63 ⑤

64
두부 응고제로 사용되는 식품첨가물은?
① 황산
② 질산나트륨
③ 규소수지
④ 황산칼슘
⑤ 수산화나트륨

65 [2022 기출유사]
식품의 형태를 유지하기 위해 원료가 용기에 붙는 것을 방지하여 분리하기 쉽도록 하는 첨가물은?
① 발색제
② 이형제
③ 피막제
④ 껌 기초제
⑤ 팽창제

66
「식품첨가물공전」상에 주용도가 이형제인 것은?
① 규소수지
② 헥산
③ 유동파라핀
④ 초산비닐수지
⑤ 프로피온산

67
식품첨가물 중 최종 식품 완성 전에 제거해야 하는 것은?
① 구연산
② 초산비닐수지
③ 이산화탄소
④ 염산
⑤ 안식향산

68
식품 가공 시 사용하는 식품첨가물의 분류와 목적이 바르게 연결된 것은?
① 착색료 – 식품 중의 색소성분과 반응하여 그 색을 보존 또는 발색
② 이형제 – 물과 기름같이 서로 혼합되지 않는 액체를 분산
③ 소포제 – 거품생성을 방지하거나 감소
④ 호료 – 반죽과 틀 간의 결착 방지
⑤ 표면처리제 – 식품의 외형에 보호막을 만들거나 광택을 부여하는 것

적중예상문제 해설

64
두부 응고제
염화마그네슘, 염화칼슘, 황산칼슘, 글루코노델타락톤

65
식품의 형태를 유지하기 위해 원료가 용기에 붙는 것을 방지하여 분리하기 쉽도록하는 첨가물은 이형제로 유동파라핀이 대표적이다.

66
① 거품제거제
② 추출용제
④ 피막제, 껌기초제
⑤ 보존료

68
- **이형제** : 반죽과 틀 간의 결착방지
- **호료(증점제)** : 점착성, 유화안정성 증가시키고 교질상 미각 증진
① 발색제
② 유화제
⑤ 피막제

🔒 64 ④ 65 ② 66 ③ 67 ④ 68 ③

적중예상문제 해설

69
- **몰포린지방산염** : 피막제
- **과산화벤조일** : 밀가루개량제
- **차아염소산나트륨** : 살균료
- **소브산칼륨** : 보존료

70
데히드로초산나트륨은 치즈, 버터, 마가린에만 사용 가능한 보존료이다.

71
②, ⑤ 감미료
③ 품질개량제
④ 보존료

---

69 1회독 2회독 3회독

식품첨가물과 용도와의 관계가 옳은 것은?
① 몰포린지방산염(Morpholine fatty acid salt) - 발색제
② 글리세린지방산에스테르(Glycerine fatty acid ester) - 유화제
③ 과산화벤조일(Benzoyl peroxide) - 표백제
④ 차아염소산나트륨(Sodium hypochlorite) - 팽창제
⑤ 소브산칼륨(Potassium sorbate) - 발색제

70 1회독 2회독 3회독 2013 기출유사

다음 중 치즈에 이용 가능한 첨가물은?
① 사카린나트륨
② 타르색소
③ 안식향산나트륨
④ 데히드로초산나트륨
⑤ 황산구리

71 1회독 2회독 3회독 2014 기출유사

콜라 제조에 사용되는 산미료는?
① 인산
② 아스파탐
③ 인산염
④ 안식향산나트륨
⑤ 만니톨

🔒 69 ② 70 ④ 71 ①

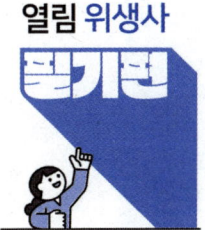

열림 위생사
필기편

시험합격에 필요한
알짜 이론과 문제를 한번에 정리!

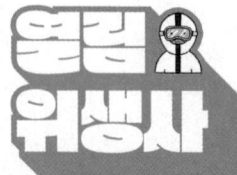

PART 04

위생곤충학

CHAPTER 01 위생곤충학 개론

CHAPTER 02 방제용 약제

CHAPTER 03 위생곤충학 각론

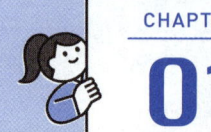

CHAPTER 01 위생곤충학 개론

곤충은 게, 가재, 새우, 거미, 지네 등과 같은 무척추동물로서 절지동물(節肢動物)에 속한다. 곤충은 절지동물 중 곤충강(昆蟲綱)으로 다른 종류와 구별되며, 몸의 구조가 머리, 가슴, 배의 3부분으로 뚜렷하게 구별된다. 3쌍의 다리와 유시곤충의 경우 2쌍의 날개가 있어 곤충을 분류(分類)하는 중요한 형질로서 이용된다.

또한 몸의 바깥부분이 단단한 외골격을 하고 있으며, 튼튼한 다리와 날개로 인해 이동거리가 활발하며, 많은 수의 알을 낳아 대량번식이 가능하고, 숲, 들판, 나대지, 나무, 토양, 물속 등 다양한 서식환경과 그에 따른 먹이도 풍부할 뿐만 아니라 알, 애벌레, 번데기, 성충의 성장 단계별로 구분되는 생활사 등 많은 유리한 점을 가지고 있어 환경의 변화에 쉽게 적응이 가능하다. 현재까지 지구상의 동물 중에서 종류와 개체수가 가장 풍부한 동물군(動物群)으로 자리 잡고 있다.

현재까지 기록된 곤충은 약 150만 종으로 모든 동물 종의 약 80%를 차지하며, 아직까지 밝혀지지 않은 종류도 매우 많으므로 모두 다 밝혀지면 현재보다 훨씬 많은 종이 서식하고 있을 것으로 추측되고 있다.

곤충은 약 3억 년에서 4억 년 전에 지구상에 나타난 것으로 추정되며, 인류가 지구상에 출현한 것은 200만 년 전으로 그동안 곤충과 인류는 많은 연관을 맺어왔다. 꿀벌과 같이 수분작용 등 인류생활에 유익한 도움을 주는 공생관계가 있는가 하면, 식량과 서식공간을 파괴하거나 질병을 매개하는 곤충들과는 경쟁관계를 맺어 왔다.

곤충학은 곤충의 분류와 형태, 생리, 생태학적 연구를 하는 일반곤충학이 있고 연구 대상에 따라 농업곤충학, 자원곤충학, 위생곤충학으로 나눌 수 있다. 지금까지 위생곤충학은 질병의 매개에 중점을 둔 의용(醫用)곤충학으로도 분류했었으나 현대의 위생곤충은 곤충뿐만 아니라 진드기와 같은 절지동물들의 비중도 점차 증가하고 있으며, 위생곤충이나 절지동물들이 서식하는 숙주동물에 대해서도 다루어야 하므로 위생해충학으로 분류하였다. 즉, 위생해충학은 해충에 대한 생물학, 화학, 위생학, 보건학, 위생공학 등 광범위한 분야를 다루고 있어 사람의 건강과 관련된 곤충과 절지동물을 종합적으로 다루는 응용학문의 분야로 취급되고 있다.

위생해충학은 곤충과 질병과의 관계, 성가심이나 불쾌감을 주는 곤충, 진드기류 등 절지동물을 대상으로 분류, 형태, 생태, 생리적 현상을 연구하는 학문으로서 그에 따른 질병의 역학적 측면과 곤충의 구제법에 대한 연구를 바탕으로 매개곤충(媒介昆蟲)과 질병 사이에 역학적 양상을 규명하고 위생해충의 효과적 구제방법을 개발함으로써 인류 보건 향상에 이바지하는 데 목적이 있다.

◀ 위생해충의 분류학적 체계

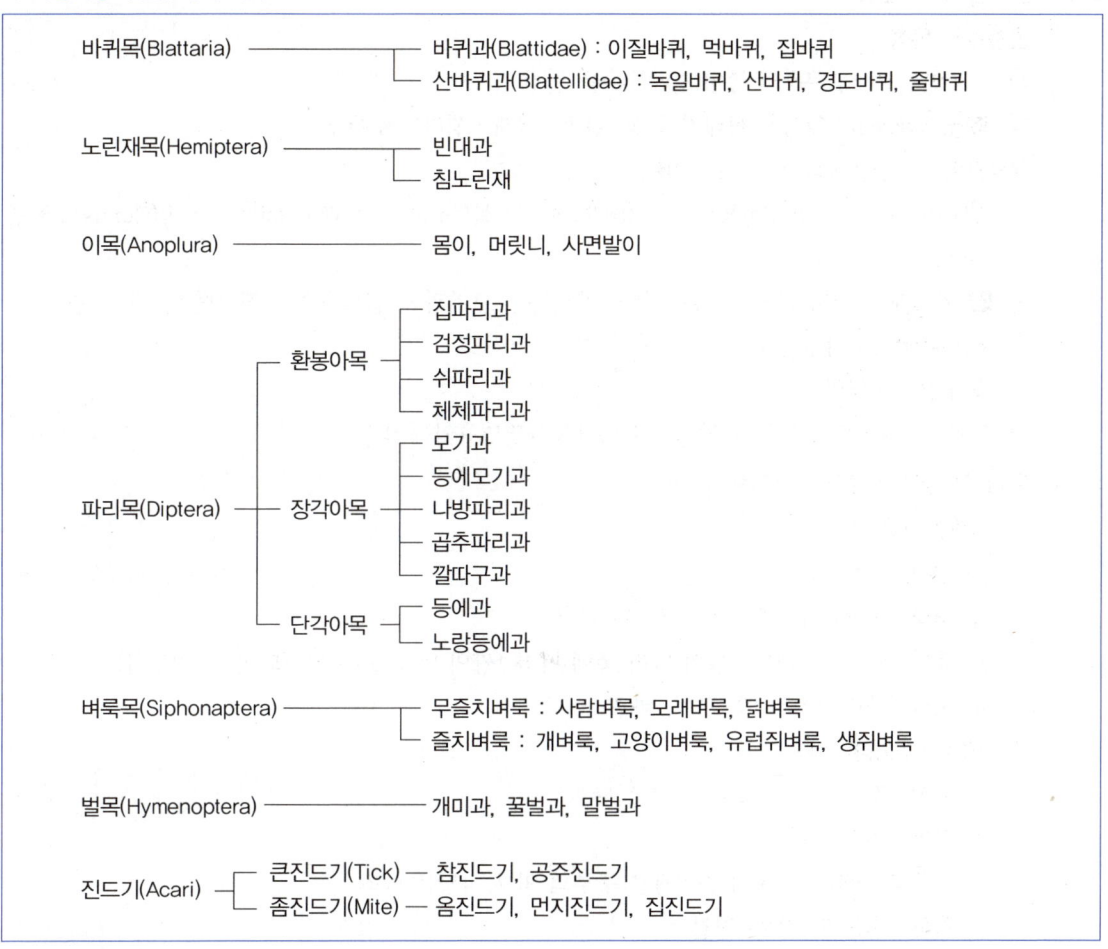

1 위생곤충의 분류 및 동정

(1) 위생곤충학의 개념
① 직·간접으로 인간의 건강을 해치는 곤충에 관한 지식을 추구하는 학문
② 곤충을 포함하는 절지동물과 인류의 질병과의 관계를 취급하는 학문

(2) 위생곤충학의 발달사
① 1577년 : Mercurialis - 질병과 곤충의 관계정립(파리 : 흑사병 전파)
② 1848년 : Josiah Nott - 모기(말라리아, 황열 전파)
③ 1878년 : Manson - 모기(반크로프티 사상충 전파)
④ 1898년 : Ross - 중국얼룩날개모기(말라리아 전파), Simond - 벼룩(흑사병 전파)
⑤ 1900년 : Walter Read - 이집트숲모기(황열병 전파)
⑥ 1903년 : Bruce, Nabarro - 체체파리(수면병 전파)
⑦ 1909년 : Nicoll - 이(발진티푸스 전파)

(3) 위생곤충학의 분류
　① 곤충분류 목적
　　㉠ 곤충연구 기초, 곤충의 종명(Species)을 결정
　　㉡ 종명(Species) : 일정한 형태적 특징, 유전, 생태·생리학적 특성
　② 분류단위 : 기본단위(종, Species) 기출
　　㉠ 계(Kingdom) → 문(Phylum) → 강(Class) → 목(Order) → 과(Family) → 속(Genus) → 종(Species)
　　　　예 동물계 – 절지동물문 – 곤충강 – 파리목 – 모기과 – 집모기속 – 작은빨간집모기(종)
　　㉡ 종(Species) : 기본분류
　　㉢ 속과 종 : 이명법
　　㉣ 학명 : 국제적으로 통일된 명칭으로 국제동물명명규약에 의함
　③ 위생절지동물의 분류 – 강(Class) 기출
　　㉠ 곤충강 기출
　　　ⓐ 구성 : 두부, 흉부, 복부 3부분으로 구분
　　　ⓑ 두부 : 1쌍의 대안과 촉수, 구기로 구성
　　　ⓒ 흉부 : 2쌍의 날개와 3쌍의 다리(종에 따라 1쌍의 날개 또는 퇴화되어 없기도 함)
　　　ⓓ 종류 : 파리, 벼룩, 이, 모기, 바퀴
　　㉡ 거미강(주형강) 기출
　　　ⓐ 구성 : 두흉부, 복부의 2부분으로 구분
　　　ⓑ 두부 : 촉각이 없음
　　　ⓒ 두흉부 : 6쌍의 부속지 중 2쌍은 구부의 일부, 4쌍은 다리
　　　ⓓ 종류 : 진드기, 거미, 전갈
　　㉢ 거새우강(갑각강)
　　　ⓐ 구성 : 두부, 흉부, 복부로 구성
　　　ⓑ 촉각 : 2쌍
　　　ⓒ 생활 : 모두 수서생활을 하고 아가미로 호흡
　　　ⓓ 종류 : 게, 가재, 물벼룩 등(기본 5쌍의 다리)
　　㉣ 지네강(순각강)
　　　ⓐ 구성 : 두부와 상하로 눌린 형태로 많은 체절로 되어 있음
　　　ⓑ 두부 : 1쌍의 촉각으로 되어 있음
　　　ⓒ 생식공은 몸의 후단부에 있으며, 첫 체절다리에는 독조(Poison claw)가 있음
　　　ⓓ 종류 : 왕지네, 땅지네, 들지네 등 기출
　　㉤ 노래기강(배각강)
　　　ⓐ 구성 : 체절은 모두 원통형이고, 2쌍의 다리가 있음
　　　ⓑ 종류 : 띠노래기, 질삼노래기, 각시노래기, 땅노래기

④ 위생곤충의 분류 – 목(Order)
　㉠ 바퀴목(직시목) : 바퀴(구부 : 저작형, 날개 : 2쌍, 촉각 : 편상, 주행에 적합한 다리)
　㉡ 매미목(반시목) : 매미, 노린재, 물장군, 빈대
　㉢ 이목 : 이(닭날개이, 사람이)
　㉣ 벌목(막시목) : 벌, 개미
　㉤ 벼룩목(은시목) : 벼룩(점프에 용이한 다리) 기출
　㉥ 나비목(인시목) : 나비, 나방(온몸과 날개에 비늘)
　㉦ 파리목(쌍시목) 기출
　　ⓐ 장각아목 : 모기과, 나방파리과, 먹파리과, 등에모기과, 깔따구과
　　ⓑ 단각아목 : 등에과, 노랑등에과
　　ⓒ 환봉아목 : 파리과
　㉧ 진드기목 : 진드기

더 알아보기 파리목(쌍시목)의 아목별 구분 기출

구분	장각아목	단각아목	환봉아목
촉각	길고 다수절	짧고, 기부3절만 발달, 대형	짧고 3절로 구성, 제1·2절은 짧고 제3절은 촉각모형성
촉수	4~5절	2절	1절
분류	모기과, 나방파리과, 먹파리과, 등에모기과, 깔따구과	등에과, 노랑등에과	파리과, 검정파리과, 체체파리과, 쉬파리과

(4) 위생곤충의 채집 및 보존
곤충을 위시한 절지동물의 채집은 연구나 목적에 따른 조사에 필수 불가결한 것이다. 일반적으로 곤충의 채집은 채집도구를 이용하여 실시하는데, 채집 방법은 채집도구를 이용하여 채집자가 직접 곤충을 찾아서 채집하는 능동적인 방법과 트랩 등을 설치하여 곤충을 유인함으로써 채집하는 수동적인 방법이 있다.
① 채집방법
　㉠ 목적
　　ⓐ 그 지역에서 매개종의 존재 여부 확인
　　ⓑ 매개종의 밀도나 흡혈빈도 조사
　　ⓒ 매개종의 병원체 감염률 조사
　　ⓓ 살충제 살포, 기타 방법의 방제 효과
　　ⓔ 살충제의 감수성, 저항성 여부 → 생물학적 검정방법
　㉡ 방법 기출
　　ⓐ 모기성충채집
　　　㉮ 유문등(light trap) : 개체군밀도, 분류목적, 다사용
　　　㉯ 채집효율 : 백열등 < 형광등 < 흑색형광등
　　　㉰ 흡충관 및 직접전지 : 완전한 상태 모기채집

ⓑ 모기유충채집 : 수서곤충망, 국자, 스포이트, 채집병
ⓒ 파리성충채집 : 곤충망, 파리격자(fly grill) - 파리밀도 조사
ⓓ 기타 곤충채집
㉮ 흡충관 : 소형 파리, 등에모기, 나방파리
㉯ 마취제 : 진드기, 이, 벼룩
㉰ 베레스원추통 : 쥐나 새의 둥지, 쥐구멍 둘레 흙 조사채집 기출

② 표본제작 및 보존
㉠ 곤충흡입관 : 클로로폼관(Chloroform tube)
㉡ 액체표본 : 이, 벼룩, 진드기, 거미, 유충, 구더기(75% Alcohol)
㉢ 건조표본(보편적) : 모기, 파리, 등에
㉣ 슬라이드 표본 : 미세한 곤충(Berlese액 사용)

> **더+ 알아보기** Berlese solution(Hoyer's solution) 이용법
>
> 슬라이드 위에 표본을 올려놓고 Berlese액을 한 방울 떨어뜨린 후 커버글라스를 덮고 알코올 램프로 서서히 가열하거나 건조기(약 40℃)에 넣어 두면 기포와 물기가 제거되고 표본이 투명화됨과 동시에 전개되어 관찰하기에 적합하도록 표본이 제작된다. Berlese의 제조방법은 비커에 증류수 50mL, Arabic Gum 30g, chloralhydrate 200g, 글리세롤 20mL를 혼합하여 잘 섞은 후 사용한다.

2 곤충의 외부 및 내부구조

(1) 위생곤충의 외부형태 특징 기출

- 다소 앞뒤가 길고, 원통형, 환절형태(環節形態), 좌우대칭이다.
- 몸은 마디로 두부, 흉부, 복부로 구분된다.
- 두부에는 눈, 1쌍의 촉각, 구부(입)로 구성되어 있다.
  (촉각 : 곤충의 청각담당, 소악변과 하악변 : 미각담당)
- 흉부에는 3쌍의 다리와 2쌍의 날개가 있다.
- 복부 : 말단부에 부속지의 11개 복배판 형성

① 외피
㉠ 기능
ⓐ 몸의 형태 유지 보호
ⓑ 근육을 형성
ⓒ 수분증산 방지
ⓓ 병원체 침입 방지
ⓔ 외계 자극 감수 및 감지

ⓛ 구성
- ⓐ 곤충 외부로부터 표피 → 진피 → 기저막 순으로 구성 기출
- ⓑ 표피층 : 시멘트층, 밀랍층, 단백성 표피층
  - ㉮ 시멘트층(Cement layer) : 외표의 최외부
  - ㉯ 밀랍층(Wax layer) : 내수성이 가장 강한 부분
  - ㉰ 단백성 표피층(Protein)
- ⓒ 진피층 : 진피세포로 형성되어 있으며, 표피층을 생성하며, 극모와 조모세포로 구성됨
- ⓓ 기저막 : 진피 밑에 얇은 막으로 구성되어 있으며, 진피와 체강 간의 경계층으로 진피세포의 분비

② 두부 기출
- ㉠ 1쌍의 복안, 1쌍의 촉각, 1~3개의 단안, 복잡한 구기
- ㉡ 촉각의 형태는 여러 개의 환절로 구성
  - 편상(잠자리, 바퀴), 거치상(약방벌레), 새엽상(풍뎅이), 곤봉상(무당딱정벌레)
- ㉢ 구기 기출
  - ⓐ 저작형 : 상순(윗입술), 하순(아랫입술), 1쌍 대악(큰 턱), 1쌍 소악(작은 턱)
    - 바퀴, 흰개미, 풍뎅이, 나방의 유충
  - ⓑ 흡수형 : 수액이나 혈액 등을 섭취하기 위한 주둥이
    - 모기, 진딧물

③ 흉부
- ㉠ 3개의 환절로 전흉(전각), 중흉(중각), 후흉(후각)으로 구성
- ㉡ 기부에서 선단을 향하여 기절 → 전절 → 퇴절 → 경절 → 부절(1~5개)
- ㉢ 부절에는 1쌍 발톱, 1쌍의 욕반, 1개의 조간반 기출
- ㉣ 2쌍의 날개(전시, 후시)와 3쌍의 다리(전각, 중각, 후각)
  - 파리목은 후시가 퇴화되어 평균곤(곤충의 비상시 균형 유지)으로 변화

> **참고** 욕반의 기능 기출
> 1. 곤충의 발바닥에 해당한다(외부 병원균을 기계적으로 전파하는 매개체).
> 2. 곤충의 다리 부절의 욕반은 매끄러운 표면을 걸을 때 유리하다.

④ 복부
- ㉠ 복부는 보통 11환절로 구성되어 있다.
- ㉡ 수컷(♂)은 제9환절에 생식기와 파악기가 있다.
- ㉢ 암컷(♀)은 제8~9관절에 부속지와 산란관이 형성되어 있다.

(2) 위생곤충의 내부형태
① 소화배설계 : 전장, 중장, 후장
- ㉠ 전장
  - ⓐ 입(먹이분쇄), 식도, 소낭과 맹낭(일시저장 기능)
  - ⓑ 전위(먹이섭취 시 역행방지 기능) 기출
  - ⓒ 타액선(항응혈성 물질함유, 혈액응고 방지 기능)

ⓒ 중장 : 위의 역할(먹이 소화작용)
　　　ⓒ 후장 : 말피기씨관(말피기관, 1~100개), 회장, 직장, 항문, 배설작용 기출
　② 순환계
　　　㉠ 1개의 긴 관으로 혈액순환을 도와주는 개식계(open system)의 순환기관
　　　㉡ 심문이 열려 있어 혈액이 심실로 빨려 들어감
　　　㉢ 심장 : 9개
　　　㉣ 대동맥 끝은 두부에 열려 있음
　　　㉤ 혈액임파액(혈림프)의 역할 기출
　　　　ⓐ 색깔 : 담황색, 담녹색, 무색
　　　　ⓑ 영양분을 각 조직에 공급
　　　　ⓒ 노폐물을 배설기관으로 운반
　　　　ⓓ 곤충 체내의 수분유지
　　　　ⓔ 조직세포에 산소공급
　　　　ⓕ 혈압을 이용하여 호흡작용과 탈피과정을 원활하게 돕는다.
　　　　ⓖ 혈림프액 안의 혈구(hemocyte)는 곤충의 면역을 담당하여 식균 등 이물질의 탐식 기능을 한다.
　③ 호흡계
　　　㉠ 기관계 : 기문과 기관으로 구성
　　　㉡ 기문 : 흉부 2쌍, 복부 8쌍
　　　㉢ 기관 : 기관주관, 기관지, 기관소관지
　　　㉣ 공기주머니(기관낭)의 역할
　　　　ⓐ 공기저장 호흡도모
　　　　ⓑ 산소공급 풀무작용
　　　　ⓒ 체온을 냉각
　　　　ⓓ 비상시 체중감소 기능
　　　　ⓔ 탈피 시 공간조성
　④ 신경계 및 감각기관
　　　㉠ 신경계 : 중추신경계, 전장신경계, 말초신경계
　　　㉡ 감각기관 : 시각, 청각, 취각, 미각
　　　　ⓐ 시각 : 복안, 단안
　　　　ⓑ 몸의 털 : 물리적·화학적 자극 말단기관
　　　　ⓒ 청각 : 촉각
　　　　ⓓ 미각 : 소악변, 하악변
　　　　ⓔ 취각 : 피부
　⑤ 생식계 기출
　　　㉠ 자웅이체 : 교미, 수정
　　　　ⓐ 암컷(♀) : 생식기, 산란관, 수정낭(수컷에게 받은 정자 보관), 베레제기관[빈대 암컷의 (일시적) 정자보관장소] 기출
　　　　ⓑ 수컷(♂) : 생식기, 파악기, 저정낭(정자의 일시적 보관장소)

ⓒ 자웅동체
　　　ⓒ 위생곤충의 생식기관
　　　　　ⓐ 곤충은 1회 교미 후 사망
　　　　　ⓑ 자성생식기관(♀) : 난소 - 측수란관 - 주수란관 - 질
　　　　　ⓒ 웅성생식기관(♂) : 정소 - 수정관 - 사정관 - 음경

3 위생곤충의 발육

(1) **위생곤충의 탈피과정**
　① 탈피 : 곤충의 새로운 외피를 만드는 과정, 유충에서 번데기까지 보통 2회 이상 탈피
　② 부화 : 알에서 유충이 되는 과정, 유충의 탈피과정을 영기(탈피과정의 기간, 1회 탈피 2령)
　③ 용화 : 유충에서 번데기로 탈피하는 과정
　④ 우화 : 번데기가 성충으로 탈피하는 과정

> **더⁺ 알아보기**　위생곤충의 탈피과정 [기출]
> 1. 탈피횟수 : 파리(2회), 이(3회), 모기(4회), 빈대(5회), 바퀴(6회)
> 2. 알 ──→ 유충 ──→ 번데기 ──→ 성충
> 　　　(부화)　　(용화)　　(우화)

(2) **위생곤충의 변태** : 알에서 부화한 곤충이 발육과정을 거치는 형태의 변화
　① 불완전변태 [기출]
　　　㉠ 전 생활사에 피해(자충, 성충 포함)
　　　㉡ 알 - 자충(약충) - 성충
　　　㉢ 자충과 성충의 형태, 서식처, 방제방법 및 먹이가 동일함
　　　㉣ 종류 : 이, 빈대, 바퀴, 트리아토민노린재, 진드기 [기출]
　② 완전변태 [기출]
　　　㉠ 성충의 시기에 피해를 준다.
　　　㉡ 알 - 유충 - 번데기 - 성충
　　　㉢ 많은 탈피 과정을 거치면서 방제방법이 복잡 [기출]
　　　㉣ 종류 : 모기, 파리, 벼룩, 나방, 등에 등
　③ 점변태
　　　㉠ 알에서 나온 자충은 섭식을 하면서 발육하는 동안 점차 크기가 증가하여 성충
　　　㉡ 알 - 자충 - 성충
　　　㉢ 종류 : 이, 바퀴, 진딧물, 흰개미, 깍지벌레
　④ 무변태
　　　㉠ 원시적 곤충에서 약충과 성충이 크기만 다를 뿐 형태적 서식처가 같은 경우
　　　㉡ 종류 : 좀

4 위생곤충의 병인작용

(1) 직접적 피해 기출
① 기계적 외상 : 모기, 벼룩, 진드기 등 절지동물의 입에 의해 숙주의 피부조직 손상
② 2차적 감염 : 곤충에게 물린 기계적 외상부위의 세균감염이나 피부병 등
③ 체내 기생 : 숙주의 피부 아래 기생[검정파리의 승저증(구더기증)], 옴진드기, 모낭충(여드름 진드기)
④ 알레르기 : 자교 시 주입된 이물질에 대한 감수성과 독성물질의 주입
⑤ 기타 알레르기성 질환 : 집먼지진드기, 바퀴, 깔따구(아토피성피부염, 비염, 천식)

(2) 간접적 피해
① 기계적 전파 : 병원체의 운반자(욕반이나 털 등에 의함) 기출
　㉠ 파리, 바퀴 등
　㉡ 장티푸스, 파라티푸스, 살모넬라증, 이질, 나병, 회충, 편충 등
② 생물학적 전파 기출
　㉠ 증식형 : 병원체가 곤충 체내에서 수적으로 증식, 자교 시 상처부위를 통한 감염 기출
　　예 흑사병(페스트)(벼룩), 일본뇌염, 황열, 뎅기열(모기), 발진티푸스, 유행성재귀열(이), 발진열(벼룩)
　㉡ 발육형 : 병원체가 곤충의 체내에서 발육만 하는 경우 기출
　　예 사상충증(모기), 로아사상충(등에)
　㉢ 발육증식형 : 곤충의 체내에서 병원체가 증식과 발육 함께 함
　　예 말라리아(모기), 수면병(체체파리), 텍사스우열(진드기)
　㉣ 경란형 : 병원체가 난소(알)에서 증식, 생존하여 주로 진드기의 흡혈 시 전파
　　예 로키산홍반열(진드기), 쯔쯔가무시병(털진드기)
　㉤ 배설형 : 곤충의 배설물에 의한 병원체의 전파
　　예 발진티푸스(이), 발진열, 흑사병(벼룩)

(3) 기생충의 중간숙주 역할
① 개벼룩과 개이 : 개조충, 왜소조충, 축소조충 기출
② 물벼룩 : 메디나충, 광절열두조충
③ 게, 가재 : 폐흡충

> **참고** 위생곤충의 특징과 뉴슨스
> 1. 벡터(Vector) : 병원체를 매개(운반)하여 사람에게 피해, 대다수 위생곤충 포함
> 2. 뉴슨스(Nuisance)
> 　① 사람에게 성가심, 불쾌감, 혐오감을 주는 곤충
> 　② 귀뚜라미, 깔따구, 노린재, 노래기, 나방파리, 그리마, 쥐며느리, 공벌레

5 뉴슨스(Nuisance) 기출

(1) **정의** : 사람에게 불쾌감, 불결감, 공포감, 혐오감을 주는 곤충 기출

(2) **종류** : 귀뚜라미, 깔따구, 노린재, 노래기, 나방파리, 그리마, 쥐며느리, 공벌레 기출

(3) **뉴슨스의 각론**
  ① 귀뚜라미(Cricket)
    ㉠ 분류 : 메뚜기목 귀뚜라미과
    ㉡ 형태
      ⓐ 진한 흙갈색으로 앞가슴 등에 노란색 점무늬
      ⓑ 몸 길이는 17~21mm
    ㉢ 생활사 및 습성
      ⓐ 인가주변에 살며 초원이나 정원의 돌 밑에 서식, 야행성이며, 잡식성
      ⓑ 알 상태로 월동하며, 8월 중순에서 10월 말까지 서식
  ② 깔따구(Chironomus plumosus prasinus) 기출
    ㉠ 분류 : 파리목 깔따구과
    ㉡ 형태
      ⓐ 모기와 비슷하여 구기가 퇴화되어 날개, 몸 전체 비늘이 없음
      ⓑ 완전변태, 성충의 크기는 2~5mm
    ㉢ 생활사 및 습성
      ⓐ 먹이는 섭취하지 않으나 오염된 수질에도 생존으로 오염지표동물
      ⓑ 야간활동성, 강한 주광성, 질병매개는 않으나 불쾌감, 혐오감
  ③ 노린재(Hemiptera)
    ㉠ 분류 : 노린재목
    ㉡ 형태
      ⓐ 체색 : 녹색이나 다갈색
      ⓑ 편평한 판 모양인 것, 긴 막대모양, 날개가 변형·확대되어 특이한 모양
    ㉢ 생활사 및 습성
      ⓐ 구기는 천공형이며, 대개는 초식성이다.
      ⓑ 서식장소 : 물속이나 위, 물가, 땅 위
    ㉣ 피해내용 : 10마디로 이루어진 복부의 냄새샘으로 사람에게 혐오감 유발
  ④ 노래기(Millipedes)
    ㉠ 분류 : 절지동물 노래기강
    ㉡ 형태
      ⓐ 크기 : 몸길이 2~28cm, 몸마디 수 11~60개 이상
      ⓑ 걷는 다리는 13~100쌍 이상, 원통형

ⓒ 생활사 및 습성 : 습한 곳을 좋아하고 건조한 곳은 싫어하는 습성
　　　ⓓ 피해내용 : 사람을 쏘거나 물지 않지만, 고약한 냄새를 풍겨서 사람에게 불쾌감
　⑤ 나방파리(Psychodidae)
　　　㉠ 분류 : 파리목 나방파리과
　　　㉡ 형태
　　　　　ⓐ 크기 : 몸길이는 1.5~2mm, 날개길이는 2~3mm
　　　　　ⓑ 체색 : 노란색, 회갈색, 검정색
　　　㉢ 평균수명 : 2주
　　　㉣ 생활사 및 습성 : 화장실과 보일러실, 하수도 주변, 창고 등의 구석지고 습한 장소에 서식
　　　㉤ 피해내용 : 집안의 화장실 등 습기가 많은 곳에 서식하며 사람에게 불쾌감을 줌
　⑥ 그리마(House Centipede)
　　　㉠ 분류 : 절지동물 그리마목 그리마과
　　　㉡ 형태
　　　　　ⓐ 몸 빛깔은 파란빛을 띤 쪽빛, 잿빛을 띤 노랑, 검은 갈색
　　　　　ⓑ 몸은 머리와 몸통으로 나뉘고 100개 이상의 작은 몸마디, 몸통은 막대모양
　　　　　ⓒ 머리에는 1쌍의 긴 더듬이와 200개의 육각형 눈이 모인 원시적인 1쌍의 겹눈
　　　　　ⓓ 다리는 15쌍, 마디가 10개 이상 약 22mm
　　　㉢ 서식장소 : 풀숲, 인가 지붕 밑, 얕은 동굴 등
　　　㉣ 생식 : 난생
　　　㉤ 피해내용 : 징그럽게 생긴 외형으로 사람에게 혐오감을 줌
　⑦ 쥐며느리(Wood louse, sow bug)
　　　㉠ 분류 : 절지동물 등각목 쥐며느리과
　　　㉡ 형태
　　　　　ⓐ 몸 빛깔은 회갈색 또는 어두운 갈색이고 연한 노란 점무늬
　　　　　ⓑ 몸은 납작하고 길쭉한 타원 모양으로 7마디로 된 가슴이 차지
　　　　　ⓒ 배는 크기가 작고 6마디, 꼬리 끝에는 1쌍의 붓 끝처럼 생긴 꼬리마디가 있음
　　　㉢ 생활사 및 습성
　　　　　ⓐ 공벌레와 달리 몸을 건드려도 공모양으로 움츠리지 않음
　　　　　ⓑ 서식장소 : 평지 낙엽이나 돌 밑 등 습한 곳, 쓰레기더미, 화단의 돌 밑, 가마니 밑
　　　㉣ 피해내용 : 사람에게 혐오감 유발, 원예식물에 피해
　⑧ 지네(Centipede)
　　　㉠ 분류 : 절지동물문 순각강
　　　㉡ 형태
　　　　　ⓐ 몸이 길쭉하고 등과 배쪽으로 편평함
　　　　　ⓑ 다지류에 속하며 몸길이 0.5~30cm
　　　㉢ 생활사 및 습성
　　　　　ⓐ 자웅이체, 산란기 봄~여름
　　　　　ⓑ 서식장소 : 축축한 흙이나 나뭇잎 속

            ⓓ 피해내용 : 독을 가지고 있어 사람이 물렸을 경우 붓고 쓰라림
        ⑨ 공벌레(Armadillidium vulgare), 콩벌레
            ㉠ 분류 : 절지동물 등각목, 쥐며느리과의 갑각류
            ㉡ 형태
                ⓐ 쥐며느리와 비슷한 모양, 몸길이 약 14mm
                ⓑ 몸은 머리와 일곱 개의 마디로 된 가슴, 다섯 개의 배로 구성
            ㉢ 생활사 및 습성
                ⓐ 무리 생활, 주로 밤에 활동, 잡식성으로 곰팡이와 식물, 동물의 사체 섭취
                ⓑ 낙엽이나 돌 아래와 같은 습한 곳에 서식
            ㉣ 피해내용 : 사람에게 특별히 해를 끼치지는 않지만 집 주변에 살며, 불쾌감
        ⑩ 빈대(Cimex lectularius) 기출
            ㉠ 분류 : 노린재목 빈대과
            ㉡ 형태
                ⓐ 몸길이는 6.5~9mm이고, 몸 빛깔은 대개 갈색, 붉은색
                ⓑ 몸은 편평하고 약간 사각형으로 보이며 머리는 작음
            ㉢ 생활사 및 습성
                ⓐ 불완전변태, 야간활동성, 군서성
                ⓑ 집안, 새 둥지, 박쥐 동굴, 집에서 기르는 가축들의 몸에 서식
            ㉣ 피해내용 : 질병은 매개하지 않으나 흡혈로 알레르기, 피부염, 수면부족, 빈혈 유발

6 매개곤충의 구제방법

해충방제에는 매개충의 구제뿐만 아니라 질병의 효과적인 방제를 위해 병원체를 직접 구제하거나 이들의 숙주동물을 구제함으로써 질병의 발생을 근절할 수 있다. 병원체를 구제하는 경우는 발병 시 항생제 등과 같은 약제를 투여함으로써 직접 병원체를 구제하는 치료투약, 건강할 때 주기적인 투약을 통해 병원체의 감염 시 발육이나 증식을 하지 못하게 하는 예방투약, 병원체에 대한 면역학적 저항성을 증진시키기 위한 예방접종 등의 방법이 활용된다.

(1) 물리적 방법 기출
① 환경개선
    ㉠ 곤충의 서식처 및 휴식장소 제거 : 웅덩이, 하수도, 물이 고인 깡통
    ㉡ 환경개선 : 화장실 청결, 쓰레기처리, 상수도처리
        ⓐ 방충망, 모기장설치(screen 30mesh/inch)
        ⓑ 방충망 SWG(Standard Wire Gauge) : 철사 굵기 굵을수록 숫자가 큼, mesh = 1inch당 구멍수 (숫자가 클수록 촘촘함)

② 트랩(Trap) 이용
  ㉠ 미끼먹이로 유인하는 트랩(쥐풀, 파리통, 바퀴트랩), 독이법, 식독제 기출
  ㉡ 끈끈이줄 : 접착물질 기출
  ㉢ 유문등 : 빛, 광선이용 기출
  ㉣ 살문등 : 빛으로 유인 → 전류 감전
  ㉤ 유인트랩(Trap)
    ⓐ 성페로몬 : 번식을 위해 교미 시 분비되는 페로몬
    ⓑ 집합페로몬 : 군서성, 곤충이 모일 수 있게 함
③ 열
  ㉠ 고온에 대한 곤충의 내성 : 55℃ 1시간 내 사멸
    • 진드기, 이, 빈대구제(옷, 침대) : 고온, 증기, 딱정벌레(목재) : 55℃ 이상
  ㉡ 저온에 대한 곤충의 내성
    • 빈대 : 17℃ 2시간, 바퀴 : 8℃ 1시간 노출 시 사멸
④ 방사선 : 코발트-60(^{60}Co은 감마선 생성 시 사용됨)
  ㉠ 곤충치사 방사선량 : 30만Roentgen(불임, 돌연변이 등 유도)
  ㉡ 사람의 치사량 : 600만Roentgen

(2) **화학적 방법** 기출
  ① 살충제 : 가장 일반적인 방법
  ② 발육억제제
    ㉠ 곤충의 탈피 등 발육과정에 관여하는 호르몬작용을 방해하여 발육을 억제시키는 약제
    ㉡ 접촉 및 섭취 시 정상적 발육이 저해되어 탈피과정에서 치사
       환경오염과 인체 독성, 포유동물에 영향이 없고, 약제 내성문제도 해결가능
    ㉢ 종류 : 디플루벤주론(Diflubenzuron), 메소프렌(Methoprene), 하이드로프렌(Hydroprene), 키노프렌(Kinoprene), 피리프록시펜(Pyriproxyfen)
  ③ 불임제 : 생식세포의 핵을 공격하여 불임을 유발(예 Methotrexate, Aminopterin, Tepa)
  ④ 유인제 : 교미목적으로 유인하는 성페르몬, 집합페르몬(군서습성)
  ⑤ 기피제 : 살충력은 없으나 곤충이 싫어하고 기피하는 화학물질 → 곤충접근, 공격, 방어 기출
     예 벤질벤조에이트(Benzyl benzoate), 나프탈렌(Naphtalene), 디메틸프탈레이트(Dimethyl phthalate), 디메틸카베이트(Dimethyl carbate), DEET(디에틸톨루아미드) 성분 또는 이카리딘 성분

(3) **생물학적 방법** 기출
  ① 불임웅충의 방산 : 무정란 유발함(방사선, 약제 등을 이용하여 수컷을 불임화시킴)
  ② 포식동물 : 모기유충(물고기), 모기, 파리(조류, 잠자리, 거미), 쥐(족제비, 부엉이, 매)
  ③ 병원성 기생생물 : 모기유충에 기생하는 선충, 원생동물, 세균
     예 기생벌 → 산란 → 유충기를 숙주(진딧물, 무당벌레)의 성충과 유충의 몸 안에서 지냄

(4) **통합적 방법(물리적·화학적·생물학적 방법)**
① 두 가지 이상 방법이 있어야 함(물리 - 화학, 물리 - 생물, 화학 - 생물)
② 한 방법의 사용 후 다른 방법이 적용 가능해야 함
- 해충의 개체수가 많을 경우 1차적으로 살충제 살포(살충) → 2차적 방법(박멸)

> **더+ 알아보기**　**위생곤충의 구제방법** 기출
>
> 1. 환경개선(서식처, 발생원 제거) : 가장 근본적이고, 영구적인 구제방법
> 2. 물리적 방법 : 끈끈이줄, 트랩, 열, 방사선, 유문등, 살문등
> 3. 화학적 방법 : 살충제, 발육억제제, 불임제, 유인제, 기피제 등
> 4. 생물학적 방법 : 먹이연쇄, 천적과 포식동물, 불임웅충 방사, 병원성 기생생물
> 5. 통합적 방법 : 두 가지 이상의 방제법을 동시에 적용

③ 두 가지 이상의 방제법이 서로 방해요인으로 작용하지 않도록 함

> **더+ 알아보기**　**위생곤충의 구제 원칙**
>
> 1. 우선적으로 발생원과 서식처를 제거한다.
> 2. 발생 초기에 구제를 실시한다.
> 3. 광범위하게 동시에 실시한다.
> 4. 대상 곤충과 동물의 습성과 생활사를 파악하고 그에 맞는 방법을 사용한다.
> 5. 살충제는 화학적 보조수단으로 생각하고 사용 시에는 인축 등 2차 오염과 피해가 없어야 한다.

01 끝판왕! 적중예상문제

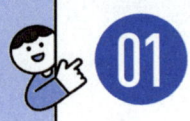

적중예상문제 해설

01
①거미강, ②노래기강, ③거새우강(갑각강), ④거미강에 속한다.

02
완전변태
- 성충의 시기에 피해를 준다.
- 알-유충-번데기-성충
- 많은 탈피 과정을 거치면서 방제방법이 복잡
- 종류 : 모기, 파리, 벼룩, 나방, 등에 등

03
자교 시 상처부위를 통한 감염
흑사병(페스트)(벼룩), 일본뇌염, 황열, 뎅기열(모기), 발진티푸스, 유행성재귀열(이), 발진열(벼룩)

04
뉴슨스(Nuisance)
사람에게 불쾌감, 불결감, 공포감, 혐오감을 주는 곤충을 말한다.

05
후장 : 말피기씨관(말피기기관, 1~100개), 회장, 직장, 항문, 배설작용

---

01 [1회독] [2회독] [3회독] [2024 기출유사]
위생해충의 분류학적 체계에서 곤충강(Insecta)에 속하는 것은?
① 거미　　　　　　② 노래기
③ 물벼룩　　　　　④ 진드기
⑤ 작은빨간집모기

02 [1회독] [2회독] [3회독] [2024 기출유사]
위생곤충의 방제방법 중 생활주기에 따라 달리 적용해야 하는 위생곤충은?
① 모기　　　　　　② 바퀴
③ 빈대　　　　　　④ 진드기
⑤ 흡혈노린재

03 [1회독] [2회독] [3회독] [2024 기출유사]
다음의 위생곤충과 그 피해로 옳게 연결된 것은?
① 빈대 - 체내 기생　　　② 독거미 - 생물학적 전파
③ 옴진드기 - 화학적 외상　④ 등에 - 호르몬 분비 교란
⑤ 모기 - 흡혈로 질병 매개

04 [1회독] [2회독] [3회독] [2024 기출유사]
위생곤충의 다양한 피해 방법 중에서 불쾌곤충(nuisance)의 설명으로 옳은 것은?
① 사회적 환경과 무관하다.　② 시대적 배경과 무관하다.
③ 일상생활에 불편함을 준다.④ 질병매개곤충만 해당된다.
⑤ 지역적 특성과 관계없다.

05 [1회독] [2회독] [3회독] [2023 기출유사]
곤충의 내부형태 중 말피기관(Malpighian tubules)이 속하는 기관은?
① 순환기관　　　　② 생식기관
③ 소화기관　　　　④ 배설기관
⑤ 호흡기관

🔒 01 ⑤　02 ①　03 ⑤　04 ③　05 ④

06 [2023 기출유사]
성가심(nuisance)을 느끼게 하는 불쾌곤충에 대한 설명으로 옳은 것은?
① 방제가 쉽다.
② 후진국형이다.
③ 혐오감을 준다.
④ 질병을 매개한다.
⑤ 곤충의 평가가 객관적이다.

07 [2023 기출유사]
다음 중 파리목 긴뿔파리아목(장각아목)에 속하는 곤충류는?
① 집파리과
② 쉬파리과
③ 검정파리과
④ 나방파리과
⑤ 체체파리과

08 [2022 기출유사]
동물계의 절지동물문 아래 거미강(Arachnida)에 속하는 것으로 옳은 것은?
① 가재
② 전갈
③ 벼룩
④ 지네
⑤ 파리

09 [2022 기출유사]
곤충의 내부구조 중 소화, 배설계에서 먹이의 역행을 방지하는 기관은?
① 말피기씨관
② 소낭
③ 인두
④ 전위
⑤ 회장

10 [2022 기출유사]
위생곤충의 발육과정에서 완전변태를 결정하는 단계는?
① 번데기
② 성충
③ 유충
④ 자충
⑤ 알

적중예상문제 해설

06
뉴슨스(Nuisance)
- 사람에게 성가심, 불쾌감, 혐오감을 주는 곤충
- 귀뚜라미, 깔따구, 노린재, 노래기, 나방파리, 그리마, 쥐며느리, 공벌레

07
장각아목
촉각은 길고 다수절, 촉수는 4~5절, 모기과, 나방파리과, 먹파리과, 등에모기과, 깔따구과

08
거미강(주형강)
- **구성** : 두흉부, 복부의 2부분으로 구분
- **두부** : 촉각이 없음
- **두흉부** : 6쌍의 부속지 중 2쌍은 구부의 일부, 4쌍은 다리
- **종류** : 진드기, 거미, 전갈

09
위생곤충의 소화배설계 : 전장, 중장, 후장
㉠ **전장**
  - 입(먹이분쇄), 식도, 소낭과 맹낭(일시저장 기능)
  - 전위(먹이섭취 시 역행방지 기능)
  - 타액선(항응혈성 물질함유, 혈액응고 방지 기능)
㉡ **중장** : 위의 역할(먹이 소화작용)
㉢ **후장** : 말피기씨관(1~100개), 회장, 직장, 항문, 배설작용

10
- **완전변태** : 알-유충-번데기-성충
- **불완전변태** : 알-자충(약충)-성충

06 ③ 07 ④ 08 ② 09 ④ 10 ①

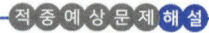

11
위생곤충의 병인작용
- **직접적 피해** : 기계적 외상, 2차적 감염, 체내 기생, 알레르기(자교 시 주입된 이물질에 대한 감수성과 독성물질의 주입), 기타 알레르기성 질환
- **간접적 피해** : 기계적 전파(병원체의 운반자(욕반이나 털 등에 의함), 생물학적 전파(증식형, 발육형, 발육증식형, 경란형, 배설형)
- 기생충의 중간숙주 역할

12
계(Kingdom) → 문(Phylum) → 강(Class) → 목(Order) → 과(Family) → 속(Genus) → 종(Species)
예 동물계-절지동물문-곤충강-파리목-모기과-집모기속-작은빨간집모기(종)

13
집파리과 구기형태 : 스펀지형(흡수형, 컵형, 긁는형, 직접 섭취형)

14
완전변태
- 성충의 시기에 피해를 준다.
- 알-유충-번데기-성충
- 많은 탈피 과정을 거치면서 방제방법이 복잡
- 종류 : 모기, 파리, 벼룩, 나방, 등에 등

15
기계적 전파 : 병원체의 운반자(욕반이나 털 등에 의함)
- 파리, 바퀴 등
- 콜레라, 장티푸스, 파라티푸스, 살모넬라증, 이질, 나병, 회충, 편충 등

---

11 2022 기출유사

다음 여러 가지 위생곤충의 병인작용 중 간접적 가해 방법은?
① 인체기생
② 기계적 외상
③ 독성물질의 주입
④ 국부적 알레르기 반응
⑤ 병원체의 배설형 전파

12 2021 기출유사

다음 중 분류학에서 절지동물문의 곤충강에 속하는 것은?
① 거미목
② 전갈목
③ 파리목
④ 땅지네목
⑤ 진드기목

13 2021 기출유사

다음 중 구기가 스펀지형(sponging mouthpart)인 위생곤충은?
① 노린재
② 깔따구
③ 메뚜기
④ 잠자리
⑤ 집파리

14 2021 기출유사

다음 중 완전변태를 하는 위생곤충은?
① 이
② 파리
③ 바퀴
④ 빈대
⑤ 진드기

15 2021 기출유사

다음 중 위생곤충에 의해 기계적 전파로 감염되는 질병은?
① 황열
② 뎅기열
③ 콜레라
④ 페스트
⑤ 학질

🔒 11 ⑤　12 ③　13 ⑤　14 ②　15 ③

16 [2021 기출유사]
다음 중 위생곤충의 생활사에서 흡혈하는 시기로 옳은 것은?
① 모기 성충
② 벼룩 유충
③ 침파리 유충
④ 먹파리 번데기
⑤ 털진드기 성충

17 [2021 기출유사]
다음 중 외식 사업장에서 실시하는 위생곤충의 물리적 방제법은?
① 출입구에 에어 커튼(air curtain)을 설치한다.
② 손님들이 출입하는 현관에 액체 소독제 발판을 설치한다.
③ 천연약제를 주기적으로 살포하는 자동살포기를 설치한다.
④ 바퀴를 구제하기 위해 1미터 간격으로 독먹이를 설치한다.
⑤ 파리가 많이 드나드는 장소의 천장과 벽에 유제를 40cc/m² 기준으로 분무한다.

18 [2016 기출유사]
다음 중 벼룩이 흑사병을 전파시킨다는 사실을 입증한 사람은?
① Josiah Nott
② Simond
③ David Livingstone
④ Nabarro
⑤ Bruce

19 [2017 기출유사]
다음 중 곤충강의 특징을 옳게 설명한 것은?
① 몸은 두·흉·복부의 3부분으로 구분되고 다리가 3쌍, 날개는 2쌍이다.
② 몸은 두·흉·복부의 3부분으로 구분되고 다리가 4쌍, 날개는 3쌍이다.
③ 몸은 두흉·복부의 2부분으로 구분되고 다리가 3쌍, 날개는 2쌍이다.
④ 몸은 두흉·복부의 2부분으로 구분되고 다리가 4쌍, 날개는 1쌍이다.
⑤ 몸은 두·흉·복부의 3부분으로 구분되고 다리가 2쌍, 날개는 1쌍이다.

20 [2017 기출유사]
다음 곤충의 외골격 중 곤충의 표피를 구성하며, 내수성이 강한 외부의 층(Layer)은?
① 표피세포
② 내표피
③ 왁스층
④ 진피층
⑤ 기저막

적중예상문제 해설

16
흡혈성 곤충은 주로 성충 시기에 흡혈하며, 예외로 털진드기는 유충이 흡혈하며 쯔쯔가무시를 전파한다. 모기의 (암컷) 성충은 산란을 위해 흡혈한다.

17
물리적인 접근차단법 : 모기장 및 에어 커튼 장비 설치

18
- Josiah Nott : 모기(말라리아, 황열)
- Manson : 모기(반크로프티 사상충)
- Ross : 중국얼룩날개모기(말라리아)
- Simond 벼룩(흑사병)
- Bruce, Nabarro : 체체파리(수면병)
- Nicoll : 이(발진티푸스)

19
곤충강은 몸은 두·흉·복부의 3부분으로 구분되고 다리는 3쌍, 날개는 2쌍, 촉각은 1쌍이다.

20
곤충 외부로부터 표피 → 진피 → 기저막 순으로 구성
- **표피층** : 시멘트층(외표의 최외부), 밀랍층(Wax layer, 내수성이 가장 강한 부분), 단백성 표리층(Protein)
- **진피층** : 진피세포로 형성되어 있으며, 표피층을 생성하며, 극모와 조모세포로 구성
- **기저막** : 진피 밑에 얇은 막으로 구성되어 있으며, 진피와 체강 사이의 경계층으로 진피세포 생성

16 ① 17 ① 18 ② 19 ① 20 ③

적중예상문제 해설

21 욕반의 기능
- 곤충의 다리 부절에서 볼 수 있는 욕반은 매끄러운 표면을 걸을 때 유리
- 병원체를 욕반의 섬모에 묻혀서 기계적 전파 가능

22
완전변태는 '알 → 유충 → 번데기 → 성충'의 시기를 거치며 발육한다(모기, 파리, 벼룩, 독나방 등).

23 완전변태
알→(부화)유충→(용화)번데기→(우화)성충의 시기를 거치며 발육 (모기, 파리, 벼룩, 독나방 등)

24
파리목에는 후시가 퇴화된 평균곤이 있어 비상시 균형 유지를 돕는다.

25 생물학적 전파방식
- **증식형**: 일본뇌염, 페스트, 황열, 재귀열, 유행성출혈열, 일본뇌염
- **발육형**: 사상충증
- **발육증식형**: 말라리아, 아프리카수면병
- **배설형**: 발진티푸스, 발진열
- **경란형**: 로키산홍반열, 양충병

🔒 21 ② 22 ③ 23 ⑤ 24 ② 25 ③

---

21 [1회독] [2회독] [3회독] 2018 기출유사

다음 중 곤충의 부절에서 볼 수 있는 욕반의 기능으로 옳은 것은?
① 거친 표면을 기어갈 때
② 매끄러운 표면을 걸을 때
③ 자극을 받아 점프할 때
④ 가장자리를 움켜잡을 때
⑤ 인체의 모낭을 기어갈 때

22 [1회독] [2회독] [3회독] 2015 기출유사

다음 중 완전변태를 하는 곤충으로 맞게 연결된 것은?

가. 몸이	나. 파리
다. 바퀴	라. 모기

① 가, 나, 다
② 가, 다
③ 나, 라
④ 라
⑤ 가, 나, 다, 라

23 [1회독] [2회독] [3회독] 2015 기출유사

다음의 곤충 발육과정 설명에서 (A), (B), (C)의 내용으로 맞는 것은?

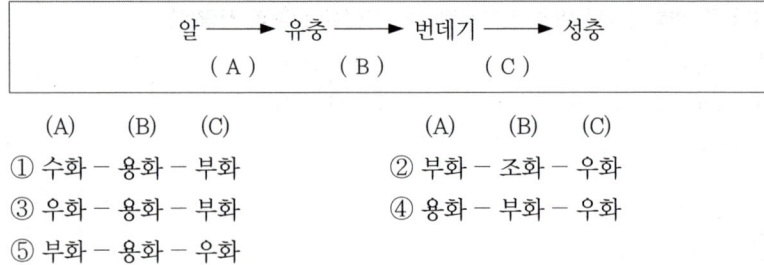

① 수화 – 용화 – 부화
② 부화 – 조화 – 우화
③ 우화 – 용화 – 부화
④ 용화 – 부화 – 우화
⑤ 부화 – 용화 – 우화

24 [1회독] [2회독] [3회독] 2014 기출유사

다음 중 곤충의 날개가 변한 흔적기관으로 공중으로 비상시 균형유지 역할을 하는 부위로 맞는 것은?
① 전흉배판
② 평균곤
③ 말피기관
④ 림프관
⑤ 혈액임파기관

25 [1회독] [2회독] [3회독] 2013 기출유사

다음 중 해충의 생물학적 전파방식에서 발육증식형에 속하는 질병으로 바르게 연결된 것은?

가. 일본뇌염	나. 아프리카수면병
다. 페스트	라. 말라리아

① 가, 나, 다
② 가, 다
③ 나, 라
④ 라
⑤ 가, 나, 다, 라

26 [1회독] [2회독] [3회독] 2013 기출유사
다음 위생곤충의 분류 중 목(Oder)의 연결로 옳게 연결된 것은?

| 가. 은시목 – 벼룩 | 나. 인시목 – 나방 |
| 다. 쌍시목 – 집파리 | 라. 직시목 – 개미 |

① 가, 나, 다 ② 가, 다 ③ 나, 라
④ 라 ⑤ 가, 나, 다, 라

27 [1회독] [2회독] [3회독] 2019 기출유사
다음 중 위생해충의 피해로 옳게 연결된 것은?

| 가. 알러지 현상 | 나. 피부 손상 및 2차 감염 |
| 다. 독성물질 주입 | 라. 성가심 유발 |

① 가, 나, 다 ② 가, 다 ③ 나, 라
④ 라 ⑤ 가, 나, 다, 라

28 [1회독] [2회독] [3회독] 2017 기출유사
다음 중 체체파리가 수면병을 매개한다는 것을 입증한 사람은?

① Josiah Nott ② David Livingstone
③ Simond ④ Bruce, Nabarro
⑤ Manson

29 [1회독] [2회독] [3회독] 2016 기출유사
다음 생물계의 분류방법으로 계(Kingdom)로부터 종(Species)까지 순서가 옳은 것은?

① 종→문→강→계→과→속→목
② 계→문→강→목→종→속→과
③ 문→강→계→목→과→속→종
④ 강→문→계→목→과→속→종
⑤ 계→문→강→목→과→속→종

30 [1회독] [2회독] [3회독] 2016 기출유사
다음 곤충의 분류체계 중 가장 기본이 되는 단계는?

① 계(Kingdom) ② 강(Class)
③ 과(Family) ④ 종(Species)
⑤ 속(Genus)

적중예상문제 해설

26
벼룩은 은시목, 나방은 인시목, 집파리는 쌍시목, 벌·개미는 막시목이며, 바퀴는 직시목에 속한다.

27
위생해충의 피해
기계적 외상, 2차 감염, 체내 기생, 이물질 주입, 독성물질 주입, 알러지 현상, 성가심, 불쾌감 유발 등이 있다.

28
- Josiah Nott : 모기(말라리아, 황열)
- Manson : 모기(사상충)
- Ross : 중국얼룩날개모기(말라리아)
- Simond : 벼룩(흑사병)
- Bruce, Nabarro : 체체파리(수면병)

29
계(Kingdom) → 문(Phylum) → 강(Class) → 목(Order) → 과(Family) → 속(Genus) → 종(Species)

30
곤충의 분류체계의 기본분류체계는 종(Species)이며, 이명법에선 속(Genus)과 종(Species)이다.

🔒 26 ① 27 ⑤ 28 ④ 29 ⑤ 30 ④

적중예상문제 해설

31
거미강(주형강) : 진드기, 거미, 전갈

32
곤충의 생식기관
- 암컷(♀) : 산란관, 수정낭, 베레제기관 (빈대 암컷의 정자보관소)
- 수컷(♂) : 음경, 파악기, 저정낭(일시적 정자보관)

33
완전변태
- 성충 시기에만 피해를 주는 것이 많다.
- 알 – 유충 – 번데기 – 성충
- 여러 탈피 과정을 거침, 방제방법이 복잡
- 종류 : 모기, 파리, 벼룩, 나방, 등에 등

34
불완전변태
- 전 생활사에 피해(자충, 성충 포함)
- 알 – 자충(유충, 약충) – 성충
- 자충과 성충의 형태, 서식처, 방제방법 및 먹이가 동일하다.
- 종류 : 이, 빈대, 바퀴, 트리아토민노린재, 진드기

35
완전변태
모기, 파리, 벼룩, 나방, 등에 등

---

31 [1회독] [2회독] [3회독] [2014 기출유사]

다음 중 곤충의 분류체계상 거미강에 속하는 곤충으로 옳은 것은?
① 지네
② 파리
③ 벼룩
④ 진드기
⑤ 가재

32 [1회독] [2회독] [3회독] [2013 기출유사]

위생곤충의 생식기관 중 수컷(♂)이 정자를 저장하는 기관으로 옳은 것은?
① 수정관
② 말피기씨관
③ 베레제기관
④ 저정낭
⑤ 수란관

33 [1회독] [2회독] [3회독] [2018 기출유사]

다음 설명 중 완전변태의 특징은?
① 전 생활사에 피해를 준다.
② 알 – 자충 – 성충 순으로 변태한다.
③ 성충 시기에만 인체에 피해를 준다.
④ 이, 빈대, 바퀴, 트리아토민노린재, 진드기 등이 속한다.
⑤ 자충과 성충의 형태, 서식처, 방제방법 및 먹이가 동일하다.

34 [1회독] [2회독] [3회독] [2017 기출유사]

다음 중 불완전변태하는 곤충의 특징은?
① 성충의 시기에 피해를 준다.
② 알 – 유충 – 번데기 – 성충 순으로 변태한다.
③ 많은 탈피 과정을 거치면서 방제방법이 복잡하다.
④ 모기, 파리, 벼룩, 나방, 등에 등이 속한다.
⑤ 전 생활사에 피해를 준다.

35 [1회독] [2회독] [3회독] [2017 기출유사]

다음 중 완전변태를 하는 위생곤충에 해당하는 것은?
① 몸이
② 중국얼룩날개모기
③ 빈대
④ 독일바퀴
⑤ 트리아토민노린재

🔒 31 ④ 32 ④ 33 ③ 34 ⑤ 35 ②

36 [1회독] [2회독] [3회독] 2016 기출유사
다음에서 거미강에 속하는 위생곤충으로 맞게 고른 것은?

| 가. 진드기 | 나. 바퀴 |
| 다. 거미 | 라. 모기 |

① 가, 나, 다
② 가, 다
③ 나, 라
④ 라
⑤ 가, 나, 다, 라

37 [1회독] [2회독] [3회독] 2015 기출유사
다음 중 빈대의 암컷에게 있는 베레제기관의 기능으로 옳은 것은?
① 소화기관
② 생식기관
③ 호흡기관
④ 배설기관
⑤ 심장기관

38 [1회독] [2회독] [3회독] 2014 기출유사
위생곤충의 구제방법 중 가장 근본적이고 항구적인 방법인 것은?
① 불임웅충 방사
② 서식처, 발생원 제거
③ 천적과 포식동물
④ 기피제 방역
⑤ 살충제 방역

39 [1회독] [2회독] [3회독] 2013 기출유사
다음 위생곤충의 구제방법 중 생물학적인 구제방법으로 옳은 것은?
① 유문등 설치
② 천적 이용
③ 방충망 설치
④ 방사선 이용
⑤ 살충제 살포

40 [1회독] [2회독] [3회독] 2019 기출유사
다음 중 미세한 곤충의 표본제작과 보존방법으로 가장 적당한 것은?
① 액체표본
② 건조표본
③ 슬라이드 표본
④ 원추통 표본
⑤ 흡충관 표본

적중예상문제해설

36
거미강(주형강)
- **구성** : 두흉부, 복부 2부분으로 구분
- **두부** : 촉각이 없음
- **두흉부** : 6쌍의 부속지와 4쌍의 다리
- **종류** : 진드기, 거미, 전갈

37
곤충의 생식기관
- **암컷(♀) 생식기** : 산란관, 수정낭, 베레제기관(빈대 정자보관장소)
- **수컷(♂) 생식기** : 음경, 파악기, 저정낭(정자보관장소)

38
위생곤충의 구제방법
- **환경개선(서식처, 발생원 제거)** : 가장 근본적이고, 영구적인 구제방법
- **물리적 방법** : 끈끈이줄, 트랩, 열, 방사선, 유문등, 살문등 등
- **화학적 방법** : 살충제, 발육억제제, 불임제, 유인제, 기피제 등
- **생물학적 방법** : 먹이연쇄, 천적과 포식동물, 불임웅충 방사, 병원성 기생생물
- **통합적 방법** : 두 가지 이상의 방제법을 동시에 적용

39
위생곤충의 생물학적 구제방법
먹이연쇄, 천적과 포식동물, 불임웅충 방사, 병원성 기생생물

40
표본제작 및 보존
- **곤충흡입관** : 클로로폼관(chloroform tube)
- **액체표본** : 이, 벼룩, 진드기, 거미, 유충, 구더기(75% alcohol)
- **건조표본(보편적)** : 모기, 파리, 등에
- **슬라이드 표본** : 미세한 곤충(berlese액 사용)

🔒 36 ② 37 ② 38 ② 39 ② 40 ③

적중예상문제 해설

41
불완전변태
- 전 생활사에 피해(자충, 성충 포함)
- 알 - 자충(약충) - 성충
- 자충과 성충의 형태, 서식처, 방제방법 및 먹이가 동일하다.
- 종류 : 이, 빈대, 바퀴, 트리아토민노린재, 진드기

42
뉴슨스(Nuisance) 곤충의 종류
귀뚜라미, 깔따구, 노린재, 하루살이, 그리마, 쥐며느리, 공벌레

43
깔따구
㉠ 분류 : 파리목 깔따구과
㉡ 형태
- 모기와 비슷하여 구기가 퇴화되어 날개, 몸 전체 비늘이 없다.
- 완전변태, 성충의 크기는 2~5mm
㉢ 생활사 및 습성
- 먹이는 섭취하지 않으나 오염된 수질에도 생존으로 오염지표동물
- 야간활동성, 강한 주광성, 질병매개는 않으나 불쾌감, 혐오감

44
㉠ 곤충강
- **구성** : 두부, 흉부, 복부 3부분
- **두부** : 1쌍의 대안과 촉수, 구기
- **흉부** : 2쌍의 날개와 3쌍의 다리
- **종류** : 파리, 벼룩, 이, 모기, 바퀴
㉡ 거미강(주형강)
- **구성** : 두흉부, 복부 2부분
- **두부** : 촉각이 없다.
- **두흉부** : 6쌍의 부속지 중 4쌍이 다리
- **종류** : 진드기, 거미, 전갈

45
모기의 천적은 작은 물고기, 왕모기, 거미 잠자리, 새 등이며, 기생벌은 Hister종, 풍뎅이와 함께 파리의 천적이다.

🔒 41 ③ 42 ③ 43 ④ 44 ④ 45 ①

---

41 1회독 2회독 3회독 **2020 기출유사**
다음 중 약충과 성충의 서식처가 같은 위생곤충은?
① 모기
② 벼룩
③ 빈대
④ 파리
⑤ 독나방

42 1회독 2회독 3회독 **2020 기출유사**
다음 중 뉴슨스(nuisance) 곤충은?
① 먹파리
② 모래파리
③ 하루살이
④ 열대쥐벼룩
⑤ 작은빨간집모기

43 1회독 2회독 3회독 **2020 기출유사**
다음 중 구기가 퇴화된 곤충으로 알레르기원이 되는 위생곤충은?
① 등에
② 말벌
③ 벼룩
④ 깔따구
⑤ 참진드기

44 1회독 2회독 3회독 **2020 기출유사**
다음 중 분류학상 곤충강에 속하는 것은?
① 거미
② 전갈
③ 지네
④ 파리
⑤ 진드기

45 1회독 2회독 3회독 **2018 기출유사**
다음 동물 중 모기의 천적으로 바르게 연결된 것은?

| 가. 송사리 | 나. 왕모기 |
| 다. 거미 | 라. 기생벌 |

① 가, 나, 다
② 가, 다
③ 나, 라
④ 라
⑤ 가, 나, 다, 라

46 [2020 기출유사]
다음 중 위생곤충 방제에 발육억제제로 사용되는 약제는?
① 펜티온(Fenthion)
② 카바릴(Carbaryl)
③ 피레스린(Pyrethrin)
④ 쿠마포스(Coumaphos)
⑤ 메소프렌(Methoprene)

47 [2020 기출유사]
다음 중 기생벌(Parasitic wasp)을 이용해 방제할 수 있는 위생곤충은?
① 모기
② 벼룩
③ 빈대
④ 진드기
⑤ 집파리

48 [2016 기출유사]
다음은 발육억제제에 관한 설명이다. 장점으로 옳은 것을 모두 고르면?

> 가. 살충제에 대한 내성문제를 해결할 수 있다.
> 나. 포유동물에 영향이 없다.
> 다. 환경오염을 시키지 않는다.
> 라. 인체의 독성문제가 없다.

① 가, 나, 다
② 가, 다
③ 나, 라
④ 라
⑤ 가, 나, 다, 라

적중예상문제 해설

46
성장억제제
- 곤충의 발육과정에 관여하는 호르몬 작용을 방해하여 발육과 탈피를 억제
- 종류: 디플루벤주론(Diflubenzuron), 메소프렌(Methoprene), 하이드로프렌(Hydroprene), 키노프렌(Kinoprene), 피리프록시펜(Pyriproxyfen)

47
파리의 구제
㉠ 물리적 방법
- 가장 이상적인 방법: 환경위생(발생원과 서식처 제거), 파리통, 트랩, 끈끈이줄

㉡ 화학적 방법
- 유충구제: 발생원 표면에 유제, 수화제, 분제살포(40cc/m²)
- 성충구제: 잔류분무(천장, 벽), 에어로졸(옥내), 가열연무기, ULV(옥외), 다이아지논(Diazinon), 펜티온(Fenthion), 나레드(Naled)
- 생물학적 방법: 천적[기생벌, Hister종(딱정벌레), 풍뎅이]

48
발육억제제
- 곤충의 발육과정에 관여하는 호르몬작용을 방해하여 발육을 억제시키는 약제로 살충제의 내성문제 해결
- 접촉 및 섭취 시 정상적 발육이 저해되어 탈피과정에서 치사하는 것으로 인체 독성, 환경오염이 없다.
- 종류: 디플루벤주론(Diflubenzuron), 메소프렌(Methoprene), 하이드로프렌(Hydroprene), 키노프렌(Kinoprene), 피리프록시펜(Pyriproxyfen)

🔒 46 ⑤ 47 ⑤ 48 ⑤

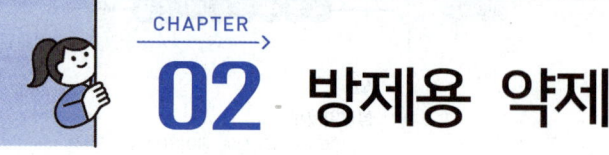

CHAPTER 02 방제용 약제

1 살충제 개론

살충제(pesticide, insecticide)는 곤충을 비롯한 광범위한 생물에 대하여 강한 생리적 활성 물질을 가지고 있는 물질로서 인간의 복지에 장해가 되는 각종 해충을 구제하는 데 그 사용 목적이 있다. 생리적 활성물질은 비교적 독성이 적은 불활성물질과 섞어서 사용하게 되는데 이 혼합물을 살충제 제제라 하며, 성분은 용기에 표시되어 있다. 제제 중에는 일반 가정에서 쉽게 사용할 수 있도록 만들어 놓은 것과 사용하기 전에 알맞은 농도로 희석해서 사용하는 것이 있는데 적용대상에 따라 농업용, 방역용, 가정용 및 동물용 살충제로 나누고 이 중에서 위생해충의 구제를 목적으로 사용하는 것을 방역용 살충제라 한다.

살충제는 곤충을 중독사시키는 약제로서 농림해충을 구제하기 위하여 사용할 때는 농약이라 하고, 위생해충을 구제하기 위하여 사용할 때는 방역용 살충제라고 한다. 특수한 약제를 제외한 대부분의 살충제는 농림해충과 위생해충을 구제하는 데 공통으로 사용되며, 대상별, 성분별, 작용별, 제제별 종류를 알아보면 다음과 같은 것들이 있다.

분류 특성	종류	
대상의 종류에 따른 분류	살란제(Ovicide) 살유충제(Lavicide) 살성충제(Adulticide) 살용제(pupicide)	
화학적 성분에 따른 분류	무기살충제(Inorganic insecticide) 천연유기살충제(Natural organic insecticide) 합성유기살충제(Synthetic organic insecticide) 　유기염소계(Organic chloride group) 기출 　유기인계(Organic Phosphate group) 기출 　카바메이트계(Carbamate group) 　피레스로이드계(Pyrethroid group)	
작용기작에 따른 분류	선택제(Selectives) 비선택제(Nonselectives) 예방보호제(Protectants) 불임제(Sterliants) 전신제(Systemics) 항응고제(Anticoagulants) 페로몬(Pheromone) 항증산제(Antitranspirants)	고엽제(Defoliants) 식독제(Stomach poisons) 접촉제(Contact poisons) 훈증제(Fumigants) 건조제(Desiccants) 기피제(Repellents) 유인제(Attractants) 효력증강제(Synergists)

제제에 따른 분류	액상제제(Liquid formulation)	
	용제(Solution)	유제(Emulsion)
	에어로졸(Aerosol)	액화가스(Liquified gas)
	고형제제(Solid formulation)	
	분제(Dust)	수화제(Wettable powder) 기출
	페이스트(Paste)	모기향(Mosquito coil)
	입제(Granule)	수용제(Soluble powder)
	마이크로캡슐(Microcapsule)	
적용방법에 따른 분류	분무(Spray)	ULV(Ultra low volume)
	연무(Fogging) 기출	미스트(Mist)
	증산(Resin strip)	도포제(Painting)
	분제살포(Dust apply)	훈증(Fumigation) 기출
	독이(Poison baits)	

(1) 살충제 조건 기출
 ① 인축에 대한 독성이 없거나 낮아야 한다.
 ② 구제대상 해충에는 독성효력이 커야 한다.
 ③ 환경오염은 가능한 없어야 한다.
 ④ 악취가 없어야 한다.

(2) 살충제의 분류
 ① 화학적 구조에 따른 분류
  ㉠ 무기살충제 : 비소계, 불소계, 유황계, 동계
  ㉡ 유기살충제 : 유기염소계, 유기인계, 카바메이트계, 피레스로이드계
 ② 침입경로에 따른 분류
  ㉠ 식독제 : 곤충의 섭취 시 소화기관에 살충작용을 하는 약제 기출
   ⓐ 무기물 : 수은, 비소, 염화수은($HgCl_2$), 붕소, 붕산, 비산동, 황산탈륨
   ⓑ 유기물 : 유기살충제 전부
  ㉡ 접촉제 : 곤충의 표피에 접촉하여 표리층의 각질 용해 후 침입하여 살충작용을 하는 약제(유기살충제)
  ㉢ 훈증제 : 미세한 살충제 입자가 공기 중에 부유해서 곤충의 기공(기문)을 통하여 중독시킴
 ③ 사용형태에 따른 분류 기출
  ㉠ 수화제(WDP 또는 WP : Water Disposible Powder or Wettable Powder)
   ⓐ 원체 + 증량제 + 친수제 + 계면활성제
   ⓑ 증량제 : 규조토, 고령토, 벤토나이트, 점토성 물질
   ⓒ 잔류분무에 적합, 유충구제
   ⓓ 흡수력이 강한 흙벽, 석회벽, 시멘트벽에 적합(흰 자국이 남는 단점, 분무기 흔들며 살포)

ⓒ 유제(EC : Emulsifiable Concentrate) 기출
  ⓐ 원체 + 용매 + 유화제(용매 : 메틸나프탈렌, Xylene, Toluene, 유화제 : Trition)
  ⓑ 공간살포 및 잔류분무용에 사용 : 쓰레기 처리장, 모기유충 서식처에 사용
  ⓒ 흡수력이 약한 벽면(타일벽, 니스, 페인트 칠한 벽, 벽지 바른 벽)에 적합
  ⓓ 부착성, 확산성, 침투성이 있어 효력 우수
ⓒ 용제(S : Solution)
  ⓐ 원체 + 유기용매 + 안정제(유기용매 : 메틸나프탈렌, Xylene, 석유)
  ⓑ 공간 살포용으로 흡수력과 침투력이 강함
  ⓒ 모기나 파리 유충 서식장소 사용 가능
ⓔ 분제(D : Dust) 기출
  ⓐ 원체 + 증량제의 미세한 분말(Zeolite)
  ⓑ 농도 : 1~5%, 희석 불필요(조제되어 있음)
  ⓒ 입자의 크기 : $100\mu m$ 이하 기출
  ⓓ 이, 벼룩, 빈대, 바퀴의 구제, 유충구제 사용
ⓜ 입제(G : Granule)
  ⓐ 원체 + 증량제 + 점결제(아교, 아라비아 고무 등) + 계면활성제 혹은 붕괴촉진제
  ⓑ 입자의 크기 : 0.5~2.5mm
  ⓒ 유충의 서식장소에 살포 : 장기간 잔효성(잔류성이 긺)
ⓗ 마이크로캡슐(Micro Capsule) : 기존 약제의 결점 보완
  ⓐ 살충제 입자 내 피막을 씌우는 것 : 친유성 살충제
  ⓑ 입자의 크기 : $20~30\mu m$
  ⓒ 장점
    ㉮ 살충제로 외부환경과 격리, 외부방출 억제하여 인체의 안정성이 높음
    ㉯ 잔류기간 연장가능, 살포 후 냄새 없음
    ㉰ 독먹이 사용 시 곤충의 약제 기피성을 감소시킴 기출
④ 효과별 분류 : 살충력(LD_{50}, LC_{50}), 속효성(KT_{50}), 잔류성(유기염소제↑)

> **더⁺ 알아보기**
>
> 1. KT_{50}(Knock down Time) : 속효성의 지표, 반수가사량
>   공시약제 살포 직후의 면 또는 살포 후 30분 (또는 60분) 방치한 면에 모기 성충 20~30마리, 25℃의 온도조건하에서 계속 접촉시켜, 시간의 경과에 따른 가사충수율을 기록하여, 반수가사시간(KT_{50})을 산출해서 속효성을 평가함
> 2. 약제농도별 위험도 : 용제(S) > 유제(EC) > 수화제(WP) > 분제(D) > 입제(G)

(3) 살충제의 인체독성
① 독성종류에 따른 분류 기출
  ㉠ 경구독성 : 호흡 시, 소화기관 흡수(식독제, 훈증제)
  ㉡ 경피독성 : 외부접촉 시 흡수(접촉제)

② 중독량에 따른 분류
  ㉠ 급성중독 : 1회 수차에 걸친 접촉
  ㉡ 만성중독 : 미량의 살충제에 장기간 접촉
③ 독성도에 따른 분류

독성의 분류	경구독성	경피독성
고도독성	0~50mg/kg	0~200mg/kg
중도독성	50~500mg/kg	201~2,000mg/kg
저도독성	500~5,000mg/kg	2,000~20,000mg/kg
극미독성	> 5,000mg/kg	> 20,000mg/kg

> **참고** 독성의 단위
> 1. LD_{50}(Lethal Doses, 중앙치사량, 반수치사량) : 쥐를 시험 대상으로 공시동물의 50% 이상을 치사시킬 수 있는 살충제의 양(독성의 단위 : mg/kg)
> 2. LC_{50}(Lethal Concentration, 중앙치사농도, 반수치사농도) : 쥐를 시험 대상으로 공시동물의 50% 이상을 치사시킬 수 있는 살충제의 농도 기출
> 3. LD_{50}은 수치가 적을수록 독성이 높다. 기출
>   파라티온 LD_{50} 3mg/kg > 말라티온 LD_{50} 100mg/kg > DDT LD_{50} 118mg/kg > 나레드 LD_{50} 250mg/kg

④ 표시별 분류 기출
  ㉠ 고도독성 : 위험(danger, 해골표시) 기출
  ㉡ 중도독성 : 경고(warning)
  ㉢ 저도독성 : 주의(caution) 기출
⑤ 살충제 제제별 위험도
  ㉠ 살충제가 같은 농도일 때 제제별 위험도 : 용제(유제, 油劑) > 유제(乳劑) > 수화제 > 분제 > 입제
  ㉡ 극도위험 > 고도위험 > 중도위험 > 저도위험 > 극미위험

(4) 살충제의 중독예방조치
① 살충제의 중독사고 예방을 위한 조치
  ㉠ 살충제 예방조치
    ⓐ 살포기구의 완전한 점검
    ⓑ 살충제의 운반 및 보관 철저
    ⓒ 살포책임과 감독과 작업자의 훈련교육
    ⓓ 의사, 환자 사이의 신속한 연계를 가능하게 하는 보건망 설치
    ⓔ 작업자의 보호기구(모자 옷, 고무장화, 장갑, 마스크) 착용 의무화
    ⓕ 사용한 살충제 원체용기의 폐기
  ㉡ 살충제 살포작업 시 주의사항 기출
    ⓐ 보호용 장비를 착용 및 휴대할 것
    ⓑ 바람을 등에 지고 바람 쪽으로 후진하면서 살포할 것

ⓒ 살포 후 기구를 세척할 것
　　　ⓓ 살포기구를 점검할 것
　　　ⓔ 사용한 용기의 확실한 폐기처분

> **더⁺ 알아보기** **유기인제 살충제 중독 여부 조사**
>
> 1. Acetylcholinesterase 효소의 양 측정 [기출] → 혈액의 pH 관찰
> 2. 중독 증상
>   ① 1단계 : 현기증, 피곤
>   ② 2단계 : 두통, 구토, 위경련, 설사, 발한
>   ③ 3단계 : 호흡장애, 사지경련, 의식불명
> 3. 처치
>   ① 지체없이 즉시 의사의 치료 : 위세척, 몸세척
>   ② 아트로핀(Atropine), 설파제(Sulfate) 처리

　② 살충제에 대한 곤충의 저항성 [기출]
　　㉠ 저항성 : 어떤 해충개체군 내에서 대다수의 개체가 해당 살충제에 대하여 저항력을 가지는 해충계통이 출현되는 현상으로, 동일한 살충제를 계속 사용하면 저항력이 강한 개체들만이 선발되어 예전에 유효했던 살충제의 양으로는 방제가 불가능해짐
　　　▶ 재생존 저항
　　　　• 감수성의 5~10배의 치사 농도가 요구됨
　　　　• LD_{50}이 10배 이상 증가됨
　　　ⓐ 개체군의 크기, 살충제의 접촉빈도, 곤충의 습성, 유전인자의 성격에 의해 결정
　　　ⓑ 생리적 저항성 : 선천적 유전인자에 의한 저항성
　　　ⓒ 생태적 저항성 : 살충제에 대한 습성적 반응으로 치사량 접촉을 피할 수 있는 능력
　　　　• DDT 살포 시 모기의 옥내 휴식습성이 옥외 휴식습성으로 변한 경우
　　　ⓓ 교차저항성 [기출] : 유사한 다른 약제에 대하여 자동적으로 저항성을 나타내는 경우
　　㉡ 내성 : 살충제에 대항하는 힘이 증강되었을 경우 [기출]
　　　• 내성을 증가시키는 요인
　　　ⓐ 체중이 증가하여 외적 압력이 강하게 전파
　　　ⓑ 다리의 부절, 각질이 두꺼워지는 경우
　　　ⓒ 2차적인 생리적 기능을 강하게 발전시키는 것

(5) 살충제 시험
　① 감수성과 저항성
　　㉠ 감수성과 저항성 시험목적
　　　ⓐ 사용하려면 약제에 대한 곤충의 감수성의 정도 기준설정
　　　ⓑ 살포 중인 약제에 대한 개체군의 감수성 정도
　　㉡ 반수치사량 LD_{50}(Lethal Doses), 반수치사농도 LC_{50}(Lethal Concentration)

ⓒ Abbott's formula(아보트 공식) : 대조군의 치사율이 5~20% 사이를 보일 때 치사율을 보정하는 공식
  ⓐ 대조군의 치사율 5% 이상
  ⓑ 아보트 공식 = $\dfrac{\text{시험 치사율}(\%) - \text{대조군 치사율}(\%)}{100\% - \text{대조군 치사율}(\%)} \times 100$
ⓔ 약제에 강제 노출시키는 방법
  ⓐ 여과지 강제접촉법 : 모기, 벼룩, 빈대 기출
  ⓑ 점적법 : 곤충의 몸에 일정량의 약제(액상) 떨어뜨리는 법
② 생물검정시험
  ㉠ 실험곤충을 강제 노출시켜 살충 효과를 평가하는 시험(bioassay test)
  ㉡ 공간살포
    ⓐ 가열연무, 극미량연무(ULV) 공간살포 시
    ⓑ 실험곤충은 노출장을 25~30배 크기로 1m 높이 매달아 살포
  ㉢ 잔류분무 : 벽면에 강제 접촉
    • 노출깔때기(20마리 실험곤충을 30분간 노출 시 검정)

2 살충제

(1) 살충제의 적용방법
  ① 독이법(Poison Baits) 기출
    ㉠ 미끼먹이를 이용하여 곤충이 좋아하는 먹이와 혼합 독먹이를 유인 식독시키는 방법
    ㉡ 농도
      ⓐ 유기살충제(액체먹이 0.1~0.5%, 고체먹이 1~2%)
      ⓑ 무기살충제(2~3%)
      ⓒ 액체미끼먹이[당밀이나 설탕(10%) + 살충제]
    ㉢ 최저 치사농도를 사용하여 먹이의 기호성 채택
    ㉣ 대상곤충 : 바퀴, 파리, 벌, 개미
  ② 공간살포(Space Spray) 기출
    ㉠ 곤충의 활동장소에 살충제를 미립자로 분사시켜서 경구, 경피중독으로 치사시키는 방법
    ㉡ 분사입자의 크기가 작을수록 공중에 부유시간 증가, 접촉빈도 증가, 분무 > 미립자 > 연무
    ㉢ 입자 1.0~50µm 연무상태 분사 원칙(모기 10µm 내외, 파리 : 15~20µm 내외)
    ㉣ 공간살포방법 : 에어로졸(aerosol bomb), 가열연무, 극미량연무기, 미스트(mist) 기출
      ⓐ 에어로졸
        ㉮ 살충제 원체 + 유기용매희석 + 프레온, 디메틸에틸, 염화에틸렌 → 압축액화, LPG가스와 혼합 + 내압금속용기에 넣을 것(25lb/in^2)
        ㉯ 모기, 파리구제용(10~20µm), freon 가스 사용할 때 → 오존층(O_3) 파괴, 화재위험

ⓑ 가열연무(가열연막) 기출
  ㉮ 살충제(용제) + 경유 혹은 석유 400~600℃ → 0.1~40μm 미립화 기출
  ㉯ 일몰 후(7~10시)부터 새벽 일출 직전(5~7시)까지
  ㉰ 풍속 : 무풍 또는 10km/hr 이상 시 살포금지
  ㉱ 차량장착용 대형연무기 : 차량속도 8km/hr, 연무 폭 30~90m, 평균 분사량 40gal/hr (1gal = 3.78L)
  ㉲ 휴대용 소형연무기 : 보행속도 1km/hr, 연무 폭 5~10m
  ㉳ 노즐방향 : 45° 하향
ⓒ 극미량연무[ULV, Ultra Low Volume, 초미립자살포기(냉열연무)] 기출
  ㉮ 입자 5~50μm 이하 미립화 + 고농도 원체 그대로 사용
  ㉯ 장점
    • 석유, 경유 등 희석용매가 필요없이 경비절약, 장시간 살포가능
    • 고열에 의한 살충제 손실과 입자의 증발억제, 살충효과가 높음
    • 연막에 의한 교통사고 위험 우려가 적음
  ㉰ 항공기 극미량연무 : 100~200μm
  ㉱ 살포방법 : 노즐이 하향하지 않고 45° 각도 상향 고정
③ 미스트(Mist) : 노즐 + Fan 기출
  ㉠ 입자 크기 : 50~100μm
  ㉡ 연무와 분무의 중간 : 공간살포 + 잔류분무 효과
  ㉢ 종류 : 휴대용, 차량장착용
  ㉣ 대상곤충 : 모기, 독나방유충, 파리, 진드기, 벼룩 등 - 늪, 공원 등에 살포
  ㉤ 단점 : 연무보다 입자가 커서 공간살포에 불리, 잔류분무보다 작아서 잔류효과 약함
④ 잔류분무 기출
  ㉠ 입자의 크기 : 100~400μm spray(Residual)
  ㉡ 곤충의 휴식장소, 서식장소, 활동장소에 잔효성 살충제입자
  ㉢ 경제적인 살충제 이용방법
    ⓐ 디디티(DDT) : 1년, 말라티온(malathion) : 4~6개월
    ⓑ 페니트로티온, 프로폭서 : 3~4개월
    ⓒ 퍼메트린 : 5~6개월
  ㉣ 분무장소별 잔류효과
    ⓐ 유리, 타일 > 페인트 칠한 나무벽 > 시멘트벽 > 흙벽
    ⓑ 일사 : 그늘 > 햇빛
    ⓒ 온도 : 저온 > 고온
  ㉤ 휴대용 : 공기압축분무기, 냅색식 분무기
  ㉥ 노즐형태
    ⓐ 부채형(flat) : 8002호(분사각 80°, 분사량 0.2gal/min), 모기방제용 축사벽에 잔류분무
    ⓑ 직선형 : 001호(좁은 공간 깊숙이), 바퀴 등이 숨어있는 좁은 공간 깊숙이 분사할 때 사용

ⓒ 원추형 : 다목적용, 모기유충 등 수서곤충 방제 잔류분무용 적합, 직선으로 조절 가능
ⓐ 벽면분무 시 분무량 40cc/m², 분사거리 46cm, 탱크압력 40lb, 속도 2.6m/6초, 살포폭 75cm를 지키면 1초당 1.95m²의 벽면에 살포됨(2.6×0.75m)
ⓞ 잔류량을 결정하는 요인 : 농도, 분사량, 분사속도, 분사거리

⑤ 분제살포 기출
  ㉠ 잔효성 살충제 입자를 잔존시켜 장시간 살충효과
  ㉡ 이, 벼룩, 진드기, 독나방 구제용 : 사람의 옷, 가축, 동물의 몸, 벌집공격, 바퀴의 구제
  ㉢ 반데르발스 힘(Van der Waal's force) : 분제의 입자가 살포하여 통과 시 전하 작용·입자의 부착력은 입자가 작을수록 크다(10μm 내외 적당).

⑥ 훈증법(Fumigation) 기출
  ㉠ 밀폐된 공간에 유독물질을 호흡각, 기공, 기문 → 체내 흡입 치사하게 하는 방법
    잔효성이 없으므로 해충의 재침입이 가능, 밀폐 시 효과 좋음, 독성이 높으면 전문가가 작업해야 함
  ㉡ 창고의 곡물, 목재, 선박 내의 쥐, 바퀴 구제에 사용
    ⓐ 훈증제 : 메틸브로마이드(CH_3Br), 시안산(HCN, 인체독성 큼), 인(PH_3)
    ⓑ 곡물해충 구제용 : 에틸렌옥사이드
    ⓒ 가구, 목재해충 구제용 : 메틸브로마이드(Methyl bromide)
  ㉢ 가정용 훈증제제 : DDVP(2016부터 제조·판매금지, 유기인계, 디클로보스), 나프탈렌, 엠펜스린(Empenthrin), 모기향(Mosquito Coil)

⑦ 입제살포
  ㉠ 입제살포는 주로 모기유충 구제를 위하여 물에 뿌린다.
  ㉡ 입제는 수면에 반드시 골고루 뿌릴 필요는 없다(잘 녹음).

◀ 살충제 적용방법별 특성

살충방법별	입자크기[μm]	살충제 형태	장비종류
가열연막	0.1~40	연무액, 유제, 유탁제	가열연막기
극미량연무(ULV)	5~50	ULV용 약제	극미량연무기
미스트	50~100	유제, 현탁제, 용액	동력분무기
잔류분무	100~400	수화제, 유화제	공기압축분무기
잔류살분	150 이하	분제	살분기
훈증(가스)	—	훈증제	밀폐된 공간

살충제 사용 공식
CQ = cq (C : 원체농도, Q : 원체량, c : 희석농도, q : 희석액량)

(2) 유기염소계 살충제 기출
① 특징
㉠ DDT, 유사화합물, γ-HCH, 염소화환상화합물 등 기출
㉡ 중추신경, 말초신경계 공격, 살충력이 높고 잔효성, 잔류성이 큼
㉢ 1970년 초, 인체피해 및 잔류성으로 전면 사용금지
② 디디티(DDT, Dichloro-Diphenyl-Trichloroethane) 기출
㉠ 1939년, 스위스 Paul Muller
㉡ 살충력이 강하고 잔효성이 가장 긺
㉢ 체내 축적 및 환경오염 발생
㉣ 포유동물에 비교적 저독성
㉤ 강한 잔류성으로 환경호르몬 대표 물질이며, 발진티푸스(이), 말라리아(모기) 구제에 공헌, 사용금지
③ 에이치시에이치(HCH, Hexachlorocyclohexane)
㉠ 1942년, 영국 BHC(benzene hexachloride)
㉡ WHO에서 명칭 수정함
BHC → HCH로 바꿈, γ-이성체가 살충력이 가장 높으며 99% 이상으로 정제된 γ-HCH가 린덴(Lindane)이다.
㉢ 살충력이 DDT보다 높고, 인체독성은 DDT가 높다.
ⓐ 잔효성이 있으며 $0.5g/m^2$ 잔류분무 시 4~6개월 이상 유지
ⓑ 훈증작용, 속효성, 잔류분무, 분제살포
ⓒ 모기, 벼룩, 이, 진드기 등 구제
④ 디엘드린(Dieldrin)
㉠ 살충력 γ-HCH와 비슷하고 DDT보다 8~10배 이상 높다.
㉡ 인체독성도 비교적 높아 다수 국가 사용금지
㉢ 체체파리, 등에, 진드기 구제(옥외 살포)
⑤ 알드린(Aldrin) : 살충력은 디엘드린보다 낮고, 지효성, 알칼리와 무기염화물질에 안정
⑥ 클로르데인(Chlordane) : 갈색의 접착성 액체, 경구독성보다 경피독성이 높은 편
⑦ 헵타클로르(Heptachlor) : 포유동물의 독성 2배 정도 높다. 클로르데인보다 셈
⑧ 엔드린(Endrin) : 접촉제와 식독제로 모든 곤충에 높은 살충력으로 제한적 사용
▶ 유기염소계의 살충력 : HCH, 디엘드린(Dieldrin) > 알드린(Aldrin) > DDT

(3) 유기인계 살충제

- 유기인제 살충제는 현재 널리 사용
- 대체로 액상, 특이한 냄새, 가수분해 잘됨, 알칼리성에 쉽게 분해
- 휘발성이 크고 잔효기간이 짧아 자연계 분해력이 빠름
- 아세틸콜린에스터라아제(Acetylcholinesterase)라는 효소를 억제하는 살충제
  (아세틸콜린 축적 → 근육마비 → 치사) 기출

① 말라티온(Malathion)
   ㉠ 황갈색 액체 pH 5~7 가수분해가 용이
   ㉡ 유기인계 중 포유동물에 대한 독성이 가장 낮음(저독성)
   ㉢ 잔효성은 유기인계 중 가장 깊(4개월)
   ㉣ 미세입자의 증발속도가 낮아 공중살포에 적합
   ㉤ 개미, 거미, 진드기에 살충력이 있으나 유기인계 중 가장 많은 저항성으로 사용 감소추세
② 파라티온(Parathion) : 지정된 사람이 살포(감독 필요) 기출
   ㉠ 황갈색 액체, 마늘냄새, 훈증제, 속효성
   ㉡ 모든 곤충에 살충력 대단히 높음(DDT의 10배), $LD_{50} = 3mg/kg$
   ㉢ 포유동물에 대한 **독성이 유기성 살충제 중 가장 높음**(맹독성, 특정독물로 지정)
   ㉣ 방역용 살충제 부적합 약제
③ 디클로보스(Dichlorvos) = DDVP, VAPONA, 훈증제
   ㉠ 유상액체, 강한 훈증작용, 잔효성 낮고 속효성, 강력한 살충력
   ㉡ 가정용 에어로졸 : 속효성으로 공간살포용으로 널리 사용
   ㉢ 중독위험 : 경피독성이 높아 인체독성(중독 위험), 잔효성이 없어 잔류분무에는 부적당
④ 클로르피리포스(Chlorpyrifos) = DUSBAN
   ㉠ 백색분말 결정, 잔효기간이 짧아 속효성 : 공간살포 사용
   ㉡ 모기유충 구제효과로 가정해충 방제용으로 사용
   ㉢ 인체독성이 높고 구리, 놋쇠 부식시킴, 사용 후 유기용매로 살포기구 세척 요함
⑤ 펜티온(Fenthion) = Baytex, Entex 기출
   ㉠ 갈색액체, 잔효기간이 깊
   ㉡ 모기유충구제 및 수질오염지역에 효과적임
   ㉢ 파리, 모기, 이, 진드기 살충력이 강함, 가금류에 독성 큼
⑥ 페니트로티온(Fenitrothion) : sumithion, 속효, 잔류, 마이크로캡슐제제
   ㉠ 황갈색 유상액체, 포유동물에 저독성, 물고기에 독성이 낮음
   ㉡ 잔효성이 깊(2g/6개월 이상)
   ㉢ **잔류분무, ULV연무** : 벼룩구제(분제), 바퀴구제(Micro capsule제제)
⑦ 메틸파라티온(Methyl-parathion) : 암갈색 액체, 인체 독성이 강함, 방역 살충제 부적(맹독성)
⑧ 펜클로포스(Fenchlorphos)
   ㉠ 인체 독성이 낮아서 파리, 벼룩, 이, 바퀴구제, 해충 살충력 큼
   ㉡ 집파리구제 − 잔류, 공간살포
⑨ 트리클로르폰(Trichlorphon) = Dipterex
   유기용매에 용매(단, 석유 제외), 파리구제 시 고체, 액체 외 미끼와 혼합사용, 포유류 저독성, 잔류성 낮음
⑩ 이피엔(EPN) : 황색결정분말, 포유동물에 대한 독성이 매우 높고 과수해충구제 사용
⑪ 나레드(Naled) = Dibron : ULV에 사용(모기, 파리), 금속용기 부식
   ㉠ 포유동물에 저독성, 훈증작용, 속효성 : 공간살포
   ㉡ 살충력 강하여 해충구제에 널리 사용(현재 파리, 모기구제에 가장 널리 사용)

⑫ 테메포스(Temephos) = ABATE
   갈색접착성 액체, 모기유충에 대한 구제 효과, 인체에 무해 : 음료수에 살포(1.0ppm), 성충엔 효과 낮음, 수서동물 피해 없음
⑬ 디메토에이트(Dimethoate) : 포유동물에 저독성, 식독, 접촉독 사용, 집파리구제용
⑭ 다이아지논(Diazinon)
   ㉠ 암갈색 액체, 속효성, 잔효성이 짧음
   ㉡ 포유동물에 저독성
   ㉢ 해충 전반에 살충력 : 집파리구제, 벼룩, 바퀴구제용
⑮ 쿠마포스(Coumaphos) : 백색결정, 진드기, 등에, 이 구제에 사용
⑯ 아자메티포스(Azametiphos) : 접촉, 식독, 파리, 모기, 속효, 잔효성

(4) 카바메이트계 살충제

- 아세틸콜린에스터라아제(Acetylcholinesterase)와 결합하여 아세틸콜린(Acetylcholine) 과다 축적하여 신경마비
- 인체중독 위험성이 유기인제에 비해 적음

① 프로폭서(Propoxur) = Baygon, Arprocarb 기출
   ㉠ 속효성, 잔효성(3~4개월) → 잔류분무용
   ㉡ 해충 전반에 걸친 구제 효과로 살충력이 강함
   ㉢ 가정해충구제용 : 에어로졸, 잔류분무, 독먹이(식독제), 모기, 파리, 개미, 노린재, 거미, 진드기
② 카바릴(Carbaryl) = Sevin
   ㉠ 카바메이트 중 현재 가장 널리 사용, 포유류 저독성
   ㉡ 집파리에 대한 구제 효과는 좋지 않으나 곤충류, 진드기류에는 살충력이 강함
③ 피롤란(Pirolan) : 잔효성, 접촉제(잔류 분무용)
④ 벤디오카브(Bendiocarb) 기출 : 잔효성, 모기, 흡혈노린재 방제목적으로 잔류분무, 기어다니는 해충용
⑤ 벤퓨라카브(Benfuracarb) : 저독성, 입제
⑥ 알디카브(Aldicarb) : 농업해충방제, 피부접촉 금지(독성 큼), 가옥주변 살포금지, 공중살포 금지, 분제사용, 속효성(2~3일 잔류)
⑦ 카보후란(Carbofuran) : 농업용, 접촉, 식독제

(5) 피레스로이드계 살충제 기출

- 인축에 저독성, 강한 살충력을 가지는 살충제
- 속효성이며 잔류성이 낮음 → 실내, 항공기에 공간살포용으로 적합
- 합성유기살충제 및 자연식물성살충제(제충국, 除蟲鞠)
- 중추신경계를 공격하며, 저온 시 효과가 더 높음

① 피레스린(Pyrethrins)
    ㉠ 자연식물성으로 국화의 일종, 제충국 1% 건조 기출
    ㉡ 속효성으로 포유류에 저독성으로 널리 사용, Knock down 잘 되나 회복률도 높음(효력증강제 필요), 잔효성 없음
    ㉢ 저농도 피레스린 + 효력 증강제[피페로닐부톡사이드(Piperonyl butoxide) 1 : 10 비율 사용 시 살충력 증강함]
② 합성피레스로이드계
    ㉠ 살충력은 월등히 강하면서 포유동물에 저독성임
    ㉡ 종류
        ⓐ 알레트린(Allethrin) : 집파리구제용(모기향 사용할 때 속효성 높음)
        ⓑ 퍼메트린(Permethrin)
        ⓒ 테트라메트린(Tetramethrin)
        ⓓ 델타메트린(Deltamethrin)
        ⓔ 페노트린(Phenothrin) = Sumithion
        ⓕ 프랄레트린(Prallethrin)
        ⓖ 시페노트린(Cyphenothrin)
        ⓗ 엠펜스린(Empenthrin)
        ⓘ 나프탈렌, 파라디클로로벤젠(의류보호용 방충제)

(6) **효력증강제**
① 자체로는 살충력은 없으나 살충제와 혼용 시 단독 시보다 현저히 효력 증강(협력제)
② 저농도 피레스린 + 효력 증강제(혼용함)[피페로닐부톡사이드(Piperonyl butoxide) 1 : 10 비율 사용 시 살충력 증강] 기출
③ 곤충 체내에서 분비하여 무독화 작용하는 효소를 공격함
④ 종류 : 피페로닐부톡사이드(Piperonyl butoxide), 세사민(Sesamin), 세사멕스(Sesamex), 썰폭사이드(Sulfoxide), 디엠씨(DMC), 옻, 참기름 기출

(7) **기피제(Repellent)** 기출 : 진드기, 벼룩 → 하의 아랫단
① 살충력은 없으나 곤충이 싫어하거나 기피하는 화학물질
② 곤충의 접근, 공격, 침입 등을 방어 목적으로 얼굴, 목, 손발에 바르는 크림, 로션, 에어로졸 형태
③ 종류 : 벤질벤조에이트(Benzyl benzoate), 디메틸프탈레이트(Dimethyl phthalate), 나프탈렌(Naphtalene), DEET(디에틸톨루아미드) 성분 또는 이카리딘 성분 기출

3 살서제

(1) **구제시기** : 겨울(최고 효과), 여름(개체군의 밀도가 낮음)

(2) **구제책 수립에 필요한 조사**
   ① 쥐의 통로 : 쥐 발자국 표시 → 분말, 먼지, 습기
   ② 쥐의 분 : 생쥐(3~4mm), 시궁쥐(20mm), 지붕쥐(13~15mm)
   ③ 기타 쥐의 흔적(갉은 흔적, 분말로 쥐의 움직임 확인)

(3) **환경개선** : 가장 효과적이고 영구적이나 장시간 소요(청결)
   ① 방서용기(항아리, 금속용기), 목재 사용 불가 기출
   ② 출입문관리
   ③ 건물기초 하부 50~60cm 길이, L자형 방서벽
   ④ 쓰레기관리

(4) **천적 이용** : 족제비, 오소리, 고양이, 개, 부엉이, 뱀, 말똥가리, 매

(5) **불임약제의 이용(먹이에 첨가)** 기출

(6) **트랩 이용** : 쥐틀, 쥐덫(소수의 쥐 구제 시 이용)

(7) **살서제** 기출
   ① 급성살서제
      ㉠ 단일투여제(30분에서 1~2시간 섭취 후 증상), 사전미끼먹이(살서제 안 섞은 것) 사용(bait), 4~8일간 설치 기출
      ㉡ 살서제 투약 이후 1~2일 지나면 모든 미끼먹이와 죽은 쥐를 모아 매몰 및 소각처리
      ㉢ 사전미끼 섞어 사용할 때(0.025~0.05%) - ANTU, 인화아연, 레드스킬
   ② 만성살서제(저독성) : 항응혈성 살서제(Fumarin, Warfarin), 사전미끼 필요 없음 기출
      혈액응고 억제 → 모세혈관 파괴(시력 잃음) → 내출혈 → 빈혈 → 사망
   ③ 모든 살서제에는 인축독성 때문에 쉽게 발견할 수 있도록 색을 넣는다.

(8) **살서제의 종류**
   ① 급성살서제의 종류
      ㉠ 알파클로라로스(Alpha-Chloralose) : 시궁쥐에만 사용, 창고사용에 적합
      ㉡ 안투(Antu) : 맹독성, 동일개체군에 대하여 1회 이상 사용금지, 시궁쥐에 사용
      ㉢ 아비산(Areseniouo Oxide) : 무미, 무취, 포유류와 조류에 맹독성, 2차 독성 주의, 사용금지

- ㉔ 칼시페롤(Calaiferol) : 포유동물에 맹독, 조류에 저독, 2차 독성 없음
- ㉕ 소듐플루오르아세테이트(1080)[Sodium fluoroacetate(1080)] : 중추신경 조직마비, 맹독성, 하수구 쥐의 구제, 인체에 가장 맹독, 급성, 2차 독성, 호흡기 중독(분말)
- ㉖ 바코르(Vacor) : 무미, 지효성, 저독성, 2차 독성 낮음, 뛰어난 살서제 중 하나
- ㉗ 인화아연(Zinc phosphid) : 가장 널리 사용, 지붕쥐에 특히 효과적, 맹독성
- ㉘ 고파사이드(gophacide) : 지효성, 가주성에 효과, 경피흡수력 강함
- ㉙ 노르보마이드(Norbomide) : 시궁쥐에 특히 효과, 속효성, 기피성 있음
- ㉚ 레드스킬(Red-squill) : 시궁쥐에 특히 효과, 지효성, 2차 독성 있음, 기피성↓, 식물 추출(꽃)

② 만성살서제의 종류(항응혈성 살서제) 기출
  ㉠ 하이드록시쿠마린(Hydroxycoumarine)계 살서제
    ⓐ 와파린(Warfarin) : 모든 항응혈성 살서제의 대표적(사용농도 0.025%), 쓰고 메스꺼움(시궁쥐용)
    ⓑ 브로마디올론(Bromadiolone) : 항응혈성 살서제, 시궁쥐에 효과
    ⓒ 푸마린(Fumarin) : 수용성, 항응혈성 쥐약
    ⓓ 디쿠마롤(Dicumarol) : 크로바 1군(sweet clover)에서 추출
    ⓔ 디페나쿰(Difenacoum) : 시궁쥐, 지붕쥐, 생쥐에 효과적
  ㉡ Indandion계 살서제
    ⓐ 클로로파시논(Chlorphacinone) : 모든 쥐에 효과, 특히 생쥐와 야생설치류에 효과
    ⓑ 디파시논(Diphacinone) : 특히 지붕쥐에 효과적임

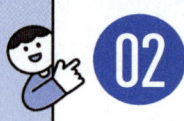

02 끝판왕! 적중예상문제

적중예상문제 해설

01
유기염소계 살충제
- DDT, 유사화합물, γ-HCH, 염소화 환상 화합물 등
- 중추신경, 말초신경계 공격, 살충력이 높고 잔효성, 잔류성이 큼
- 1970년 초, 인체피해 및 잔류성으로 전면 사용금지

02
분제(D : Dust)
- 원체＋증량제의 미세한 분말(Zeolite)
- 농도 : 1~5%, 희석 불필요(조제되어 있음)
- 입자의 크기 : 100㎛ 이하
- 이, 벼룩, 빈대, 바퀴의 구제, 유충구제 사용

03
표시별 분류
- **고도독성** : 위험(danger 해골표시)
- **중도독성** : 경고(warning)
- **저도독성** : 주의(caution)

04
살서제 사용
- **미끼먹이** : 급성살서제와 함께 사용
- **급성살서제의 사용** : 단회 투여, 사전 미끼 필요
- **만성살서제의 사용** : 항응혈성 살서제, 4~5회 투여

🔒 01 ① 02 ① 03 ⑤ 04 ⑤

---

01 [1회독] [2회독] [3회독] 2024 기출유사

다음 중 유기염소계 살충제에 속하는 것은?

① 디디티(DDT)
② 세사민(sesamin)
③ 피레스린(pyrethrin)
④ 파라티온(parathion)
⑤ 벤질벤조에이트(benzyl benzoate)

02 [1회독] [2회독] [3회독] 2024 기출유사

살충제의 사용 형태에 따른 분류에서 분제(dust) 입자의 크기 범위는?

① 100㎛ 이하
② 150~200㎛
③ 300~400㎛
④ 500㎛ 이상
⑤ 1,000㎛ 이상

03 [1회독] [2회독] [3회독] 2024 기출유사

인체 피해가 있는 독성의 종류 중 살충제의 급성독성에 관한 설명으로 옳은 것은?

① 급성 경구독성도의 분류는 3가지이다.
② 급성 경피독성도의 분류는 4가지이다.
③ 경구 및 경피독성도는 g/kg으로 표시한다.
④ 흡입독성은 1m³ 내의 약제농도를 g으로 표시한다.
⑤ 고독성 살충제 용기에는 '해골과 2개의 뼈를 X자형'으로 그려 넣고 'POISON'으로 표시한다.

04 [1회독] [2회독] [3회독] 2024 기출유사

구서작업을 위한 약제 중 만성살서제에 관한 설명으로 옳은 것은?

① 단일투여제
② 혈액응고제
③ 사전미끼 필요
④ 독성 작용은 섭취 후 1~2시간 내에 신속히 발현
⑤ 저농도의 약제를 4~5회 중복 투여하는 것이 효과적임

05 1회독 2회독 3회독 2023 기출유사
살충제의 분류 중 펜티온(Fenthion)이 속하는 것은?
① 상승제
② 발육억제제
③ 유기인계 살충제
④ 퍼머스린계 살충제
⑤ 카바메이트계 살충제

06 1회독 2회독 3회독 2023 · 2020 기출유사
살충제의 적용 유형 중 흡수력이 약한 실내 타일벽에 잔류살포하는 제제는?
① 수화제(water dispersible powder)
② 입제(granule)
③ 유제(emulsifiable concentrate)
④ 수용제(soluble powder)
⑤ 용제(solution)

07 1회독 2회독 3회독 2023 기출유사
살충제의 인체독성 분류로 용기 표지에 '주의(CAUTION)'란 단어의 의미는?
① 고독성
② 중독성
③ 저독성
④ 경미독성
⑤ 실질적인 무독성

08 1회독 2회독 3회독 2023 기출유사
급성살서제의 기피 현상을 줄이는 방법으로 가장 옳은 것은?
① 약한 살서제를 독먹이로 설치한다.
② 사전미끼(pre-bait)를 설치한다.
③ 쥐의 주요 통로를 밝게 해 준다.
④ 쥐의 서식처를 청소한다.
⑤ 쥐가 지그재그로 다니도록 방서벽을 설치한다.

09 1회독 2회독 3회독 2022 기출유사
곤충의 구제방법 중 환경개선의 방법으로 유용한 모기 유충의 물리적 방제법은?
① 유문등 이용
② 웅덩이 매립
③ 발생원에 살충제 입제 살포
④ 잠자리 약충을 자연계에 방사
⑤ 잔류성 유기염소계 살충제 사용

적중예상문제 해설

05
유기인계 살충제 : 펜티온(Fenthion) = Baytex, Entex
- 갈색액체, 잔효기간이 긺
- 모기유충 구제 및 수질오염 지역에 효과적임
- 파리, 모기, 이, 진드기 살충력이 강함, 가금류에 독성 큼

06
유제(EC : Emulsifiable Concentrate)
- 원체+용매+유화제(용매 : 메틸나프탈렌, Xylene, Toluene, 유화제 : Trition)
- 공간살포 및 잔류분무용에 사용 : 쓰레기 처리장, 모기유충 서식처에 사용
- 흡수력이 약한 벽면(타일벽, 니스, 페인트 칠한 벽, 벽지 바른 벽)에 적합
- 부착성, 확산성, 침투성이 있어 효력 우수

07
살충제의 표시별 인체독성 분류
- **고도독성** : 위험(danger 해골표시)
- **중도독성** : 경고(warning)
- **저도독성** : 주의(caution)

08
낯선 물질에 예민하므로 사전미끼를 사용하여 경계심을 완화시킨다(급성살서제 사용 시 실패원인 제거).

09
①은 빛, 광선 이용법(물리적 방법이나 유충이 아닌 성충용), ③, ⑤는 화학적 방제, ④는 생물학적 방제(천적)이다.

🔒 05 ③ 06 ③ 07 ③ 08 ② 09 ②

적중예상문제 해설

10
효력증강제
피페로닐부톡사이드(Piperonyl butoxide), 세사민(Sesamin), 세사멕스(Sesamex), 썰폭사이드(Sulfoxide), 디엠씨(DMC), 옻, 참기름
① 카바메이트계 살충제
② 합성피레스로이드계 살충제
③ 유기염소계 살충제
⑤ 유기인계 살충제

11
벤질벤조에이트(Benzyl benzoate), 디메틸프탈레이트(Dimethyl phthalate), 나프탈렌(Naphthalene), DEET(디에틸톨루아미드) 성분 또는 이카리딘 성분

12
수화제(WDP 또는 WP : Water Disposible Powder or Wettable Powder)
• 원체+증량제+친수제+계면활성제
• 증량제 : 규조토, 고령토, 벤토나이트, 점토성 물질
• 잔류분무에 적합, 유충구제
• 흡수력이 강한 흙벽, 석회벽, 시멘트벽에 적합(흰 자국이 남는 단점, 분무기 흔들며 살포)

13
가정용 훈증제제 : DDVP(2016부터 제조·판매금지, 유기인계, 디클로보스), 나프탈렌, 엠펜스린(Empenthrin), 모기향(Mosquito Coil)

🔒 10 ④ 11 ⑤ 12 ① 13 ①

---

10 [2022 기출유사]
자체로는 살충력은 없으나 살충제와 혼용 시 단독 시보다 현저히 효력이 증강되어 살충제와 함께 사용되는 효력증강제(synergist)는?
① 카바릴(Carbaryl)
② 나프탈렌(Naphthalene)
③ 디엘드린(Dieldrin)
④ 썰폭사이드(Sulfoxide)
⑤ 다이아지논(Diazinon)

11 [2022 기출유사]
곤충이 싫어하거나 기피하는 화학물질인 기피제(repellent)로 옳은 것은?
① 세사민(Sesamin)
② 메소프렌(Methoprene)
③ 썰폭사이드(Sulfoxide)
④ 아카리나스린(Acarinathrin)
⑤ 벤질벤조에이트(Benzyl benzoate)

12 [2022 기출유사]
유충구제 및 잔류분무에 적합하며 살충제 원체(technical grade)에 증량제와 친수제 및 계면활성제를 혼합하여 사용하는 제제는?
① 수화제(water dispersible powder)
② 용제(solution)
③ 유제(emulsifiable concentrate)
④ 입제(granule)
⑤ 분제(dust)

13 [2022 기출유사]
다양한 살충제의 적용 방법 중 액체 전자모기향의 살충작용은?
① 훈증
② 가열연막
③ 공간분무
④ 에어로졸
⑤ 잔류분무

14 [1회독][2회독][3회독] 2023·2022 기출유사
급성독성의 단위로 살충제 감수성과 저항성 시험에서 LC_{50}이 의미하는 것은?
① 사람과 가축을 비교하기 위한 독성 비율
② 공시동물의 50%를 치사시킬 수 있는 살충제 양
③ 공시동물의 50%를 치사시킬 수 있는 살충제의 농도
④ 일정 공간에 살포한 살충제의 사용량이 50g이라는 뜻
⑤ 일정 공간에 살포한 살충제의 희석농도가 50%라는 의미

15 [1회독][2회독][3회독] 2022 기출유사
살충작용은 속효성이고, 잔효성은 적어 실내 공간살포용으로 적합한 것은?
① 무기 살충제
② 유기인계 살충제
③ 유기염소계 살충제
④ 피레스로이드계 살충제
⑤ 카바메이트계 살충제

16 [1회독][2회독][3회독] 2022 기출유사
벼룩, 세균 등 위생해충의 숙주로서 역할을 하며 세균이나 리케차 등의 병원체를 매개하는 쥐의 구제를 위한 살서제를 청색이나 흑색으로 착색하는 이유는?
① 눈치 빠른 쥐의 경계심을 낮춘다.
② 쥐가 좋아하는 색으로 먹이의 맛을 좋게 한다.
③ 살서효과를 높이는 효과가 있다.
④ 유인효과는 컬러 착색으로 높아진다.
⑤ 사람의 중독사고를 예방한다.

17 [1회독][2회독][3회독] 2022 기출유사
벽면에 앉는 휴식 습성을 가진 모기와 같은 곤충을 방제하기 위한 가장 유용한 방법은?
① 에어로졸
② 잔류분무법
③ 가열연막법
④ 극미량연무법
⑤ 유문등이용법

적중예상문제 해설

14
LC_{50}(Lethal Concentration, 중앙치사농도, 반수치사농도) : 쥐를 시험 대상으로 공시동물의 50% 이상을 치사시킬 수 있는 살충제의 농도

15
피레스로이드계 살충제
- 인축에 저독성, 강한 살충력을 가지는 살충제
- 속효성이며 잔류성이 낮음 → 실내 또는 항공기에 공간살포용으로 적합
- 합성유기살충제 및 자연식물성살충제 (제충국, 除蟲菊)
- 중추신경계를 공격하며, 저온 시 효과가 더 높음

16
모든 살서제에는 인축독성 때문에 쉽게 발견할 수 있도록 색을 넣는다.

17
잔류분무
- 입자의 크기 : 100~400μm spray(Residual)
- 곤충의 휴식장소, 서식장소, 활동장소에 잔효성 살충제입자

🔒 14 ③ 15 ④ 16 ⑤ 17 ②

적중예상문제 해설

18
(미국의 경우) 농약은 독성수준에 따라 Caution, Warning, Danger로 표시되고 농민들은 Caution일 경우 Level 2 보호복, Danger일 경우 Level 3 보호복을 착용하도록 교육받는다.

19
① 살충제의 종류와 노출 정도에 따라 다르다.
② 원체는 희석해서 써야 한다.
③ 살충제의 중독증상 발현은 노출량과 살포 시간 등에 따라 차이가 있다.
④ 제제 및 제형에 따른 위험도는 차이가 있다.
• **살충제가 같은 농도일 때 제제별 위험도**
용제(油劑)>유제(乳劑)>수화제>분제>입제

🔒 18 ③ 19 ⑤

---

18 1회독 2회독 3회독 2021 기출유사

다음 중 저독성 살충제 용기의 표지(label)에 명시하여야 하는 규정 단어는?

① 독성(toxicity)
② 위험(danger)
③ 주의(caution)
④ 독극물(poison)
⑤ 경고(warning)

> **더 알아보기** 농약, 원제 및 농약활용기자재의 표시기준 [별표 1]

농약등의 그림문자			
1. 행위 금지의 표시		2. 행위 강제의 표시	
■ 고독성 농약	■ 꿀벌독성농약	• 마스크 착용	• 불침투성방제복 착용
■ 보통독성 농약	■ 누에독성농약	• 보안경 착용	• 농약보관창고(상자)에 잠금장치 보관
■ 고독성농약 중 액체농약	■ 조류독성농약	• 불침투성장갑 착용	• 주의·경고마크
■ 어독성Ⅰ급 농약 및 수도용 어독성Ⅱ급 농약	■ 분말상태 농약 요리 금지		

---

19 1회독 2회독 3회독 2021 기출유사

다음 중 화학적 방제와 관련하여 옳은 것은?

① 경구독성과 경피독성에 의한 위험도는 같다.
② 살충제는 원체(technical grade)를 그대로 사용할 수 있다.
③ 유기인계보다 카바메이트계의 중독증상 발현이 현저히 느리다.
④ 한 살충제에서 농도가 같을 때 제제(formulation)에 따른 위험도는 같다.
⑤ 경미한 중독증세를 보이면 중독 여부를 측정하여 그 결과에 따라 적절한 조치를 취한다.

20 [1회독] [2회독] [3회독] 2021 기출유사
다음 중 인체독성 위험도가 극도위험(extremely hazard)에 해당되는 살충제는?
① 아레스린(allethrin)
② 크로덴(chlordane)
③ 카바릴(carbaryl)
④ 파라티온(parathion)
⑤ 디메소에이트(dimethoate)

21 [1회독] [2회독] [3회독] 2021 기출유사
다음 중 디엘드린(dieldrin)에 대해 저항성이 있는 위생곤충이 알드린(aldrin), 엔드린(endrin)에 자동적으로 보이는 저항성은?
① 내성
② 길항성
③ 교차저항성
④ 생리적 저항성
⑤ 생태적 저항성

22 [1회독] [2회독] [3회독] 2021 · 2018 · 2014 기출유사
다음 중 잔류분무 입자의 크기로 옳은 것은?
① 0.1~10μm
② 20~40μm
③ 50~70μm
④ 80~90μm
⑤ 100~400μm

23 [1회독] [2회독] [3회독] 2021 기출유사
다음 중 유기인계 살충제에 대한 설명으로 옳은 것은?
① 화학적으로 매우 안정적이다.
② 용제로 사용할 수 없다.
③ 출혈을 유발하여 사망에 이르게 한다.
④ 녹다운(knockdown)되었다가 다시 회복한다.
⑤ 아세틸콜린에스터아제(acetylcholinesterase) 효소를 억제한다.

24 [1회독] [2회독] [3회독] 2021 기출유사
다음 중 살서제로 사용되는 와파린(warfarin)에 대한 설명으로 옳은 것은?
① 항응혈성이다.
② 기피현상이 심하다.
③ 사전미끼를 반드시 설치해야 한다.
④ 포유류에 맹독성으로 2차 독성이 있다.
⑤ 폐에서 액체를 과다 생성하여 쥐를 죽인다.

적중예상문제 해설

20
파라티온(Parathion) : 지정된 사람이 살포(감독 필요)
- 황갈색 액체, 마늘냄새, 훈증제, 속효성
- 모든 곤충에 살충력 대단히 높음(DDT의 10배), $LD_{50}=3mg/kg$
- 포유동물에 대한 독성이 유기성 살충제 중 가장 높음(맹독성, 특정독물로 지정)
- 방역용 살충제 부적합 약제

21
교차저항성 : 유사한 다른 약제에 대하여 자동적으로 저항성을 나타내는 경우

22
잔류분무 시 입자의 크기는 100~400μm이다.

23
유기인계 살충제
- 휘발성이 크고 잔효기간이 짧아 자연계 분해력이 빠름
- 아세틸콜린에스터아제라는 효소를 억제하는 살충제
(아세틸콜린 축적 → 근육마비 → 치사)

24
와파린(Warfarin)
모든 항응혈성 살서제의 대표적(사용농도 0.025%), 쓰고 메스꺼움(시궁쥐용)

🔒 20 ④ 21 ③ 22 ⑤ 23 ⑤ 24 ①

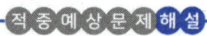

25
10a당 표준시비량
완숙퇴비 3,000kg, 석회 100~200kg, 화학비료는 질소 19.0kg, 인산 11.2kg, 칼륨 14.9kg, 붕소 2kg을 골고루 뿌려준다.

26
몸이 구제방법
- 50℃ 이상에서 1시간
- −20℃에서 4시간 처리
- 끓는 물에 세탁
- 10% DDT분제

27
DDT는 유기염소제로서 물리·화학적으로 매우 안정되어 잔류성이 높아 환경오염과 인체에 대한 피해가 심해 사용이 금지되었다.

28
훈증법
- 밀폐된 공간에 유독물질을 살포 → 호흡각, 기공, 기문 → 체내 흡입 → 치사
- **가정용 훈증제** : DDVP, 나프탈렌, Empenthrin, 모기향을 사용한다.

29
50μm 이하의 경우를 연무라 하고, 모기 구제에는 10μm 내외이고, 파리구제에는 10~20μm이다.

---

25 2021 기출유사
다음 중 동물의 배설물과 부식성 식물 등으로 퇴비를 퇴적할 때 섞어 쓰는 약제는?
① 린덴(lindane) ② 붕산(boric acid)
③ 피레스린(pyrethrin) ④ 디클로보스(dichlorvos)
⑤ 파라티온(parathion)

26 2021 기출유사
다음 중 몸이의 집단방제에 적합한 제제(formulation)는?
① 분제 ② 용제
③ 입제 ④ 브리켓
⑤ 마이크로 캡슐

27 2019 기출유사
근래에 DDT를 사용하지 않는 이유로 가장 타당한 것은?
① 잔류효과가 적으므로
② 살충효과가 적으므로
③ 속효성이 없으므로
④ 잔효성이 없기 때문에
⑤ 잔류성 독성에 의한 인체피해 때문에

28 2018 기출유사
다음 중 DDVP, 나프탈렌, 모기향(Mosquito coil)을 사용하는 방역 형태인 것은?
① 훈증법 ② 훈연법
③ 잔류분무 ④ 공간살포
⑤ 미스트살포

29 2017 기출유사
다음 중 파리를 구제하는 데 사용되는 공간살포 시 살포입자의 크기는?
① 5μm 이하 ② 10~20μm
③ 40~50μm ④ 70~80μm
⑤ 15~35μm

25 ② 26 ① 27 ⑤ 28 ① 29 ②

30 [1회독] [2회독] [3회독] 2018 기출유사
다음 중 유기염소계 살충제로 바르게 연결된 것을 모두 고르면?

| 가. 비에이치씨(BHC) | 나. 디엘드린(Dieldrin) |
| 다. 클로르데인(Chlordane) | 라. 디디티(DDT) |

① 가, 나, 다
② 가, 다
③ 나, 라
④ 라
⑤ 가, 나, 다, 라

30
유기염소계 살충제
DDT, HCH(BHC), Dieldrin, Aldrin, Chlordane, Heptachlor

31 [1회독] [2회독] [3회독] 2017 기출유사
자동차에 장착한 대형 가열연막기로 공간살포 시 효과가 가장 좋은 시간은?
① 새벽
② 낮
③ 저녁
④ 밤
⑤ 상관없다.

31
이른 아침을 제외한 시간에는 지열에 의한 기류상승으로 살충제 미립자가 기류를 따라 상승하므로 효과가 적다.

32 [1회독] [2회독] [3회독] 2016 기출유사
다음 중 강한 훈증작용 및 인체독성이 가장 높은 살충제는?
① 디클로보스(DDVP)
② 프로폭서(Propoxur)
③ 피레스린(Pyrethrins)
④ 알레트린(Allethrin)
⑤ 말라티온(Malathion)

32
디클로보스(DDVP)는 강한 훈증작용, 속효성제제, 인체독성이 강하다.

33 [1회독] [2회독] [3회독] 2015 기출유사
다음 중 우리나라에서 모기, 파리구제용으로 많이 쓰고 있는 살충제는?
① BHC
② 프로폭서
③ 말라티온
④ 나레드
⑤ DDVP

33
나레드는 일명 Dibron으로 살충력이 강하여 파리, 모기 구제에 가장 널리 사용되는 약제이다.

34 [1회독] [2회독] [3회독] 2015 기출유사
다음 살충제 중 방역용으로 쓸 수 없는 약제인 것은?
① 말라티온(Malathion)
② 펜티온(Fenthion)
③ 파라티온(Parathion)
④ DDVP
⑤ 디엘드린(Dieldrin)

34
파라티온(Parathion)
포유동물에 대한 독성이 살충제 중 가장 높아 방역용 살충제로 사용 금지

🔒 30 ⑤　31 ①　32 ①　33 ④　34 ③

적중예상문제 해설

35
디클로보스(Dichlorvos)는 DDVP라는 상표명으로, 에어로졸의 주제로 널리 사용되고 있다. 유기인제 중 가장 훈증작용이 강하다.

36
살충제에 대한 곤충의 저항성
- **생리적 저항성**: 선천적 유전인자에 의한 저항성
- **내성**: 살충제에 대항하는 힘이 증강되었을 경우
- **생태적 저항성**: 살충제에 대한 습성적 반응으로 치사량 접촉을 피할 수 있는 능력
  - DDT가 가장 대표적으로 모기의 옥내 휴식습성이 옥외 휴식습성으로 변한 경우
- **교차저항성**: 유사한 다른 약제에 대하여 자동적으로 저항성을 나타내는 경우

37
훈증제는 메틸브로마이드(CH_3Br), 시안산(HCN), 인(PH_3) 등이 있다.

38
CQ = cq (C : 원체농도, Q : 원체량, c : 희석농도, q : 희석액량)
$50x = 5 \times 30$
$\therefore x = 3L$

39
효력증강제
- 살충력은 없으나 살충제와 혼합 시 단독보다 효력이 증강되는 약제
- 피페로닐부톡사이드(Piperonyl butoxide), 세사민(Sesamin), 세사멕스(Sesamex), 썰폭사이드(Sulfoxide), 디엠씨(DMC), 옻, 참기름

---

35 [2014 기출유사]
다음 살충제 중 훈증작용을 가장 강하게 하는 약제는?
① 디디티(DDT)
② 디클로보스(Dichlorvos)
③ 말라티온(Malathion)
④ 페니트로티온(Fenitrothion)
⑤ 펜티온(Fenthion)

36 [2014 기출유사]
DDT를 사용한 방제활동으로 모기의 옥내 휴식습성이 옥외 휴식습성으로 변한 경우는 곤충의 어떤 저항성에 속하는가?
① 생리적 저항성
② 교차저항성
③ 내성
④ 생태적 저항성
⑤ 돌연변이성

37 [2013 기출유사]
다음 중 훈증제로 사용되는 약제로 바르게 연결된 것은?

| 가. 시안산 | 나. 메틸브로마이드 |
| 다. 인 | 라. DDT |

① 가, 나, 다
② 가, 다
③ 나, 라
④ 라
⑤ 가, 나, 다, 라

38 [2019 기출유사]
모기유충을 구제하기 위하여 에이베이트(Abate) 50% 약제를 5%로 희석하여 30L를 만들어 방제하려고 할 경우, 원체의 필요량은 얼마인가?
① 170L
② 3L
③ 30L
④ 300L
⑤ 270L

39 [2018 기출유사]
다음 중 살충력은 없으나 혼합 사용 시 단독보다 효력이 증강되는 효력증강제로 옳은 것은?
① 하이드로겐사이아나이드(Hydrogencyanide)
② 메틸브로마이드(Methyl Bromide)
③ 파라디클로로벤젠(Paradichlorobenzene)
④ 피페로닐부톡사이드(Piperonyl butoxide)
⑤ 벤질벤조에이트(Benzyl benzoate)

🔒 35 ② 36 ④ 37 ① 38 ② 39 ④

40 [1회독] [2회독] [3회독] 2016 기출유사
70% 말라티온약제를 8%로 희석액을 만들려면 몇 배의 물이 필요로 하는가?
① 10배(1 : 10)
② 7.75배(1 : 7.75)
③ 17배(1 : 17)
④ 24배(1 : 24)
⑤ 56배(1 : 56)

41 [1회독] [2회독] [3회독] 2015 기출유사
다음의 살충제 중 기피제로 사용되는 것은?
① 메틸브로마이드
② 벤질벤조에이트
③ 파라디클로로벤젠
④ 디클로보스
⑤ DDT

42 [1회독] [2회독] [3회독] 2015 기출유사
다음 중 LD_{50}에 대한 설명으로 맞는 것은?
① 공시동물의 100% 치사시킬 수 있는 살충제의 양
② 살충제의 인체독성을 비교하기 위하여 사용된 공시동물이 50이라는 뜻
③ 살충제의 희석농도가 50이라는 뜻
④ 살충제의 원체사용량이 50%라는 뜻
⑤ 공시동물의 50%를 치사시킬 수 있는 살충제의 양

43 [1회독] [2회독] [3회독] 2014 기출유사
다음 중 잔류분무를 할 때 벽면에 살포되는 가장 이상적인 분무량으로 맞는 것은?
① $20cc/m^2$
② $40cc/m^2$
③ $60cc/m^2$
④ $80cc/m^2$
⑤ $100cc/m^2$

44 [1회독] [2회독] [3회독] 2014 기출유사
살충제를 사용할 때, 유사한 다른 약제에 대하여 곤충이 자동적으로 저항성을 나타내는 경우 어떤 저항성인가?
① 생리적 저항성
② 교차저항성
③ 내성
④ 생태적 저항성
⑤ 돌연변이성

적중예상문제 해설

40
$(70\%/8\%) - 1$
$= (0.7/0.08) - 1$
$= 8.75 - 1$
$= 7.75$배

41
기피제는 곤충이 싫어하거나 기피하는 물질로 Benzyl benzoate, Naphthalene 등이 있다.

42
LD_{50}은 실험동물의 50%를 치사시킬 수 있는 살충제의 양으로 급성독성의 단위이다.

43
잔류분무 시 벽면에 이상적인 분무량은 $40cc/m^2$, 분사거리는 46cm가 이상적이다.

44
교차저항성
유사한 다른 약제에 대하여 자동적으로 저항성을 나타내는 경우

🔒 40 ② 41 ② 42 ⑤ 43 ② 44 ②

적중예상문제 해설

45
살충제 입자의 크기
- 공간살포 : 1.0~50㎛
  에어로졸 30㎛, 가열연막 0.1~40㎛, 극미량연무 5~50㎛
- 미스트(Mist) : 50~100㎛
- 잔류분무 : 100~400㎛
- 분제와 입제 : 10㎛ 내외

46
가열연막 시 노즐의 각도는 45° 하향, 극미량연무(ULV)는 45° 상향한다.

47
잔류분무
효과가 오래 지속되는 약제를 표면에 뿌려 대상 해충이 접촉할 때마다 치사시키는 방법

48
훈증제는 미세한 살충제 입자로 공기 중에 부유하다가 곤충이 호흡할 때 공기와 함께 기공을 통하여 체내에 들어가 중독 치사시키는 약제로 시안산, 인, 메틸브로마이드 등이 있다.

49
벤질벤조에이트(Benzyl benzoate)는 기피제로 곤충이 싫어하거나 기피하는 화학물질이다.

---

45 [2013 기출유사]
살충제를 희석하지 않고 원체의 입자크기를 50㎛ 이하로 살포하는 살포방법은?
① 미스트(Mist)
② 극미량연무
③ 가열연막
④ 입제살포
⑤ 분제살포

46 [2013 기출유사]
다음 중 가열연막으로 방제 시 노즐의 각도로 맞는 것은?
① 수평으로
② 수직으로
③ 45° 하향
④ 45° 상향
⑤ 90° 상향

47 [2019 · 2013 기출유사]
다음 중 모기의 성충을 방제하기 위하여 벽면에 수화제를 뿌렸을 경우 방제방법으로 맞는 것은?
① 미스트(Mist)
② 잔류분무
③ 가열연막
④ 입제살포
⑤ 분제살포

48 [2019 기출유사]
훈증제는 다음 중 어느 부위를 통하여 곤충의 체내로 침입하는가?
① 복안
② 촉각
③ 기공
④ 구기
⑤ 발바닥(부절)

49 [2016 기출유사]
다음 중 벤질벤조에이트(Benzyl benzoate)는 어떤 효력을 가진 제제인가?
① 효력증강제
② 기피제
③ 훈증제
④ 식독제
⑤ 접촉살충제

🔒 45 ② 46 ③ 47 ② 48 ③ 49 ②

50 [2016 기출유사]
다음 중 자동차에 장착하는 대형연무기를 사용하여 공간살포를 할 때 일반적인 살포폭은 어느 정도인가?
① 10~30m
② 30~90m
③ 100~200m
④ 200~300m
⑤ 300~400m

51 [2015 기출유사]
파리 성충을 방제하기 위하여 축사벽면에 잔류분무할 때 가장 적당한 분무기의 노즐형태인 것은?
① 원추형
② 직선형
③ 방사형
④ 샤워형
⑤ 부채형

52 [2015 기출유사]
다음 중 효력증강제로 알맞은 것은?
① 벤질벤조에이트(Benzyl benzoate)
② 엔드린(Endrin)
③ 나프탈렌(Naphtalene)
④ 디메틸프탈레이트(Dimethyl phthalate)
⑤ 피페로닐부톡사이드(Piperonyl butoxide)

53 [2014 기출유사]
다음의 저항성 중 살충제에 대한 습성적 반응으로 치사량 접촉을 피할 수 있는 것은?
① 내성
② 생태적 저항성
③ 생리적 저항성
④ 교차저항성
⑤ 병리적 저항성

54 [2019 기출유사]
다음 중 모기유충을 포함, 수서곤충 방제에 적합한 노즐 형태인 것은?
① 직선형 노즐
② 방사형 노즐
③ 부채형 노즐
④ 원추형 노즐
⑤ 원통형 노즐

50
일반적으로 살충력이 발휘되는 폭은 30~90m이며 평균 50m 정도가 적당하다.

51
분무기의 노즐형태
- **부채형**: 표면에 일정하게 분무할 때 사용하며 잔류분무에 적합하다.
- **직선형**: 좁은 공간에 깊숙이 분사 시 사용하며, 냉장고 밑이나 싱크대 틈새에 사용한다.
- **원추형**: 다목적으로 사용하며, 모기유충 등 수서곤충 방제 시 적합하다.

52
- **기피제**: 살충력은 없으나 곤충이 싫어하고 기피하는 화학물질 벤질벤조에이트(Benzyl benzoate), 나프탈렌(Naphtalene), 디메틸프탈레이트(Dimethyl phthalate), DEET(디에틸톨루아미드) 성분 또는 이카리딘 성분
- **효력증강제**: 피페로닐부톡사이드(Piperonyl butoxide)

53
- **생태적 저항성**: 살충제에 대한 습성적 반응으로 치사량 접촉을 피할 수 있는 능력
- **생리적 저항성**: 선천적 유전인자에 의한 저항성
- **교차저항성**: 유사한 다른 약제에 대하여 자동적으로 저항성을 나타내는 경우
- **내성**: 살충제에 대항하는 힘이 증강되었을 경우

54
원추형 노즐
다목적용, 모기유충 등 수서곤충 방제 잔류분무용으로 적합하다.

50 ② 51 ⑤ 52 ⑤ 53 ② 54 ④

적중예상문제 해설

55
미스트(Mist)
- 입자 크기 : 50~100μm
- 연무와 분무의 중간 → 공간살포 + 잔류분무 효과
- 모기, 독나방유충, 파리, 진드기, 벼룩 등 → 늪, 공원 등에 살포

56
물의 양(배) = (원체농도 / 희석농도) − 1
= (45 / 3) − 1 = 14배

57
훈증법(Fumigation)
밀폐된 공간에서 유독물질이 기공, 기문 등을 통하여 체내 흡입하여 치사하게 하는 방법으로 잔효성은 없다.

58
베이트 건(Bait gun) : 바퀴벌레 독먹이용

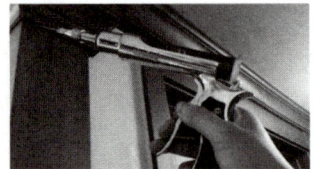

59
마이크로캡슐(Micro capsule)
㉠ 살충제 입자에 피막을 씌우는 것 : 친유성 살충제
㉡ 입자의 크기 : 20~30μm
㉢ 장점
- 살충제를 외부환경과 격리, 외부방출 억제 : 인체 안전성 확보
- 잔류기간 연장가능
- 살포 후 무취
- 독먹이 사용 시 곤충의 약제 기피성 감소

🔒 55 ② 56 ① 57 ② 58 ② 59 ⑤

---

55 1회독 2회독 3회독 2018 기출유사
다음 중 늪, 공원 등에 대량으로 발생한 독나방 구제를 위해 가장 효과적인 방법은?
① 가열연무 ② 미스트
③ 극미량연무 ④ 잔류분무
⑤ 공간분무

56 1회독 2회독 3회독 2018 기출유사
다음 중 45%의 말라티온 살충제를 물에 타서 3%의 희석액으로 조제하려 할 때, 몇 배의 물이 필요한가?
① 14배(1:14) ② 10배(1:10)
③ 26배(1:26) ④ 24배(1:24)
⑤ 18배(1:18)

57 1회독 2회독 3회독 2017 기출유사
훈증법을 사용할 때 곤충 체내로 살충제가 흡입되어 치사시키는 기관은?
① 구기 ② 기문
③ 부절 ④ 두부
⑤ 말피기씨관

58 1회독 2회독 3회독 2020 기출유사
다음 중 독먹이법으로 방제할 수 있는 위생곤충은?
① 등에 ② 바퀴
③ 빈대 ④ 깔따구
⑤ 진드기

59 1회독 2회독 3회독 2020 기출유사
다음 살충제 제제 중 마이크로캡슐제의 특징으로 옳은 것은?
① 잔류기간이 짧다. ② 약제 기피성이 증가한다.
③ 수서해충 방제에 사용한다. ④ 살포하면 용매 냄새가 난다.
⑤ 인체에 대한 안전성이 높다.

60 [2020 기출유사]
분사되는 살충제 입자가 50~100μm로 공간살포와 잔류분무의 살충 효과를 낼 수 있는 방법으로 가장 옳은 것은?
① 훈연
② 훈증
③ 미스트
④ 가열연무
⑤ 극미량연무

61 [2020 기출유사]
한 약제에 대해 저항성이 생기면 화학구조가 유사한 다른 약제에 대해서도 저항성이 나타나는 것은 다음 중 어느 것인가?
① 내성
② 항상성
③ 교차저항성
④ 생리적 저항성
⑤ 생태적 저항성

62 [2020 기출유사]
다음 중 가열연무의 설명으로 옳은 것은?
① 정오에 살포한다.
② 분사구는 하향하여 연무한다.
③ 바람의 방향을 고려할 필요가 없다.
④ 지형을 고려해 살포폭을 조정할 필요가 없다.
⑤ 살충제 미립자가 커서 살포와 동시에 땅에 떨어진다.

63 [2020 기출유사]
다음 중 모기나 진드기에 사용하는 기피제는?
① 디트(DEET)
② 디디티(DDT)
③ 카바릴(Carbaryl)
④ 크리미딘(Crimidine)
⑤ 썰폭사이드(Sulfoxide)

64 [2020 기출유사]
회색의 결정분말로 마늘냄새가 나며 수분이 있는 상태에서 먹이와 섞이면 인화수소(Phosphine : PH_3) 가스를 방출하는 살서제는 다음 중 어느 것인가?
① 안투(Antu)
② 아비산(Arsenious acid)
③ 인화아연(Zinc phosphide)
④ 노르보마이드(Norbomide)
⑤ 소듐플루오르아세테이트(Sodium fluoroacetate)

적중예상문제 해설

60
미스트(Mist) : 노즐 + Fan
- 입자 크기 : 50~100μm
- 연무와 분무의 중간 → 공간살포 + 잔류분무 효과
- 종류 : 휴대용, 차량장착용
- 대상곤충 : 모기, 독나방유충, 파리, 진드기, 벼룩 등 → 늪, 공원 등에 살포
- 단점 : 연무보다 입자가 커서 공간살포에 불리, 잔류분무보다 작아서 잔류효과 약함

61
교차저항성
유사한 다른 약제에 대하여 자동적으로 저항성을 나타내는 경우

62
가열연막 : 입자의 크기 0.1~40μm
- 용제(석유 또는 경유 + 살충제), 무풍 또는 10km/hr 이상 시 살포금지
- 노즐의 방향 : 45° 하향
- 작업시간 : 저녁 해가 떨어진 후부터 새벽 해가 뜨기 직전
- 자동차 장착용 가열연무기 : 평균분사량 40gal/hr, 8km/h(보행 시 1km/h)

63
모기나 진드기에 사용하는 기피제는 DEET(디에틸톨루아미드) 성분 또는 이카리딘 성분이다.

64
급성살서제
인화아연(Zinc phosphide, Zn_3P_2) : 자연발화성 및 금수성물질, 고체 분말, 마늘냄새, 인 냄새, 화재 시 맹독성 가스(포스핀)를 발생

60 ③ 61 ③ 62 ② 63 ① 64 ③

적중예상문제 해설

65
다리를 비비는 습성은 잔류분무된 약제가 물리적으로 부절 끝의 욕반 및 온몸의 털에 잘 퍼지게 하는 효과를 볼 수 있다.

66
㉠ 급성살서제(기피성)
  • 단일투여제(30분에서 1~2시간 섭취 후 증상), 사전미끼먹이(살서제 안 섞은 것) 사용(bait), 4~8일간 설치
  • 살서제 투약 이후 1~2일 지나면 모든 미끼먹이와 죽은 쥐를 모아 매몰 및 소각 처리
  • 사전미끼 섞어 사용할 때(0.025~0.05%) - ANTU, 인화아연, 레드스킬
㉡ 만성살서제(저독성) : 항응혈성 살서제(fumarin, warfarin), 사전미끼 필요 없음, 혈액응고 억제 → 모세혈관 파괴(시력 잃음) → 내출혈 → 빈혈 → 사망
㉢ 모든 살서제에는 인축독성 때문에 쉽게 발견할 수 있도록 색을 넣는다.

67
만성살서제의 미끼먹이와의 희석농도는 0.025~0.05%이며, Warfarin의 경우 항응혈성으로 미끼먹이의 경우 사용농도는 0.025%이다.

68
급성살서제를 섞은 미끼먹이는 살서작업인 1~2일이 끝나면 곧 미끼먹이와 죽은 쥐를 찾아 한곳에 매몰하거나 소각하여야 한다.

69
만성살서제의 종류(항응혈성 살서제)
와파린(Warfarin), 푸마린(Fumarin), 디쿠마롤(Dicumarol), 디페나쿰(Difenacoum), 클로로파시논(Chlorphacinone), 브로마디올론(Bromadiolone), 피발(Pival), 디파시논(Diphacinone), 발론(Valone)

---

65 2020 기출유사
다음 중 집파리의 다리를 비비는 습성으로 인해 방제효과가 상승하는 방제법은?
① 훈증법
② 가열연무법
③ 잔류분무법
④ 기생벌적용법
⑤ 극미량연무법

66 2020 기출유사
만성살서제에 대한 설명으로 가장 옳은 것은?
① 독먹이에 대한 기피성이 생긴다.
② 사람이나 가축에 맹독성을 나타낸다.
③ 혈액응고를 방해하고 출혈을 일으킨다.
④ 방제효과를 높이기 위해 사전미끼가 필요하다.
⑤ 독성작용은 1~2시간 이내에 신속히 나타난다.

67 2017 기출유사
살서제 중 와파린(Wafarin)의 경우 사용농도로 맞는 것은?
① 0.1%
② 3%
③ 0.025%
④ 0.05%
⑤ 10%

68 2015 기출유사
급성살서제를 미끼먹이에 섞어 설치했다면 어느 정도의 기간을 방치한 후 수거하는가?
① 1~2일
② 4~5일
③ 1주일
④ 2주일
⑤ 3주일

69 2014 기출유사
다음 중 만성살서제는?
① 와파린(Warfarin)
② 바코르(Vacor)
③ 레드스킬(Red-Squill)
④ 안투(Antu)
⑤ 인화아연(Zinc Phosphide)

🔒 65 ③ 66 ③ 67 ③ 68 ① 69 ①

70 다음 중 급성살서제는?

① 인화아연(Zinc Phosphide)
② 발론(Valone)
③ 와파린(Warfarin)
④ 피발(Pival)
⑤ 푸마린(Fumatin)

71 연못에 서식하는 모기유충의 방제법으로 가장 옳은 것은?

① 가열연막을 한다.
② 잔류분무를 한다.
③ 기피제를 뿌린다.
④ 유문등을 가동한다.
⑤ B.t.i. 입제를 살포한다.

적중예상문제 해설

70

급성살서제: 사전 미끼먹이 필요
알파클로라로스(Alpha-Chloralose), 안투(Antu), 아비산(Areseniouo Oxide), 칼시페롤(Calaiferol), 소듐플루오르아세테이트 1080, 바코르(Vacor), 인화아연(Zinc Phosphide), 고파사이드(Gophacide) 노르보마이드(Norbomide), 레드스킬(Red-Squill)

71

식약처 허가 유충구제제 종류와 특징

원제	계열	비고
피리프록시펜	곤충성장억제제	
노발루론	곤충성장억제제	
에스메소프렌	곤충성장억제제	수서곤충의 성장에 영향을 줄 수 있음
메소프렌	곤충성장억제제	
디플루벤주론	곤충성장억제제	
트리플루무론	곤충성장억제제	
테메포스	유기인계	
B.t.i.	미생물제제	수서곤충 생장에 영향 없음

🔒 70 ① 71 ⑤

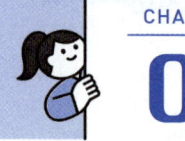

CHAPTER 03 위생곤충학 각론

1 바퀴(Cockroaches) 기출

바퀴는 주택이나 아파트, 식당 등 옥내에 서식하는 대표적인 가주성 곤충(家住性昆蟲)으로 일반적으로 무리를 지어 서식한다. 하지만 바퀴목에 속하는 대부분의 종들은 숲이나 토양의 낙엽 밑 등 야외에서 서식하고, 극히 일부의 종인 약 50여 종만이 옥내에서 서식한다.

가정에서 서식하는 바퀴는 야행성이고, 생활습성이 습기가 많고 어두운 장소를 선호하며, 잡식성이다. 병원균을 옮기기도 하기 때문에 위생관리 측면에서 중요하고, 거주자에게 혐오감을 주는 대표적인 곤충이다.

바퀴가 옮기는 병원체는 박테리아, 바이러스, 기생충 등인데, 매개방법은 물리적 전파(mechanical transmission)로서 병원체를 한 장소에서 다른 장소로 옮겨 주는 역할을 한다. 이는 바퀴의 먹이습성과 생활습성 때문으로 무엇이든 먹는 잡식성 먹이습성과 특히 배설물이나 피, 화농물 등 병원체가 섞여 있는 물질까지도 섭취하는 습성 때문이다. 또한 한번 섭취한 먹이를 다시 토해내는 습성은 질병 매개능력을 높여 준다. 그리고 습기가 많고, 더러운 곳에 즐겨 서식하는 서식습성 때문에 바퀴의 몸 표면에 병원균이 묻어서 전파되는 경우가 많다.

바퀴목(Blattaria)	
왕바퀴과(Blattidae)	바퀴과(Blattellidae)
• 이질바퀴[Periplaneta americana(Linne)] • 먹바퀴[Periplaneta fuliginosa Serville] • 집바퀴[Periplaneta japonica Kerny]	• (독일)바퀴[Blattella germanica(Linne)] • 산바퀴[Blattella nipponica Asahina] • 경도바퀴[Asiablatta kyotoensis(Asahina)] • 줄바퀴[Symploce striata(Shirai)]

(1) 형태
   ① 두부
      ㉠ 두부는 역삼각형이고 작다.
      ㉡ 촉각은 편상이며 100절 이상의 다수 절이다.
      ㉢ 복안은 1쌍으로 대형이며 단안은 1쌍이다.
      ㉣ 구기는 저작형이다. 기출
   ② 흉부
      ㉠ 바퀴의 분류상 중요한 부분으로 대형이고 타원형의 전흉배판을 가진다.
      ㉡ 날개는 2쌍으로 후시(뒷날개)의 경우 부채모양이다.

③ 복부
- ㉠ 복부는 크고 폭이 넓으며 10절로 되어 있다.
- ㉡ 암수 모두 1쌍의 미모를 가지고 있다.
- ㉢ 수컷(웅충)은 1~2개의 미돌기가 있다.

(2) 바퀴의 종류 기출

① 독일바퀴
- ㉠ 세계적으로 가장 널리 분포, 불완전변태(알 – 자충 – 성충)
- ㉡ 가주성 바퀴 중 가장 소형 10~15mm, 체색(황갈색) 기출
- ㉢ 전흉배판 : 두 줄의 흑색종대가 특징 기출
- ㉣ 자충탈피 횟수 : 5~7회(평균 6회)
- ㉤ 최적생육온도 : 30℃
- ㉥ 수명 : 64~251일

② 이질바퀴(미국바퀴)
- ㉠ 세계적 분포, 우리나라 남부지방에서 대부분 서식
- ㉡ 대형 바퀴 35~40mm, 체색(적갈색)
- ㉢ 전흉배판 : 가장자리에 황색윤상(띠)무늬, 가운데 흑색
- ㉣ 자충탈피 횟수 : 7~13회(평균 11회)
- ㉤ 최적온도 : 23~33℃

③ 먹바퀴
- ㉠ 전 세계적 분포(우리나라 남부지역)
- ㉡ 체장(대형바퀴 30~38mm), 체색(암갈색)
- ㉢ 전흉배판 : 반원형, 반점이 없음
- ㉣ 자충탈피 횟수 : 9~12회
- ㉤ 수명 : 324~890일

④ 집바퀴(일본바퀴)
- ㉠ 일본토착종, 저온적응바퀴(중부, 북부지역 서식)
- ㉡ 체장(중형 바퀴 20~25mm), 체색(흑갈색)
- ㉢ 전흉배판 : 요철면이 특징
- ㉣ 자충탈피 횟수 : 9회

바퀴의 종류별 특징 기출

종류	독일바퀴	이질바퀴	집바퀴	먹바퀴
학명	Blattella germanica	Periplaneta americana	Periplaneta japonica	Periplaneta fuliginosa
크기	11~16mm	35~40mm	20~25mm	30~38mm
알 수	28개	14개	12~17개	18~22개
수명	64~251일	320~1,071일	316~533일	324~890일
애벌레 탈피	6~7회(60일)	13회(6~12개월)	9회(4~14일)	9~12회(10~14개월)
특징	• 바퀴 중 가장 소형 • 앞가슴등판에 2줄의 검은색줄무늬 존재 • 암·수 모두 밝은 황갈색 • 암컷은 알주머니를 부화 하루 전까지 달고 다님	• 바퀴 중 가장 대형 • 앞가슴등판은 가운데가 흑색, 가장자리는 연갈색 • 광택이 있는 적갈색 • 알주머니를 먹이가 있는 집 근처의 틈에 숨겨 놓음 • 부화에 상당한 습도 필요	• 중형 바퀴 • 몸 전체가 흑갈색 • 날개가 짧아 배의 반만 덮고 있음 • 안전하고 숨기 쉬운 틈이나 자기 통에 산란	• 대형 바퀴로 이질바퀴보다 약간 작음 • 광택이 있는 암갈색 • 부화하기 3~4일 전까지 알을 달고 다니다가 집 근처에 떨어뜨림
습성	어둡고 따뜻하며 습기가 많은 곳 - 주방, 욕실 틈, 싱크대 바닥, 냉장고 뒤편 등	따뜻하고 습기가 많은 곳 - 실내보다 실외의 지하실, 하수관(보일러 배관 주위, 지하실 스팀 파이프 주변, 맨홀 주변 등) 등	습도가 충분한 장소 - 지하실(라디에이터 주변, 보일러 온수 배관 주변 등) 등	따뜻하고 습기가 많은 곳 - 조리대, 천장, 선반 등
분포	전국 (가장 널리 분포)	전국 (남부에 많음)	중부지방 (일본 토착종)	남부 (제주도)

(3) **생활사 및 습성** 기출

① 불완전변태 : 알(난협, 알주머니) - 자충 - 성충
② 탈피 : 5~8회(평균 6회), 탈피횟수가 많을수록 몸집이 크다.
③ 습성 : 잡식성, 가주성, 야간활동성, 일주기성(생물집단이 하루 주기로 활동변화 상태), 군서습성(집합페로몬), 질주성(달리기에 적합한 강한 다리)
④ 서식장소의 적정온도 : 28~33℃

(4) **피해와 매개질병**

① 직접적 피해 : 혐오감, 불쾌감, 자교, 알레르기(사체, 탈피 후 껍질, 변 등에 의한 호흡기, 피부 등)
② 간접적 피해 기출
    ㉠ 기계적 전파 : 병원체 운반(몸의 표면, 극모, 털, 먹이 토사, 소화기관으로부터 분 배설)
    ㉡ 병균(세균, Bacteria) : 흑사병(Pest), 나병, 장티푸스, 콜레라, 파상풍, 결핵
    ㉢ Virus : 급성회백수염(소아마비, 간염)
    ㉣ 기생충 : 민촌충, 회충
    ㉤ 원충 : 이질아메바, 장트리코모나스

(5) 바퀴의 구제
① 환경위생관리 : 장기적인 구제대책 기출
㉠ 음식물관리 철저
㉡ 내·외부청소
㉢ 바퀴은신처, 먹이 제거
㉣ 바퀴침입 예방 : 방충망, 쓰레기통
② 트랩설치 : 접착제(유인제) → 분배설치, 집합호르몬으로 유인효과, 장시간 완전구제 어렵다.
③ 살충제 사용
㉠ 독이법 기출
ⓐ 식독작용 : 육류, 빵가루, 설탕 + 식물성기름 + 살충제
ⓑ 살충제 : 프로폭서(Propoxur) 2%, 클로르피리포스(Chlorpyrifos) 0.5%, 붕산
ⓒ 독성작용은 24~48시간 이후 발생토록 함(지효성) → 군서 습성으로 거처에서 토한 살충제를 나눠 먹고 2차 중독 가능
㉡ 연무 및 훈증법 : 속효성, 휘발성 있는 살충제(피레스린, DDVP)
㉢ 잔류분무
ⓐ 1회 분무로 장시간 효과, 완전구제 효과(가장 경제적인 방법)
ⓑ 페니트로티온(Fenitrothion) 2%, 다이아지논(Diazinon) 1%, 프로폭서(Propoxur) 1%
㉣ 분제살포 : 손이 닿지 않는 장소 → 가구, 서랍, 냉장고

2 모기(Mosquitoes)

모기, 파리, 등에, 깔따구, 각다귀와 같은 종류들이 파리목(雙翅目, Diptera)의 모기아목(장각아목, Nematocera)에 속하는 곤충들로, 모기는 유충시기를 물속에서 보내는 수서곤충이기도 하다. 모기과(Culicidae)는 세계적으로 약 38속 3,450종이 기록되어 있다. 이들 모기 중 말라리아를 매개하는 중국얼룩날개모기와 일본뇌염을 매개하는 작은빨간집모기는 위생학적으로 매우 중요하다. 기출

모기는 파리목의 특징인 1쌍의 날개를 가지고 있어 쉽게 구별되지만 깔따구와는 매우 유사한 외형을 가지고 있다. 이와 같이 1쌍의 날개를 가지고 뒷날개가 평균곤(平均棍)으로 퇴화된 무리를 파리목이라 한다.

파리목(Diptera)		
모기과(Culicidae)		
학질모기아과(Anophelinae)	보통모기아과(Culicinae)	왕모기아과(Toxorhynchitinae)
• 얼룩날개모기속(Anopheles)	• 숲모기속(Aedes) • 집모기속(Culex) • 털날개모기속(Culiseta) • 늪모기속(Mansonia)	• 왕모기속(Toxorhynchites)

(1) 형태적 특징
① 알 : 집모기(난괴형성), 중국얼룩날개모기(낱개, 방추형, 부낭), 숲모기(타원형, 포탄형, 낱개), 늪모기(가시모양돌기 난괴형성)
② 유충 : 장구벌레, 수서생활, 종 분류 특징(견모군, 호흡관, 호흡관모, 측즐)
③ 번데기 : 종 분류의 특징이 됨(호흡각, 활발하게 운동)
④ 성충 : 장각아목, 전방으로 돌출한 주둥이, 큰 복안, 긴 촉각(촉빈, 촉수), 온몸에 비늘

(2) 생활사 및 습성
① 생활사 : 완전변태, 유충 4회 탈피(1~2주)
② 교미습성 : 대부분 군무교미, 숲모기속 1 : 1 교미
③ 흡혈습성 : 암모기(♀)만 산란하기 위하여 흡혈 [기출]
  ㉠ 숙주동물의 발견요인
    ⓐ 근거리 : 시각(1~2m), 체온, 체습
    ⓑ 중거리 : 탄산가스(10~15m)
    ⓒ 원거리 : 체취(15~20m)
  ㉡ 0.01%의 CO_2를 감지하는 감각기관 : 촉수
④ 활동성 : 대부분 야간활동성이나, 숲모기는 주간활동성
⑤ 숙주선택성 : 동물기호성, 조류기호성
⑥ 휴식습성
  ㉠ 옥내휴식(실내, 축사의 내벽) : 중국얼룩날개모기
  ㉡ 옥외휴식(동굴, 하수도 통) : 작은빨간집모기
⑦ 산란습성 [기출]
  ㉠ 흐르는 개울, 관개수조 : 중국얼룩날개모기
  ㉡ 대형 정지수(늪, 논, 호수) : 중국얼룩날개모기, 작은빨간집모기
  ㉢ 소형 인공용기, 하수구, 오물처리장 : 빨간집모기
  ㉣ 자연적인 소형 발생원(바위구멍, 나뭇잎 사이) : 숲모기

> **더+ 알아보기** 위생곤충의 목적별 흡혈 형태 [기출]
> 1. 일생의 먹이 : 이, 빈대, 집진드기
> 2. 성충의 먹이 : 벼룩, 침파리
> 3. 암컷만 산란을 위해 흡혈함 : 모기(♀), 등에

⑧ 계절적 특징
  ㉠ 모기 개체밀도 : 기온이 높고, 강수량이 많을 때 대량서식
    ⓐ 중국얼룩날개모기 : 한여름(7~8월)
    ⓑ 작은빨간집모기 : 늦여름(8~9월)

ⓒ 월동시기 : 기후의 변동(온도, 일조시간)
  ⓐ 빨간집모기 : 동굴, 지하실 기출
  ⓑ 중국얼룩날개모기 : 수풀
  ⓒ 숲모기 : 알에서 월동
ⓒ 휴면기(Diapause) : 해충들의 생리현상으로 온도의 변화 혹은 일조시간이 10시간 이하이면 모기는 유충 활동을 정지하고 우화한 암컷은 지방체를 충분히 축적하고 월동준비를 한다.

(3) 국내서식 모기의 분류

① 작은빨간집모기(Culex tritaeniorhynchus) 기출
  ㉠ 주둥이 중앙에 넓은 백색 띠, 다리 각 절 끝에 작고 흐린 백색 띠가 있다.
  ㉡ 크기는 4.5mm 정도의 소형 모기, 일본뇌염을 매개
  ㉢ 유충 서식장소 : 대형의 정지수(늪, 논, 호수, 빗물 고인 웅덩이 등)
  ㉣ 8월 중순에서 9월 중순에 많이 발생
  ㉤ 인체의 흡혈률은 5% 내외이며, 가장 활발한 흡혈시간은 밤 8~10시
  ㉥ 월동기간 : 10~5월, 가장 멀리 비행하며, 휴식 시에는 벽면과 수평유지

② 중국얼룩날개모기(Anopheles sinensis) 기출
  ㉠ 날개 : 전연맥 − 백색반점 2개, 전맥 − 2개, 촉수의 각 마디 말단부에 좁은 흰 띠
  ㉡ 흑색의 중형 모기, 7~8월에 피크
  ㉢ 유충 서식장소 : 흐르고 있는 개울이나 관개수로, 대형 정지수
  ㉣ 휴식 시에는 벽면과 45°~90° 유지
  ㉤ 흡혈습성 : 소, 말, 돼지 등 흡혈
  ㉥ 말라리아(삼일열말라리아, Plasmodium vivax)와 사상충병 전파

③ 토고숲모기(Aedes togoi) 기출
  ㉠ 약 4.5mm, 흉부의 순판에 흑갈색 바탕에 금색비늘로 된 종대가 각 2줄
  ㉡ 주간 활동성, 다리의 각 부절기부와 말단에 흰 띠
  ㉢ 이른 봄부터 늦은 가을까지 발생하며, 해변가 바위 고인 물에도 발견
  ㉣ 말레이사상충 매개

◀ 학질모기아과와 보통모기아과의 특성 비교

구분	학질모기아과(Anophelinae)	보통모기아과(Culicinae)
종류	• 얼룩날개모기 • 중국얼룩날개모기	• 숲모기속 • 집모기속 • 늪모기속
알	• 낱개 산란 • 방추형 • 부낭 존재	• **집모기속** : 알덩어리(난괴) 형성 기출 • **숲모기속** : 낱개 산란 • 포탄형으로 부낭 없음
유충	• 호흡관 퇴화 • 장상모 존재 기출 • 배판 존재 • 수면에 수평	• 호흡관 발달 • 장상모 없음 • 수면에 각도를 갖고 매달림
번데기	• 호흡각이 짧고 굵음	• 호흡각이 길고 가늚
성충	• 촉수 길이가 주둥이와 같음 • 끝이 봉상임 • 날개에 반점이 있음 • 휴식 시 몸의 형태를 45°~90° 유지 • 수정낭 1개 있음	• 촉수의 길이가 암놈은 현저히 짧음 • 끝이 낫 모양 • 날개에 반점이 없음 • 휴식 시 수평을 유지함 • 수정낭이 2~3개 있음

(4) **모기 매개질병** : 말라리아, 일본뇌염, 사상충증, 황열, 뎅기열, 뎅기출혈열 기출

① 말라리아
  ㉠ 중국얼룩날개모기가 매개
  ㉡ 삼일열말라리아(Plasmodium vivax)
② **사상충병** : 토고숲모기(제주도, 해안지방)
③ **황열병** : 이집트숲모기(도시형), 아프리카숲모기(밀림형)
④ 뎅기열 및 뎅기출혈열
  ㉠ 뎅기열 : 이집트숲모기, 흰줄숲모기
  ㉡ 뎅기출혈열 : 이집트숲모기
⑤ 일본뇌염 기출
  ㉠ 매개종 : 작은빨간집모기
  ㉡ 발생시기 : 8월 중순에서 9월 중순(90%)
  ㉢ 증폭숙주 : 돼지
  ㉣ 환자로부터 직접감염이 되지 않기 때문에 환자를 격리시키지 않음
  ㉤ 불현성 감염률이 높음(약 500~1,000 : 1)

모기의 종류별 특징과 생활사 (기출)

		학질모기	보통모기	
		얼룩날개모기속	숲모기속	집모기속
알		물에 뜬다 / 물에 낱개로 낳는다	물에 뜨지 않는다 / 표면에 낱개로 낳는다	물에 뜨지 않는다 / 물 위의 물체에 낳는다
유충		호흡관 없음 / 물표면에 수평한 상태로 휴식	짧고 뭉툭한 호흡관	가는 호흡관 / 물표면에 기울어져 휴식
번데기		물과 접촉면이 넓음 / 호흡각이 짧고 뭉툭하다	물과 접촉면이 좁음 / 호흡각이 다양함	호흡각이 길고 가늘다
성충	암컷	날개에 무늬있음 / 아랫입술 수염이 길다 / 둥근형 소순판	아랫입술 수염이 짧다 / 날개에 무늬 없음 / 삼각형 소순판 / 배끝이 예리하다	배끝이 둥글다
	수컷	아랫입술 끝이 봉상	아랫입술 끝이 봉상이 아님	
휴식 모양				

(5) 모기의 구제
　① 물리적 구제방법
　　　㉠ 환경위생 : 발생원 제거
　　　　　ⓐ 유충 : 웅덩이, 늪, 저지대 매몰, 물 고이는 인공용기 제거
　　　　　ⓑ 성충 : 방충망설치
　　　㉡ 트랩 이용 : 유문등, 살문등 기출
　② 화학적 구제방법
　　　㉠ 유충구제 : 발생원에 유제, 수화제, 입제 살포, 발육억제제 처리

참고 식약처 허가 유충구제제 종류와 특징 기출

원제	계열	비고
피리프록시펜	곤충성장억제제	수서곤충의 성장에 영향을 줄 수 있음
노발루론	곤충성장억제제	
에스메소프렌	곤충성장억제제	
메소프렌	곤충성장억제제	
디플루벤주론	곤충성장억제제	
트리플루무론	곤충성장억제제	
테메포스	유기인계	
B.t.i.	미생물제제 기출	수서곤충 생장에 영향 없음

※ 출처 : 질병관리본부 흰줄숲모기 방제관리지침

　　　㉡ 성충구제
　　　　　ⓐ 공간살포 : 에어로졸(aerosol), 가열연무기, 극미량연무기
　　　　　ⓑ 잔류살포 : 옥외 휴식습성
　③ 생물학적 구제방법
　　　㉠ 성충 : 포식동물(새, 거미, 잠자리, 물고기, 왕모기 등)
　　　㉡ 유충 : 물고기(송사리, 미꾸라지), 플라나리아, 히드라, 잠자리유충 기출
　　　㉢ 기생충 및 병원체 : 선충, 원생동물 등의 섭취
　　　㉣ 불임웅충의 방산 : 성충(방사선조사 불임작용), 유충(방사선조사 섭취조사)

◀ 국내 서식 중인 모기의 분류

구분		중국얼룩날개모기	작은빨간집모기	숲모기	늪모기
알		낱개, 부낭형성, 흐르는 물, 대형 정지수	난괴형성, 인공용기	낱개 산란, 침하, 나무구멍, 해안바위	가시모양돌기, 난괴 수서식물에 부착
유충		1쌍의 장상모, 방추형, 수면에 수평으로 뜬다.	호흡관 발달, 수면에 수직으로 뜬다.	호흡관 발달, 수면에 수직으로 뜬다.	호흡관 발달, 수면에 수직으로 뜬다.
번데기		호흡각 : 짧고 굵다. 호흡관모 퇴화	호흡각 : 길고 가늘다. 3쌍의 호흡관모	호흡각 : 길고 가늘다. 1쌍의 호흡관모	호흡각 : 길고 가늘다. 식물조직에 호흡관모 부착
성충	앉은 자세	벽면과 45°~90°	벽면과 수평	벽면과 수평	벽면과 수평
	촉수	주둥이와 거의 같고 수컷의 끝은 곤봉상	암컷은 현저히 짧고, 수컷은 길고 낫모양	암컷은 현저히 짧고, 수컷은 길고 낫모양	암컷은 현저히 짧고, 수컷은 길고 낫모양
	날개	대부분 반점	대부분 반점 없음	대부분 반점 없음	대부분 반점 없음
	소순판	타원형	3엽상	3엽상	3엽상
	매개질병	말라리아	일본뇌염	사상충증, 뎅기열, 황열	
	흡혈활동	야간	야간	주간	야간

3 파리(Fly)

파리목(Diptera)에 속하는 곤충의 종류는 비교적 많은 편이지만, 일반적으로 가락지감침파리아목[환봉아목(還奉亞目), Cyclorrhapha]에 속하는 종류를 파리라고 한다. 파리는 세계적으로 33과가 기록되어 있지만, 국내에는 19과가 기록되었고, 집파리과, 검정파리과, 쉬파리과, 체체파리과, 양파리과에 속하는 종류들이 위생상 문제를 일으킨다.

우리나라에는 체체파리과와 양파리과가 서식하지 않는다.

파리목(Diptera) 기출		
가락지감침파리아목(Cyclorrhapha)	모기아목(Nematocera)	등에아목(Brachycera)
• 집파리과(Muscidae) • 검정파리과(Calliphoridae) • 쉬파리과(Sarcophagidae) • 양파리과(Oesteridae) • 체체파리과(Glossinidae)	• 모기과(Culicidae) • 등에모기과(Ceratopogonidae) • 나방파리과(Psychodidae) • 곱추파리과(Simulidae) • 깔따구과(Chironomidae)	• 등에과(Tabanidae) • 노랑등에과(Rhagionidae)

(1) 집파리과

① 생활사

㉠ 완전변태 : 알 → 유충 → 번데기 → 성충

㉡ 두부 : 난형, 환봉아목, 1쌍 대형복안, 단안 3개, 촉각 1쌍, 구부로 구성

- ⓒ 구기형태 : **흡수형, 컵형, 긁는형, 직접 섭취형** 기출
- ⓔ 흉부 : 진한 회색에 4개 흑색종선 기출, 시맥은 제4종맥이 심하게 굴곡되어 제3종맥과 근접
- ⓜ 유충 : 2회 탈피, 유충기간은 4~6일, 번데기 4~5일로 성충이 되기까지 약 10일 경과
- ⓑ 번데기기간 : 4~5일
- ⓢ 성충습성
    - ⓐ 온도에 민감(온도 높은 곳에 활동), 2회 탈피
    - ⓑ 잡식성, 토하는 습성, 주간활동성(10 : 00~14 : 00), 비상능력 4km 이내
    - ⓒ 질병의 기계적 전파양식 대부분, 장티푸스, 세균성이질 등 매개
    - ⓓ 파리의 기호 : 음식물, 배설물, 분비물(변, 침, 콧물, 고름 등)
    - ⓔ 파리수명 : 1개월(4주)
- ② 아기집파리과(딸집파리) 기출
    - ⓐ 흉부순판에 흑색종선이 3개 있고 촉각극모는 단모이다.
    - ⓔ 시맥 : 제4종맥은 굴곡되지 않고 제3종맥과 떨어진 위치에서 끝난다.
    - ⓒ 유충은 각 체절에서 많은 수의 극모가 분지된 육질돌기가 있다.
    - ⓔ 성충은 음식물에 앉는 빈도가 낮고, 비상시 공중에서 정지하는 습관이 있다.
    - ⓜ 생활사의 총 기간 : 1개월
- ③ 왕큰집파리과
    - ⓐ 흉부에 흑색종선이 4개
    - ⓔ 시맥 중 제4종맥이 약간 굴곡
    - ⓒ 생활사의 총 기간 : 1개월

(2) **검정파리과** 기출
   ① 띠금파리속 : 베지아띠금파리 - 승저증의 가장 중요한 매개종(체내 기생)
   ② 금파리속 : 동물시체에 기생, 기호성(생선)
   ③ 검정파리속 : 계절적 이동 - 봄·가을(주택), 여름(산)

(3) **쉬파리과**
   ① 자충이 모두 유성생식으로 난태성이다(유충을 낳음).
   ② 기호성 : 생선, 변소, 쓰레기장, 동물사체, 분변 등에서 잘 발생

(4) **체체파리(암·수 모두 흡혈)** 기출
   ① 유충은 1개의 알이 자궁에서 부화하고, 자궁 속에서 모체로부터 영양공급으로 발육
   ② 아프리카수면병을 매개(병균은 트리파노소마, 척추동물이 감염되면 나가나병)

(5) **침파리** : 동물흡혈, 흉부에 4개의 흑색종선, 수명 - 3~4주

> **더 알아보기** 파리의 산란습성
>
> 1. 집파리 : 동물의 똥이나 쓰레기장, 동·식물 부패한 곳
> 2. 아기집파리 : 사람, 소, 말, 돼지 배설물
> 3. 침파리 : 소·말 마구간의 분변
> 4. 금파리 : 불결한 상처 및 궤양부분
> 5. 쉬파리 : 동물의 사체, 동물의 분뇨, 사람의 똥
> 6. 체체파리 : 자궁에서 부화

(6) 파리 매개질병 기출
  ① 감염병의 기계적 전파
    ㉠ 전파특성 : 잡식성, 구부, 욕반, 토하는 습성(토하며 병균 배출), 비상능력으로 활동범위가 넓다.
    ㉡ 전파체 : 파리의 다리강모, 구기의 털, 욕반, 소낭의 분비물 토함, 음식물, 배설물 섭취
    ㉢ 장티푸스, 파라티푸스, 이질(세균성, 아메바성), 결막염, 콜레라, 결핵, 회충, 십이지장충, 조충, 살모넬라
  ② 아프리카수면병 : 체체파리가 매개
  ③ 승저증 : 파리유충이 동물의 조직에 기생, 검정파리과(띠금파리)

(7) 파리의 구제
  ① 물리적 방법
    ㉠ 발생원 제거(가장 이상적인 방법) : 쓰레기통의 뚜껑 설치, 수세식 화장실로 개조, 방충망 설치, 축사 주변 관리
    ㉡ 파리통, 트랩, 끈끈이줄
  ② 화학적 방법
    ㉠ 유충구제 : 발생원 표면에 유제, 수화제, 분제살포($40cc/m^2$)
    ㉡ 성충구제 : 잔류분무(천장, 벽), 에어로졸(옥내), 가열연무기, ULV(옥외)
  ③ 생물학적 방법
    ㉠ 천적, 포식동물 이용
    ㉡ 기생벌 : 파리알의 영양물질 섭취
    ㉢ 풍뎅이(똥풍뎅이, 쇠똥풍뎅이) : 동물의 분을 헤쳐서 말리는 효과로 파리가 산란할 장소 및 유충의 서식처를 제거하는 효과 기출

4 이(Lice)

날개가 없는 작은 곤충으로 불완전변태하며, 측판이 알아보기 힘들 정도로 축소되어 있어서 Anoplura란 이름이 유래되었다. 사람에게 기생하는 이는 사람이와 사면발이가 대표적으로 일생을 통하여 포유류의 외부에 기생하는 흡혈성 기생곤충이다. 기출 이목(Anoplura)과 털이목(Mallophaga)에 속하는 종들이 발진티푸스, 재귀열, 참호열 등을 일으키기 때문에 위생학적으로 중요하다. 세계적으로는 아종을 포함하여 약 500여 종이 알려졌다.

(1) 엄격한 숙주선택형 기출
  ① 날개이목 : 닭날개이, 개날개이목, 오리날개이목, 새날개이목
  ② 이목 : 사람이(몸이, 머릿니), 사면발이

(2) 새털이목(날개이목)
  ① 조류에 기생, 소수 포유동물, 엄격한 숙주선택성이 있음
  ② 저작형 구기, 두부는 흉부보다 넓고 1쌍의 강한 대악을 가짐
  ③ 숙주동물의 죽은 표피, 깃털조각, 피부의 분비물 등을 섭취함

(3) 이목
  ① 불완전변태 : 알 – 자충 – 성충
  ② 흡혈성 외부 기생충 : 포유류에만 기생 기출
  ③ 종류 : 사람이(몸이, 머릿니), 사면발이
  ④ 형태
    ㉠ 크기 : 몸이 3.2~3.8mm, 머릿니 2.8~3.2mm
    ㉡ 타원형 : 9절로 구성, 상하 납작형
    ㉢ 이의 구기 : 독특한 구조 기출

  > **참고** 이의 구기
  > 이(Louse, Lice)의 입(구기) 구조는 짧으나 흡혈에 적합하게 변형되어 있어 배자침(1st stylet), 중자침(2nd stylet), 복자침(3rd stylet)의 3개 침으로 구성되어 있고 중자침에 타액선이 연결되어 흡혈한 혈액을 위(gut)로 보내는 기능을 한다.

  ⑤ 생활사와 습성 : 불완전변태
    ㉠ 3회 탈피, 수명 30일
    ㉡ 사람에게 이가 심하게 만연할 때는 불결한 환경위생 및 개인위생과 전쟁, 기근 등
    ㉢ 몸이 : 남성, 노년층 / 머릿니 : 여성, 젊은층(어린이)
    ㉣ 흡혈형태 : 몸이(1일 평균 2회), 머릿니(2시간 간격 수시 흡혈) 기출
  ⑥ 사면발이(음부이, 게이, Crab lice) 기출
    ㉠ 형태 : 원형으로 게모양
    ㉡ 습성 : 기생부위(음부털), 성행위로 전파 가능

  > **참고** 몸이와 머릿니
  > 사람이에는 몸이(Pedinulus humanus corporis)와 머릿니(Pediculus humanus capotus) 두 아종으로 분류되어 있다. 이 두 아종 간의 뚜렷한 형태적 차이는 찾아보기 힘들고 서로 교배가 가능하며 수정도 되므로 변종과 아종 간의 논란이 있어 왔으나, 생태적 차이가 뚜렷하고 미세하나 형태적 차이도 있어서 아종으로 취급받고 있다. 몸이가 머릿니보다 약간 크고 각 복절 사이의 측면으로 파인 부분이 머릿니가 더 뚜렷하고 깊다.

(4) 이 매개질병 기출 : 발진티푸스, 참호열, 재귀열(주로 겨울철에 발생)

(5) 이의 구제
① 환경위생 개선
② 개인위생 청결 및 보건교육
③ 몸이 구제방법
   ㉠ 50℃ 이상에서 1시간
   ㉡ -20℃에서 4시간 처리
   ㉢ 끓는 물에 세탁
   ㉣ 10% DDT분제
④ 머릿니, 사면발이의 구제 : 25% 벤질벤조에이트(기피제, Benzyl benzoate) 유제로 세척

▼ 이의 특성별 분류

구분	몸이	머릿니	사면발이	날개이목
크기	3.2~3.8mm	2.8~3.2mm	1.3~1.5mm	1.3~1.5mm
기생형태	남성, 노년층	여성, 어린이	음부 털	조류의 털
모양	상하 납작형, 회색	상하 납작형, 검은색	게모양, 회색	상하 길고 납작형, 회색

5 빈대 및 흡혈노린재

빈대(Bed Bug)는 노린재목에 속하며, 흡혈성으로 박쥐, 동굴에 서식하는 조류나 기타 동물에 기생한다. 빈대는 원래 동굴에 서식하는 곤충으로 사람과는 동굴 생활을 하였던 빙하기 때부터 관계를 맺어 왔음이 확실하고, 현재와 같이 세계적 분포를 하게 된 것은 대체로 200여 년 전으로 추측된다.

(1) 빈대
① 형태
   ㉠ 매미목(반시목), 약 6mm 내외의 평평한 난형으로 진한 갈색, 흡혈
   ㉡ 1쌍의 복안, 4절의 촉각, 다리발달로 질주성
   ㉢ 암컷 : 제4복판에 각질로 된 홈(교미공)이 있어서 그 속에 정자를 일시적으로 보관하는 베레제기관(Berlese organ)이 있다. 기출
② 생활사 및 습성
   ㉠ 불완전변태 : 알 → 자충 → 성충
   ㉡ 자충 : 5회 탈피(6~7주)
   ㉢ 군거성, 야간흡혈성
   ㉣ 발육최저기온 : 13℃(이하일 경우 발육 정지)
   ㉤ 빈대가 흡혈을 하면 곧 수분을 배설물에 섞어 배설하는데 가구나 벽에 갈색오점을 남기므로 서식 유무를 쉽게 알 수 있다. 기출
③ 피해 : 자교 - 피부반응, 피부감염, 수면부족, 감염병은 매개하지 않음 기출
④ 구제 : 훈증법, 잔류분무법 - 효과적(40cc/m^2)

(2) 트리아토민노린재(흡혈노린재, Western Conenose, Kissing Bug)

트리아토민노린재(Triatoma protracta)는 침노린재과(Reduviidae)의 서양 흡혈성 침노린재(Western Bloodsucking Conenose)로서 우리나라에서는 서식하지 않으며 주로 아프리카, 아메리카대륙 등에서 확인된 종이다. 한 여성의 입술을 물었다고 하여 키스벌레(Kissing Bug)라는 이름이 붙여졌다.

① 형태 : 불완전변태
② 자충탈피 횟수 : 5회 탈피
③ 생활사 및 습성 : 자충시기에 흡혈해야 탈피, 암·수 모두 흡혈
④ 피해 : 아메리카수면병(샤가스병) 기출
    샤가스병 감염은 노린재의 흡혈이 아니라 배설물에서 나온 병원체가 손상된 피부를 통해 침입하여 감염
⑤ 구제 : 환경개선, 잔류분무 γ-HCH

6 벼룩

벼룩은 1~4mm 정도의 크기인 매우 작은 곤충으로 날개가 발달되지 않았으며, 벼룩목(隱翅目, Siphonaptera)에 속한다. 벼룩은 세계 대부분의 지역에서 발견되며, 현재까지 약 239속 2,500여 종이 기록되었으나 대부분 포유동물과 조류에 기생하며, 사람에게 질병을 일으키는 종은 매우 적다.

벼룩은 완전변태를 하는 곤충으로 흡혈성이며, 흑사병, 발진열 등의 질병을 옮기고 조충의 중간숙주가 되므로 중요한 위생해충으로 과거부터 주목되고 있다. 그러나 많은 종류의 속과 종들이 제한된 분포를 보이며, 특히 흑사병의 병원균을 매개하는 Xenopsylla종은 열대 지방과 따뜻한 지역에서만 발견된다.

(1) 형태
① 완전변태, 날개가 없는 은시목, 소형곤충(1~8mm), 적갈색, 암갈색 체색
② 유충 : 2회 탈피(3령기 혹은 2령기)
③ 알부화기간 : 1주일, 유충의 발육기간 : 약 2주일, 수명 : 6개월(1년 이상)
④ 구부의 소악기능 : 숙주의 털을 가르며 이동이 용이하도록 함
⑤ 촉수감각기관 : 제9복판에 작은 바늘꽂이 모양의 미절(진동과 감지작용)
⑥ 분류 : 협즐치와 전흉즐치의 유무에 따라 분류 기출
    ㉠ 무즐치 벼룩 : 사람벼룩, 모래벼룩, 닭벼룩, 열대벼룩
    ㉡ 즐치벼룩 : 개벼룩과 고양이 벼룩, 유럽쥐벼룩, 생쥐벼룩 기출

(2) 생활사 및 습성
① 암수흡혈, 숙주선택성이 엄격하지 않다. 기출
② 다리발달로 도약 시 지상에서 15~30cm 점프, 체장의 100배 정도 점프
③ 벼룩이 알을 낳는 장소 : 마루의 갈라진 틈, 먼지 속, 부스러기, 숙주동물의 둥지 등 기출

(3) 벼룩매개질병
   ① 자교에 의한 직접 피해 : 사람벼룩, 개, 고양이벼룩 등
   ② 흑사병(페스트) : 유럽쥐벼룩, 열대쥐벼룩 등
   ③ 발진열 : 열대쥐벼룩, 유럽쥐벼룩, 개벼룩, 고양이벼룩 관여, 사람벼룩은 매개 안 함
   ④ 조충의 중간숙주 : 개조충

(4) 구제
   ① 쥐구멍, 통로에 잔효성 살충제 분제 살포하여 벼룩 구제 후 쥐를 구제
   ② 옥내 : 주택 내 축사 주변에 잔효성 살충제의 유제, 수화제, 분제 잔류분무
   ③ 10% DDT, 4~5% Malathion, 2% Carbaryl, 1% Tetramethrin

7 독나방(인시목)류

독나방(독나방과 毒蛾科, Lymantridae)은 나비목(鱗翅目, Lepidoptera)에 속하며 세계적으로 약 1,200종이 있으며, 주로 유충의 털에 독성물질(Venom)이 들어 있는 독모(毒毛)나 독극모를 가지고 있어서 피부에 접촉할 때 사람에게 피부증과 같은 피해를 준다.

(1) 독나방
   ① 형태 및 생활사
      ㉠ 체색은 황색이며, 전시의 중앙에 자갈색 띠, 시정 근처에 2개의 암갈색 반점 기출
      ㉡ 촉각 : 익모상, 인시목
      ㉢ 알부화기간 : 2주간
      ㉣ 유충 : 13~15회 탈피
      ㉤ 성충의 수명 : 7~9일
      ㉥ 독나방의 발생(우화)시기 : 7월 중순~8월 상순
   ② 형태 및 생활사 기출
      ㉠ 독모 : 유충기에 발생하며, 접촉하면 피부염 유발 기출
      ㉡ 야간활동성, 강한 추광성에 의해 전등 빛에 실내유인
   ③ 피해 : 100μm의 독모에 의한 피부염, 고열, 통증, 전신증상
   ④ 구제 : 타사 및 압사금지, 외부유인, 실내소등, 가열연막, 공간살포 기출

> 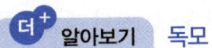 독모
>
> 독모가 밀생하고 있는 유방돌기는 유충의 2령기부터 생겨나기 시작하여 종령기의 유충은 23쌍의 유방돌기에 약 600만 개의 독모를 갖게 된다. 많은 융기부 중에 3~12개의 짧은 침모양의 독모가 있다. 독모의 길이는 평균 100μm(50~227μm)이고, 하단부가 가늘고 뾰족하여 융부에 꽂혀 있고, 선단부는 굵고 가운데 홈이 파여 있어서 더 가는 독모가 나있는데, 3~12개의 독모가 망원경의 경통과 같은 형태를 하고 있다.
>
> ※ 출처 : 김관천 외 3인, 「위생곤충학」, 신광출판사, p. 278.

(2) 등에(Horse Fly, God Fly)
① 강하고 긴 구기를 가지나 사람에게 비흡혈, 동물흡혈습성, 파리목
② 주간활동성이며, 중형 내지 대형의 곤충으로 체색은 흑색, 갈색, 적갈색, 황색의 띠, 반점
③ 매개질병 : 튜라레미아(Tularemia), 로아사상충병, 수면병

(3) 깔따구 기출
① 형태
  ㉠ 모기붙이, 완전변태, 파리목, 장각아목, 성충 크기(2~5mm)
  ㉡ 모기와 비슷, 구기가 퇴화, 날개, 몸 전체 비늘이 없고, 유충은 적혈구를 가지고 있어 선홍색으로 모기의 유충과 구별됨
  ㉢ 알 : 300~600개, 흉부에 1쌍의 날개, 평균곤 1쌍, 긴 다리 3쌍
  ㉣ 평균수명 : 2~7일
② 생활사 및 습성
  ㉠ 오염수질에도 생존, 먹이를 섭취하지 않는다(BOD 10~20ppm 정도).
  ㉡ 야간활동성
  ㉢ 강한 추광성
  ㉣ 산란장소 : 개울, 강, 호수, 저수지, 논, 바위틈, 일부 오염이 심한 곳
③ 매개질병
  ㉠ 뉴슨스(Nuisance) : 질병은 매개하지 않으나 불쾌감과 혐오감곤충
  ㉡ 알러지(Allergy)질환, 천식 기출
④ 구제방법 : 수서생활로 잉어, 미꾸라지 등 천적 이용, 수질청결, 실내기피제 살포

> **더+ 알아보기** 깔따구
>
> 깔따구(nonbiting midge)는 파리목(Diptera) 중 상당히 중요한 분류군의 하나로서 모기아목(장각아목, Nematocera)의 깔따구과(Chironomidae)에 속하며, 유충은 육생, 반수서성도 있지만 대다수가 수서곤충으로 수중생활을 하고 있으며, 성충의 외부형태가 모기와 유사하여 모기붙이라고도 한다.
> 깔따구는 약 2,000종이 알려져 있고, 몸색, 크기 등이 심한 변화를 보이며, 외형이 모기와 아주 비슷하다. 그러나 깔따구의 성충은 거의 아무것도 먹지 않기 때문에 입의 발달이 빈약하지만 모기는 앞으로 길게 돌출되어 차이가 있고, 날개를 포함한 몸 전체에 비늘이 없기 때문에 쉽게 구별된다.
> 깔따구는 질병을 매개하지는 않으나, 성가심의 대표적 곤충(Nuisance insects)이며, 알레르기 질환의 알레르기원(Allergen)으로 구제대상이 되고 있다. 깔따구는 저수지, 강, 개울, 인공용기, 바닷물 등 거의 모든 물에서 발생하고 있으며, 수질상태에 따라 서식하는 종이 다르게 나타나 아주 오염된 물에서부터 깨끗한 물까지 특징적으로 나타나기 때문에 최근 수질오염도를 측정하는 생물지표종(生物指標種, Indicator species)으로 이용되고 있다.
> 예전부터 도시 하천을 끼고 있는 도심의 주변에 위치한 인가에서는 받아놓은 물에 깔따구가 산란을 하여 수돗물에서 벌레가 나온 것으로 오해하는 경우도 많으며, 2020년 인천, 시흥, 동탄 등의 수돗물 깔따구 유충 발견 사례 역시 정수장 개방 부위, 배수지, 관로 파손 부위 등을 통해 유입된 깔따구 유충 등이 수돗물에서 발견된 것으로 보는 시각이 있다. 기출

(4) 모래파리(Sand Flies)

나방파리과(Psychodidae)는 4개 아과로 구분되어 있고, 그중 모래파리아과(Phlebotominae)만이 흡혈성 곤충으로 다른 3아과에 속하는 나방파리류와 구별하여 모래파리(Sandfly)라 한다.

모래파리아과 중에서 모래파리속(Phlebotomus)은 사람에게 질병을 매개할 뿐 아니라 열대, 아열대 및 온대지방 등 세계 전역에 분포하는 중요한 위생 해충으로 현재 350여 종 이상 알려져 있다.

① 체장 : 2~3mm의 미소하고 섬세한 파리 형태
② 활동반경이 100~150m 내외로 좁다.
③ 체색 : 황백, 회색
④ 눈 : 크고 현저하며 검다.
⑤ 두·흉·부에는 긴 털로 덮여 있다.
⑥ 흡혈성 곤충으로 질병매개함
⑦ 촉각 : 16절 사상
⑧ 매개질병 : 리슈마니아증[칼라아잘(내장리슈만편모충증 : 기생충 – 피부, 내장)], 모래파리열, 파파타시열 cf 뉴슨스(nuisance)곤충이기도 함
⑨ 성충의 앉은 모습은 특이하게 날개를 90° 가까이 세운다. 기출

(5) 먹파리(곱추파리) 기출

세계적으로 분포되어 있는 파리로 24속 1,600여 종이 알려져 있고, 곱추파리라고도 한다. 이 중 먹파리속(Simulium, black flies)의 종들이 질병을 매개한다. 먹파리는 몸길이가 1~5mm으로 작으며 외형이 단단해 보이는 파리로 가슴의 등이 심하게 굽어 곱추모양을 하고 있으며, 더듬이는 뿔모양이고, 시맥상이 특징적이며 날개의 모양은 넓은 편이다.

흡혈성으로 회선사상충증(廻旋絲狀蟲症, Human onchocerciasis)을 매개하는 중요한 위생해충으로 관리되고 있다. 기출

① 형태
  ㉠ 체장 : 1~5mm, 체색 : 검은색을 띠나 일부는 황색 또는 오렌지색
  ㉡ 두부 : 곱추형이므로 머리는 전흉복부에 붙어 있다.
  ㉢ 날개 : 매우 넓고 무색투명, 비늘은 없고 털도 없다.
② 생활사 및 습성
  ㉠ 식물성 즙을 먹는다.
  ㉡ 암놈만 흡혈
  ㉢ 알 부화기간 : 3~4일(열대지방)
  ㉣ 유충 : 4령기
  ㉤ 낮에만 흡혈
③ 매개질병 : 회선사상충 매개

8 벌, 개미

벌은 벌목(膜翅目, Hymenoptera)에 속하며, 뒷날개가 작은 것이 특징이다. 벌목에 속하는 곤충 중에서 개미과를 제외한 모든 곤충을 말한다. 개미도 근본적으로는 벌과 같은 큰 무리로서 벌목은 세계에 10만 5천종 이상이 알려져 있는데, 실제로는 그 배가 넘는 것으로 생각되고 있다. 벌류의 종류는 크게 잎벌아목(Symphyta)과 말벌아목(Apocrita)으로 나누어지며, 말벌류, 나나니벌류, 맵시벌류, 잎벌류, 기생벌류, 꿀벌류 등으로 나눌 수 있다. 우리나라에도 46과 1,000여 종이 서식하고 있다.

(1) 벌

① 분류 기출
　㉠ 말벌과 : 육식습성, 집단사회 1년 주기로 겨울에 죽고 여왕벌만 월동
　㉡ 꿀벌과 : 화분, 과즙섭취, 여왕벌(5~8만 마리 일벌 소유)

② 특징
　㉠ 생태
　　ⓐ 벌목(Hymenoptera), 막시목
　　ⓑ 독침 : 산란관이 변형, 암컷만 보유
　　ⓒ 집단사회로 불임성 암컷으로 성의 결정 : 알의 수정 여부(수정♀, 미수정♂)
　　ⓓ 극소수 여왕벌(생식능력)
　㉡ 독성물질 : 피크린산(Picric acid), 멜리틴(Melittin) 등
　㉢ 독성작용
　　ⓐ 히스타민효과(염증, 발적, 부르틈), 용혈효과, 출혈효과
　　ⓑ 마비독, 신경독성 효과(꿀벌 < 호박벌 < 말벌) 기출

③ 피해 : 독성물질의 직접적 작용, 면역학적 과민성 shock → 의식불명, 구토, 설사

④ 구제방법
　㉠ 카본테트라클로라이드(Cabon tetrachloride) 150~300mL 벌집구멍에 유입, 10% DDT 분제
　㉡ DDVP, Propoxur, carbaryl(양봉농가에는 피해가 될 수 있음)

(2) 개미(Formicidae)

개미는 벌목(Hymenoptera)의 개미과(Formicidae)에 속하며 독물질을 가지고 있거나 입으로 물어서 사람에게 피해를 입히는 경우가 대부분으로 국내에서는 불개미(Formica yessensis)와 흑개미(Pheidole nodus)가 사람을 문다.

인간에게 위협적인 독침을 가진 침개미류는 한국에도 서식하고 있지만, 인가 주변이 아닌 산속에 사는 경우가 태반이다.

① 분류 : 막시목, 곰개미, 흑개미, 거지개미(목재 구멍 서식)
② 독성물질 : 개미산(DDT와 유사 작용), 통증, 발적현상
③ 구제
　㉠ 옥외개미집 : 개미구멍에 끓는 물 주입, 0.2% Chlordane, 0.3% Bendiocarb 기출
　㉡ 옥내개미집 : 미끼트랩, 잔류분무 2% Chlordane, 0.3%, Bendiocarb, 독이법

9 진드기(Tick, Mites)

진드기(Acarina)는 거미, 전갈 등과 같이 거미강(Arachnida)에 속하며, 큰진드기(Ticks)와 좀진드기(Mites, 응애)로 구분된다. 큰진드기(Ticks)는 참진드기과(Ixodidae, hard ticks)와 공주진드기과(Argasidae, soft ticks)의 2과로 나눠진다. 좀진드기(Mites)는 옴진드기과(Sarcoptidae)와 먼지진드기과(Pyroglyphidae)가 있다. 진드기는 세계적으로 널리 분포하며, 4만여 종이 알려져 있는데 실제 지구상에 존재하는 미기록종이 약 50만 종에 이를 만큼 그 종류가 많다.

(1) 형태
① 불완전변태[알, 유충(흡혈) : 다리 3쌍, 자충 : 다리 4쌍, 성충 : 다리 4쌍] 기출
② 절지동물 중 가장 방대한 강(綱), 거미강 – 진드기목 : 4만여 종
③ 탈피횟수 : 1~7령

(2) 유해진드기의 분류 : 호흡계의 특징, 기문의 위치별 분류(7종) 기출

Tick(큰진드기)	후기문아목	참진드기과, 공주진드기과 기출
Mite(좀진드기 : 응애)	중기문아목	가죽진드기과, 가시진드기과, 집진드기과
	전기문아목	털진드기과, 여드름진드기과
	무기문아목	옴진드기과, 먼지진드기과

> **더+ 알아보기** 진드기 위해 여부에 따른 분류
> 1. 무해한 것 : 4기문아목, 2기문아목, 은기문아목
> 2. 유해한 것 : 후기문아목, 전기문아목, 중기문아목, 무기문아목

(3) 큰진드기(Tick) 기출
① 참진드기(Hard Tick) : 세계적 분포
  ㉠ 소에 기생하며, 사람을 공격하여 자극증과 2차 감염을 일으킨다.
  ㉡ 크기 : 1~9mm
  ㉢ 숙주의 선택성 : 유충 흡혈 후 지상의 토양에서 서식, 광선강도의 변화(동물이 지날 때), 체온의 따뜻한 기류, 땅의 진동, 냄새
  ㉣ 매개질병
    ⓐ 진드기매개티푸스(일명 로키산홍반열 : 경란형, 토끼 등 설치류)
    ⓑ 큐열(Q-fever) : 소의 우유, 고기섭취
    ⓒ 진드기매개뇌염
    ⓓ 콜레라로 진드기열
    ⓔ 튜라레미아(Tularemia) : 야토병, 피부(점막), 호흡기, 상처로 감염(항생제 치료 – Tetracycline)
    ⓕ 진드기마비 : 진드기타액 독성물질 주입
    ⓖ 라임병 : 독감증세 비슷, 수막염, 안면신경마비, 호흡곤란으로 사망 기출

> **더+ 알아보기** 참진드기 (기출)
> 참진드기의 크기는 종류에 따라 1~9mm이고, 암컷과 수컷 모두 흡혈을 하고, 암컷은 숫컷보다 크기가 큰데 이는 흡혈량이 많아 흡혈 후 크기가 커지기 때문이다. 수컷은 흡혈량이 매우 작아 크게 변하지 않는다.
> ※ 출처 : 김관천 외 3인, 「위생곤충학」, 신광출판사, p. 298.

  ② 공주진드기과(Soft Tick) : 물렁진드기과
    ㉠ 열대, 아열대 분포
    ㉡ 자충탈피 횟수 : 4~5회
    ㉢ 수명 : 10~20년
    ㉣ 자웅흡혈 : 다량 흡혈
    ㉤ 매개질병 : 진드기매개 재귀열, 아프리카 돼지열병(ASF, 아프리카돈열)의 주요 매개체로 지목되고 있는 물렁진드기가 국내에서도 확인된 것으로 알려짐

(4) 좀진드기(Mites) : 응애
  ① 옴진드기
    ㉠ 무기문아목, 피부기생 진드기 : 피부병 유발
    ㉡ 말, 소, 개 및 돼지 등 가축에서 흔히 발견
    ㉢ 치료 : 설파(Sulpha) 연고제, 벤질벤조에이트(Benzyl benzoate), 린덴(Lindane)
  ② 집먼지진드기과(수명 2개월, 알 → 성충은 1개월)
    ㉠ 집먼지(침구, 쿠션, 베개), 사람, 애완동물의 박리상피, 피부조각, 비듬, 음식 부스러기
    ㉡ 발육온도 : 10~32℃ 인간 거주 지역, 습도가 필수 생장 요인
    ㉢ 기관지천식(소아천식), 아토피성비염, 알레르기성피부병, 결막 알레르기, 가습기 사용 금지, 온수 세탁
  ③ 털진드기과 (기출)
    ㉠ 쯔쯔가무시병(양충병), 밀림티푸스, 심한 가려움증, 피부염, 숙주(등줄쥐) (기출)
    ㉡ 유충만이 포유동물 흡혈, 귀, 생식기, 항문에 기생
    ㉢ 진드기섬(Mite island) : 진드기가 높은 서식밀도를 보이는 지역
  ④ 여드름진드기과(모낭진드기)
    ㉠ 개, 기타 가축에 기생
    ㉡ 사람의 모낭, 피지선 특히 코 주변, 심한 홍반성구진, 농포
  ⑤ 중기문아목 : 집진드기, 가죽진드기, 가시진드기과
    ㉠ 인간공격형 진드기 : 쥐진드기, 닭진드기, 생쥐진드기
    ㉡ 생쥐진드기 : 생쥐에 기생하며, 리케차폭스를 매개

(5) 진드기 구제
  ① 전파예방
    • 털진드기 : 작업복, 장화 착용 등으로 인체접촉 차단, 잡초제거

② 기피제 기출
- ⊙ 벤질벤조에이트(Benzyl benzoate)
- ⓒ 디메틸프탈레이트(Dimethyl phthalate)
- ⓒ 디메틸카베이트(Dimethyl carbate)
- ⓔ **디에틸톨루아미드(Diethyltoluamide) = DEET(피부에 직접 바르는 개인용 곤충 퇴치제)** 기출
- ⓜ 인다론(Indalone)

③ 잔류분무

10 쥐의 생태(짐승강)

쥐는 짐승강(포유동물, Mammalia), 쥐목(Rodentia)에 속하는 소형 짐승으로 설치동물이라고도 한다. 세계적으로는 7과 220속 1,800여 종이 알려져 있어 지구상에 있는 네 발 달린 짐승(약 3,600종)의 반이 쥐이다. 쥐의 식성은 대체적으로 식물성 혹은 잡식성이며 위생학상 문제되는 쥐류는 모두 쥐과에 속해 있다. 쥐를 취급할 때 편의상 들에서 서식하는 들쥐(field rodent)와 부락 내 가옥 안팎에 사는 가주성 쥐(Domestic rodent)로 나누어 취급한다.

여러 종 가운데 지붕쥐(곰쥐), 시궁쥐, 생쥐 3종은 가주성으로 인간과 밀접한 관계를 갖고 주택이나 그 주변에서 서식하고 있다. 가주성 쥐 3종을 제외한 모든 쥐를 들쥐라 하는데, 우리나라에서는 등줄쥐 1종이 전국에 걸쳐 절대적인 우점종을 보이고 있다. 기출

쥐는 위생학적으로 벼룩, 세균 등의 위생해충의 숙주로서 역할을 하고, 그 과정에서 세균이나 리케차 등의 병원체를 매개하여 흑사병, 리케차, 살모넬라, 서교열, 렙토스피라 등의 질병을 일으키는 원인이 된다.

▶ 쥐의 특성 : 견치(송곳니)는 없고 문치 발달(절치, 상하 양턱에 각 2개씩, 안으로 굽음, 눈에 띄게 길고 날카로움, 14cm/year)

(1) 쥐의 분류 기출

① 시궁쥐(집쥐)
- ⊙ 체중 : 400~500g
- ⓒ 두동장(170~250mm)보다 미장(16~20cm)이 짧다.
- ⓒ 체색 : 배면(갈색), 복면(회색)
- ⓔ 몸은 뚱뚱, 눈, 귀는 작다.
- ⓜ 전국적 분포, 하수구 주변, 쓰레기장 기출

② 지붕쥐(곰쥐)
- ⊙ 체중 : 300~400g
- ⓒ 두동장(145~200mm)보다 미장(25cm)이 길다.
- ⓒ 체색 : 배면(갈색), 복면(회색, 흑갈색, 흑백색 3type)
- ⓔ 도시지역(항구주변) : 고층건물, 대형건물

③ 생쥐
  ⊙ 체중 : 20g
  ⊙ 두동장(80~100mm)과 미장이 비슷하다.
  ⊙ 체색 : 배면(갈색), 복면(회색)
  ⊙ 개체밀도가 도시지역에서 높다.
④ 들쥐
  ⊙ 등줄쥐가 대표적(74%), 전국 농어촌, 검은 줄이 등에 종으로 있음
  ⊙ 체중 : 20g
  ⊙ 두동장(90~120mm)보다 미장이 항상 짧다.
  ⊙ 체색 : 배면(연한 적갈색), 복면(회백색)
  ⊙ 월동식량 저장습성이 없어 겨울철에도 먹이활동 지속하여, 황무지, 농경지, 산 밑에서 서식, 구멍을 S자로 1~2m 파고 둥지를 만든다.

◀ 쥐의 형태 분류 기출

구분	시궁쥐	지붕쥐	생쥐	들쥐
체중	400~500g	300~400g	20g	20g
몸체	두동장 > 미장	두동장 < 미장	두동장 = 미장	두동장 > 미장
서식처	하수구, 쓰레기장	고층건물, 선박	도시지역	황무지, 농경지

(2) 생태
① 생활사
  ⊙ 임신기간 : 22일, 출산 후 2일 만에 교미 가능
  ⊙ 수명 : 1년(생쥐), 2년(시궁쥐, 곰쥐)
  ⊙ 낳은 새끼수 : 시궁쥐(8~12마리), 지붕쥐(6~8마리), 생쥐(5~6마리)
② 습성
  ⊙ 갉는 습성(문치) : 연간 11~14cm 자라며 생후 2주부터 치아 성장으로 음식 섭취는 물론 생명이 위험하므로 단단한 것을 쉼없이 갉아서 매일매일 자라는 만큼 치아를 마모시켜야 함
  ⊙ 서식처 : 쥐구멍, 쓰레기장, 하수구
    ⓐ 쥐구멍 깊이 30~40cm, 길이 1m
    ⓑ 쥐구멍형의 콘크리트벽
  ⊙ 감각기관 기출
    ⓐ 청각 : 예민, 초단파까지 감지
    ⓑ 촉각 : 야간활동에 절대 필요[긴 콧수염으로 촉진(touch)]
    ⓒ 미각 : 예민하며 고도로 발달
    ⓓ 시각 : 시력은 약하며, 색맹에 근시
    ⓔ 후각 : 예민하며, 하수구, 쓰레기장에서 활용

ⓔ 활동
  ⓐ 야간활동성(일몰 직후 12~1시)
  ⓑ 점프, 제자리 도약 60cm(생쥐는 25cm), 달리다 넘을 때 수직벽 1m까지
  ⓒ 수영 : 1km/h 이내
  ⓓ 광선, 소음으로 경계심
  ⓔ 활동범위 : 시궁쥐 30~50m, 지붕쥐 15~50m, 생쥐 3~10m, 시궁쥐만 외부 파이프 타고 이동 못함
  ⓕ 낯선 물질 예민 : 사전미끼, 살서제 사용할 때 실패원인
ⓜ 식성
  ⓐ 식물성 → 가주성(잡식성)
  ⓑ 구토능력이 없어 살서제 섭취 시 효과가 높음
  ⓒ 육류, 곡류, 식육, 계란, 야채
  ⓓ 시궁쥐(젖은 사료 40g, 마른 사료 25g), 지붕쥐(28g/일), 생쥐(4g/일)

③ 개체군밀도
 ㉠ 개체군 크기 결정 3요소 : 출산, 사망, 이동
  1회 5~6마리 출산 → 1년에 2만마리 → 2년에 2억마리 출산
 ㉡ 제한요인
  ⓐ 물리적 요인 : 먹이, 은신처, 기후
   ㉮ 개체군의 크기 : 봄 > 가을 > 여름 > 겨울
   ㉯ 개체밀도가 가장 낮을 때 : 겨울
  ⓑ 천적 : 족제비, 개, 고양이, 매, 부엉이, 말똥가리, 뱀, 오소리
  ⓒ 경쟁 : 이종 간 경쟁, 동종 간 경쟁, 지붕쥐(건물의 상층부), 시궁쥐(건물의 하층부)

(3) 쥐 관련 매개질병
 ① 흑사병 : 열대쥐벼룩
 ② 살모넬라증 : 닭, 개 고양이, 가축, 쥐
 ③ 서교열 : 쥐의 자교 시 병원체 침입 기출
 ④ 렙토스피라증 : 야생동물의 뇨, 습지, 야채
 ⑤ 리슈만편모충증 : 모래파리, 개, 야생 설치류 등(원충성)
 ⑥ 신증후군출혈열 : 등줄쥐[한탄 바이러스(virus)]
 ⑦ 선모충증 : 돼지, 쥐
 ⑧ 리케차성 질환(발진열, 쯔쯔가무시병) : 열대쥐벼룩, 털진드기, 들쥐

더 알아보기 — 매개곤충과 감염병 (기출)

1. **모기** : 작은빨간집모기(일본뇌염), 중국얼룩날개모기(말라리아), 토고숲모기(사상충병), 등에모기(오자디사상충병)
2. **파리** : 집파리[소아마비(폴리오), 콜레라, 장티푸스, 파라티푸스, 세균성이질], 체체파리(아프리카수면병), 곱추파리(회선사상충병), 모래파리(리슈만편모충증), 검정파리(승저증)
3. **진드기** : 공주진드기(진드기매개재귀열), 털진드기(쯔쯔가무시병), 여드름진드기(여드름), 옴진드기(옴), 참진드기(로키산홍반열, Q열, 튜라레미아, 라임병)
4. **이** : 발진티푸스, 재귀열, 참호열
5. **벼룩** : 페스트, 발진열
6. **빈대** : 매개 감염병 없음, 뉴슨스
7. **등에** : 튜라레미아, 로아사상충병, 수면병
8. **트리아토민노린재** : 샤가스(아메리카수면병)
9. **쥐** : 페스트, 발진열, 서교열, 렙토스피라증, 신증후군출혈열[들쥐(등줄쥐)]

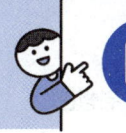

03 끝판왕! 적중예상문제

01 1회독 2회독 3회독 2024 기출유사

곤충의 특이한 생태적 특성으로 동물의 분(糞)을 섭취하고 파헤쳐 말림으로써 파리 유충의 서식처를 제거할 수 있는 것은?

① 등에
② 기생벌
③ 노린재
④ 똥풍뎅이
⑤ 사슴벌레

02 1회독 2회독 3회독 2024 기출유사

해충의 다양한 방제법 중 모기의 생물학적 방제방법은?

① 공간 살포
② 잔류 분무
③ 천적 이용
④ 방충망 설치
⑤ 발육억제제 살포

03 1회독 2회독 3회독 2024 기출유사

Nuisance의 대표적인 곤충인 깔따구의 특성으로 옳은 것은?

① 구부가 발달되어 있다.
② 알레르기를 유발하는 곤충이다.
③ 분류학적으로 환봉아목에 속한다.
④ 암수 모두 식물성 즙을 먹고 산다.
⑤ 날개를 포함한 몸 전체에 비늘이 있다.

04 1회독 2회독 3회독 2024 기출유사

장각아목 나방파리과의 모래파리에 관한 설명으로 옳은 것은?

① 수면병을 매개한다.
② 수생식물의 잎 뒷면에 산란한다.
③ 앉아 있을 때는 날개를 수직으로 세운다.
④ 성충은 체장이 8~9mm로 모기와 비슷하다.
⑤ 암수가 다른 특이한 구조의 촉각을 가지고 있다.

적중예상문제 해설

01

생물학적 방법
- **천적, 포식동물 이용**
- **기생벌** : 파리알의 영양물질 섭취
- **풍뎅이(똥풍뎅이, 쇠똥풍뎅이)** : 동물의 분을 파헤쳐서 말리는 효과로 파리가 산란할 장소 및 유충의 서식처를 제거하는 효과

02

생물학적 구제방법
- **성충** : 포식동물(새, 거미, 잠자리, 물고기, 왕모기 등)
- **유충** : 물고기(송사리, 미꾸라기), 플라나리아, 히드라, 잠자리유충

03

곤충의 피해 중 기타 알레르기성 질환
집먼지진드기, 바퀴, 깔따구(아토피성피부염, 비염, 천식)

04

성충
모래파리 성충의 앉은 모습은 특이하게 날개를 90° 가까이 세운다.

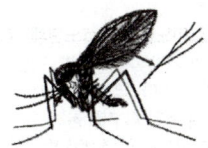

01 ④ 02 ③ 03 ② 04 ③

적중예상문제 해설

05
- **몸이** : 남성, 노년층 / **머릿니** : 여성, 젊은층(어린이)
- **흡혈형태** : 몸이(1일 평균 2회), 머릿니(2시간 간격 수시 흡혈)

06
체체파리(암·수 모두 흡혈)
- 유충은 1개의 알이 자궁에서 부화하고, 자궁 속에서 모체로부터 영양공급으로 발육
- 아프리카수면병을 매개(병균은 트리파노소마, 척추동물이 감염되면 나가나병)

07
보통모기아과(Culicinae)의 집모기속은 알덩어리(난괴)를 형성한다.

08
모기 : 뎅기열(바이러스), 일본뇌염(바이러스), 말라리아(원충) 등

09
곱추파리(먹파리)
- **형태** : 1~5mm 체장, 검은색을 띠나 일부는 황색 또는 오렌지색
- **생활사** : 식물성 즙을 먹으며, 암놈만 흡혈하며 낮에만 흡혈한다.
- **매개질병** : 회선사상충 매개(제주도 일원)

10
트리아토민노린재(흡혈노린재) 피해
아메리카수면병(샤가스병) 감염은 노린재의 흡혈이 아니라 배설물에서 나온 병원체가 손상된 피부를 통해 침입하여 감염, 자충시기에 흡혈해야 탈피하며 암수 모두 흡혈한다.

🔒 05 ④ 06 ④ 07 ④ 08 ③ 09 ⑤ 10 ④

---

05 1회독 2회독 3회독 2024 기출유사

질병을 매개하지는 않는 것으로 알려져 있으나, 2시간 간격으로 흡혈하는 위생곤충은?

① 몸이　　　② 벼룩　　　③ 빈대
④ 머릿니　　⑤ 진드기

06 1회독 2회독 3회독 2023 기출유사

질병과 그 매개체가 바르게 연결된 것은?

① 빈대 - 페스트　　② 모기 - 재귀열
③ 진드기 - 황열병　　④ 체체파리 - 수면병
⑤ 모래파리 - 발진티푸스

07 1회독 2회독 3회독 2023 기출유사

모기의 산란 형식 중 알이 물에 뜨도록 난괴를 형성하는 종류는?

① 광릉왕모기　　② 흰줄숲모기　　③ 노랑늪모기
④ 빨간집모기　　⑤ 잿빛얼룩날개모기

08 1회독 2회독 3회독 2023 기출유사

다음 중 모기 매개 질병으로 옳은 것은?

① 쯔쯔가무시증　　② 참호열　　③ 일본뇌염
④ 발진티푸스　　⑤ 큐열

09 1회독 2회독 3회독 2023 기출유사

암놈만 흡혈하는 먹파리(*Simulium spp.*)가 매개하는 질병은?

① 수면병　　② 발진티푸스
③ 로키산홍반열　　④ 3일열말라리아
⑤ 회선사상충증

10 1회독 2회독 3회독 2023 기출유사

트리아토민노린재(흡혈노린재)에 관한 설명으로 옳은 것은?

① 구기를 고정한 채 수일간 간헐적으로 흡혈한다.
② 암컷만 흡혈한다.
③ 주간에만 흡혈한다.
④ 흡혈 시 병원체가 배설물과 함께 배출된다.
⑤ 성충만 흡혈한다.

11 [2023 기출유사]

나비목(鱗翅目, Lepidoptera)에 속하는 독나방에 대한 설명으로 옳은 것은?

① 우리나라에서 문제가 되는 종은 노랑쐐기나방과 솔나방이다.
② 독나방의 성충은 맨손으로 잡아 죽인다.
③ 구기가 퇴화되고 촉각은 곤봉상이다.
④ 성충은 연중 어느 때나 발생한다.
⑤ 유충 시기에 발생한 독모는 인체에 피부염을 일으킨다.

12 [2023 기출유사]

거미강에 속하는 진드기의 생태에 대한 설명으로 옳은 것은?

① 불완전변태를 한다.
② 외피는 막질과 각질로 되어 있다.
③ 몸의 털은 길고 수가 많다.
④ 좀진드기는 대형(3mm 이상)이다.
⑤ 좀진드기에는 할러스기관(Haller's organ)이 있다.

13 [2023 기출유사]

설치류에 속하는 쥐가 전파하는 질병 피해에 대한 사실로 옳은 것은?

① 경기도 북부 등줄쥐에서 1976년 분리된 바이러스는 SFTS이다.
② 가주성 쥐 개체군 80% 이상이 전파하는 질병은 샤가스병이다.
③ 리케차성 질병으로 생쥐가 주 병원소인 것은 렙토스피라증이다.
④ 신증후군출혈열(예전의 유행성출혈열)은 곰쥐가 전파한다.
⑤ 감염된 쥐의 피를 통해 옮겨지는 질병은 서교열(rat bite fever)이다.

14 [2022 기출유사]

일부 곤충이나 진드기와 같은 절지동물의 세포 내에 사는데, 사람에게 감염되어 질병을 일으키는 리케차(rickettsia)성 질환은?

① 황열
② 발진열
③ 뎅기열
④ 일본뇌염
⑤ 파파타시열

적중예상문제 해설

11
독나방의 독모는 유충기에 발생(연 1회)한다.
독나방(인시목)의 구제는 타사 및 압사금지, 외부유인, 실내소등, 가열연막, 공간살포이고 차독나방, 흰독나방 등이 문제가 되며 발생(우화)시기는 7월 중순~8월 상순 정도이다.

12
큰진드기와 좀진드기의 비교

구분	큰진드기	좀진드기
종류	참진드기, 공주진드기	옴진드기, 먼지진드기, 털진드기, 여드름진드기
몸의 크기	크다. (3mm 이상)	작다. (3mm 이하)
털의 형태	적은 수, 짧다.	많은 수, 길다.
구하체	이빨 존재	이빨 없음
할러스 기관*	존재	없음
외피	혁질	막질이나 각질

* 할러스기관(Haller's organ) : 감각기관

13
①은 한탄바이러스(이호왕 박사 발견), ②의 샤가스병은 트리아토민노린재, ③의 렙토스피라는 세균성질환, ④는 등줄쥐가 전파

14
리케차성 질환(발진열, 쯔쯔가무시병) : 열대쥐벼룩, 털진드기, 들쥐

11 ⑤ 12 ① 13 ⑤ 14 ②

적중예상문제 해설

15
뉴슨스(Nuisance)
- 사람에게 성가심, 불쾌감, 혐오감을 주는 곤충
- 귀뚜라미, 깔따구, 노린재, 노래기, 나방파리, 그리마, 쥐며느리, 공벌레

16
바퀴의 생활사 및 습성
- **불완전변태** : 알(난협, 알주머니)-자충-성충
- **탈피** : 5~8회(평균 6회), 탈피횟수가 많을수록 몸집이 크다.
- **습성** : 잡식성, 가주성, 야간활동성, 일주기성(생물집단이 하루 주기로 활동 변화 상태), 군서습성(집합페로몬), 질주성(강한 달리기에 적합한 다리)
- 서식장소의 적정온도 : 28~33℃

17
① 진드기, ② 벼룩, ③ 트리아토민노린재, ⑤ 진드기

18
겨울철에도 아파트의 지하정화조 등에서는 모기 유충인 장구벌레와 번데기들이 서식·가능하다.

19
- **침파리** : 가축성 흡혈 또는 사람도 공격, 흉부에 4개의 흑색종선, 수명 3~4주
- **금파리속** : 동물시체에 기생, 기호성(생선)
- **집파리의 기호** : 음식물, 배설물, 분비물(변, 침, 콧물, 고름 등)
- 검정파리와 아기집파리과(딸집파리)는 흡혈성 없음

🔒 15 ① 16 ③ 17 ④ 18 ④ 19 ③

---

15 2022 기출유사

2022년 전국 정수장 27곳에서 유충이 발견되어 전국 485개 정수장의 위생관리 특별점검 대상이 된 깔따구의 보건위생적 피해 현상은?
① 불쾌감을 준다.
② 피부를 물어 뜯어 아프다.
③ 2차적 세균감염을 유발한다.
④ 침으로 공격하여 따끔거린다.
⑤ 날개의 독극모가 붉은 반점을 만든다.

16 2022 기출유사

주택이나 아파트, 식당 등 옥내에 서식하는 대표적인 가주성 곤충(家住性昆蟲)인 바퀴의 생태 습성으로 가장 옳은 것은?
① 흡혈성
② 완전변태
③ 군서습성
④ 주간활동성
⑤ 옥외 서식습성

17 2022 기출유사

파리목 장각아목의 해충인 모기가 매개하는 질병은?
① 라임병
② 발진열
③ 샤가스병
④ 사상충증
⑤ 바베시아증

18 2022 기출유사

도시의 대형건물에서 모기는 겨울철에도 활동하며 월동하는 경우가 있는데 다음 중 발생원이 될 수 있는 곳으로 가장 적당한 것은?
① 옥상
② 화분
③ 발코니
④ 지하정화조
⑤ 옥외배수로

19 2022 기출유사

파리목의 다양한 곤충들에서 환봉아목에 속하는 일반적인 파리의 종류 중 흡혈성 파리는?
① 금파리
② 집파리
③ 침파리
④ 검정파리
⑤ 딸집파리

20 [2022 기출유사]
내부에 의기관(pseudo trachea)이 있어 먹이의 형태에 따라 변형될 수 있는 집파리의 구기(mouth part) 부위는?

① 전구치(prestomal teeth) ② 큰턱(mandible)
③ 윗입술(labrum) ④ 하인두(hypopharynx)
⑤ 순판(labellum)

21 [2022 기출유사]
파리의 종류 중 다음의 특징이 있는 것은?

- 촉각극모(arista)는 단모이다.
- 흉부 순판에 흑색종선이 3개 있다.
- 유충은 각 체절에 육질돌기가 있다.
- 날아다닐 때 공중의 한 점에서 정지 비행하는 습성이 있다.

① 쉬파리 ② 집파리
③ 털파리 ④ 딸집파리
⑤ 검정파리

22 [2022 기출유사]
특이하게 1개의 알을 자궁에서 부화시키는 체체파리가 매개하는 주된 질병은?

① 아프리카수면병 ② 콜레라 ③ 말라리아
④ 장티푸스 ⑤ 홍역

23 [2022 기출유사]
포유동물뿐 아니라 조류, 어류, 식물에 기생하는 것 등 많은 종류가 있으나 숙주 선택성이 엄격한 것으로 알려진 이(louse)의 입 구조에서 타액선과 연결되어 흡혈한 혈액을 위(gut)로 보내는 것은?

① 밑마디(cardo) ② 배자침(1st stylet)
③ 아랫입술수염(labial palp) ④ 중자침(2nd stylet)
⑤ 복자침(3rd stylet)

24 [2022 기출유사]
흡혈성이며 bed bug으로 알려진 빈대는 분류학상 어느 목(Order)에 속하는가?

① 나비목(Order Lepidoptera) ② 파리목(Order Diptera)
③ 노린재목(Order Hemiptera) ④ 메뚜기목(Order Orthoptera)
⑤ 딱정벌레목(Order Coleoptera)

적중예상문제 해설

20
집파리의 스펀지형 구기(순판과 전구치의 4가지 타입) : 흡수형, 컵형, 긁는형, 직접섭취형

21
유충의 육질돌기가 언급되면 딸집파리이다.
아기집파리(딸집파리)
㉠ **알** : 매회 50~100개의 알을 낳고, 알은 1일 후 부화하여 유충으로 됨
㉡ **유충** : 발육 7일 이후 번데기, 각 체절에 극모가 분지된 육질돌기 생성
㉢ **성충** : 약간 소형(6~7mm), 촉각은 촉각극모, 단모형
  • 흉부 : 순판에 흑색 종선이 3개
  • 시맥 : 제4종맥은 굴곡되지 않고 제3종맥과 떨어진 위치에서 끝남

22
체체파리(암·수 모두 흡혈)
• 유충은 1개의 알이 자궁에서 부화하고, 자궁 속에서 모체로부터 영양공급으로 발육
• 아프리카수면병을 매개(병균은 트리파노소마, 척추동물이 감염되면 나가나병)

23
이의 구기는 짧으나 흡혈에 적합하게 변형되어 있어 배자침, 중자침과 복자침의 3개 침으로 구성되어 있고 중자침에 타액선이 연결되어 있다.

24
빈대(Bed Bug)는 노린재목에 속하며, 흡혈성으로 피해는 자교(피부반응, 피부감염, 수면부족), 특정 감염병은 매개하지 않는 것으로 되어 있다. 구제는 훈증법, 잔류분무법[효과적(40cc/m²)]

🔒 20 ⑤ 21 ④ 22 ① 23 ④ 24 ③

CHAPTER 03 위생곤충학 각론

적중예상문제 해설

25
- 무즐치벼룩 : 열대(쥐)벼룩(중흉측선이 있음), 사람벼룩(협즐치, 전흉즐치 모두 없음. 중흉측선 없음), 모래벼룩, 닭벼룩
- 즐치벼룩 : 개벼룩과 고양이벼룩(숙주선택성이 없어 사람도 공격, 협즐치와 전흉즐치 발달), 유럽쥐벼룩(전흉즐치는 있으나 협즐치는 없음), 생쥐벼룩

26
① 창이 열린 거실은 독나방의 성충이 밤에 침입할 수 있는 곳이다.
② 지하실은 바퀴벌레의 서식지이다.
③, ⑤ 정화조, 하수구 등은 모기의 유충, 번데기 서식지가 된다.

27
털진드기는 유충이 흡혈하여 사람에게 양충병을 전파하며 경란형 전파를 한다.

28
들쥐(등줄쥐)의 분변이 대표적(74%)인 전파체로 한타바이러스(Hantavirus) 속(Genus)에 속하는 한탄 바이러스(Hantan virus), 서울 바이러스(Seoul virus) 등에 의해 한국형 출혈열로 불리는 신증후군출혈열이 발생한다.

29
참진드기(Hard tick) 매개질병
- 진드기매개티푸스(일명 로키산홍반열 : 경란형, 토끼 등 설치류)
- Q-fever(동물과의 직접 접촉, 우유, 보균진드기의 흡혈로 감염)
- 진드기매개뇌염
- 콜로라도진드기열(Colorado tick fever)
- 튜라레미아(Tularemia) : 야토병
- 독성 진드기의 타액 주입 시 마비증상 보고됨
- 라임병 : 독감증세 비슷, 수막염, 안면 신경마비

25 ① 26 ④ 27 ① 28 ⑤ 29 ③

---

25 2022 기출유사
은시목의 소형 곤충인 벼룩의 종류와 그에 대한 설명으로 옳은 것은?
① 열대쥐벼룩 - 즐치는 없으며 중흉복판에 중흉측선이 있다.
② 사람벼룩 - 협즐치와 전흉즐치가 모두 있다.
③ 고양이벼룩 - 전흉즐치는 있으나 협즐치는 없다.
④ 유럽쥐벼룩 - 협즐치는 있으나 전흉즐치는 없다.
⑤ 개벼룩 - 협즐치는 있으나 전흉즐치는 없다.

26 2022 기출유사
인시목의 독나방은 피해를 주는 독모가 유충기에 발생하는데, 유충이 발생하는 장소를 확인하기 위해 조사해야 하는 곳은?
① 거실
② 지하실
③ 정화조
④ 정원숲
⑤ 하수구

27 2022 기출유사
생물학적 전파 중 경란형에 속하며 자충과 성충은 자유생활을 하고, 유충은 포유동물에 기생하여 흡혈하는 위생 해충은?
① 털진드기
② 옴진드기
③ 참진드기
④ 집먼지진드기
⑤ 물렁진드기

28 2022 기출유사
야산, 농경지 등 국내 서식의 절대 우점종인 들쥐 중 1976년 국내 학자에 의해 세계 최초로 한타바이러스(Hantavirus)가 분리된 쥐로 옳은 것은?
① 곰쥐
② 갈밭쥐
③ 두더지
④ 시궁쥐
⑤ 등줄쥐

29 2022 기출유사
보렐리아균이 신체에 침범하여 여러 기관에 병을 일으키는 감염성 질환인 라임병(lyme disease)을 전파하는 매개체는?
① 벼룩
② 빈대
③ 참진드기
④ 털진드기
⑤ 흡혈노린재

30 [1회독] [2회독] [3회독] 2022 기출유사
위협적인 독침으로 사람에게 피해를 입히는 위생곤충은?
① 각다귀
② 침개미
③ 청딱지개미반날개
④ 큰집파리
⑤ 청색하늘소붙이

31 [1회독] [2회독] [3회독] 2021 기출유사
다음 중 개조충의 중간숙주는?
① 바퀴
② 개벼룩
③ 깔따구
④ 모래파리
⑤ 공주진드기

32 [1회독] [2회독] [3회독] 2021 기출유사
다음 중 집합페로몬(aggregation pheromone)을 분비함으로써 은신처에서 군서생활을 하는 위생곤충은?
① 이
② 바퀴
③ 벼룩
④ 파리
⑤ 작은소피참진드기

33 [1회독] [2회독] [3회독] 2021 기출유사
다음 중 무흡혈산란(autogeny)을 하는 모기는?
① 동양집모기
② 빨간집모기
③ 지하집모기
④ 흰줄다리집모기
⑤ 작은빨간집모기

34 [1회독] [2회독] [3회독] 2021 기출유사
다음 중 모기의 생물학적 방제방법은?
① 아파트 정화조를 청소한다.
② 방충망에 살충제를 살포한다.
③ 저수지에 송사리, 미꾸라지 등을 방사한다.
④ 수로 주변의 잡초를 제거한다.
⑤ 축사 주변에 유문등을 설치한다.

적중예상문제 해설

30
인간에게 위협적인 독침을 가진 침개미류는 한국에도 서식하고 있지만, 인가 주변이 아닌 산속에 사는 경우가 태반이다. 개미는 벌목(Hymenoptera)의 개미과(Formicidae)에 속하며 독물질을 가지고 있거나 입으로 물어서 사람에게 피해를 입히는 경우가 대부분으로 국내에서는 불개미(Formica yessensis)와 혹개미(Pheidole nodus)가 사람을 문다.

31
기생충의 중간숙주 역할
- **개벼룩과 개이** : 개조충, 왜소조충, 축소조충
- **물벼룩** : 메디나충, 광절열두조충
- **게, 가재** : 폐흡충

32
바퀴 : 잡식성, 가주성, 야간활동성, 일주기성(생물집단이 하루 주기로 활동변화 상태), 군서습성(집합페로몬), 질주성(강한 달리기에 적합한 다리)

33
'지하집모기'는 최초 산란 시 온도와 습도만 유지되면 흡혈 없이도 알을 낳을 수 있다.

34
생물학적 방법
- **불임웅충의 방산** : 무정란 유발함(방사선, 약제 등을 이용하여 수컷을 불임화시킴)
- **포식동물** : 모기유충(물고기), 모기, 파리(조류, 잠자리, 거미), 쥐(족제비, 부엉이, 매)
- **병원성 기생생물** : 모기유충에 기생하는 선충, 원생동물, 세균

🔒 30 ② 31 ② 32 ② 33 ③ 34 ③

적중예상문제 해설

35
소형 인공용기, 하수구, 오물처리장에서 빨간집모기가 발생한다.

36
먹파리(곱추파리)
세계적으로 분포되어 있는 파리로 24속 1,600여 종이 알려져 있고, 곱추파리라고도 한다. 흡혈성으로 회선사상충증(廻旋絲狀蟲症, Human onchocerciasis)을 매개한다.

37
단각아목(등에과, 노랑등에과)
- 촉각 : 짧고 기부 3절만 발달, 대형
- 촉수 : 2절

38
띠금파리속 : 금속성 녹색, 청록색, 자청색을 한 중형 크기의 파리

39
빈대의 생활사 및 습성
- 불완전변태 : 알 → 자충 → 성충
- 자충 : 5회 탈피(6~7주)
- 군거성, 야간흡혈성
- 발육최저기온 : 13℃(이하일 경우 발육정지)

빈대의 자충(애벌레)은 5령기를 거쳐서 성충이 되며 알은 10~21일 후에 부화되고 성충과 비슷한 모양의 자충은 각 영기마다 최소한 1회 이상 흡혈하며 그 기간은 6~8주 소요된다.

---

35 [1회독] [2회독] [3회독] [2021 기출유사]

다음 중 인가 주변 폐기물 집합장의 고인 물에서 발생하는 모기는?
① 광릉왕모기
② 빨간집모기
③ 토고숲모기
④ 검은반점날개늪모기
⑤ 중국얼룩날개모기

36 [1회독] [2회독] [3회독] [2021 기출유사]

다음 중 중남미와 아프리카 등에서 회선사상충증(onchocerciasis)을 전파하는 위생곤충은?
① 등에
② 깔따구
③ 먹파리
④ 나방파리
⑤ 참진드기

37 [1회독] [2회독] [3회독] [2021 기출유사]

다음 중 파리목의 단각아목(Brachycera)에 속하는 것은?
① 등에과
② 모기과
③ 등에모기과
④ 나방파리과
⑤ 먹파리과

38 [1회독] [2회독] [3회독] [2021 기출유사]

다음 중 몸체 표면에서 금속성 녹색 또는 청록색 광택이 나는 중형의 파리는?
① 체체파리
② 집파리
③ 딸집파리
④ 띠금파리
⑤ 큰집파리

39 [1회독] [2회독] [3회독] [2021 기출유사]

다음 중 빈대의 특징으로 옳은 것은?
① 성충의 수명은 실내온도와 관계없다.
② 완전변태를 한다.
③ 암컷은 일생에 한 번 교미한다.
④ 주간활동성이다.
⑤ 각 영기(instar)마다 흡혈해야 탈피가 가능하다.

🔒 35 ② 36 ③ 37 ① 38 ④ 39 ⑤

40 [1회독] [2회독] [3회독] 2021 기출유사
다음 중 벼룩에 의해서 전파되는 감염병은?
① 발진열
② 재귀열
③ 참호열
④ 학질
⑤ 발진티푸스

41 [1회독] [2회독] [3회독] 2021 기출유사
다음의 방제법으로 방제되는 위생곤충은 무엇인가?

- 실내 침입 시 젖은 휴지로 덮어서 잡는다.
- 밤에는 실내등을 끄고, 밖을 밝게 하여 옥외로 유인한다.
- 잡목이나 풀숲에서 대량으로 발생할 때 잔류분무나 공간살포를 실시한다.

① 빈대
② 독나방
③ 참새털이
④ 체체파리
⑤ 털진드기

42 [1회독] [2회독] [3회독] 2021 기출유사
다음 중 개미의 특징으로 옳은 것은?
① 개별적인 독립생활을 한다.
② 완전변태를 한다.
③ 먹이습성은 편식성이다.
④ 수개미는 여왕개미보다 크다.
⑤ 일개미는 숙주특이성이 강하다.

43 [1회독] [2회독] [3회독] 2021 기출유사
다음 중 참진드기에 의해 전파되는 감염병은?
① 참호열
② 말라리아
③ 사상충증
④ 로키산홍반열
⑤ 양충병

44 [1회독] [2회독] [3회독] 2021 기출유사
다음 중 진드기를 아목(Suborder)으로 분류할 때 기준은?
① 기문의 위치
② 슬절의 존재
③ 욕반의 존재
④ 협각의 위치
⑤ 구하체의 모양

적중예상문제 해설

40
벼룩은 완전변태를 하는 곤충으로 흡혈성이며, 흑사병, 발진열 등의 질병을 옮기고 조충의 중간숙주가 되므로 중요한 위생해충이다.

41
독나방의 구제
타사 및 압사금지, 외부유인, 실내소등, 가열연막, 공간살포

42
개미는 유충에서 번데기를 거쳐 성충이 되는 완전변태(complete metamorphosis)를 한다.

43
참진드기 매개질병
- 진드기매개티푸스(일명 로키산홍반열 : 경란형, 토끼 등 설치류)
- Q-fever(동물과의 직접 접촉, 우유, 보균진드기의 흡혈로 감염)
- 진드기매개뇌염
- 콜로라도진드기열(Colorado tick fever)
- 튜라레미아(Tularemia) : 야토병

44
진드기는 호흡계 및 기문의 위치별로 후기문, 중기문, 전기문, 무기문아목으로 각각 구분한다.

🔒 40 ① 41 ② 42 ② 43 ④ 44 ①

적중예상문제 해설

45
방서벽, 방서용기, 방서판 등의 방서처리는 물리적 방법이다.

46
쉬파리과
- 자충이 모두 유성생식으로 난태성이다.
- 기호성 : 생선, 변소, 쓰레기장, 동물 시체 등에서 잘 발생

47
검정파리과 띠금파리속
베지아띠금파리-승저증(구더기증)의 가장 중요한 매개종으로 파리유충이 동물의 조직에 기생한다.

48
라. 이 – 재귀열
파리 매개질병
집파리(소아마비, 콜레라, 장티푸스, 파라티푸스, 세균성이질), 체체파리(아프리카수면병), 곱추파리(회선사상충병), 모래파리(리슈마니아증), 검정파리(승저증)

49
진드기의 특징
- 절지동물 중 가장 방대한 강(綱)으로 알, 유충다리 3쌍, 자충, 성충은 4쌍
- 옴은 피부기생진드기의 기생으로 생기는 피부질환
- 털진드기는 유충만 흡혈하며, 양충병(쯔쯔가무시)을 유발

---

45 1회독 2회독 3회독 2021 기출유사

다음 쥐의 방제방법 중 물리적 방제에 해당하는 것은?
① 기생충 및 천적 이용 ② 방서시설 설치
③ 불임약제 이용 ④ 급성살서제 사용
⑤ 만성살서제 사용

46 1회독 2회독 3회독 2018 기출유사

다음 곤충 중 유성생식을 하는 파리의 종류는 어떤 것인가?
① 침파리 ② 쉬파리
③ 큰집파리 ④ 아기집파리
⑤ 집파리

47 1회독 2회독 3회독 2018 기출유사

다음 중 유충이 동물의 조직에 기생하는 승저증을 발생하는 파리의 종류는?
① 침파리 ② 쉬파리
③ 큰집파리 ④ 아기집파리
⑤ 검정파리

48 1회독 2회독 3회독 2017 기출유사

다음은 파리와 매개질병과의 관계이다. 맞는 것을 모두 고르면?

| 가. 체체파리 – 아프리카수면병 | 나. 검정파리 – 승저증 |
| 다. 집파리 – 소아마비 | 라. 쉬파리 – 재귀열 |

① 가, 나, 다 ② 가, 다
③ 나, 라 ④ 라
⑤ 가, 나, 다, 라

49 1회독 2회독 3회독 2016 기출유사

다음의 진드기에 관한 설명 중 가장 옳게 설명한 것은?
① 진드기의 성충은 다리가 5쌍이다.
② 옴은 털진드기의 기생으로 생기는 피부질환이다.
③ 털진드기는 자충, 성충 모두 흡혈한다.
④ 털진드기는 양충병(쯔쯔가무시)을 매개한다.
⑤ 참진드기는 피부병을 유발한다.

🔒 45 ② 46 ② 47 ⑤ 48 ① 49 ④

50 [1회독] [2회독] [3회독] 2014 기출유사
다음 중 벼룩이 전파시키는 감염병으로 옳은 것은?
① 장티푸스
② 유행성출혈열
③ 황열
④ 흑사병
⑤ 말라리아

51 [1회독] [2회독] [3회독] 2017 기출유사
다음의 위생곤충 중 4쌍의 다리를 가진 것은?
① 곱추파리
② 독나방
③ 바퀴
④ 진드기성충
⑤ 모래파리

52 [1회독] [2회독] [3회독] 2023 · 2014 기출유사
다음 중 가장 소형이며 전흉배판에 두 줄의 흑색종대를 가진 바퀴는?
① 미국바퀴
② 일본바퀴
③ 이질바퀴
④ 독일바퀴
⑤ 먹바퀴

53 [1회독] [2회독] [3회독] 2014 기출유사
다음 중 모기의 흡혈 목적으로 가장 가까운 것은?
① 탈피를 위하여
② 성장을 위하여
③ 산란을 위하여
④ 질병전파를 위하여
⑤ 일생 동안 먹이 활동을 위하여

54 [1회독] [2회독] [3회독] 2013 기출유사
모기가 흡혈할 때 가장 근거리에서 숙주를 찾을 수 있는 요인은?
① 진동
② 체습
③ 체취
④ 탄산가스
⑤ 소리

55 [1회독] [2회독] [3회독] 2019 기출유사
다음의 파리 성충 중에서 동물 흡혈 습성을 가진 것은?
① 집파리
② 검정파리
③ 딸집파리
④ 침파리
⑤ 쉬파리

적중예상문제 해설

50
벼룩 매개질병
- 자교에 의한 직접 피해 : 사람벼룩, 개벼룩, 고양이벼룩 등
- 흑사병(페스트), 발진열

51
진드기목
불완전변태를 하며, 절지동물 중 가장 방대한 강(綱)으로 알, 유충다리 3쌍, 자충, 성충은 4쌍

52
독일바퀴
- 세계적 가장 널리 분포, 불완전변태 (알 – 자충 – 성충)
- 가주성 바퀴 중 가장 소형 10~15mm, 체색(황갈색)
- 전흉배판 : 두 줄의 흑색종대

53
모기 암컷은 산란을 위하여 흡혈한다.

54
숙주동물의 발견요인
- 근거리 : 시각(1~2m), 체온, 체습
- 중거리 : 탄산가스(10~15m)
- 원거리 : 체취(15~20m)

55
침파리
동물 흡혈, 흉부에 4개의 흑색종선, 수명 3~4주

🔒 50 ④ 51 ④ 52 ④ 53 ③ 54 ② 55 ④

적중예상문제 해설

56
모기 성충
장각아목, 전방으로 돌출한 주둥이, 큰 복안, 긴 촉각(촉빈, 촉수)

57
체체파리
- 유충은 1개의 알이 자궁에서 부화하고, 자궁 속에서 모체로부터 영양공급으로 발육
- 아프리카수면병을 매개

58
독나방의 독모는 주로 유충기에 발생하며, 접촉하면 피부염, 고열, 통증, 전신증상을 유발한다.

59
지붕쥐는 체중이 300~400g, 두동장보다 미장이 길며, 시궁쥐보다 눈이 크고 체중이 가볍고, 코끝이 날카로우며, 귀가 크고 주로 항구 주변, 고층, 대형 건물에 분포한다.

60
낳는 새끼수
시궁쥐(8~12마리), 지붕쥐(6~8마리), 생쥐(5~6마리)

---

56 1회독 2회독 3회독 2019 기출유사
다음 중 가장 긴 촉각을 가진 곤충은?
① 집파리 ② 작은빨간집모기
③ 벼룩 ④ 빈대
⑤ 머릿니

57 1회독 2회독 3회독 2018 기출유사
다음의 특성을 가진 파리는?

- 유충은 1개의 알이 자궁에서 부화
- 자궁 속에서 모체로부터 영양공급으로 발육
- 아프리카수면병을 매개

① 집파리 ② 검정파리
③ 체체파리 ④ 침파리
⑤ 쉬파리

58 1회독 2회독 3회독 2017 기출유사
다음 중 독나방이 인체에 피부염, 고열, 통증, 전신증을 일으키는 원인물질로 가장 옳은 것은?
① 점액질 ② 독모
③ 극모 ④ 타액선
⑤ 조모세포

59 1회독 2회독 3회독 2014 기출유사
다음 중 시궁쥐와 지붕쥐의 특징으로 가장 구분하기 좋은 것은?
① 지붕쥐는 시궁쥐보다 눈이 작다.
② 지붕쥐는 시궁쥐보다 체중이 무겁고 뚱뚱하다.
③ 지붕쥐는 꼬리가 두동장보다 길다.
④ 지붕쥐는 코끝이 뭉뚝하고 귀가 시궁쥐보다 작다.
⑤ 지붕쥐는 하수구에서 시궁쥐는 대형 건물지역에 분포한다.

60 1회독 2회독 3회독 2013 기출유사
다음 중 지붕쥐(곰쥐)의 1회 출산수로 맞는 것은?
① 2~5마리 ② 6~8마리 ③ 9~10마리
④ 12~15마리 ⑤ 10~12마리

🔒 56 ② 57 ③ 58 ② 59 ③ 60 ②

61 [2013 기출유사]
다음 중 쥐에 대한 설명으로 옳게 조합된 것을 모두 고르면?

> 가. 잡식성이다.
> 나. 감각기가 발달되어 있다.
> 다. 1회에 8~12마리 분만하며, 생후 4주에 독립한다.
> 라. 수명은 8~10년이다.

① 가, 나, 다 ② 가, 다 ③ 나, 라
④ 라 ⑤ 가, 나, 다, 라

62 [2016 기출유사]
다음 중 쥐의 구서작업은 어느 시기에 하는 것이 가장 효과적인가?
① 봄 ② 여름 ③ 가을
④ 겨울 ⑤ 봄과 여름

63 [2016 기출유사]
다음 중 쥐를 구제할 수 있는 가장 영구적이고 근본적인 방법은?
① 살서제의 효과적인 사용
② 먹이 및 서식처 제거 등 환경개선
③ 천적을 개발하여 이용하는 것
④ 불임제를 개발하여 사용하는 것
⑤ 쥐틀, 쥐덫을 이용하여 쥐 구제

64 [2019 기출유사]
건물 기초하부에 40~60cm 길이의 L자형 방서벽 설치는 주로 어떤 종류의 쥐를 방제하기 위한 것인가?
① 시궁쥐 ② 지붕쥐 ③ 생쥐
④ 등줄쥐 ⑤ 곰쥐

65 [2018 기출유사]
다음의 감각기관 중 쥐에게 잘 발달한 것끼리 연결된 것은?

> 가. 청각 나. 후각
> 다. 미각 라. 시각

① 가, 나, 다 ② 가, 다 ③ 나, 라
④ 라 ⑤ 가, 나, 다, 라

적중예상문제 해설

61
쥐의 수명은 1년 정도이다.

62
쥐
- 개체군의 크기 : 봄 > 가을 > 여름 > 겨울
- 쥐의 구서활동은 개체밀도가 낮은 겨울이 가장 효과적이며, 그 다음은 여름이다.

63
쥐의 구제방법 중 가장 효과적인 방법은 먹이와 서식처 제거 등의 환경개선이 중요하다.

64
시궁쥐는 건물의 기초하부에 40~60cm 길이 L자형 방서벽을 설치해서 막는다.

65
감각기관
- **청각** : 초단파까지 감지
- **촉각** : 야간의 활동에 의존
- **미각** : 예민하며 고도로 발달
- **시각** : 시력이 빈약하며, 색맹, 근시
- **후각** : 예민하며, 하수구, 쓰레기장 생활

🔒 61 ① 62 ④ 63 ② 64 ① 65 ①

적중예상문제 해설

66
공주진드기(Soft tick, 물렁진드기)
- 열대, 아열대 분포
- 자충탈피 횟수 : 4~5회, 성충의 수명은 여러 해
- 매개질병 : 재귀열
- 자웅 모두 흡혈 : 산란과 탈피에 필수 (암컷이 더 많이 흡혈)
- 아프리카 돼지열병(ASF, 아프리카돈열)의 주요 매개체로 지목되고 있는 물렁진드기가 국내에서도 확인된 것으로 알려짐

67
털진드기과
- 쯔쯔가무시병(양충병), 밀림티푸스, 심한 가려움증, 피부염 - 숙주(등줄쥐)
- 유충만이 포유동물 흡혈, 귀, 생식기, 항문에 기생
- 진드기섬(Mite island) : 털진드기가 선호하는 장소(서식밀도가 높다.)

68
① 이 : 발진티푸스
② 빈대 : 감염병은 없음, 피부염, 알러지
③ 등에모기 : 블루텅(Blue tongue) 바이러스(국내 소에서 분리한 적 있으나 검염병이 만연하지는 않음)
④ 모기 : 종에 따라 뎅기열, 일본뇌염, 말라리아 등
⑤ 제3급 법정감염병인 라임병(보렐리아속 세균(Borrelia burgdorferi, Borrelia afzelii, Borrelia garinii)은 참진드기(Ixodes속) 및 파참진드기(Haemaphysalis속) 해충이 병원소임

69
모기의 천흡형 입

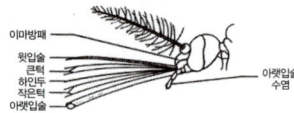

70
토고숲모기(Aedes togoi)
- 흉부의 순판에 흑갈색 바탕 금색비늘로 된 종대가 중앙선 봉합선에 각 2줄
- 말레이사상충 매개
- 다리의 각 부절 기부와 말단의 흰띠
- 해변가 바위, 고인 물 등 자연용기에 산란, 서식, 주간활성성

🔒 66 ⑤ 67 ④ 68 ⑤ 69 ④ 70 ④

---

66 2020 기출유사
다음 중 공주진드기라고도 하며 수명이 10~20년으로 진드기 매개 재귀열과 아프리카돈열을 매개하는 진드기는?
① 옴진드기 ② 참진드기
③ 털진드기 ④ 가시진드기
⑤ 물렁진드기

67 2020 기출유사
털진드기가 흡혈하는 시기로 가장 옳은 것은?
① 번데기 ② 산란기
③ 성충기 ④ 유충기
⑤ 자충기

68 2020 기출유사
다음 중 매개곤충과 질병의 연결이 옳은 것은?
① 이 - 사상충증 ② 빈대 - 일본뇌염
③ 등에모기 - 페스트 ④ 모기 - 발진티푸스
⑤ 참진드기 - 라임병

69 2020 기출유사
모기의 구기(mouth part) 형태는 어떤 타입인가?
① 저작형 ② 핥는형
③ 스펀지형 ④ 저작흡수형
⑤ 천공흡수형

70 2020 기출유사
다음 중 바닷가 바위의 고인 물에서 서식하는 모기종은?
① 광릉왕모기 ② 노랑늪모기
③ 지하집모기 ④ 토고숲모기
⑤ 작은빨간집모기

71 1회독 2회독 3회독 2020 기출유사

성충은 자궁 속에서 유충을 발육시켜 배출하고 1세대에 1개체를 생산하는 파리는 어떤 종인가?

① 금파리
② 쉬파리
③ 침파리
④ 검정파리
⑤ 체체파리

72 1회독 2회독 3회독 2020 기출유사

학질모기에 대한 설명으로 가장 옳은 것은?

① 알에 부낭이 없다.
② 난괴 형태로 산란한다.
③ 성충은 날개에 무늬가 없다.
④ 유충은 수면에 수평으로 뜬다.
⑤ 암컷의 촉수는 주둥이보다 짧다.

더+ 알아보기

Anopheles (얼룩날개모기속)	Aedes (숲모기속)	Culex (집모기속)
Egg(알) 날개로 산란 / 부낭이 있다.	날개로 산란 / 부낭이 없다.	난괴로 산란 / 부낭이 없다.
Larva(유충) 수면과 평행으로 뜬다. 호흡관이 없다.	수면과 각을 이루고 뜬다. 호흡관이 있으나 짧고, 1쌍의 호흡관모가 있다.	수면과 각을 이루고 뜬다. 호흡관이 길고, 3쌍 이상의 호흡관모가 있다.
Pupa(번데기)		
Adult(성충) 앉을 때 복부 끝을 들어올린다. 주둥이와 몸체가 평행을 이룬다. 소악수(촉수) 촉수가 주둥이의 길이와 거의 같다. 날개에 얼룩무늬가 있다.	앉을 때 복부 끝이 몸체와 수평이다. 주둥이와 몸체가 각을 이룬다. 소악수(촉수) 촉수가 주둥이의 길이보다 훨씬 짧다. 대부분 날개에 얼룩무늬가 없다.	앉을 때 복부 끝이 몸체와 수평이다. 주둥이와 몸체가 각을 이룬다. 소악수(촉수) 촉수가 주둥이의 길이보다 훨씬 짧다. 대부분 날개에 얼룩무늬가 없다.

적중예상문제 해설

71
체체파리과 체체파리속
- 중형의 황갈색, 흑갈색 6~15mm, 날개는 복부보다 한참 길다.
- **두부**: 흡혈성 전방으로 길게 돌출, 상순, 하인두, 하순과 긴 1쌍의 촉수로 구성
  - **촉각**: 촉각극모(위쪽으로만 분리된 털을 가짐)
- **흉부**: 순판에 흑색의 종선, 특유의 시맥을 가짐
- 1개의 알이 자궁에서 부화

72
중국얼룩날개모기
- 부낭에 띄워 알은 낱개로 산란한다.
- 성충의 날개에 얼룩무늬가 있다.
- 유충은 수면에 평행으로 뜬다.
- 암컷의 촉수는 주둥이보다 길다.

71 ⑤ 72 ④

적중예상문제 해설

73 파리목(쌍시목)
- **장각아목** : 모기과, 나방파리과, 먹파리과, 등에모기과, 깔따구과, 먹파리(곱추파리)
- **단각아목** : 등에과, 노랑등에과
- **환봉아목** : 파리과, 검정파리과, 체체파리과, 쉬파리과

74 사면발이

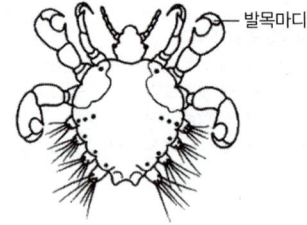
— 발목마디

75 베레제기관
빈대의 제4복판에 홈이 있어서 그 속에 정자를 일시적으로 보관한다.

76 독나방(인시목)
㉠ 생태
  - **촉각** : 익모상
  - **몸과 날개** : 황색
  - **전시** : 중앙에 자갈색 띠가 있다.
  - 시정 근처에 2개의 암갈색 반점
  - **유충** : 13~15회 탈피
  - **독모** : 유충기에 발생(연 1회, 7월 중순~8월 상순)
  - 야간활동성, 강한 추광성에 의해 전등 빛에 실내유인
㉡ **피해** : 100m의 독모에 의한 피부염, 고열, 통증, 전신증상
㉢ **구제** : 타사 및 압사 금지, 외부유인, 실내소독, 가열연막, 공간살포

🔒 73 ④ 74 ⑤ 75 ① 76 ③

---

73 [1회독] [2회독] [3회독] [2020 기출유사]

다음 중 파리목(Diptera)의 환봉아목(Cyclorrhapha)에 속하는 것은?
① 등에 ② 모기
③ 먹파리 ④ 검정파리
⑤ 나방파리

74 [1회독] [2회독] [3회독] [2020 기출유사]

사면발이의 형태적 특징으로 가장 옳은 것은?
① 복부가 좁고 길다.
② 두부가 흉부보다 넓다.
③ 구기에서 대악이 발달되어 있다.
④ 몸은 두흉부와 복부로 되어 있다.
⑤ 체형은 원형이고 게(crab) 모양이다.

75 [1회독] [2회독] [3회독] [2020 기출유사]

빈대의 베레제기관은 어떤 기관인가?
① 생식기관 ② 소화기관
③ 순환기관 ④ 신경기관
⑤ 호흡기관

76 [1회독] [2회독] [3회독] [2020 기출유사]

다음의 독나방의 생활사 중 독모가 생성되는 발육단계는?
① 알 ② 성충
③ 유충 ④ 자충
⑤ 번데기

77 1회독 2회독 3회독 2020 기출유사

다음 중 흑사병을 매개하고 형태가 사람벼룩과 유사하나 중흉측판에 중흉측선이 있는 종은?

① 개벼룩
② 좀닭벼룩
③ 고양이벼룩
④ 열대쥐벼룩
⑤ 유럽쥐벼룩

더+ 알아보기

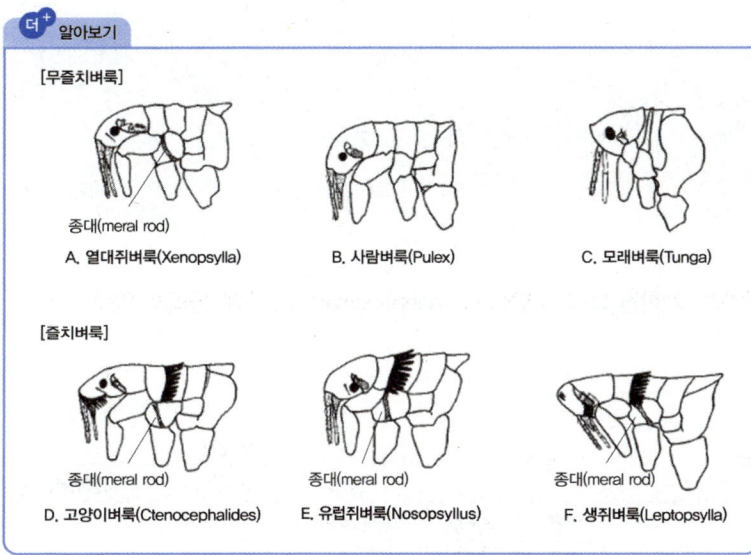

78 1회독 2회독 3회독 2020 기출유사

다음 중 독침으로 피해를 주는 곤충은?

① 등에
② 땅벌
③ 벼룩
④ 파리
⑤ 왕모기

79 1회독 2회독 3회독 2016 기출유사

다음 중 일본뇌염을 매개하는 모기를 구제하는 데 크게 도움이 되지 않는 방법은?

① 축사(畜舍)에 살충제를 잔류분무한다.
② 연무기로 부락주변에 공간살포한다.
③ 늪이나 웅덩이에 살충제를 뿌려 유충을 구제한다.
④ 하수구, 방화수, 빈 깡통, 헌 타이어 등 집주위의 모기발생원을 제거한다.
⑤ 논, 늪 등 대형 정지수 등 발생원을 제거한다.

적중예상문제 해설

77
- **흑사병(페스트)** : 유럽쥐벼룩, 열대쥐벼룩 등
- **열대쥐벼룩의 특징** : 중흉에 종대(측선)가 있다. (그림 참조)

78
벌
⊙ 생태
  - 벌목(Hymenoptera)
  - 독침 : 산란관 변형, 암놈만 소유
  - 집단사회로 불임성 암컷으로 성의 결정 : 알의 수정 여부(수정우, 미수정송)
  - 극소수 여왕벌(생식능력)
ⓒ 독성물질 : 피크린산(picric acid), 멜리틴(Melittin) 등
ⓒ 독성작용
  - 히스타민효과(염증, 발적, 부르틈), 용혈효과, 출혈효과
  - 마비독, 신경독성 효과(꿀벌 < 호박벌 < 말벌)
ⓔ 피해 : 독성물질의 직접적 작용, 면역학적 과민성 쇼크(의식불명, 구토, 설사)

79
모기의 산란습성
- **빨간집모기(Culex pipiens)** : 하수구, 방화수, 빈 깡통, 헌 타이어 등 인공용기
- **작은빨간집모기(Culex tritaeniorhynchus)** : 논, 늪, 빗물 고인 웅덩이 등 대형 정지수에 산란한다.

🔒 77 ④ 78 ② 79 ④

"**위생관계법령 전문**"은 대방열림고시학원 홈페이지(https://daebangmajor.com)에 올려져 있습니다.

위생관계법령

2025.04.14. 현재 최종수정 법률

NO	법 제목	법률 호수	시행일		
			법	시행령	시행규칙
01	공중위생관리법	법률 제20504호	2025.04.23.	2024.05.28.	2025.03.11.
02	식품위생법	법률 제20438호	2025.03.21.	2025.01.03.	2025.01.10.
03	감염병의 예방 및 관리에 관한 법률 (약칭 : 감염병예방법)	법률 제20873호	2025.10.02.	2024.09.15.	2025.03.20.
04	먹는물관리법	법률 제20625호	2025.01.01.	2025.02.21.	2025.02.21.
05	폐기물관리법	법률 제20859호	2026.03.26.	2025.03.12.	2025.10.05.
06	하수도법	법률 제20172호	2024.01.30.	2025.01.01.	2025.03.20.

시험합격에 필요한
알짜 이론과 문제를 한번에 정리!

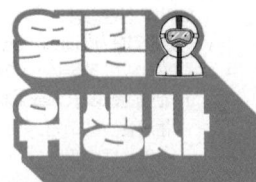

PART 05

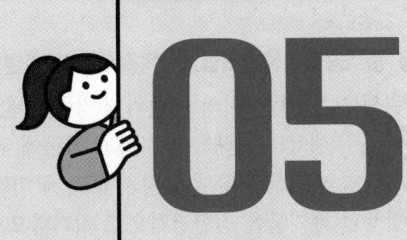

위생관계법령

CHAPTER 01 공중위생관리법

CHAPTER 02 식품위생법

CHAPTER 03 감염병의 예방 및 관리에 관한 법률
(약칭 : 감염병예방법)

CHAPTER 04 먹는물관리법

CHAPTER 05 폐기물관리법

CHAPTER 06 하수도법

CHAPTER 01 공중위생관리법

01 다음 중 「공중위생관리법」의 목적으로 올바른 것은?
① 위생수준을 향상시켜 국민의 건강증진에 기여
② 식품 위생상의 위해를 방지하고 식품에 관한 올바른 정보를 제공하여 국민보건 증진에 이바지
③ 감염병의 발생과 유행을 방지하고, 국민건강의 증진 및 유지에 이바지
④ 발생한 폐기물을 친환경적으로 처리함으로써 환경보전과 국민생활의 질적 향상에 이바지
⑤ 먹는물의 수질과 위생을 합리적으로 관리하여 국민건강을 증진하는 데 이바지

해설 (공중위생관리법 제1조) 이 법은 공중이 이용하는 영업의 위생관리등에 관한 사항을 규정함으로써 위생수준을 향상시켜 국민의 건강증진에 기여함을 목적으로 한다.
② **식품위생법의 목적** : 식품으로 인하여 생기는 위생상의 위해를 방지하고 식품영양의 질적 향상을 도모하며 식품에 관한 올바른 정보를 제공하여 국민보건의 증진에 이바지
③ **감염병예방법의 목적** : 국민건강에 위해가 되는 감염병 발생과 유행을 방지하고, 그 예방 및 관리를 위해 필요한 사항을 규정함으로써 국민 건강의 증진 및 유지에 이바지
④ **폐기물관리법의 목적** : 폐기물 발생을 최대한 억제하고 발생한 폐기물을 친환경적으로 처리함으로써 환경보전과 국민생활의 질적 향상에 이바지
⑤ **먹는물관리법의 목적** : 먹는물의 수질과 위생을 합리적으로 관리하여 국민건강을 증진하는 데 이바지

02 「공중위생관리법」상 (   )에 들어갈 용어는?

> 이 법은 공중이 이용하는 영업의 위생관리 등에 관한 사항을 규정함으로써 위생수준을 향상시켜 국민의 (   )에 기여함을 목적으로 한다.

① 감염관리　　　② 건강증진　　　③ 예방관리
④ 위생관리　　　　　　　　　　　⑤ 질병예방

해설 (공중위생관리법 제1조 : 목적) 1번 문제 해설 참조

03 다음 중 「공중위생관리법」에서 제시하고 있는 내용 중 공중위생영업에 해당하는 것은?
① 다수인을 대상으로 위생관리서비스를 제공하는 영업으로서 숙박업 · 목욕장업 · 이용업 · 미용업 · 세탁업 · 건물위생관리업을 말한다.
② 손님이 잠을 자고 머물 수 있도록 시설 및 설비등의 서비스를 제공하는 영업을 말한다.
③ 손님의 머리카락 또는 수염을 깎거나 다듬는 등의 방법으로 손님의 용모를 단정하게 하는 영업을 말한다.
④ 손님의 얼굴 · 머리 · 피부등을 손질하여 손님의 외모를 아름답게 꾸미는 영업을 말한다.
⑤ 의류 기타 섬유제품이나 피혁제품등을 세탁하는 영업을 말한다.

정답　01 ①　02 ②　03 ①

해설 **(공중위생관리법 제2조 제1항)** 이 법에서 사용하는 용어의 정의는 다음과 같다.
1. "공중위생영업"이라 함은 다수인을 대상으로 위생관리서비스를 제공하는 영업으로서 숙박업·목욕장업·이용업·미용업·세탁업·건물위생관리업을 말한다.
2. "숙박업"이라 함은 손님이 잠을 자고 머물 수 있도록 시설 및 설비등의 서비스를 제공하는 영업을 말한다. 다만, 농어촌에 소재하는 민박등 대통령령이 정하는 경우를 제외한다.
3. "목욕장업"이라 함은 다음 각목의 어느 하나에 해당하는 서비스를 손님에게 제공하는 영업을 말한다. 다만, 숙박업 영업소에 부설된 욕실 등 대통령령이 정하는 경우를 제외한다.
4. "이용업"이라 함은 손님의 머리카락 또는 수염을 깎거나 다듬는 등의 방법으로 손님의 용모를 단정하게 하는 영업을 말한다.
5. "미용업"이라 함은 손님의 얼굴, 머리, 피부 및 손톱·발톱 등을 손질하여 손님의 외모를 아름답게 꾸미는 다음 각 목의 영업을 말한다.
6. "세탁업"이라 함은 의류 기타 섬유제품이나 피혁제품등을 세탁하는 영업을 말한다.
7. "건물위생관리업"이라 함은 공중이 이용하는 건축물·시설물등의 청결유지와 실내공기정화를 위한 청소등을 대행하는 영업을 말한다.

04 「공중위생관리법」상 ( )에 들어갈 용어로 옳게 묶인 것은?

"공중위생영업"이라 함은 다수인을 대상으로 위생관리 서비스를 제공하는 영업으로서 숙박업·( )·이용업·미용업·( )·( )을 말한다.

① 먹는물관련영업 - 건물위생관리업 - 목욕장업
② 목욕장업 - 세탁업 - 건물위생관리업
③ 소독업 - 건물위생관리업 - 세탁업
④ 식품운반업 - 세탁업 - 목욕장업
⑤ 폐기물처리업 - 목욕장업 - 세탁업

해설 **(공중위생관리법 제2조 제1항 제1호 : 정의)** "공중위생영업"이라 함은 다수인을 대상으로 위생관리서비스를 제공하는 영업으로서 숙박업·목욕장업·이용업·미용업·세탁업·건물위생관리업을 말한다.

05 다음 중 「공중위생관리법」상 공중이 이용하는 건축물·시설물등의 청결유지와 실내공기정화를 위한 청소등을 대행하는 영업을 정의하는 용어는?

① 건물위생관리업
② 목욕장업
③ 미용업
④ 세탁업
⑤ 숙박업

해설 **(공중위생관리법 제2조 제7호 : 정의)** "건물위생관리업"이라 함은 공중이 이용하는 건축물·시설물등의 청결유지와 실내공기정화를 위한 청소등을 대행하는 영업을 말한다.

정답 04 ② 05 ①

06 「공중위생관리법」 "숙박업"이라 함은 손님이 잠을 자고 머물 수 있도록 시설 및 설비등의 서비스를 제공하는 영업을 말한다. 다만, 농어촌에 소재하는 민박등 대통령령이 정하는 경우를 제외한다. 다음 중 숙박업에서 제외되는 시설에 해당하는 것을 모두 고른 것은?

> 가. 농어촌민박사업용 시설
> 나. 외국인관광 도시민박업용 시설 및 한옥체험업용 시설
> 다. 자연휴양림 안에 설치된 시설
> 라. 청소년수련시설

① 가, 나, 다 ② 가, 다 ③ 나, 라
④ 라 ⑤ 가, 나, 다, 라

해설 **(공중위생관리법 시행령 제2조 제1항 : 적용제외 대상)** 「공중위생관리법」 제2조 제1항 제2호 단서에 따라 숙박업에서 제외되는 시설은 다음 각 호와 같다. 〈개정 2020.4.28.〉
1. 「농어촌정비법」에 따른 농어촌민박사업용 시설
2. 「산림문화・휴양에 관한 법률」에 따라 자연휴양림 안에 설치된 시설
3. 「청소년활동 진흥법」에 따른 청소년수련시설
4. 「관광진흥법」에 따라 등록한 외국인관광 도시민박업용 시설 및 한옥체험업용 시설

---

07 다음 중 「공중위생관리법」상 숙박업과 미용업에 대한 설명으로 올바르지 못한 것은?

① 생활숙박업의 경우 손님이 잠을 자고 머물 수 있도록 취사시설을 포함한 시설 및 설비를 제공하여야 한다.
② 손톱・발톱 미용업의 경우 신체의 화장, 분장을 실시할 수 있다.
③ 일반 미용업의 경우 의료기기를 사용하지 아니한 눈썹손질은 가능하다.
④ 일반숙박업의 경우 취사시설은 제외한다.
⑤ 피부미용업의 경우 의약품을 사용하지 아니하는 제모를 하는 영업이다.

해설 **(공중위생관리법 제2조 제1항 제5호)** 이 법에서 사용하는 용어의 정의는 다음과 같다.
5. "미용업"이라 함은 손님의 얼굴, 머리, 피부 및 손톱・발톱 등을 손질하여 손님의 외모를 아름답게 꾸미는 다음 각 목의 영업을 말한다.
　가. 일반미용업 : 파마・머리카락자르기・머리카락모양내기・머리피부손질・머리카락염색・머리감기, 의료기기나 의약품을 사용하지 아니하는 눈썹손질을 하는 영업
　나. 피부미용업 : 의료기기나 의약품을 사용하지 아니하는 피부상태분석・피부관리・제모・눈썹손질을 하는 영업
　다. 네일미용업 : 손톱과 발톱을 손질・화장하는 영업
　라. 화장・분장 미용업 : 얼굴 등 신체의 화장, 분장 및 의료기기나 의약품을 사용하지 아니하는 눈썹손질을 하는 영업
　마. 그 밖에 대통령령으로 정하는 세부 영업
　바. 종합미용업 : 가목부터 마목까지의 업무를 모두 하는 영업

(공중위생관리법 제2조 제1항 제2호) "숙박업"이라 함은 손님이 잠을 자고 머물 수 있도록 시설 및 설비등의 서비스를 제공하는 영업을 말한다. 다만, 농어촌에 소재하는 민박등 대통령령이 정하는 경우를 제외한다.

(공중위생관리법 시행령 제4조) 법 제2조 제2항에 따라 숙박업을 다음과 같이 세분한다.
1. 숙박업(일반) : 손님이 잠을 자고 머물 수 있도록 시설(취사시설은 제외한다) 및 설비 등의 서비스를 제공하는 영업
2. 숙박업(생활) : 손님이 잠을 자고 머물 수 있도록 시설(취사시설을 포함한다) 및 설비 등의 서비스를 제공하는 영업

정답 06 ⑤ 07 ②

08 다음 중 공중위생영업에 해당하지 않는 것은?
① 목욕장업　　② 세탁업　　③ 미용업
④ 소독업　　⑤ 숙박업

해설 (공중위생관리법 제2조 제1항 제1호) 이 법에서 사용하는 용어의 정의는 다음과 같다.
1. "공중위생영업"이라 함은 다수인을 대상으로 위생관리서비스를 제공하는 영업으로서 숙박업·목욕장업·이용업·미용업·세탁업·건물위생관리업을 말한다.

09 「공중위생관리법」 적용되지 않는 영업은?
① 세탁업　　② 제과점업　　③ 목욕장업
④ 피부미용업　　⑤ 건물위생관리업

해설 (공중위생관리법 제2조 제1항 제1호) 8번 문제 해설 참조

10 「공중위생관리법」상 공중위생영업을 하고자 하는 자는 공중위생영업의 종류별로 보건복지부령이 정하는 시설 및 설비를 갖추고 다음 중 누구에게 신고하여야 하는가?
① 보건복지부장관　　② 보건소장　　③ 시·도지사
④ 시장·군수·구청장　　⑤ 질병관리청장

해설 (공중위생관리법 제3조 제1항) 공중위생영업을 하고자 하는 자는 공중위생영업의 종류별로 보건복지부령이 정하는 시설 및 설비를 갖추고 시장·군수·구청장(자치구의 구청장에 한한다)에게 신고하여야 한다. 보건복지부령이 정하는 중요사항을 변경하고자 하는 때에도 또한 같다.

11 「공중위생관리법」상 이용업 또는 미용업의 신고를 한 자의 사망으로 면허를 소지하지 아니한 자가 상속인이 된 경우에는, 그 상속인은 상속받은 날부터 다음 중 어느 기간 이내에 시장·군수·구청장에게 폐업신고를 하여야 하는가?
① 1개월　　② 3개월　　③ 6개월
④ 9개월　　⑤ 1년

해설 (공중위생관리법 제3조 제3항 : 공중위생영업의 신고 및 폐업신고) 제2항에도 불구하고 이용업 또는 미용업의 신고를 한 자의 사망으로 제6조에 따른 면허를 소지하지 아니한 자가 상속인이 된 경우에는 그 상속인은 상속받은 날부터 3개월 이내에 시장·군수·구청장에게 폐업신고를 하여야 한다. 〈신설 2023.3.28.〉
(공중위생관리법 제3조 제2항) 제1항의 규정에 의하여 공중위생영업의 신고를 한 "공중위생영업자"는 공중위생영업을 폐업한 날부터 20일 이내에 시장·군수·구청장에게 신고하여야 한다. 다만, 제11조에 따른 영업정지 등의 기간 중에는 폐업신고를 할 수 없다.

정답　08 ④　09 ②　10 ④　11 ②

12 「공중위생관리법」상 공중위생영업자는 아래의 위생관리업무를 준수하여야 한다. 다음 중 이에 해당하지 않는 것은?

① 면도기는 1회용 면도날만을 손님 1인에 한하여 사용하여야 한다.
② 목욕장의 수질기준 및 수질검사방법 등 수질 관리에 관한 사항을 준수하여야 한다.
③ 이용기구는 소독을 한 기구와 소독을 하지 아니한 기구로 분리하여 보관하여야 한다.
④ 이용사 면허증을 영업소 안에 게시하여야 한다.
⑤ 이용업소 표시등을 영업소 내부에 설치하여야 한다.

> **해설** (공중위생관리법 제4조 제3항) 이용업을 하는 자는 다음 각 호의 사항을 지켜야 한다.
> 1. 이용기구는 소독을 한 기구와 소독을 하지 아니한 기구로 분리하여 보관하고, 면도기는 1회용 면도날만을 손님 1인에 한하여 사용할 것. 이 경우 이용기구의 소독기준 및 방법은 보건복지부령으로 정한다.
> 2. 이용사 면허증을 영업소 안에 게시할 것
> 3. 이용업소 표시등을 영업소 외부에 설치할 것

13 「공중위생관리법」상 (　　)에 들어갈 것으로 옳은 것은?

해수를 목욕물로 사용할 때 총대장균균수는 100mL당 (　　) 이하가 되어야 한다.

① 100　　② 500　　③ 1,000
④ 2,000　　⑤ 5,000

> **해설** (공중위생관리법 시행규칙 제4조 별표 2 : 목욕장 목욕물의 수질기준과 수질검사 방법 등) 〈개정 2022.6.22.〉
> I. 목욕물의 수질기준
> 3. 해수를 목욕물로 하는 경우
>
> | 화학적 산소 요구량(COD)(mg/L) | | 수소이온농도(pH) | 총대장균군 (총대장균군수/100mL) |
> |---|---|---|---|
> | 원수 | 욕조수 | | |
> | 2 이하 | 4 이하 | 7.8~8.3 | 1,000 이하 |

14 「공중위생관리법」상 목욕장 목욕물의 수질기준 중 원수의 과망간산칼륨 소비량은?

① 10mg/L 이하　　② 20mg/L 이하　　③ 30mg/L 이하
④ 40mg/L 이하　　⑤ 50mg/L 이하

> **해설** (공중위생관리법 시행규칙 제4조 별표 2 : 목욕장 목욕물의 수질기준과 수질검사 방법 등) 〈개정 2022.6.22.〉
> I. 목욕물의 수질기준
> 1. 원수
> 가. 색도는 5도 이하로 하여야 한다.
> 나. 탁도는 1NTU(Nephelometric Turbidity Unit) 이하로 하여야 한다.
> 다. 수소이온농도는 5.8 이상 8.6 이하로 하여야 한다.
> 라. 과망간산칼륨 소비량은 10mg/L 이하가 되어야 한다.
> 마. 총대장균군은 100mL 중에서 검출되지 아니하여야 한다.

정답 12 ⑤　13 ③　14 ①

15 「공중위생관리법」상 목욕장 목욕물의 수질기준 중 원수 몇 mL에서 총대장균군이 검출되지 아니하여야 하는가?

① 100 ② 200 ③ 300
④ 400 ⑤ 500

해설 (공중위생관리법 시행규칙 제4조 별표 2 : 목욕장 목욕물의 수질기준과 수질검사방법 등) 14번 문제 해설 참조

16 「공중위생관리법」상 이용기구 및 미용기구의 소독 기준으로 옳지 않은 것은?

① 건열멸균 소독 : 섭씨 100℃ 이상의 건조한 열에 20분 이상 쐬어준다.
② 에탄올 소독 : 에탄올수용액(에탄올 70%인 수용액)에 10분 이상 담가둔다.
③ 열탕 소독 : 섭씨 100℃ 이상의 물속에 10분 이상 끓여준다.
④ 자외선 소독 : 1cm²당 70μW 이상의 자외선을 20분 이상 쐬어준다.
⑤ 크레졸 소독 : 크레졸수(크레졸 3%, 물 97%의 수용액)에 10분 이상 담가둔다.

해설 (공중위생관리법 시행규칙 제5조 별표 3 : 이용기구 및 미용기구의 소독기준 및 방법)
 Ⅰ. 일반기준
  1. 자외선소독 : 1cm²당 85μW 이상의 자외선을 20분 이상 쐬어준다.
  2. 건열멸균소독 : 섭씨 100℃ 이상의 건조한 열에 20분 이상 쐬어준다.
  3. 증기소독 : 섭씨 100℃ 이상의 습한 열에 20분 이상 쐬어준다.
  4. 열탕소독 : 섭씨 100℃ 이상의 물속에 10분 이상 끓여준다.
  5. 석탄산수소독 : 석탄산수(석탄산 3%, 물 97%의 수용액)에 10분 이상 담가둔다.
  6. 크레졸소독 : 크레졸수(크레졸 3%, 물 97%의 수용액)에 10분 이상 담가둔다.
  7. 에탄올소독 : 에탄올수용액(에탄올이 70%인 수용액)에 10분 이상 담가두거나 에탄올수용액을 머금은 면 또는 거즈로 기구의 표면을 닦아준다.

17 「공중위생관리법」상 발한실 안에는 온도계를 비치하고, 발한실 안과 밖(입구 등)에 아래에 해당하는 사람에 대한 입욕 주의사항 등에 관한 내용이 포함된 게시문을 목욕장을 이용하는 사람이 알아보기 쉬운 크기와 형태로 붙여야 한다. 다음 중 입욕 주의사항의 대상자에 해당하지 않는 사람은?

① 감기에 걸렸거나 만 5세 미만 또는 전신 쇠약 증세의 어린이
② 노약자·임산부·고열환자 및 중증심장병 환자
③ 백내장이 우려되거나 안면홍조증 환자
④ 수축기 혈압이 180mmHg 이상인 사람
⑤ 음주 및 흡연을 한 사람

해설 (공중위생관리법 시행규칙 제7조 별표 4 : 공중위생영업자가 준수하여야 하는 위생관리기준 등) 〈개정 2025.2.28.〉
 2. 목욕장업자
  나. 발한실 등의 안전관리 : 발한실 안에는 온도계를 비치하고, 발한실 안과 밖(입구 등)에 아래에 해당하는 사람에 대한 입욕 주의사항 등에 관한 내용이 포함된 게시문을 목욕장을 이용하는 사람이 알아보기 쉬운 크기와 형태로 붙여야 한다.
   1) 감기에 걸렸거나 만 5세 미만 또는 전신 쇠약 증세의 어린이
   2) 수축기 혈압이 180mmHg 이상인 사람
   3) 백내장이 우려되거나 안면홍조증 환자
   4) 노약자·임산부·고열환자 및 중증심장병 환자
   5) 술을 마신 후 2시간 이내의 사람
   6) 출혈을 많이 한 사람

정답 15 ① 16 ④ 17 ⑤

18 다음 중 「공중위생관리법」상 이용업의 영업장의 조명도는 항상 몇 룩스 이상이 되어야 하는가?

① 45럭스   ② 55럭스   ③ 65럭스
④ 75럭스   ⑤ 90럭스

해설 (공중위생관리법 시행규칙 제7조 별표 4 : 공중위생영업자가 준수하여야 하는 위생관리기준 등) 〈개정 2025.2.28.〉
3. 이용업자
   가. 이용기구 중 소독을 한 기구와 소독을 하지 아니한 기구는 각각 다른 용기에 넣어 보관하여야 한다.
   나. 1회용 면도날은 손님 1인에 한하여 사용하여야 한다.
   다. 영업장 안의 조명도는 75럭스 이상이 되도록 유지하여야 한다.
   라. 영업소 내부에 이용업 신고증 및 개설자의 면허증 원본을 게시하여야 한다.
   마. 영업소 내부에 부가가치세, 재료비 및 봉사료 등이 포함된 요금표("최종지급요금표")를 게시 또는 부착하여야 한다.
   바. 마목에도 불구하고 신고한 영업장 면적이 66제곱미터 이상인 영업소의 경우 영업소외부(출입문, 창문, 외벽면 등을 포함)에도 손님이 보기 쉬운 곳에 「옥외광고물 등 관리법」에 적합하게 최종지급요금표를 게시 또는 부착하여야 한다. 이 경우 최종지급요금표에는 일부 항목(3개 이상)만을 표시할 수 있다.
   사. 3가지 이상의 이용서비스를 제공하는 경우에는 개별 이용서비스의 최종 지급가격 및 전체 이용서비스의 총액에 관한 내역서를 이용자에게 미리 제공하여야 한다. 이 경우 이용업자는 해당 내역서 사본을 1개월간 보관하여야 한다.

19 「공중위생관리법」상 공중위생영업자가 준수하여야 하는 위생관리기준 등으로 옳은 것은?

① 목욕장 수면실의 조명도는 50럭스 이상이 되도록 유지하여야 한다.
② 목욕장의 욕조수는 매년 1회 이상 수질검사를 하여야 한다.
③ 숙박업장의 객실 조명도는 60럭스 이상이 되도록 유지하여야 한다.
④ 이용업자의 작업장 조명도는 70럭스 이상이 되도록 유지하여야 한다.
⑤ 피부미용 시 안전을 위해 「의료기기법」에 따른 의료기기를 사용하여야 한다.

해설 (공중위생관리법 시행규칙 제7조 별표 4 : 공중위생영업자가 준수하여야 하는 위생관리기준 등) 〈개정 2025.2.28.〉
1. 숙박업자
   다. 환기 및 조명
      (3) 객실·접객대 및 로비시설의 조명도는 75럭스(lux) 이상이 되도록 유지하여야 하며, 복도·계단·욕실·샤워시설·세면시설 및 화장실의 조명도는 20럭스(복도 및 계단의 경우 심야에서 10럭스) 이상이 되도록 유지하여야 한다.
2. 목욕장업자
   가. 목욕실 등의 청결 및 수질관리
      (6) 목욕물은 매년 1회 이상 별표 2 Ⅱ에 따른 수질검사를 하여야 한다. 다만, 수돗물을 사용하는 경우에는 원수에 대한 수질검사를 하지 않을 수 있다.
      (7) 욕조수를 순환하여 여과시키는 경우에는 다음의 기준에 따라야 한다.
         (가) 염소소독을 실시하는 경우에는 매주 1회 이상 욕조수의 온도 및 유리잔류염소 농도를 측정하고 그 결과를 기록해야 한다. 다만, 욕조수를 전부 교체한 경우에는 그 온도 및 유리잔류염소 농도를 측정하지 않고 욕조수 교체 사실만 기록할 수 있다.
         (나) 매년 1회 이상 제15조 각 호의 어느 하나에 해당하는 검사기관에 의뢰하여 레지오넬라균 검사를 해야 한다.
   다. 조명 및 환기
      (1) 발한실·휴게실·탈의실·접객대·복도·계단·현관 및 화장실 그 밖에 입욕자가 직접 이용하는 장소의 조명도는 75럭스 이상이 유지되도록 하여야 한다.
      (2) 휴식실·목욕실 및 세면시설의 조명도는 40럭스 이상이 유지되도록 하여야 한다.
      (3) 목욕실·편의시설·휴게실 및 휴식실 등에는 실내공기를 정화할 수 있는 용량에 맞는 환풍시설 및 정화시설을 설치하거나 환기용 창을 설치하여야 한다.
3. 이용업자
   다. 영업장 안의 조명도는 75럭스 이상이 되도록 유지하여야 한다.
4. 미용업자
   가. 점빼기·귓볼뚫기·쌍꺼풀수술·문신·박피술 그 밖에 이와 유사한 의료행위를 하여서는 아니 된다.
   나. 피부미용을 위하여 「약사법」에 따른 의약품 또는 「의료기기법」에 따른 의료기기를 사용하여서는 아니 된다.

정답 18 ④ 19 ②

20 다음 중 「공중위생관리법」상 위생사가 되려는 사람은 일정한 교육과정을 거친 사람으로서 위생사 국가시험에 합격한 후 누구의 면허를 받아야 하는가?

① 보건복지부장관 ② 보건소장 ③ 시・도지사
④ 시장・군수・구청장 ⑤ 질병관리청장

해설 (공중위생관리법 제6조의2 제1항) 위생사가 되려는 사람은 다음 각 호의 어느 하나에 해당하는 사람으로서 위생사 국가시험에 합격한 후 보건복지부장관의 면허를 받아야 한다.
1. 전문대학이나 이와 같은 수준 이상에 해당된다고 교육부장관이 인정하는 학교에서 보건 또는 위생에 관한 교육과정을 이수한 사람
2. 전문대학을 졸업한 사람과 같은 수준 이상의 학력이 있는 것으로 인정되어 보건 또는 위생에 관한 학위를 취득한 사람
3. 외국의 위생사 면허 또는 자격(보건복지부장관이 정하여 고시하는 인정기준에 해당하는 면허 또는 자격)을 가진 사람

21 다음 중 「공중위생관리법」상 국가시험에 관한 것을 공고하는 경우 공고 내용에 포함되지 않는 것은?

① 시험과목 ② 시험응시인원 ③ 시험일시
④ 시험장소 ⑤ 응시원서 제출기간

해설 (공중위생관리법 시행령 제6조의2 제1항) 보건복지부장관은 위생사 국가시험을 실시하려는 경우에는 시험일시, 시험장소 및 시험과목 등 위생사 국가시험 시행계획을 시험실시 90일 전까지 공고하여야 한다. 다만, 시험장소의 경우에는 시험실시 30일 전까지 공고할 수 있다.

22 다음 중 「공중위생관리법」상 위생사 국가시험 실시는 며칠 전까지 공고해야 하는가?

① 10일 ② 45일 ③ 90일
④ 120일 ⑤ 150일

해설 (공중위생관리법 시행령 제6조의2 제1항) 21번 문제 해설 참조

23 다음 중 「공중위생관리법」상 위생사 국가시험의 실시자는?

① 국가고시원장 ② 국립보건원장 ③ 보건복지부장관
④ 행정자치부장관 ⑤ 환경부장관

해설 (공중위생관리법 제6조의2 제2항) 위생사 국가시험은 매년 1회 이상 보건복지부장관이 실시하며, 시험과목・시험방법・합격기준과 그 밖에 시험에 필요한 사항은 대통령령으로 정한다.

24 다음 중 「공중위생관리법」상 보건복지부장관으로부터 위생사 국가시험의 실시에 관한 업무를 위탁받은 기관을 무엇이라 하는가?

① 관리공단 ② 보건전문기관
③ 인력공단 ④ 한국보건복지인력개발원
⑤ 한국보건의료인국가시험원

해설 (공중위생관리법 제6조의2 제3항) 보건복지부장관은 위생사 국가시험의 실시에 관한 업무를 한국보건의료인국가시험원에 위탁할 수 있다.

정답 20 ① 21 ② 22 ③ 23 ③ 24 ⑤

25 다음 중 「공중위생관리법」상 위생사 국가시험에 관한 설명으로 올바르지 못한 것은?

① 실기시험과 필기시험은 구분하지 않고 동시에 실시하되, 실기시험은 필기시험 합격자에 한하여 결정 시행한다.
② 실기시험에는 환경위생실험, 식품위생실험, 위생곤충실험으로 한다.
③ 위생법규에는 공중위생관리법, 식품위생법, 감염병 예방과 관리에 관한 법률, 먹는물관리법, 폐기물관리법 및 하수도법이 포함된다.
④ 필기시험에는 공중보건학, 환경위생학, 식품위생학, 위생관계법령, 위생곤충학으로 한다.
⑤ 필기시험의 합격기준은 각 과목 총점의 40퍼센트 이상, 전 과목 총점의 60퍼센트 이상 득점한 사람이다.

> **해설** (공중위생관리법 시행령 제6조의2 제2항·제3항)
> ② 위생사 국가시험은 다음 각 호의 구분에 따라 필기시험과 실기시험으로 실시한다.
>   1. 필기시험 : 다음 각 목의 시험과목에 대한 검정
>   가. 공중보건학
>   나. 환경위생학
>   다. 식품위생학
>   라. 위생곤충학
>   마. 위생 관계 법령(「공중위생관리법」,「식품위생법」,「감염병의 예방 및 관리에 관한 법률」,「먹는물관리법」,「폐기물관리법」 및 「하수도법」과 그 하위법령)
>   2. 실기시험 : 위생사 업무 수행에 필요한 지식 및 기술 등의 실기 방법에 따른 검정
> ③ 위생사 국가시험의 합격자 결정기준은 다음 각 호의 구분에 따른다.
>   1. 필기시험 : 각 과목 총점의 40퍼센트 이상, 전 과목 총점의 60퍼센트 이상 득점한 사람
>   2. 실기시험 : 실기시험 총점의 60퍼센트 이상 득점한 사람

26 다음 중 「공중위생관리법」상 부정한 방법으로 국가시험에 응시한 자 또는 국가시험에 관해 부정행위를 한 자에 대한 조치로 올바른 것은?

① 그 수험을 정지시키거나 합격 무효 ② 1회 응시 제한
③ 5회 동안 응시 제한 ④ 10회 동안 응시 제한
⑤ 영원히 응시 제한

> **해설** (공중위생관리법 제6조의2 제4항·제5항)
> ④ 위생사 국가시험에서 대통령령으로 정하는 부정행위를 한 사람에 대하여는 그 시험을 정지시키거나 합격을 무효로 한다.
> ⑤ 제4항에 따라 시험이 정지되거나 합격이 무효가 된 사람은 해당 위생사 국가시험 후에 치러지는 위생사 국가시험에 2회 응시할 수 없다.

27 「공중위생관리법」상 부정행위로 시험이 정지되거나 합격이 무효로 된 자는 해당 위생사 국가시험 후 몇 회 응시할 수 없는가?

① 2회 ② 3회 ③ 4회
④ 5회 ⑤ 6회

> **해설** (공중위생관리법 제6조의2 제5항 : 위생사의 면허 등) 26번 문제 해설 참조

정답 25 ① 26 ① 27 ①

28 다음 중 「공중위생관리법」상 위생사 국가시험 자격제한에 해당하지 않는 사람은?

① 대마 또는 향정신성의약품 중독자
② 마약중독자
③ 위생사에 관한 법을 위반하여 금고 이상의 실형을 선고받은 자
④ 정신질환자
⑤ 지체장애인

해설 (공중위생관리법 제6조의2 제7항) 다음 각 호의 어느 하나에 해당하는 사람은 위생사 면허를 받을 수 없다.
1. 「정신건강증진 및 정신질환자 복지서비스 지원에 관한 법률」에 따른 정신질환자. 다만, 전문의가 위생사로서 적합하다고 인정하는 사람은 그러하지 아니하다.
2. 「마약류 관리에 관한 법률」에 따른 마약류 중독자
3. 이 법, 「감염병의 예방 및 관리에 관한 법률」, 「검역법」, 「식품위생법」, 「의료법」, 「약사법」, 「마약류 관리에 관한 법률」 또는 「보건범죄 단속에 관한 특별조치법」을 위반하여 금고 이상의 실형을 선고받고 그 집행이 끝나지 아니하거나 그 집행을 받지 아니하기로 확정되지 아니한 사람

29 위생사가 되려는 사람은 위생사 국가시험에 합격한 후 누구의 면허를 받아야 하는가?

① 국립보건연구원장 ② 보건복지부장관 ③ 식품의약품안전처장
④ 질병관리청장 ⑤ 환경부장관

해설 (공중위생관리법 제6조의2 제1항) 위생사가 되려는 사람은 다음 각 호의 어느 하나에 해당하는 사람으로서 위생사 국가시험에 합격한 후 보건복지부장관의 면허를 받아야 한다.

30 위생사 국가시험에 응시할 수 없는 사람은?

① 고등학교를 졸업하고 위생업무에 10년 이상 종사한 사람
② 대학교에서 보건 또는 위생에 관한 교육과정을 이수한 사람
③ 보건복지부장관이 정하여 고시하는 인정기준에 해당하는 외국의 위생사 면허를 가진 사람
④ 전문대학에서 보건 또는 위생에 관한 교육과정을 이수한 사람
⑤ 전문대학을 졸업한 사람과 같은 수준 이상의 학력이 있는 것으로 인정되어 보건 또는 위생에 관한 학위를 취득한 사람

해설 (공중위생관리법 제6조의2 제1항) 위생사가 되려는 사람은 다음 각 호의 어느 하나에 해당하는 사람으로서 위생사 국가시험에 합격한 후 보건복지부장관의 면허를 받아야 한다.
1. 전문대학이나 이와 같은 수준 이상에 해당된다고 교육부장관이 인정하는 학교에서 보건 또는 위생에 관한 교육과정을 이수한 사람
2. 전문대학을 졸업한 사람과 같은 수준 이상의 학력이 있는 것으로 인정되어 보건 또는 위생에 관한 학위를 취득한 사람
3. 외국의 위생사 면허 또는 자격(보건복지부장관이 정하여 고시하는 인정기준에 해당하는 면허 또는 자격)을 가진 사람

정답 28 ⑤ 29 ② 30 ①

31 다음 중 「공중위생관리법」상 위생사가 되려면 위생사 국가시험에 합격한 후 누구의 면허를 받아야 하는가?
① 보건복지부장관
② 식품의약품안전처장
③ 지방환경관서의 장
④ 한국보건의료인국가시험원장
⑤ 환경부장관

해설 (공중위생관리법 제6조의2 제1항 : 위생사의 면허 등) 30번 문제 해설 참조

32 위생사 면허를 받을 수 있는 사람은?
① 마약류 중독자
② 시·청각장애인
③ 식품위생법을 위반하여 금고 이상의 실형을 선고받고 그 집행이 끝나지 아니한 자
④ 정신질환자
⑤ 향정신성 의약품 중독자

해설 (공중위생관리법 제6조의2 제7항) 28번 문제 해설 참조

33 「공중위생관리법」상 위생사가 면허증을 대여했을 때 보건복지부장관이 하는 행정처분은?
① 과징금 처분
② 벌금 부과
③ 면허 취소
④ 영업 정지
⑤ 취업 금지

해설 (공중위생관리법 제7조의2 제1항 : 위생사 면허의 취소 등) : 보건복지부장관은 위생사가 다음 각 호의 어느 하나에 해당하는 경우에는 그 면허를 취소한다.
1. 제6조의2 제7항 각 호의 어느 하나에 해당하게 된 경우
2. 면허증을 대여한 경우

(공중위생관리법 제6조의2 제7항 : 위생사의 면허 등) : 다음 각 호의 어느 하나에 해당하는 사람은 위생사 면허를 받을 수 없다.
1. 「정신건강증진 및 정신질환자 복지서비스 지원에 관한 법률」 제3조 제1호에 따른 정신질환자. 다만, 전문의가 위생사로서 적합하다고 인정하는 사람은 그러하지 아니하다.
2. 「마약류 관리에 관한 법률」에 따른 마약류 중독자
3. 이 법, 「감염병의 예방 및 관리에 관한 법률」, 「검역법」, 「식품위생법」, 「의료법」, 「약사법」, 「마약류 관리에 관한 법률」 또는 「보건범죄 단속에 관한 특별조치법」을 위반하여 금고 이상의 실형을 선고받고 그 집행이 끝나지 아니하거나 그 집행을 받지 아니하기로 확정되지 아니한 사람

34 위생사 시험 실시는 며칠 전에 공고해야 하는가?
① 10일
② 30일
③ 60일
④ 90일
⑤ 120일

해설 (공중위생관리법 시행령 제6조의2 제1항) 21번 문제 해설 참조

정답 31 ① 32 ② 33 ③ 34 ④

35 「공중위생관리법」상 위생사의 위생업무 중 대통령령으로 정한 업무는?

① 공중위생영업소의 위생관리
② 소독업무
③ 위생용품의 위생관리
④ 음료수의 처리
⑤ 유해 곤충·설치류 및 매개체 관리

해설 (공중위생관리법 시행령 제6조의3) 법 제8조의2 제6호에서 "대통령령으로 정하는 업무"란 다음 각 호의 업무를 말한다.
1. 소독업무
2. 보건관리업무

(공중위생관리법 제8조의2) 위생사의 업무범위는 다음 각 호와 같다.
1. 공중위생영업소, 공중이용시설 및 위생용품의 위생관리
2. 음료수의 처리 및 위생관리
3. 쓰레기, 분뇨, 하수, 그 밖의 폐기물의 처리
4. 식품·식품첨가물과 이에 관련된 기구·용기 및 포장의 제조와 가공에 관한 위생관리
5. 유해 곤충·설치류 및 매개체 관리
6. 그 밖에 보건위생에 영향을 미치는 것으로서 대통령령으로 정하는 업무

36 위생사 면허증 발급 시 면허대장에 등록하는 사항으로 옳지 않은 것은?

① 국가시험 합격연월일
② 면허 등급
③ 면허연월일
④ 성명·주소
⑤ 주민등록번호

해설 (공중위생관리법 시행규칙 제11조의2 제2항) 보건복지부장관은 제1항에 따른 면허의 발급 신청이 적합하다고 인정하는 경우에는 다음 각 호의 사항이 포함된 면허대장에 해당 사항을 등록하고, 위생사 면허증을 신청인에게 발급하여야 한다.
1. 면허번호 및 면허연월일
2. 성명·주소 및 주민등록번호
3. 위생사 국가시험 합격연월일
4. 면허취소 사유 및 취소연월일
5. 면허증 재교부 사유 및 재교부연월일
6. 그 밖에 보건복지부장관이 면허의 관리에 특히 필요하다고 인정하는 사항

37 다음 중 「공중위생관리법」상 면허증을 잃어버려 재교부 받은 자는 그 후 잃어버린 면허증을 발견할 때에 지체 없이 누구에게 반납하여야 하는가?

① 국시원장
② 군수
③ 보건복지부장관
④ 시·도지사
⑤ 시장

해설 (공중위생관리법 시행규칙 제11조의3 제2항) 위생사 면허증을 잃어버린 후 재발급 받은 사람이 잃어버린 면허증을 찾은 때에는 지체없이 보건복지부장관에게 그 면허증을 반납하여야 한다.

38 다음 중 「공중위생관리법」상 위생사 면허를 재교부할 수 있는 경우인 것은?

가. 면허가 취소된 후 그 처분의 원인이 된 사유가 소멸되어 개전의 정이 현저한 자
나. 면허증의 분실
다. 면허증 기재사항 변경시
라. 면허증의 훼손

① 가, 나, 다
② 가, 다
③ 나, 라
④ 라
⑤ 가, 나, 다, 라

정답 35 ② 36 ② 37 ③ 38 ③

> **해설** (공중위생관리법 시행규칙 제11조의3 제1항) 위생사는 면허증을 잃어버리거나 못쓰게 된 경우에는 위생사 면허증 재발급 신청서에 다음 각 호의 서류(전자문서를 포함)를 첨부하여 보건복지부장관에게 제출하여야 한다.
> 1. 면허증 원본(면허증을 못쓰게 된 경우만 해당)
> 2. 분실사유서(면허증을 잃어버린 경우만 해당)
> 3. 사진 2장

39 다음 중 「공중위생관리법」상 위생사 면허의 취소사유에 해당하지 않는 것은?

① 마약류 중독자
② 면허증을 대여한 경우
③ 「의료법」을 위반하여 금고 이상의 실형을 선고받은 경우
④ 자격정지 처분을 받은 경우
⑤ 정신질환자

> **해설** (공중위생관리법 제7조의2 제1항) 보건복지부장관은 위생사가 다음 각 호의 어느 하나에 해당하는 경우에는 그 면허를 취소한다.
> 1. 제6조의2 제7항 각 호의 어느 하나에 해당하게 된 경우
> 2. 면허증을 대여한 경우
>
> (공중위생관리법 제6조의2 제7항) 다음 각 호의 어느 하나에 해당하는 사람은 위생사 면허를 받을 수 없다.
> 1. 「정신건강증진 및 정신질환자 복지서비스 지원에 관한 법률」에 따른 정신질환자. 다만, 전문의가 위생사로서 적합하다고 인정하는 사람은 그러하지 아니하다.
> 2. 「마약류 관리에 관한 법률」에 따른 마약류 중독자
> 3. 이 법, 「감염병의 예방 및 관리에 관한 법률」, 「검역법」, 「식품위생법」, 「의료법」, 「약사법」, 「마약류 관리에 관한 법률」 또는 「보건범죄 단속에 관한 특별조치법」을 위반하여 금고 이상의 실형을 선고받고 그 집행이 끝나지 아니하거나 그 집행을 받지 아니하기로 확정되지 아니한 사람

40 다음 중 위생사 면허취소 사유에 해당하지 않는 것은?

① 마약중독자, 대마 또는 향정신성 의약품 중독자
② 면허증을 대여한 자
③ 「식품위생법」을 위반하여 금고 이상의 실형을 선고받고 그 집행이 면제된 자
④ 「의료법」 등에서 금고 이상의 실형의 선고를 받고 그 집행이 종료되지 아니한 자
⑤ 정신질환자

> **해설** (공중위생관리법 제7조의2 제1항, 제6조의2 제7항) 39번 문제 해설 참조

41 다음 중 「공중위생관리법」상 다음 중 위생업무를 가장 올바르게 설명한 것은?

① 건강검진 업무
② 공중이용시설 및 위생용품의 위생관리
③ 영양업무
④ 조리업무
⑤ 질병치료업무

> **해설** (공중위생관리법 제8조의2) 35번 문제 해설 참조

정답 39 ④ 40 ③ 41 ②

42 다음 중 「공중위생관리법」상 위생사의 업무 중 대통령령으로 정하는 업무로 올바르게 조합된 것은?

가. 보건관리 업무
나. 손님의 외모를 아름답게 꾸미는 업무
다. 소독업무
라. 실내공기 정화를 위한 청소 등을 대행하는 업무

① 가, 나, 다 ② 가, 다 ③ 나, 라
④ 라 ⑤ 가, 나, 다, 라

해설 (공중위생관리법 시행령 제6조의3) 법 제8조의2 제6호에서 "대통령령으로 정하는 업무"란 다음 각 호의 업무를 말한다.
1. 소독업무
2. 보건관리업무

(공중위생관리법 제8조의2) 위생사의 업무범위는 다음 각 호와 같다.
1. 공중위생영업소, 공중이용시설 및 위생용품의 위생관리
2. 음료수의 처리 및 위생관리
3. 쓰레기, 분뇨, 하수, 그 밖의 폐기물의 처리
4. 식품·식품첨가물과 이에 관련된 기구·용기 및 포장의 제조와 가공에 관한 위생관리
5. 유해 곤충·설치류 및 매개체 관리
6. 그 밖에 보건위생에 영향을 미치는 것으로서 대통령령으로 정하는 업무

43 다음 중 「공중위생관리법」상 위생사의 업무범위가 아닌 것은?

① 공중이용시설기준 적합 여부의 확인
② 공중위생영업소의 위생관리
③ 음료수의 처리 및 위생관리
④ 유해 곤충·설치류 및 매개체 관리
⑤ 위생용품의 위생관리

해설 (공중위생관리법 제8조의2 : 위생사의 업무범위) 42번 문제 해설 참조

44 다음 중 「공중위생관리법」상 공익상 또는 선량한 풍속을 유지하기 위하여 필요하다고 인정하는 때에는 공중위생영업자 및 종사원에 대하여 영업시간 및 영업행위에 관한 필요한 제한을 할 수 있는 사람은?

① 보건복지부장관 ② 보건소장 ③ 시·도지사
④ 행정안전부장관 ⑤ 질병관리청장

해설 (공중위생관리법 제9조의2) 시·도지사 또는 시장·군수·구청장은 공익상 또는 선량한 풍속을 유지하기 위하여 필요하다고 인정하는 때에는 공중위생영업자 및 종사원에 대하여 영업시간 및 영업행위에 관한 필요한 제한을 할 수 있다. 〈개정 2024.1.30.〉
[시행일 : 2025.7.31.]

45 다음 중 「공중위생관리법」상 준수사항을 위반한 공중위생영업자에게 위생지도 및 개선을 명령하는 자로 올바른 것은?

① 경찰서장 ② 보건복지부장관 ③ 보건소장
④ 시장·군수·구청장 ⑤ 질병관리청장

해설 (공중위생관리법 제10조) 시·도지사 또는 시장·군수·구청장은 다음 각 호의 어느 하나에 해당하는 자에 대하여 보건복지부령으로 정하는 바에 따라 기간을 정하여 그 개선을 명할 수 있다. 〈개정 2024.10.22.〉
1. 공중위생영업의 종류별 시설 및 설비기준을 위반한 공중위생영업자
2. 제4조의 규정에 의한 준수사항을 위반한 공중위생영업자
[시행일 : 2025.4.23.]

정답 42 ② 43 ① 44 ③ 45 ④

46

「공중위생관리법」상 영업소 외의 장소에서 이용 또는 미용 업무를 한 경우 시장·군수·구청장은 영업의 정지 또는 영업소 폐쇄를 명할 수 있다. 다음 중 영업의 정지 기간으로 올바른 것은?

① 6개월 ② 1년 ③ 1년 6개월
④ 2년 ⑤ 3년

해설 (공중위생관리법 제11조 제1항) 시장·군수·구청장은 공중위생영업자가 다음 각 호의 어느 하나에 해당하면 6월 이내의 기간을 정하여 영업의 정지 또는 일부 시설의 사용중지를 명하거나 영업소폐쇄등을 명할 수 있다. 다만, 관광숙박업의 경우에는 해당 관광숙박업의 관할 행정기관의 장과 미리 협의하여야 한다. 〈개정 2024.10.22.〉
1. 제3조 제1항 전단에 따른 영업신고를 하지 아니하거나 시설과 설비기준을 위반한 경우
2. 제3조 제1항 후단에 따른 변경신고를 하지 아니한 경우
3. 제3조의2 제4항에 따른 지위승계신고를 하지 아니한 경우
4. 제4조에 따른 공중위생영업자의 준수사항을 지키지 아니한 경우
4의2. 제5조를 위반하여 카메라나 기계장치를 설치한 경우
5. 제8조 제2항을 위반하여 영업소 외의 장소에서 이용 또는 미용 업무를 한 경우
6. 제9조에 따른 보고를 하지 아니하거나 거짓으로 보고한 경우 또는 관계 공무원의 출입, 검사 또는 공중위생영업 장부 또는 서류의 열람을 거부·방해하거나 기피한 경우
7. 제10조에 따른 개선명령을 이행하지 아니한 경우
8. 「성매매알선 등 행위의 처벌에 관한 법률」, 「풍속영업의 규제에 관한 법률」, 「청소년 보호법」, 「아동·청소년의 성보호에 관한 법률」 또는 「의료법」 또는 「마약류 관리에 관한 법률」을 위반하여 관계 행정기관의 장으로부터 그 사실을 통보받은 경우
[시행일 : 2025.4.23.]

47

다음 중 「공중위생관리법」상 공중위생영업자가 정당한 사유 없이 6개월 이상 계속 휴업하는 경우 영업소 폐쇄를 명할 수 있는 자는?

① 보건복지부장관 ② 보건소장 ③ 시·도지사
④ 시장·군수·구청장 ⑤ 행정안전부장관

해설 (공중위생관리법 제11조 제4항) 시장·군수·구청장은 다음 각 호의 어느 하나에 해당하는 경우에는 영업소 폐쇄를 명할 수 있다. 〈개정 2024.10.22.〉
1. 공중위생영업자가 정당한 사유 없이 6개월 이상 계속 휴업하는 경우
2. 공중위생영업자가 「부가가치세법」에 따라 관할 세무서장에게 폐업신고를 하거나 관할 세무서장이 사업자 등록을 말소한 경우
3. 공중위생영업자가 영업을 하지 아니하기 위하여 영업시설의 전부를 철거한 경우
[시행일 : 2025.4.23.]

48

「공중위생관리법」상 행정처분기준의 일반기준에 대한 설명으로 가장 올바르지 못한 것은?

① 영업정지 1월은 30일을 기준으로 하고, 행정처분기준을 가중하거나 경감하는 경우 1일 미만은 처분기준 산정에서 제외한다.
② 위반행위가 2 이상인 경우로서 그에 해당하는 각각의 처분기준이 다른 경우에는 그 중 중한 처분기준에 의한다.
③ 위반행위가 2 이상인 경우로서 2 이상의 처분기준이 영업정지에 해당하는 경우에는 가장 중한 정지처분 기간에 나머지 각각의 정지처분기간을 더하여 처분한다.

정답 46 ① 47 ④ 48 ③

④ 행정처분권자는 위반사항의 내용으로 보아 그 위반정도가 경미하거나 해당위반사항에 관하여 검사로부터 기소유예의 처분을 받거나 법원으로부터 선고유예의 판결을 받은 때에는 개별기준에 불구하고 영업장폐쇄의 경우에는 3월 이상의 영업정지처분으로 경감할 수 있다.

⑤ 행정처분을 하기 위한 절차가 진행되는 기간 중에 반복하여 같은 사항을 위반한 때에는 그 위반횟수마다 행정처분 기준의 2분의 1씩 더하여 처분한다.

해설 **(공중위생관리법 시행규칙 제19조 : 행정처분기준)** 법 제7조 제1항 및 제11조 제1항부터 제4항까지의 규정(제2항은 제외한다)에 따른 행정처분의 기준은 별표 7과 같다. 〈개정 2025.2.28.〉
[별표 7] 행정처분기준(제19조 관련) 〈개정 2025.2.28.〉
Ⅰ. 일반기준
1. 위반행위가 2 이상인 경우로서 그에 해당하는 각각의 처분기준이 다른 경우에는 그중 중한 처분기준에 의하되, 2 이상의 처분기준이 영업정지에 해당하는 경우에는 가장 중한 정지처분기간에 나머지 각각의 정지처분기간의 2분의 1을 더하여 처분한다.

49. 다음 중 「공중위생관리법」상 청소년 보호법을 위반하여 폐쇄명령을 받은 후 같은 종류의 영업을 몇 년 동안 할 수 없는가?

① 1년　　　　② 2년　　　　③ 2년 6개월
④ 3년　　　　⑤ 4년

해설 **(공중위생관리법 제11조의4 제1항)** 제5조, 「성매매알선 등 행위의 처벌에 관한 법률」, 「아동·청소년의 성보호에 관한 법률」, 「풍속영업의 규제에 관한 법률」 또는 「청소년 보호법」 또는 「마약류 관리에 관한 법률」("성매매알선 등 행위의 처벌에 관한 법률」 등")을 위반하여 폐쇄명령을 받은 자(법인인 경우에는 그 대표자를 포함)는 그 폐쇄명령을 받은 후 2년이 경과하지 아니한 때에는 같은 종류의 영업을 할 수 없다. 〈개정 2024.2.6.〉

50. 다음 중 「공중위생관리법」상 시장·군수·구청장이 청문을 하여야 하는 경우에 해당하지 않는 것은?

① 미용사의 면허취소 또는 면허정지　　② 일부시설의 사용금지 명령
③ 영업소의 폐쇄명령　　　　　　　　　④ 영업정지 명령
⑤ 위생사의 면허취소 또는 면허정지

해설 **(공중위생관리법 제12조 : 청문)** 보건복지부장관 또는 시장·군수·구청장은 다음 각 호의 어느 하나에 해당하는 처분을 하려면 청문을 하여야 한다.
1. 삭제 〈2021.12.21.〉
2. 제7조에 따른 이용사와 미용사의 면허취소 또는 면허정지
3. 제7조의2에 따른 위생사의 면허취소
4. 제11조에 따른 영업정지명령, 일부 시설의 사용중지명령 또는 영업소 폐쇄명령

51. 위생사 면허를 취소하려는 경우에 청문은 누가 실시하는가?

① 보건복지부장관　　② 시·도지사　　③ 보건소장
④ 식품의약품안전처장　　⑤ 질병관리청장

해설 **(공중위생관리법 제12조 : 청문)** 50번 문제 해설 참조

정답　49 ②　50 ⑤　51 ①

52 다음 중 「공중위생관리법」상 보건복지부장관이 위생사의 면허를 취소하는 처분을 할 때 거쳐야 하는 절차는?

① 보상 ② 소청 ③ 심문
④ 재심 ⑤ 청문

해설 (공중위생관리법 제12조 : 청문) 50번 문제 해설 참조

53 다음 중 「공중위생관리법」상 위생관리수준을 향상시키기 위하여 위생서비스 평가계획을 수립하여야 하는 사람은?

① 보건복지부장관 ② 보건소장 ③ 시·도지사
④ 시장·군수·구청장 ⑤ 질병관리청장

해설 (공중위생관리법 제13조 제1항) 시·도지사는 공중위생영업소(관광숙박업의 경우 제외)의 위생관리수준을 향상시키기 위하여 위생서비스 평가계획을 수립하여 시장·군수·구청장에게 통보하여야 한다.

54 다음 중 「공중위생관리법」상 공중위생영업소의 위생서비스수준 평가는 몇 년마다 실시하는가?

① 1년 ② 2년 ③ 3년
④ 4년 ⑤ 5년

해설 (공중위생관리법 시행규칙 제20조) 법 제13조 제4항에 따른 공중위생영업소의 위생서비스수준 평가는 2년마다 실시하되, 공중위생영업소의 보건·위생관리를 위하여 특히 필요한 경우에는 보건복지부장관이 정하여 고시하는 바에 따라 공중위생영업의 종류 또는 위생관리등급별로 평가주기를 달리할 수 있다. 다만, 공중위생영업자가 휴업신고를 한 경우 해당 공중 위생영업소에 대해서는 위생서비스평가를 실시하지 않을 수 있다. 〈개정 2023.9.27.〉

55 다음 중 「공중위생관리법」상 위생관리등급의 구분 중 최우수업소의 등급은?

① 녹색등급 ② 백색등급 ③ 적색등급
④ 청색등급 ⑤ 황색등급

해설 (공중위생관리법 시행규칙 제21조 제1항) 법 제13조 제4항의 규정에 의한 위생관리등급의 구분은 다음 각호와 같다.
1. 최우수업소 : 녹색등급
2. 우수업소 : 황색등급
3. 일반관리대상 업소 : 백색등급

56 위생사서비스 수준의 평가에 따른 위생관리등급 구분에 대하여 바르게 설명한 것은?

① 우수업소는 녹색등급이다. ② 우수업소는 백색등급이다.
③ 일반관리대상 업소는 백색등급이다. ④ 일반관리대상 업소는 황색등급이다.
⑤ 최우수업소는 골드등급이다.

해설 (공중위생관리법 시행규칙 제21조 제1항) 55번 문제 해설 참조

정답 52 ⑤ 53 ③ 54 ② 55 ① 56 ③

57 「공중위생관리법」상 위생관리등급을 공중위생영업자에게 통보하고 이를 공표하는 자는?

① 보건복지부장관 ② 시장·군수·구청장 ③ 식품의약품안전처장
④ 질병관리청장 ⑤ 환경부장관

해설 **(공중위생관리법 제14조 제1항 : 위생관리등급 공표등)** 시장·군수·구청장은 보건복지부령이 정하는 바에 의하여 위생서비스 평가의 결과에 따른 위생관리등급을 해당 공중위생영업자에게 통보하고 이를 공표하여야 한다.

58 다음 중 「공중위생관리법」상 공중위생감시원에 대한 설명으로 올바르지 못한 것은?

① 공중위생감시원은 위생지도 및 개선명령 이행여부를 확인하는 업무를 하게 된다.
② 공중위생 행정에 종사하는 자 중 공중위생 감시에 관한 교육훈련을 4주 이상 받은 자를 공중위생 행정에 종사하는 기간 동안 공중위생감시원으로 임명할 수 있다.
③ 시·도지사가 위생사 또는 환경기사 2급 이상의 자격증이 있는 자를 임명한다.
④ 특별시·광역시·도 및 시·군·구(자치구에 한한다)에 공중위생감시원을 둔다.
⑤ 1년 이상 공중위생 행정에 종사한 경력이 있는 자도 임명될 수 있다.

해설 **(공중위생관리법 시행령 제8조 제2항)** 시·도지사 또는 시장·군수·구청장은 제1항 각 호의 어느 하나에 해당하는 사람만으로는 공중위생감시원의 인력확보가 곤란하다고 인정되는 때에는 공중위생 행정에 종사하는 사람 중 공중위생 감시에 관한 교육훈련을 2주 이상 받은 사람을 공중위생 행정에 종사하는 기간 동안 공중위생감시원으로 임명할 수 있다.
(공중위생관리법 제15조 제1항) 제3조, 제3조의2, 제4조 또는 제8조 내지 제11조의 규정에 의한 관계공무원의 업무를 행하게 하기 위하여 특별시·광역시·도 및 시·군·구(자치구에 한한다)에 공중위생감시원을 둔다.
(공중위생관리법 시행령 제8조 제1항) 법 제15조에 따라 특별시장·광역시장·도지사("시·도지사") 또는 시장·군수·구청장은 다음 각 호의 어느 하나에 해당하는 소속 공무원 중에서 공중위생감시원을 임명한다.
1. 위생사 또는 환경기사 2급 이상의 자격증이 있는 사람
2. 대학에서 화학·화공학·환경공학 또는 위생학 분야를 전공하고 졸업한 사람 또는 법령에 따라 이와 같은 수준 이상의 학력이 있다고 인정되는 사람
3. 외국에서 위생사 또는 환경기사의 면허를 받은 사람
4. 1년 이상 공중위생 행정에 종사한 경력이 있는 사람

59 「공중위생관리법」상 공중위생감시원의 자격이 있는 자는?

① 수산제조기사 ② 식품기사 ③ 영양사
④ 위생사 ⑤ 조리사

해설 **(공중위생관리법 시행령 제8조 제1항 : 공중위생감시원의 자격 및 임명)** 58번 문제 해설 참조

60 다음 중 「공중위생관리법」상 공중위생감시원의 업무에 해당하지 않는 것은?

① 공중위생 영업소의 영업의 정지 및 폐쇄명령
② 공중위생영업의 시설 및 설비의 확인
③ 공중위생영업자의 위생관리 의무 및 준수사항 이행여부의 확인
④ 위생교육 이행여부의 확인
⑤ 위생지도 및 개선명령 이행여부의 확인

정답 57 ② 58 ② 59 ④ 60 ①

해설 **(공중위생관리법 시행령 제9조)** 법 제15조에 따른 공중위생감시원의 업무는 다음 각 호와 같다.
1. 법 제3조 제1항의 규정에 의한 시설 및 설비의 확인
2. 공중위생영업 관련 시설 및 설비의 위생상태 확인·검사, 공중위생영업자의 위생관리의무 및 영업자준수사항 이행여부의 확인
3. 삭제 〈2016.8.2.〉
4. 위생지도 및 개선명령 이행여부의 확인
5. 공중위생영업소의 영업의 정지, 일부 시설의 사용중지 또는 영업소 폐쇄명령 이행여부의 확인
6. 위생교육 이행여부의 확인

61 「공중위생관리법」상 공중위생감시원의 업무범위가 아닌 것은?
① 공중위생관리법의 위반행위에 대한 신고 및 자료 제공
② 공중위생영업 관련 시설 및 설비의 위생상태 확인·검사
③ 공중위생영업의 종류별 시설 및 설비의 확인
④ 위생교육 이행여부의 확인
⑤ 위생지도 및 개선명령 이행여부의 확인

해설 **(공중위생관리법 시행령 제9조 : 공중위생감시원의 업무범위)** 60번 문제 해설 참조

62 공중위생감시원을 두지 않아도 되는 곳은?
① 광역시　　② 도　　③ 시·군·구(자치구에 한함)
④ 질병관리청　　⑤ 특별시

해설 **(공중위생관리법 제15조 제1항)** 제3조, 제3조의2, 제4조 또는 제8조 내지 제11조의 규정에 의한 관계공무원의 업무를 행하게 하기 위하여 특별시·광역시·도 및 시·군·구(자치구에 한한다)에 공중위생감시원을 둔다.

63 다음 중 「공중위생관리법」상 위생교육에 대한 설명으로 올바르지 못한 내용은?
① 공중위생영업을 신고하는 자는 미리 위생교육을 받아야 한다.
② 공중위생영업자는 매년 위생교육을 받아야 한다.
③ 부득이한 경우 영업개시 6개월 이내에 위생교육을 받을 수 있다.
④ 위생교육은 시·도지사가 허가한 단체가 실시한다.
⑤ 위생교육을 받아야 하는 자 중 영업에 직접 종사하지 아니한 자는 책임자로 하여금 위생교육을 받게 하여야 한다.

해설 **(공중위생관리법 제17조)**
① 공중위생영업자는 매년 위생교육을 받아야 한다.
② 제3조 제1항 전단의 규정에 의하여 신고를 하고자 하는 자는 미리 위생교육을 받아야 한다. 다만, 보건복지부령으로 정하는 부득이한 사유로 미리 교육을 받을 수 없는 경우에는 영업개시 후 6개월 이내에 위생교육을 받을 수 있다.
③ 제1항 및 제2항의 규정에 따른 위생교육을 받아야 하는 자 중 영업에 직접 종사하지 아니하거나 2 이상의 장소에서 영업을 하는 자는 종업원 중 영업장별로 공중위생에 관한 책임자를 지정하고 그 책임자로 하여금 위생교육을 받게 하여야 한다.
④ 제1항부터 제3항까지의 규정에 따른 위생교육은 보건복지부장관이 허가한 단체 또는 제16조에 따른 단체가 실시할 수 있다.
⑤ 제1항부터 제4항까지의 규정에 따른 위생교육의 방법·절차 등에 관하여 필요한 사항은 보건복지부령으로 정한다.

정답　61 ①　62 ④　63 ④

64 다음 중 아래 괄호 안에 들어갈 내용으로 옳은 것은?

> 위생교육(법 제17조)
> ① 공중위생영업자는 (   ) 위생교육을 받아야 한다.
> ② 신고를 하고자 하는 자는 미리 위생교육을 받아야 한다. 다만, 보건복지부령으로 정하는 부득이한 사유로 미리 교육을 받을 수 없는 경우에는 영업개시 후 (   ) 이내에 위생교육을 받을 수 있다.

① 매년 - 6개월　　② 매년 - 1년　　③ 2년에 1회 - 6개월
④ 2년에 1회 - 1년　　⑤ 3년에 1회 - 1년

해설 (공중위생관리법 제17조)
① 공중위생영업자는 매년 위생교육을 받아야 한다.
② 제3조 제1항 전단의 규정에 의하여 신고를 하고자 하는 자는 미리 위생교육을 받아야 한다. 다만, 보건복지부령으로 정하는 부득이한 사유로 미리 교육을 받을 수 없는 경우에는 영업 개시 후 6개월 이내에 위생교육을 받을 수 있다.

65 「공중위생관리법」상 공중위생영업자는 매년 위생교육을 받아야 한다. 다음 중 위생교육은 몇 시간으로 하며, 교육에 관한 기록은 몇 년간 보관하는가?

① 2시간, 2년　　② 3시간, 2년　　③ 4시간, 3년
④ 5시간, 3년　　⑤ 8시간, 5년

해설 (공중위생관리법 시행규칙 제23조 : 위생교육)
① 법 제17조에 따른 위생교육은 집합교육과 온라인 교육을 병행하여 실시하되, 교육시간은 3시간으로 한다. 〈개정 2022.6.22.〉
② 위생교육의 내용은 「공중위생관리법」 및 관련 법규, 소양교육, 기술교육, 그 밖에 공중위생에 관하여 필요한 내용으로 한다.
③ 동일한 공중위생영업자가 법 제2조 제1항 제5호 각 목 중 둘 이상의 미용업을 같은 장소에서 하는 경우에는 그 중 하나의 미용업에 대한 위생교육을 받으면 나머지 미용업에 대한 위생교육도 받은 것으로 본다. 〈신설 2020.6.4.〉
④ 위생교육 대상자 중 보건복지부장관이 고시하는 섬·벽지지역에서 영업을 하고 있거나 하려는 자에 대하여는 교육교재를 배부하여 이를 익히고 활용하도록 함으로써 교육에 갈음할 수 있다. 〈개정 2022.6.22.〉
⑤ 위생교육 대상자 중 휴업신고를 한 자에 대해서는 휴업신고를 한 다음 해부터 영업을 재개하기 전까지 위생교육을 유예할 수 있다. 〈개정 2023.9.27.〉
⑥ 법 제17조 제2항 단서에 따라 영업신고 전에 위생교육을 받아야 하는 자 중 다음 각 호의 어느 하나에 해당하는 자는 영업신고를 한 후 6개월 이내에 위생교육을 받을 수 있다. 〈개정 2022.6.22.〉
　1. 천재지변, 본인의 질병·사고, 업무상 국외출장 등의 사유로 교육을 받을 수 없는 경우
　2. 교육을 실시하는 단체의 사정 등으로 미리 교육을 받기 불가능한 경우
⑦ 위생교육을 받은 자가 위생교육을 받은 날부터 2년 이내에 위생교육을 받은 업종과 같은 업종의 영업을 하려는 경우 해당 영업에 대한 위생교육을 받은 것으로 본다. 〈개정 2020.6.4.〉
⑧ 위생교육을 실시하는 단체는 보건복지부장관이 고시한다. 〈개정 2020.6.4.〉
⑨ 위생교육 실시단체는 교육교재를 편찬하여 교육대상자에게 제공하여야 한다. 〈개정 2020.6.4.〉
⑩ 위생교육 실시단체의 장은 위생교육을 수료한 자에게 수료증을 교부하고, 교육실시 결과를 교육 후 1개월 이내에 시장·군수·구청장에게 통보하여야 하며, 수료증 교부대장 등 교육에 관한 기록을 2년 이상 보관·관리하여야 한다. 〈개정 2020.6.4.〉
⑪ 제1항부터 제10항까지의 규정 외에 위생교육에 관하여 필요한 세부사항은 보건복지부장관이 정한다. 〈개정 2022.6.22.〉

정답　64 ①　65 ②

66 다음 중 「공중위생관리법」상 ( ) 안에 들어갈 내용으로 옳은 것은?

> 위생교육 실시단체의 장은 위생교육을 수료한 자에게 수료증을 교부하고, 수료증 교부대장 등 교육에 관한 기록을 ( ) 이상 보관·관리하여야 한다.

① 1년 ② 2년 ③ 3년
④ 5년 ⑤ 10년

해설 (공중위생관리법 시행규칙 제23조 제10항 : 위생교육) 65번 문제 해설 참조

67 다음 중 「공중위생관리법」상 다른 사람에게 위생사의 면허증을 빌려주거나 빌린 사람 또는 이를 알선한 사람에 대한 벌칙에 해당하는 것은?

① 1년 이하의 징역 또는 1천만원 이하의 벌금
② 6개월 이하의 징역 또는 500만원 이하의 벌금
③ 300만원 이하의 벌금
④ 300만원 이하의 과태료
⑤ 200만원 이하의 과태료

해설 (공중위생관리법 제20조 제4항) 다음 각 호의 어느 하나에 해당하는 사람은 300만원 이하의 벌금에 처한다. 〈개정 2021.12.21.〉
1. 다른 사람에게 이용사 또는 미용사의 면허증을 빌려주거나 빌린 사람
2. 이용사 또는 미용사의 면허증을 빌려주거나 빌리는 것을 알선한 사람
3. 다른 사람에게 위생사의 면허증을 빌려주거나 빌린 사람
4. 위생사의 면허증을 빌려주거나 빌리는 것을 알선한 사람
5. 제7조 제1항에 따른 면허의 취소 또는 정지 중에 이용업 또는 미용업을 한 사람
6. 면허를 받지 아니하고 이용업 또는 미용업을 개설하거나 그 업무에 종사한 사람

68 다음 중 「공중위생관리법」상 규정을 위반하여 위생사의 명칭을 사용한 자에 대한 과태료 요금은?

① 10만원 이하의 과태료에 처한다. ② 30만원 이하의 과태료에 처한다.
③ 50만원 이하의 과태료에 처한다. ④ 100만원 이하의 과태료에 처한다.
⑤ 300만원 이하의 과태료에 처한다.

해설 (공중위생관리법 제22조)
① 다음 각 호의 1에 해당하는 자는 300만원 이하의 과태료에 처한다.
  1. 삭제 〈2016.2.3.〉
  1의2. 목욕장의 수질기준 또는 위생기준을 준수하지 아니한 자로서 개선명령에 따르지 아니한 자
  2. 숙박업소의 시설 및 설비를 위생적이고 안전하게 관리하지 아니한 자
  3. 목욕장업소의 시설 및 설비를 위생적이고 안전하게 관리하지 아니한 자
  4. 제9조의 규정에 의한 보고를 하지 아니하거나 관계공무원의 출입·검사 기타 조치를 거부·방해 또는 기피한 자
  5. 제10조의 규정에 의한 개선명령에 위반한 자
  6. 제11조의5를 위반하여 이용업소 표시등을 설치한 자
② 다음 각 호의 1에 해당하는 자는 200만원 이하의 과태료에 처한다.
  1. 이용업소의 위생관리 의무를 지키지 아니한 자
  2. 미용업소의 위생관리 의무를 지키지 아니한 자
  3. 세탁업소의 위생관리 의무를 지키지 아니한 자
  4. 건물위생관리업소의 위생관리 의무를 지키지 아니한 자
  5. 영업소 외의 장소에서 이용 또는 미용업무를 행한 자
  6. 제17조 제1항의 규정에 위반하여 위생교육을 받지 아니한 자
③ 제19조의3을 위반하여 위생사의 명칭을 사용한 자에게는 100만원 이하의 과태료를 부과한다.

정답 66 ② 67 ③ 68 ④

69

1회독 2회독 3회독 | 2014 기출유사

「공중위생관리법」상 '같은 명칭의 사용금지' 규정을 위반하여 위생사의 명칭을 사용한 자에 대해 처하는 과태료 부과에 대해, 다음 괄호에 알맞은 것은?

- 위생사의 명칭을 사용한 자에게는 (　　) 이하의 과태료를 부과한다.
- 위생사의 명칭을 사용한 경우 과태료 (　　)

① 50만원 － 100만원　　② 100만원 － 50만원　　③ 100만원 － 100만원
④ 200만원 － 100만원　　⑤ 100만원 － 200만원

해설 **(공중위생관리법 제22조 제3항)** 제19조의3을 위반하여 위생사의 명칭을 사용한 자에게는 100만원 이하의 과태료를 부과한다.

(공중위생관리법 시행령 별표 2 : 과태료의 부과기준)

2. 개별기준

위반행위	근거 법조문	과태료
가. 법 제4조 제2항을 위반하여 목욕장의 목욕물 중 원수의 수질기준 또는 위생기준을 준수하지 않은 자로서 법 제10조에 따른 개선명령에 따르지 않은 경우	법 제22조 제1항 제1호의2	150만원
나. 법 제4조 제2항을 위반하여 목욕장의 목욕물 중 욕조수의 수질기준 또는 위생기준을 준수하지 않은 자로서 법 제10조에 따른 개선명령에 따르지 않은 경우	법 제22조 제1항 제1호의2	150만원
다. 법 제4조 제3항 각 호 및 같은 조 제7항을 위반하여 이용업소의 위생관리 의무를 지키지 않은 경우	법 제22조 제2항 제1호	80만원
라. 법 제4조 제4항 각 호 및 같은 조 제7항을 위반하여 미용업소의 위생관리 의무를 지키지 않은 경우	법 제22조 제2항 제2호	80만원
마. 법 제4조 제5항 및 제7항을 위반하여 세탁업소의 위생관리 의무를 지키지 않은 경우	법 제22조 제2항 제3호	60만원
바. 법 제4조 제6항 및 제7항을 위반하여 건물위생관리업의 위생관리 의무를 지키지 않은 경우	법 제22조 제2항 제4호	60만원
사. 법 제4조 제7항을 위반하여 숙박업소의 시설 및 설비를 위생적이고 안전하게 관리하지 않은 경우	법 제22조 제1항 제2호	90만원
아. 법 제4조 제7항을 위반하여 목욕장업소의 시설 및 설비를 위생적이고 안전하게 관리하지 않은 경우	법 제22조 제1항 제3호	90만원
자. 법 제8조 제2항을 위반하여 영업소 외의 장소에서 이용 또는 미용업무를 행한 경우	법 제22조 제2항 제5호	80만원
차. 법 제9조에 따른 보고를 하지 않거나 관계공무원의 출입·검사 기타 조치를 거부·방해 또는 기피한 경우	법 제22조 제1항 제4호	150만원
카. 법 제10조에 따른 개선명령에 위반한 경우	법 제22조 제1항 제5호	150만원
타. 법 제11조의5를 위반하여 이용업소표시등을 설치한 경우	법 제22조 제1항 제6호	90만원
파. 법 제17조 제1항을 위반하여 위생교육을 받지 않은 경우	법 제22조 제2항 제6호	60만원
하. 법 제19조의3을 위반하여 위생사의 명칭을 사용한 경우	법 제22조 제3항	50만원

정답 69 ②

CHAPTER 02 식품위생법

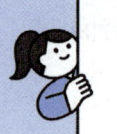

01 다음 중 「식품위생법」의 목적에 해당하지 않는 것은?
① 국민 건강의 보호·증진에 이바지
② 식품에 관한 올바른 정보 제공
③ 식품영양의 질적 향상 도모
④ 식품으로 인하여 생기는 위생상 위해 방지
⑤ 위생업무에 종사하는 위생사의 자격에 관한 필요한 사항 규정

해설 (식품위생법 제1조 : 목적) 이 법은 식품으로 인하여 생기는 위생상의 위해를 방지하고 식품영양의 질적 향상을 도모하며 식품에 관한 올바른 정보를 제공함으로써 국민 건강의 보호·증진에 이바지함을 목적으로 한다. 〈개정 2022.6.10.〉

02 다음 중 「식품위생법」에서 정의하는 식품에 대한 설명으로 올바른 것은?
① 모든 음식물
② 모든 음식물과 첨가물
③ 모든 음식물과 첨가물, 화학적 합성품
④ 의약품으로 섭취하는 것을 제외한 모든 음식물
⑤ 화학적 합성품을 제외한 모든 음식물

해설 (식품위생법 제2조 제1호) "식품"이란 모든 음식물(의약으로 섭취하는 것은 제외)을 말한다.

03 「식품위생법」상 기구란 식품 또는 식품첨가물에 직접 닿는 기계·기구나 그 밖의 물건을 말한다. 다음 중 기구의 사용과 다른 것은?
① 수수, 판매　　② 운반, 진열
③ 제조, 가공　　④ 조리, 저장
⑤ 채취, 제조

해설 (식품위생법 제2조 제4호) "기구"란 다음 각 목의 어느 하나에 해당하는 것으로서 식품 또는 식품첨가물에 직접 닿는 기계·기구나 그 밖의 물건(농업과 수산업에서 식품을 채취하는 데에 쓰는 기계·기구나 그 밖의 물건 및 「위생용품 관리법」에 따른 위생용품은 제외)을 말한다.
　가. 음식을 먹을 때 사용하거나 담는 것
　나. 식품 또는 식품첨가물을 채취·제조·가공·조리·저장·소분[완제품을 나누어 유통을 목적으로 재포장하는 것]·운반·진열할 때 사용하는 것

정답　01 ⑤　02 ④　03 ①

04 다음 중 「식품위생법」상의 용어 정의가 올바르지 못한 것은?

① 식품위생이란 식품, 식품첨가물, 기구 또는 용기·포장을 대상으로 하는 음식에 관한 위생을 말한다.
② 식품이란 의약으로 섭취하는 것을 제외한 모든 음식물을 말한다.
③ 식품첨가물이란 식품을 제조·가공 또는 보존하는 과정에서 식품에 넣거나 섞는 물질 또는 식품을 적시는 등에 사용되는 물질을 말한다.
④ 용기·포장이란 식품 또는 식품첨가물을 담아서 파는 그릇을 말한다.
⑤ 위해란 식품, 식품첨가물, 기구 또는 용기·포장에 존재하는 위험요소로써 인체의 건강을 해치거나 해칠 우려가 있는 것을 말한다.

해설 (**식품위생법 제2조**) 이 법에서 사용하는 용어의 뜻은 다음과 같다. 〈개정 2020.12.29.〉
1. "식품"이란 모든 음식물(의약으로 섭취하는 것은 제외)을 말한다.
2. "식품첨가물"이란 식품을 제조·가공·조리 또는 보존하는 과정에서 감미, 착색, 표백 또는 산화방지 등을 목적으로 식품에 사용되는 물질을 말한다. 이 경우 기구·용기·포장을 살균·소독하는 데에 사용되어 간접적으로 식품으로 옮아갈 수 있는 물질을 포함한다.
3. "화학적 합성품"이란 화학적 수단으로 원소 또는 화합물에 분해 반응 외의 화학 반응을 일으켜서 얻은 물질을 말한다.
4. "기구"란 다음 각 목의 어느 하나에 해당하는 것으로서 식품 또는 식품첨가물에 직접 닿는 기계·기구나 그 밖의 물건(농업과 수산업에서 식품을 채취하는 데에 쓰는 기계·기구나 그 밖의 물건 및 「위생용품 관리법」 제2조 제1호에 따른 위생용품은 제외)을 말한다.
   가. 음식을 먹을 때 사용하거나 담는 것
   나. 식품 또는 식품첨가물을 채취·제조·가공·조리·저장·소분[완제품을 나누어 유통을 목적으로 재포장하는 것을 말한다.]·운반·진열할 때 사용하는 것
5. "용기·포장"이란 식품 또는 식품첨가물을 넣거나 싸는 것으로서 식품 또는 식품첨가물을 주고받을 때 함께 건네는 물품을 말한다.
5의2. "공유주방"이란 식품의 제조·가공·조리·저장·소분·운반에 필요한 시설 또는 기계·기구 등을 여러 영업자가 함께 사용하거나, 동일한 영업자가 여러 종류의 영업에 사용할 수 있는 시설 또는 기계·기구 등이 갖춰진 장소를 말한다.
6. "위해"란 식품, 식품첨가물, 기구 또는 용기·포장에 존재하는 위험요소로서 인체의 건강을 해치거나 해칠 우려가 있는 것을 말한다.
7. 삭제 〈2018.3.13.〉
8. 삭제 〈2018.3.13.〉
9. "영업"이란 식품 또는 식품첨가물을 채취·제조·가공·조리·저장·소분·운반 또는 판매하거나 기구 또는 용기·포장을 제조·운반·판매하는 업(농업과 수산업에 속하는 식품 채취업은 제외한다. 이하 이 호에서 "식품제조업등"이라 한다)을 말한다. 이 경우 공유주방을 운영하는 업과 공유주방에서 식품제조업등을 영위하는 업을 포함한다.
10. "영업자"란 제37조 제1항에 따라 영업허가를 받은 자나 같은 조 제4항에 따라 영업신고를 한 자 또는 같은 조 제5항에 따라 영업등록을 한 자를 말한다.
11. "식품위생"이란 식품, 식품첨가물, 기구 또는 용기·포장을 대상으로 하는 음식에 관한 위생을 말한다.
12. "집단급식소"란 영리를 목적으로 하지 아니하면서 특정 다수인에게 계속하여 음식물을 공급하는 다음 각 목의 어느 하나에 해당하는 곳의 급식시설로서 대통령령으로 정하는 시설을 말한다.
    가. 기숙사
    나. 학교, 유치원, 어린이집
    다. 병원
    라. 「사회복지사업법」 제2조 제4호의 사회복지시설
    마. 산업체
    바. 국가, 지방자치단체 및 「공공기관의 운영에 관한 법률」 제4조 제1항에 따른 공공기관
    사. 그 밖의 후생기관 등
13. "식품이력추적관리"란 식품을 제조·가공단계부터 판매단계까지 각 단계별로 정보를 기록·관리하여 그 식품의 안전성 등에 문제가 발생할 경우 그 식품을 추적하여 원인을 규명하고 필요한 조치를 할 수 있도록 관리하는 것을 말한다.
14. "식중독"이란 식품 섭취로 인하여 인체에 유해한 미생물 또는 유독물질에 의하여 발생하였거나 발생한 것으로 판단되는 감염성 질환 또는 독소형 질환을 말한다.
15. "집단급식소에서의 식단"이란 급식대상 집단의 영양섭취기준에 따라 음식명, 식재료, 영양성분, 조리방법, 조리인력 등을 고려하여 작성한 급식계획서를 말한다.

정답 04 ④

05 다음 중 「식품위생법」에서 정의하는 식품위생에 해당하지 않는 것은?
① 기구 또는 용기
② 식품
③ 식품첨가물
④ 치료를 목적으로 섭취하는 식품
⑤ 포장

해설 (식품위생법 제2조 제11호) "식품위생"이란 식품, 식품첨가물, 기구 또는 용기·포장을 대상으로 하는 음식에 관한 위생을 말한다.

06 다음 중 「식품위생법」에서 정의하는 집단급식소에 해당하지 않는 것은?
① 공장 급식소
② 대중음식점
③ 병원 급식소
④ 학교기숙사
⑤ 후생기관 급식소

해설 (식품위생법 제2조 제12호) "집단급식소"란 영리를 목적으로 하지 아니하면서 특정 다수인에게 계속하여 음식물을 공급하는 다음 각 목의 어느 하나에 해당하는 곳의 급식시설로서 대통령령으로 정하는 시설을 말한다.
가. 기숙사 나. 학교, 유치원, 어린이집 다. 병원 라. 사회복지시설
마. 산업체 바. 국가, 지방자치단체 및 공공기관 사. 그 밖의 후생기관 등

07 다음 중 「식품위생법」상 집단급식소와 관계가 없는 것은?
① 계속적
② 기숙사, 학교 등 급식 시설
③ 다수인에 음식 공급
④ 영리를 목적
⑤ 1회 50인 이상 급식

해설 (식품위생법 제2조 제12호) "집단급식소"란 영리를 목적으로 하지 아니하면서 특정 다수인에게 계속하여 음식물을 공급하는 다음 각 목의 어느 하나에 해당하는 곳의 급식시설로서 대통령령으로 정하는 시설을 말한다.
가. 기숙사 나. 학교, 유치원, 어린이집 다. 병원 라. 사회복지시설
마. 산업체 바. 국가, 지방자치단체 및 공공기관 사. 그 밖의 후생기관 등
(식품위생법 시행령 제2조) 「식품위생법」 제2조 제12호에 따른 집단급식소는 1회 50명 이상에게 식사를 제공하는 급식소를 말한다.

08 「식품위생법」상 집단급식소는 1회 몇 명 이상에게 식사를 제공하는 급식소를 말하는가?
① 10명
② 20명
③ 30명
④ 40명
⑤ 50명

해설 (식품위생법 시행령 제2조 : 집단급식소의 범위) 「식품위생법」 제2조 제12호에 따른 집단급식소는 1회 50명 이상에게 식사를 제공하는 급식소를 말한다.

정답 05 ④ 06 ② 07 ④ 08 ⑤

09 「식품위생법」상 식품의 정의는?

① 모든 음식물을 말한다.
② 모든 음식물과 첨가물을 말한다.
③ 모든 음식물과 첨가물과 화학적 합성품을 말한다.
④ 의약으로 섭취하는 것을 제외한 모든 음식물을 말한다.
⑤ 화학적 합성품을 제외한 모든 음식물을 말한다.

해설 (식품위생법 제2조 제1호) "식품"이란 모든 음식물(의약으로 섭취하는 것은 제외)을 말한다.

10 「식품위생법」상 용어에 대한 정의로 옳지 않은 것은?

① '식품'이란 의약으로 섭취하는 것을 포함한, 모든 음식물을 말한다.
② '화학적 합성품'이란 화학적 수단으로 원소 또는 화합물에 분해 반응 외의 화학 반응을 일으켜서 얻은 물질을 말한다.
③ '용기·포장'이란 식품 또는 식품첨가물을 넣거나 싸는 것으로서 식품 또는 식품첨가물을 주고받을 때 함께 건네는 물품을 말한다.
④ '위해'란 식품, 식품첨가물, 기구 또는 용기·포장에 존재하는 위험요소로서 인체의 건강을 해치거나 해칠 우려가 있는 것을 말한다.
⑤ '식중독'이란 식품 섭취로 인하여 인체에 유해한 미생물 또는 유독물질에 의하여 발생하였거나 발생한 것으로 판단되는 감염성 질환 또는 독소형 질환을 말한다.

해설 (식품위생법 제2조 : 정의) 4번 문제 해설 참조

11 다음 중 「식품위생법」상 판매금지에 해당하지 않는 식품은?

① 미숙한 것이나 인체의 건강을 해할 우려가 없는 것
② 병을 일으키는 미생물에 오염되었거나 그러할 염려가 있어 인체의 건강을 해칠 우려가 있는 것
③ 불결하거나 다른 물질이 섞이거나 첨가된 것
④ 썩거나 상하거나 설익어서 인체의 건강을 해칠 우려가 있는 것
⑤ 영업자가 아닌 자가 제조·가공·소분한 것

해설 (식품위생법 제4조) 누구든지 다음 각 호의 어느 하나에 해당하는 식품등을 판매하거나 판매할 목적으로 채취·제조·수입·가공·사용·조리·저장·소분·운반 또는 진열하여서는 아니 된다.
1. 썩거나 상하거나 설익어서 인체의 건강을 해칠 우려가 있는 것
2. 유독·유해물질이 들어 있거나 묻어 있는 것 또는 그러할 염려가 있는 것. 다만, 식품의약품안전처장이 인체의 건강을 해칠 우려가 없다고 인정하는 것은 제외한다.
3. 병을 일으키는 미생물에 오염되었거나 그러할 염려가 있어 인체의 건강을 해칠 우려가 있는 것
4. 불결하거나 다른 물질이 섞이거나 첨가된 것 또는 그 밖의 사유로 인체의 건강을 해칠 우려가 있는 것
5. 안전성 심사 대상인 농·축·수산물 등 가운데 안전성 심사를 받지 아니하였거나 안전성 심사에서 식용으로 부적합하다고 인정된 것
6. 수입이 금지된 것 또는 수입신고를 하지 아니하고 수입한 것
7. 영업자가 아닌 자가 제조·가공·소분한 것

정답 09 ④ 10 ① 11 ①

12 다음 중 판매금지대상이 되는 식품이 아닌 것은?

① 썩거나 설익어서 인체의 건강을 해칠 수 있는 식품
② 안전성 심사를 받지 않은 식품
③ 영업허가를 받지 않은 자가 제조・가공・소분한 식품
④ 유독・유해물질이 들어 있거나 묻어 있는 식품
⑤ 제품외관이 좋지 않은 식품

해설 **(식품위생법 제4조)** 11번 문제 해설 참조

13 「식품위생법」상 누구든지 총리령으로 정하는 질병에 걸렸거나 걸렸을 염려가 있는 동물이나 그 질병에 걸려 죽은 동물의 어떤 부위를 판매할 수 없다. 다음 중 이에 해당하지 않고 판매할 수 있는 것은?

① 가죽 ② 유골 ③ 장기
④ 젖   ⑤ 혈액

해설 **(식품위생법 제5조)** 누구든지 총리령으로 정하는 질병에 걸렸거나 걸렸을 염려가 있는 동물이나 그 질병에 걸려 죽은 동물의 고기・뼈・젖・장기 또는 혈액을 식품으로 판매하거나 판매할 목적으로 채취・수입・가공・사용・조리・저장・소분 또는 운반 하거나 진열하여서는 아니 된다.

14 다음 중 판매가 금지된 병든 동물이나 병에 걸려 죽은 동물의 질병이 아닌 것은?

① 레지오넬라증   ② 리스테리아병   ③ 살모넬라병
④ 선모충증   ⑤ 파스튜렐라병

해설 **(식품위생법 시행규칙 제4조 : 판매등이 금지되는 병든 동물 고기 등)** 법 제5조에서 "총리령으로 정하는 질병"이란 다음 각 호의 질병을 말한다.
1. 「축산물 위생관리법 시행규칙」 별표 3 제1호 다목에 따라 도축이 금지되는 가축전염병
2. 리스테리아병, 살모넬라병, 파스튜렐라병 및 선모충증

(축산물 위생관리법 시행규칙 별표 3 : 제1호 다목에 따라 도축이 금지되는 가축전염병) 〈개정 2023.3.2.〉
다. 검사관은 가축의 검사 결과 다음에 해당되는 가축에 대해서는 도축을 금지하도록 해야 한다.
(1) 다음의 가축질병에 걸렸거나 걸렸다고 믿을 만한 역학조사・정밀검사 결과나 임상증상이 있는 가축
(가) 우역・우폐역・구제역・탄저・기종저・불루텅병・리프트계곡열・럼프스킨병・가성우역・소유행열・결핵병・브 루셀라병・요네병(전신증상을 나타낸 것만 해당)・스크래피・소해면상뇌증(BSE)・소류코시스(임상증상을 나타낸 것만 해당)・아나플라즈마병(아나플라즈마 마지나레만 해당)・바베시아병(바베시아 비제미나 및 보비스만 해당)・ 타이레리아병(타이레리아 팔마 및 에눌라타만 해당)
(나) 돼지열병・아프리카돼지열병・돼지수포병・돼지텟센병・돼지단독・돼지일본뇌염
(다) 양두・수포성구내염・비저・말전염성빈혈・아프리카마역・광견병
(라) 뉴캣슬병・가금콜레라・추백리・조류인플루엔자・닭전염성후두기관염・닭전염성기관지염・가금티프스
(마) 현저한 증상을 나타내거나 인체에 위해를 끼칠 우려가 있다고 판단되는 파상풍・농독증・패혈증・요독증・황달・수 종・종양・중독증・전신쇠약・전신빈혈증・이상고열증상・주사반응(생물학적 제제에 의하여 현저한 반응을 나 타낸 것만 해당)
(2) 강제로 물을 먹였거나 먹였다고 믿을 만한 역학조사・정밀검사 결과나 임상증상이 있는 가축

정답 12 ⑤ 13 ① 14 ①

15 「식품위생법」상 질병에 걸려 죽은 동물의 고기는 판매할 수 없다. 이에 해당하지 않는 질병은?

① 리스테리아병 ② 살모넬라병 ③ 선모충증
④ 유구조충증 ⑤ 파스튜렐라병

해설 (식품위생법 시행규칙 제4조 : 판매 등이 금지되는 병든 동물 고기 등) 법 제5조에서 "총리령으로 정하는 질병"이란 다음 각 호의 질병을 말한다.
1. 「축산물 위생관리법 시행규칙」 별표 3 제1호 다목에 따라 도축이 금지되는 가축전염병
2. 리스테리아병, 살모넬라병, 파스튜렐라병 및 선모충증

(식품위생법 제5조 : 병든 동물 고기 등의 판매 등 금지) 누구든지 총리령으로 정하는 질병에 걸렸거나 걸렸을 염려가 있는 동물이나 그 질병에 걸려 죽은 동물의 고기·뼈·젖·장기 또는 혈액을 식품으로 판매하거나 판매할 목적으로 채취·수입·가공·사용·조리·저장·소분 또는 운반하거나 진열하여서는 아니 된다.

16 다음 중 「식품위생법」상 판매금지되는 식품에 해당하지 않는 것은?

① 기준과 규격 및 표시기준에 맞지 않는 식품 또는 식품첨가물
② 기준과 규격이 고시된 화학적 합성품
③ 설익어서 인체의 건강을 해칠 수 있는 식품
④ 안전성 심사에서 식용으로 부적합하다고 인정된 것
⑤ 유독·유해물질이 들어 있거나 묻어 있는 것 또는 그러할 염려가 있는 것

해설 (식품위생법 제6조) 누구든지 다음 각 호의 어느 하나에 해당하는 행위를 하여서는 아니 된다. 다만, 식품의약품안전처장이 식품위생심의위원회의 심의를 거쳐 인체의 건강을 해칠 우려가 없다고 인정하는 경우에는 그러하지 아니하다.
1. 제7조 제1항 및 제2항에 따라 기준·규격이 정하여지지 아니한 화학적 합성품인 첨가물과 이를 함유한 물질을 식품첨가물로 사용하는 행위
2. 제1호에 따른 식품첨가물이 함유된 식품을 판매하거나 판매할 목적으로 제조·수입·가공·사용·조리·저장·소분·운반 또는 진열하는 행위

(식품위생법 제7조 : 식품 또는 식품첨가물에 관한 기준 및 규격)
① 식품의약품안전처장은 국민 건강을 보호·증진하기 위하여 필요하면 판매를 목적으로 하는 식품 또는 식품첨가물에 관한 다음 각 호의 사항을 정하여 고시한다. 〈개정 2022.6.10.〉
   1. 제조·가공·사용·조리·보존 방법에 관한 기준
   2. 성분에 관한 규격
② 식품의약품안전처장은 제1항에 따라 기준과 규격이 고시되지 아니한 식품 또는 식품첨가물의 기준과 규격을 인정받으려는 자에게 제1항 각 호의 사항을 제출하게 하여 「식품·의약품분야 시험·검사 등에 관한 법률」에 따라 식품의약품안전처장이 지정한 식품전문 시험·검사기관 또는 같은 조 제4항 단서에 따라 총리령으로 정하는 시험·검사기관의 검토를 거쳐 제1항에 따른 기준과 규격이 고시될 때까지 그 식품 또는 식품첨가물의 기준과 규격으로 인정할 수 있다.

17 「식품위생법」상 판매를 목적으로 하는 식품 또는 식품첨가물의 기준과 규격에 대해 식품의약품안전처장이 정하여 고시하는 사항이 아닌 것은?

① 성분에 관한 규격 ② 가격에 관한 기준
③ 사용 방법에 관한 기준 ④ 제조 방법에 관한 기준
⑤ 조리 방법에 관한 기준

해설 (식품위생법 제7조 : 식품 또는 식품첨가물에 관한 기준 및 규격) 16번 해설 참조

정답 15 ④ 16 ② 17 ②

18 「식품위생법」상 「농약관리법」에 따른 농약의 잔류허용기준 설정이 필요한 자는 다음 중 누구에게 이를 신청하여야 하는가?

① 보건복지부장관
② 보건소장
③ 시・도지사
④ 시장・군수・구청장
⑤ 식품의약품안전처장

해설 (식품위생법 제7조의3 제1항) 식품에 잔류하는 「농약관리법」에 따른 농약, 「약사법」에 따른 동물용 의약품의 잔류허용기준 설정이 필요한 자는 식품의약품안전처장에게 신청하여야 한다.

19 「식품위생법」상 식품의약품안전처장은 5년마다 기본계획을 수립할 수 있다. 다음 중 기본계획의 사항이라 할 수 없는 것은?

① 식품등의 규격 관리에 필요한 사항
② 식품등의 기준 및 규격 관리의 기본목표
③ 식품등의 기준의 재평가에 관한 사항
④ 식품등의 유해물질의 총 노출량 평가
⑤ 식품등의 포함물질의 총 노출량 재평가에 관한 사항

해설 (식품위생법 제7조의4 제2항) 관리계획에는 다음 각 호의 사항이 포함되어야 한다.
1. 식품등의 기준 및 규격 관리의 기본 목표 및 추진방향
2. 식품등의 유해물질 노출량 평가
3. 식품등의 유해물질의 총 노출량 적정관리 방안
4. 식품등의 기준 및 규격의 재평가에 관한 사항
5. 그 밖에 식품등의 기준 및 규격 관리에 필요한 사항

20 「식품위생법」상 (   )에 들어갈 것으로 옳은 것은?

> 식품의약품안전처장은 관계 중앙행정기관의 장과의 협의 및 심의위원회의 심의를 거쳐 식품등의 기준 및 규격 관리 기본계획을 (   )년마다 수립・추진할 수 있다.

① 1
② 3
③ 5
④ 7
⑤ 10

해설 (식품위생법 제7조의4 제1항) 식품의약품안전처장은 관계 중앙행정기관의 장과의 협의 및 심의위원회의 심의를 거쳐 식품등의 기준 및 규격 관리 기본계획을 5년마다 수립・추진할 수 있다.

21 다음 중 「식품위생법」상 식품등의 기준 및 규격 관리 기본계획에 포함되는 노출량 평가・관리의 대상이 되는 유해물질의 종류에 해당하지 않는 것은?

① 곰팡이 독소
② 유기성오염물질
③ 제조・가공 과정에서 생성되는 오염물질
④ 중금속
⑤ 질병관리청장이 노출량 평가・관리가 필요하다고 인정한 유해물질

정답 18 ⑤ 19 ⑤ 20 ③ 21 ⑤

해설 (식품위생법 시행규칙 제5조의4 제1항 : 식품등의 기준 및 규격 관리 기본계획 등의 수립·시행) 법 제7조의4 제1항에 따른 식품등의 기준 및 규격 관리 기본계획에 포함되는 노출량 평가·관리의 대상이 되는 유해물질의 종류는 다음 각 호와 같다.
1. 중금속
2. 곰팡이 독소
3. 유기성오염물질
4. 제조·가공 과정에서 생성되는 오염물질
5. 그 밖에 식품등의 안전관리를 위하여 식품의약품안전처장이 노출량 평가·관리가 필요하다고 인정한 유해물질

22. 기구·용기·포장에 대한 규격과 기준은 누가 정하여 고시하는가? [2013 기출유사]
① 국립검역소장   ② 국립보건원장   ③ 보건복지부장관
④ 식품의약품안전처장   ⑤ 질병관리청장

해설 (식품위생법 제9조 제1항) 식품의약품안전처장은 국민보건을 위하여 필요한 경우에는 판매하거나 영업에 사용하는 기구 및 용기·포장에 관하여 다음 각 호의 사항을 정하여 고시한다.
1. 제조 방법에 관한 기준
2. 기구 및 용기·포장과 그 원재료에 관한 규격

23. 다음 중 「식품위생법」상 기구 및 용기·포장과 그 원재료에 관한 기준 및 규격을 정하여 고시하는 사람은? [2024·2021 기출유사]
① 보건복지부장관   ② 보건소장   ③ 시·도지사
④ 식품의약품안전처장   ⑤ 질병관리청장

해설 (식품위생법 제9조 제1항) 22번 문제 해설 참조

24. 다음 중 「식품위생법」상 식품첨가물의 공전은 누가 작성하고 보급하여야 하는가?
① 국립보건원장   ② 국민영양조사위원회   ③ 시·도지사
④ 식품위생심의위   ⑤ 식품의약품안전처장

해설 (식품위생법 제14조) 식품의약품안전처장은 다음 각 호의 기준 등을 실은 식품등의 공전을 작성·보급하여야 한다.
1. 식품 또는 식품첨가물의 기준과 규격
2. 기구 및 용기·포장의 기준과 규격

25. 고운 색깔을 가진 과자를 만들기 위해 착색료를 사용하려고 한다. 다음 중 「식품위생법」상 구체적인 사용기준을 알려면 참고해야 할 것은?
① 식품 과학용어집   ② 식품 성분표   ③ 식품위생법 시행규칙
④ 식품첨가물 공전   ⑤ 외국 잡지

해설 (식품위생법 제14조) 24번 문제 해설 참조

정답 22 ④ 23 ④ 24 ⑤ 25 ④

26 식품, 식품첨가물 등의 공전은 누가 작성하여 보급하는가?

① 국립보건원장　　② 도지사　　③ 보건복지부장관
④ 식품의약품안전처장　　⑤ 질병관리청장장

해설 (식품위생법 제14조) 24번 문제 해설 참조

27 「식품위생법」상 유해물질이 함유된 것으로 알려지는 등의 위해의 우려가 제기되는 식품의 경우, 다음 중 그 식품의 위해요소를 신속히 평가하여 그것이 위해식품인지를 결정하여야 하는 의무를 지닌 사람은?

① 국립보건원장　　② 보건복지부장관　　③ 시·도지사
④ 시장·군수·구청장　　⑤ 식품의약품안전처장

해설 (식품위생법 제15조 제1항) 식품의약품안전처장은 국내외에서 유해물질이 함유된 것으로 알려지는 등 위해의 우려가 제기되는 식품등이 제4조 또는 제8조에 따른 식품 등에 해당한다고 의심되는 경우에는 그 식품등의 위해요소를 신속히 평가하여 그것이 위해식품등인지를 결정하여야 한다.

28 「식품위생법」상 식품 등의 위해평가를 위한 위해요소가 아닌 것은?

① 식중독 유발 세균　　② 잔류농약　　③ 잔류 동물용 의약품
④ 트랜스지방　　⑤ 환경오염물질

해설 (식품위생법 시행령 제4조 제2항) 위해평가에서 평가하여야 할 위해요소는 다음 각 호의 요인으로 한다.
1. 잔류농약, 중금속, 식품첨가물, 잔류 동물용 의약품, 환경오염물질 및 제조·가공·조리과정에서 생성되는 물질 등 화학적 요인
2. 식품등의 형태 및 이물 등 물리적 요인
3. 식중독 유발 세균 등 미생물적 요인

29 「식품위생법」상 위해평가에서 평가하여야 할 위해요소 중 화학적 요인이 아닌 것은?

① 중금속　　② 잔류농약　　③ 환경오염물질
④ 식품등의 이물　　⑤ 잔류동물용 의약품

해설 (식품위생법 시행령 제4조 제2항) 28번 문제 해설 참조

30 「식품위생법」상 식품의약품안전처장은 일정 수 이상의 소비자가 영업시설에 출입검사 등을 요청하는 경우 이에 따라야 한다. 다음 중 일정 수 이상의 소비자란 몇 명 이상의 소비자를 말하는가?

① 2명　　② 5명　　③ 7명
④ 10명　　⑤ 15명

해설 (식품위생법 시행령 제6조 제1항) 법 제16조 제1항 각 호 외의 부분 본문에서 "대통령령으로 정하는 그 소속 기관의 장"이란 지방식품의약품안전청장을 말하고, "대통령령으로 정하는 일정 수 이상의 소비자"란 같은 영업소에 의하여 같은 피해를 입은 5명 이상의 소비자를 말한다.

(식품위생법 제16조 제1항) 식품의약품안전처장(대통령령으로 정하는 그 소속기관의 장 포함), 시·도지사 또는 시장·군수·구청장은 대통령령으로 정하는 일정 수 이상의 소비자, 소비자단체 또는 시험·검사기관 중 총리령으로 정하는 시험·검사기관

정답　26 ④　27 ⑤　28 ④　29 ④　30 ②

이 식품등 또는 영업시설 등에 대하여 출입·검사·수거 등("위생검사등")을 요청하는 경우에는 이에 따라야 한다. 다만, 다음 각 호의 어느 하나에 해당하는 경우에는 그러하지 아니하다.
1. 같은 소비자, 소비자단체 또는 시험·검사기관이 특정 영업자의 영업을 방해할 목적으로 같은 내용의 위생검사등을 반복적으로 요청하는 경우
2. 식품의약품안전처장, 시·도지사 또는 시장·군수·구청장이 기술 또는 시설, 재원등의 사유로 위생검사등을 할 수 없다고 인정하는 경우

31 「식품위생법」상 식품의약품안전처장, 시·도지사 또는 시장·군수·구청장은 시험·검사기관 중 '총리령으로 정하는 시험·검사기관'이 식품등 또는 영업시설 등에 대하여 출입·검사·수거 등 "위생검사등"을 요청하는 경우에는 이에 따라야 한다. 다음 중 위에서 언급한 총리령으로 정하는 식품위생 검사기관에 해당하는 것을 모두 고른 것은?

| 가. 지방식품의약품안전청 | 나. 식품의약품안전평가원 |
| 다. 보건환경연구원 | 라. 보건소 |

① 가, 나, 다 ② 가, 다 ③ 나, 라
④ 라 ⑤ 가, 나, 다, 라

해설 (식품위생법 시행규칙 제9조의2 : 위생검사등 요청기관) 법 제16조 제1항 각 호 외의 부분 본문에서 "총리령으로 정하는 식품위생검사기관"이란 다음 각 호의 기관을 말한다.
1. 식품의약품안전평가원
2. 지방식품의약품안전청
3. 「보건환경연구원법」에 따른 보건환경연구원

32 「식품위생법」상 유전자변형식품등을 식용으로 수입·개발·생산하는 자는 최초로 유전자변형식품등을 수입하는 경우 등 대통령령으로 정하는 경우에는 해당 식품등에 대하여 안전성 심사를 받아야 한다. 다음 중 안전성 심사는 누구에게 받아야 하는가?

① 보건복지부장관 ② 보건소장 ③ 시·도 보건환경연구원장
④ 시·도지사 ⑤ 식품의약품안전처장

해설 (식품위생법 제18조 제1항) 유전자변형식품등을 식용으로 수입·개발·생산하는 자는 최초로 유전자변형식품등을 수입하는 경우 등 대통령령으로 정하는 경우에는 식품의약품안전처장에게 해당 식품등에 대한 안전성 심사를 받아야 한다.

33 「식품위생법」상 식품등을 채취·제조·가공·사용·조리·저장·소분·운반 또는 진열하는 영업자에 대하여 식품전문 시험·검사기관에서 검사받을 것을 명령할 수 있는 자는?

① 시장·군수·구청장 ② 식품의약품안전처장 ③ 질병관리청장
④ 특별자치도지사 ⑤ 특별자치시장

해설 (식품위생법 제19조의4 제1항 : 검사명령 등) 식품의약품안전처장은 다음 각 호의 어느 하나에 해당하는 식품등을 채취·제조·가공·사용·조리·저장·소분·운반 또는 진열하는 영업자에 대하여 「식품·의약품분야 시험·검사 등에 관한 법률」 제6조 제3항 제1호에 따른 식품전문 시험·검사기관 또는 같은 법 제8조에 따른 국외시험·검사기관에서 검사를 받을 것을 명(이하 "검사명령"이라 한다)할 수 있다. 다만, 검사로써 위해성분을 확인할 수 없다고 식품의약품안전처장이 인정하는 경우에는 관계 자료 등으로 갈음할 수 있다.
1. 국내외에서 유해물질이 검출된 식품등
2. 삭제 〈2015.2.3.〉
3. 그 밖에 국내외에서 위해발생의 우려가 제기되었거나 제기된 식품등

정답 31 ① 32 ⑤ 33 ②

34 「식품위생법」상 (   ) 안에 해당되는 것은?

> 유전자변형식품등의 안전성 심사를 위해 설치하는 안전성 심사위원회 위원의 임기는 (   )년으로 한다. 다만, 공무원인 위원의 임기는 해당 직에 재직하는 기간, 보궐위원의 임기는 전임위원의 남은 기간으로 한다.

① 1　　② 2　　③ 3
④ 4　　⑤ 5

해설 (식품위생법 제18조 : 유전자변형식품등의 안전성 심사 등)
① 유전자변형식품등을 식용(食用)으로 수입·개발·생산하는 자는 최초로 유전자변형식품등을 수입하는 경우 등 대통령령으로 정하는 경우에는 식품의약품안전처장에게 해당 식품등에 대한 안전성 심사를 받아야 한다.
② 식품의약품안전처장은 제1항에 따른 유전자변형식품등의 안전성 심사를 위하여 식품의약품안전처에 유전자변형식품등 안전성심사위원회(이하 "안전성심사위원회"라 한다)를 둔다.
③ 안전성심사위원회는 위원장 1명을 포함한 20명 이내의 위원으로 구성한다. 이 경우 공무원이 아닌 위원이 전체 위원의 과반수가 되도록 하여야 한다.
④ 안전성심사위원회의 위원은 유전자변형식품등에 관한 학식과 경험이 풍부한 사람으로서 다음 각 호의 어느 하나에 해당하는 사람 중에서 식품의약품안전처장이 위촉하거나 임명한다.
　1. 유전자변형식품 관련 학회 또는 「고등교육법」 제2조 제1호 및 제2호에 따른 대학 또는 산업대학의 추천을 받은 사람
　2. 「비영리민간단체 지원법」 제2조에 따른 비영리민간단체의 추천을 받은 사람
　3. 식품위생 관계 공무원
⑤ 안전성심사위원회의 위원장은 위원 중에서 호선한다.
⑥ <u>위원의 임기는 2년으로 한다. 다만, 공무원인 위원의 임기는 해당 직(職)에 재직하는 기간으로 한다.</u>

35 「식품위생법」상 식품 등을 수거할 때, 그 수거한 식품에 대한 봉인은 다음 중 누가 하는가?

① 관계 공무원과 피수거자가 함께
② 소속 공무원
③ 수거자
④ 시장·군수
⑤ 식품위생관리인

해설 (식품위생법 시행규칙 제20조 제3항) 제1항에 따라 식품등을 수거한 관계 공무원은 그 수거한 식품등을 그 수거 장소에서 봉함하고 관계 공무원 및 피수거자의 인장 등으로 봉인하여야 한다.

36 「식품위생법」상 식품을 제조·가공하는 영업자가 자가품질검사를 직접 수행한 결과 국민 건강 위해가 발생할 우려가 있는 경우, 지체없이 이 사실을 다음 중 누구에게 보고하여야 하는가?

① 보건복지부장관
② 보건소장
③ 시·도 보건환경연구원장
④ 시·도지사
⑤ 식품의약품안전처장

해설 (식품위생법 제31조 : 자가품질검사 의무)
① 식품등을 제조·가공하는 영업자는 총리령으로 정하는 바에 따라 제조·가공하는 식품등이 제7조 또는 제9조에 따른 기준과 규격에 맞는 지를 검사하여야 한다.
② 식품등을 제조·가공하는 영업자는 제1항에 따른 검사를 자가품질위탁 시험·검사기관에 위탁하여 실시할 수 있다.
③ 제1항에 따른 검사를 직접 행하는 영업자는 제1항에 따른 검사 결과 해당 식품등이 제4조부터 제6조까지, 제7조 제4항, 제8조 또는 제9조 제4항 또는 제9조의3을 위반하여 국민 건강에 위해가 발생하거나 발생할 우려가 있는 경우에는 지체 없이 식품의약품안전처장에게 보고하여야 한다. 〈개정 2022.6.10.〉

(식품위생법 제9조의3 : 인정받지 않은 재생원료의 기구 및 용기·포장에의 사용 등 금지) 누구든지 제9조의2 제2항에 따른 인정을 받지 아니한 재생원료를 사용한 기구 및 용기·포장을 판매하거나 판매할 목적으로 제조·수입·저장·운반·진열하거나 영업에 사용하여서는 아니 된다. [본조신설 2022.6.10.]

정답 34 ② 35 ① 36 ⑤

37 자가품질검사에 관한 기록서 보관기간은?

① 1년　　② 2년　　③ 3년
④ 5년　　⑤ 10년

해설 (식품위생법 시행규칙 제31조 제4항) 자가품질검사에 관한 기록서는 2년간 보관하여야 한다.

---

38 「식품위생법」상 영업자는 제조ㆍ가공하는 식품등이 기준과 규격에 맞는 지 검사를 자가품질위탁 시험ㆍ검사기관에 위탁하여 실시할 수 있으며, 자가품질검사를 위탁하여 실시한 영업자가 부적합으로 통보받은 검사결과에 이의가 있으면 자가품질검사를 실시한 제품과 같은 제품에 대한 확인검사를 2곳 이상의 다른 시험ㆍ검사기관에 요청할 수 있다. 다음 중 이 경우 영업자가 확인검사 요청 사실을 지체 없이 보고하여야 하는 대상자에 해당하지 않는 사람은?

① 군수ㆍ구청장　　② 보건복지부장관　　③ 시ㆍ도지사
④ 시장　　⑤ 식품의약품안전처장

해설 (식품위생법 제31조의3 제1항 : 자가품질검사의 확인검사) 제31조 제2항에 따라 자가품질검사를 위탁하여 실시한 영업자가 「식품ㆍ의약품분야 시험ㆍ검사 등에 관한 법률」 제11조 제3항에 따라 부적합으로 통보받은 검사 결과에 이의가 있으면 자가품질검사를 실시한 제품과 같은 제품(같은 날에 같은 영업시설에서 같은 제조 공정을 통하여 제조ㆍ생산된 제품에 한정한다. 이하 이 조에서 같다)에 대한 확인검사를 2곳 이상의 다른 「식품ㆍ의약품분야 시험ㆍ검사 등에 관한 법률」 제6조 제2항 제1호에 따른 식품 등 시험ㆍ검사기관에 요청할 수 있다. 이 경우 영업자는 식품의약품안전처장, 시ㆍ도지사 또는 시장ㆍ군수ㆍ구청장에게 확인검사 요청 사실을 지체 없이 보고하여야 한다. [본조신설 2021.7.27.]

---

39 다음 중 「식품위생법」상 식품위생감시원의 자격과 가장 거리가 먼 것은?

① 대학에서 생물학과를 졸업한 자　　② 식품산업기사
③ 위생사　　④ 외국에서 위생사의 면허를 받은 자
⑤ 6개월 이상 식품위생행정에 종사한 자

해설 (식품위생법 시행령 제16조 제2항) 법 제32조 제1항에 따른 식품위생감시원은 식품의약품안전처장(지방식품의약품안전청장을 포함), 시ㆍ도지사 또는 시장ㆍ군수ㆍ구청장이 다음 각 호의 어느 하나에 해당하는 소속 공무원 중에서 임명한다. 〈개정 2021.12.30.〉
1. 위생사, 식품제조기사(식품기술사ㆍ식품기사ㆍ식품산업기사ㆍ수산제조기술사ㆍ수산제조기사 및 수산제조산업기사를 말한다. 이하 같다) 또는 영양사
2. 「고등교육법」 제2조 제1호 및 제4호에 따른 대학 또는 전문대학에서 의학ㆍ한의학ㆍ약학ㆍ한약학ㆍ수의학ㆍ축산학ㆍ축산가공학ㆍ수산제조학ㆍ농산제조학ㆍ농화학ㆍ화학ㆍ화학공학ㆍ식품가공학ㆍ식품화학ㆍ식품제조학ㆍ식품공학ㆍ식품과학ㆍ식품영양학ㆍ위생학ㆍ발효공학ㆍ미생물학ㆍ조리학ㆍ생물학 분야의 학과 또는 학부를 졸업한 사람 또는 이와 같은 수준 이상의 자격이 있는 사람
3. 외국에서 위생사 또는 식품제조기사의 면허를 받거나 제2호와 같은 과정을 졸업한 것으로 식품의약품안전처장이 인정하는 사람
4. 1년 이상 식품위생행정에 관한 사무에 종사한 경험이 있는 사람

정답　37 ②　38 ②　39 ⑤

40 식품위생검사원의 자격과 거리가 먼 것은?

① 대학에서 조리학과를 졸업한 자
② 수산제조기술사
③ 식품산업기사
④ 외국에서 위생사의 면허를 받은 자
⑤ 6개월 이상 식품위생행정에 관한 사무에 종사한 경험이 있는 자

해설 (식품위생법 시행령 제16조 제2항) 39번 문제 해설 참조

---

41 「식품위생법」상 식품위생감시원의 자격에 해당하지 않는 것은?

① 수산제조기사, 수산제조산업기사
② 수질환경기사, 수질환경산업기사
③ 식품기사, 식품산업기사
④ 영양사
⑤ 위생사

해설 (식품위생법 시행령 제16조 제2항 : 식품위생감시원의 자격 및 임명) 39번 문제 해설 참조

---

42 「식품위생법」상 식품위생감시원을 두지 않는 곳은?

① 보건복지부
② 특별자치도
③ 특별시·광역시
④ 식품의약품안전처
⑤ 시·군·구(자치구)

해설 (식품위생법 제32조 제1항 : 식품위생감시원) 제22조 제1항에 따른 관계 공무원의 직무와 그 밖에 식품위생에 관한 지도 등을 하기 위하여 식품의약품안전처(대통령령으로 정하는 그 소속 기관을 포함), 특별시·광역시·특별자치시·도·특별자치도(이하 "시·도"라 한다) 또는 시·군·구(자치구를 말한다)에 식품위생감시원을 둔다.

---

43 다음 중 식품위생검사원의 직무에 해당되지 않는 것은?

① 시설기준의 적합 여부의 확인 및 검사
② 영업소 폐쇄를 위한 간판 제거 등의 조치
③ 원료 검사 및 제품출입 검사
④ 표시 또는 광고기준의 위반 여부에 관한 단속
⑤ 행정처분의 이행 여부 확인

해설 (식품위생법 시행령 제17조) 식품위생감시원의 직무는 다음 각 호와 같다.
1. 식품등의 위생적인 취급에 관한 기준의 이행 지도
2. 수입·판매 또는 사용 등이 금지된 식품등의 취급 여부에 관한 단속
3. 「식품 등의 표시·광고에 관한 법률」 제4조부터 제8조까지의 규정에 따른 표시 또는 광고 기준의 위반 여부에 관한 단속
4. 출입·검사 및 검사에 필요한 식품등의 수거
5. 시설기준의 적합 여부의 확인·검사
6. 영업자 및 종업원의 건강진단 및 위생교육의 이행 여부의 확인·지도
7. 조리사 및 영양사의 법령 준수사항 이행 여부의 확인·지도
8. 행정처분의 이행 여부 확인
9. 식품등의 압류·폐기 등
10. 영업소의 폐쇄를 위한 간판 제거 등의 조치
11. 그 밖에 영업자의 법령 이행 여부에 관한 확인·지도

정답 40 ⑤ 41 ② 42 ① 43 ③

44 「식품위생법」상 소비자식품위생감시원의 직무로 옳은 것은?
① 시설기준의 적합 여부의 확인 및 검사
② 식품등의 압류 및 폐기
③ 식품접객영업자에 대한 위생관리 상태 점검
④ 영업소의 폐쇄를 위한 간판 제거
⑤ 행정처분의 이행 여부 확인

해설 (식품위생법 제33조 제2항) 제1항에 따라 위촉된 소비자식품위생감시원의 직무는 다음 각 호와 같다.
1. 제36조 제1항 제3호에 따른 "식품접객영업자"에 대한 위생관리 상태 점검
2. 유통 중인 식품등이 「식품등의 표시·광고에 관한 법률」 제4조부터 제7조까지에 따른 표시·광고의 기준에 맞지 아니하거나 같은 법 제8조에 따른 부당한 표시 또는 광고행위의 금지 규정을 위반한 경우 관할 행정관청에 신고하거나 그에 관한 자료 제공
3. 제32조에 따른 식품위생감시원이 하는 식품등에 대한 수거 및 검사 지원
4. 그 밖에 식품위생에 관한 사항으로서 대통령령으로 정하는 사항

45 다음 중 「식품위생법」상 식품위생감시원의 직무가 아닌 것은?
① 수입·판매 또는 사용 등이 금지된 식품등의 취급 여부에 관한 단속
② 식품등의 위생적인 취급에 관한 기준의 이행 지도
③ 식품조리법에 대한 기술지도
④ 영업자 및 종업원의 건강진단 및 위생교육의 이행 여부의 확인·지도
⑤ 조리사 및 영양사의 법령 준수사항 이행 여부의 확인·지도

해설 (식품위생법 시행령 제17조) 43번 문제 해설 참조

46 다음 중 「식품위생법」상 평가결과가 몇 퍼센트 이상인 경우 자가품질검사의무에서 면제되는가?
① 70
② 80
③ 90
④ 95
⑤ 98

해설 (식품위생법 시행규칙 제31조의2) 법 제31조의2 제2호에 따라 식품안전관리인증기준적용업소의 자가품질검사 의무를 면제하는 경우는 해당 식품안전관리인증기준적용업소에 대하여 제66조 제1항에 따른 조사·평가를 한 결과가 만점의 90퍼센트 이상인 경우로 한다. 〈개정 2024.7.3.〉

47 「식품위생법」상 식품의약품안전처장, 시·도지사 또는 시장·군수·구청장은 식품위생감시원을 대상으로 직무 수행에 필요한 전문지식과 역량을 강화하는 교육 프로그램을 운영하여야 하며, 식품위생감시원은 매년 7시간 이상 식품위생감시원 직무교육을 받아야 한다. 다음 중 식품위생감시원으로 임명된 최초의 해에는 직무교육을 몇 시간 이상을 받아야 하는가?
① 4시간 이상
② 7시간 이상
③ 14시간 이상
④ 21시간 이상
⑤ 48시간 이상

해설 (식품위생법 시행규칙 제31조의6 제1항) 법 제32조 제1항에 따른 식품위생감시원은 매년 7시간 이상 식품위생감시원 직무교육을 받아야 한다. 다만, 식품위생감시원으로 임명된 최초의 해에는 21시간 이상을 받아야 한다. 〈개정 2022.7.28.〉

정답 44 ③ 45 ③ 46 ③ 47 ④

48 다음 중 「식품위생법」상 식품접객업의 종류에 해당하지 않는 영업소는?

① 단란주점영업
② 유흥주점영업
③ 일반음식점영업
④ 제과점영업
⑤ 즉석판매제조업

해설 (식품위생법 시행령 제21조) 법 제36조 제1항 각 호에 따른 영업의 세부 종류와 그 범위는 다음 각 호와 같다. 〈개정 2024.5.14.〉
1. 식품제조·가공업 : 식품을 제조·가공하는 영업
2. 즉석판매제조·가공업 : 식품을 제조·가공업소에서 직접 최종소비자에게 판매하는 영업
3. 식품첨가물제조업
4. 식품운반업
5. 식품소분·판매업
6. 식품보존업 : 가. 식품조사처리업, 나. 식품냉동·냉장업
7. 용기·포장류제조업
8. 식품접객업
   가. 휴게음식점영업 : 주로 다류, 아이스크림류 등을 조리·판매하거나 패스트푸드점, 분식점 형태의 영업 등 음식류를 조리·판매하는 영업으로서 음주행위가 허용되지 아니하는 영업. 다만, 편의점, 슈퍼마켓, 휴게소, 그 밖에 음식류를 판매하는 장소에서 컵라면, 일회용 다류 또는 그 밖의 음식류에 물을 부어 주는 경우는 제외한다.
   나. 일반음식점영업 : 음식류를 조리·판매하는 영업으로서 식사와 함께 부수적으로 음주행위가 허용되는 영업
   다. 단란주점영업 : 주로 주류를 조리·판매하는 영업으로서 손님이 노래를 부르는 행위가 허용되는 영업
   라. 유흥주점영업 : 주로 주류를 조리·판매하는 영업으로서 유흥종사자를 두거나 유흥시설을 설치할 수 있고 손님이 노래를 부르거나 춤을 추는 행위가 허용되는 영업
   마. 위탁급식영업 : 집단급식소를 설치·운영하는 자와의 계약에 따라 그 집단급식소에서 음식류를 조리하여 제공하는 영업
   바. 제과점영업 : 주로 빵, 떡, 과자 등을 제조·판매하는 영업으로서 음주행위가 허용되지 아니하는 영업
9. 공유주방 운영업 : 여러 영업자가 함께 사용하는 공유주방을 운영하는 영업

49 다음 중 「식품위생법」상 유흥종사자라고 할 수 없는 사람은?

① 불특정 다수에게 성을 제공하는 자
② 손님과 함께 노래를 부르는 자
③ 손님과 함께 술을 마시는 자
④ 유흥접객원
⑤ 춤으로 손님의 유흥을 돋우는 부녀자

해설 (식품위생법 시행령 제22조 제1항) 시행령 제21조 제8호 라목에서 "유흥종사자"란 손님과 함께 술을 마시거나 노래 또는 춤으로 손님의 유흥을 돋우는 부녀자인 유흥접객원을 말한다.

50 다음 중 「식품위생법」상 영업허가를 받아야 하는 업종에 해당하는 것은?

| 가. 단란주점영업 | 나. 유흥주점영업 |
| 다. 식품조사처리업 | 라. 식품운반업 |

① 가, 나, 다
② 가, 다
③ 나, 라
④ 라
⑤ 가, 나, 다, 라

해설 (식품위생법 시행령 제23조) 법 제37조 제1항 전단에 따라 허가를 받아야 하는 영업 및 해당 허가관청은 다음 각 호와 같다.
1. 제21조 제6호 가목의 식품조사처리업 : 식품의약품안전처장
2. 제21조 제8호 다목의 단란주점영업과 같은 호 라목의 유흥주점영업 : 특별자치시장·특별자치도지사 또는 시장·군수·구청장

정답 48 ⑤ 49 ① 50 ①

51 식품의약품안전처장이 허가를 하여야 하는 영업은?

① 식품소분 · 판매업 ② 식품조사처리업 ③ 식품첨가물제조업
④ 위탁급식영업 ⑤ 즉석판매제조 · 가공업

해설 (식품위생법 시행령 제23조) 50번 문제 해설 참조

52 「식품위생법」상 식품조사처리업의 허가권자는?

① 농림축산식품부장관 ② 보건복지부장관 ③ 시 · 도지사
④ 식품의약품안전처장 ⑤ 질병관리청장

해설 (식품위생법 시행령 제23조) 50번 문제 해설 참조

53 「식품위생법」상 식품조사처리업을 허가하는 자는?

① 관할 보건소장 ② 시장 · 군수 · 구청장 ③ 식품의약품안전처장
④ 특별자치도지사 ⑤ 특별자치시장

해설 (식품위생법 시행령 제23조 : 허가를 받아야 하는 영업 및 허가관청) 법 제37조 제1항 전단에 따라 허가를 받아야 하는 영업 및 해당 허가관청은 다음 각 호와 같다.
1. 제21조 제6호 가목의 식품조사처리업 : 식품의약품안전처장
2. 제21조 제8호 다목의 단란주점영업과 같은 호 라목의 유흥주점영업 : 특별자치시장 · 특별자치도지사 또는 시장 · 군수 · 구청장

54 「식품위생법」상 식품의약품안전처장의 허가를 받아야 할 업종은?

① 단란주점영업 ② 유흥주점영업 ③ 식품조사처리업
④ 식품첨가물제조업 ⑤ 식품제조 · 가공업

해설 (식품위생법 시행령 제23조) 53번 문제 해설 참조

55 「식품위생법」상 영업신고를 하여야 하는 업종이 아닌 것은?

① 식품냉동 · 냉장업 ② 식품운반업 ③ 식품조사처리업
④ 용기 · 포장류 제조업 ⑤ 즉석판매제조 · 가공업

해설 (식품위생법 시행령 제25조 제1항 : 영업신고를 하여야 하는 업종) 법 제37조 제4항 전단에 따라 특별자치시장 · 특별자치도지사 또는 시장 · 군수 · 구청장에게 신고를 하여야 하는 영업은 다음 각 호와 같다.
1. 삭제 〈2011.12.19.〉
2. 제21조 제2호의 즉석판매제조 · 가공업
3. 삭제 〈2011.12.19.〉
4. 제21조 제4호의 식품운반업
5. 제21조 제5호의 식품소분 · 판매업
6. 제21조 제6호 나목의 식품냉동 · 냉장업
7. 제21조 제7호의 용기 · 포장류제조업(자신의 제품을 포장하기 위하여 용기 · 포장류를 제조하는 경우는 제외한다)
8. 제21조 제8호 가목의 휴게음식점영업, 같은 호 나목의 일반음식점영업, 같은 호 마목의 위탁급식영업 및 같은 호 바목의 제과점영업

정답 51 ② 52 ④ 53 ③ 54 ③ 55 ③

56 다음 중 「식품위생법」상 영업허가가 취소된 경우 몇 개월이 지나기 전에 같은 장소에서 같은 종류의 영업을 하지 못하는가?

① 1개월 ② 3개월 ③ 6개월
④ 9개월 ⑤ 12개월

> **해설** (식품위생법 제38조 제1항) 다음 각 호의 어느 하나에 해당하면 제37조 제1항에 따른 영업허가를 하여서는 아니 된다. 〈개정 2024.2.6.〉
> 1. 해당 영업 시설이 시설기준에 맞지 아니한 경우
> 2. 제75조 제1항 또는 제2항에 따라 영업허가가 취소(제44조 제2항 제1호를 위반하여 영업허가가 취소된 경우와 제75조 제1항 제19호 및 제20호에 따라 영업허가가 취소된 경우는 제외)되거나 「식품 등의 표시·광고에 관한 법률」 제16조 제1항·제2항에 따라 영업허가가 취소되고 6개월이 지나기 전에 같은 장소에서 같은 종류의 영업을 하려는 경우. 다만, 영업시설 전부를 철거하여 영업허가가 취소된 경우에는 그러하지 아니하다.
> 3. 제44조 제2항 제1호를 위반하여 영업허가가 취소되거나 제75조 제1항 제19호 및 제20호에 따라 영업허가가 취소되고 2년이 지나기 전에 같은 장소에서 제36조 제1항 제3호에 따른 식품접객업을 하려는 경우
> 4. 제75조 제1항 또는 제2항에 따라 영업허가가 취소(제4조부터 제6조까지, 제8조 또는 제44조 제2항 제1호를 위반하여 영업허가가 취소된 경우와 제75조 제1항 제19호 및 제20호에 따라 영업허가가 취소된 경우는 제외한다)되거나 「식품 등의 표시·광고에 관한 법률」 제16조 제1항·제2항에 따라 영업허가가 취소되고 2년이 지나기 전에 같은 자(법인인 경우에는 그 대표자를 포함한다)가 취소된 영업과 같은 종류의 영업을 하려는 경우. 다만, 영업시설 전부를 철거(행정 제재처분을 회피하기 위하여 영업시설을 철거한 경우는 제외한다)하여 영업허가가 취소된 경우에는 그러하지 아니하다.
> 5. 제44조 제2항 제1호를 위반하여 영업허가가 취소되거나 제75조 제1항 제19호 및 제20호에 따라 영업허가가 취소된 후 3년이 지나기 전에 같은 자(법인인 경우에는 그 대표자를 포함)가 제36조 제1항 제3호에 따른 식품접객업을 하려는 경우
> 6. 제4조부터 제6조까지 또는 제8조를 위반하여 영업허가가 취소되고 5년이 지나기 전에 같은 자(법인인 경우는 그 대표자를 포함)가 취소된 영업과 같은 종류의 영업을 하려는 경우
> 7. 제36조 제1항 제3호에 따른 식품접객업 중 국민의 보건위생을 위하여 허가를 제한할 필요가 뚜렷하다고 인정되어 시·도지사가 지정하여 고시하는 영업에 해당하는 경우
> 8. 영업허가를 받으려는 자가 피성년후견인이거나 파산선고를 받고 복권되지 않은 자인 경우

57 다음 중 「식품위생법」상 영업시설의 전부를 인수한 자가 그 영업자의 지위를 승계할 수 없는 것은?

① 「국세징수법」, 「관세법」에 따른 압류재산의 매각
② 「민사집행법」에 따른 경매
③ 「보건범죄단속에 관한 특별조치법」에 따른 영업정지
④ 「지방세기본법」에 따른 압류재산의 매각
⑤ 「채무자 회생 및 파산에 관한 법률」에 따른 환가

> **해설** (식품위생법 제39조 제2항) 다음 각 호의 어느 하나에 해당하는 절차에 따라 영업시설의 전부를 인수한 자는 그 영업자의 지위를 승계한다. 이 경우 종전의 영업자에 대한 영업 허가·등록 또는 그가 한 신고는 그 효력을 잃는다.
> 1. 「민사집행법」에 따른 경매
> 2. 「채무자 회생 및 파산에 관한 법률」에 따른 환가
> 3. 「국세징수법」, 「관세법」 또는 「지방세징수법」에 따른 압류재산의 매각
> 4. 그 밖에 제1호부터 제3호까지의 절차에 준하는 절차

58 다음 중 「식품위생법」상 폐결핵은 건강진단을 몇 개월마다 받아야 하는가?

① 매 3개월 ② 매 12개월 ③ 매 9개월
④ 매 6개월 ⑤ 주 1회

정답 56 ③ 57 ③ 58 ②

해설 **(식품위생법 시행규칙 제49조 제1항)** 법 제40조 제1항 본문에 따라 건강진단을 받아야 하는 사람은 식품 또는 식품첨가물(화학적 합성품 또는 기구등의 살균·소독제는 제외)을 채취·제조·가공·조리·저장·운반 또는 판매하는 일에 직접 종사하는 영업자 및 종업원으로 한다. 다만, 완전 포장된 식품 또는 식품첨가물을 운반하거나 판매하는 일에 종사하는 사람은 제외한다.

(식품위생 분야 종사자의 건강진단 규칙 제2조 : 건강진단 항목 등)
① 「식품위생법」(이하 "법"이라 한다) 제40조 제1항 본문에 따른 건강진단(이하 "건강진단"이라 한다)의 항목은 다음 각 호와 같다.
  1. 장티푸스 2. 파라티푸스 3. 폐결핵
② 법 제40조 제1항 본문 및 같은 법 시행규칙 제49조 제1항 본문에 따른 영업자 및 그 종업원은 매 1년마다 건강진단을 받아야 한다.

59. 「식품위생법」상 ( )에 들어갈 것으로 옳은 것은?

> 식품의약품안전처장은 식품이력추적관리기준에 따라 등록한 영유아 식품을 제조·가공 또는 판매하는 자에 대하여 식품이력추적관리기준 준수 여부 등을 ( )년마다 조사·평가하여야 한다.

① 1 ② 2 ③ 3
④ 4 ⑤ 5

해설 **(식품위생법 제49조 제5항)** 식품의약품안전처장은 제1항에 따라 등록한 식품을 제조·가공 또는 판매하는 자에 대하여 식품이력추적관리기준의 준수 여부 등을 3년마다 조사·평가하여야 한다. 다만, 제1항 단서에 따라 등록한 식품을 제조·가공 또는 판매하는 자에 대하여는 2년마다 조사·평가하여야 한다.

(식품위생법 제49조 제1항) 식품을 제조·가공 또는 판매하는 자 중 식품이력추적관리를 하려는 자는 총리령으로 정하는 등록기준을 갖추어 해당 식품을 식품의약품안전처장에게 등록할 수 있다. 다만, 영유아식 제조·가공업자, 일정 매출액·매장면적 이상의 식품판매업자 등 총리령으로 정하는 자는 식품의약품안전처장에게 등록하여야 한다.

60. 다음 중 「식품위생법」상 식품영업에 종사할 수 없는 질병이 아닌 것은?

① 결핵 ② 한센병 ③ 고름형성(화농성)질환
④ 후천성면역결핍증 ⑤ B형간염

해설 **(식품위생법 시행규칙 제50조 : 영업에 종사하지 못하는 질병의 종류)** 법 제40조 제4항에 따라 영업에 종사하지 못하는 사람은 다음 질병에 걸린 사람으로 한다. 〈개정 2021.6.30.〉
1. 결핵(비감염성인 경우는 제외)
2. 「감염병의 예방 및 관리에 관한 법률 시행규칙」 제33조 제1항 각 호의 어느 하나에 해당하는 감염병
3. 피부병 또는 그 밖의 고름형성(화농성)질환
4. 후천성면역결핍증(성매개감염병에 관한 건강진단을 받아야 하는 영업 종사자만 해당)

(감염병의 예방 및 관리에 관한 법률 시행규칙 제33조 제1항) 감염병예방법 제45조 제1항에 따라 일시적으로 업무 종사의 제한을 받는 감염병환자등은 다음 각 호의 감염병에 해당하는 감염병환자등으로 하고, 그 제한 기간은 감염력이 소멸되는 날까지로 한다.
1. 콜레라 2. 장티푸스 3. 파라티푸스
4. 세균성이질 5. 장출혈성대장균감염증 6. A형간염

정답 59 ② 60 ⑤

61 다음 중 「식품위생법」상 식품위생교육의 대상자가 아닌 사람은?

① 식용얼음 판매업자　② 식품 접객업자　③ 식품제조·가공업자
④ 식품첨가물 제조업자　⑤ 용기·포장류 제조업자

해설 (식품위생법 시행령 제27조) 법 제41조 제1항에서 "대통령령으로 정하는 영업자"란 다음 각 호의 영업자를 말한다. 〈2021.12.30.〉
1. 제21조 제1호의 식품제조·가공업자
2. 제21조 제2호의 즉석판매제조·가공업자
3. 제21조 제3호의 식품첨가물 제조업자
4. 제21조 제4호의 식품운반업자
5. 제21조 제5호의 식품소분·판매업자(식용얼음 판매업자 및 식품자동판매기 영업자는 제외)
6. 제21조 제6호의 식품보존업자
7. 제21조 제7호의 용기·포장류 제조업자
8. 제21조 제8호의 식품접객업자
9. 제21조 제9호의 공유주방운영업자

(식품위생법 제41조 제1항) 대통령령으로 정하는 영업자 및 유흥종사자를 둘 수 있는 식품접객업 영업자의 종업원은 매년 "식품위생교육"을 받아야 한다.

62 「식품위생법」상 식품위생교육기관 등이 하는 식품위생교육 및 위생관리책임자에 대한 교육 내용으로 옳지 않은 것은?

① 개인위생　② 식품위생　③ 식품위생시책
④ 식품의 품질관리　⑤ 학교위생관리

해설 (식품위생법 시행규칙 제51조 제2항 : 식품위생교육기관 등) 식품위생교육 및 위생관리책임자에 대한 교육의 내용은 식품위생, 개인위생, 식품위생시책, 식품의 품질관리 등으로 한다.

63 「식품위생법」상 영업질서와 선량한 풍속을 유지하는 데에 필요한 경우, 다음 중 식품접객영업자에게 영업시간 및 영업행위를 제한할 수 있는 사람은?

① 보건복지부장관　② 보건소장　③ 시·도지사
④ 시장·군수·구청장　⑤ 식품의약품안전처장

해설 (식품위생법 제43조 제1항) 특별자치시장·특별자치도지사·시장·군수·구청장은 영업질서와 선량한 풍속을 유지하는 데에 필요한 경우에는 영업자 중 식품접객영업자와 그 종업원에 대하여 영업시간 및 영업행위를 제한할 수 있다.

64 「식품위생법」상 식품접객영업자는 청소년에게 아래의 행위를 하게 해서는 안 된다. 다음 중 이에 해당하지 않는 경우는?

① 청소년 고용 금지업소에 청소년을 출입시키는 행위
② 청소년에게 주류를 팔게 하는 행위
③ 청소년을 유흥접객원으로 고용하여 유흥행위를 하게 하는 행위
④ 청소년 출입금지업소에 청소년을 고용하는 행위
⑤ 청소년 출입금지업소에 청소년을 출입시키는 행위

정답　61 ①　62 ⑤　63 ④　64 ②

해설 **(식품위생법 제44조 제2항)** 식품접객영업자는 「청소년 보호법」 제2조에 따른 청소년에게 다음 각 호의 어느 하나에 해당하는 행위를 하여서는 아니 된다.
1. 청소년을 유흥접객원으로 고용하여 유흥행위를 하게 하는 행위
2. 청소년 출입·고용 금지업소에 청소년을 출입시키거나 고용하는 행위
3. 청소년 고용 금지업소에 청소년을 고용하는 행위
4. 청소년에게 주류(酒類)를 제공하는 행위

65 「식품위생법」상 영업자가 소비자로부터 식품의 제조 등의 과정에서 이물을 발견한 사실을 신고받은 경우, 다음 중 지체 없이 이를 신고해야 하는 대상자가 아닌 것은?

① 군수   ② 도지사   ③ 보건복지부장관
④ 시장   ⑤ 식품의약품안전처장

해설 **(식품위생법 제46조 제1항)** 판매의 목적으로 식품등을 제조·가공·소분·수입 또는 판매하는 영업자는 소비자로부터 판매제품에서 식품의 제조·가공·조리·유통 과정에서 정상적으로 사용된 원료 또는 재료가 아닌 것으로서 섭취할 때 위생상 위해가 발생할 우려가 있거나 섭취하기에 부적합한 "이물"을 발견한 사실을 신고받은 경우 지체 없이 이를 식품의약품안전처장, 시·도지사 또는 시장·군수·구청장에게 보고하여야 한다.

66 「식품위생법」상 한국소비자원 및 소비자단체와 통신판매중개업자로서 식품접객업소에서 조리한 식품의 통신판매를 전문적으로 알선하는 자는 소비자로부터 이물 발견의 신고를 접수하는 경우, 다음 중 지체 없이 이를 누구에게 통보하여야 하는가?

① 군수   ② 도지사   ③ 보건복지부장관
④ 시장   ⑤ 식품의약품안전처장

해설 **(식품위생법 제46조 제2항)** 「소비자기본법」에 따른 한국소비자원 및 소비자단체와 「전자상거래 등에서의 소비자보호에 관한 법률」에 따른 통신판매중개업자로서 식품접객업소에서 조리한 식품의 통신판매를 전문적으로 알선하는 자는 소비자로부터 이물 발견의 신고를 접수하는 경우 지체 없이 이를 식품의약품안전처장에게 통보해야 한다.

67 다음 중 「식품위생법」상 위생등급 기준에 따라 위생관리 상태 등이 우수한 집단급식소를 모범업소로 지정할 수 있는 사람이 아닌 것은?

① 보건복지부장관   ② 시장   ③ 군수·구청장
④ 특별자치도지사   ⑤ 특별자치시장

해설 **(식품위생법 제47조 제1항)** 특별자치시장·특별자치도지사·시장·군수·구청장은 총리령으로 정하는 위생등급 기준에 따라 위생관리 상태 등이 우수한 식품접객업소(공유주방에서 조리·판매하는 업소 포함) 또는 집단급식소를 모범업소로 지정할 수 있다. 〈개정 2024.1.2.〉

68 다음 중 「식품위생법」상 위생등급의 유효기간은?

① 1년   ② 2년   ③ 3년
④ 4년   ⑤ 5년

해설 **(식품위생법 제47조의2 제5항)** 위생등급의 유효기간은 위생등급을 지정한 날부터 2년으로 한다. 다만, 총리령으로 정하는 바에 따라 그 기간을 연장할 수 있다.

정답 65 ③ 66 ⑤ 67 ① 68 ②

69 「식품위생법」상 식품의약품안전처장은 다음의 모든 과정에서 각 과정의 위해요소를 확인·평가하여야 한다. 다음 중 해당하지 않는 과정은?

① 가공과정   ② 유통과정   ③ 제조과정
④ 조리과정   ⑤ 포장과정

해설 (식품위생법 제48조 제1항) 식품의약품안전처장은 식품의 원료관리 및 제조·가공·조리·소분·유통의 모든 과정에서 위해한 물질이 식품에 섞이거나 식품이 오염되는 것을 방지하기 위하여 각 과정의 위해요소를 확인·평가하여 중점적으로 관리하는 "식품안전관리인증기준"을 식품별로 정하여 고시할 수 있다.

---

70 다음 중 「식품위생법」상 식품안전관리 인증기준 대상 식품에 해당되지 않는 것은?

① 냉동수산식품 중 어류, 연체류   ② 냉동식품 중 피자류, 만두류
③ 라면류, 청량음료류   ④ 레토르트식품, 배추김치류
⑤ 어육가공품 중 어묵류

해설 (식품위생법 시행규칙 제62조 제1항) 법 제48조 제2항에서 "총리령으로 정하는 식품"이란 다음 각 호의 어느 하나에 해당하는 식품을 말한다.
1. 수산가공식품류의 어육가공품류 중 어묵·어육소시지
2. 기타수산물가공품 중 냉동 어류·연체류·조미가공품
3. 냉동식품 중 피자류·만두류·면류
4. 과자류, 빵류 또는 떡류 중 과자·캔디류·빵류·떡류
5. 빙과류 중 빙과
6. 음료류[다류 및 커피류는 제외]
7. 레토르트식품
8. 절임류 또는 조림류의 김치류 중 김치(배추를 주원료로 하여 절임, 양념혼합과정 등을 거쳐 이를 발효시킨 것이거나 발효시키지 아니한 것 또는 이를 가공한 것에 한한다)
9. 코코아가공품 또는 초콜릿류 중 초콜릿류
10. 면류 중 유탕면 또는 곡분, 전분, 전분질원료 등을 주원료로 반죽하여 손이나 기계 따위로 면을 뽑아내거나 자른 국수로서 생면·숙면·건면
11. 특수용도식품
12. 즉석섭취·편의식품류 중 즉석섭취식품
12의2. 즉석섭취·편의식품류의 즉석조리식품 중 순대
13. 식품제조·가공업의 영업소 중 전년도 총 매출액이 100억원 이상인 영업소에서 제조·가공하는 식품

(식품위생법 제48조 제2항) 총리령으로 정하는 식품을 제조·가공·조리·소분·유통하는 영업자는 제1항에 따라 식품의약품안전처장이 식품별로 고시한 식품안전관리인증기준을 지켜야 한다.

---

71 다음 중 「식품위생법」상 식품안전관리인증기준 적용업소로 받은 인증의 유효기간은 인증을 받은 날로부터 몇 년인가?

① 1년   ② 2년   ③ 3년
④ 5년   ⑤ 10년

해설 (식품위생법 제48조의2 제1항 : 인증 유효기간) 제48조 제3항에 따른 인증의 유효기간은 인증을 받은 날부터 3년으로 하며, 같은 항 후단에 따른 변경 인증의 유효기간은 당초 인증 유효기간의 남은 기간으로 한다.

정답   69 ⑤   70 ③   71 ③

72 다음 중 식품안전관리 인증기준 대상 식품이 아닌 것은?

① 다류 및 커피류
② 레토르트식품
③ 빙과류 중 빙과
④ 어육가공품류 중 어묵·어육소시지
⑤ 특수용도식품

해설 (식품위생법 시행규칙 제62조 제1항) 70번 문제 해설 참조

73 다음 중 「식품위생법」상 식품의약품안전처장은 등록한 식품을 제조·가공 또는 판매하는 자에 대하여 식품이력추적관리기준의 준수 여부 등을 몇 년마다 조사·평가하여야 하는가?

① 등록한 날로부터 1년
② 등록한 날로부터 2년
③ 등록한 날로부터 3년
④ 등록한 날로부터 5년
⑤ 등록한 날로부터 10년

해설 (식품위생법 제49조 제5항) 식품의약품안전처장은 제1항에 따라 등록한 식품을 제조·가공 또는 판매하는 자에 대하여 식품이력추적관리기준의 준수 여부 등을 3년마다 조사·평가하여야 한다. 다만, 제1항 단서에 따라 등록한 식품을 제조·가공 또는 판매하는 자에 대하여는 2년마다 조사·평가하여야 한다.

(식품위생법 제49조 제1항) 식품을 제조·가공 또는 판매하는 자 중 식품이력추적관리를 하려는 자는 총리령으로 정하는 등록기준을 갖추어 해당 식품을 식품의약품안전처장에게 등록할 수 있다. 다만, 영유아식 제조·가공업자, 일정 매출액·매장면적 이상의 식품판매업자 등 총리령으로 정하는 자는 식품의약품안전처장에게 등록하여야 한다.

(식품위생법 시행규칙 제69조의2) 법 제49조 제1항 단서에서 "총리령으로 정하는 자"란 다음 각 호의 자를 말한다.
1. 영유아식(영아용 조제식품, 성장기용 조제식품, 영유아용 곡류 조제식품 및 그 밖의 영유아용 식품을 말한다) 제조·가공업자
2. 임산·수유부용 식품, 특수의료용도 등 식품 및 체중조절용 조제식품 제조·가공업자
3. 기타 식품판매업자

74 「식품위생법」상 식품을 제조·가공 또는 판매하는 자 중 식품이력추적관리를 하려는 자는 해당 식품을 식품의약품안전처장에게 등록할 수 있으며, 식품의약품안전처장은 등록을 한 자가 식품이력추적관리기준을 지키지 아니하면 그 등록을 취소하거나 시정을 명할 수 있다. 다음 중 식품이력추적관리 등록취소 위반사항과 처분기준이 올바르게 짝지은 것은?

① 식품이력추적관리기준을 지키지 아니한 경우 – 해당품목 등록취소
② 식품이력추적관리 정보를 특별한 사유 없이 식품이력추적관리시스템에 제공하지 아니한 경우로서 5일 초과 30일 미만 식품이력추적관리 정보 전부를 제공하지 아니한 경우 – 해당품목 등록취소
③ 식품이력추적관리 정보를 특별한 사유 없이 식품이력추적관리시스템에 제공하지 아니한 경우로서 5일 이상 식품이력추적관리 정보 일부를 제공하지 아니한 경우 – 해당품목 등록취소
④ 식품이력추적관리 정보를 식품이력추적관리기준에 따라 식품이력추적관리시스템에 제공하지 아니한 경우로서 30일 이상 식품이력추적관리 정보 전부를 제공하지 아니한 경우 – 해당품목 등록취소
⑤ 5년 내에 2회의 시정명령을 받고 이를 모두 이행하지 아니한 경우 – 해당품목 등록취소

정답 72 ① 73 ③ 74 ④

해설 (식품위생법 시행규칙 제74조의2, 별표 20의3 : 식품이력추적관리 등록취소 등의 기준) 〈개정 2024.7.3.〉

위반사항	근거법령	처분 기준
1. 식품이력추적관리 정보를 식품이력추적관리기준에 따라 식품이력추적관리시스템에 제공하지 아니한 경우로서	법 제49조 제7항	
가. 5일 초과 30일 미만(토요일 및 공휴일은 산입하지 아니한다. 이하 같다) 식품이력추적관리 정보 전부를 제공하지 아니한 경우		시정명령
나. 30일 이상 식품이력추적관리 정보 전부를 제공하지 아니한 경우		해당품목 등록취소
다. 삭제 〈2024.7.3.〉		
2. 식품이력추적관리기준을 지키지 아니한 경우(제1호에 해당하는 경우는 제외)	법 제49조 제7항	시정명령
3. 3년 내에 2회의 시정명령을 받고 이를 모두 이행하지 아니한 경우	법 제49조 제7항	해당품목 등록취소

75 다음 중 「식품위생법」상 집단급식소 운영자가 반드시 조리사 또는 영양사를 두어야 하는 경우는?

① 식품접객영업자 자신이 조리사인 경우
② 영양사가 조리사의 면허를 받은 경우
③ 조리사가 영양사의 면허를 받은 경우
④ 집단급식소 운영자 자신이 조리사인 경우
⑤ 1회 급식인원이 100명 이상의 산업체인 경우

해설 (식품위생법 제51조 제1항) 집단급식소 운영자와 대통령령으로 정하는 식품접객업자는 조리사를 두어야 한다. 다만, 다음 각 호의 어느 하나에 해당하는 경우에는 조리사를 두지 아니하여도 된다. 〈개정 2024.2.20.〉
1. 집단급식소 운영자 또는 식품접객영업자 자신이 조리사로서 직접 음식물을 조리하는 경우
2. 1회 급식인원 100명 미만의 산업체인 경우
3. 제52조 제1항에 따른 영양사가 조리사의 면허를 받은 경우. 다만, 총리령으로 정하는 규모 이하의 집단급식소에 한정한다.
[시행일 : 2025.2.21.] 제51조 제1항

(식품위생법 시행령 제36조 : 조리사를 두어야 하는 식품접객업자) 법 제51조 제1항 각 호 외의 부분 본문에서 "대통령령으로 정하는 식품접객업자"란 제21조 제8호의 식품접객업 중 복어독 제거가 필요한 복어를 조리·판매하는 영업을 하는 자를 말한다. 이 경우 해당 식품접객업자는 「국가기술자격법」에 따른 복어 조리 자격을 취득한 조리사를 두어야 한다.

(식품위생법 제52조 제1항) 집단급식소 운영자는 영양사를 두어야 한다. 다만, 다음 각 호의 어느 하나에 해당하는 경우에는 영양사를 두지 아니하여도 된다. 〈개정 2024.2.20.〉
1. 집단급식소 운영자 자신이 영양사로서 직접 영양 지도를 하는 경우
2. 1회 급식인원 100명 미만의 산업체인 경우
3. 제51조 제1항에 따른 조리사가 영양사의 면허를 받은 경우. 다만, 총리령으로 정하는 규모 이하의 집단급식소에 한정한다.
[시행일 : 2025.2.21.] 제52조 제1항

76 「식품위생법」상 집단급식소 운영자와 대통령령으로 정하는 식품접객영업자는 조리사를 두어야 한다. 다음 중 조리사를 두어야 하는 식품접객업으로 옳은 것은?

① 국가가 설립한 집단급식소
② 복어를 조리, 판매하는 식품접객영업
③ 학교, 병원에서 운영하는 집단급식소
④ 사회복지시설의 급식소
⑤ 120m² 이상의 식품접객업소

해설 (식품위생법 시행령 제36조 : 조리사를 두어야 하는 식품접객업자) 75번 문제 해설 참조

정답 75 ⑤ 76 ②

77 다음 중 「식품위생법」상 조리사 면허를 받을 수 없는 결격사유에 해당하는 사람을 모두 고른 것은?

> 가. 마약이나 그 밖의 약물 중독자
> 나. 정신질환자
> 다. 조리사 면허의 취소처분을 받고 그 취소된 날부터 1년이 지나지 아니한 자
> 라. B형간염환자

① 가, 나, 다 ② 가, 다 ③ 나, 라
④ 라 ⑤ 가, 나, 다, 라

해설 (식품위생법 제54조 : 결격사유) 다음 각 호의 어느 하나에 해당하는 자는 조리사 면허를 받을 수 없다.
1. 정신질환자. 다만, 전문의가 조리사로서 적합하다고 인정하는 자는 그러하지 아니하다.
2. 「감염병의 예방 및 관리에 관한 법률」 제2조 제13호에 따른 감염병환자. 다만, 같은 조 제4호 나목에 따른 B형간염환자는 제외한다.
3. 마약이나 그 밖의 약물 중독자
4. 조리사 면허의 취소처분을 받고 그 취소된 날부터 1년이 지나지 아니한 자

78 다음 중 「식품위생법」상 식품위생심의위원회의 조사·심의 사항에 해당하지 않는 것은?
① 감염병환자의 관리에 관한 사항
② 농약·중금속 등 유독·유해물질 잔류 허용 기준에 관한 사항
③ 식중독 방지에 관한 사항
④ 식품등의 기준과 규격에 관한 사항
⑤ 식품위생에 관한 중요 사항

해설 (식품위생법 제57조 : 식품위생심의위원회의 설치 등) 식품의약품안전처장의 자문에 응하여 다음 각 호의 사항을 조사·심의하기 위하여 식품의약품안전처에 식품위생심의위원회를 둔다.
1. 식중독 방지에 관한 사항
2. 농약·중금속 등 유독·유해물질 잔류 허용 기준에 관한 사항
3. 식품등의 기준과 규격에 관한 사항
4. 그 밖에 식품위생에 관한 중요 사항

79 다음 중 「식품위생법」상 식품의약품안전처장이 심의위원회의 위원을 해촉할 수 있는 경우에 해당하지 않는 것은?
① 식품 등에 관한 영업에 종사하는 사람으로 밝혀진 경우
② 심신장애로 인하여 직무를 수행할 수 없게 된 경우
③ 위원 스스로 직무를 수행하는 것이 곤란하다고 의사를 밝히는 경우
④ 직무와 관련된 비위사실이 있는 경우
⑤ 직무태만, 품위손상이나 그 밖의 사유로 인하여 위원으로 적합하지 아니하다고 인정되는 경우

해설 (식품위생법 시행령 제39조의3) 식품의약품안전처장은 심의위원회의 위원이 다음 각 호의 어느 하나에 해당하는 경우에는 해당 위원을 해촉할 수 있다.
1. 심신장애로 인하여 직무를 수행할 수 없게 된 경우
2. 직무와 관련된 비위사실이 있는 경우
3. 직무태만, 품위손상이나 그 밖의 사유로 인해 위원으로 적합하지 아니하다고 인정되는 경우
4. 위원 스스로 직무를 수행하는 것이 곤란하다고 의사를 밝히는 경우
5. 제39조의2 제1항 각 호의 어느 하나에 해당하는 경우에도 불구하고 회피 신청을 하지 아니한 경우

정답 77 ① 78 ① 79 ①

80 「식품위생법」상 식품안전정보원의 사업으로 옳은 것은?

① 건강 위해기능 영양성 함량 모니터링
② 식품등의 기준과 규격에 관한 사항
③ 식품산업에 관한 조사 및 연구
④ 식품위생에 관한 교육 및 홍보
⑤ 식품이력추적관리의 등록 및 관리

> **해설** (식품위생법 제68조 제1항) 정보원은 다음 각 호의 사업을 한다.
> 1. 국내외 식품안전정보의 수집·분석·정보제공 등
> 1의2. 식품안전정책 수립을 지원하기 위한 조사·연구 등
> 2. 식품안전정보의 수집·분석 및 식품이력추적관리 등을 위한 정보시스템의 구축·운영 등
> 3. 식품이력추적관리의 등록·관리 등
> 4. 식품이력추적관리에 관한 교육 및 홍보
> 5. 식품사고가 발생한 때 사고의 신속한 원인규명과 해당 식품의 회수·폐기 등을 위한 정보제공
> 6. 식품위해정보의 공동활용 및 대응을 위한 기관·단체·소비자단체 등과의 협력 네트워크 구축·운영
> 7. 소비자 식품안전 관련 신고의 안내·접수·상담 등을 위한 지원
> 8. 그 밖에 식품안전정보 및 식품이력추적관리에 관한 사항으로서 식품의약품안전처장이 정하는 사업

81 「식품위생법」상 식품안전정보원은 매 사업연도 시작 전까지 다음 연도의 사업계획서와 함께 다음의 서류를 첨부한 예산서에 대하여 이사회의 의결을 거친 후 식품의약품안전처장에게 승인을 받아야 한다. 다음 중 승인받아야 하는 예산서에 첨부되는 서류가 아닌 것은?

① 자금의 수입계획서
② 자금의 지출계획서
③ 추정대차대조표
④ 추정손익계산서
⑤ 추정재무상태표

> **해설** (식품위생법 시행규칙 제85조 : 식품안전정보원 사업계획서 제출) 법 제67조 제1항에 따른 식품안전정보원은 법 제69조에 따라 매 사업연도 시작 전까지 다음 연도의 사업계획서와 다음 각 호의 서류를 첨부한 예산서에 대하여 이사회의 의결을 거친 후 식품의약품안전처장에게 승인을 받아야 한다. 이를 변경할 때에도 또한 같다. 〈개정 2021.6.30.〉
> 1. 추정재무상태표
> 2. 추정손익계산서
> 3. 자금의 수입·지출 계획서

82 「식품위생법」상 국가 및 지방자치단체는 건강 위해 영양성분의 과잉섭취로 인한 국민 보건상 위해를 예방하기 위하여 노력하여야 한다. 다음 중 건강 위해가능 영양성분의 종류가 올바르게 조합된 것은?

① 나트륨, 당류, 트랜스지방
② 나트륨, 동물성 콜레스테롤, 당류
③ 수용성 비타민, 탄수화물, 지방
④ 철분, 당류, 나트륨
⑤ 트랜스 지방, 중성지방, 지용성 비타민

> **해설** (식품위생법 시행령 제50조의4) 법 제70조의7 제1항에 따른 건강 위해가능 영양성분의 종류는 다음 각 호와 같다.
> 1. 나트륨
> 2. 당류
> 3. 트랜스지방

정답 80 ⑤ 81 ③ 82 ①

83 「식품위생법」상 식품의약품안전처장 또는 특별자치시장·특별자치도지사·시장·군수·구청장은 대통령령으로 정하는 바에 따라 해당 식품접객영업자에게 영업허가 또는 등록을 취소하거나 6개월 이내의 기간을 정하여 그 영업의 전부 또는 일부를 정지하거나 영업소 폐쇄를 명할 수 있다. 다음 중 허가취소에 해당하는 경우가 아닌 것은?

① 「성매매알선 등 행위의 처벌에 관한 법률」에 따른 금지행위를 한 경우
② 식중독이나 그 밖에 위생과 관련한 중대한 사고 발생에 직무상의 책임이 있는 경우
③ 식품안전관리인증기준을 지키지 아니한 경우
④ 식품이력추적관리를 등록하지 아니한 경우
⑤ 위해식품에 대한 회수계획을 보고하지 아니하거나 거짓으로 보고한 경우

해설 **(식품위생법 제80조 제1항: 면허취소 등)** 식품의약품안전처장 또는 특별자치시장·특별자치도지사·시장·군수·구청장은 조리사가 다음 각 호의 어느 하나에 해당하면 그 면허를 취소하거나 6개월 이내의 기간을 정하여 업무정지를 명할 수 있다. 다만, 조리사가 제1호 또는 제5호에 해당할 경우 면허를 취소하여야 한다.
1. 제54조 각 호의 어느 하나에 해당하게 된 경우
2. 제56조에 따른 교육을 받지 아니한 경우
3. 식중독이나 그 밖에 위생과 관련한 중대한 사고 발생에 직무상의 책임이 있는 경우
4. 면허를 타인에게 대여하여 사용하게 한 경우
5. 업무정지기간 중에 조리사의 업무를 하는 경우

(식품위생법 제75조 제1항: 허가취소 등) 식품의약품안전처장 또는 특별자치시장·특별자치도지사·시장·군수·구청장은 영업자가 다음 각 호의 어느 하나에 해당하는 경우에는 대통령령으로 정하는 바에 따라 영업허가 또는 등록을 취소하거나 6개월 이내의 기간을 정하여 그 영업의 전부 또는 일부를 정지하거나 영업소 폐쇄(제37조 제4항에 따라 신고한 영업만 해당)를 명할 수 있다. 다만, 식품접객영업자가 제13호(제44조 제2항에 관한 부분만 해당)를 위반한 경우로서 청소년의 신분증 위조·변조 또는 도용으로 식품접객영업자가 청소년인 사실을 알지 못하였거나 폭행 또는 협박으로 청소년임을 확인하지 못한 사정이 인정되는 경우 대통령령으로 정하는 바에 따라 해당 행정처분을 면제할 수 있다. 〈개정 2024.2.6.〉
1. 제4조부터 제6조까지, 제7조 제4항, 제8조, 제9조 제4항, 제9조의3 또는 제12조의2 제2항을 위반한 경우
2. 삭제 〈2018.3.13.〉
3. 제17조 제4항을 위반한 경우
4. 제22조 제1항(제22조의3에 따라 비대면으로 실시하는 경우를 포함한다)에 따른 출입·검사·수거를 거부·방해·기피한 경우
4의2. 삭제 〈2015.2.3.〉
5. 제31조 제1항 및 제3항을 위반한 경우
6. 제36조를 위반한 경우
7. 제37조 제1항 후단, 제3항, 제4항 후단을 위반하거나 같은 조 제2항에 따른 조건을 위반한 경우
7의2. 제37조 제5항에 따른 변경 등록을 하지 아니하거나 같은 항 단서를 위반한 경우
8. 제38조 제1항 제8호에 해당하는 경우
9. 제40조 제3항을 위반한 경우
10. 제41조 제5항을 위반한 경우
10의2. 제41조의2 제1항을 위반한 경우
11. 삭제 〈2016.2.3.〉
12. 제43조에 따른 영업 제한을 위반한 경우
13. 제44조 제1항·제2항 및 제4항을 위반한 경우
14. 제45조 제1항 전단에 따른 회수 조치를 하지 아니한 경우
14의2. 제45조 제1항 후단에 따른 회수계획을 보고하지 아니하거나 거짓으로 보고한 경우
14의3. 제46조의2 제1항에 따른 보고를 하지 아니하거나 거짓으로 보고한 경우
15. 제48조 제2항에 따른 식품안전관리인증기준을 지키지 아니한 경우
15의2. 제49조 제1항 단서에 따른 식품이력추적관리를 등록하지 아니한 경우
16. 제51조 제1항을 위반한 경우
17. 제71조 제1항, 제72조 제1항·제3항, 제73조 제1항 또는 제74조 제1항(제88조에 따라 준용되는 제71조 제1항, 제72조 제1항·제3항 또는 제74조 제1항을 포함한다)에 따른 명령을 위반한 경우
18. 제72조 제1항·제2항에 따른 압류·폐기를 거부·방해·기피한 경우
19. 「성매매알선 등 행위의 처벌에 관한 법률」 제4조에 따른 금지행위를 한 경우
20. 「마약류 관리에 관한 법률」 제3조 제11호에 따른 행위를 하거나 이를 교사·방조한 경우

정답 83 ②

84 다음 중 「식품위생법」을 위반하여 영업정지 등에 갈음하여 부과하는 과징금의 범위로 맞는 것은?

① 10억원 이하　　② 5억원 이하　　③ 2억원 이하
④ 5천만원 이하　　⑤ 2천만원 이하

> **해설** (식품위생법 제82조 제1항) 식품의약품안전처장, 시·도지사 또는 시장·군수·구청장은 영업자가 제75조 제1항 각 호 또는 제76조 제1항 각 호의 어느 하나에 해당하는 경우에는 대통령령으로 정하는 바에 따라 영업정지, 품목 제조정지 또는 품목류 제조정지 처분을 갈음하여 10억원 이하의 과징금을 부과할 수 있다. 다만, 제6조를 위반하여 제75조 제1항에 해당하는 경우와 제4조, 제5조, 제7조, 제12조의2, 제37조, 제43조 및 제44조를 위반하여 제75조 제1항 또는 제76조 제1항에 해당하는 중대한 사항으로서 총리령으로 정하는 경우는 제외한다.

85 「식품위생법」상 식중독 환자를 진단한 의사는 다음 중 누구에게 보고해야 하는가?

① 관할 경찰서장　　② 서울시장, 부산시장, 도지사
③ 시·도지사　　④ 식품의약품안전처장
⑤ 특별자치시장 시장·군수·구청장

> **해설** (식품위생법 제86조 제1항) 다음 각 호의 어느 하나에 해당하는 자는 지체 없이 관할 특별자치시장·시장(「제주특별자치도 설치 및 국제자유도시 조성을 위한 특별법」에 따른 행정시장을 포함)·군수·구청장에게 보고하여야 한다. 이 경우 의사나 한의사는 대통령령으로 정하는 바에 따라 식중독 환자나 식중독이 의심되는 자의 혈액 또는 배설물을 보관하는 데에 필요한 조치를 하여야 한다.
> 1. 식중독 환자나 식중독이 의심되는 자를 진단하였거나 그 사체를 검안한 의사 또는 한의사
> 2. 집단급식소에서 제공한 식품등으로 인하여 식중독 환자나 식중독으로 의심되는 증세를 보이는 자를 발견한 집단급식소의 설치·운영자

86 다음 중 「식품위생법」상 식중독 대책협의회 구성 내용으로 올바르지 못한 것은?

① 교육부　　② 국방부　　③ 농림축산식품부
④ 시·도 보건환경연구원　　⑤ 환경부

> **해설** (식품위생법 시행령 제60조 제1항) 법 제87조 제1항에 따른 식중독 대책협의기구의 위원은 다음 각 호에 해당하는 자로 한다. 〈개정 2020.9.11.〉
> 1. 교육부, 법무부, 국방부, 농림축산식품부, 보건복지부, 환경부 및 질병관리청 등 중앙행정기관의 장이 해당 중앙행정기관의 고위공무원단에 속하는 일반직공무원 또는 이에 상당하는 공무원[법무부 및 국방부의 경우에는 각각 이에 해당하는 검사 및 장성급 장교 포함] 중에서 지명하는 자
> 2. 지방자치단체의 장이 해당 지방행정기관의 고위공무원단에 속하는 일반직공무원 또는 이에 상당하는 지방공무원 중에서 지명하는 자
> 3. 그 밖에 식품의약품안전처장이 지정하는 기관 및 단체의 장

87 다음 중 「식품위생법」상 집단급식소를 설치·운영하려는 자는 조리 제공한 식품의 매회 1인분을 몇 시간 이상 보관하여야 하는가?

① 120시간　　② 144시간　　③ 168시간
④ 192시간　　⑤ 216시간

정답　84 ①　85 ⑤　86 ④　87 ②

해설 **(식품위생법 제88조 제2항)** 집단급식소를 설치·운영하는 자는 집단급식소 시설의 유지·관리 등 급식을 위생적으로 관리하기 위하여 다음 각 호의 사항을 지켜야 한다. 〈개정 2021.8.17.〉
1. 식중독 환자가 발생하지 아니하도록 위생관리를 철저히 할 것
2. 조리·제공한 식품의 매회 1인분 분량을 총리령으로 정하는 바에 따라 144시간 이상 보관할 것
3. 영양사를 두고 있는 경우 그 업무를 방해하지 아니할 것
4. 영양사를 두고 있는 경우 영양사가 집단급식소의 위생관리를 위하여 요청하는 사항에 대하여는 정당한 사유가 없으면 따를 것
5. 「축산물 위생관리법」 제12조에 따라 검사를 받지 아니한 축산물 또는 실험 등의 용도로 사용한 동물을 음식물의 조리에 사용하지 말 것
6. 「야생생물 보호 및 관리에 관한 법률」을 위반하여 포획·채취한 야생생물을 음식물의 조리에 사용하지 말 것
7. 소비기한이 경과한 원재료 또는 완제품을 조리할 목적으로 보관하거나 이를 음식물의 조리에 사용하지 말 것
8. 수돗물이 아닌 지하수 등을 먹는 물 또는 식품의 조리·세척 등에 사용하는 경우에는 「먹는물관리법」 제43조에 따른 먹는 물 수질검사기관에서 총리령으로 정하는 바에 따라 검사를 받아 마시기에 적합하다고 인정된 물을 사용할 것. 다만, 둘 이상의 업소가 같은 건물에서 같은 수원을 사용하는 경우에는 하나의 업소에 대한 시험결과로 나머지 업소에 대한 검사를 갈음할 수 있다.
9. 제15조 제2항에 따라 위해평가가 완료되기 전까지 일시적으로 금지된 식품등을 사용·조리하지 말 것
10. 식중독 발생 시 보관 또는 사용 중인 식품은 역학조사가 완료될 때까지 폐기하거나 소독 등으로 현장을 훼손하여서는 아니 되고 원상태로 보존하여야 하며, 식중독 원인규명을 위한 행위를 방해하지 말 것
11. 그 밖에 식품등의 위생적 관리를 위하여 필요하다고 총리령으로 정하는 사항을 지킬 것

88 다음 중 「식품위생법」상 집단급식소를 설치·운영하려는 자가 총리령으로 정하는 바에 따라 신고해야 할 사람이 아닌 것은?

① 구청장
② 시장·군수
③ 식품의약품안전처장
④ 특별자치시장
⑤ 특별자치도지사

해설 **(식품위생법 제88조 제1항 : 집단급식소)** 집단급식소를 설치·운영하려는 자는 총리령으로 정하는 바에 따라 특별자치시장·특별자치도지사·시장·군수·구청장에게 신고하여야 한다. 신고한 사항 중 총리령으로 정하는 사항을 변경하려는 경우에도 또한 같다.

89 아래 내용은 「식품위생법」상 집단급식소를 설치·운영하려는 자가 집단급식소 시설의 유지·관리 등 급식을 위생적으로 관리하기 위하여 지켜야 할 사항들이다. 다음 중 올바르게 설명한 것을 모두 고른 것은?

가. 조리·제공한 식품의 매회 1인분 분량을 144시간 이상 보관할 것
나. 위해평가가 완료되기 전까지 일시적으로 금지된 식품등을 사용·조리하지 말 것
다. 영양사를 두고 있는 경우 영양사가 집단급식소의 위생관리를 위하여 요청하는 사항에 대하여는 정당한 사유가 없으면 따를 것
라. 식중독 발생 시 보관 또는 사용 중인 식품은 즉각적으로 폐기하거나 완전소독 등을 할 것

① 가, 나, 다
② 가, 다
③ 나, 라
④ 라
⑤ 가, 나, 다, 라

해설 **(식품위생법 제88조 제2항 : 집단급식소)** 87번 문제 해설 참조

정답 88 ③ 89 ①

90 집단급식소에서 매회 1인분 분량을 보관하는 온도는?

① 0℃ 이하 ② -5℃ 이하 ③ -10℃ 이하
④ -18℃ 이하 ⑤ -28℃ 이하

해설 (식품위생법 시행규칙 제95조 : 집단급식소의 설치 · 운영자 준수사항)
① 법 제88조 제2항 제2호에 따라 조리 · 제공한 식품(법 제2조 제12호 다목에 따른 병원의 경우에는 일반식만 해당)을 보관할 때에는 매회 1인분 분량을 섭씨 영하 18도 이하로 보관해야 한다. 〈개정 2023.5.19.〉
② 제1항에도 불구하고 완제품 형태로 제공한 가공식품은 소비기한 내에서 해당 식품의 제조업자가 정한 보관방법에 따라 보관할 수 있다. 다만, 완제품 형태로 제공하는 식품 중 식품의약품안전처장이 정하여 고시하는 가공식품을 완제품 형태로 제공한 경우에는 해당 제품의 제품명, 제조업소명, 제조일자 또는 소비기한 등 제품을 확인 · 추적할 수 있는 정보를 기록 · 보관함으로써 해당 가공식품의 보관을 갈음할 수 있다. 〈신설 2023.5.19.〉

91 아래 내용은 집단급식소의 시설기준에 대한 설명이다. 다음 중 올바르게 설명한 것을 모두 고른 것은?

> 가. 병원 · 학교의 경우에는 조리장은 음식물을 먹는 객석에서 그 내부를 볼 수 있는 구조로 되어 있어야 한다.
> 나. 급수시설이 지하수를 사용하는 경우에는 용수저장탱크에 염소자동주입기 등 소독장치를 설치하여야 한다.
> 다. 조리장에 갖춘 냉장시설 또는 냉동시설에 해당 급식소에서 조리 · 제공되는 식품을 충분히 보관할 수 있는 경우에라도 창고에는 식품등을 식품등의 기준 및 규격에서 정하고 있는 보존 및 유통기준에 적합한 온도에서 보관할 수 있도록 냉장 · 냉동시설을 갖추어야 한다.
> 라. 화장실은 콘크리트 등으로 내수처리를 하여야 하고, 바닥과 내벽(바닥으로부터 1.5미터까지)에는 타일을 붙이거나 방수페인트로 색칠하여야 한다.

① 가, 나, 다 ② 가, 다 ③ 나, 라
④ 라 ⑤ 가, 나, 다, 라

해설 (식품위생법 시행규칙 제96조 별표 25) : 집단급식소의 시설기준 〈개정 2023.5.19.〉
1. 조리장
   가. 조리장은 음식물을 먹는 객석에서 그 내부를 볼 수 있는 구조로 되어 있어야 한다. 다만, 병원 · 학교의 경우에는 그러하지 아니하다.
   나. 조리장 바닥은 배수구가 있는 경우에는 덮개를 설치하여야 한다.
   다. 조리장 안에는 취급하는 음식을 위생적으로 조리하기 위하여 필요한 조리시설 · 세척시설 · 폐기물용기 및 손 씻는 시설을 각각 설치하여야 하고, 폐기물용기는 오물 · 악취 등이 누출되지 아니하도록 뚜껑이 있고 내수성 재질[스테인레스 · 알루미늄 · 강화플라스틱(FRP) · 테프론 등 물을 흡수하지 아니하는 것을 말한다.]로 된 것이어야 한다.
   라. 조리장에는 주방용 식기류를 소독하기 위한 자외선 또는 전기살균소독기를 설치하거나 열탕세척소독시설(식중독을 일으키는 병원성 미생물 등이 살균될 수 있는 시설이어야 한다)을 갖추어야 한다.
   마. 충분한 환기를 시킬 수 있는 시설을 갖추어야 한다. 다만, 자연적으로 통풍이 가능한 구조의 경우에는 그러하지 아니하다.
   바. 식품등의 기준 및 규격 중 식품별 보존 및 유통기준에 적합한 온도가 유지될 수 있는 냉장시설 또는 냉동시설을 갖추어야 한다.
   사. 식품과 직접 접촉하는 부분은 위생적인 내수성 재질로서 씻기 쉬우며, 열탕 · 증기 · 살균제 등으로 소독 · 살균이 가능한 것이어야 한다.
   아. 냉동 · 냉장시설 및 가열처리시설에는 온도계 또는 온도를 측정할 수 있는 계기를 설치하여야 하며, 적정온도가 유지되도록 관리하여야 한다.
   자. 조리장에는 쥐 · 해충 등을 막을 수 있는 시설을 갖추어야 한다.
2. 급수시설
   가. 수돗물이나 「먹는물관리법」 제5조에 따른 먹는 물의 수질기준에 적합한 지하수 등을 공급할 수 있는 시설을 갖추어야 한다. 다만, 지하수를 사용하는 경우에는 용수저장탱크에 염소자동주입기 등 소독장치를 설치하여야 한다.
   나. 지하수를 사용하는 경우 취수원은 화장실 · 폐기물처리시설 · 동물사육장 그 밖에 지하수가 오염될 우려가 있는 장소로부터 영향을 받지 아니 하는 곳에 위치하여야 한다.

정답 90 ④ 91 ③

3. 창고 등 보관시설
   가. 식품등을 위생적으로 보관할 수 있는 창고를 갖추어야 한다.
   나. 창고에는 식품등을 법 제7조 제1항에 따른 식품등의 기준 및 규격에서 정하고 있는 보존 및 유통기준에 적합한 온도에서 보관할 수 있도록 냉장·냉동시설을 갖추어야 한다. 다만, 조리장에 갖춘 냉장시설 또는 냉동시설에 해당 급식소에서 조리·제공되는 식품을 충분히 보관할 수 있는 경우에는 창고에 냉장시설 및 냉동시설을 갖추지 아니하여도 된다.
4. 화장실
   가. 화장실은 조리장에 영향을 미치지 아니하는 장소에 설치하여야 한다. 다만, 집단급식소가 위치한 건축물 안에 나목부터 라목까지의 기준을 갖춘 공동화장실이 설치되어 있거나 인근에 사용하기 편리한 화장실이 있는 경우에는 따로 화장실을 설치하지 아니할 수 있다.
   나. 화장실은 정화조를 갖춘 수세식 화장실을 설치하여야 한다. 다만, 상·하수도가 설치되지 아니한 지역에서는 수세식이 아닌 화장실을 설치할 수 있다. 이 경우 변기의 뚜껑과 환기시설을 갖추어야 한다.
   다. 화장실은 콘크리트 등으로 내수처리를 하여야 하고, 바닥과 내벽(바닥으로부터 1.5미터까지)에는 타일을 붙이거나 방수페인트로 색칠하여야 한다.
   라. 화장실에는 손을 씻는 시설을 갖추어야 한다.
5. 객석 : 집단급식소의 설치·운영을 신고한 사업장은 해당 사업장 내에 객석을 추가로 설치할 수 있다. 이 경우 음식물을 위생적으로 운반할 수 있는 기구 또는 운반차량 및 위생적인 배식도구를 갖추어야 한다.

92 다음 중 「식품위생법」 위반행위를 신고한 자에 대한 신고포상금의 범위로 맞는 것은?

① 1억원 이하
② 1천만원
③ 신고금액의 1/2 범위 내
④ 생산금액의 1/10 범위 내
⑤ 5천만원 이하

해설 (식품위생법 제90조 제1항) 식품의약품안전처장, 시·도지사 또는 시장·군수·구청장은 이 법에 위반되는 행위를 신고한 자에게 신고 내용별로 1천만원까지 포상금을 줄 수 있다.

(식품위생법 시행령 제63조 제1항) 법 제90조 제1항에 따라 포상금을 지급하는 경우 그 기준은 다음 각 호와 같다.
1. 법 제93조를 위반한 자를 신고한 경우 : 1천만원 이하
2. 법 제4조부터 제6조(법 제88조에서 준용하는 경우 포함)까지, 제8조(법 제88조에서 준용하는 경우 포함) 또는 제37조 제1항을 위반한 자를 신고한 경우 : 30만원 이하
3. 법 제7조 제4항(법 제88조에서 준용하는 경우 포함), 제9조 제4항(법 제88조에서 준용하는 경우 포함), 제37조 제5항, 제44조 제1항·제2항을 위반한 자 또는 법 제75조 제1항에 따른 영업정지명령을 위반하여 영업을 계속한 자를 신고한 경우 : 20만원 이하
4. 「식품 등의 표시·광고에 관한 법률」 제8조, 법 제37조 제4항을 위반한 자 또는 법 제76조 제1항에 따른 품목제조정지명령을 위반한 자를 신고한 경우 : 10만원 이하
5. 법 제40조 제3항 또는 제88조 제1항을 위반한 자를 신고한 경우 : 5만원 이하
6. 제1호부터 제5호까지의 규정 외에 법을 위반한 자 중 위생상 위해발생 우려가 있는 위반사항을 신고한 경우 : 3만원 이하

93 「식품위생법」 상 '탄저병'의 질병에 걸린 동물을 사용하여 판매할 목적으로 식품을 제조·가공·수입 또는 조리한 자에 대한 벌칙은? [2023 기출유사]

① 1년 이상의 징역
② 3년 이상의 징역
③ 5년 이상의 징역
④ 7년 이상의 징역
⑤ 10년 이상의 징역

해설 (식품위생법 제93조 제1항 : 벌칙) 다음 각 호의 어느 하나에 해당하는 질병에 걸린 동물을 사용하여 판매할 목적으로 식품 또는 식품첨가물을 제조·가공·수입 또는 조리한 자는 3년 이상의 징역에 처한다.
1. 소해면상뇌증
2. 탄저병
3. 가금 인플루엔자

정답 92 ② 93 ②

94. 「식품위생법」상 ( )에 들어갈 것으로 옳은 것은?

> 기준·규격이 정해지지 아니한 화학적 합성품인 첨가물을 함유한 식품을 판매한 자에 대해서는 (㉠) 이하의 징역 또는 (㉡) 이하의 벌금에 처하거나 이를 병과할 수 있다.

	㉠	㉡		㉠	㉡
①	1년	1천만원	②	3년	3천만원
③	5년	5천만원	④	10년	1억원
⑤	10년	10억원			

해설 (**식품위생법 제94조 제1항**) 다음 각 호의 어느 하나에 해당하는 자는 <u>10년 이하의 징역 또는 1억원 이하의 벌금</u>에 처하거나 이를 병과할 수 있다.
1. 제4조부터 <u>제6조</u>까지(제88조에서 준용하는 경우를 포함하고, 제93조 제1항 및 제3항에 해당하는 경우는 제외)를 위반한 자
2. 제8조(제88조에서 준용하는 경우를 포함)를 위반한 자
2의2. 삭제 〈2018.3.13.〉
3. 제37조 제1항을 위반한 자

(**식품위생법 제6조 : 기준·규격이 정하여지지 아니한 화학적 합성품 등의 판매 등 금지**) 누구든지 다음 각 호의 어느 하나에 해당하는 행위를 하여서는 아니 된다. 다만, 식품의약품안전처장이 제57조에 따른 식품위생심의위원회의 심의를 거쳐 인체의 건강을 해칠 우려가 없다고 인정하는 경우에는 그러하지 아니하다.
1. 제7조 제1항 및 제2항에 따라 <u>기준·규격이 정하여지지 아니한 화학적 합성품인 첨가물</u>과 이를 함유한 물질을 식품첨가물로 사용하는 행위
2. 제1호에 따른 식품첨가물이 <u>함유된 식품을 판매하거나</u> 판매할 목적으로 제조·수입·가공·사용·조리·저장·소분·운반 또는 진열하는 행위

(**식품위생법 제4조 : 위해식품등의 판매 등 금지**) 누구든지 다음 각 호의 어느 하나에 해당하는 식품 등을 판매하거나 판매할 목적으로 채취·제조·수입·가공·사용·조리·저장·소분·운반 또는 진열하여서는 아니 된다.
1. 썩거나 상하거나 설익어서 인체의 건강을 해칠 우려가 있는 것
2. 유독·유해물질이 들어 있거나 묻어 있는 것 또는 그러할 염려가 있는 것. 다만, 식품의약품안전처장이 인체의 건강을 해칠 우려가 없다고 인정하는 것은 제외한다.
3. 병을 일으키는 미생물에 오염되었거나 그러할 염려가 있어 인체의 건강을 해칠 우려가 있는 것
4. 불결하거나 다른 물질이 섞이거나 첨가된 것 또는 그 밖의 사유로 인체의 건강을 해칠 우려가 있는 것
5. 제18조에 따른 안전성 심사 대상인 농·축·수산물 등 가운데 안전성 심사를 받지 아니하였거나 안전성 심사에서 식용으로 부적합하다고 인정된 것
6. 수입이 금지된 것 또는 수입신고를 하지 아니하고 수입한 것
7. 영업자가 아닌 자가 제조·가공·소분한 것

(**식품위생법 제5조 : 병든 동물 고기 등의 판매 등 금지**)

(**식품위생법 제8조 : 유독기구 등의 판매·사용 금지**)

(**식품위생법 제37조 제1항 : 영업허가 등**) 제36조 제1항 각 호에 따른 영업 중 대통령령으로 정하는 영업을 하려는 자는 대통령령으로 정하는 바에 따라 영업 종류별 또는 영업소별로 식품의약품안전처장 또는 특별자치시장·특별자치도지사·시장·군수·구청장의 허가를 받아야 한다. 허가받은 사항 중 대통령령으로 정하는 중요한 사항을 변경할 때에도 또한 같다.

(**식품위생법 시행령 제23조 : 허가를 받아야 하는 영업 및 허가관청**) 법 제37조 제1항 전단에 따라 허가를 받아야 하는 영업 및 해당 허가관청은 다음 각 호와 같다.
1. 식품조사처리업 : 식품의약품안전처장
2. 단란주점영업과 유흥주점영업 : 특별자치시장·특별자치도지사 또는 시장·군수·구청장

정답 94 ④

95 다음 중 「식품위생법」상 영업정지 명령을 위반하여 계속 영업한 자 또는 영업소 폐쇄명령을 위반하여 영업을 계속한 자에 대한 벌칙에 해당하는 것은?

① 10년 이하의 징역 또는 1억원 이하의 벌금
② 5년 이하의 징역 또는 5천만원 이하의 벌금
③ 3년 이하의 징역 또는 3천만원 이하의 벌금
④ 1년 이하의 징역 또는 1천만원 이하의 벌금
⑤ 3년 이상의 징역

해설 (식품위생법 제97조) 다음 각 호의 어느 하나에 해당하는 자는 3년 이하의 징역 또는 3천만원 이하의 벌금에 처한다. 〈개정 2024.1.2.〉

1. 제12조의2 제2항, 제17조 제4항, 제31조 제1항·제3항, 제37조 제3항·제4항, 제39조 제3항, 제48조 제2항·제10항, 제49조 제1항 단서 또는 제55조를 위반한 자
2. 제22조 제1항(제22조의3에 따라 비대면으로 실시하는 경우와 제88조에서 준용하는 경우를 포함) 또는 제72조 제1항·제2항(제88조에서 준용하는 경우를 포함)에 따른 검사·출입·수거·압류·폐기를 거부·방해 또는 기피한 자
3. 삭제 〈2015.2.3.〉
4. 제36조에 따른 시설기준을 갖추지 못한 영업자
5. 제37조 제2항에 따른 조건을 갖추지 못한 영업자
6. 영업자가 지켜야 할 사항을 지키지 아니한 자. 다만, 총리령으로 정하는 경미한 사항을 위반한 자는 제외한다.
6의2. 제46조의2 제1항을 위반하여 오염예방조치를 하지 아니한 자
7. 영업정지 명령을 위반하여 계속 영업한 자(제37조 제4항 또는 제5항에 따라 영업신고 또는 등록을 한 자만 해당) 또는 영업소 폐쇄명령을 위반하여 영업을 계속한 자
8. 제조정지 명령을 위반한 자
9. 관계 공무원이 부착한 봉인 또는 게시문 등을 함부로 제거하거나 손상시킨 자
10. 제86조 제2항·제3항에 따른 식중독 원인조사를 거부·방해 또는 기피한 자

(식품위생법 제94조 제1항) 다음 각 호의 어느 하나에 해당하는 자는 10년 이하의 징역 또는 1억원 이하의 벌금에 처하거나 이를 병과할 수 있다.
1. 제4조부터 제6조까지(제88조에서 준용하는 경우를 포함, 제93조 제1항 및 제3항에 해당하는 경우는 제외)를 위반한 자
2. 제8조(제88조에서 준용하는 경우를 포함)를 위반한 자
2의2. 삭제 〈2018.3.13.〉
3. 제37조 제1항을 위반한 자

(식품위생법 제95조) 다음 각 호의 어느 하나에 해당하는 자는 5년 이하의 징역 또는 5천만원 이하의 벌금에 처하거나 이를 병과할 수 있다. 〈개정 2024.2.13.〉
1. 제7조 제4항(제88조에서 준용하는 경우 포함) 또는 제9조 제4항(제88조에서 준용하는 경우 포함) 또는 제9조의3(제88조에서 준용하는 경우를 포함한다)을 위반한 자
1의2. 거짓이나 그 밖의 부정한 방법으로 제7조 제2항·제9조 제2항·제9조의2 제5항에 따른 인정 또는 제18조 제1항에 따른 안전성 심사를 받은 자
2. 삭제 〈2013.7.30.〉
2의2. 제37조 제5항을 위반한 자
3. 제43조에 따른 영업 제한을 위반한 자
3의2. 제45조 제1항 전단을 위반한 자
4. 제72조 제1항·제3항(제88조에서 준용하는 경우 포함) 또는 제73조 제1항에 따른 명령을 위반한 자
5. 제75조 제1항에 따른 영업정지 명령을 위반하여 영업을 계속한 자(제37조 제1항에 따른 영업허가를 받은 자만 해당)

(식품위생법 제96조) 제51조 또는 제52조를 위반한 자는 3년 이하의 징역 또는 3천만원 이하의 벌금에 처하거나 이를 병과할 수 있다.

(식품위생법 제98조) 다음 각 호의 어느 하나에 해당하는 자는 1년 이하의 징역 또는 1천만원 이하의 벌금에 처한다.
1. 접객행위를 하거나 다른 사람에게 그 행위를 알선한 자
2. 소비자로부터 이물 발견의 신고를 접수하고 이를 거짓으로 보고한 자
3. 이물의 발견을 거짓으로 신고한 자
4. 보고를 하지 아니하거나 거짓으로 보고한 자

정답 95 ③

(식품위생법 제93조 제1항) 다음 각 호의 어느 하나에 해당하는 질병에 걸린 동물을 사용하여 판매할 목적으로 식품 또는 식품첨가물을 제조·가공·수입 또는 조리한 자는 3년 이상의 징역에 처한다.
1. 소해면상뇌증
2. 탄저병
3. 가금 인플루엔자

(식품위생법 제93조 제2항) 다음 각 호의 어느 하나에 해당하는 원료 또는 성분 등을 사용하여 판매할 목적으로 식품 또는 식품첨가물을 제조·가공·수입 또는 조리한 자는 1년 이상의 징역에 처한다.
1. 마황	2. 부자	3. 천오	4. 초오
5. 백부자	6. 섬수	7. 백선피	8. 사리풀

96 다음 중 「식품위생법」의 벌칙에 해당되어 처벌할 때의 규정으로 올바른 것은?
① 시설의 관리인만 처벌한다.
② 행위자만 처벌한다.
③ 행위자와 개인에 대해서만 처벌한다.
④ 행위자와 법인, 개인까지도 처벌한다.
⑤ 회사의 대표자만 처벌한다.

해설 (식품위생법 제100조 : 양벌규정) 법인의 대표자나 법인 또는 개인의 대리인, 사용인, 그 밖의 종업원이 그 법인 또는 개인의 업무에 관하여 제93조 제3항 또는 제94조부터 제97조까지의 어느 하나에 해당하는 위반행위를 하면 그 행위자를 벌하는 외에 그 법인 또는 개인에게도 해당 조문의 벌금형을 과하고, 제93조 제1항의 위반행위를 하면 그 법인 또는 개인에 대하여도 1억5천만원 이하의 벌금에 처하며, 제93조 제2항의 위반행위를 하면 그 법인 또는 개인에 대하여도 5천만원 이하의 벌금에 처한다. 다만, 법인 또는 개인이 그 위반행위를 방지하기 위하여 해당 업무에 관하여 상당한 주의와 감독을 게을리하지 아니한 경우에는 그러하지 아니하다.

97 다음 중 「식품위생법」상 위반행위에 대한 과태료 부과금액이 올바르게 짝지어지지 않은 것은?
① 판매 및 불특정 다수인에 대한 제공을 목적으로 식품 또는 식품첨가물을 채취·제조·가공·사용·조리·저장·소분·운반 또는 진열을 하면서 식품, 식품첨가물, 기구 또는 용기·포장의 위생적인 취급에 관한 기준을 위반한 경우 - 5백만원 이하의 과태료
② 집단급식소에서 제공한 식품등으로 인해 식중독 환자나 식중독으로 의심되는 증세를 보이는 자를 발견한 집단급식소의 설치·운영자가 관할 특별자치시장·시장·군수·구청장에게 보고하지 않은 경우 - 1천만원 이하의 과태료
③ 식품등을 제조·가공·소분·수입 또는 판매하는 영업자가 소비자로부터 위생상 위해가 발생할 우려가 있거나 섭취하기에 부적합한 이물질을 발견한 사실을 신고받고도 이를 식품의약품안전처장, 시·도지사 또는 시장·군수·구청장에게 보고하지 아니한 경우 - 1천만원 이하의 과태료
④ 영업자가 건강진단을 받지 아니한 자나 건강진단 결과 타인에게 위해를 끼칠 우려가 있는 질병이 있는 자를 그 영업에 종사시킨 경우 - 3백만원 이하의 과태료
⑤ 대통령령으로 정하는 영업자 및 유흥종사자를 둘 수 있는 식품접객업 영업자의 종업원이 매년 받아야 하는 식품위생교육을 받지 않은 경우 - 1백만원 이하의 과태료

정답 96 ④ 97 ③

해설 **(식품위생법 제101조 제2항 : 과태료)** 다음 각 호의 어느 하나에 해당하는 자에게는 <u>500만원 이하의 과태료</u>를 부과한다. 〈개정 2021.7.27.〉
1. <u>제3조를 위반한 자</u>
1의2. 삭제 〈2015.2.3.〉
1의3. 제19조의4 제2항을 위반하여 검사기한 내에 검사를 받지 아니하거나 자료 등을 제출하지 아니한 영업자
1의4. 삭제 〈2016.2.3.〉
2. 삭제 〈2015.3.27.〉
3. 제37조 제6항을 위반하여 보고를 하지 아니하거나 허위의 보고를 한 자
4. 삭제 〈2021.7.27.〉
5. 삭제 〈2011.6.7.〉
5의2. <u>제46조 제1항을 위반하여 소비자로부터 이물 발견신고를 받고 보고하지 아니한 자</u>
6. 제48조 제9항(제88조에서 준용하는 경우를 포함한다)을 위반한 자
7. 삭제 〈2021.7.27.〉
8. 제74조 제1항(제88조에서 준용하는 경우를 포함한다)에 따른 명령에 위반한 자
9. 삭제 〈2020.12.29.〉
10. 삭제 〈2020.12.29.〉

(식품위생법 제46조 제1항 : 식품등의 이물 발견보고 등) 판매의 목적으로 식품등을 제조·가공·소분·수입 또는 판매하는 영업자는 소비자로부터 판매제품에서 식품의 제조·가공·조리·유통 과정에서 정상적으로 사용된 원료 또는 재료가 아닌 것으로서 섭취할 때 위생상 위해가 발생할 우려가 있거나 섭취하기에 부적합한 물질을 발견한 사실을 신고받은 경우 지체 없이 이를 식품의약품안전처장, 시·도지사 또는 시장·군수·구청장에게 보고하여야 한다.

CHAPTER 03 감염병의 예방 및 관리에 관한 법률
(약칭 : 감염병예방법)

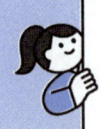

01 다음 중「감염병의 예방 및 관리에 관한 법률」상 제1, 제2, 제3급감염병으로 연결이 바른 것은?

① 디프테리아 – 백일해 – B형간염
② 성병 – 발진티푸스 – 콜레라
③ 장티푸스 – 말라리아 – 발진티푸스
④ 페스트 – 발진티푸스 – 폴리오
⑤ 황열 – 재귀열 – 홍역

해설 (감염병예방법 제2조 : 정의) 이 법에서 사용하는 용어의 뜻은 다음과 같다. 〈개정 2023.8.8.〉

(감염병예방법 제2조 제2호: "제1급감염병" 17개)
에볼라바이러스병, 마버그열, 라싸열, 크리미안콩고출혈열, 남아메리카출혈열, 리프트밸리열, 두창, 페스트, 탄저, 보툴리눔독소증, 야토병, 신종감염병증후군, 중증급성호흡기증후군(SARS), 중동호흡기증후군(MERS), 동물인플루엔자 인체감염증, 신종인플루엔자, 디프테리아

(감염병예방법 제2조 제3호: "제2급감염병" 21개)
결핵, 수두, 홍역, 콜레라, 장티푸스, 파라티푸스, 세균성이질, 장출혈성대장균감염증, A형간염, 백일해, 유행성이하선염, 풍진, 폴리오, 수막구균 감염증, b형헤모필루스인플루엔자, 폐렴구균 감염증, 한센병, 성홍열, 반코마이신내성황색포도알균(VRSA) 감염증, 카바페넴내성장내세균목(CRE) 감염증, E형간염

(감염병예방법 제2조 제4호: "제3급감염병" 28개)
파상풍, B형간염, 일본뇌염, C형간염, 말라리아, 레지오넬라증, 비브리오패혈증, 발진티푸스, 발진열, 쯔쯔가무시증, 렙토스피라증, 브루셀라증, 공수병, 신증후군출혈열, 후천성면역결핍증(AIDS), 크로이츠펠트-야콥병(CJD) 및 변종크로이츠펠트-야콥병(vCJD), 황열, 뎅기열, 큐열, 웨스트나일열, 라임병, 진드기매개뇌염, 유비저, 치쿤구니야열, 중증열성혈소판감소증후군(SFTS), 지카바이러스 감염증, 매독, 질병관리청장이 보건복지부장관과 협의하여 지정하는 감염병(엠폭스 : MPOX)

(감염병예방법 제2조 제5호: "제4급감염병" 23개)
인플루엔자, 회충증, 편충증, 요충증, 간흡충증, 폐흡충증, 장흡충증, 수족구병, 임질, 클라미디아감염증, 연성하감, 성기단순포진, 첨규콘딜롬, 반코마이신내성장알균(VRE) 감염증, 메티실린내성황색포도알균(MRSA) 감염증, 다제내성녹농균(MRPA) 감염증, 다제내성아시네토박터바우마니균(MRAB) 감염증, 장관감염증, 급성호흡기감염증, 해외유입기생충감염증, 엔테로바이러스감염증, 사람유두종바이러스 감염증, 질병관리청장이 지정하는 감염병(코로나바이러스감염증-19)

(질병관리청고시 제2024-1호: 질병관리청장이 지정하는 감염병의 종류) 〈개정 2024.1.1.〉
1. 「감염병의 예방 및 관리에 관한 법률」 제2조 제4호 각 목 외의 부분 단서에 따라 질병관리청장이 보건복지부장관과 협의하여 지정하는 감염병의 종류는 다음과 같다.
　가. 엠폭스(MPOX)
2. 「감염병의 예방 및 관리에 관한 법률」제2조 제5호 각 목 외의 부분 단서에 따라 질병관리청장이 지정하는 감염병의 종류는 다음과 같다.
　가. 코로나바이러스감염증-19

02 「감염병의 예방 및 관리에 관한 법률」상 제1급감염병은?

① 에볼라바이러스병
② 쯔쯔가무시증
③ 지카바이러스 감염증
④ 폐렴구균 감염증
⑤ 폴리오

정답 01 ① 02 ①

해설 (감염병예방법 제2조 제2호) "제1급감염병"이란 생물테러감염병 또는 치명률이 높거나 집단 발생의 우려가 커서 발생 또는 유행 즉시 신고하여야 하고, 음압격리와 같은 높은 수준의 격리가 필요한 감염병으로서 다음 각 목의 감염병을 말한다. 다만, 갑작스러운 국내 유입 또는 유행이 예견되어 긴급한 예방·관리가 필요하여 질병관리청장이 보건복지부장관과 협의하여 지정하는 감염병을 포함한다. 〈개정 2023.8.8.〉
– 에볼라바이러스병, 마버그열, 라싸열, 크리미안콩고출혈열, 남아메리카출혈열, 리프트밸리열, 두창, 페스트, 탄저, 보툴리눔독소증, 야토병, 신종감염병증후군, 중증급성호흡기증후군(SARS), 중동호흡기증후군(MERS), 동물인플루엔자 인체감염증, 신종인플루엔자, 디프테리아("제1급감염병" 17개)

03 다음 중 「감염병의 예방 및 관리에 관한 법률」상 제1급감염병에 속하는 것은?
① 백일해　　　　　　　　　② 중동호흡기증후군
③ 콜레라　　　　　　　　　④ 파상풍
⑤ 홍역

해설 (감염병예방법 제2조 제2호 : "제1급감염병" 17개) 2번 문제 해설 참조

04 「감염병의 예방 및 관리에 관한 법률」상 제2급감염병은?
① 발진티푸스　　　　　　　② 비브리오패혈증
③ 브루셀라증　　　　　　　④ 신증후군출혈열
⑤ 폐렴구균 감염병

해설 (감염병예방법 제2조 제3호 : "제2급감염병" 21개) "제2급감염병"이란 전파가능성을 고려하여 발생 또는 유행 시 24시간 이내에 신고하여야 하고, 격리가 필요한 다음 각 목의 감염병을 말한다. 다만, 갑작스러운 국내 유입 또는 유행이 예견되어 긴급한 예방·관리가 필요하여 질병관리청장이 보건복지부장관과 협의하여 지정하는 감염병을 포함한다. 〈개정 2023.8.8.〉
결핵, 수두, 홍역, 콜레라, 장티푸스, 파라티푸스, 세균성이질, 장출혈성대장균감염증, A형간염, 백일해, 유행성이하선염, 풍진, 폴리오, 수막구균감염증, b형헤모필루스인플루엔자, 폐렴구균 감염증, 한센병, 성홍열, 반코마이신내성황색포도알균(VRSA) 감염증, 카바페넴내성장내세균목(CRE) 감염증, E형간염

05 다음 중 「감염병의 예방 및 관리에 관한 법률」상 제3급감염병에 해당하는 것은?

가. 말라리아	나. 발진티푸스
다. 신증후군출혈열	라. 홍역

① 가, 나, 다　　　② 가, 다　　　③ 나, 라
④ 라　　　　　　⑤ 가, 나, 다, 라

해설 (감염병예방법 제2조 제4호 : "제3급감염병" 28개)
파상풍, B형간염, 일본뇌염, C형간염, 말라리아, 레지오넬라증, 비브리오패혈증, 발진티푸스, 발진열, 쯔쯔가무시증, 렙토스피라증, 브루셀라증, 공수병, 신증후군출혈열, 후천성면역결핍증(AIDS), 크로이츠펠트–야콥병(CJD) 및 변종크로이츠펠트–야콥병(vCJD), 황열, 뎅기열, 큐열, 웨스트나일열, 라임병, 진드기매개뇌염, 유비저, 치쿤구니야열, 중증열성혈소판감소증후군(SFTS), 지카바이러스 감염증, 매독, 질병관리청장이 보건복지부장관과 협의하여 지정하는 감염병(엠폭스 : MPOX)

정답　03 ②　04 ⑤　05 ①

06 「감염병의 예방 및 관리에 관한 법률」상 제3급감염병은?

① 세균성이질 ② 인플루엔자 ③ 일본뇌염
④ 중동호흡기증후군(MERS) ⑤ E형간염

해설 (감염병예방법 제2조 제4호: "제3급감염병" 28개) 5번 문제 해설 참조

07 「감염병의 예방 및 관리에 관한 법률」상 제3급감염병은?

① 두창 ② 콜레라 ③ 장티푸스
④ 디프테리아 ⑤ 후천성면역결핍증

해설 (감염병예방법 제2조 제4호: "제3급감염병" 28개) 5번 문제 해설 참조

08 다음 중 「감염병의 예방 및 관리에 관한 법률」상 제2급감염병이면서 필수예방접종 감염병의 대상이 아닌 것은?

① 결핵 ② 디프테리아 ③ 백일해
④ 폴리오 ⑤ 홍역

해설 (감염병예방법 제2조 제3호: "제2급감염병" 21개)
결핵, 수두, 홍역, 콜레라, 장티푸스, 파라티푸스, 세균성이질, 장출혈성대장균감염증, A형 간염, 백일해, 유행성이하선염, 풍진, 폴리오, 수막구균 감염증, b형헤모필루스인플루엔자, 폐렴구균 감염증, 한센병, 성홍열, 반코마이신내성황색포도알균(VRSA) 감염증, 카바페넴내성장내세균목(CRE) 감염증, E형간염

(감염병예방법 제24조 제1항: 필수예방접종) 특별자치도지사 또는 시장·군수·구청장은 다음 각 호의 질병에 대하여 관할 보건소를 통하여 필수예방접종을 실시해야 한다. 〈개정 2023.6.13.〉
1. 디프테리아   2. 폴리오   3. 백일해
4. 홍역   5. 파상풍   6. 결핵
7. B형간염   8. 유행성이하선염   9. 풍진
10. 수두   11. 일본뇌염   12. b형헤모필루스인플루엔자
13. 폐렴구균   14. 인플루엔자   15. A형간염
16. 사람유두종바이러스 감염증   17. 그룹 A형 로타바이러스 감염증
18. 그 밖에 질병관리청장이 감염병의 예방을 위하여 필요하다고 인정하여 지정하는 감염병

09 다음 중 「감염병의 예방 및 관리에 관한 법률」상 표본감시대상 감염병이 아닌 것은?

① 결핵 ② 급성호흡기감염증 ③ 인플루엔자
④ 장흡충증 ⑤ 폐흡충증

해설 (감염병예방법 제2조 제5호) "제4급감염병"이란 제1급감염병부터 제3급감염병까지의 감염병 외에 유행 여부를 조사하기 위하여 표본감시 활동이 필요한 다음 각 목의 감염병을 말한다. 다만, 질병관리청장이 지정하는 감염병을 포함한다. 〈개정 2023.8.8.〉
인플루엔자, 회충증, 편충증, 요충증, 간흡충증, 폐흡충증, 장흡충증, 수족구병, 임질, 클라미디아감염증, 연성하감, 성기단순포진, 첨규콘딜롬, 반코마이신내성장알균(VRE) 감염증, 메티실린내성황색포도알균(MRSA) 감염증, 다제내성녹농균(MRPA) 감염증, 다제내성아시네토박터바우마니균(MRAB) 감염증, 장관감염증, 급성호흡기감염증, 해외유입기생충감염증, 엔테로바이러스 감염증, 사람유두종바이러스 감염증, 질병관리청장이 지정하는 감염병(코로나바이러스감염증-19)

정답 06 ③ 07 ⑤ 08 ② 09 ①

10 「감염병의 예방 및 관리에 관한 법률」상 표본감시의 대상이 되는 감염병은?

① 제1급감염병 ② 제2급감염병 ③ 제3급감염병
④ 제4급감염병 ⑤ 인수공통감염병

해설 (감염병예방법 제2조 제5호) "제4급감염병"이란 제1급감염병부터 제3급감염병까지의 감염병 외에 유행 여부를 조사하기 위하여 표본감시 활동이 필요한 다음 각 목의 감염병을 말한다. 다만, 질병관리청장이 지정하는 감염병을 포함한다. 〈개정 2023.8.8.〉
인플루엔자, 회충증, 편충증, 요충증, 간흡충증, 폐흡충증, 장흡충증, 수족구병, 임질, 클라미디아감염증, 연성하감, 성기단순포진, 첨규콘딜롬, 반코마이신내성장알균(VRE) 감염증, 메티실린내성황색포도알균(MRSA)감염증, 다제내성녹농균(MRPA) 감염증, 다제내성아시네토박터바우마니균(MRAB) 감염증, 장관감염증, 급성호흡기감염증, 해외유입기생충감염증, 엔테로바이러스감염증, 사람유두종바이러스 감염증, 질병관리청장이 지정하는 감염병(코로나바이러스감염증-19)

(질병관리청고시 제2024-1호 : 질병관리청장이 지정하는 감염병) 〈개정 2024.1.1.〉
2. 「감염병의 예방 및 관리에 관한 법률」 제2조 제5호 각 목 외의 부분 단서에 따라 질병관리청장이 지정하는 감염병의 종류는 다음과 같다.
  가. 코로나바이러스감염증-19

11 「감염병의 예방 및 관리에 관한 법률」상 제4급감염병은?

① 급성호흡기감염증 ② 디프테리아 ③ 백일해
④ 장티푸스 ⑤ 콜레라

해설 (감염병예방법 제2조 제5호) 10번 문제 해설 참조

12 다음 중 「감염병의 예방 및 관리에 관한 법률」상 고의 또는 테러 목적으로 이용된 병원체에 의하여 발생되는 생물테러감염병에 해당하지 않는 것은?

① 두창 ② 야토병 ③ 콜레라
④ 탄저 ⑤ 페스트

해설 (감염병예방법 제2조 제9호) "생물테러감염병"이란 고의 또는 테러 등을 목적으로 이용된 병원체에 의하여 발생된 감염병 중 질병관리청장이 고시하는 감염병을 말한다.

(질병관리청고시 제2024-1호 : 질병관리청장이 지정하는 감염병의 종류) 〈개정 2024.1.1.〉
5. 「감염병예방법」 제2조 제9호에 따른 생물테러감염병의 종류는 다음 각 목과 같다.
  가. 탄저 나. 보툴리눔독소증 다. 페스트 라. 마버그열
  마. 에볼라바이러스병 바. 라싸열 사. 두창 아. 야토병

13 다음 중 「감염병의 예방 및 관리에 관한 법률」상 갑작스러운 국내 유입 또는 유행이 예견되어 긴급한 예방·관리가 필요하여 질병관리청장이 보건복지부장관과 협의하여 지정하는 감염병이 아닌 것은?

① 관리대상 해외 신종감염병 ② 제1급감염병
③ 제2급감염병 ④ 제3급감염병
⑤ 제4급감염병

정답 10 ④ 11 ① 12 ③ 13 ⑤

해설 ⑤ **(감염병예방법 제2조 제5호)** "제4급감염병"이란 제1급감염병부터 제3급감염병까지의 감염병 외에 유행 여부를 조사하기 위하여 표본감시 활동이 필요한 다음 각 목의 감염병을 말한다.
① **(감염병예방법 제2조 제20호)** "관리대상 해외 신종감염병"이란 기존 감염병의 변이 및 변종 또는 기존에 알려지지 아니한 새로운 병원체에 의해 발생하여 국제적으로 보건문제를 야기하고 국내 유입에 대비하여야 하는 감염병으로서 질병관리청장이 보건복지부장관과 협의하여 지정하는 것을 말한다.
② **(감염병예방법 제2조 제2호)** "제1급감염병"이란 생물테러감염병 또는 치명률이 높거나 집단 발생의 우려가 커서 발생 또는 유행 즉시 신고하여야 하고, 음압격리와 같은 높은 수준의 격리가 필요한 감염병으로서 다음 각 목의 감염병을 말한다. 다만, 갑작스러운 국내 유입 또는 유행이 예견되어 긴급한 예방·관리가 필요하여 질병관리청장이 보건복지부장관과 협의하여 지정하는 감염병을 포함한다.
③ **(감염병예방법 제2조 제3호)** "제2급감염병"이란 전파가능성을 고려하여 발생 또는 유행 시 24시간 이내에 신고하여야 하고, 격리가 필요한 다음 각 목의 감염병을 말한다. 다만, 갑작스러운 국내 유입 또는 유행이 예견되어 긴급한 예방·관리가 필요하여 질병관리청장이 보건복지부장관과 협의하여 지정하는 감염병을 포함한다.
④ **(감염병예방법 제2조 제4호)** "제3급감염병"이란 그 발생을 계속 감시할 필요가 있어 발생 또는 유행 시 24시간 이내에 신고하여야 하는 다음 각 목의 감염병을 말한다. 다만, 갑작스러운 국내 유입 또는 유행이 예견되어 긴급한 예방·관리가 필요하여 질병관리청장이 보건복지부장관과 협의하여 지정하는 감염병을 포함한다.

14 「감염병의 예방 및 관리에 관한 법률」상 전파가능성을 고려하여 감염병의 발생 또는 유행 시 24시간 이내에 신고하여야 하고, 격리가 필요한 감염병은?

① 제1급감염병 ② 제2급감염병 ③ 제3급감염병
④ 제4급감염병 ⑤ 기생충감염병

해설 **(감염병예방법 제2조 제3호)** 13번 문제 해설 참조

15 「감염병의 예방 및 관리에 관한 법률」상 동물과 사람 간에 서로 전파되는 병원체에 의하여 발생되어 질병관리청장이 고시하는 "인수공통감염병"에 해당하지 않는 것은?

① 결핵 ② 살모넬라균 감염증
③ 첨규콘딜롬 ④ 중증급성호흡기증후군(SARS)
⑤ 장출혈성대장균감염증

해설 **(감염병예방법 제2조 제11호)** "인수공통감염병"이란 동물과 사람 간에 서로 전파되는 병원체에 의하여 발생되는 감염병 중 질병관리청장이 고시하는 감염병을 말한다.
(질병관리청고시 제2024-1호 : 질병관리청장이 지정하는 감염병의 종류) 〈개정 2024.1.1.〉
7. 「감염병의 예방 및 관리에 관한 법률」제2조 제11호에 따른 인수공통감염병의 종류는 다음 각 목과 같다.
　가. 장출혈성대장균감염증　　나. 일본뇌염　　다. 브루셀라증
　라. 탄저　　마. 공수병　　바. 동물인플루엔자 인체감염증
　사. 중증급성호흡기증후군(SARS)　아. 변종크로이츠펠트-야콥병(vCJD)
　자. 큐열　　차. 결핵　　카. 중증열성혈소판감소증후군(SFTS)
　타. 장관감염증
　　1) 살모넬라균 감염증
　　2) 캄필로박터균 감염증
6. 「감염병의 예방 및 관리에 관한 법률」제2조 제10호에 따른 성매개감염병의 종류는 다음 각 목과 같다.
　가. 매독　　나. 임질　　다. 클라미디아감염증
　라. 연성하감　　마. 성기단순포진　　바. 첨규콘딜롬
　사. 사람유두종바이러스 감염증

정답 14 ②　15 ③

16 다음 중 「감염병의 예방 및 관리에 관한 법률」상 감염병의심자에 해당하는 사람은?

① 감염병 병원체가 인체에 침입해 증상을 나타내는 사람으로 진단이나 검사를 통해 확인된 사람
② 감염병 병원체가 인체에 침입한 것으로 의심되나 환자로 확인되기 전 단계에 있는 사람
③ 검역관리지역 또는 중점검역관리지역에 체류하거나 그 지역을 경유한 사람으로 감염이 우려되는 사람
④ 의사, 치과의사 또는 한의사의 진단이나 감염병 병원체 확인기관의 실험실 검사를 통해 확인된 사람
⑤ 임상적인 증상은 없으나 감염병 병원체를 보유하고 있는 사람

해설 (감염병예방법 제2조 제15의2호) "감염병 의심자"란 다음 각 목의 어느 하나에 해당하는 사람을 말한다.
가. 감염병 환자, 감염병 의사환자 및 병원체 보유자("감염병 환자등")와 접촉하거나 접촉이 의심되는 사람(이하 "접촉자"라 한다)
나. 「검역법」에 따른 검역관리지역 또는 중점검역관리지역에 체류하거나 그 지역을 경유한 사람으로서 감염이 우려되는 사람
다. 감염병 병원체 등 위험요인에 노출되어 감염이 우려되는 사람

(감염병예방법 제2조 제13호) "감염병 환자"란 감염병의 병원체가 인체에 침입하여 증상을 나타내는 사람으로서 의사, 치과의사 또는 한의사의 진단이나 감염병 병원체 확인기관의 실험실 검사를 통하여 확인된 사람을 말한다.

(감염병예방법 제2조 제14호) "감염병 의사환자"란 감염병 병원체가 인체에 침입한 것으로 의심이 되나 감염병 환자로 확인되기 전 단계에 있는 사람을 말한다.

(감염병예방법 제2조 제15호) "병원체 보유자"란 임상적인 증상은 없으나 감염병 병원체를 보유하고 있는 사람을 말한다.

17 아래 내용은 「감염병의 예방 및 관리에 관한 법률」상 감염병과 관련된 용어에 대한 정의이다. 다음 중 올바르게 설명한 것을 모두 고른 것은?

> 가. "감시"란 감염병 중 감염병 환자의 발생빈도가 높아 전수조사가 어렵고 중증도가 비교적 낮은 감염병의 발생에 대하여 감시기관을 지정하여 정기적이고 지속적인 의과학적 감시를 실시하는 것을 말한다.
> 나. "고위험 병원체"란 생물테러의 목적으로 이용되거나 사고 등에 의해 외부에 유출될 경우 국민 건강에 심각한 위험을 초래할 수 있는 감염병병원체로 보건복지부령으로 정하는 것을 말한다.
> 다. "표본감시"란 감염병 발생과 관련된 자료, 감염병 병원체・매개체에 대한 자료를 체계적이고 지속적으로 수집, 분석 및 해석하고 그 결과를 제때에 필요한 사람에게 배포하여 감염병 예방 및 관리에 사용하도록 하는 일체의 과정을 말한다.
> 라. "예방접종 후 이상반응"이란 예방접종 후 그 접종으로 인해 발생할 수 있는 모든 증상 또는 질병으로서 해당 예방접종과 시간적 관련성이 있는 것을 말한다.

① 가, 나, 다
② 가, 다
③ 나, 라
④ 라
⑤ 가, 나, 다, 라

해설 (감염병예방법 제2조 제16호) "감시"란 감염병 발생과 관련된 자료, 감염병병원체・매개체에 대한 자료를 체계적이고 지속적으로 수집, 분석 및 해석하고 그 결과를 제때에 필요한 사람에게 배포하여 감염병 예방 및 관리에 사용하도록 하는 일체의 과정을 말한다.

(감염병예방법 제2조 제16의2호) "표본감시"란 감염병 중 감염병환자의 발생빈도가 높아 전수조사가 어렵고 중증도가 비교적 낮은 감염병의 발생에 대하여 감시기관을 지정하여 정기적이고 지속적인 의과학적 감시를 실시하는 것을 말한다.

(감염병예방법 제2조 제17호) "역학조사"란 감염병환자등이 발생한 경우 감염병의 차단과 확산 방지 등을 위하여 감염병환자등의 발생 규모를 파악하고 감염원을 추적하는 등의 활동과 감염병 예방접종 후 이상반응 사례가 발생한 경우나 감염병 여부가 불분명하나 그 발병원인을 조사할 필요가 있는 사례가 발생한 경우 그 원인을 규명하기 위하여 하는 활동을 말한다.

(감염병예방법 제2조 제18호) "예방접종 후 이상반응"이란 예방접종 후 그 접종으로 인해 발생할 수 있는 모든 증상 또는 질병으로서 해당 예방접종과 시간적 관련성 있는 것을 말한다.

(감염병예방법 제2조 제19호) "고위험병원체"란 생물테러의 목적으로 이용되거나 사고 등에 의하여 외부에 유출될 경우 국민 건강에 심각한 위험을 초래할 수 있는 감염병병원체로서 보건복지부령으로 정하는 것을 말한다.

정답 16 ③ 17 ③

(감염병예방법 제2조 제20호) "관리대상 해외 신종감염병"이란 기존 감염병의 변이 및 변종 또는 기존에 알려지지 아니한 새로운 병원체에 의해 발생하여 국제적으로 보건문제를 야기하고 국내 유입에 대비하여야 하는 감염병으로서 질병관리청장이 보건복지부장관과 협의하여 지정하는 것을 말한다.

(감염병예방법 제2조 제21호) "의료·방역 물품"이란 「약사법」 제2조에 따른 의약품·의약외품, 「의료기기법」 제2조에 따른 의료기기 등 의료 및 방역에 필요한 물품 및 장비로서 질병관리청장이 지정하는 것을 말한다.

18 다음 중 「감염병의 예방 및 관리에 관한 법률」상 감염병 환자의 진단·관리·치료와 관련해, 의료인 및 의료기관의 장에게 협조 행정명령을 내릴 수 있는 사람을 모두 고른다면?

| 가. 질병관리청장 | 나. 지방자치단체의 장 |
| 다. 보건복지부장관 | 라. 보건소장 |

① 가, 나, 다
② 가, 다
③ 나, 라
④ 라
⑤ 가, 나, 다, 라

해설 (감염병예방법 제5조 제2항) 「의료법」에 따른 의료인 및 의료기관의 장 등은 감염병 환자의 진단·관리·치료 등에 최선을 다하여야 하며, 보건복지부장관, 질병관리청장 또는 지방자치단체의 장의 행정명령에 적극 협조하여야 한다. 〈개정 2020.8.11.〉

19 「감염병의 예방 및 관리에 관한 법률」상 질병관리청장은 감염병의 예방 및 관리에 관한 기본계획을 몇 년마다 수립·시행하여야 하는가?

① 1년
② 2년
③ 3년
④ 4년
⑤ 5년

해설 (감염병예방법 제7조 제1항) 질병관리청장은 보건복지부장관과 협의하여 감염병의 예방 및 관리에 관한 기본계획(이하 "기본계획"이라 한다)을 5년마다 수립·시행하여야 한다. 〈개정 2020.8.11.〉

20 「감염병의 예방 및 관리에 관한 법률」상 보건복지부장관은 내성균 발생 예방 및 확산 방지 등을 위해 내성균 관리대책을 몇 년마다 수립·추진해야 하는가?

① 1년
② 2년
③ 3년
④ 5년
⑤ 10년

해설 (감염병예방법 제8조의3 제1항 : 내성균 관리대책) 보건복지부장관은 내성균 발생 예방 및 확산 방지 등을 위하여 제9조에 따른 감염병관리위원회의 심의를 거쳐 내성균 관리대책을 5년마다 수립·추진하여야 한다.

21 다음 중 「감염병의 예방 및 관리에 관한 법률」상 감염병 정보의 수집·전파, 상황관리, 감염병이 유입되거나 유행하는 긴급한 경우의 초동조치 및 지휘 등의 업무를 수행하기 위하여 상시 긴급상황실을 설치·운영하여야 하는 사람은?

① 대통령
② 보건복지부장관
③ 시·도지사
④ 시장·군수·구청장
⑤ 질병관리청장

해설 (감염병예방법 제8조의5 제1항) 질병관리청장은 감염병 정보의 수집·전파, 상황관리, 감염병이 유입되거나 유행하는 긴급한 경우의 초동조치 및 지휘 등의 업무를 수행하기 위하여 상시 긴급상황실을 설치·운영하여야 한다. 〈개정 2020. 8.11.〉

정답 18 ① 19 ⑤ 20 ④ 21 ⑤

22 「감염병의 예방 및 관리에 관한 법률」상 감염병관리위원회가 심의하는 내용이 아닌 것은?

① 기본계획의 수립
② 감염병 관련 의료 제공
③ 감염병병원체의 보유허가
④ 감염병에 관한 조사 및 연구
⑤ 감염병의 예방·관리 등에 관한 지식 보급

해설 (감염병예방법 제9조 제2항) 위원회는 다음 각 호의 사항을 심의한다. 〈개정 2022.6.10.〉
1. 기본계획의 수립
2. 감염병 관련 의료 제공
3. 감염병에 관한 조사 및 연구
4. 감염병의 예방·관리 등에 관한 지식 보급 및 감염병환자등의 인권 증진
5. 제20조에 따른 해부명령에 관한 사항
6. 제32조 제3항에 따른 예방접종의 실시기준과 방법에 관한 사항
6의2. 제33조의2 제1항에 따라 제24조의 필수예방접종 및 제25조의 임시예방접종에 사용되는 의약품(이하 "필수 예방접종약품 등"이라 한다)의 사전 비축 및 장기 구매에 관한 사항
6의3. 제33조의2 제2항에 따른 필수예방접종약품등의 공급의 우선순위 등 분배기준, 그 밖에 필요한 사항의 결정
7. 제34조에 따른 감염병 위기관리대책의 수립 및 시행
8. 제40조 제1항 및 제2항에 따른 예방·치료 의료·방역 물품의 사전 비축, 장기 구매 및 생산에 관한 사항
8의2. 제40조의2에 따른 의료·방역 물품(「약사법」에 따른 의약품 및 「의료기기법」에 따른 의료기기로 한정한다) 공급의 우선 순위 등 분배기준, 그 밖에 필요한 사항의 결정
8의3. 제40조의6에 따른 개발 중인 백신 또는 의약품의 구매 및 공급에 필요한 계약에 관한 사항
9. 제71조에 따른 예방접종 등으로 인한 피해에 대한 국가보상에 관한 사항
10. 내성균 관리대책에 관한 사항
11. 그 밖에 감염병의 예방 및 관리에 관한 사항으로서 위원장이 위원회의 회의에 부치는 사항

23 「감염병의 예방 및 관리에 관한 법률」상 감염병관리위원회는 위원장 1명과 부위원장 1명을 포함하여 30명 이내의 위원으로 구성하며, 위원회의 업무를 효율적으로 수행하기 위해 위원회의 위원과 외부 전문가로 구성되는 분야별 전문위원회를 둘 수 있다. 다음 중 전문위원회는 각각 위원장 1명을 포함한 몇 명의 위원으로 구성하는가?

① 10명 이내
② 15명 이내
③ 20명 이내
④ 25명 이내
⑤ 30명 이내

해설 (감염병예방법 시행령 제7조 제2항 : 전문위원회의 구성) 전문위원회는 각각 위원장 1명을 포함한 25명 이내의 위원으로 구성한다. 〈개정 2020.4.2.〉

24 다음 중 「감염병의 예방 및 관리에 관한 법률」상 제1·2급감염병 환자의 신고의무자가 아닌 사람은?

① 군부대 소속부대장
② 보건소장
③ 의사
④ 호주, 세대주
⑤ 한의사

해설 (감염병예방법 제11조 제1항) 의사, 치과의사 또는 한의사는 다음 각 호의 어느 하나에 해당하는 사실(표본감시 대상이 되는 제4급감염병으로 인한 경우는 제외)이 있으면 소속 의료기관의 장에게 보고하여야 하고, 해당 환자와 그 동거인에게 질병관리청장이 정하는 감염 방지 방법 등을 지도하여야 한다. 다만, 의료기관에 소속되지 아니한 의사, 치과의사 또는 한의사는 그 사실을 관할 보건소장에게 신고하여야 한다. 〈개정 2020.8.11.〉
1. 감염병환자등을 진단하거나 그 사체를 검안한 경우
2. 예방접종 후 이상반응자를 진단하거나 그 사체를 검안한 경우
3. 감염병환자등이 제1급감염병부터 제3급감염병까지에 해당하는 감염병으로 사망한 경우
4. 감염병환자로 의심되는 사람이 감염병병원체 검사를 거부하는 경우

정답 22 ③ 23 ④ 24 ②

(감염병예방법 제11조 제4항) 육군, 해군, 공군 또는 국방부 직할 부대에 소속된 군의관은 제1항 각 호의 어느 하나에 해당하는 사실(표본감시 대상이 되는 제4급감염병으로 인한 경우는 제외)이 있으면 소속 부대장에게 보고하여야 하고, 보고를 받은 소속 부대장은 제1급감염병의 경우에는 즉시, 제2급감염병 및 제3급감염병의 경우에는 24시간 이내에 관할 보건소장에게 신고하여야 한다.

(감염병예방법 제12조 제1항) 다음 각 호의 어느 하나에 해당하는 사람은 제1급감염병부터 제3급감염병까지에 해당하는 감염병 중 보건복지부령으로 정하는 감염병이 발생한 경우에는 의사, 치과의사 또는 한의사의 진단이나 검안을 요구하거나 해당 주소지를 관할하는 보건소장에게 신고하여야 한다. 〈개정 2020.12.15.〉
1. 일반가정에서는 세대를 같이하는 세대주. 다만, 세대주가 부재 중인 경우에는 그 세원
2. 학교, 사회복지시설, 병원, 관공서, 회사, 공연장, 예배장소, 선박·항공기·열차 등 운송수단, 각종 사무소·사업소, 음식점, 숙박업소 또는 그 밖에 여러 사람이 모이는 장소로서 보건복지부령으로 정하는 장소의 관리인, 경영자 또는 대표자
3. 「약사법」에 따른 약사·한약사 및 약국개설자

---

25 「감염병의 예방 및 관리에 관한 법률」상 다음 중 7일 이내 감염병 발생신고를 해야 하는 감염병은?

① 제1급감염병 ② 제2급감염병 ③ 제3급감염병
④ 제4급감염병 ⑤ 예방접종 이상반응자

해설 (감염병예방법 제11조 제3항) 제1항 및 제2항에 따라 보고를 받은 의료기관의 장 및 제16조의2에 따른 감염병병원체 확인기관의 장은 제1급감염병의 경우에는 즉시, 제2급감염병 및 제3급감염병의 경우에는 24시간 이내에, 제4급감염병의 경우에는 7일 이내에 질병관리청장 또는 관할 보건소장에게 신고하여야 한다. 〈신설 2020.8.11.〉

---

26 다음 중 「감염병의 예방 및 관리에 관한 법률」상 감염병인 환자가 발생하였을 때 의사 또는 한의사가 24시간 이내로 보건복지부장관 또는 관할 보건소장에게 신고하여야 하는 감염병은?

| 가. 제1급감염병 | 나. 제2급감염병 |
| 다. 제4급감염병 | 라. 제3급감염병 |

① 가, 나, 다 ② 가, 다 ③ 나, 라
④ 라 ⑤ 가, 나, 다, 라

해설 (감염병예방법 제11조 제3항) 25번 문제 해설 참조

---

27 다음 중 「감염병의 예방 및 관리에 관한 법률」상 육군, 해군, 공군 또는 국방부 직할부대에서 감염병 발생 시 신고의무자로 맞는 것은?

① 국방부장관 ② 소속 군부대 병원장 ③ 소속부대 군의관
④ 소속 부대장 ⑤ 소속 참모총장

해설 (감염병예방법 제11조 제4항) 육군, 해군, 공군 또는 국방부 직할부대에 소속된 군의관은 제1항 각 호의 어느 하나에 해당하는 사실(표본감시 대상이 되는 제4급감염병으로 인한 경우는 제외)이 있으면 소속 부대장에게 보고하여야 하고, 보고를 받은 소속 부대장은 제1급감염병의 경우에는 즉시, 제2급감염병 및 제3급감염병의 경우에는 24시간 이내에 관할 보건소장에게 신고하여야 한다.

정답 25 ④ 26 ③ 27 ④

28 개업의가 제1급감염병부터 제3급감염병에 해당하는 감염병으로 사망한 자의 시체를 검안하였을 때 누구에게 보고하는가?

① 관할 보건소장
② 국립보건연구원장
③ 보건복지부장관
④ 시·도지사
⑤ 질병관리청장

해설 (감염병예방법 제11조 제1항) 의사, 치과의사 또는 한의사는 다음 각 호의 어느 하나에 해당하는 사실(표본감시 대상이 되는 제4급감염병으로 인한 경우는 제외)이 있으면 소속 의료기관의 장에게 보고하여야 하고, 해당 환자와 그 동거인에게 질병관리청장이 정하는 감염 방지 방법 등을 지도하여야 한다. 다만, 의료기관에 소속되지 아니한 의사, 치과의사 또는 한의사는 그 사실을 관할 보건소장에게 신고하여야 한다. 〈개정 2020.8.11.〉
1. 감염병환자등을 진단하거나 그 사체를 검안한 경우
2. 예방접종 후 이상반응자를 진단하거나 그 사체를 검안한 경우
3. 감염병환자등이 제1급감염병부터 제3급감염병까지에 해당하는 감염병으로 사망한 경우
4. 감염병환자로 의심되는 사람이 감염병병원체 검사를 거부하는 경우

29 「감염병의 예방 및 관리에 관한 법률」상 의료기관에 소속되지 아니한 의사, 치과의사 또는 한의사는 감염병환자등을 진단하거나 그 사체를 검안한 사실을 다음 중 누구에게 신고하여야 하는가?

① 관할 보건소장
② 보건복지부장관
③ 시·도지사
④ 시장·군수·구청장
⑤ 식품의약품안전처장

해설 (감염병예방법 제11조 제1항 : 의사 등의 신고) 28번 문제 해설 참조

30 다음 중 「감염병의 예방 및 관리에 관한 법률」상 기타 신고 의무자에 속하지 않는 사람은?

① 관공서의 기관장
② 군의 소속부대장
③ 사업소 경영자
④ 일반가정의 세대주 또는 세대원
⑤ 환자를 발견한 자

해설 (감염병예방법 제12조 : 그 밖의 신고의무자)
① 다음 각 호의 어느 하나에 해당하는 사람은 제1급감염병부터 제3급감염병까지에 해당하는 감염병 중 보건복지부령으로 정하는 감염병이 발생한 경우에는 의사, 치과의사 또는 한의사의 진단이나 검안을 요구하거나 해당 주소지를 관할하는 보건소장에게 신고하여야 한다. 〈개정 2020.12.15.〉
1. 일반가정에서는 세대를 같이하는 세대주. 다만, 세대주가 부재 중인 경우에는 그 세대원
2. 학교, 사회복지시설, 병원, 관공서, 회사, 공연장, 예배장소, 선박·항공기·열차 등 운송수단, 각종 사무소·사업소, 음식점, 숙박업소 또는 그 밖에 여러 사람이 모이는 장소로서 보건복지부령으로 정하는 장소의 관리인, 경영자 또는 대표자
3. 「약사법」에 따른 약사·한약사 및 약국개설자
② 제1항에 따른 신고의무자가 아니더라도 감염병환자등 또는 감염병으로 인한 사망자로 의심되는 사람을 발견하면 보건소장에게 알려야 한다.

정답 28 ① 29 ① 30 ②

31 「감염병의 예방 및 관리에 관한 법률」상 (   ) 안에 들어갈 것으로 옳게 묶인 것은?

> "그 밖의 신고대상 감염병 중 보건복지부령으로 정하는 감염병"이란 다음의 감염병을 말한다."
> – (   ), 홍역, (   ), 장티푸스, (   ), 세균성이질, 장출혈성대장균감염증, A형간염

① 결핵, 콜레라, 파라티푸스
② 두창, 페스트, 신종인플루엔자
③ 폴리오, 한센병, 성홍열
④ 황열, 뎅기열, 공수병
⑤ 회충증, 편충증, 요충증

해설 (감염병예방법 시행규칙 제8조 제1항 : 그 밖의 신고대상 감염병) 법 제12조 제1항 각 호 외의 부분 중에서 "보건복지부령으로 정하는 감염병"이란 다음 각 호의 감염병을 말한다.
1. 결핵
2. 홍역
3. 콜레라
4. 장티푸스
5. 파라티푸스
6. 세균성이질
7. 장출혈성대장균감염증
8. A형간염

(감염병예방법 제12조 제1항 : 그 밖의 신고의무자) 다음 각 호의 어느 하나에 해당하는 사람은 제1급감염병부터 제3급감염병까지에 해당하는 감염병 중 보건복지부령으로 정하는 감염병이 발생한 경우에는 의사, 치과의사 또는 한의사의 진단이나 검안을 요구하거나 해당 주소지를 관할하는 보건소장에게 신고하여야 한다.
1. 일반가정에서는 세대를 같이하는 세대주. 다만, 세대주가 부재 중인 경우에는 그 세대원
2. 학교, 사회복지시설, 병원, 관공서, 회사, 공연장, 예배장소, 선박·항공기·열차 등 운송수단, 각종 사무소·사업소, 음식점, 숙박업소 또는 그 밖에 여러 사람이 모이는 장소로서 보건복지부령으로 정하는 장소의 관리인, 경영자 또는 대표자
3. 「약사법」에 따른 약사·한약사 및 약국개설자

32 다음 중 「감염병의 예방 및 관리에 관한 법률」상 그 밖의 신고의무자가 제1급감염병 중 보건복지부령으로 정하는 감염병이 발생한 경우 관할 보건소장에게 지체 없이 신고하거나 알려야 하는 사항에 해당하지 않는 것은?

① 감염병환자가 입원한 감염병전문병원의 주소
② 감염병환자의 성명, 주소
③ 감염병환자의 주요 증상 및 발병일
④ 감염병환자의 직업
⑤ 신고인의 성명, 주소와 감염병환자와의 관계

해설 (감염병예방법 시행규칙 제9조 : 그 밖의 신고의무자의 신고) 법 제12조 제1항 및 제2항에 따라 그 밖의 신고의무자는 다음 각 호의 사항을 서면, 구두, 전보, 전화 또는 컴퓨터통신의 방법으로 보건소장에게 지체 없이 신고하거나 알려야 한다.
1. 신고인의 성명, 주소와 감염병환자등 또는 사망자와의 관계
2. 감염병환자등 또는 사망자의 성명, 주소 및 직업
3. 감염병환자등 또는 사망자의 주요 증상 및 발병일

정답 31 ① 32 ①

33 아래 내용은 「감염병의 예방 및 관리에 관한 법률」상 감염병에 따른 보건소장 등의 보고 방법 및 절차에 대한 설명 내용이다. 다음 중 올바르게 설명한 것을 모두 고른 것은?

> 가. 감염병 발생 신고를 받은 보건소장은 그 내용을 관할 특별자치시장·특별자치도지사 또는 시장·군수·구청장에게 보고하여야 한다.
> 나. 보건소장으로부터 보고를 받은 특별자치시장·특별자치도지사 또는 시장·군수·구청장은 이를 질병관리청장 및 시·도지사에게 각각 보고하여야 한다.
> 다. 보건소장으로부터 보고를 받은 특별자치시장·특별자치도지사 또는 시장·군수·구청장은 해당 신고서 또는 발생보고서를 질병관리청장 및 특별시장·광역시장·도지사("시·도지사")에게 정보시스템을 이용하여 각각 제출해야 한다.
> 라. 질병관리청장, 시·도지사 또는 시장·군수·구청장은 감염병병원체 검사를 거부하는 감염병환자로 의심되는 모든 사람에 대하여 감염병병원체 검사를 하게 할 수 있다.

① 가, 나, 다   ② 가, 다   ③ 나, 라
④ 라   ⑤ 가, 나, 다, 라

해설 (감염병예방법 제13조 제2항) 제1항에 따라 보고를 받은 질병관리청장, 시·도지사 또는 시장·군수·구청장은 제11조 제1항 제4호에 해당하는 사람(제1급감염병 환자로 의심되는 경우에 한정한다)에 대하여 감염병병원체 검사를 하게 할 수 있다. 〈신설 2020.8.11.〉

(감염병예방법 제13조 제1항) 제11조 및 제12조에 따라 신고를 받은 보건소장은 그 내용을 관할 특별자치시장·특별자치도지사 또는 시장·군수·구청장에게 보고하여야 하며, 보고를 받은 특별자치시장·특별자치도지사 또는 시장·군수·구청장은 이를 질병관리청장 및 시·도지사에게 각각 보고하여야 한다. 〈개정 2023.6.13.〉

34 제1급감염병 환자가 사망했을 경우 '그 밖의 신고의무자'에 속하지 않는 사람은?
① 관공서의 장   ② 세대주·세대원
③ 약사 및 약국개설자   ④ 일반주택의 건물주
⑤ 회사의 대표이사

해설 (감염병예방법 제12조 : 그 밖의 신고의무자) 30번 문제 해설 참조

35 보건소장 등의 보고 순서가 맞게 나열된 것은 어느 것인가?
① 보건복지부장관→보건소장→특별자치시장·특별자치도지사 또는 시장·군수·구청장→시·도지사
② 보건소장→보건복지부장관, 시·도지사→특별자치시장·특별자치도지사 또는 시장·군수·구청장
③ 보건소장→보건복지부장관→특별자치시장·특별자치도지사 또는 시장·군수·구청장→대통령
④ 보건소장→특별자치시장·특별자치도지사 또는 시장·군수·구청장→질병관리청장 및 시·도지사
⑤ 특별자치시장·특별자치도지사 또는 시장·군수·구청장→시·도지사→국립검역소장

해설 (감염병예방법 제13조 제1항) 33번 문제 해설 참조

정답 33 ① 34 ④ 35 ④

36 「감염병의 예방 및 관리에 관한 법률」상 감염병 발생 신고를 받은 보건소장은 그 내용을 관할 특별자치시장·특별자치도지사 또는 시장·군수·구청장에게 보고하여야 하며, 보고를 받은 특별자치시장·특별자치도지사 또는 시장·군수·구청장은 이를 질병관리청장 및 시·도지사에게 각각 보고하여야 한다. 다음 중 보고 시기에 대한 설명으로 가장 올바르지 못한 것은?

① 제1급감염병의 발생, 사망, 병원체 검사결과의 보고 – 신고받은 후 즉시
② 제2급감염병의 발생, 사망 및 병원체 검사결과의 보고 – 신고받은 후 24시간 이내
③ 제3급감염병의 발생, 사망 및 병원체 검사결과의 보고 – 신고받은 후 24시간 이내
④ 제4급감염병의 발생 및 사망의 보고 – 신고받은 후 7일 이내
⑤ 예방접종 후 이상반응의 보고 – 신고받은 후 7일 이내

> **해설** (감염병예방법 시행규칙 제10조 : 보건소장 등의 보고) 법 제13조 제1항에 따라 보고하려는 보건소장은 다음 각 호의 구분에 따른 시기에 감염병 발생·사망(검안) 신고서, 병원체 검사결과 신고서 또는 예방접종 후 이상반응 발생보고서를 특별자치시장·특별자치도지사 또는 시장·군수·구청장(자치구의 구청장)에게 정보시스템을 이용하여 제출해야 하고, 보고를 받은 특별자치시장·특별자치도지사 또는 시장·군수·구청장은 해당 신고서 또는 발생보고서를 질병관리청장 및 특별시장·광역시장·도지사에게 정보시스템을 이용하여 각각 제출해야 한다. 〈개정 2023.9.22.〉
> 1. 제1급감염병의 발생, 사망, 병원체 검사결과의 보고 : 신고를 받은 후 즉시
> 2. 제2급감염병 및 제3급감염병의 발생, 사망 및 병원체 검사결과의 보고 : 신고를 받은 후 24시간 이내
> 3. 제4급감염병의 발생 및 사망의 보고 : 신고를 받은 후 7일 이내
> 4. 예방접종 후 이상반응의 보고 : 신고를 받은 후 즉시

37 「감염병의 예방 및 관리에 관한 법률」상 다음의 인수공통감염병 중 질병관리청장에게 통보대상 감염병이 아닌 것은?

① 고병원성 조류인플루엔자
② 광견병
③ 동물인플루엔자
④ 콜레라, 살모넬라
⑤ 탄저

> **해설** (감염병예방법 제14조 제1항 : 인수공통감염병의 통보) 「가축전염병예방법」 제11조 제1항 제2호에 따라 신고를 받은 국립가축방역기관장, 신고대상 가축의 소재지를 관할하는 시장·군수·구청장 또는 시·도 가축방역기관의 장은 같은 법에 따른 가축전염병 중 다음 각 호의 어느 하나에 해당하는 감염병의 경우에는 즉시 질병관리청장에게 통보하여야 한다. 〈개정 2020.8.11.〉
> 1. 탄저
> 2. 고병원성 조류인플루엔자
> 3. 광견병
> 4. 그 밖에 대통령령으로 정하는 인수공통감염병
> (감염병예방법 시행령 제9조) 법 제14조 제1항 제4호에서 "대통령령으로 정하는 인수공통감염병"이란 동물인플루엔자를 말한다.

38 「감염병의 예방 및 관리에 관한 법률」상 시장·군수·구청장이 발병 신고를 받으면 그 즉시 발병 사실을 질병관리청장에게 통보하여야 하는 가축전염병은?

① 결핵
② 브루셀라증
③ 야토병
④ 일본뇌염
⑤ 탄저병

> **해설** (감염병예방법 제14조 제1항 : 인수공통감염병의 통보) 37번 문제 해설 참조

정답 36 ⑤ 37 ④ 38 ⑤

39 다음 중 「감염병의 예방 및 관리에 관한 법률」상 관할구역에 거주하는 감염병환자등에 관하여 신고를 받았을 때에는 보건복지부령으로 정하는 바에 따라 기록하고 그 명부(전자문서를 포함)를 관리하여야 하는 사람은?

① 보건복지부장관
② 보건소장
③ 시·도지사
④ 시장·군수·구청장
⑤ 질병관리청장

해설 (감염병예방법 제15조) 보건소장은 관할구역에 거주하는 감염병환자등에 관하여 제11조 및 제12조에 따른 신고를 받았을 때에는 보건복지부령으로 정하는 바에 따라 기록하고 그 명부(전자문서를 포함)를 관리하여야 한다.

40 다음 중 「감염병의 예방 및 관리에 관한 법률」상 감염병환자등의 명부를 작성하고 관리권자로 맞는 것은?

① 관할 보건소장
② 보건복지부장관
③ 소속병원장
④ 시장·군수·구청장
⑤ 질병관리청장

해설 (감염병예방법 시행규칙 제12조 : 감염병환자등의 명부 작성 및 관리)
① 보건소장은 감염병환자등의 명부를 작성하고 이를 3년간 보관하여야 한다.
② 보건소장은 예방접종 후 이상반응자의 명부를 작성하고 이를 10년간 보관하여야 한다.

41 아래 내용은 「감염병의 예방 및 관리에 관한 법률」상 질병관리청장이 표본감시기관의 지정을 취소할 수 있는 경우에 대한 설명이다. 다음 중 표본감시기관의 지정을 취소할 수 있는 사유에 해당하는 경우를 모두 고른다면?

> 가. 감염병 표본감시 업무를 게을리하는 경우
> 나. 신고 실적이 없는 등 질병관리청장이 표본감시기관으로서 표본감시 업무를 계속하여 수행할 수 없다고 인정하는 경우
> 다. 질병관리청장, 시·도지사 또는 시장·군수·구청장의 감염병의 표본감시와 관련한 필요한 자료의 제출 요구 또는 협조요청에 따르지 아니한 경우
> 라. 폐업 등으로 감염병 표본감시 업무를 수행할 수 없는 경우

① 가, 나, 다
② 가, 다
③ 나, 라
④ 라
⑤ 가, 나, 다, 라

해설 (감염병예방법 제16조 제5항) 질병관리청장은 표본감시기관이 다음 각 호의 어느 하나에 해당하는 경우에는 그 지정을 취소할 수 있다. 〈개정 2020.8.11.〉
1. 제2항에 따른 자료 제출 요구 또는 협조 요청에 따르지 아니하는 경우
2. 폐업 등으로 감염병 표본감시 업무를 수행할 수 없는 경우
3. 그 밖에 감염병 표본감시 업무를 게을리하는 등 보건복지부령으로 정하는 경우

(감염병예방법 시행규칙 제14조 제3항) 질병관리청장은 법 제16조 제5항에 따라 표본감시기관이 다음 각 호의 어느 하나에 해당하는 경우에는 그 지정을 취소할 수 있다. 〈개정 2023.7.13.〉
1. 표본감시 업무를 게을리하는 경우
2. 그 밖에 법 제11조 제5항에 따른 신고 실적이 없는 등 질병관리청장이 표본감시기관으로서 표본감시 업무를 계속하여 수행할 수 없다고 인정하는 경우
3. 삭제 〈개정 2020.6.4.〉

정답 39 ② 40 ① 41 ⑤

42 다음 중 「감염병의 예방 및 관리에 관한 법률」상 감염병병원체 확인기관에 해당하지 않는 곳은?

① 질병대응센터
② 대한결핵협회
③ 보건지소
④ 보건환경연구원
⑤ 질병관리청

해설 (감염병예방법 제16조의2 제1항) 다음 각 호의 감염병병원체 확인기관은 실험실 검사 등을 통하여 감염병병원체를 확인할 수 있다. 〈개정 2023.5.19.〉
1. 질병관리청
2. 질병대응센터
3. 「보건환경연구원법」 제2조에 따른 보건환경연구원
4. 「지역보건법」 제10조에 따른 보건소
5. 「의료법」 제3조에 따른 의료기관 중 진단검사의학과 전문의가 상근하는 기관
6. 「고등교육법」 제4조에 따라 설립된 의과대학 중 진단검사의학과가 개설된 의과대학
7. 「결핵예방법」 제21조에 따라 설립된 대한결핵협회(결핵환자의 병원체를 확인하는 경우만 해당한다)
8. 「민법」 제32조에 따라 한센병환자 등의 치료·재활을 지원할 목적으로 설립된 기관(한센병환자의 병원체를 확인하는 경우만 해당한다)
9. 인체에서 채취한 검사물에 대한 검사를 국가, 지방자치단체, 의료기관 등으로부터 위탁받아 처리하는 기관 중 진단검사의학과 전문의가 상근하는 기관

43 다음 중 「감염병의 예방 및 관리에 관한 법률」상 감염병의 관리 및 감염 실태와 내성균 실태를 파악하기 위하여 실태조사를 실시해야 하는 사람을 아래에서 모두 고른다면?

| 가. 보건소장 | 나. 시·도지사 |
| 다. 시장·군수·구청장 | 라. 질병관리청장 |

① 가, 나, 다
② 가, 다
③ 나, 라
④ 라
⑤ 가, 나, 다, 라

해설 (감염병예방법 제17조 제1항 : 실태조사) 질병관리청장, 시·도지사 및 시장·군수·구청장은 감염병의 예방 및 관리에 관한 정책을 효과적으로 수립·시행하기 위하여 다음 각 호의 구분에 따라 실태조사를 실시하고, 그 결과를 공표하여야 한다. 〈개정 2024.1.30.〉
1. 감염병 및 내성균 발생 등에 대한 실태조사 : 질병관리청장 또는 시·도지사
2. 의료기관의 감염관리 현황에 대한 실태조사 : 질병관리청장, 시·도지사 또는 시장·군수·구청장
[시행일 : 2025.7.31.]

44 「감염병의 예방 및 관리에 관한 법률」상 질병관리청장 및 시·도지사가 실시하는 실태조사 중 '감염병 실태조사'에 포함되어야 할 사항이 아닌 것은?

① 의료기관의 감염관리체계
② 감염병환자등의 임상적 증상 및 경과
③ 감염병환자등의 연령별·성별·지역별 분포
④ 감염병환자등의 진단·검사·처방 등 진료정보
⑤ 감염병의 진료 및 연구와 관련된 인력·시설 및 장비

정답 42 ③ 43 ③ 44 ①

해설 **(감염병예방법 시행규칙 제15조 제1항)** 법 제17조 제1항에 따른 <u>실태조사에 포함되어야 할 사항</u>은 다음 각 호와 같다. 〈개정 2020. 9. 11.〉
1. 의료기관 감염관리 실태조사
   가. 「의료법」 제47조에 따라 의료기관에 두는 감염관리위원회와 감염관리실의 설치·운영 등에 관한 사항
   나. 의료기관의 감염관리 인력·장비 및 시설 등에 관한 사항
   다. 의료기관의 감염관리체계에 관한 사항
   라. 의료기관의 감염관리 교육 및 감염예방에 관한 사항
   마. 그 밖에 의료기관의 감염관리에 관하여 <u>질병관리청장</u>이 특히 필요하다고 인정하는 사항
2. 감염병 실태조사
   가. <u>감염병환자등의 연령별·성별·지역별 분포</u> 등에 관한 사항
   나. <u>감염병환자등의 임상적 증상 및 경과</u> 등에 관한 사항
   다. <u>감염병환자등의 진단·검사·처방 등 진료정보</u>에 관한 사항
   라. <u>감염병의 진료 및 연구와 관련된 인력·시설 및 장비</u> 등에 관한 사항
   마. 감염병에 대한 각종 문헌 및 자료 등의 조사에 관한 사항
   바. 그 밖에 감염병의 관리를 위하여 <u>질병관리청장</u>이 특히 필요하다고 인정하는 사항
3. 내성균 실태조사
   가. 항생제 사용 실태에 관한 사항
   나. 내성균의 유형 및 발생경로 등에 관한 사항
   다. 내성균의 연구와 관련된 인력·시설 및 장비 등에 관한 사항
   라. 내성균에 대한 각종 문헌 및 자료 등의 조사에 관한 사항
   마. 그 밖에 내성균의 관리를 위하여 <u>질병관리청장</u>이 특히 필요하다고 인정하는 사항

45 「감염병의 예방 및 관리에 관한 법률」상 감염병 실태조사의 실시 주기는?

① 1년 ② 2년 ③ 3년
④ 4년 ⑤ 5년

해설 **(감염병예방법 시행규칙 제15조 제2항 : 실태조사의 방법 및 절차 등)** <u>실태조사의 실시 주기</u>는 다음 각 호의 구분에 따른다. 다만, 질병관리청장 또는 시·도지사가 필요하다고 인정하는 경우에는 제1호 및 제2호에 해당하는 실태조사를 수시로 실시할 수 있다. 〈개정 2020. 9. 11.〉
1. 의료기관의 감염관리 실태조사 : 3년
2. <u>감염병 실태조사 : 3년</u>
3. 내성균 실태조사 : 매년

46 다음 중 「감염병의 예방 및 관리에 관한 법률」상 감염병이 발생해 유행할 우려가 있거나, 감염병 여부가 불분명하나 발병원인을 조사할 필요가 있다고 인정하면 지체없이 역학조사를 해야 하는 사람은?

| 가. 보건복지부장관 | 나. 시·도지사 |
| 다. 보건소장 | 라. 질병관리청장 |

① 가, 나, 다 ② 가, 다 ③ 나, 라
④ 라 ⑤ 가, 나, 다, 라

해설 **(감염병예방법 제18조 제1항)** <u>질병관리청장, 시·도지사 또는 시장·군수·구청장</u>은 감염병이 발생하여 유행할 우려가 있거나, 감염병 여부가 불분명하나 발병원인을 조사할 필요가 있다고 인정하면 <u>지체 없이 역학조사를 하여야</u> 하고, 그 결과에 관한 정보를 필요한 범위에서 해당 의료기관에 제공하여야 한다. 다만, 지역확산 방지 등을 위하여 필요한 경우 다른 의료기관에 제공하여야 한다. 〈개정 2020. 8. 11.〉

정답 45 ③ 46 ③

47 「감염병의 예방 및 관리에 관한 법률」상 감염병이 발생하여 유행할 우려가 있다고 인정되면 지체 없이 역학조사를 해야 하는 자는?

① 관할 보건소장
② 국립환경과학원장
③ 보건복지부장관
④ 식품의약품안전처장
⑤ 질병관리청장, 시·도지사 또는 시장·군수·구청장

해설 (감염병예방법 제18조 제1항 : 역학조사) 46번 문제 해설 참조

---

48 다음 중 「감염병의 예방 및 관리에 관한 법률」상 질병관리청장 등이 시행하는 역학조사의 내용으로 올바른 것을 모두 고른 것은?

가. 감염병의 감염원인 및 감염경로	나. 감염병 환자등 및 감염병의심자에 관한 진료기록
다. 감염병 환자등의 발병일 및 발병 장소	라. 감염병 환자등 및 감염병의심자의 인적 사항

① 가, 나, 다
② 가, 다
③ 나, 라
④ 라
⑤ 가, 나, 다, 라

해설 (감염병예방법 시행령 제12조 제1항) 법 제18조 제1항에 따른 역학조사에 포함되어야 하는 내용은 다음 각 호와 같다. 〈개정 2021.12.14.〉
1. 감염병 환자등 및 감염병의심자의 인적 사항
2. 감염병 환자등의 발병일 및 발병 장소
3. 감염병의 감염원인 및 감염경로
4. 감염병 환자등 및 감염병의심자에 관한 진료기록
5. 그 밖에 감염병의 원인 규명과 관련된 사항

(감염병예방법 제18조 제1항) 질병관리청장, 시·도지사 또는 시장·군수·구청장은 감염병이 발생하여 유행할 우려가 있거나, 감염병 여부가 불분명하나 발병원인을 조사할 필요가 있다고 인정하면 지체 없이 역학조사를 하여야 하고, 그 결과에 관한 정보를 필요한 범위에서 해당 의료기관에 제공하여야 한다. 다만, 지역확산 방지 등을 위하여 필요한 경우 다른 의료기관에 제공하여야 한다. 〈개정 2020.8.11.〉

---

49 감염병이 유행할 우려가 있을 때 역학조사를 실시해야 하는 자는?

가. 질병관리청장	나. 시장·군수·구청장
다. 시·도지사	라. 보건소장

① 가, 나, 다
② 가, 다
③ 나, 라
④ 라
⑤ 가, 나, 다, 라

해설 (감염병예방법 제18조 제1항) 46번 문제 해설 참조

---

50 「감염병의 예방 및 관리에 관한 법률」상 장출혈성대장균 역학조사의 환경검체 대상으로 옳은 것은?

① 공중시설의 물
② 냉·온수기의 물
③ 보존식
④ 상수도
⑤ 지하수

정답 47 ⑤ 48 ⑤ 49 ① 50 ②

(감염병예방법 시행령 제14조 별표 1의3 : 역학조사의 방법) 〈개정 2021.12.14.〉
1. 법 제18조 제1항에 따른 역학조사의 방법
   다. 환경검체 채취 및 시험
      1) 환경검체는 병원체에 오염되었거나 오염되었다고 추정되는 토양, 물(상수도, 지하수, 냉각탑·수영장·온천·목욕탕 등의 공중시설의 물), 식품, 도구(조리도구 등 병원체를 전파할 수 있는 물건), 장비 등에서 채취한다.
      2) 환경검체에 대해서는 해당 감염병의 원인 병원체 검출시험 또는 감염을 유발할 수 있는 오염을 간접적으로 확인할 수 있는 시험을 하며, 검체 대상에 따른 시험 종류는 다음과 같다.

시험 종류	검체 대상
레지오넬라균 검출 시험	상수도, 지하수, 공중시설의 물
장출혈성대장균 검출 시험	수영장, 냉·온수기의 물
노로바이러스 검출 시험	상수도, 지하수, 보존식
「먹는물관리법」에 따른 먹는물 검사	상수도, 지하수, 냉·온수기의 물
식품공전에 따른 식품 규격 시험	장관감염증 집단발생 시 보존식
식품공전에 따른 조리기구 규격 시험	장관감염증 집단발생 시 조리도구(도마, 칼, 행주, 식기, 수족관 물 등)
수인성 원충 검출 시험	상수도, 지하수, 수영장

      3) 역학조사반은 시험기관에 검사의뢰서와 검체를 제출하여 시험을 의뢰한다.
      4) 환경검체의 시험기관은 감염병환자 및 감염병의사환자를 확인할 수 있는 기관으로서 보건복지부령으로 정하는 기관으로 한다. 다만, 상수도나 지하수의 노로바이러스 검출 시험 기관은 국립환경과학원 또는 식품의약품안전처로 한다.

51 다음 중 「감염병의 예방 및 관리에 관한 법률」상 감염병에 감염되었을 것으로 의심되는 사람에게 건강진단을 받거나 감염병 예방에 필요한 예방접종을 받게 하는 등의 조치를 할 수 있는 사람은?

① 검역소장   ② 보건복지부장관   ③ 보건소장
④ 시·도지사   ⑤ 시장·군수·구청장

 (감염병예방법 제19조 : 건강진단) 성매개감염병의 예방을 위하여 종사자의 건강진단이 필요한 직업으로 보건복지부령으로 정하는 직업에 종사하는 자와 성매개감염병에 감염되어 그 전염을 매개할 상당한 우려가 있다고 특별자치시장·특별자치도지사 또는 시장·군수·구청장이 인정한 자는 보건복지부령으로 정하는 바에 따라 성매개감염병에 관한 건강진단을 받아야 한다. 〈개정 2023.6.13.〉

(감염병예방법 제24조 제1항 : 필수예방접종) 특별자치시장·특별자치도지사 또는 시장·군수·구청장은 다음 각 호의 질병에 대하여 관할 보건소를 통하여 필수예방접종을 실시하여야 한다. 〈개정 2023.6.13.〉
1. 디프테리아 2. 폴리오 3. 백일해 4. 홍역 5. 파상풍
6. 결핵 7. B형간염 8. 유행성이하선염 9. 풍진 10. 수두
11. 일본뇌염 12. b형헤모필루스인플루엔자 13. 폐렴구균 14. 인플루엔자
15. A형간염 16. 사람유두종바이러스 감염증 17. 그룹 A형 로타바이러스 감염증
18. 그 밖에 질병관리청장이 감염병의 예방을 위하여 필요하다고 인정하여 지정하는 감염병

[질병관리청고시 제2023-13호, 필수예방접종이 필요한 감염병 지정 등] [2023.9.25. 일부개정]
제조(필수예방접종이 필요한 감염병) 「감염병의 예방 및 관리에 관한 법률」제24조 제1항 제18호에 따라 질병관리청장이 감염병의 예방을 위하여 필수예방접종이 필요하다고 인정하여 지정하는 감염병은 다음 각 호와 같다.
1. 장티푸스 2. 신증후군출혈열

(감염병예방법 제25조 제1항 : 임시예방접종) 특별자치시장·특별자치도지사 또는 시장·군수·구청장은 다음 각 호의 어느 하나에 해당하면 관할 보건소를 통해 임시예방접종을 하여야 한다. 〈개정 2023.6.13.〉
1. 질병관리청장이 감염병 예방을 위하여 특별자치시장·특별자치도지사 또는 시장·군수·구청장에게 예방접종을 실시할 것을 요청한 경우
2. 특별자치시장·특별자치도지사 또는 시장·군수·구청장이 감염병 예방을 위하여 예방접종이 필요하다고 인정하는 경우

정답 51 ⑤

52 다음 중 「감염병의 예방 및 관리에 관한 법률」상 성매개감염병의 건강진단의 실시기관이 아닌 것은?

① 병원
② 보건소
③ 보건진료소
④ 의원
⑤ 종합병원

해설 (성매개감염병 및 후천성면역결핍증 건강진단규칙 제3조, 제6조)

(**제3조 : 정기 건강진단**) 「감염병의 예방 및 관리에 관한 법률」 제19조, 「후천성면역결핍증 예방법」 제8조 제2항 제2호 및 같은 법 시행령 제10조에 따라 <u>성매개감염병 및 후천성면역결핍증에 관한 건강진단</u>을 받아야 하는 직업에 종사하는 사람과 그 진단 항목 및 횟수는 별표와 같다.

[별표] 성매개감염병 및 후천성면역결핍증 건강진단대상자와 건강진단 항목 및 횟수 〈개정 2021.7.19.〉

성매개감염병 및 후천성면역결핍증 건강진단 대상자	건강진단 항목 및 횟수		
	매독검사	HIV검사	그 밖의 성매개감염병 검사
1. 「청소년보호법 시행령」 제6조 제2항 제1호에 따른 영업소의 종업원	1회/6개월	1회/6개월	1회/6개월
2. 「식품위생법 시행령」 제22조 제1항에 따른 유흥접객원	1회/3개월	1회/6개월	1회/3개월
3. 「안마사에 관한 규칙」 제6조에 따른 안마시술소의 종업원	1회/3개월	1회/6개월	1회/3개월
4. 특별자치도지사·시장·군수·구청장이 불특정 다수를 대상으로 성매개감염병 및 후천성면역결핍증을 감염시킬 우려가 있는 행위를 한다고 인정하는 영업장에 종사하는 사람	1회/3개월	1회/6개월	1회/3개월

(**제6조 제1항 : 건강진단의 실시**) 이 규칙에 따른 <u>건강진단</u>은 「지역보건법」에 따른 <u>보건소</u>와 「의료법」에 따른 <u>종합병원·병원 또는 의원</u>("의료기관")에서 실시한다. 〈개정 2024.6.18.〉

53 다음 중 「감염병의 예방 및 관리에 관한 법률」상 국민의 건강에 중대한 위협을 미칠 우려가 있는 감염병으로 사망한 것으로 의심될 경우, 연고자의 동의를 받아 해부명령을 할 수 있는 사람은?

① 보건복지부장관
② 보건소장
③ 보건의료원장
④ 종합병원장
⑤ 질병관리청장

해설 (감염병예방법 제20조 제1항) <u>질병관리청장</u>은 국민 건강에 중대한 위협을 미칠 우려가 있는 감염병으로 사망한 것으로 의심이 되어 시체를 해부하지 아니하고는 감염병 여부의 진단과 사망의 원인규명을 할 수 없다고 인정하면 <u>그 시체의 해부를 명할 수 있다.</u> 〈개정 2020.8.11.〉

54 「감염병의 예방 및 관리에 관한 법률」상 감염병 환자, 식품, 동식물, 그 밖의 환경 등으로부터 고위험병원체를 분리한 자는 누구에게 지체 없이 신고하여야 하는가?

① 관할보건소장
② 보건복지부장관
③ 식품의약품안전처장
④ 질병관리청장
⑤ 환경부장관

해설 (감염병예방법 제21조 제1항) 감염병환자, 식품, 동식물, 그 밖의 환경 등으로부터 고위험병원체를 분리한 자는 지체 없이 고위험병원체의 명칭, 분리된 검체명, 분리 일자 등을 <u>질병관리청장에게 신고</u>하여야 한다. 〈개정 2020.8.11.〉

정답 52 ③ 53 ⑤ 54 ④

55 「감염병의 예방 및 관리에 관한 법률」상 고위험병원체 취급시설의 허가가 취소되거나 고위험병원체 취급시설의 폐쇄명령을 받은 자는 보유하고 있는 고위험병원체를 다음 중 며칠 이내에 폐기하고 그 결과를 질병관리청장에게 보고하여야 하는가?

① 7일   ② 30일   ③ 60일
④ 90일   ⑤ 120일

해설 (감염병예방법 제23조의2 제2항 : 고위험병원체 취급시설의 허가취소 등) 제1항에 따라 허가가 취소되거나 고위험병원체 취급시설의 폐쇄명령을 받은 자는 보유하고 있는 고위험병원체를 90일 이내에 폐기하고 그 결과를 질병관리청장에게 보고하여야 한다. 다만, 질병관리청장은 본문에 따라 고위험병원체를 폐기 및 보고하여야 하는 자가 천재지변 등 부득이한 사유로 기한 내에 처리할 수 없어 기한의 연장을 요청하는 경우에는 90일의 범위에서 그 기한을 연장할 수 있다. 〈신설 2021.10.19.〉

56 다음 중 「감염병의 예방 및 관리에 관한 법률」상 필수 또는 임시예방접종 감염병에 대한 설명으로 올바르지 못한 것은?

① 백일해, 수두, B형간염, 유행성이하선염, 풍진은 필수예방접종 대상 감염병이다.
② 일본뇌염, 콜레라, C형간염은 필수예방접종 대상 감염병이다.
③ 임시예방접종을 시행하고자 할 때에는 미리 기일·장소 등을 공고하여야 한다.
④ 특별자치시장·특별자치도지사 또는 시장·군수·구청장은 보건소를 통하여 필수예방접종을 실시하여야 한다.
⑤ 특별자치시장·특별자치도지사 또는 시장·군수·구청장은 필수예방접종을 의료기관에 위탁할 수 있다.

해설 (감염병예방법 제24조 : 필수예방접종)
① 특별자치시장·특별자치도지사 또는 시장·군수·구청장은 다음 각 호의 질병에 대하여 관할 보건소를 통하여 필수예방접종을 실시하여야 한다. 〈개정 2023.6.13.〉
1. 디프테리아   2. 폴리오   3. 백일해   4. 홍역   5. 파상풍
6. 결핵   7. B형간염   8. 유행성이하선염   9. 풍진   10. 수두
11. 일본뇌염   12. b형헤모필루스인플루엔자   13. 폐렴구균   14. 인플루엔자
15. A형간염   16. 사람유두종바이러스 감염증   17. 그룹 A형 로타바이러스 감염증
18. 그 밖에 질병관리청장이 감염병의 예방을 위하여 필요하다고 인정하여 지정하는 감염병
② 특별자치시장·특별자치도지사 또는 시장·군수·구청장은 제1항에 따른 필수예방접종업무를 대통령령으로 정하는 바에 따라 관할구역 안에 있는 「의료법」에 따른 의료기관에 위탁할 수 있다. 〈개정 2023.6.13.〉
[질병관리청고시 제2023-13호, 필수예방접종이 필요한 감염병 지정 등] [2023.9.25. 일부개정]
제1조(필수예방접종이 필요한 감염병) 「감염병의 예방 및 관리에 관한 법률」 제24조 제1항 제18호에 따라 질병관리청장이 감염병의 예방을 위하여 필수예방접종이 필요하다고 인정하여 지정하는 감염병은 다음 각 호와 같다.
1. 장티푸스   2. 신증후군출혈열
(감염병예방법 제26조 : 예방접종의 공고) 특별자치시장·특별자치도지사 또는 시장·군수·구청장은 임시예방접종을 할 경우에는 예방접종의 일시 및 장소, 예방접종의 종류, 예방접종을 받을 사람의 범위를 정하여 미리 인터넷 홈페이지에 공고하여야 한다. 다만, 제32조 제3항에 따른 예방접종의 실시기준 등이 변경될 경우에는 그 변경 사항을 미리 인터넷 홈페이지에 공고하여야 한다. 〈개정 2023.6.13.〉

57 「감염병의 예방 및 관리에 관한 법률」상 필수예방접종 대상 아동 부모에게 보건복지부령으로 정하는 바에 따라 필수예방접종을 사전에 알려야 한다. 다음 중 누가 하여야 하는가?

① 대통령   ② 보건복지부장관   ③ 보건소장
④ 시장·군수·구청장   ⑤ 식품의약품안전처장

정답 55 ④ 56 ② 57 ④

해설 **(감염병예방법 제24조 제3항)** 특별자치시장・특별자치도지사 또는 시장・군수・구청장은 필수예방접종 대상 아동 부모(아동의 법정대리인을 포함)에게 보건복지부령으로 정하는 바에 따라 필수예방접종을 사전에 알려야 한다. 이 경우 「개인정보보호법」에 따른 고유식별정보를 처리할 수 있다. 〈개정 2024.1.23.〉

58 필수예방접종은 누가 실시하는가?
① 보건복지부장관
② 시・도지사
③ 식품의약품안전처장
④ 질병관리청장
⑤ 특별자치시장・특별자치도지사 또는 시장・군수・구청장

해설 **(감염병예방법 제24조 제1항 : 필수예방접종)** 56번 문제 해설 참조

59 필수예방접종을 실시하여야 하는 질병이 아닌 것은?
① 디프테리아
② 아메바성이질
③ 유행성이하선염
④ 파상풍
⑤ A형간염

해설 **(감염병예방법 제24조 제1항 : 필수예방접종)** 56번 문제 해설 참조

60 「감염병의 예방 및 관리에 관한 법률」상 필수예방접종 대상 감염병이 아닌 것은?
① 결핵
② 파상풍
③ 디프테리아
④ 유행성이하선염
⑤ 후천성면역결핍증

해설 **(감염병예방법 제24조 제1항 : 필수예방접종)** 56번 문제 해설 참조

61 다음 중 「감염병의 예방 및 관리에 관한 법률」상 임시예방접종을 할 경우 예방접종의 공고에 관한 사항이라 할 수 없는 것은?
① 예방접종 받을 사람의 범위
② 예방접종 약의 양
③ 예방접종 약의 종류
④ 일시
⑤ 장소

해설 **(감염병예방법 제26조 : 예방접종의 공고)** 특별자치시장・특별자치도지사 또는 시장・군수・구청장은 임시예방접종을 할 경우에는 예방접종의 일시 및 장소, 예방접종의 종류, 예방접종을 받을 사람의 범위를 정하여 미리 인터넷 홈페이지에 공고하여야 한다. 다만, 제32조 제3항에 따른 예방접종의 실시기준 등이 변경될 경우에는 그 변경 사항을 미리 인터넷 홈페이지에 공고하여야 한다. 〈개정 2023.6.13.〉

62 다음 중 「감염병의 예방 및 관리에 관한 법률」상 특별자치시장・특별자치도지사 또는 시장・군수・구청장이 임시예방접종을 실시할 때 미리 정해 공고해야 하는 사항에 해당하지 않는 것은?
① 예방접종약품의 수량
② 예방접종을 받을 사람의 범위
③ 예방접종의 일시
④ 예방접종의 장소
⑤ 예방접종의 종류

해설 **(감염병예방법 제26조 : 예방접종의 공고)** 61번 문제 해설 참조

정답 58 ⑤ 59 ② 60 ⑤ 61 ② 62 ①

63 다음 중 「감염병의 예방 및 관리에 관한 법률」상 예방접종증명서를 발급하여야 하는 사람은?

① 검역소장
② 보건소장
③ 시·도지사
④ 시장·군수·구청장
⑤ 식품의약품안전처장

해설 (감염병예방법 제27조 : 예방접종증명서)
① 질병관리청장, 특별자치시장·특별자치도지사 또는 시장·군수·구청장은 필수예방접종 또는 임시예방접종을 받은 사람 본인 또는 법정대리인에게 보건복지부령으로 정하는 바에 따라 예방접종증명서를 발급하여야 한다. 〈개정 2023.6.13.〉
② 특별자치시장·특별자치도지사나 시장·군수·구청장이 아닌 자가 이 법에 따른 예방접종을 한 때에는 질병관리청장, 특별자치시장·특별자치도지사 또는 시장·군수·구청장은 보건복지부령으로 정하는 바에 따라 해당 예방접종을 한 자로 하여금 예방접종증명서를 발급하게 할 수 있다. 〈개정 2023.6.13.〉

64 예방접종을 받은 자에게 예방접종증명서를 교부하는 자는?

① 국립보건연구원장
② 보건복지부장관
③ 보건소장
④ 시·도지사
⑤ 질병관리청장, 특별자치시장·특별자치도지사 또는 시장·군수·구청장

해설 (감염병예방법 제27조 제1항) 63번 문제 해설 참조

65 다음 중 「감염병의 예방 및 관리에 관한 법률」상 필수예방접종 또는 임시예방접종을 받은 사람에게 예방접종증명서를 발급해야 하는 사람은?

① 국민건강보험공단 이사장
② 국립환경과학원장
③ 방역관
④ 식품의약품안전처장
⑤ 질병관리청장, 특별자치시장·특별자치도지사 또는 시장·군수·구청장

해설 (감염병예방법 제27조 제1항) 63번 문제 해설 참조

66 다음 중 「감염병의 예방 및 관리에 관한 법률」상 예방접종의 효과에 관해서 역학조사를 실시하는 사람은?

① 보건복지부장관
② 보건소장
③ 시·도지사
④ 시장·군수·구청장
⑤ 질병관리청장

해설 (감염병예방법 제29조) 질병관리청장, 시·도지사 또는 시장·군수·구청장은 다음 각 호의 구분에 따라 조사를 실시하고, 예방접종 후 이상반응 사례가 발생하면 그 원인을 밝히기 위하여 제18조에 따라 역학조사를 하여야 한다. 〈개정 2020.8.11.〉
1. 질병관리청장 : 예방접종의 효과 및 예방접종 후 이상반응에 관한 조사
2. 시·도지사 또는 시장·군수·구청장 : 예방접종 후 이상반응에 관한 조사

정답 63 ④ 64 ⑤ 65 ⑤ 66 ⑤

67 예방접종에 대한 역학조사를 함에 있어 예방접종의 효과에 대한 조사를 실시해야 하는 자는?

① 관할 보건소장
② 국립보건연구원장
③ 보건복지부장관
④ 시·도지사
⑤ 질병관리청장

> 해설 **(감염병예방법 제29조)** 66번 문제 해설 참조

68 다음 중 「감염병의 예방 및 관리에 관한 법률」상 예방접종으로 인한 피해보상 등을 조사하고, 제3자의 고의 또는 과실유무를 조사하기 위하여 예방접종 피해조사반을 두는 곳은?

① 도
② 보건복지부
③ 보건소
④ 시·군·구
⑤ 질병관리청

> 해설 **(감염병예방법 제30조 제1항)** 제71조 제1항 및 제2항에 규정된 예방접종으로 인한 질병·장애·사망의 원인 규명 및 피해보상 등을 조사하고 제72조 제1항에 따른 제3자의 고의 또는 과실 유무를 조사하기 위해 질병관리청에 예방접종피해조사반을 둔다. 〈개정 2020.8.11.〉

69 다음 중 「감염병의 예방 및 관리에 관한 법률」상 DTaP 예방접종의 시기와 방법이 올바른 것은?

① 생후 1개월부터 1개월의 간격으로 2회 실시
② 생후 1개월부터 2개월의 간격으로 2회 실시
③ 생후 2개월부터 1개월의 간격으로 3회 실시
④ 생후 2개월부터 2개월의 간격으로 2회 실시
⑤ 생후 2개월부터 2개월의 간격으로 3회 실시

> 해설 **예방접종의 실시기준 및 방법 [별표 1]**
> ③ 디프테리아·파상풍·백일해
> ○ 대상
>   • 12세 이하 모든 영유아
> ○ 표준접종시기
>   • 생후 2개월(DTaP), 4개월(DTaP), 6개월(DTaP)에 3회 기초 접종을 실시한다.
>   • 생후 15개월~18개월(DTaP), 4세~6세(DTaP), 11세~12세(Tdap)에 3회 추가 접종을 실시한다.
>   (단, 백일해 포함 백신(aP) 금기자의 경우, Tdap 백신을 해당 연령에 허가된 Td백신으로 대체 가능)

70 다음 중 「감염병의 예방 및 관리에 관한 법률」상 감염병의 예방접종에 필요한 수량의 예방접종약품을 미리 계산하여 의약품제조업자에게 생산하게 할 수 있는 사람은?

① 국립검역소장
② 보건복지부장관
③ 시·도지사
④ 시장·군수
⑤ 질병관리청장

> 해설 **(감염병예방법 제33조 제1항)** 질병관리청장은 예방접종약품의 국내 공급이 부족하다고 판단되는 경우 등 보건복지부령으로 정하는 경우에는 예산의 범위에서 감염병의 예방접종에 필요한 수량의 예방접종약품을 미리 계산하여 의약품 제조업자에게 생산하게 할 수 있으며, 예방접종약품을 연구하는 자 등을 지원할 수 있다. 〈개정 2020.8.11.〉

정답 67 ⑤ 68 ⑤ 69 ⑤ 70 ⑤

71 감염병의 예방접종에 필요한 예방접종약품을 의약품 제조업자에게 생산하게 할 수 있는 자로 옳은 것은?

① 국립보건연구원장　　② 식품의약품안전처장　　③ 보건복지부장관
④ 보건소장　　⑤ 질병관리청장

해설 (감염병예방법 제33조 제1항) 70번 문제 해설 참조

72 아래 내용은 「감염병의 예방 및 관리에 관한 법률」상 필수예방접종약품에 관한 설명 내용이다. 다음 중 올바르게 설명한 것을 모두 고른 것은?

> 가. 질병관리청장은 필수예방접종 및 임시예방접종이 원활하게 이루어질 수 있도록 하기 위하여 필요한 필수예방접종약품등을 위원회의 심의를 거쳐 미리 비축하거나 장기 구매를 위한 계약을 미리 할 수 있다.
> 나. 질병관리청장은 비축한 필수예방접종약품등의 공급의 우선순위 등 분배기준, 그 밖에 필요한 사항을 위원회의 심의를 거쳐 정할 수 있다.
> 다. 필수예방접종 및 임시예방접종에 사용되는 "필수예방접종약품등"을 생산·수입하거나 하려는 자는 필수예방접종약품등 품목별 생산·수입 계획 보고서를 매월 10일까지 예방접종통합관리시스템을 통하여 질병관리청장에게 제출해야 한다.
> 라. 필수예방접종약품등을 생산·수입하는 자는 필수예방접종약품등 품목별 생산·수입 실적 보고서를 매년 말일까지 통합관리시스템을 통하여 질병관리청장에게 제출해야 한다.

① 가, 나, 다　　② 가, 다　　③ 나, 라
④ 라　　⑤ 가, 나, 다, 라

해설 (감염병예방법 시행규칙 제27조의2 제2항) 법 제33조의3에 따라 필수예방접종약품등을 생산·수입하는 자는 별지 제18호의4서식의 필수예방접종약품등 품목별 생산·수입 실적 보고서를 매 분기가 끝난 후 2주 이내에 통합관리시스템을 통하여 질병관리청장에게 제출해야 한다. 〈개정 2023.9.22.〉

(감염병예방법 제33조의2 : 필수예방접종약품등의 비축 등)
① 질병관리청장은 필수예방접종 및 임시예방접종이 원활하게 이루어질 수 있도록 하기 위하여 필요한 필수예방접종약품등을 위원회의 심의를 거쳐 미리 비축하거나 장기 구매를 위한 계약을 미리 할 수 있다. 〈개정 2020.8.11.〉
② 질병관리청장은 제1항에 따라 비축한 필수예방접종약품등의 공급의 우선순위 등 분배기준, 그 밖에 필요한 사항을 위원회의 심의를 거쳐 정할 수 있다. 〈개정 2020.8.11.〉

(감염병예방법 시행규칙 제27조의2 제1항) 법 제33조의3에 따라 필수예방접종 및 임시예방접종에 사용되는 "필수예방접종약품등"을 생산·수입하거나 하려는 자는 별지 제18호의3서식의 필수예방접종약품등 품목별 생산·수입 계획 보고서를 매월 10일(필수예방접종약품등을 생산·수입하려는 자의 경우에는 그 생산·수입하려는 날이 속하는 달의 직전 달의 10일을 말한다)까지 예방접종통합관리시스템을 통하여 질병관리청장에게 제출해야 한다. 〈개정 2023.9.22.〉

정답 71 ⑤　72 ①

73 다음 중 「감염병의 예방 및 관리에 관한 법률」상 보건복지부장관, 질병관리청장 또는 시·도지사 및 시장·군수·구청장으로부터 감염병관리기관으로 지정받을 수 있는 의료기관에 해당하는 것을 모두 고른 것은?

가. 병원	나. 요양병원
다. 종합병원	라. 한방병원

① 가, 나, 다   ② 가, 다   ③ 나, 라
④ 라   ⑤ 가, 나, 다, 라

해설 **(감염병예방법 시행규칙 제28조 제1항 : 감염병관리기관의 지정)** 법 제36조 제1항 및 제2항에 따른 감염병관리기관은 「의료법」 제3조 제2항 제3호 가목 및 바목에 따른 병원 및 종합병원 중에서 지정한다. 〈개정 2021.5.24.〉

(의료법 제3조 제2항 : 의료기관) 의료기관은 다음 각 호와 같이 구분한다. 〈개정 2020.3.4.〉
1. 의원급 의료기관 : 가. 의원 나. 치과의원 다. 한의원
2. 조산원
3. 병원급 의료기관 : 가. 병원 나. 치과병원 다. 한방병원 라. 요양병원 마. 정신병원 바. 종합병원

---

74 아래 내용은 「감염병의 예방 및 관리에 관한 법률」상 감염병 위기 및 재난 시 정보공개에 대한 설명이다. 다음 중 올바르게 설명한 것을 모두 고른 것은?

가. 누구든지 감염병에 관하여 「재난 및 안전관리 기본법」에 따른 주의 이상의 예보 또는 경보가 발령된 후에는 의료인에 대하여 의료기관 내원이력 및 진료이력 등 감염 여부 확인에 필요한 사실에 관하여 거짓 진술, 거짓 자료를 제출하거나 고의적으로 사실을 누락·은폐하여서는 아니 된다.
나. 누구든지 감염병 위기 시 공개된 정보사항이 사실과 다른 경우나 공개된 사항에 관하여 의견이 있는 경우에는 질병관리청장, 시·도지사 또는 시장·군수·구청장에게 반드시 정보통신망을 이용하여 이의신청을 할 수 있다.
다. 질병관리청장, 시·도지사 및 시장·군수·구청장은 감염병 위기에 따라 정보를 공개하는 경우에는 감염병 위기상황, 감염병의 특성 및 역학적 필요성을 고려하여 공개하는 정보의 범위를 결정해야 한다.
라. 질병관리청장, 시·도지사 및 시장·군수·구청장은 국민의 건강에 위해가 되는 감염병 확산으로 인하여 「재난 및 안전관리 기본법」에 따른 주의 이상의 위기경보가 발령되면 감염병 환자의 성별, 나이, 이동경로, 이동수단, 진료의료기관 및 접촉자 현황 감염병의 지역별, 연령대별 발생 및 검사현황 등 국민들이 감염병 예방을 위하여 알아야 하는 정보를 정보통신망 게재 또는 보도자료 배포 등의 방법으로 신속히 공개하여야 한다.

① 가, 나, 다   ② 가, 다   ③ 나, 라
④ 라   ⑤ 가, 나, 다, 라

해설 **(감염병예방법 제34조의2 제1항)** 질병관리청장, 시·도지사 및 시장·군수·구청장은 국민의 건강에 위해가 되는 감염병 확산으로 인하여 「재난 및 안전관리 기본법」 제38조 제2항에 따른 주의 이상의 위기경보가 발령되면 감염병 환자의 이동경로, 이동수단, 진료의료기관 및 접촉자 현황, 감염병의 지역별, 연령대별 발생 및 검사 현황 등 국민들이 감염병 예방을 위하여 알아야 하는 정보를 정보통신망 게재 또는 보도자료 배포 등의 방법으로 신속히 공개하여야 한다. 다만, 성별, 나이, 그 밖에 감염병 예방과 관계없다고 판단되는 정보로서 대통령령으로 정하는 정보는 제외하여야 한다. 〈개정 2021. 3.9.〉

정답 73 ② 74 ②

(감염병예방법 제34조의2 제3항) 누구든지 제1항에 따라 공개된 사항이 다음 각 호의 어느 하나에 해당하는 경우에는 질병관리청장, 시·도지사 또는 시장·군수·구청장에게 서면이나 말로 또는 정보통신망을 이용하여 이의신청을 할 수 있다. 〈신설 2020.9.29.〉
1. 공개된 사항이 사실과 다른 경우
2. 공개된 사항에 관하여 의견이 있는 경우

(감염병예방법 시행규칙 제27조의4 제1항) 질병관리청장, 시·도지사 및 시장·군수·구청장은 법 제34조의2 제1항에 따라 정보를 공개하는 경우에는 감염병 위기상황, 감염병의 특성 및 역학적 필요성을 고려하여 공개하는 정보의 범위를 결정해야 한다. 〈개정 2020.12.30.〉

(감염병예방법 제35조의2) 누구든지 감염병에 관하여 「재난 및 안전관리 기본법」 제38조 제2항에 따른 주의 이상의 예보 또는 경보가 발령된 후에는 의료인에 대하여 의료기관 내원이력 및 진료이력 등 감염 여부 확인에 필요한 사실에 관하여 거짓 진술, 거짓 자료를 제출하거나 고의적으로 사실을 누락·은폐하여서는 아니 된다.

---

75 아래 내용은 「감염병의 예방 및 관리에 관한 법률」상 감염병위기 시 감염병관리기관의 설치에 대한 설명이다. 다음 중 올바르게 설명한 것을 모두 고른 것은?

> 가. 보건복지부장관, 질병관리청장은 감염병환자가 대량으로 발생하거나 지정된 감염병관리기관만으로 감염병환자등을 모두 수용하기 어려운 경우에는 지정된 감염병관리기관이 아닌 의료기관을 일정 기간 동안 감염병관리기관으로 지정조치를 취할 수 있다.
> 나. 시·도지사 또는 시장·군수·구청장은 감염병환자가 대량으로 발생하거나 지정된 감염병관리기관만으로 감염병환자등을 모두 수용하기 어려운 경우에는 격리소·요양소 또는 진료소의 설치·운영조치를 취할 수 있다.
> 다. 보건복지부장관, 질병관리청장, 시·도지사 또는 시장·군수·구청장은 감염병 발생 등 긴급상황 발생 시 감염병관리기관에 진료개시 등 필요한 사항을 지시할 수 있다.
> 라. 보건복지부장관, 질병관리청장, 시·도지사 및 시장·군수·구청장은 감염병관리시설을 정기적으로 평가하고 그 결과를 시설의 감독·지원 등에 반영할 수 있다.

① 가, 나, 다 ② 가, 다 ③ 나, 라
④ 라 ⑤ 가, 나, 다, 라

해설 **(감염병예방법 제39조의2)** 질병관리청장, 시·도지사 및 시장·군수·구청장은 감염병관리시설을 정기적으로 평가하고 그 결과를 시설의 감독·지원 등에 반영할 수 있다. 이 경우 평가의 방법, 절차, 시기 및 감독·지원의 내용 등은 보건복지부령으로 정한다. 〈개정 2020.8.11.〉

(감염병예방법 제37조 제1항) 보건복지부장관, 질병관리청장, 시·도지사 또는 시장·군수·구청장은 감염병환자가 대량으로 발생하거나 제36조에 따라 지정된 감염병관리기관만으로 감염병환자 등을 모두 수용하기 어려운 경우에는 다음 각 호의 조치를 취할 수 있다. 〈개정 2020.8.11.〉
1. 제36조에 따라 지정된 감염병관리기관이 아닌 의료기관을 일정 기간 동안 감염병관리기관으로 지정
2. 격리소·요양소 또는 진료소의 설치·운영

(감염병예방법 제37조 제3항) 보건복지부장관, 질병관리청장, 시·도지사 또는 시장·군수·구청장은 제2항에 따른 시설의 설치 및 운영에 드는 비용을 감염병관리기관에 지원하여야 한다. 〈개정 2020.8.11.〉

(감염병예방법 제37조 제5항) 보건복지부장관, 질병관리청장, 시·도지사 또는 시장·군수·구청장은 감염병 발생 등 긴급상황 발생 시 감염병관리기관에 진료개시 등 필요한 사항을 지시할 수 있다. 〈신설 2020.8.11.〉

정답 75 ①

76 아래 내용은 「감염병의 예방 및 관리에 관한 법률」상 감염병 대비 의약품 공급 및 비축에 대한 설명이다. 다음 중 올바르게 설명한 것을 모두 고른 것은?

> 가. 질병관리청장은 생물테러감염병 및 그 밖의 감염병의 대유행이 우려되면 위원회의 심의를 거쳐 예방·치료의료·방역 물품의 품목을 정하여 미리 비축하거나 장기 구매를 위한 계약을 미리 할 수 있다.
> 나. 질병관리청장은 생물테러감염병이나 그 밖의 감염병의 대유행에 대비하여 비축하거나 생산한 의료·방역 물품 공급의 우선순위 등 분배기준을 위원회의 심의를 거쳐 정할 수 있다.
> 다. 질병관리청장은 「약사법」 제31조 제2항에도 불구하고 생물테러감염병이나 그 밖의 감염병의 대유행이 우려되면 예방·치료 의약품을 정하여 의약품 제조업자에게 생산하게 할 수 있다.
> 라. 질병관리청장은 제1급감염병의 유행으로 그 예방·방역 및 치료에 필요한 의료·방역물품 중 보건복지부령으로 정하는 물품의 급격한 가격상승 또는 공급부족으로 국민 건강을 현저하게 저해할 우려가 있을 때에는 그 물품의 수출이나 국외 반출을 금지할 수 있다.

① 가, 나, 다
② 가, 다
③ 나, 라
④ 라
⑤ 가, 나, 다, 라

해설 **(감염병예방법 제40조의3 제1항)** 보건복지부장관은 제1급감염병의 유행으로 그 예방·방역 및 치료에 필요한 의료·방역 물품 중 보건복지부령으로 정하는 물품의 급격한 가격상승 또는 공급부족으로 국민건강을 현저하게 저해할 우려가 있을 때에는 그 물품의 수출이나 국외 반출을 금지할 수 있다. 〈개정 2020.12.15.〉

(감염병예방법 제40조 제1항) 질병관리청장은 생물테러감염병 및 그 밖의 감염병의 대유행이 우려되면 위원회의 심의를 거쳐 예방·치료 의료·방역 물품의 품목을 정하여 미리 비축하거나 장기 구매를 위한 계약을 미리 할 수 있다. 〈개정 2020.12.15.〉

(감염병예방법 제40조 제2항) 질병관리청장은 「약사법」 제31조 제2항에도 불구하고 생물테러감염병이나 그 밖의 감염병의 대유행이 우려되면 예방·치료 의약품을 정하여 의약품 제조업자에게 생산하게 할 수 있다. 〈개정 2020. 8.11.〉

(약사법 제31조 제2항) 제조업자가 그 제조(다른 제조업자에게 제조를 위탁하는 경우를 포함)한 의약품을 판매하려는 경우에는 총리령으로 정하는 바에 따라 품목별로 식품의약품안전처장의 제조판매품목 허가를 받거나 제조판매품목 신고를 하여야 한다.

(감염병예방법 제40조 제3항) 질병관리청장은 제2항에 따른 예방·치료 의약품의 효과와 이상반응에 관하여 조사하고, 이상반응 사례가 발생하면 역학조사를 하여야 한다. 〈개정 2020.8.11.〉

(감염병예방법 제40조의2) 질병관리청장은 생물테러감염병이나 그 밖의 감염병의 대유행에 대비하여 제40조 제1항 및 제2항에 따라 비축하거나 생산한 의료·방역 물품(「약사법」에 따른 의약품 및 「의료기기법」에 따른 의료기기로 한정한다) 공급의 우선순위 등 분배기준, 그 밖에 필요한 사항을 위원회의 심의를 거쳐 정할 수 있다. 이 경우 분배기준을 정할 때에는 다음 각 호의 어느 하나에 해당하는 지역에 의료·방역 물품이 우선 분배될 수 있도록 노력하여야 한다. 〈개정 2022.6.10.〉
1. 감염병 확산으로 인하여 「재난 및 안전관리 기본법」 제60조에 따른 특별재난지역으로 선포된 지역
2. 감염병이 급속히 확산하거나 확산될 우려가 있는 지역으로서 치료병상 현황, 환자 중증도 등을 고려하여 질병관리청장이 정하는 지역

정답 76 ①

77 아래 내용은 「감염병의 예방 및 관리에 관한 법률」상 감염병환자등의 관리에 대한 설명 내용이다. 다음 중 올바르게 설명한 것을 모두 고른 것은?

> 가. 감염병 중 특히 전파 위험이 높은 감염병으로서 제1급감염병 및 질병관리청장이 고시한 감염병에 걸린 감염병환자등은 감염병관리기관, 중앙감염병전문병원, 권역별 감염병전문병원 및 감염병관리시설을 갖춘 "감염병관리기관등"에서 입원치료를 받아야 한다.
> 나. 보건복지부장관, 질병관리청장, 시·도지사 또는 시장·군수·구청장은 "의사가 자가치료 또는 시설치료가 가능하다고 판단하는 사람이나 입원치료 대상자가 아닌 사람 및 감염병 의심자"를 다른 감염병관리기관등이나 감염병관리기관등이 아닌 의료기관으로 전원하거나, 자가치료나 격리소 등 시설로 이송("전원등")하여 치료받게 할 수 있다.
> 다. 감염병환자등은 보건복지부장관, 질병관리청장, 시·도지사 또는 시장·군수·구청장의 다른 감염병관리기관등이나 감염병관리기관등이 아닌 의료기관으로 전원하거나, 자가치료나 격리소등 시설로 이송("전원등")하여 치료받게 하는 조치를 따라야 하며, 정당한 사유 없이 이를 거부할 경우 치료에 드는 비용은 본인이 부담한다.
> 라. 질병관리청장, 시·도지사 또는 시장·군수·구청장은 "중증도의 변경이 있는 경우, 의사가 입원치료의 필요성이 없다고 판단하는 경우, 격리병상이 부족한 경우 등 질병관리청장이 전원등의 조치가 필요하다고 인정하는 경우"에 자가치료나 격리소 등 시설에서의 치료 또는 의료기관 입원치료를 하게 할 수 있다.

① 가, 나, 다
② 가, 다
③ 나, 라
④ 라
⑤ 가, 나, 다, 라

해설 **(감염병예방법 제41조 제2항)** 질병관리청장, 시·도지사 또는 시장·군수·구청장은 다음 각 호의 어느 하나에 해당하는 사람에게 자가치료, 제37조 제1항 제2호에 따라 설치·운영하는 시설에서의 치료(이하 "시설치료") 또는 의료기관 입원치료를 하게 할 수 있다. 〈개정 2020.8.12.〉
1. 제1항에도 불구하고 의사가 자가치료 또는 시설치료가 가능하다고 판단하는 사람
2. 제1항에 따른 입원치료 대상자가 아닌 사람
3. 감염병의심자

(감염병예방법 제41조 제3항) 보건복지부장관, 질병관리청장, 시·도지사 또는 시장·군수·구청장은 다음 각 호의 어느 하나에 해당하는 경우 제1항 또는 제2항에 따라 치료 중인 사람을 다른 감염병관리기관등이나 감염병관리기관등이 아닌 의료기관으로 전원하거나, 자가 또는 제37조 제1항 제2호에 따라 설치·운영하는 시설로 이송(이하 "전원등")하여 치료받게 할 수 있다. 〈신설 2020.9.29.〉
1. 중증도의 변경이 있는 경우
2. 의사가 입원치료의 필요성이 없다고 판단하는 경우
3. 격리병상이 부족한 경우 등 질병관리청장이 전원등의 조치가 필요하다고 인정하는 경우

(감염병예방법 제41조 제1항) 감염병 중 특히 전파 위험이 높은 감염병으로서 제1급감염병 및 질병관리청장이 고시한 감염병에 걸린 감염병환자등은 감염병관리기관, 중앙감염병전문병원, 권역별 감염병전문병원 및 감염병관리시설을 갖춘 의료기관(이하 "감염병관리기관등")에서 입원치료를 받아야 한다. 〈개정 2023.8.16.〉

(감염병예방법 제41조 제4항) 감염병환자등은 제3항에 따른 조치를 따라야 하며, 정당한 사유 없이 이를 거부할 경우 치료에 드는 비용은 본인이 부담한다. 〈신설 2020.8.12.〉

(감염병예방법 제37조 제1항) 보건복지부장관, 질병관리청장, 시·도지사 또는 시장·군수·구청장은 감염병환자가 대량으로 발생하거나 제36조에 따라 지정된 감염병관리기관만으로 감염병환자등을 모두 수용하기 어려운 경우에는 다음 각 호의 조치를 취할 수 있다. 〈개정 2020.8.11.〉
1. 제36조에 따라 지정된 감염병관리기관이 아닌 의료기관을 일정 기간 동안 감염병관리기관으로 지정
2. 격리소·요양소 또는 진료소의 설치·운영

정답 77 ②

78 아래 내용은 「감염병의 예방 및 관리에 관한 법률」상 감염병환자에 대한 자가치료의 방법 및 절차에 대한 설명이다. 다음 중 올바르게 설명한 것을 모두 고른 것은?

> 가. 관할 보건소장은 자가치료가 가능한 감염병환자등을 결정한 경우에는 대상자와 그 보호자에게 통지하고, 자가치료 중인 사람의 상태를 정기적으로 확인해야 한다.
> 나. 자가치료 기간은 감염병환자등으로 밝혀진 시점부터 감염력이 소멸된 시점까지로 한다.
> 다. 자가치료 중인 사람은 자가치료 장소를 이탈하거나 이동하지 않아야 한다. 다만, 조사나 진찰 등 외출이 불가피한 경우에는 미리 관할 보건소에 연락하고, 그 지시에 따라야 한다.
> 라. 자가치료 기간 동안 샤워실과 화장실이 구비된 독립된 공간에 격리되어 치료받는 것을 원칙으로 하되, 대상자가 장애인·영유아인 경우 등 불가피한 경우에는 함께 거주하는 사람은 별도로 마련된 독립된 공간에서 격리되어 관리되어야 한다.

① 가, 나, 다 ② 가, 다 ③ 나, 라
④ 라 ⑤ 가, 나, 다, 라

해설 (감염병예방법 시행령 제23조 별표 2: 치료 및 격리의 방법 및 절차 등) 〈개정 2022.2.24.〉
2. 자가치료
 가. 자가치료의 방법
  1) 자가치료 기간 동안 샤워실과 화장실이 구비된 독립된 공간에 격리되어 치료받는 것을 원칙으로 하되, 대상자가 장애인·영유아인 경우 등 불가피한 경우에는 함께 거주하는 사람 등과 공동 격리할 수 있다.
  2) 자가치료 중인 사람은 자가치료 장소를 이탈하거나 이동하지 않아야 한다. 다만, 조사나 진찰 등 외출이 불가피한 경우에는 미리 관할 보건소에 연락하고, 그 지시에 따라야 한다.
  3) 자가치료 중인 사람은 가능하면 다른 사람과 별도의 화장실을 사용해야 하고, 분비물 및 배설물 등은 위생적으로 철저히 관리해야 하며, 화장실 및 오염된 물품은 소독해야 한다.
  4) 의료진, 관계 공무원 등으로 출입자를 최소화하고, 출입자에 대해서는 일회용 장갑, 마스크 등의 개인보호구를 착용하게 해야 하며, 손 씻기 등 감염병 전파를 차단하기 위한 적절한 조치를 하게 해야 한다.
  5) 자가치료 중인 사람이 사용한 일회용 물품은 폐기물 용기에 넣어 용기 외부 전체를 소독하여 폐기처분하고, 체온계 등의 물품은 자가치료 중인 사람 전용으로 사용한 후 소독해야 한다.
 나. 자가치료 절차 등
  1) 관할 보건소장은 자가치료가 가능한 감염병환자등을 결정한 경우에는 대상자와 그 보호자에게 통지하고, 자가치료 중인 사람의 상태를 정기적으로 확인해야 한다.
  2) 자가치료 기간은 감염병환자등으로 밝혀진 시점부터 감염력이 소멸된 시점까지로 한다.
  3) 관할 보건소장은 자가치료 기간이 끝난 사람 중 자가치료의 해제가 가능하다고 판단되는 사람에 대하여 자가치료를 해제해야 한다.

79 다음 중 「감염병의 예방 및 관리에 관한 법률」상 강제처분해야 하는 감염병에 해당하지 않는 것은?

① 결핵 ② 디프테리아 ③ 장흡충증
④ 폴리오 ⑤ 홍역

해설 (감염병예방법 제42조 제1항: 감염병에 관한 강제처분) 질병관리청장, 시·도지사 또는 시장·군수·구청장은 해당 공무원으로 하여금 다음 각 호의 어느 하나에 해당하는 감염병환자등이 있다고 인정되는 주거시설, 선박·항공기·열차 등 운송수단 또는 그 밖의 장소에 들어가 필요한 조사나 진찰을 하게 할 수 있으며, 그 진찰 결과 감염병환자등으로 인정될 때에는 동행하여 치료받게 하거나 입원시킬 수 있다. 〈개정 2020.8.11.〉
1. 제1급감염병
2. 제2급감염병 중 결핵, 홍역, 콜레라, 장티푸스, 파라티푸스, 세균성이질, 장출혈성대장균감염증, A형간염, 수막구균 감염증, 폴리오, 성홍열 또는 질병관리청장이 정하는 감염병
3. 삭제 〈2018.3.27.〉
4. 제3급감염병 중 질병관리청장이 정하는 감염병(엠폭스: M-POX)
5. 세계보건기구 감시대상 감염병
6. 삭제 〈2018.3.27.〉

정답 78 ① 79 ③

(감염병예방법 제2조 제2호 : "제1급감염병" 17개)
에볼라바이러스병, 마버그열, 라싸열, 크리미안콩고출혈열, 남아메리카출혈열, 리프트밸리열, 두창, 페스트, 탄저, 보툴리눔독소증, 야토병, 신종감염병증후군, 중증급성호흡기증후군(SARS), 중동호흡기증후군(MERS), 동물인플루엔자 인체감염증, 신종인플루엔자, 디프테리아

(감염병예방법 제2조 제3호 : "제2급감염병" 21개)
결핵, 수두, 홍역, 콜레라, 장티푸스, 파라티푸스, 세균성이질, 장출혈성대장균감염증, A형간염, 백일해, 유행성이하선염, 풍진, 폴리오, 수막구균 감염증, b형헤모필루스인플루엔자, 폐렴구균 감염증, 한센병, 성홍열, 반코마이신내성황색포도알균(VRSA) 감염증, 카바페넴내성장내세균목(CRE) 감염증, E형간염

(감염병예방법 제2조 제4호 : "제3급감염병" 28개)
파상풍, B형간염, 일본뇌염, C형간염, 말라리아, 레지오넬라증, 비브리오패혈증, 발진티푸스, 발진열, 쯔쯔가무시증, 렙토스피라증, 브루셀라증, 공수병, 신증후군출혈열, 후천성면역결핍증(AIDS), 크로이츠펠트-야콥병(CJD) 및 변종크로이츠펠트-야콥병(vCJD), 황열, 뎅기열, 큐열, 웨스트나일열, 라임병, 진드기매개뇌염, 유비저, 치쿤구니야열, 중증열성혈소판감소증후군(SFTS), 지카바이러스 감염증, 매독, 엠폭스(M-POX)

(감염병예방법 제2조 제8호 : 세계보건기구 감시대상 감염병 9개)
두창, 폴리오, 신종인플루엔자, 중증급성호흡기증후군(SARS), 콜레라, 폐렴형 페스트, 황열, 바이러스성 출혈열, 웨스트나일열

(감염병예방법 제2조 제5호 : "제4급감염병" 23개)
인플루엔자, 회충증, 편충증, 요충증, 간흡충증, 폐흡충증, 장흡충증, 수족구병, 임질, 클라미디아감염증, 연성하감, 성기단순포진, 첨규콘딜롬, 반코마이신내성장알균(VRE) 감염증, 메티실린내성황색포도알균(MRSA) 감염증, 다제내성녹농균(MRPA) 감염증, 다제내성아시네토박터바우마니균(MRAB) 감염증, 장관감염증, 급성호흡기감염증, 해외유입기생충감염증, 엔테로바이러스 감염증, 사람유두종바이러스 감염증, 코로나바이러스감염증-19

(질병관리청고시 제2024-1호 : 질병관리청장이 지정하는 감염병의 종류) 〈개정 2024.1.1.〉
1. 「감염병의 예방 및 관리에 관한 법률」제2조 제4호 각 목 외의 부분 단서에 따라 질병관리청장이 보건복지부장관과 협의하여 지정하는 감염병의 종류는 다음과 같다.
   가. 엠폭스(MPOX)
2. 「감염병의 예방 및 관리에 관한 법률」제2조 제5호 각 목 외의 부분 단서에 따라 질병관리청장이 지정하는 감염병의 종류는 다음과 같다.
   가. 코로나바이러스감염증-19

---

80 「감염병의 예방 및 관리에 관한 법률」상 일시적으로 집단급식소 업무 종사의 제한을 받는 감염병은?

① 디프테리아
② 신종인플루엔자
③ 중증급성호흡기증후군(SARS)
④ 페스트
⑤ A형간염

해설 (감염병예방법 시행규칙 제33조 : 업무 종사의 일시 제한)
① 법 제45조 제1항에 따라 일시적으로 업무 종사의 제한을 받는 감염병환자등은 다음 각 호의 감염병에 해당하는 감염병환자 등으로 하고, 그 제한 기간은 감염력이 소멸되는 날까지로 한다.
   1. 콜레라
   2. 장티푸스
   3. 파라티푸스
   4. 세균성이질
   5. 장출혈성대장균감염증
   6. A형간염
② 법 제45조 제1항에 따라 업무 종사의 제한을 받는 업종은 다음 각 호와 같다.
   1. 「식품위생법」 제2조 제12호에 따른 집단급식소
   2. 「식품위생법」 제36 제1항 제3호 따른 식품접객업

정답 80 ⑤

81 다음 중 「감염병의 예방 및 관리에 관한 법률」상 일시적으로 식품접객업 업무 종사의 제한을 받는 감염병에 해당하는 것은?

① 간흡충증　　② 연성하감　　③ 요충증
④ 장흡충증　　⑤ 콜레라

해설 (감염병예방법 시행규칙 제33조 : 업무 종사의 일시 제한) 80번 문제 해설 참조

82 다음 중 「감염병의 예방 및 관리에 관한 법률」상 감염병에 감염되었을 것으로 의심되는 충분한 이유가 있는 자에게 건강진단을 받거나 예방접종을 받게 하는 등의 조치를 할 수 없는 사람은?

① 구청장　　② 국립보건원장　　③ 시·도지사
④ 시장·군수　　⑤ 질병관리청장

해설 (감염병예방법 제46조 : 건강진단 및 예방접종 등의 조치) 질병관리청장, 시·도지사 또는 시장·군수·구청장은 보건복지부령으로 정하는 바에 따라 다음 각 호의 어느 하나에 해당하는 사람에게 건강진단을 받거나 감염병 예방에 필요한 예방접종을 받게 하는 등의 조치를 할 수 있다. 〈개정 2020.8.11.〉
1. 감염병환자등의 가족 또는 그 동거인
2. 감염병 발생지역에 거주하는 사람 또는 그 지역에 출입하는 사람으로서 감염병에 감염되었을 것으로 의심되는 사람
3. 감염병환자등과 접촉하여 감염병에 감염되었을 것으로 의심되는 사람

83 감염병에 감염되었으리라고 의심되는 충분한 이유가 있는 자에게 건강진단을 받거나 예방접종을 받게 할 수 있는 자는?

① 국립검역소장　　② 보건소장
③ 보건복지부장관　　④ 식품의약품안전처장
⑤ 질병관리청장, 시·도지사 또는 시장·군수·구청장

해설 (감염병예방법 제46조) 82번 문제 해설 참조

84 다음 중 「감염병의 예방 및 관리에 관한 법률」상 감염병 유행에 대한 방역조치 내용에 해당하지 않는 것은?

① 감염병병원체에 감염되었다고 의심되는 사람을 적당한 장소에 일정 기간 입원 또는 격리시키는 것
② 감염병병원체에 오염되었거나 오염되었다고 의심되는 물건을 사용·접수·이동하거나 버리는 행위 또는 해당 물건의 세척을 금지하거나 태우거나 폐기처분하는 것
③ 감염병병원체에 오염된 장소에 대한 소독이나 그 밖에 필요한 조치를 명하는 것
④ 감염병환자등이 있는 장소나 감염병병원체에 오염되었다고 인정되는 장소의 일시적 폐쇄 및 일반공중의 출입금지, 해당 장소 내 이동제한 및 통행차단을 위하여 필요한 조치
⑤ 일정 장소에서 세탁하게 하는 지시

정답　81 ⑤　82 ②　83 ⑤　84 ⑤

해설 **(감염병예방법 제47조 : 감염병 유행에 대한 방역 조치)** 질병관리청장, 시·도지사 또는 시장·군수·구청장은 감염병이 유행하면 감염병 전파를 막기 위하여 다음 각 호에 해당하는 모든 조치를 하거나 그에 필요한 일부 조치를 하여야 한다. 〈개정 2020.8.11.〉
1. 감염병환자등이 있는 장소나 감염병병원체에 오염되었다고 인정되는 장소에 대한 다음 각 목의 조치
   가. 일시적 폐쇄
   나. 일반 공중의 출입금지
   다. 해당 장소 내 이동제한
   라. 그 밖에 통행차단을 위하여 필요한 조치
2. 의료기관에 대한 업무 정지
3. 감염병의심자를 적당한 장소에 일정한 기간 입원 또는 격리시키는 것
4. 감염병병원체에 오염되었거나 오염되었다고 의심되는 물건을 사용·접수·이동하거나 버리는 행위 또는 해당 물건의 세척을 금지하거나 태우거나 폐기처분하는 것
5. 감염병병원체에 오염된 장소에 대한 소독이나 그 밖에 필요한 조치를 명하는 것
6. 일정한 장소에서 세탁하는 것을 막거나 오물을 일정한 장소에서 처리하도록 명하는 것

85 다음 중 「감염병의 예방 및 관리에 관한 법률」상 약물소독 시 사용의 농도가 올바르지 못한 것은?

① 석탄수 3% ② 생석회 대한약전농도 ③ 승홍수 0.5%
④ 크놀칼키수 5% ⑤ 크레졸수 3%

해설 **(감염병예방법 시행규칙 제35조 제2항 별표 6 : 소독의 방법)**
2. 소독
   라. 약물소독 : 다음의 약품을 소독대상 물건에 뿌려야 한다.
      1) 석탄산수(석탄산 3% 수용액)
      2) 크레졸수(크레졸액 3% 수용액)
      3) 승홍수(승홍 0.1%, 식염수 0.1%, 물 99.8% 혼합액)
      4) 생석회(대한약전 규격품)
      5) 크롤칼키수(크롤칼키 5% 수용액)
      6) 포르마린(대한약전 규격품)
      7) 그 밖의 소독약을 사용하려는 경우에는 석탄산 3% 수용액에 해당하는 소독력이 있는 약제를 사용해야 한다.

86 「감염병의 예방 및 관리에 관한 법률」상 약물소독에 사용되는 약품이 아닌 것은?

① 메탄올 70% 수용액 ② 생석회(대한약전 규격품)
③ 석탄산 3% 수용액 ④ 크레졸액 3% 수용액
⑤ 포르마린(대한약전 규격품)

해설 **(감염병예방법 시행규칙 제35조 별표 6 : 소독의 방법)** 85번 문제 해설 참조

87 「감염병의 예방 및 관리에 관한 법률」상 감염병을 예방하기 위하여 "질병관리청장, 시·도지사 또는 시장·군수·구청장"은 조치를 할 수 있으나, 보건복지부장관은 할 수 없는 조치사항에 해당하는 것은?

① 감염병 유행기간 중 의료기관 병상, 연수원·숙박시설 등 시설을 동원하는 것
② 감염병 유행기간 중 의료인·의료업자 및 그 밖에 필요한 의료관계요원을 동원하는 것
③ 감염병 의심자를 적당한 장소에 일정한 기간 입원 또는 격리시키는 것
④ 감염병 전파가 우려되어 지역 및 기간을 정해 마스크 착용 등 방역지침 준수를 명하는 것
⑤ 흥행, 집회, 제례 또는 그 밖의 여러 사람의 집합을 제한하거나 금지하는 것

정답 85 ③ 86 ① 87 ③

해설 **(감염병예방법 제49조 제1항 : 감염병의 예방 조치)** 질병관리청장, 시·도지사 또는 시장·군수·구청장은 감염병을 예방하기 위하여 다음 각 호에 해당하는 모든 조치를 하거나 그에 필요한 일부 조치를 하여야 하며, 보건복지부장관은 감염병을 예방하기 위하여 제2호, 제2호의2부터 제2호의4까지, 제12호 및 제12호의2에 해당하는 조치를 할 수 있다. 〈개정 2021.3.9.〉

1. 관할 지역에 대한 교통의 전부 또는 일부를 차단하는 것
2. 흥행, 집회, 제례 또는 그 밖의 여러 사람의 집합을 제한하거나 금지하는 것
2의2. 감염병 전파의 위험성이 있는 장소 또는 시설의 관리자·운영자 및 이용자 등에 대하여 출입자 명단 작성, 마스크 착용 등 방역지침의 준수를 명하는 것
2의3. 버스·열차·선박·항공기 등 감염병 전파가 우려되는 운송수단의 이용자에 대하여 마스크 착용 등 방역지침의 준수를 명하는 것
2의4. 감염병 전파가 우려되어 지역 및 기간을 정하여 마스크 착용 등 방역지침 준수를 명하는 것
3. 건강진단, 시체 검안 또는 해부를 실시하는 것
4. 감염병 전파의 위험성이 있는 음식물의 판매·수령을 금지하거나 그 음식물의 폐기나 그 밖에 필요한 처분을 명하는 것
5. 인수공통감염병 예방을 위하여 살처분(殺處分)에 참여한 사람 또는 인수공통감염병에 드러난 사람 등에 대한 예방조치를 명하는 것
6. 감염병 전파의 매개가 되는 물건의 소지·이동을 제한·금지하거나 그 물건에 대하여 폐기, 소각 또는 그 밖에 필요한 처분을 명하는 것
7. 선박·항공기·열차 등 운송 수단, 사업장 또는 그 밖에 여러 사람이 모이는 장소에 의사를 배치하거나 감염병 예방에 필요한 시설의 설치를 명하는 것
8. 공중위생에 관계있는 시설 또는 장소에 대한 소독이나 그 밖에 필요한 조치를 명하거나 상수도·하수도·우물·쓰레기장·화장실의 신설·개조·변경·폐지 또는 사용을 금지하는 것
9. 쥐, 위생해충 또는 그 밖의 감염병 매개동물의 구제(驅除) 또는 구제시설의 설치를 명하는 것
10. 일정한 장소에서의 어로(漁撈)·수영 또는 일정한 우물의 사용을 제한하거나 금지하는 것
11. 감염병 매개의 중간 숙주가 되는 동물류의 포획 또는 생식을 금지하는 것
12. 감염병 유행기간 중 의료인·의료업자 및 그 밖에 필요한 의료관계요원을 동원하는 것
12의2. 감염병 유행기간 중 의료기관 병상, 연수원·숙박시설 등 시설을 동원하는 것
13. 감염병병원체에 오염되었거나 오염되었을 것으로 의심되는 시설 또는 장소에 대한 소독이나 그 밖에 필요한 조치를 명하는 것
14. 감염병의심자를 적당한 장소에 일정한 기간 입원 또는 격리시키는 것

88

아래 내용은 「감염병의 예방 및 관리에 관한 법률」상 감염취약계층의 보호조치를 설명한 내용이다. 다음 중 올바르게 설명한 것을 모두 고른 것은?

> 가. 감염취약계층은 "만 12세 이하 어린이 및 만 65세 이상 노인과 임신부 및 기저질환자"이다.
> 나. 질병관리청장, 시·도지사 또는 시장·군수·구청장은 주의 이상의 위기경보가 발령된 경우 마스크 등을 관할 보건소를 통해 사회복지시설의 장에게 지급할 수 있다.
> 다. 마스크 지급 등 필요한 조치를 취할 수 있는 감염병은 중증급성호흡기증후군(SARS), 중동호흡기증후군(MERS) 등 질병관리청장이 정하여 고시하는 호흡기감염병으로 한다.
> 라. 질병관리청장, 시·도지사 또는 시장·군수·구청장은 호흡기와 관련된 감염병으로부터 사회복지시설을 이용하는 어린이, 노인 등 "감염취약계층"을 보호하기 위하여 「재난 및 안전관리 기본법」에 따른 주의 이상의 위기경보가 발령된 경우 감염취약계층에게 마스크 지급 등 필요한 조치를 취할 수 있다.

① 가, 나, 다
② 가, 다
③ 나, 라
④ 라
⑤ 가, 나, 다, 라

정답 88 ②

해설 **(감염병예방법 제49조의2 : 감염취약계층의 보호 조치)**
① 보건복지부장관, 시·도지사 또는 시장·군수·구청장은 호흡기와 관련된 감염병으로부터 저소득층과 사회복지시설을 이용하는 어린이, 노인, 장애인 및 기타 보건복지부령으로 정하는 대상(이하 "감염취약계층"이라 한다)을 보호하기 위하여 「재난 및 안전관리 기본법」 제38조 제2항에 따른 주의 이상의 위기경보가 발령된 경우 감염취약계층에게 의료·방역 물품(「약사법」에 따른 의약외품으로 한정한다) 지급 등 필요한 조치를 취할 수 있다. 〈개정 2020.12.15.〉
② 질병관리청장, 시·도지사 또는 시장·군수·구청장은 「재난 및 안전관리 기본법」 제38조 제2항에 따른 주의 이상의 위기경보가 발령된 경우 감염취약계층이 이용하는 「사회복지사업법」 제2조 제4호의 사회복지시설에 대하여 소독이나 그 밖에 필요한 조치를 명할 수 있다. 〈신설 2021.3.9.〉
③ 제1항에 따른 감염병의 종류, 감염취약계층의 범위 및 지급절차 등에 관하여 필요한 사항은 보건복지부령으로 정한다. 〈개정 2021.3.9.〉

(감염병예방법 시행규칙 제35조의2 : 감염취약계층의 범위 등)
① 법 제49조의2 제1항에 따라 의료·방역 물품 지급 등 필요한 조치를 취할 수 있는 감염병은 중증급성호흡기증후군(SARS), 중동호흡기증후군(MERS) 등 질병관리청장이 정하여 고시하는 호흡기감염병으로 한다. 〈개정 2021.5.24.〉
② 법 제49조의2 제1항에 따른 감염취약계층은 다음 각 호와 같다. 〈개정 2021.5.24.〉
  1. 「국민기초생활 보장법」 제2조 제2호에 따른 수급자
  2. 「국민기초생활 보장법」 제2조 제10호에 따른 차상위계층으로서 다음 각 목의 어느 하나에 해당하는 사람
    가. 「국민기초생활 보장법」 제7조 제1항 제7호에 따른 자활급여의 수급자
    나. 「국민건강보험법 시행령」 별표 2 제3호 라목에 따라 요양급여비용 중 본인부담금을 경감받는 사람
    다. 「장애인복지법」 제49조 제1항에 따른 장애수당 또는 같은 법 제50조 제1항에 따른 장애아동수당을 지급받는 사람
    라. 「장애인연금법」 제2조 제4호에 따른 수급자
  3. 「의료급여법」 제2조 제1호에 따른 수급권자
  4. 사회복지시설 이용자로서 다음 각 목의 어느 하나에 해당하는 사람
    가. 만 12세 이하의 어린이 및 만 65세 이상의 노인
    나. 임산부 및 기저질환자
    다. 「장애인복지법」 제2조 제1항에 따른 장애인
③ 보건복지부장관, 시·도지사 또는 시장·군수·구청장은 법 제49조의2 제1항에 따라 의료·방역 물품 등을 관할 보건소를 통해 사회복지시설의 장에게 지급할 수 있다. 〈개정 2021.5.24.〉

89 다음 중 「감염병의 예방 및 관리에 관한 법률」상 의무적으로 소독을 실시하여야 하는 시설이 아닌 것은?
① 공동주택 300세대 이상
② 식품접객업소 중 연면적 300m² 이상
③ 집단급식소인 경우 상시 50인 이상
④ 학원의 경우 연면적 1,000m² 이상
⑤ 호텔 및 여관의 객실수 20실 이상

해설 **(감염병예방법 시행령 제24조 : 소독을 해야 하는 시설)** 법 제51조 제3항에 따라 감염병 예방에 필요한 소독을 해야 하는 시설은 다음 각 호와 같다. 〈개정 2022.11.29.〉
1. 숙박업소(객실 수 20실 이상인 경우만 해당), 관광숙박업소
2. 식품접객업 업소 중 연면적 300제곱미터 이상의 업소
3. 시내버스·농어촌버스·마을버스·시외버스·전세버스·장의자동차, 항공기 및 공항시설, 여객선, 연면적 300제곱미터 이상의 대합실, 여객운송 철도차량과 역사 및 역 시설
4. 대형마트, 전문점, 백화점, 쇼핑센터, 복합쇼핑몰, 그 밖의 대규모 점포와 전통시장
5. 「의료법」 제3조 제2항 제3호에 따른 병원급 의료기관
6. 집단급식소(한 번에 100명 이상에게 계속적으로 식사를 공급하는 경우만 해당)
6의2. 위탁급식영업을 하는 식품접객업소 중 연면적 300제곱미터 이상의 업소
7. 기숙사
7의2. 「소방시설 설치 및 관리에 관한 법률 시행령」에 따른 합숙소(50명 이상을 수용할 수 있는 경우만 해당)
8. 공연장(객석 수 300석 이상인 경우만 해당)
9. 「초·중등교육법」 및 「고등교육법」에 따른 학교
10. 연면적 1천제곱미터 이상의 학원
11. 연면적 2천제곱미터 이상의 사무실용 건축물 및 복합용도의 건축물
12. 어린이집 및 유치원(50명 이상을 수용하는 어린이집 및 유치원만 해당)
13. 공동주택(300세대 이상인 경우만 해당)

정답 89 ③

90 「감염병의 예방 및 관리에 관한 법률」상 소독업의 신고는 다음 중 누구에게 해야 하는가?

① 관할 보건소장
② 보건복지부장관
③ 식품의약품안전처장
④ 질병관리청장
⑤ 특별자치시장·특별자치도지사 또는 시장·군수·구청장

해설 (감염병예방법 제52조 제1항 : 소독업의 신고 등) 소독을 업으로 하려는 자(제51조 제4항 단서에 따른 주택관리업자는 제외)는 보건복지부령으로 정하는 시설·장비 및 인력을 갖추어 특별자치시장·특별자치도지사 또는 시장·군수·구청장에게 신고하여야 한다. 〈개정 2023.6.13.〉

91 다음 중 「감염병의 예방 및 관리에 관한 법률」상 소독업자는 소독실시대장에 소독에 관한 사항을 기록하고 이를 몇 년간 보존하여야 하는가?

① 1년　　② 2년　　③ 3년
④ 4년　　⑤ 5년

해설 (감염병예방법 시행규칙 제40조 제3항) 소독업자는 법 제54조 제2항에 따라 소독실시대장에 소독에 관한 사항을 기록하고, 이를 2년간 보존하여야 한다.

92 약물소독은 다음의 약품을 소독대상물건에 뿌려야 한다. 그 기준으로 틀린 것은?

① 석탄산수 – 석탄산 5% 수용액
② 승홍 – 승홍 0.1% + 식염수 0.1% + 물 99.8% 혼합액
③ 크레졸수 – 크레졸액 3% 수용액
④ 크롤칼키 – 크롤칼키 5% 수용액
⑤ 포르마린 – 대한약전 규격품

해설 (감염병예방법 시행규칙 제40조 제1항 별표 6 : 소독의 방법)
2. 소독
　라. 약물소독 : 다음의 약품을 소독대상 물건에 뿌려야 한다.
　　1) 석탄산수(석탄산 3% 수용액)
　　2) 크레졸수(크레졸액 3% 수용액)
　　3) 승홍수(승홍 0.1%, 식염수 0.1%, 물 99.8% 혼합액)
　　4) 생석회(대한약전 규격품)
　　5) 크롤칼키수(크롤칼키 5% 수용액)
　　6) 포르마린(대한약전 규격품)
　　7) 그 밖의 소독약을 사용하려는 경우에는 석탄산 3% 수용액에 해당하는 소독력이 있는 약제를 사용해야 한다.

정답　90 ⑤　91 ②　92 ①

93 다음 중 「감염병의 예방 및 관리에 관한 법률」상 소독업무 종사자의 보수교육은 몇 년마다 받아야 하는가?

① 1년마다 2회 이상 ② 2년마다 1회 이상
③ 3년마다 1회 이상 ④ 4년마다 1회 이상
⑤ 5년마다 1회 이상

해설 (감염병예방법 시행규칙 제41조 제2항) 법 제55조 제2항에 따라 소독업자는 소독업무 종사자에게 소독업무에 종사한 날부터 6개월 이내에 교육과정에 따른 소독에 관한 교육을 받게 해야 하고, 그 후에는 직전의 교육이 종료된 날부터 3년이 되는 날이 속하는 달의 말일까지 1회 이상 보수교육을 받게 해야 한다. 〈개정 2020.6.4.〉

94 다음 중 「감염병의 예방 및 관리에 관한 법률」상 방역관을 둘 수 있는 기관으로 올바른 것은?

| 가. 질병관리청 | 나. 시·도 |
| 다. 시·군·구 | 라. 보건소 |

① 가, 나, 다 ② 가, 다 ③ 나, 라
④ 라 ⑤ 가, 나, 다, 라

해설 (감염병예방법 제60조 : 방역관)
① 질병관리청장 및 시·도지사는 감염병 예방 및 방역에 관한 업무를 담당하는 방역관을 소속 공무원 중에서 임명한다. 다만, 감염병 예방 및 방역에 관한 업무를 처리하기 위해 필요한 경우는 시장·군수·구청장이 방역관을 소속공무원 중에서 임명할 수 있다. 〈개정 2020.8.11.〉
② 방역관은 제4조 제2항 제1호부터 제7호까지의 업무를 담당한다. 다만, 질병관리청 소속 방역관은 같은 항 제8호의 업무도 담당한다. 〈개정 2020.8.11.〉

(감염병예방법 시행령 제25조 제1항) 법 제60조 제1항에 따른 방역관은 감염병 관련 분야의 경험이 풍부한 4급 이상 공무원 중에서 임명한다. 다만, 시·군·구 소속 방역관은 감염병 관련 분야의 경험이 풍부한 5급 이상 공무원 중에서 임명할 수 있다.

(감염병예방법 제4조 제2항) 국가 및 지방자치단체는 감염병의 예방 및 관리를 위하여 다음 각 호의 사업을 수행하여야 한다. 〈개정 2020.12.15.〉
1. 감염병의 예방 및 방역대책
2. 감염병환자등의 진료 및 보호
3. 감염병 예방을 위한 예방접종계획의 수립 및 시행
4. 감염병에 관한 교육 및 홍보
5. 감염병에 관한 정보의 수집·분석 및 제공
6. 감염병에 관한 조사·연구
7. 감염병병원체(감염병병원체 확인을 위한 혈액, 체액 및 조직 등 검체 포함) 수집·검사·보존·관리 및 약제내성 감시
8. 감염병 예방 및 관리 등을 위한 전문인력의 양성
8의2. 감염병 예방 및 관리 등의 업무를 수행하는 전문인력의 보호
9. 감염병 관리정보 교류 등을 위한 국제협력
10. 감염병의 치료 및 예방을 위한 의료·방역 물품의 비축
11. 감염병 예방 및 관리사업의 평가
12. 기후변화, 저출산·고령화 등 인구변동 요인에 따른 감염병 발생조사·연구 및 예방대책 수립
13. 한센병의 예방 및 진료 업무를 수행하는 법인 또는 단체에 대한 지원
14. 감염병 예방 및 관리를 위한 정보시스템의 구축 및 운영
15. 해외 신종감염병의 국내 유입에 대비한 계획 준비, 교육 및 훈련
16. 해외 신종감염병 발생 동향의 지속적 파악, 위험성 평가 및 관리대상 해외 신종감염병의 지정
17. 관리대상 해외 신종감염병에 대한 병원체 등 정보 수집, 특성 분석, 연구를 통한 예방과 대응체계 마련, 보고서 발간 및 지침(매뉴얼을 포함한다) 고시

정답 93 ③ 94 ①

95 아래 내용은 「감염병의 예방 및 관리에 관한 법률」상 역학조사관에 관한 설명 내용이다. 다음 중 올바르게 설명한 것을 모두 고른 것은?

> 가. 역학조사관은 감염병의 확산이 예견되는 긴급한 상황으로서 즉시 조치를 취하지 아니하면 감염병이 확산되어 공중위생에 심각한 위해를 가할 것으로 우려되는 경우 일시적으로 감염병 의심자를 적당한 장소에 일정한 기간 입원 또는 격리시키는 조치를 할 수 있다.
> 나. 역학조사관은 감염병환자등이 있는 장소나 감염병병원체에 오염되었다고 인정되는 장소에 일시적 폐쇄 조치를 한 경우 즉시 질병관리청장, 시·도지사 또는 시장·군수·구청장에게 보고하여야 한다.
> 다. 역학조사관은 감염병에 대한 역학적인 연구, 역학조사 수행 및 결과 분석, 조사결과 의료기관에 대한 업무 정지, 역학조사 기술지도 등의 업무를 담당한다.
> 라. 인구수 10만명 이상인 시·군·구의 장은 소속 공무원으로 1명 이상의 역학조사관을 두어야 한다.

① 가, 나, 다 ② 가, 다 ③ 나, 라
④ 라 ⑤ 가, 나, 다, 라

해설 **(감염병예방법 제60조의2 제5항)** 역학조사관은 감염병의 확산이 예견되는 긴급한 상황으로서 즉시 조치를 취하지 아니하면 감염병이 확산되어 공중위생에 심각한 위해를 가할 것으로 우려되는 경우 일시적으로 제47조 제1호 각 목의 조치를 할 수 있다. 다만, 수습역학조사관은 방역관 또는 역학조사관의 지휘를 받는 경우에 한정하여 일시적으로 제47조 제1호 각 목의 조치를 할 수 있다. 〈개정 2023.5.19.〉

(감염병예방법 제60조의2 제7항) 역학조사관 및 수습역학조사관은 제5항에 따른 조치를 한 경우 즉시 질병관리청장, 시·도지사 또는 시장·군수·구청장에게 보고하여야 한다. 〈개정 2023.5.19.〉

(감염병예방법 시행령 제26조 제2항) 역학조사관 및 수습역학조사관은 다음 각 호의 업무를 담당한다. 〈개정 2023.8.18.〉
1. 역학조사 계획 수립
2. 역학조사 수행 및 결과 분석
3. 역학조사 실시 기준 및 방법의 개발
4. 역학조사 기술지도
5. 역학조사 교육훈련
6. 감염병에 대한 역학적인 연구

(감염병예방법 제60조의2 제2항) 시장·군수·구청장은 역학조사에 관한 사무를 처리하기 위하여 필요한 경우 소속 공무원으로 역학조사관을 둘 수 있다. 다만, 인구수 등을 고려하여 보건복지부령으로 정하는 기준을 충족하는 시·군·구의 장은 소속 공무원으로 1명 이상의 역학조사관을 두어야 한다. 〈신설 2020.3.4.〉

(감염병예방법 시행규칙 제42조의2 : 역학조사관을 두어야 하는 시·군·구) 법 제60조의2 제2항 단서에서 "보건복지부령으로 정하는 기준을 충족하는 시·군·구"란 인구 10만명 이상인 시·군·구를 말한다.

(감염병예방법 제47조) 질병관리청장, 시·도지사 또는 시장·군수·구청장은 감염병이 유행하면 감염병 전파를 막기 위하여 다음 각 호에 해당하는 모든 조치를 하거나 그에 필요한 일부 조치를 하여야 한다. 〈개정 2020.8.11.〉
1. 감염병환자등이 있는 장소나 감염병병원체에 오염되었다고 인정되는 장소에 대한 다음 각 목의 조치
   가. 일시적 폐쇄
   나. 일반 공중의 출입금지
   다. 해당 장소 내 이동제한
   라. 그 밖에 통행차단을 위하여 필요한 조치
2. 의료기관에 대한 업무 정지
3. 감염병의심자를 적당한 장소에 일정한 기간 입원 또는 격리시키는 것
4. 감염병병원체에 오염되었거나 오염되었다고 의심되는 물건을 사용·접수·이동하거나 버리는 행위 또는 해당 물건의 세척을 금지하거나 태우거나 폐기처분하는 것
5. 감염병병원체에 오염된 장소에 대한 소독이나 그 밖에 필요한 조치를 명하는 것
6. 일정한 장소에서 세탁하는 것을 막거나 오물을 일정한 장소에서 처리하도록 명하는 것

정답 95 ③

96 다음 중 「감염병의 예방 및 관리에 관한 법률」상 예방위원을 유급위원으로 둘 수 있는 인구비율이 올바르게 된 것은?

① 인구 1만명당 1명의 비율
② 인구 1만명당 2명의 비율
③ 인구 2만명당 1명의 비율
④ 인구 2만명당 2명의 비율
⑤ 인구 3만명당 1명의 비율

해설 (감염병예방법 제62조 제2항) 제1항에 따른 예방위원은 무보수로 한다. 다만, 특별자치시·특별자치도 또는 시·군·구의 인구 2만명당 1명의 비율로 유급위원을 둘 수 있다. 〈개정 2023.6.13.〉

97 다음 중 「감염병의 예방 및 관리에 관한 법률」상 예방위원으로 임명될 사람의 자격이 아닌 것은?

① 수의사
② 약사
③ 의사
④ 임상병리사
⑤ 한의사

해설 (감염병예방법 시행규칙 제44조 제1항) 법 제62조 제1항에 따라 특별자치시장·특별자치도지사 또는 시장·군수·구청장은 다음 각 호의 어느 하나에 해당하는 사람 중에서 예방위원을 임명 또는 위촉할 수 있다. 〈개정 2023.9.22.〉
1. 의사, 한의사, 수의사, 약사 또는 간호사
2. 「고등교육법」 제2조에 따른 학교에서 공중보건 분야 학과를 졸업한 사람
3. 공중보건 분야에 근무하고 있는 소속 공무원
4. 그 밖에 공중보건 분야에 관한 학식과 경험이 풍부하다고 인정하는 사람

98 다음 중 「감염병의 예방 및 관리에 관한 법률」상 예방위원의 직무로 가장 올바르지 못한 것은?

① 감염병 발생의 정보수집 및 판단에 관한 사항
② 기타 감염병 예방상 필요한 사항
③ 병원체 소유자 색출작업에 관한 사항
④ 역학조사에 관한 사항
⑤ 위생교육에 관한 사항

해설 (감염병예방법 시행규칙 제44조 제2항) 예방위원 직무는 다음 각 호와 같다.
1. 역학조사에 관한 사항
2. 감염병 발생의 정보 수집 및 판단에 관한 사항
3. 위생교육에 관한 사항
4. 감염병환자등의 관리 및 치료에 관한 기술자문에 관한 사항
5. 그 밖에 감염병 예방을 위하여 필요한 사항

99 특별자치시장·특별자치도지사 또는 시장·군수·구청장이 임명한 예방위원의 직무가 아닌 것은?

① 감염병 발생의 정보 수집 및 판단에 관한 사항
② 감염병환자등의 치료에 관한 기술자문에 관한 사항
③ 검역의 공고에 관한 사항
④ 역학조사에 관한 사항
⑤ 위생교육에 관한 사항

해설 (감염병예방법 시행규칙 제44조 제2항) 98번 문제 해설 참조

정답 96 ③ 97 ④ 98 ③ 99 ③

100 다음 중 「감염병의 예방 및 관리에 관한 법률」상 한국건강관리협회에서 조사연구 중인 감염병의 분류로 맞는 것은?

① 제1급감염병
② 제2급감염병
③ 제3급감염병
④ 제4급감염병
⑤ 기생충 감염병

해설 (감염병예방법 제63조 제1항) 제2조 제6호에 따른 기생충감염병에 관한 조사·연구 등 예방사업을 수행하기 위하여 한국건강관리협회를 둔다.

101 다음 중 「감염병의 예방 및 관리에 관한 법률」상 국고가 부담할 경비에 해당하지 않는 것은?

① 감염병 교육 및 홍보를 위한 경비
② 감염병 예방을 위한 전문인력의 양성에 드는 경비
③ 감염병 환자 등의 진료 및 보호에 드는 경비
④ 개인요양소에서 소요되는 경비
⑤ 표본감시활동에 드는 경비

해설 (감염병예방법 제67조) 다음 각 호의 경비는 국가가 부담한다. 〈개정 2023.9.14.〉
1. 감염병환자등의 진료 및 보호에 드는 경비
2. 감염병 교육 및 홍보를 위한 경비
3. 감염병 예방을 위한 전문인력의 양성에 드는 경비
4. 표본감시활동에 드는 경비
4의2. 교육·훈련에 드는 경비
5. 해부에 필요한 시체의 운송과 해부 후 처리에 드는 경비
5의2. 시신의 장사를 치르는 데 드는 경비
6. 예방접종약품의 생산 및 연구 등에 드는 경비
6의2. 필수예방접종약품등의 비축에 드는 경비
6의3. 제34조 제2항 제5호에 따른 국가의 위기대응 훈련에 드는 경비
6의4. 보건복지부장관 또는 질병관리청장이 지정한 감염병관리기관의 감염병관리시설의 설치·운영에 드는 경비
7. 보건복지부장관 및 질병관리청장이 설치한 격리소·요양소 또는 진료소 및 같은 조에 따라 지정된 감염병관리기관의 감염병관리시설 설치·운영에 드는 경비
7의2. 질병관리청장이 지정한 감염병의심자 격리시설의 설치·운영에 드는 경비
8. 위원회의 심의를 거친 품목의 비축 또는 장기구매를 위한 계약에 드는 경비
9. 삭제 〈2020.8.12.〉
9의2. 국가가 의료인·의료업자·의료관계요원 등을 동원하는 데 드는 수당·치료비 또는 조제료
9의3. 국가가 동원한 의료기관 병상, 연수원·숙박시설 등 시설의 운영비 등 경비
9의4. 국가가 의료인 등을 방역업무에 종사하게 하는 데 드는 수당 등 경비
9의5. 국가가 실시하는 심리지원에 드는 경비
9의6. 국가가 위탁하여 관계 전문기관이 심리지원을 실시하는 데 드는 경비
10. 예방접종 등으로 인한 피해보상을 위한 경비

정답 100 ⑤ 101 ④

102 「감염병의 예방 및 관리에 관한 법률」상 보건복지부장관, 시·도지사 및 시장·군수·구청장은 다음에 해당하는 손실을 입은 자에게 손실보상심의위원회의 심의·의결에 따라 그 손실을 보상하여야 한다. 다음 중 손실보상의 대상이 되는 내용을 모두 고른 것은?

> 가. 감염병관리기관의 지정 또는 격리소 등의 설치·운영으로 발생한 손실
> 나. 감염병환자, 감염병의사환자 등을 진료한 의료기관의 손실
> 다. 의료기관의 폐쇄 또는 업무 정지 등으로 의료기관에 발생한 손실
> 라. 접촉자 격리시설의 설치·운영으로 발생한 손실

① 가, 나, 다　　② 가, 다　　③ 나, 라
④ 라　　⑤ 가, 나, 다, 라

해설 (감염병예방법 제70조 제1항 : 손실보상) 보건복지부장관, 시·도지사 및 시장·군수·구청장은 다음 각 호의 어느 하나에 해당하는 손실을 입은 자에게 제70조의2의 손실보상심의위원회의 심의·의결에 따라 그 손실을 보상하여야 한다. 〈개정 2020.12.15.〉
1. 제36조 및 제37조에 따른 감염병관리기관의 지정 또는 격리소 등의 설치·운영으로 발생한 손실
1의2. 제39조의3에 따른 감염병의심자 격리시설의 설치·운영으로 발생한 손실
2. 이 법에 따른 조치에 따라 감염병환자, 감염병의사환자 등을 진료한 의료기관의 손실
3. 이 법에 따른 의료기관의 폐쇄 또는 업무 정지 등으로 의료기관에 발생한 손실
4. 제47조 제1호, 제4호 및 제5호, 제48조 제1항, 제49조 제1항 제4호, 제6호부터 제10호까지, 제12호, 제12호의2 및 제13호에 따른 조치로 인하여 발생한 손실
5. 감염병환자등이 발생·경유하거나 질병관리청장, 시·도지사 또는 시장·군수·구청장이 그 사실을 공개하여 발생한 「국민건강보험법」제42조에 따른 요양기관의 손실로서 제1호부터 제4호까지의 손실에 준하고, 제70조의2에 따른 손실보상심의위원회가 심의·의결하는 손실

103 다음 중 「감염병의 예방 및 관리에 관한 법률」상 손실보상금을 지급하지 않거나 손실보상금을 감액하여 지급할 수 있는 위반행위의 종류에 해당하는 것을 모두 고른 것은?

> 가. 감염병 발생지역을 관할하는 경찰관서 및 소방관서의 장, 보건소의 장 등이 방역관의 조치에 협조의무를 위반한 경우
> 나. 감염병위기 시 보건복지부장관, 질병관리청장, 시·도지사 또는 시장·군수·구청장으로부터 감염병관리기관으로 지정된 의료기관의 장이 감염병관리시설을 설치하지 않은 경우
> 다. 국민보건에 중대한 위해가 발생하거나 발생할 우려가 있어서 보건복지부장관 또는 시·도지사가 의료기관이나 의료인에게 필요한 지도와 명령을 하였으나 이를 위반한 경우
> 라. 질병관리청장, 시·도지사 또는 시장·군수·구청장이 실시하는 역학조사에서 고의적으로 사실을 누락·은폐하는 행위를 한 모든 사람

① 가, 나, 다　　② 가, 다　　③ 나, 라
④ 라　　⑤ 가, 나, 다, 라

해설 (감염병예방법 시행령 제28조의2 제1항 : 손실보상금의 지급제외 및 감액기준) 법 제70조 제3항에 따라 법 또는 관련 법령에 따른 조치의무를 위반하여 손실보상금을 지급하지 않거나 손실보상금을 감액하여 지급할 수 있는 위반행위의 종류는 다음 각 호와 같다. 〈개정 2020.12.29.〉
1. 법 제11조에 따른 보고·신고를 게을리하거나 방해한 경우 또는 거짓으로 보고·신고한 경우
2. 법 제12조에 따른 신고의무를 게을리하거나 같은 조 제1항 각 호에 따른 신고의무자의 신고를 방해한 경우
3. 법 제18조 제3항에 따른 역학조사 시 금지행위를 한 경우

정답　102 ①　103 ⑤

4. 법 제36조 제3항 또는 제37조 제2항에 따른 감염병관리시설을 설치하지 않은 경우
5. 법 제60조 제4항에 따른 협조의무를 위반한 경우
6. 「의료법」제59조 제1항에 따른 지도와 명령을 위반한 경우
7. 그 밖에 법령상의 조치의무로서 보건복지부장관이 특히 중요하다고 인정해 고시하는 조치 의무를 위반한 경우

(감염병예방법 제18조 제3항 : 역학조사) 누구든지 질병관리청장, 시·도지사 또는 시장·군수·구청장이 실시하는 역학조사에서 다음 각호의 행위를 해서는 아니 된다. 〈개정 2020.8.11〉
1. 정당한 사유 없이 역학조사를 거부·방해 또는 회피하는 행위
2. 거짓으로 진술하거나 거짓 자료를 제출하는 행위
3. 고의적으로 사실을 누락·은폐하는 행위

(의료법 제59조 제1항 : 지도와 명령) 보건복지부장관 또는 시·도지사는 보건의료정책을 위하여 필요하거나 국민보건에 중대한 위해가 발생하거나 발생할 우려가 있으면 의료기관이나 의료인에게 필요한 지도와 명령을 할 수 있다.

104. 「감염병의 예방 및 관리에 관한 법률」에 따라 보건복지부장관의 권한 또는 업무의 일부를 위임받을 수 있는 자는?

① 관할 보건소장
② 국립보건연구원장
③ 시장·군수·구청장
④ 식품의약품안전처장
⑤ 질병관리청장 또는 시·도지사

해설 (감염병예방법 제76조 제1항) 이 법에 따른 보건복지부장관의 권한 또는 업무는 대통령령으로 정하는 바에 따라 그 일부를 질병관리청장 또는 시·도지사에게 위임하거나 관련 기관 또는 관련 단체에 위탁할 수 있다.

105. 보건의료기관·시설 또는 단체 등에서 건강진단 등 감염병 관련 업무에 종사하는 자가 업무상 알게 된 타인의 비밀을 누설하였을 때의 벌칙은?

① 5년 이하의 징역 또는 5천만원 이하의 벌금
② 3년 이하의 징역 또는 3천만원 이하의 벌금
③ 1년 이하의 징역 또는 1천만원 이하의 벌금
④ 300만원 이하의 벌금
⑤ 1천만원 이하의 벌금

해설 (감염병예방법 제78조 : 벌칙) 다음 각 호의 어느 하나에 해당하는 자는 3년 이하의 징역 또는 3천만원 이하의 벌금에 처한다. 〈개정 2020.9.29.〉
1. 제23조 제2항에 따른 허가를 받지 아니하거나 같은 조 제3항 본문에 따른 변경허가를 받지 아니하고 고위험병원체 취급시설을 설치·운영한 자
2. 제23조의3 제3항에 따른 변경허가를 받지 아니한 자
3. 제74조를 위반하여 업무상 알게 된 비밀을 누설하거나 업무목적 외의 용도로 사용한 자

106. 다음 중 「감염병의 예방 및 관리에 관한 법률」상 거짓이나 그 밖의 부정한 방법으로 예방접종을 받은 사람의 벌칙은?

① 3년 이하의 징역
② 1년 이하의 징역
③ 200만원 이하의 벌금
④ 100만원 이하의 벌금
⑤ 50만원 이하의 벌금

정답 104 ⑤ 105 ② 106 ③

해설 (감염병예방법 제81조) 다음 각 호의 어느 하나에 해당하는 자는 200만원 이하의 벌금에 처한다. 〈개정 2021.3.9.〉
1. 삭제 〈2018.3.27.〉
2. 삭제 〈2018.3.27.〉
3. 제12조 제1항에 따른 신고를 게을리한 자
4. 세대주, 관리인 등으로 하여금 제12조 제1항에 따른 신고를 하지 아니하도록 한 자
5. 삭제 〈2015.7.6.〉
6. 해부명령을 거부한 자
7. 예방접종증명서를 거짓으로 발급한 자
8. 역학조사를 거부·방해 또는 기피한 자
8의2. 제32조 제2항을 위반하여 거짓이나 그 밖의 부정한 방법으로 예방접종을 받은 사람
9. 성매개감염병에 관한 건강진단을 받지 아니한 자를 영업에 종사하게 한 자
10. 건강진단을 거부하거나 기피한 자
11. 정당한 사유 없이 제74조의2 제1항에 따른 자료 제공 요청에 따르지 아니하거나 거짓 자료를 제공한 자, 검사나 질문을 거부·방해 또는 기피한 자

107 다음 중 「감염병의 예방 및 관리에 관한 법률」상 고위험병원체를 허가 없이 국내에 반입한 자에 대한 처벌은?

① 5년 이하 징역 또는 5천만원 이하 벌금
② 3년 이하 징역 또는 3천만원 이하 벌금
③ 2년 이하 징역 또는 2천만원 이하 벌금
④ 1년 이하 징역 또는 1천만원 이하 벌금
⑤ 300만원 이하의 벌금

해설 (감염병예방법 제77조) 다음 각 호의 어느 하나에 해당하는 자는 5년 이하의 징역 또는 5천만원 이하의 벌금에 처한다. 〈개정 2020.12.15.〉
1. 제22조 제1항 또는 제2항을 위반하여 고위험병원체의 반입 허가를 받지 아니하고 반입한 자
2. 제23조의3 제1항을 위반하여 보유허가를 받지 아니하고 생물테러감염병병원체를 보유한 자
3. 제40조의3 제1항을 위반하여 의료·방역 물품을 수출하거나 국외로 반출한 자

108 「감염병의 예방 및 관리에 관한 법률」상 건강진단, 입원치료, 진단 등 감염병 관련 업무에 종사하는 자 또는 종사하였던 자는 그 업무상 알게 된 비밀을 다른 사람에게 누설하여서는 아니 된다. 다음 중 이 규정을 어겼을 때의 처벌로 올바른 것은?

① 5년 이하 징역 또는 5천만원 이하 벌금
② 3년 이하 징역 또는 3천만원 이하 벌금
③ 2년 이하 징역 또는 2천만원 이하 벌금
④ 1년 이하 징역 또는 1천만원 이하 벌금
⑤ 300만원 이하 벌금

해설 (감염병예방법 제78조 : 벌칙) 다음 각 호의 어느 하나에 해당하는 자는 3년 이하의 징역 또는 3천만원 이하의 벌금에 처한다. 〈개정 2020.9.29.〉
1. 제23조 제2항에 따른 허가를 받지 아니하거나 같은 조 제3항 본문에 따른 변경허가를 받지 아니하고 고위험병원체 취급시설을 설치·운영한 자
2. 제23조의3 제3항에 따른 변경허가를 받지 아니한 자
3. 제74조를 위반하여 업무상 알게 된 비밀을 누설하거나 업무목적 외의 용도로 사용한 자

정답 107 ① 108 ②

109 다음 중 「감염병의 예방 및 관리에 관한 법률」상 역학조사에서 다음과 같은 행위를 한 자에 대한 처벌로 올바른 것은?

- 정당한 사유 없이 역학조사를 거부·방해 또는 회피하는 행위
- 거짓으로 진술하거나 거짓 자료를 제출하는 행위
- 정당한 사유 없이 폐쇄명령에 따르지 아니한 행위

① 5년 이하 징역 또는 5천만원 이하 벌금
② 3년 이하 징역 또는 3천만원 이하 벌금
③ 2년 이하 징역 또는 2천만원 이하 벌금
④ 1년 이하 징역 또는 1천만원 이하 벌금
⑤ 300만원 이하 벌금

해설 (감염병예방법 제79조) 다음 각 호의 어느 하나에 해당하는 자는 2년 이하의 징역 또는 2천만원 이하의 벌금에 처한다. 〈개정 2021.3.9.〉
1. 제18조 제3항을 위반한 자
2. 제21조 제1항부터 제3항까지 또는 제22조 제3항에 따른 신고를 하지 아니하거나 거짓으로 신고한 자
2의2. 제21조 제5항에 따른 현장조사를 정당한 사유 없이 거부·방해 또는 기피한 자
2의3. 제23조 제2항에 따른 신고를 하지 아니하고 고위험병원체 취급시설을 설치·운영한 자
3. 제23조 제8항에 따른 안전관리 점검을 거부·방해 또는 기피한 자
3의2. 제23조의2에 따른 고위험병원체 취급시설의 폐쇄명령 또는 운영정지명령을 위반한 자
3의3. 제49조 제4항을 위반하여 정당한 사유없이 폐쇄명령에 따르지 아니한 자
4. 제60조 제4항을 위반한 자(다만, 공무원은 제외한다)
5. 제76조의2 제6항을 위반한 자

(감염병예방법 제18조 제3항) 누구든지 질병관리청장, 시·도지사 또는 시장·군수·구청장이 실시하는 역학조사에서 다음 각 호의 행위를 하여서는 아니 된다. 〈개정 2020.8.11.〉
1. 정당한 사유 없이 역학조사를 거부·방해 또는 회피하는 행위
2. 거짓으로 진술하거나 거짓 자료를 제출하는 행위
3. 고의적으로 사실을 누락·은폐하는 행위

110 다음 중 「감염병의 예방 및 관리에 관한 법률」상 경찰관서의 장이 감염병환자등의 위치정보를 요청하였음에 불구하고 정당한 사유 없이 이를 거부한 위치정보사업자와 전기통신사업자에 대한 처벌로 올바른 것은?

① 3년 이하 징역 또는 3천만원 이하 벌금
② 2년 이하 징역 또는 2천만원 이하 벌금
③ 1년 이하 징역 또는 2천만원 이하 벌금
④ 1년 이하 징역 또는 1천만원 이하 벌금
⑤ 300만원 이하 벌금

해설 (감염병예방법 제79조의2) 다음 각 호의 어느 하나에 해당하는 자는 1년 이하의 징역 또는 2천만원 이하의 벌금에 처한다. 〈개정 2023.5.19.〉
1. 제18조의4 제4항을 위반하여 같은 조 제2항에 따른 질병관리청장 또는 시·도지사의 자료제출 요구를 받고 이를 거부·방해·회피하거나, 거짓자료를 제출하거나 또는 고의적으로 사실을 누락·은폐한 자
2. 제23조의4 제1항을 위반하여 고위험병원체를 취급한 자
3. 제23조의4 제2항을 위반하여 고위험병원체를 취급하게 한 자
4. 제76조의2 제1항을 위반하여 질병관리청장 또는 시·도지사의 요청을 거부하거나 거짓자료를 제공한 의료기관 및 약국, 법인·단체·개인
5. 제76조의2 제2항 후단을 위반하여 경찰관서의 장의 요청을 거부하거나 거짓자료를 제공한 자

정답 109 ③ 110 ③

(감염병예방법 제76조의2 제2항) 질병관리청장, 시·도지사 또는 시장·군수·구청장은 감염병 예방·관리 및 감염 전파의 차단을 위하여 필요한 경우 감염병환자등 및 감염병의심자의 위치정보를 「국가경찰과 자치경찰의 조직 및 운영에 관한 법률」에 따른 경찰청, 시·도경찰청 및 경찰서(이하 이 조에서 "경찰관서"라 한다)의 장에게 요청할 수 있다. 이 경우 질병관리청장, 시·도지사 또는 시장·군수·구청장의 요청을 받은 경찰관서의 장은 「위치정보의 보호 및 이용 등에 관한 법률」 제15조 및 「통신비밀보호법」 제3조에도 불구하고 「위치정보의 보호 및 이용 등에 관한 법률」 제5조 제7항에 따른 개인위치정보사업자, 「전기통신사업법」 제2조 제8호에 따른 전기통신사업자에게 감염병환자등 및 감염병의심자의 위치정보를 요청할 수 있고, 요청을 받은 위치정보사업자와 전기통신사업자는 정당한 사유가 없으면 이에 따라야 한다. 〈개정 2023.3.28.〉

111 다음 중 「감염병의 예방 및 관리에 관한 법률」상 서울 S구에 제1급감염병이 발생하여 S구 구청장이 감염병의심자를 지목하여 조사 진찰 결과, 감염병환자등으로 인정되어 S구 구청공무원과 동행하여 치료받게 하고 입원시키는 조치를 하였으나 이를 거부한 자에 대한 처벌로 올바른 것은?

① 3년 이하 징역 또는 3천만원 이하 벌금
② 2년 이하 징역 또는 2천만원 이하 벌금
③ 1년 이하 징역 또는 2천만원 이하 벌금
④ 1년 이하 징역 또는 1천만원 이하 벌금
⑤ 300만원 이하 벌금

해설 **(감염병예방법 제79조의3)** 다음 각 호의 어느 하나에 해당하는 자는 1년 이하의 징역 또는 1천만원 이하의 벌금에 처한다. 〈개정 2020.8.12.〉
1. 제41조 제1항을 위반하여 입원치료를 받지 아니한 자
2. 삭제 〈2020.8.12.〉
3. 제41조 제2항을 위반하여 자가치료 또는 시설치료 및 의료기관 입원치료를 거부한 자
4. 제42조 제1항·제2항 제1호·제3항 또는 제7항에 따른 입원 또는 격리 조치를 거부한 자
5. 제47조 제3호 또는 제49조 제1항 제14호에 따른 입원 또는 격리 조치를 위반한 자

112 다음 중 「감염병의 예방 및 관리에 관한 법률」상 서울 K병원에 입원했던 60세 P씨가 제2급감염병에 해당하는 감염병으로 사망하였으나 이를 진료하였던 의사 L씨가 K병원의 장에게 보고 의무를 하지 않은 진료의사 L씨에 대한 처벌로 올바른 것은?

① 3년 이하 징역 또는 3천만원 이하 벌금
② 2년 이하 징역 또는 2천만원 이하 벌금
③ 1년 이하 징역 또는 2천만원 이하 벌금
④ 1년 이하 징역 또는 1천만원 이하 벌금
⑤ 500만원 이하 벌금

해설 **(감염병예방법 제79조의4 : 벌칙)** 다음 각 호의 어느 하나에 해당하는 자는 500만원 이하의 벌금에 처한다.
1. 제1급감염병 및 제2급감염병에 대하여 제11조에 따른 보고 또는 신고 의무를 위반하거나 거짓으로 보고 또는 신고한 의사, 치과의사, 한의사, 군의관, 의료기관의 장 또는 감염병병원체 확인기관의 장
2. 제1급감염병 및 제2급감염병에 대하여 제11조에 따른 의사, 치과의사, 한의사, 군의관, 의료기관의 장 또는 감염병병원체 확인기관의 장의 보고 또는 신고를 방해한 자

113 다음 중 「감염병의 예방 및 관리에 관한 법률」상 감염병에 관한 강제처분에 따르지 아니한 경우의 처벌로 올바른 것은?

① 5년 이하 징역 또는 5천만원 이하 벌금
② 3년 이하 징역 또는 3천만원 이하 벌금
③ 2년 이하 징역 또는 2천만원 이하 벌금
④ 500만원 이하 벌금
⑤ 300만원 이하 벌금

정답 111 ④ 112 ⑤ 113 ⑤

해설 **(감염병예방법 제80조)** 다음 각 호의 어느 하나에 해당하는 자는 300만원 이하의 벌금에 처한다. 〈개정 2020.8.12.〉
1. 제3급감염병 및 제4급감염병에 대하여 제11조에 따른 보고 또는 신고 의무를 위반하거나 거짓으로 보고 또는 신고한 의사, 치과의사, 한의사, 군의관, 의료기관의 장, 감염병병원체 확인기관의 장 또는 감염병 표본감시기관
2. 제3급감염병 및 제4급감염병에 대하여 제11조에 따른 의사, 치과의사, 한의사, 군의관, 의료기관의 장, 감염병병원체 확인기관의 장 또는 감염병 표본감시기관의 보고 또는 신고를 방해한 자
2의2. 제13조 제2항에 따른 감염병병원체 검사를 거부한 자
3. 제37조 제4항을 위반하여 감염병관리시설을 설치하지 아니한 자
4. 삭제 〈2020.3.4.〉
5. 제42조에 따른 강제처분에 따르지 아니한 자(제42조 제1항·제2항 제1호·제3항 및 제7항에 따른 입원 또는 격리 조치를 거부한 자는 제외한다)
6. 제45조를 위반하여 일반인과 접촉하는 일이 많은 직업에 종사한 자 또는 감염병환자등을 그러한 직업에 고용한 자
7. 제47조(같은 조 제3호는 제외한다) 또는 제49조 제1항(같은 항 제2호의2부터 제2호의4까지 및 제3호 중 건강진단에 관한 사항과 같은 항 제14호는 제외한다)에 따른 조치에 위반한 자
8. 제52조 제1항에 따른 소독업 신고를 하지 아니하거나 거짓이나 그 밖의 부정한 방법으로 신고하고 소독업을 영위한 자
9. 제54조 제1항에 따른 기준과 방법에 따라 소독하지 아니한 자

114 다음 중 「감염병의 예방 및 관리에 관한 법률」상 질병관리청장의 해부명령을 거부한 자의 처벌로 올바른 것은?
① 300만원 이하의 벌금
② 200만원 이하의 벌금
③ 1천만원 이하의 과태료
④ 300만원 이하의 과태료
⑤ 100만원 이하의 과태료

해설 **(감염병예방법 제81조)** 다음 각 호의 어느 하나에 해당하는 자는 200만원 이하의 벌금에 처한다. 〈개정 2021.3.9.〉
1. 삭제 〈2018.3.27.〉
2. 삭제 〈2018.3.27.〉
3. 제12조 제1항에 따른 신고를 게을리한 자
4. 세대주, 관리인 등으로 하여금 제12조 제1항에 따른 신고를 하지 아니하도록 한 자
5. 삭제 〈2015.7.6.〉
6. 제20조에 따른 해부명령을 거부한 자
7. 제27조에 따른 예방접종증명서를 거짓으로 발급한 자
8. 제29조를 위반하여 역학조사를 거부·방해 또는 기피한 자
8의2. 제32조 제2항을 위반하여 거짓이나 그 밖의 부정한 방법으로 예방접종을 받은 사람
9. 제45조 제2항을 위반하여 성매개감염병에 관한 건강진단을 받지 아니한 자를 영업에 종사하게 한 자
10. 제46조 또는 제49조 제1항 제3호에 따른 건강진단을 거부하거나 기피한 자
11. 정당한 사유 없이 제74조의2 제1항에 따른 자료 제공 요청에 따르지 아니하거나 거짓 자료를 제공한 자, 검사나 질문을 거부·방해 또는 기피한 자

(감염병예방법 제20조 제1항) 질병관리청장은 국민 건강에 중대한 위협을 미칠 우려가 있는 감염병으로 사망한 것으로 의심이 되어 시체를 해부하지 아니하고는 감염병 여부의 진단과 사망의 원인규명을 할 수 없다고 인정하면 그 시체의 해부를 명할 수 있다. 〈개정 2020.8.11.〉

115 다음 중 「감염병의 예방 및 관리에 관한 법률」상 보건복지부장관이 감염병 전파의 위험성이 있는 장소 또는 시설의 관리자·운영자 및 이용자 등에 대하여 출입자 명단 작성 및 마스크 착용 등 방역지침의 준수 조치를 명하였으나 이런 조치를 따르지 아니한 관리자·운영자에 대한 처벌로 올바른 것은?
① 300만원 이하의 벌금
② 200만원 이하의 벌금
③ 1천만원 이하의 과태료
④ 300만원 이하의 과태료
⑤ 100만원 이하의 과태료

정답 114 ② 115 ④

해설 **(감염병예방법 제83조 제2항)** 제49조 제1항 제2호의2의 조치를 따르지 아니한 관리자·운영자에게는 300만원 이하의 과태료를 부과한다. 〈신설 2020.8.12.〉

(감염병예방법 제49조 제1항) 질병관리청장, 시·도지사 또는 시장·군수·구청장은 감염병을 예방하기 위하여 다음 각 호에 해당하는 모든 조치를 하거나 그에 필요한 일부 조치를 하여야 하며, 보건복지부장관은 감염병을 예방하기 위하여 제2호, 제2호의2부터 제2호의4까지, 제12호 및 제12호의2에 해당하는 조치를 할 수 있다. 〈개정 2021.3.9.〉
2. 흥행, 집회, 제례 또는 그 밖의 여러 사람의 집합을 제한하거나 금지하는 것
2의2. 감염병 전파의 위험성이 있는 장소 또는 시설의 관리자·운영자 및 이용자 등에 대하여 출입자 명단 작성, 마스크 착용 등 방역지침의 준수를 명하는 것
2의3. 버스·열차·선박·항공기 등 감염병 전파가 우려되는 운송수단의 이용자에 대하여 마스크 착용 등 방역지침의 준수를 명하는 것
2의4. 감염병 전파가 우려되어 지역 및 기간을 정하여 마스크 착용 등 방역지침 준수를 명하는 것
12. 감염병 유행기간 중 의료인·의료업자 및 그 밖에 필요한 의료관계요원을 동원하는 것
12의2. 감염병 유행기간 중 의료기관 병상, 연수원·숙박시설 등 시설을 동원하는 것

(감염병예방법 제83조 제1항) 다음 각 호 어느 하나에 해당하는 자에게는 1천만원 이하의 과태료를 부과한다.
1. 제23조 제3항 단서 또는 같은 조 제4항에 따른 변경신고를 하지 아니한 자
2. 제23조 제5항에 따른 신고를 하지 아니한 자
3. 제23조의3 제3항 단서에 따른 변경신고를 하지 아니한 자
4. 제35조의2를 위반하여 거짓 진술, 거짓 자료를 제출하거나 고의적으로 사실을 누락·은폐한 자

(감염병예방법 제83조 제3항) 다음 각 호의 어느 하나에 해당하는 자에게는 100만원 이하의 과태료를 부과한다. 〈개정 2020.8.12.〉
1. 제28조 제2항에 따른 보고를 하지 아니하거나 거짓으로 보고한 자
2. 제33조의3에 따른 보고를 하지 아니하거나 거짓으로 보고한 자
2의2. 제41조 제3항에 따른 전원등의 조치를 거부한 자
3. 제51조 제3항에 따른 소독을 하지 아니한 자
4. 제53조 제1항 및 제2항에 따른 휴업·폐업 또는 재개업 신고를 하지 아니한 자
5. 제54조 제2항에 따른 소독에 관한 사항을 기록·보존하지 아니하거나 거짓으로 기록한 자

(감염병예방법 제83조 제4항) 다음 각 호의 어느 하나에 해당하는 자에게는 10만원 이하의 과태료를 부과한다. 〈신설 2020.8.12.〉
1. 제49조 제1항 제2호의2 또는 제2호의3의 조치를 따르지 아니한 이용자
2. 제49조 제1항 제2호의4의 조치를 따르지 아니한 자

(감염병예방법 제83조 제5항) 제1항부터 제4항까지에 따른 과태료는 대통령령으로 정하는 바에 따라 보건복지부장관, 질병관리청장, 관할 시·도지사, 시장·군수·구청장이 부과·징수한다. 〈개정 2023.6.13.〉

CHAPTER 04 먹는물관리법

01 다음 중 「먹는물관리법」상 모든 국민이 질 좋은 먹는물을 공급받을 수 있도록 합리적인 시책을 마련하여 먹는물 관련영업자에게 지도 및 관리를 하여야 하는 곳은?

① 국가 및 지방자치단체
② 국무총리
③ 국토해양부
④ 보건복지부
⑤ 환경부

> **해설** (먹는물관리법 제2조 : 책무) 국가와 지방자치단체는 모든 국민이 질 좋은 먹는물을 공급받을 수 있도록 합리적인 시책을 마련하고, 먹는물 관련영업자에 대하여 알맞은 지도와 관리를 하여야 한다.

02 다음 중 「먹는물관리법」상의 정의로 가장 올바르지 못한 것은?

① 먹는물 관련 영업이란 먹는샘물·먹는염지하수의 제조업·수입판매업, 유통전문판매업, 수처리제 제조업 및 정수기의 제조업·수입판매업을 말한다.
② 먹는물이란 샘물을 먹기에 적합하도록 물리적으로 처리하는 등의 방법으로 제조한 물을 말한다.
③ 먹는염지하수란 염지하수를 먹기에 적합하도록 물리적으로 처리하는 등의 방법으로 제조한 물을 말한다.
④ 수처리제란 자연상태의 물을 정수 또는 소독하거나 먹는 물 공급시설의 산화방지 등을 위하여 첨가하는 제제를 말한다.
⑤ 정수기란 물리적·화학적 또는 생물학적 과정을 거치거나 이들을 결합한 과정을 거쳐 먹는 물을 먹는 물의 수질기준에 맞게 하는 기구로써 유입수중에 함유된 오염물질을 감소시키는 기능을 가진 것을 말한다.

> **해설** (먹는물관리법 제3조 : 정의) 이 법에서 사용하는 용어의 뜻은 다음과 같다. 〈개정 2020.5.26.〉
> 1. "먹는물"이란 먹는 데에 일반적으로 사용하는 자연 상태의 물, 자연 상태의 물을 먹기에 적합하도록 처리한 수돗물, 먹는샘물, 먹는염지하수, 먹는해양심층수등을 말한다.
> 2. "샘물"이란 암반대수층 안의 지하수 또는 용천수 등 수질의 안전성을 계속 유지할 수 있는 자연 상태의 깨끗한 물을 먹는 용도로 사용할 원수를 말한다.
> 3. "먹는샘물"이란 샘물을 먹기에 적합하도록 물리적으로 처리하는 등의 방법으로 제조한 물을 말한다.
> 3의2. "염지하수"란 물속에 녹아있는 염분 등의 함량이 환경부령으로 정하는 기준 이상인 암반대수층 안의 지하수로서 수질의 안전성을 계속 유지할 수 있는 자연 상태의 물을 먹는 용도로 사용할 원수를 말한다.
> 3의3. "먹는염지하수"란 염지하수를 먹기에 적합하도록 물리적으로 처리하는 등의 방법으로 제조한 물을 말한다.
> 4. "먹는해양심층수"란 해양심층수를 먹는 데 적합하도록 물리적으로 처리하는 등의 방법으로 제조한 물을 말한다.
> 5. "수처리제"란 자연 상태의 물을 정수 또는 소독하거나 먹는물 공급시설의 산화방지 등을 위하여 첨가하는 제제를 말한다.
> 6. "먹는물공동시설"이란 여러 사람에게 먹는물을 공급할 목적으로 개발했거나 저절로 형성된 약수터, 샘터, 우물 등을 말한다.
> 6의2. "냉·온수기"란 용기에 담긴 먹는샘물 또는 먹는염지하수를 냉수·온수로 변환시켜 취수꼭지를 통하여 공급하는 기능을 가진 것을 말한다.
> 6의3. "냉·온수기 설치·관리자"란 다중이용시설에서 다수인에게 먹는샘물 또는 먹는염지하수를 공급하기 위하여 냉·온수기를 설치·관리하는 자를 말한다.
> 7. "정수기"란 물리적·화학적 또는 생물학적 과정을 거치거나 이들을 결합한 과정을 거쳐 먹는물을 먹는물의 수질기준에 맞게 취수꼭지를 통하여 공급하도록 제조된 기구[해당 기구에 냉수·온수 장치, 제빙 장치 등 환경부장관이 정하여 고시하는 장치가 결합되어 냉수·온수, 얼음 등을 함께 공급할 수 있도록 제조된 기구를 포함한다]로서, 유입수 중에 들어있는 오염물질을 감소시키는 기능을 가진 것을 말한다.

정답 01 ① 02 ②

7의2. "정수기 설치·관리자"란 다중이용시설에서 다수인에게 먹는물을 공급하기 위하여 정수기를 설치 및 관리하는 자를 말한다.
8. "정수기 품질검사"란 정수기에 대한 구조, 재질, 정수 성능 등을 종합적으로 검사하는 것을 말한다.
9. "먹는물 관련영업"이란 먹는샘물·먹는염지하수의 제조업·수입판매업·유통전문판매업, 수처리제 제조업 및 정수기의 제조업·수입판매업을 말한다.
9의2. "유통전문판매업"이란 제품을 스스로 제조하지 아니하고 타인에게 제조를 의뢰하여 자신의 상표로 유통·판매하는 영업을 말한다.

03 다음 중 「먹는물관리법」상 먹는 물의 정의로 올바른 것은?

① 먹는 물이란 먹는 데에 통상 사용하는 자연상태의 물, 자연상태의 물을 먹기에 적합하도록 처리한 수돗물, 먹는샘물, 먹는염지하수, 먹는해양심층수 등을 말한다.
② 먹는 물이란 먹는 물을 제조한 것을 말한다.
③ 먹는 물이란 생물학적 과정을 거친 물을 말한다.
④ 먹는 물이란 자연상태의 물을 말한다.
⑤ 먹는 물이란 지하수의 물을 말한다.

해설 (먹는물관리법 제3조 제1호) "먹는물"이란 먹는 데에 일반적으로 사용하는 자연 상태의 물, 자연 상태의 물을 먹기에 적합하도록 처리한 수돗물, 먹는샘물, 먹는염지하수, 먹는해양심층수 등을 말한다.

04 「먹는물관리법」상 (   ) 안에 들어갈 용어를 순서대로 나열한 것은?

"샘물"이란 암반대수층 안의 (   ) 또는 (   ) 등 수질의 안전성을 계속 유지할 수 있는 자연 상태의 깨끗한 물을 먹는 용도로 사용할 원수를 말한다.

① 수돗물, 재이용수   ② 심층수, 수돗물   ③ 염지하수, 지표수
④ 지표수, 재이용수   ⑤ 지하수, 용천수

해설 (먹는물관리법 제3조 제2호) "샘물"이란 암반대수층 안의 지하수 또는 용천수 등 수질의 안전성을 계속 유지할 수 있는 자연 상태의 깨끗한 물을 먹는 용도로 사용할 원수를 말한다.

05 다음 중 「먹는물관리법」상 수처리제의 정의로 맞는 것은?

① 먹는 물을 제조할 때 사용하는 약품을 말한다.
② 생물학적 처리에 첨부하는 약품을 말한다.
③ 수중에 넣는 약품을 말한다.
④ 수질기준에 적합한 약품을 말한다.
⑤ 자연상태의 물을 정수 또는 소독하거나 먹는물 공급시설의 산화방지를 위하여 첨가하는 제제를 말한다.

해설 (먹는물관리법 제3조 제5호) "수처리제"란 자연 상태의 물을 정수 또는 소독하거나 먹는물 공급시설의 산화방지 등을 위하여 첨가하는 제제를 말한다.

정답 03 ① 04 ⑤ 05 ⑤

06 다음 중 「먹는물관리법」상 먹는물 공동시설에 대해 올바르게 설명한 것은?
① 상시 이용인구가 10명 미만인 것으로 시·도지사의 수질관리가 특히 필요한 시설
② 상시 이용인구가 20명 이상인 것으로 시·도지사가 지정한 시설
③ 상시 이용인구가 30명 이상인 것으로 도지사가 지정한 시설
④ 상시 이용인구가 40명 이상인 것으로 광역시장이 지정한 시설
⑤ 여러 사람에게 먹는 물을 공급할 목적으로 개발했거나 저절로 형성된 약수터, 샘터, 우물 등을 말한다.

해설 (먹는물관리법 제3조 제6호) "먹는물 공동시설"이란 여러 사람에게 먹는물을 공급할 목적으로 개발했거나 저절로 형성된 약수터, 샘터, 우물 등을 말한다.

07 「먹는물관리법」상 여러 사람에게 먹는물을 공급할 목적으로 개발하였거나 저절로 형성된 약수터, 샘터 및 우물 등을 말하는 용어는?
① 먹는물   ② 먹는물 공동시설   ③ 먹는샘물
④ 먹는염지하수   ⑤ 샘물

해설 (먹는물관리법 제3조 제6호) 6번 문제 해설 참조

08 다음 중 「먹는물관리법」상 다음 내용 중 정수기의 정의로 맞는 것은?
① 먹는 물에 적합하게 하는 기구를 말한다.
② 먹는 물을 만드는 기구를 말한다.
③ 먹는 물을 제조하는 기구를 말한다.
④ 먹는 물의 수질기준에 적합하게 하는 기구를 말한다.
⑤ 물리적·화학적 또는 생물학적 과정을 거쳐 먹는 물의 수질기준에 맞게 하는 기구를 말한다.

해설 (먹는물관리법 제3조 제7호) "정수기"란 물리적·화학적 또는 생물학적 과정을 거치거나 이들을 결합한 과정을 거쳐 먹는물을 먹는물의 수질기준에 맞게 취수꼭지를 통하여 공급하도록 제조된 기구[해당 기구에 냉수·온수 장치, 제빙 장치 등 환경부장관이 정하여 고시하는 장치가 결합되어 냉수·온수, 얼음 등을 함께 공급할 수 있도록 제조된 기구를 포함한다]로서, 유입수 중에 들어있는 오염물질을 감소시키는 기능을 가진 것을 말한다.

09 다음 중 「먹는물관리법」상의 정의로 가장 올바르지 못한 것은?
① 먹는물 관련 영업이란 먹는샘물·먹는염지하수의 제조업·수입판매업·유통전문판매업, 수처리제 제조업 및 정수기의 제조업·수입판매업을 말한다.
② 먹는물이란 샘물을 먹기에 적합하도록 물리적으로 처리하는 등의 방법으로 제조한 물을 말한다.
③ 먹는염지하수란 염지하수를 먹기에 적합하도록 물리적으로 처리하는 등의 방법으로 제조한 물을 말한다.
④ 수처리제란 자연 상태의 물을 정수 또는 소독하거나 먹는물 공급시설의 산화방지 등을 위하여 첨가하는 제제를 말한다.
⑤ 정수기란 물리적·화학적 또는 생물학적 과정을 거치거나 이들을 결합한 과정을 거쳐 먹는물을 먹는물의 수질기준에 맞게 취수꼭지를 통하여 공급하도록 제조된 기구로서, 유입수 중에 들어있는 오염물질을 감소시키는 기능을 가진 것을 말한다.

정답 06 ⑤ 07 ② 08 ⑤ 09 ②

해설 (먹는물관리법 제3조 제3호) 먹는샘물이란 샘물을 먹기에 적합하도록 물리적으로 처리하는 등의 방법으로 제조한 물을 말한다.
(먹는물관리법 제3조 제1호) 먹는물이란 먹는 데에 일반적으로 사용하는 자연 상태의 물, 자연 상태의 물을 먹기에 적합하도록 처리한 수돗물, 먹는샘물, 먹는염지하수, 먹는해양심층수등을 말한다.

10 다음 중 「먹는물관리법」상 암반대수층 안의 지하수 또는 용천수 등 수질의 안전성을 계속 유지할 수 있는 자연 상태의 깨끗한 물을 먹는 용도로 사용할 원수를 정의하는 용어에 해당하는 것은?

① 먹는염지하수 ② 상수 ③ 샘물
④ 수돗물 ⑤ 하수

해설 (먹는물관리법 제3조 제2호 : 정의) "샘물"이란 암반대수층 안의 지하수 또는 용천수 등 수질의 안전성을 계속 유지할 수 있는 자연 상태의 깨끗한 물을 먹는 용도로 사용할 원수를 말한다.

11 「먹는물관리법」상 먹는물 관련영업이 아닌 것은?

① 먹는샘물·먹는염지하수의 제조업·수입판매업
② 먹는샘물의 유통전문판매업
③ 수돗물 제조업
④ 수처리제 제조업
⑤ 정수기의 제조업·수입판매업

해설 (먹는물관리법 제3조 제9호) "먹는물 관련영업"이란 먹는샘물·먹는염지하수의 제조업·수입판매업·유통전문판매업, 수처리제 제조업 및 정수기의 제조업·수입판매업을 말한다.

12 「먹는물관리법」상 먹는물, 샘물 및 염지하수의 수질 기준을 정하여 보급하는 등 먹는물, 샘물 및 염지하수의 수질 관리를 위하여 필요한 시책을 마련하여야 하는 자는?

① 국립환경과학원장 ② 보건복지부장관 ③ 시·도지사
④ 식품의약품안전처장 ⑤ 환경부장관

해설 (먹는물관리법 제5조 제1항 : 먹는물 등의 수질 관리) 환경부장관은 먹는물, 샘물 및 염지하수의 수질 기준을 정하여 보급하는 등 먹는물, 샘물 및 염지하수의 수질 관리를 위하여 필요한 시책을 마련하여야 한다.

13 다음 중 「먹는물관리법」상 먹는물, 샘물의 수질검사를 실시하여야 하는 사람은?

① 국립보건원장 ② 국토해양부장관 ③ 보건복지부장관
④ 시장·군수·구청장 ⑤ 환경부장관

해설 (먹는물관리법 제5조 제2항) 환경부장관 또는 특별시장·광역시장·특별자치시장·도지사·특별자치도지사("시·도지사")는 먹는물, 샘물 및 염지하수의 수질검사를 실시하여야 한다.

정답 10 ③ 11 ③ 12 ⑤ 13 ⑤

14 먹는물의 수질검사를 실시하여야 하는 자로 부적당한 것은?

① 광역시장 ② 식품의약품안전처장 ③ 특별시장
④ 특별자치도지사 ⑤ 환경부장관

해설 (먹는물관리법 제5조 제2항) 13번 문제 해설 참조

15 「먹는물관리법」상 먹는물의 수질기준 및 검사횟수는 다음 중 어디서 정하는가?

① 고용노동부령 ② 대통령령 ③ 보건복지부령
④ 총리령 ⑤ 환경부령

해설 (먹는물관리법 제5조 제3항) 먹는물, 샘물 및 염지하수의 수질 기준 및 검사 횟수는 환경부령으로 정한다.

16 다음 중 「먹는물관리법」상 먹는물 수질 감시원을 둘 수 없는 기관은?

① 국토해양부장관 ② 시·도지사 ③ 시장·구청장
④ 시장·군수 ⑤ 환경부장관

해설 (먹는물관리법 제7조 제1항 : 먹는물 수질 감시원) 이 법에 따른 관계 공무원의 직무나 그 밖에 먹는물 수질에 관한 지도 등을 행하게 하기 위하여 환경부, 시·도, 시·군·구(자치구)에 먹는물 수질 감시원을 둔다.

17 다음 중 「먹는물관리법」상 먹는물 수질 감시원의 자격에 해당하지 못하는 사람은?

① 대기환경기사, 산업위생관리기사 ② 대학에서 환경공학과를 졸업한 자
③ 수질환경기사 ④ 위생사
⑤ 1년 이상 환경행정 또는 식품위생행정 분야의 사무에 종사한 자

해설 (먹는물관리법 시행령 제2조 제1항) 「먹는물관리법」에 따른 먹는물 수질감시원은 환경부장관, 특별시장·광역시장·특별자치시장·도지사·특별자치도지사("시·도지사") 또는 시장·군수·구청장(자치구의 구청장)이 다음 각 호의 어느 하나에 해당하는 소속 공무원 중에서 임명한다.
1. 수질환경기사 또는 위생사의 자격증이 있는 사람
2. 대학에서 상수도공학, 환경공학, 화학, 미생물학, 위생학 또는 식품학 등 관련분야의 학과·학부를 졸업한 사람이거나 법령에 따라 이와 같은 수준 이상의 학력이 있다고 인정되는 사람
3. 1년 이상 환경행정 또는 식품위생행정 분야의 사무에 종사한 사람

18 「먹는물관리법」상 먹는물 수질 감시원의 자격요건에 해당하지 않는 자는?

① 수질환경기사
② 영양사
③ 위생사
④ 1년 이상 식품위생행정 분야의 사무에 종사한 사람
⑤ 1년 이상 환경행정 분야의 사무에 종사한 사람

해설 (먹는물관리법 시행령 제2조 제1항 : 먹는물 수질 감시원) 17번 문제 해설 참조

정답 14 ② 15 ⑤ 16 ① 17 ① 18 ②

19 「먹는물관리법」상 먹는물 수질 감시원의 직무 범위에 해당하는 것은?

① 먹는물의 수질관리에 관한 조사·지도 및 검사
② 분뇨의 수질관리에 관한 조사·지도 및 검사
③ 오수의 수질관리에 관한 조사·지도 및 검사
④ 하수의 수질관리에 관한 조사·지도 및 검사
⑤ 폐수의 수질관리에 관한 조사·지도 및 검사

해설 (먹는물관리법 시행령 제2조 제2항 : 먹는물 수질 감시원) 먹는물 수질 감시원의 직무 범위는 다음 각 호와 같다.
1. 먹는물의 수질관리에 관한 조사·지도 및 감시
2. 먹는물 관련 영업에 대한 조사·지도 및 감시

20 다음 중 「수도법」상 상수도보호구역의 지정 및 상수도보호구역의 관리자는?

	보호구역지정 및 금지행위	관리자
①	국토해양부장관	환경부장관
②	보건복지부장관	환경부장관
③	보건환경연구원장	시·도지사
④	시·도지사	환경부장관
⑤	환경부장관	시장·군수·구청장

해설 (수도법 제7조 제1항 : 상수원보호구역 지정 등) 환경부장관은 상수원의 확보와 수질 보전을 위하여 필요하다고 인정되는 지역을 상수원 보호를 위한 구역("상수원보호구역")으로 지정하거나 변경할 수 있다.
(수도법 제8조 제1항 : 상수원보호구역의 관리) 상수원보호구역은 해당 구역을 관할하는 특별자치시장·특별자치도지사·시장·군수·구청장이 관리한다.

21 다음 중 「수도법」상 상수보호구역 내에서 시장·군수·구청장의 허가를 받아 가능한 행위로 올바른 것은?

① 가축분뇨를 사용하거나 버리는 행위
② 대나무의 재배 또는 벌채행위
③ 어패류를 잡거나 양식하는 행위
④ 오수나 분뇨를 버리는 행위
⑤ 행락·야영 또는 야외 취사행위

해설 (수도법 제7조 제4항) 제1항과 제2항에 따라 지정·공고된 상수원보호구역에서 다음 각 호의 어느 하나에 해당하는 행위를 하려는 자는 관할 특별자치시장·특별자치도지사·시장·군수·구청장의 허가를 받아야 한다. 다만, 대통령령으로 정하는 경미한 행위인 경우에는 신고하여야 한다.
1. 건축물, 그 밖의 공작물의 신축·증축·개축·재축·이전·용도변경 또는 제거
2. 입목 및 대나무의 재배 또는 벌채
3. 토지의 굴착·성토, 그 밖에 토지의 형질변경

정답 19 ① 20 ⑤ 21 ②

22 다음 중 「먹는물관리법」상 먹는물 공동시설의 관리대상에 대해 올바르게 설명한 것은?

① 상시 이용인구가 10명 미만인 것으로 시·도지사의 수질관리가 특히 필요한 시설
② 상시 이용인구가 20명 이상인 것으로서 시·도지사가 지정한 시설
③ 상시 이용인구가 30명 이상인 것으로 도지사가 지정한 시설
④ 상시 이용인구가 40명 이상인 것으로 광역시장이 지정한 시설
⑤ 상시 이용인구가 50명 이상으로서 먹는물 공동시설 소재지의 시장·군수 또는 구청장(자치구의 구청장을 말함)이 지정하는 시설

해설 (먹는물관리법 시행규칙 제2조 제1항 : 먹는물 공동시설의 관리) 법 제8조 제3항에 따른 먹는물 공동시설의 관리대상은 다음 각 호와 같다.
1. 상시 이용인구가 50명 이상으로서 먹는물 공동시설 소재지의 특별자치시장·특별자치도지사·시장·군수 또는 구청장(구청장은 자치구의 구청장, "시장·군수·구청장"이라 한다)이 지정하는 시설
2. 상시 이용인구가 50명 미만으로서 시장·군수·구청장이 수질관리가 특히 필요하다고 인정하여 지정하는 시설

23 다음 중 먹는물 공동시설의 관리대상이란?

① 상시 이용인구가 10명 미만인 것으로 시·도지사의 수질관리가 특히 필요한 시설
② 상시 이용인구가 20명 이상인 것으로 시·도지사가 지정한 시설
③ 상시 이용인구가 30명 이상으로서 먹는물 공동시설 소재지의 특별자치시장·특별자치도지사·시장·군수 또는 구청장이 지정하는 시설
④ 상시 이용인구가 40명 이상인 것으로 광역시장이 지정하는 시설
⑤ 상시 이용인구가 50명 이상으로서 먹는물 공동시설 소재지의 특별자치시장·특별자치도지사·시장·군수 또는 구청장이 지정하는 시설

해설 (먹는물관리법 시행규칙 제2조 제1항 : 먹는물 공동시설의 관리) 22번 문제 해설 참조

24 「먹는물관리법」상 특별자치시장·특별자치도지사·시장·군수 또는 구청장이 지정하는 관리대상 먹는물 공동시설의 상시 이용인구는?

① 50명 미만
② 50명 이상
③ 100명 이상
④ 200명 이상
⑤ 250명 이상

해설 (먹는물관리법 시행규칙 제2조 제1항 : 먹는물 공동시설의 관리) 22번 문제 해설 참조

정답 22 ⑤ 23 ⑤ 24 ②

25 「먹는물관리법」상 냉·온수기 또는 정수기 설치·관리자는 먹는물이 오염되기 쉬운 장소에 냉·온수기 또는 정수기를 설치해서는 안된다. 다음 중 냉·온수기 또는 정수기의 설치·관리에 대한 설명으로 올바른 것을 모두 고른 것은?

> 가. 냉·온수기는 고온·고압증기소독방법, 약품과 증기소독의 병행방법 등으로 6개월마다 1회 이상 물과 접촉하는 부분에 대해 청소소독을 실시한다.
> 나. 냉·온수기 또는 정수기는 실외 또는 직사광선이 비추는 장소나 냉·난방기 앞에는 설치를 금지한다.
> 다. 냉·온수기 또는 정수기 설치·관리자는 냉·온수기 또는 정수기의 설치 장소, 설치 대수 등을 시장·군수·구청장에게 신고하여야 한다.
> 라. 정수기는 총대장균군 및 탁도 항목이 수질기준에 적합하도록 관리한다.

① 가, 나, 다 ② 가, 다 ③ 나, 라
④ 라 ⑤ 가, 나, 다, 라

해설 (먹는물관리법 시행규칙 제2조의2 제4항: 냉·온수기 또는 정수기의 설치·관리) 법 제8조의2 제6항에 따른 냉·온수기 또는 정수기의 설치금지 장소 및 관리방법에 관한 구체적 기준은 다음과 같다. 〈개정 2025.2.21.〉
1. 냉·온수기 또는 정수기 설치금지 장소
   가. 실외 또는 직사광선이 비추는 장소
   나. 화장실과 가까운 장소
   다. 냉·난방기 앞
2. 냉·온수기 관리방법
   가. 에어필터를 1년마다 1회 이상 정기적으로 교환할 것
   나. 고온·고압증기소독방법, 약품과 증기소독의 병행방법 등으로 6개월마다 1회 이상 물과 접촉하는 부분에 대해 청소소독을 실시할 것. 다만, 약품소독을 하는 경우에는 약품이 냉·온수기에 잔류하지 않도록 할 것
   다. 별지 제1호의3서식의 냉·온수기 관리카드를 비치하고, 기록을 유지할 것
   라. 먹는샘물 또는 먹는염지하수(이하 "먹는샘물등"이라 한다)의 투입구, 취수 꼭지 및 물받이를 청결하게 관리할 것
3. 정수기 관리방법
   가. 필터는 해당 정수기의 사용방법 설명서에 따라 정기적으로 교환할 것
   나. 고온·고압증기소독방법, 약품과 증기소독의 병행방법, 전기분해방법 등으로 6개월마다 1회 이상 물과 접촉하는 부분에 대해 청소소독을 실시할 것. 이 경우, 소독에 사용한 약품이 정수기에 잔류하지 않도록 할 것
   다. 별지 제1호의4서식의 정수기 관리카드를 비치하고, 기록을 유지할 것
   라. 총대장균군 및 탁도 항목이 수질기준에 적합하도록 관리할 것
   마. 먹는물 투입구, 취수 꼭지 및 물받이를 청결하게 관리할 것

(먹는물관리법 제8조의2 제1항: 냉·온수기 또는 정수기의 설치·관리) 냉·온수기 설치·관리자 또는 정수기 설치·관리자는 환경부령으로 정하는 바에 따라 냉·온수기 또는 정수기의 설치 장소, 설치 대수 등을 시장·군수·구청장에게 신고하여야 한다. 신고한 사항 중 환경부령으로 정하는 중요한 사항을 변경하려는 때에도 또한 같다.

26 다음 중 「먹는물관리법」상 정수장에서 매일 1회 이상 수질검사 항목인 것은?

> 가. 냄새 나. 색도
> 다. 잔류염소 라. 탁도

① 가, 나, 다 ② 가, 다 ③ 나, 라
④ 라 ⑤ 가, 나, 다, 라

정답 25 ⑤ 26 ⑤

해설 **(먹는물 수질기준 및 검사 등에 관한 규칙 제4조 제1항)** 「수도법」에 따라 일반수도사업자, 전용상수도 설치자 및 소규모 급수시설을 관할하는 시장·군수·구청장(자치구의 구청장)은 다음 각 호의 구분에 따라 수질검사를 실시하여야 한다.
1. 광역상수도 및 지방상수도의 경우
   가. 정수장에서의 검사
      (1) 냄새, 맛, 색도, 탁도, 수소이온 농도 및 잔류염소에 관한 검사 : 매일 1회 이상
      (2) 일반세균, 총 대장균군, 대장균 또는 분원성 대장균군, 암모니아성 질소, 질산성 질소, 과망간산칼륨 소비량 및 증발잔류물에 관한 검사 : 매주 1회 이상. 다만, 일반세균, 총 대장균군, 대장균 또는 분원성 대장균군을 제외한 항목에 대하여 지난 1년간 수질 검사를 실시한 결과 별표 1에 따른 수질기준의 10퍼센트를 초과한 적이 없는 항목에 대하여는 매월 1회 이상
      (3) 별표 1의 제1호부터 제3호까지 및 제5호에 관한 검사 : 매월 1회 이상. 다만, 일반세균, 총 대장균군, 대장균 또는 분원성 대장균군, 암모니아성 질소, 질산성 질소, 과망간산칼륨 소비량, 냄새, 맛, 색도, 수소이온 농도, 염소이온, 망간, 탁도 및 알루미늄을 제외한 항목에 대하여 지난 3년간 수질검사를 실시한 결과 별표 1에 따른 수질기준의 10퍼센트를 초과한 적이 없는 항목에 대하여는 매 분기 1회 이상
      (4) 별표 1의 제4호에 관한 검사 : 매 분기 1회 이상. 다만, 총 트리할로메탄, 클로로포름, 브로모디클로로메탄 및 디브로모클로로메탄은 매월 1회 이상

---

27 다음 중 「먹는물관리법」상 다음 음료수 수질기준 중 일반세균(A) 및 총대장균군(B)의 기준이 맞는 것은?

일반세균(A)	총대장균군(B)
① 50cc 중 음성	100개 이하/cc
② 100cc 중 음성	100개 이하/cc
③ 10개 이하/cc	100cc 중 음성
④ 100개 이하/cc	10개 이하/cc
⑤ 100개 이하/cc	100cc 중 음성

해설 **(먹는물 수질기준 및 검사 등에 관한 규칙 제4조 제2항)** 「먹는물관리법」 제8조에 따라 먹는물 공동시설을 관리하는 시장·군수·구청장은 다음 각 호의 기준에 따라 수질검사를 실시하여야 한다.
1. 별표 1의 전항목 검사 : 매년 1회 이상
2. 별표 1 중 일반세균, 총 대장균군, 대장균 또는 분원성 대장균군, 암모니아성 질소, 질산성 질소 및 과망간산칼륨 소비량에 관한 검사 : 매 분기 1회 이상

[별표 1] 먹는물의 수질기준 〈개정 2021.9.16.〉
1. 미생물에 관한 기준
   가. 일반세균은 1mL 중 100CFU를 넘지 아니할 것. 다만, 샘물 및 염지하수의 경우에는 저온일반세균은 20CFU/mL, 중온일반세균은 5CFU/mL를 넘지 아니하여야 하며, 먹는샘물, 먹는염지하수 및 먹는해양심층수의 경우에는 병에 넣은 후 4℃를 유지한 상태에서 12시간 이내 검사해 저온일반세균은 100CFU/mL, 중온일반세균은 20CFU/mL를 넘지 아니할 것
   나. 총 대장균군은 100mL(샘물·먹는샘물, 염지하수·먹는염지하수 및 먹는해양심층수의 경우에는 250mL)에서 검출되지 아니할 것. 다만, 매월 또는 매 분기 실시하는 총 대장균군의 수질검사 시료 수가 20개 이상인 정수시설의 경우에는 검출된 시료 수가 5퍼센트를 초과하지 아니하여야 한다.
   다. 대장균·분원성 대장균군은 100mL에서 검출되지 아니할 것. 다만, 샘물·먹는샘물, 염지하수·먹는염지하수 및 먹는해양심층수의 경우에는 적용하지 아니한다.
   라. 분원성 연쇄상구균·녹농균·살모넬라 및 쉬겔라는 250mL에서 검출되지 아니할 것(샘물·먹는샘물, 염지하수·먹는염지하수 및 먹는해양심층수의 경우에만 적용)
   마. 아황산환원혐기성포자형성균은 50mL에서 검출되지 아니할 것(샘물·먹는샘물, 염지하수·먹는염지하수 및 먹는해양심층수의 경우에만 적용)
   바. 여시니아균은 2L에서 검출되지 아니할 것(먹는물 공동시설의 물의 경우에만 적용)

정답 27 ⑤

28 먹는물의 수질기준 중 건강상 유해영향 무기물질의 기준이 아닌 것은?

① 납　　　　　　　　② 동　　　　　　　　③ 비소
④ 셀레늄　　　　　　⑤ 크롬

해설　(먹는물 수질기준 및 검사 등에 관한 규칙 제2조 [별표 1] : 먹는물의 수질기준) 〈개정 2021.9.16.〉
2. 건강상 유해영향 무기물질에 관한 기준
　가. 납은 0.01mg/L를 넘지 아니할 것
　나. 불소는 1.5mg/L(샘물·먹는샘물 및 염지하수·먹는염지하수의 경우에는 2.0mg/L)를 넘지 아니할 것
　다. 비소는 0.01mg/L(샘물·염지하수의 경우에는 0.05mg/L)를 넘지 아니할 것
　라. 셀레늄은 0.01mg/L(염지하수의 경우에는 0.05mg/L)를 넘지 아니할 것
　마. 수은은 0.001mg/L를 넘지 아니할 것
　바. 시안은 0.01mg/L를 넘지 아니할 것
　사. 크롬은 0.05mg/L를 넘지 아니할 것
　아. 암모니아성 질소는 0.5mg/L를 넘지 아니할 것
　자. 질산성 질소는 10mg/L를 넘지 아니할 것
　차. 카드뮴은 0.005mg/L를 넘지 아니할 것
　카. 붕소는 1.0mg/L를 넘지 아니할 것(염지하수의 경우에는 적용하지 아니한다)
　타. 브롬산염은 0.01mg/L를 넘지 아니할 것(수돗물, 먹는샘물, 염지하수·먹는염지하수, 먹는해양심층수 및 오존으로 살균·소독 또는 세척 등을 하여 먹는물로 이용하는 지하수만 적용)
　파. 스트론튬은 4mg/L를 넘지 아니할 것(먹는염지하수 및 먹는해양심층수의 경우에만 적용)
　하. 우라늄은 30μg/L를 넘지 않을 것[수돗물(지하수를 원수로 사용하는 수돗물), 샘물, 먹는샘물, 먹는염지하수 및 먹는물 공동시설의 물의 경우에만 적용)]

29 다음 중 「먹는물관리법」상 먹는물의 수질기준 중 건강상 유해영향 무기물질의 기준이 아닌 것은?

① 납　　　　　　　　② 동　　　　　　　　③ 비소
④ 카드뮴　　　　　　⑤ 크롬

해설　(먹는물 수질기준 및 검사 등에 관한 규칙 제2조 별표 1) 28번 문제 해설 참조

30 「먹는물관리법」상 먹는물의 수질기준 중 건강상 유해영향 무기물질이 아닌 것은?

① 납(Pb)　　　　　　② 비소(As)　　　　　③ 아연(Zn)
④ 수은(Hg)　　　　　⑤ 카드뮴(Cd)

해설　(먹는물 수질기준 및 검사 등에 관한 규칙 제2조 별표 1) 28번 문제 해설 참조

31 다음 중 「먹는물관리법」상 냉·온수기의 설치금지 장소로 올바르게 조합된 것은?

| 가. 화장실과 가까운 장소 | 나. 직사광선이 비추는 장소 |
| 다. 냉·난방기 앞 | 라. 실내 |

① 가, 나, 다　　　　　② 가, 다　　　　　　③ 나, 라
④ 라　　　　　　　　⑤ 가, 나, 다, 라

정답　28 ②　29 ②　30 ③　31 ①

해설 (먹는물관리법 시행규칙 제2조의 2 제4항) 법 제8조의2 제6항에 따른 냉·온수기 또는 정수기의 설치금지 장소 및 관리방법에 관한 구체적 기준은 다음과 같다. 〈개정 2025.2.21.〉
1. 냉·온수기 또는 정수기 설치금지 장소
   가. 실외 또는 직사광선이 비추는 장소
   나. 화장실과 가까운 장소
   다. 냉·난방기 앞
2. 냉·온수기 관리방법
   가. 에어필터를 1년마다 1회 이상 정기적으로 교환할 것
   나. 고온·고압증기소독방법, 약품과 증기소독의 병행방법 등으로 6개월마다 1회 이상 물과 접촉하는 부분에 대해 청소소독을 실시할 것. 다만, 약품소독을 하는 경우에는 약품이 냉·온수기에 잔류하지 않도록 할 것
   다. 냉·온수기 관리카드를 비치하고, 기록을 유지할 것
   라. 먹는샘물 또는 먹는염지하수(이하 "먹는샘물등"이라 한다)의 투입구, 취수 꼭지 및 물받이를 청결하게 관리할 것
3. 정수기 관리방법
   가. 필터는 해당 정수기의 사용방법 설명서에 따라 정기적으로 교환할 것
   나. 고온·고압증기소독방법, 약품과 증기소독의 병행방법, 전기분해방법 등으로 6개월마다 1회 이상 물과 접촉하는 부분에 대해 청소소독을 실시할 것. 이 경우, 소독에 사용한 약품이 정수기에 잔류하지 않도록 할 것
   다. 정수기 관리카드를 비치하고, 기록을 유지할 것
   라. 총대장균군 및 탁도 항목이 수질기준에 적합하도록 관리할 것
   마. 먹는물 투입구, 취수 꼭지 및 물받이를 청결하게 관리할 것

32. 냉·온수기 설치·관리자가 냉·온수기를 설치할 때 누구에게 신고해야 하는가?
① 관할 보건소장
② 시·도지사
③ 시장·군수·구청장
④ 보건복지부장관
⑤ 환경부장관

해설 (먹는물관리법 제8조의2 제1항) 냉·온수기 설치·관리자 또는 정수기 설치·관리자는 환경부령으로 정하는 바에 따라 냉·온수기 또는 정수기의 설치 장소, 설치 대수 등을 시장·군수·구청장에게 신고하여야 한다. 신고한 사항 중 환경부령으로 정하는 중요한 사항을 변경하려는 때에도 또한 같다.

33. 다음 중 「먹는물관리법」상 샘물의 수질보전을 위하여 해당하는 지역 및 그 주변지역을 샘물보전구역으로 지정할 수 있는 사람은?
① 국토해양부장관
② 시·도지사
③ 시장·구청장
④ 시장·군수
⑤ 환경부장관

해설 (먹는물관리법 제8조의3 제1항 : 샘물보전구역의 지정) 시·도지사는 샘물의 수질보전을 위하여 다음 각 호의 어느 하나에 해당하는 지역 및 그 주변지역을 샘물보전구역으로 지정할 수 있다. 〈개정 2020.5.26.〉
1. 인체에 이로운 무기물질이 많이 들어있어 먹는샘물의 원수로 이용가치가 높은 샘물이 부존되어 있는 지역
2. 샘물의 수량이 풍부하게 부존되어 있는 지역
3. 그 밖에 샘물의 수질보전을 위하여 필요한 지역으로서 대통령령으로 정하는 지역

34. 샘물보전구역을 지정하는 자는?
① 보건복지부장관
② 시·도지사
③ 시장·군수·구청장
④ 질병관리청장
⑤ 환경부장관

해설 (먹는물관리법 제8조의3 제1항) 33번 문제 해설 참조

정답 32 ③ 33 ② 34 ②

35 다음 중 「먹는물관리법」상 샘물보전구역을 지정할 수 있는 사람은?

① 국립환경과학원장 ② 보건복지부장관 ③ 시·도지사
④ 식품의약품안전처장 ⑤ 환경부장관

해설 (먹는물관리법 제8조의3 제1항) 33번 문제 해설 참조

---

36 다음 중 「먹는물관리법」상 샘물보전구역에서의 금지행위로 올바르게 조합된 것은?

가. 가축의 사체 매몰	나. 공공하수처리시설의 설치
다. 분뇨처리시설의 설치	라. 폐기물처리시설의 설치

① 가, 나, 다 ② 가, 다 ③ 나, 라
④ 라 ⑤ 가, 나, 다, 라

해설 (먹는물관리법 제8조의5 : 샘물보전구역에서의 금지행위) 누구든지 샘물보전구역에서는 다음 각 호의 어느 하나에 해당하는 행위를 하여서는 아니 된다. 다만, 먹는샘물 제조시설 및 그 부속시설에 수반되는 시설로서 환경부령으로 정하는 시설을 환경부령으로 정하는 바에 따라 시·도지사의 허가를 받아 설치하는 경우에는 그러하지 아니하다.
1. 가축의 사체 매몰
2. 폐기물처리시설의 설치
3. 특정토양오염관리대상시설의 설치
4. 폐수배출시설의 설치
5. 공공하수처리시설 또는 분뇨처리시설의 설치
6. 「가축분뇨의 관리 및 이용에 관한 법률」에 따른 배출시설 또는 처리시설의 설치
7. 그 밖에 대통령령으로 정하는 오염유발시설의 설치

---

37 「먹는물관리법」상 대통령령으로 정하는 규모 이상의 샘물 또는 염지하수를 개발하려는 자는 다음 중 누구의 허가를 받아야 하는가?

① 국토해양부장관 ② 시·도지사 ③ 시장·구청장
④ 시장·군수 ⑤ 환경부장관

해설 (먹는물관리법 제9조 제1항 : 샘물 또는 염지하수의 개발허가 등) 대통령령으로 정하는 규모 이상의 샘물 또는 염지하수("샘물 등")를 개발하려는 자는 환경부령으로 정하는 바에 따라 시·도지사의 허가를 받아야 한다.

---

38 「먹는물관리법」상 대통령령으로 정하는 규모 이상의 샘물을 개발하려는 사람은 다음 중 누구의 허가를 받아야 하는가?

① 보건복지부장관 ② 시·도지사 ③ 식품의약품안전처장
④ 질병관리청장 ⑤ 환경부장관

해설 (먹는물관리법 제9조 제1항 : 샘물 또는 염지하수의 개발허가 등) 37번 문제 해설 참조

정답 35 ③ 36 ⑤ 37 ② 38 ②

39 「먹는물관리법」상 샘물 또는 염지하수개발허가와 관련한 대통령령이 정하는 규모의 샘물등이란 1일 취수 능력이 다음 중 얼마 이상을 말하는가?

① 1일 취수능력 500톤 이상 ② 1일 취수능력 400톤 이상
③ 1일 취수능력 300톤 이상 ④ 1일 취수능력 200톤 이상
⑤ 1일 취수능력 100톤 이상

해설 (먹는물관리법 시행령 제3조 제1항) 법 제9조 제1항에서 "대통령령으로 정하는 규모 이상의 샘물 또는 염지하수("샘물등")를 개발하려는 자"란 다음 각 호의 자를 말한다.
1. 먹는샘물 또는 먹는염지하수("먹는샘물등")의 제조업을 하려는 자[식품의약품안전처장이 고시한 식품의 기준과 규격 중 음료류에 해당하는 식품을 제조하기 위하여 먹는샘물등의 제조설비를 사용하는 자를 포함]
2. 1일 취수능력 300톤 이상의 샘물등[원수의 일부를 음료류·주류 등의 원료로 사용하는 샘물등을 말한다. 이하 "기타샘물"]을 개발하려는 자

40 1일 취수능력 300톤 이상의 샘물을 개발하려는 자는 누구에게 허가를 맡는가?

① 보건복지부장관 ② 시·도지사 ③ 시장·군수·구청장
④ 질병관리청장 ⑤ 환경부장관

해설 (먹는물관리법 제9조 제1항) 대통령령으로 정하는 규모 이상의 샘물 또는 염지하수("샘물등")를 개발하려는 자는 환경부령으로 정하는 바에 따라 시·도지사의 허가를 받아야 한다.
(먹는물관리법 시행령 제3조 제1항) 법 제9조 제1항에서 "대통령령으로 정하는 규모 이상의 샘물 또는 염지하수("샘물등")를 개발하려는 자"란 다음 각 호의 자를 말한다.
1. 먹는샘물 또는 먹는염지하수("먹는샘물등")의 제조업을 하려는 자
2. 1일 취수능력 300톤 이상의 샘물등을 개발하려는 자

41 「먹는물관리법」상 먹는염지하수의 개발허가를 받아야 하는 자는?

① 1일 취수능력 30톤 이상 개발하려는 자 ② 1일 취수능력 50톤 이상 개발하려는 자
③ 1일 취수능력 100톤 이상 개발하려는 자 ④ 1일 취수능력 300톤 이상 개발하려는 자
⑤ 1일 취수능력 500톤 이상 개발하려는 자

해설 (먹는물관리법 시행령 제3조 제1항) 40번 문제 해설 참조

정답 39 ③ 40 ② 41 ④

42 아래 내용은 「먹는물관리법」상 샘물등의 개발의 임시허가에 대한 설명이다. 다음 중 올바르게 설명한 것을 모두 고른 것은?

> 가. 샘물등의 개발의 임시 허가를 받은 자가 임시 허가를 받은 사항 중 대통령령으로 정하는 사항을 변경하는 경우에는 그 사유가 발생한 날부터 1개월 이내에 시·도지사에게 신고하여야 한다.
> 나. 시·도지사는 변경신고를 받은 날부터 7일 이내에 변경신고 수리 여부를 신고인에게 통지하여야 한다.
> 다. 시·도지사는 샘물등의 개발을 허가하기 전에 환경영향조사의 대상이 되는 샘물등을 개발하려는 자에게는 환경영향조사를 실시하고, 그에 관한 "조사서"를 정하는 기간에 제출할 것을 조건으로 샘물등의 개발을 임시 허가할 수 있다
> 라. 시·도지사가 정한 기간 내에 신고수리 여부 또는 민원 처리 관련 법령에 따른 처리기간의 연장을 신고인에게 통지하지 아니하면 그 기간이 끝난 날의 다음 날에 변경신고를 수리한 것으로 본다.

① 가, 나, 다 ② 가, 다 ③ 나, 라
④ 라 ⑤ 가, 나, 다, 라

해설 (먹는물관리법 제10조 : 샘물등의 개발의 임시 허가)
① 시·도지사는 제9조에 따라 샘물등의 개발을 허가하기 전에 제13조 제1항에 따른 환경영향조사의 대상이 되는 샘물등을 개발하려는 자에게는 환경영향조사를 실시하고, 그에 관한 서류("조사서")를 환경부령으로 정하는 기간에 제출할 것을 조건으로 샘물등의 개발을 임시 허가할 수 있다. 〈개정 2021.1.5.〉
② 시·도지사는 제1항에 따라 임시 허가를 받은 자가 정당한 사유 없이 그 기간에 조사서를 제출하지 아니하면 임시 허가를 취소하여야 한다. 〈개정 2021.1.5.〉
③ 제1항에 따라 샘물등의 개발의 임시 허가를 받은 자가 임시 허가를 받은 사항 중 대통령령으로 정하는 사항을 변경하는 경우에는 그 사유가 발생한 날부터 1개월 이내에 환경부령으로 정하는 바에 따라 시·도지사에게 신고하여야 한다. 〈신설 2021.1.5.〉
④ 시·도지사는 제3항에 따른 변경신고를 받은 날부터 7일 이내에 변경신고 수리 여부를 신고인에게 통지하여야 한다. 〈신설 2021.1.5.〉
⑤ 시·도지사가 제4항에서 정한 기간 내에 신고수리 여부 또는 민원 처리 관련 법령에 따른 처리기간의 연장을 신고인에게 통지하지 아니하면 그 기간(민원 처리 관련 법령에 따라 처리기간이 연장 또는 재연장된 경우에는 해당 처리기간)이 끝난 날의 다음 날에 변경신고를 수리한 것으로 본다. 〈신설 2021.1.5〉

43 「먹는물관리법」상 시·도지사는 샘물등의 개발을 허가하기 전에 환경영향조사의 대상이 되는 샘물등을 개발하려는 자에게는 환경영향조사를 실시하고, 그에 관한 "조사서"를 환경부령으로 정하는 기간에 제출할 것을 조건으로 샘물등의 개발을 임시 허가할 수 있다. 다음 중 "환경부령으로 정하는 기간"이란 임시 허가를 받은 날부터 몇 년을 말하는가?

① 1년 ② 2년 ③ 3년
④ 4년 ⑤ 5년

해설 (먹는물관리법 시행규칙 제4조 제1항 : 샘물등의 개발의 임시 허가) 법 제10조 제1항에서 "환경부령으로 정하는 기간"이란 임시 허가를 받은 날부터 2년을 말한다. 다만, 시·도지사는 다음 각 호의 어느 하나에 해당하는 경우에는 1회에 한하여 6개월의 범위에서 그 기간을 연장할 수 있다. 〈개정 2021.7.23.〉
1. 천재지변이나 그 밖의 재해로 인하여 환경영향조사를 수행할 수 없는 경우
2. 해당 샘물등의 개발의 환경영향조사 업무를 수행 중인 환경영향조사 대행자가 그 업무를 수행할 수 없게 된 경우

정답 42 ⑤ 43 ②

44 다음 중 「먹는물관리법」상 샘물 등의 개발허가의 유효기간은?

① 1년　　② 2년　　③ 3년
④ 4년　　⑤ 5년

해설 (먹는물관리법 제12조 제1항 : 샘물등의 개발허가의 유효기간) 제9조의 샘물등의 개발허가의 유효기간은 5년으로 한다.

45 다음 중 샘물 개발허가에 대한 설명으로 가장 올바르지 못한 것은?

① 샘물 개발허가의 허가권자는 환경부장관이다.
② 샘물 개발허가의 유효기간은 5년이다.
③ 허가대상은 1일 취수능력 300톤 이상 먹는샘물 제조업을 하고자 하는 자이다.
④ 환경영향심사 결과 다른 공공의 지하수 자원 개발 또는 지표수의 수질 등에 영향을 미칠 우려가 있다고 인정하는 때에는 샘물 개발허가를 아니할 수 있다.
⑤ 환경영향조사를 실시하여 조사서를 허가받은 날로부터 2년 이내에 제출할 조건으로 샘물 개발의 가허가를 할 수 있다.

해설 (먹는물관리법 제11조 제1항) 시·도지사는 제18조에 따른 환경영향심사 결과 다른 공공의 지하수 자원 개발 또는 지표수의 수질 등에 영향을 미칠 우려가 있다고 인정하면 제9조의 샘물등의 개발허가를 하지 아니할 수 있다.

(먹는물관리법 제10조 제1항) 시·도지사는 제9조에 따라 샘물등의 개발을 허가하기 전에 제13조 제1항에 따른 환경영향조사의 대상이 되는 샘물등을 개발하려는 자에게는 환경영향조사를 실시하고, 그에 관한 서류(이하 "조사서"를 환경부령으로 정하는 기간에 제출할 것을 조건으로 샘물등의 개발을 임시 허가할 수 있다. 〈개정 2021.1.5.〉

(먹는물관리법 시행규칙 제4조 제1항) 법 제10조 제1항에서 "환경부령으로 정하는 기간"이란 임시허가를 받은 날부터 2년을 말한다. 다만, 시·도지사는 다음 각 호의 어느 하나에 해당하는 경우에는 1회에 한하여 6개월의 범위에서 그 기간을 연장할 수 있다. 〈개정 2021.7.23.〉
1. 천재지변이나 그 밖의 재해로 인하여 환경영향조사를 수행할 수 없는 경우
2. 해당 샘물등의 개발의 환경영향조사 업무를 수행 중인 환경영향조사 대행자가 그 업무를 수행할 수 없게 된 경우

(먹는물관리법 제12조 제1항) 제9조의 샘물등의 개발허가의 유효기간은 5년으로 한다.

(먹는물관리법 시행령 제3조 제1항) 법 제9조 제1항에서 "대통령령으로 정하는 규모 이상의 샘물 또는 염지하수("샘물등")를 개발하려는 자"란 다음 각 호의 자를 말한다.
1. 먹는샘물 또는 먹는염지하수("먹는샘물등")의 제조업을 하려는 자
2. 1일 취수능력 300톤 이상의 샘물등을 개발하려는 자

46 다음 중 「먹는물관리법」상 시·도지사가 샘물등의 개발허가를 받은 자에게 그 허가를 취소할 수 있는 경우를 모두 고른 것은?

> 가. 먹는샘물등의 제조업 허가가 취소된 경우로서 2년 이내에 먹는샘물등의 제조업 허가를 다시 받지 아니한 경우
> 나. 허가를 받은 후 2년 이내에 정당한 사유 없이 먹는샘물 또는 먹는염지하수("먹는샘물등")의 제조업의 허가를 받지 아니한 경우
> 다. 허가를 받은 후 2년 이내에 정당한 사유 없이 샘물등을 개발하지 아니한 경우
> 라. 지하수 개발·이용허가를 받거나 신고를 한 자가 지하수의 용도변경, 취수능력의 증가 등으로 샘물등의 개발허가를 받은 경우

① 가, 나, 다　　② 가, 다　　③ 나, 라
④ 라　　⑤ 가, 나, 다, 라

정답 44 ⑤　45 ①　46 ①

해설 (먹는물관리법 제12조의2 제2항 : 샘물등의 개발허가의 취소) 시·도지사는 제9조에 따라 샘물등의 개발허가를 받은 자가 다음 각 호의 어느 하나에 해당하는 경우에는 허가를 취소할 수 있다. 〈개정 2020.5.26.〉
1. 허가를 받은 후 2년 이내에 정당한 사유 없이 샘물등을 개발하지 아니하거나 먹는샘물 또는 먹는염지하수("먹는샘물등")의 제조업의 허가를 받지 아니한 경우. 다만, 제53조에 따른 지하수의 용도변경, 취수능력의 증가 등으로 제9조에 따른 샘물등의 개발허가를 받은 경우는 제외한다.
2. 먹는샘물등의 제조업 허가가 취소된 경우로서 2년 이내에 먹는샘물등의 제조업 허가를 다시 받지 아니한 경우

(먹는물관리법 제53조 : 다른 법률과의 관계) 「지하수법」 제7조와 제8조에 따라 지하수 개발·이용허가를 받거나 신고를 한 자가 지하수의 용도변경, 취수능력의 증가 등으로 제9조에 따른 샘물 개발허가를 받아야 하는 경우에는 대통령령으로 정하는 바에 따라 제10조에 따른 샘물 개발 임시 허가를 시·도지사에게 신청하는 때에 샘물개발 임시 허가를 받은 것으로 본다. 〈개정 2021.1.5.〉

---

47 「먹는물관리법」상 샘물 제조업을 하고자 하는 자는 주변환경에 미치는 영향과 주변환경으로부터 발생하는 해로운 영향을 줄일 수 있는 방안에 대해 조사하여야 한다. 다음 중 이러한 조사를 말하는 것은?

① 수질관리 ② 환경영향심사 ③ 환경영향조사
④ 환경영향평가 ⑤ 환경조사

해설 (먹는물관리법 제13조 제1항 : 환경영향조사) 제9조에 따라 샘물등의 개발허가를 받으려는 자 중 먹는샘물등의 제조업을 하려는 자와 그 밖에 1일 취수능력이 대통령령으로 정하는 기준에 해당하는 규모의 샘물등을 개발하려는 자는 샘물등의 개발로 주변 환경에 미치는 영향과 주변 환경으로부터 발생하는 해로운 영향을 예측·분석하여 이를 줄일 수 있는 방안에 관한 환경영향조사를 실시하여야 하며, 조사서를 작성하여 제9조에 따라 허가를 신청할 때에 시·도지사에게 제출하여야 한다.

---

48 「먹는물관리법」상 환경영향조사의 실시를 대행하려는 자는 다음 중 누구에게 등록하여야 하는가?

① 국무총리 ② 국토교통부장관 ③ 군수
④ 대통령 ⑤ 시·도지사

해설 (먹는물관리법 제15조 : 환경영향조사 대행자의 등록) 환경영향조사의 실시를 대행하려는 자는 환경부령으로 정하는 바에 따라 기술능력, 시설, 장비를 갖추어 시·도지사에게 등록하여야 한다. 등록한 사항 중 환경부령으로 정하는 중요한 사항을 변경하려는 때에도 또한 같다.

---

49 다음 중 「먹는물관리법」상 환경영향조사 대행자의 등록을 할 수 없는 결격사유자가 아닌 사람은?

① 「먹는물관리법」 위반으로 징역형에 대한 집행유예의 선고를 받고 그 집행유예의 기간 중에 있는 자
② 임원 중 파산선고를 받고 복권된 자가 있는 법인
③ 조사대행자의 등록이 취소된 후 2년 미경과자
④ 파산선고를 받고 복권되지 아니한 자
⑤ 피성년후견인 또는 피한정후견인

해설 (먹는물관리법 제16조 : 결격 사유) 다음 각 호의 어느 하나에 해당하는 자는 제15조에 따른 등록을 할 수 없다. 〈개정 2021.1.5.〉
1. 피성년후견인 또는 피한정후견인
2. 파산선고를 받고 복권되지 아니한 자
3. 이 법을 위반하여 징역의 실형을 선고받고 그 집행이 종료(집행이 종료된 것으로 보는 경우를 포함)되거나 집행이 면제된 날부터 2년이 지나지 아니한 자
4. 이 법을 위반하여 징역형의 집행유예를 선고받고 유예기간 중에 있는 자
5. 제17조에 따라 등록이 취소(이 조 제1호 또는 제2호에 해당하여 등록이 취소된 경우는 제외)된 후 2년이 지나지 아니한 자
6. 임원 중 제1호부터 제5호까지의 규정 중 어느 하나에 해당하는 자가 있는 법인

정답 47 ③ 48 ⑤ 49 ②

(먹는물관리법 제17조 제1항 : 조사대행자의 등록취소 등) 시·도지사는 조사대행자가 다음 각 호의 어느 하나에 해당하면 그 등록을 취소하거나 6개월 이내의 기간을 정하여 업무정지를 할 수 있다. 다만, 제1호, 제2호 또는 제9호에 해당하면 그 등록을 취소하여야 한다.
1. 제16조 각 호의 어느 하나에 해당하는 경우. 다만, 법인의 임원 중 제16조 제6호에 해당하는 자가 있는 경우 3개월 이내에 그 임원을 바꾸어 임명하면 등록을 취소하지 아니한다.
2. 거짓이나 그 밖의 부정한 방법으로 등록한 경우
3. 조사서나 그 작성의 기초가 되는 자료를 보존하지 아니한 경우
3의2. 다른 조사서의 내용을 복제하여 조사서를 작성한 경우
3의3. 조사서와 그 작성의 기초가 되는 자료를 거짓으로 작성하거나 조사서를 부실하게 작성한 경우
3의4. 다른 사람에게 등록증이나 명의를 대여하거나 도급받은 환경영향조사업무를 일괄하여 하도급한 경우
3의5. 정도검사를 받지 아니한 경우
4. 제15조에 따른 등록 요건에 미달하게 된 경우
5. 1년에 2회 이상 업무정지처분을 받은 경우
6. 고의나 중대한 과실로 필요한 현장조사를 하지 아니하는 등 환경영향조사 대행업무를 부실하게 한 경우
7. 등록한 후 5년 이내에 환경영향조사 대행업무를 시작하지 아니하거나 계속해서 5년 이상 환경영향조사 대행업무의 실적이 없는 경우
8. 변경등록을 하지 아니하고 영업 행위를 한 경우
9. 업무정지처분 기간 중에 환경영향조사 대행업무를 한 경우

50 다음 중 「먹는물관리법」상 판매금지되는 물이 아닌 것은?

① 먹는샘물 외의 물을 용기에 넣은 것
② 먹는샘물 외의 물이나 그 물을 용기에 넣은 것
③ 부담금증명표지가 없는 수입한 먹는샘물
④ 수입신고를 하지 아니한 먹는샘물
⑤ 허가받지 아니한 먹는샘물

해설 (먹는물관리법 제19조 : 판매 등의 금지) 누구든지 먹는 데 제공할 목적으로 다음 각 호의 어느 하나에 해당하는 것을 판매하거나 판매할 목적으로 채취, 제조, 수입, 저장, 운반 또는 진열하지 못한다.
1. 먹는샘물등 외의 물이나 그 물을 용기에 넣은 것
2. 허가를 받지 아니한 먹는샘물등이나 그 물을 용기에 넣은 것
3. 수입신고를 하지 아니한 먹는샘물등이나 그 물을 용기에 넣은 것

51 「먹는물관리법」상 먹는샘물의 수입판매업을 하고자 하는 사람은 다음 중 누구에게 등록하여야 하는가?

① 국토해양부장관
② 보건복지부장관
③ 시·도지사
④ 시장·군수
⑤ 식품의약품안전처장

해설 (먹는물관리법 제21조 제3항 : 영업의 허가 등) 먹는샘물등의 수입판매업을 하려는 자는 환경부령으로 정하는 바에 따라 시·도지사에게 등록하여야 한다. 환경부령으로 정하는 중요한 사항을 변경하려는 때에도 또한 같다.

정답 50 ③ 51 ③

52 「먹는물관리법」상 정수기의 제조업을 하려는 자는 다음 중 누구에게 신고를 하여야 하는가?

① 대통령　　② 보건복지부장관　　③ 시·도지사
④ 시장·군수·구청장　　⑤ 환경부장관

해설 (먹는물관리법 제21조 제7항 : 영업의 허가 등) 정수기의 제조업 또는 수입판매업을 하려는 자는 제43조 제1항에 따라 환경부장관이 지정한 기관의 검사를 받고 환경부령으로 정하는 바에 따라 시·도지사에게 신고하여야 한다. 환경부령으로 정하는 중요한 사항을 변경하려는 때에도 또한 같다. 〈개정 2021.1.5.〉

53 먹는샘물의 수입판매업을 하고자 하는 자는 다음 중 누구에게 등록하여야 하는가?

① 보건복지부장관　　② 시·도지사　　③ 시장·군수·구청장
④ 식품의약품안전처장　　⑤ 환경부장관

해설 (먹는물관리법 제21조 제3항) 먹는샘물등의 수입판매업을 하려는 자는 환경부령으로 정하는 바에 따라 시·도지사에게 등록하여야 한다. 환경부령으로 정하는 중요한 사항을 변경하려는 때에도 또한 같다.

(먹는물관리법 제21조 : 영업의 허가 등)
① 먹는샘물등의 제조업을 하려는 자는 환경부령으로 정하는 바에 따라 시·도지사의 허가를 받아야 한다. 환경부령으로 정하는 중요한 사항을 변경하려는 때에도 또한 같다.
② 수처리제 제조업을 하려는 자는 환경부령으로 정하는 바에 따라 시·도지사에게 등록하여야 한다. 환경부령으로 정하는 중요한 사항을 변경하려는 때에도 또한 같다.
④ 시·도지사는 제3항에 따른 등록 또는 변경등록의 신청을 받은 날부터 7일 이내에 등록 또는 변경등록 여부를 신청인에게 통지하여야 한다. 〈신설 2021.1.5.〉
⑤ 시·도지사가 제4항에서 정한 기간 내에 등록 여부 또는 민원 처리 관련 법령에 따른 처리기간의 연장을 신청인에게 통지하지 아니하면 그 기간(민원 처리 관련 법령에 따라 처리기간이 연장 또는 재연장된 경우에는 해당 처리기간을 말한다)이 끝난 날의 다음 날에 등록 또는 변경등록을 한 것으로 본다. 〈신설 2021.1.5.〉
⑥ 먹는샘물등의 유통전문판매업을 하려는 자는 환경부령으로 정하는 바에 따라 시·도지사에게 신고하여야 한다. 환경부령으로 정하는 중요한 사항을 변경하려는 때에도 또한 같다. 〈신설 2021.1.5.〉
⑦ 정수기의 제조업 또는 수입판매업을 하려는 자는 제43조 제1항에 따라 환경부장관이 지정한 기관의 검사를 받고 환경부령으로 정하는 바에 따라 시·도지사에게 신고하여야 한다. 환경부령으로 정하는 중요한 사항을 변경하려는 때에도 또한 같다. 〈신설 2021.1.5.〉
⑧ 시·도지사는 제6항 또는 제7항에 따른 신고 또는 변경신고를 받은 날부터 7일 이내에 신고 또는 변경신고 수리 여부를 신고인에게 통지하여야 한다. 〈신설 2021.1.5.〉
⑨ 시·도지사가 제8항에서 정한 기간 내에 신고수리 여부 또는 민원 처리 관련 법령에 따른 처리기간의 연장을 신고인에게 통지하지 아니하면 그 기간(민원 처리 관련 법령에 따라 처리기간이 연장 또는 재연장된 경우에는 해당 처리기간을 말한다)이 끝난 날의 다음 날에 신고 또는 변경신고를 수리한 것으로 본다. 〈신설 2021.1.5.〉
⑩ 시·도지사는 제1항에 따른 허가를 할 때에는 제18조에 따른 조사서의 심사결과에 따라 1일 취수량을 제한하는 등의 필요한 조건을 붙일 수 있다. 〈개정 2021.1.5.〉
⑪ 제1항부터 제9항까지의 규정에 따라 영업허가를 받거나 등록 또는 신고를 한 자가 그 영업을 휴업·재개업 또는 폐업하거나, 허가받은 사항이나 등록 또는 신고한 사항 중 가벼운 사항을 변경하려면 환경부령으로 정하는 바에 따라 시·도지사에게 신고하여야 한다. 〈개정 2021.1.5.〉

54 다음 중 「먹는물관리법」상 시·도지사의 허가를 받아야 하는 업종에 해당하는 것은?

① 먹는샘물등의 수입판매업　　② 먹는샘물등의 유통전문판매업
③ 먹는샘물등의 제조업　　④ 수처리제 제조업
⑤ 정수기의 제조업

해설 (먹는물관리법 제21조 제1항 : 영업의 허가 등) 먹는샘물등의 제조업을 하려는 자는 환경부령으로 정하는 바에 따라 시·도지사의 허가를 받아야 한다. 환경부령으로 정하는 중요한 사항을 변경하려는 때에도 또한 같다.

정답　52 ③　53 ②　54 ③

55 「먹는물관리법」상 품질관리인을 두어야 하는 곳은?

① 먹는샘물등의 제조업자
② 먹는샘물 수입판매업자
③ 시·군·구청장
④ 정수기 설치·관리자
⑤ 환경부장관

> **해설** (먹는물관리법 제27조 제1항) 먹는샘물등의 제조업자, 수처리제 제조업자, 정수기 제조업자는 품질관리인을 두어야 한다. 다만, 개인인 먹는샘물등의 제조업자, 수처리제 제조업자 또는 정수기 제조업자가 제4항에 따른 품질관리인의 자격을 갖추고 제2항에 따른 업무를 직접 수행하는 경우에는 품질관리인을 따로 두지 아니할 수 있다.

56 「먹는물관리법」상 품질관리인을 두어야 하는 영업자는?

① 먹는샘물등의 제조업자
② 먹는샘물 수입업자
③ 먹는샘물 판매업자
④ 수처리제 판매업자
⑤ 정수기 판매업자

> **해설** (먹는물관리법 제27조 제1항 : 품질관리인) 55번 문제 해설 참조

57 다음 중 「먹는물관리법」상 품질관리인에 대한 설명으로 가장 올바르지 못한 것은?

① 먹는샘물등의 제조업자, 수처리제 제조업자 및 정수기 제조업자는 규정에 의한 품질관리인의 업무를 방해하여서는 아니 되며, 그로부터 업무수행상 필요한 요청을 받은 때에는 정당한 사유가 없는 한 이에 응하여야 한다.
② 먹는샘물등의 제조업자, 수처리제 제조업자 및 정수기 제조업자는 품질관리인을 두어야 한다.
③ 수처리제 제조업자가 품질관리인의 자격을 갖추고 품질관리업무를 직접 수행하는 경우에는 품질관리인을 따로 두지 않을 수 있다.
④ 정수기의 제조업의 경우 품질관리인의 자격기준은 수질환경산업기사, 위생사, 영양사 등이 포함된다.
⑤ 품질관리인은 먹는샘물등, 수처리제 또는 정수기를 제조하는 과정에서 품질을 관리하고, 제품 및 시설을 위생적으로 관리하여야 한다.

> **해설** (먹는물관리법 시행령 제6조 : 품질관리인의 자격기준) 법 제27조 제4항에 따른 품질관리인의 자격기준은 다음 각 호와 같다. 〈개정 2024.11.26.〉
> 1. 먹는샘물등의 제조업 및 수처리제 제조업의 경우에는 다음 각 목의 어느 하나에 해당하는 사람
>   가. 수질환경산업기사 이상 또는 위생사의 자격증이 있는 사람
>   나. 대학에서 상수도공학, 환경공학, 화학, 미생물학, 위생학 또는 식품학 등 관련분야의 학과·학부를 졸업한 사람(졸업예정인 사람을 포함)이거나 법령에 따라 이와 같은 수준 이상의 학력이 있다고 인정되는 사람
>   다. 1년 이상 환경행정 또는 식품위생행정 분야의 업무에 종사한 사람
> 2. 정수기의 제조업의 경우에는 다음 각 목의 어느 하나에 해당하는 사람
>   가. 수질환경산업기사 이상, 품질경영산업기사 이상 또는 위생사의 자격증이 있는 사람
>   나. 대학에서 상수도공학, 환경공학, 화학, 미생물학, 위생학, 품질관리 또는 품질경영 분야의 학과·학부를 졸업한 사람(졸업예정인 사람을 포함)이거나 법령에 따라 이와 같은 수준 이상의 학력이 있다고 인정되는 사람
>   다. 수질환경, 위생, 품질관리, 품질경영 또는 정수기 제조 분야에 2년 이상 종사한 사람
>
> (먹는물관리법 제27조 : 품질관리인)
> ① 먹는샘물등의 제조업자, 수처리제 제조업자, 정수기 제조업자는 품질관리인을 두어야 한다. 다만, 개인인 먹는샘물등의 제조업자, 수처리제 제조업자 또는 정수기 제조업자가 제4항에 따른 품질관리인의 자격을 갖추고 제2항에 따른 업무를 직접 수행하는 경우에는 품질관리인을 따로 두지 아니할 수 있다.

정답 55 ① 56 ① 57 ④

② 품질관리인은 먹는샘물등, 수처리제 또는 정수기를 제조하는 과정에서 품질을 관리하고, 제조 시설을 위생적으로 관리하여야 한다.
③ 먹는샘물등의 제조업자, 수처리제 제조업자, 정수기 제조업자는 제2항에 따른 품질관리인의 업무를 방해하여서는 아니 되며, 그로부터 업무수행에 필요한 요청을 받으면 정당한 사유가 없으면 요청에 따라야 한다.
④ 품질관리인의 자격기준은 대통령령으로 정한다.

58 다음 중 「먹는물관리법 및 수도법」상 장티푸스, 파라티푸스, 세균성 이질 병원체의 감염 여부에 관한 건강진단은 몇 개월마다 실시하는가?

① 즉시　　　　　　　　② 1개월　　　　　　　　③ 3개월
④ 6개월　　　　　　　　⑤ 1년

해설 (먹는물 수질기준 및 검사 등에 관한 규칙 제5조 제1항: 건강진단) 「먹는물관리법」 제29조 제1항 및 「수도법」 제32조 제1항에 따라 건강진단을 받아야 하는 자는 다음 각 호의 구분에 따라 장티푸스, 파라티푸스 및 세균성 이질 병원체의 감염 여부에 관하여 건강진단을 받아야 한다. 다만, 소화기계통 전염병이 먹는샘물 또는 먹는염지하수("먹는샘물등")의 제조공장 또는 수도의 취수장·배수지 부근에서 발생하였거나 발생할 우려가 있는 경우에는 즉시 건강진단을 받아야 한다.
1. 「먹는물관리법」 제29조 제1항에 따라 먹는샘물등의 취수·제조·가공·저장·이송시설에서 종사하는 자와 「수도법」 제32조 제1항(동법 제53조에 따라 준용되는 경우 포함)에 따라 취수·정수 또는 배수시설에서 종사하는 자 및 그 시설 안에 거주하는 자 : 6개월마다 1회
2. 「먹는물관리법」 제29조 제1항에 따른 먹는샘물등의 제조업에 종사하는 자로서 제1호 외의 자 : 환경부장관이 전염병의 예방 등을 위하여 필요하다고 인정하는 경우

59 다음 중 「먹는물관리법」상 먹는샘물등의 제조에 종사하는 자 및 그 시설의 구내에 거주하는 자의 건강진단은 누가 실시하는가?

① 관할 보건소장, 시·도지사가 지정하는 의료기관
② 도지사
③ 보건복지부장관
④ 시장·군수·구청장
⑤ 읍·면장

해설 (먹는물 수질기준 및 검사 등에 관한 규칙 제5조 제2항: 건강진단) 제1항에 따른 건강진단은 관할 보건소 또는 특별시장·광역시장 또는 도지사("시·도지사")가 지정하는 지정의료기관에서 실시한다.

60 다음 중 「먹는물관리법」상 먹는물관리법 규정에 의한 영업에 종사하지 못하는 질병으로만 짝지어진 것은?

① 장티푸스, 파라티푸스, 세균성 이질　　　② 장티푸스, 파라티푸스, 아메바성 이질
③ 장티푸스, 파라티푸스, 콜레라　　　　　④ 파라티푸스, 세균성 이질, 간염
⑤ 파라티푸스, 세균성 이질, 소아마비

해설 (먹는물 수질기준 및 검사 등에 관한 규칙 제5조 제3항) 「먹는물관리법」 제29조 제3항에 따라 영업에 종사하지 못하는 질병의 종류는 장티푸스, 파라티푸스, 세균성 이질 병원체의 감염 및 소화기계통 전염병으로 한다.

정답　58 ④　59 ①　60 ①

61 다음 중 「먹는물관리법」상 수질개선부담금의 부과대상에서 제외되는 것은?

① 개발허가를 받은 자가 취수한 샘물
② 먹는샘물등의 수입판매업의 등록을 받은 자가 수입한 먹는샘물
③ 먹는샘물등의 제조설비를 사용하는 자가 취수한 샘물
④ 먹는샘물등의 제조업 허가를 받은 자가 취수한 샘물
⑤ 우리나라에 주재하는 외국군대에 납품하는 것

> **해설** (먹는물관리법 시행령 제7조 제2항) 제1항에 따른 부과대상 중 다음 각 호의 어느 하나에 해당하는 것은 부담금의 부과대상에서 제외한다.
> 1. 수출하는 것
> 2. 우리나라에 주재하는 외국군대 또는 주한외국공관에 납품하는 것
> 3. 「재난 및 안전관리 기본법」에 따라 이재민의 구호를 위하여 지원·제공하는 것
> 4. 환경영향조사 및 환경영향심사를 위하여 취수한 샘물등
>
> (먹는물관리법 시행령 제7조 제1항 : 부담금의 부과대상) 법 제31조 제1항에 따른 수질개선부담금의 부과대상은 다음 각 호와 같다.
> 1. 법 제9조에 따라 개발허가를 받은 자로서 다음 각 목의 구분에 따른 자가 취수한 샘물등
>   가. 기타샘물의 개발허가를 받은 자가 취수한 샘물등
>   나. 음료류를 제조하기 위하여 먹는샘물등의 제조설비를 사용하는 자가 취수한 샘물등
> 2. 먹는샘물등의 제조업 허가를 받은 자("먹는샘물등의 제조업자")가 취수한 샘물등
> 3. 먹는샘물등의 수입판매업 등록을 받은 자("먹는샘물등의 수입판매업자")가 수입한 먹는샘물등

62 다음 중 「먹는물관리법」상 먹는샘물등, 수처리제, 정수기 또는 그 용기의 종류, 성능, 제조방법, 보존방법, 유통기한, 사후관리 등에 관한 기준과 규격을 정하여 고시할 수 있는 사람은?

① 대통령
② 도지사
③ 보건복지부장관
④ 식품의약품안전처장
⑤ 환경부장관

> **해설** (먹는물관리법 제36조 제1항 : 기준과 규격) 환경부장관은 먹는샘물등, 수처리제, 정수기 또는 그 용기의 종류, 성능, 제조방법, 보존방법, 유통기한(그 기한의 연장에 관한 사항을 포함), 사후관리 등에 관한 기준과 성분에 관한 규격을 정하여 고시할 수 있다.

63 다음 중 「먹는물관리법」상 먹는샘물의 광고를 금지 또는 제한할 수 있는 사람은?

① 광역시장·도지사
② 군수
③ 보건복지부장관
④ 시장
⑤ 환경부장관

> **해설** (먹는물관리법 제39조 제1항 : 광고의 제한) 환경부장관은 공익을 위하여 필요하다고 인정하면 대통령령으로 정하는 바에 따라 먹는샘물등에 관한 광고를 금지하거나 제한할 수 있다. 〈개정 2020.5.26.〉

정답 61 ⑤ 62 ⑤ 63 ⑤

64 다음 중 「먹는물관리법」상 먹는샘물의 광고제한 규정에 해당하지 않는 것은?

① 객관적이고 과학적인 근거에 따른 경우
② 국민 건강의식에 지장을 줄 경우
③ 수돗물 공급사업에 지장을 줄 경우
④ 수돗물에 대한 불신을 조장하는 표현을 하는 경우
⑤ 체험사례 등을 이용하는 경우

해설 (먹는물관리법 시행령 제17조 제1항 : 광고의 제한 등) 환경부장관은 법 제39조 제1항에 따라 다음 각 호의 어느 하나에 해당하면 먹는샘물등의 광고를 제한할 수 있다.
1. 먹는샘물등의 광고가 국민건강의식을 잘못 이끌 우려가 있는 경우
2. 먹는샘물등의 광고가 수돗물공급사업에 지장을 줄 우려가 있는 경우

(먹는물관리법 시행규칙 제31조 제1항) 법 제39조 및 영 제17조 제2항에 따른 먹는샘물등의 광고 제한의 기준은 다음 각 호의 어느 하나에 해당하는 것으로 한다.
1. 객관적이고 과학적인 근거자료에 따라 표현하지 않은 경우
2. 삭제 〈2014.11.28.〉
3. 수돗물에 대한 불신을 조장하는 표현을 사용한 경우

(먹는물관리법 시행규칙 제32조 : 거짓 또는 과대 표시·광고의 금지 등) 법 제40조에 따른 거짓 또는 과대의 표시·광고의 범위는 용기·포장·라디오·텔레비전·신문·잡지·음악·영상·인쇄물·간판, 그 밖의 방법에 따라 먹는샘물등·수처리제·정수기 및 그 용기·포장의 명칭·제조방법·품질 또는 사용에 대한 정보를 알리는 행위 중 다음 각 호의 어느 하나에 해당하는 것을 말한다. 〈개정 2021.7.23.〉
1. 먹는샘물등 및 수처리제의 경우
   가. 법 제21조 제1항부터 제3항까지 및 제6항에 따라 허가받은 사항 또는 등록한 사항 또는 신고한 사항이나 법 제26조 제1항에 따라 수입신고한 사항과 다른 내용의 표시·광고
   나. 제품 중에 함유된 성분과 다른 내용의 표시·광고
   다. 제조연월일이나 유통기한을 표시할 때 사실과 다른 내용의 표시·광고
   라. "최고"·"특수" 등의 표현이나 "특수제법" 등의 모호한 표현으로 소비자를 현혹시킬 우려가 있는 표시·광고
   마. 의약품으로 혼동할 우려가 있는 내용의 표시·광고
   바. 체험사례 등을 이용하는 광고

65 먹는샘물등의 제조업자, 수처리제 제조업자, 정수기의 제조업자는 제조하는 제품이 기준과 규격에 적합한지를 자가 품질 검사를 하고, 그 기록은 얼마간 보관하여야 하는가?

① 1년 ② 2년 ③ 3년
④ 5년 ⑤ 10년

해설 (먹는물관리법 시행규칙 제33조 : 자가 품질 검사)
① 법 제41조 제1항에 따른 자가 품질 검사는 다음 각 호의 구분에 따른다.
  1. 먹는샘물등의 제조업자의 경우 : 별표 6의 검사기준. 다만, 제12조 제3항 본문에 따라 전산망을 통하여 자료를 제출한 경우에는 그 일부를 면제할 수 있다.
  2. 수처리제 제조업자의 경우 : 생산품목별 월 1회 이상(검사항목은 법 제36조에 따른 수처리제의 기준과 규격에 관한 고시에서 정한 항목에 따른다)
  3. 정수기의 제조업자의 경우 : 별표 7의 검사기준
② 제1항에 따른 검사성적서는 2년간 보존하여야 한다.

(먹는물관리법 제41조 제1항) 먹는샘물등, 수처리제, 정수기 또는 그 용기의 제조업자는 환경부령으로 정하는 바에 따라 그가 제조하는 제품이 제36조 제1항 또는 제2항에 따른 기준과 규격에 적합한지를 자가 검사하고 그 기록을 보존하여야 한다.

정답 64 ① 65 ②

66 「먹는물관리법」상 먹는샘물등, 수처리제, 정수기 제조업자의 '자가 품질 검사성적서' 보존기간은?

① 1년 ② 2년 ③ 3년
④ 4년 ⑤ 5년

해설 (먹는물관리법 시행규칙 제33조 : 자가 품질 검사) 65번 문제 해설 참조

67 먹는샘물등의 제조업자의 자가품질검사기준에 관한 내용이다. 먹는샘물등에 대한 기준 중 매일 1회 이상 측정하여야 하는 항목은 어느 것인가?

① 냄새, 맛, 색도, 탁도, 수소이온농도 ② 냄새, 맛, 탁도, 대장균군
③ 냄새, 맛, 탁도, 일반세균 ④ 맛, 색도, 탁도, 수소이온농도, 대장균군
⑤ 일반세균, 총대장균군, 녹농균

해설 먹는물관리법 시행규칙 [별표 6] 먹는샘물등 제조업자의 자가 품질 검사 기준(제33조 제1호 관련)

구분	검사항목	검사주기
1. 먹는샘물·먹는염지하수	냄새, 맛, 색도, 탁도, 수소이온농도(5개 항목)	매일 1회 이상
	일반세균(저온균·중온균), 총대장균군, 녹농균(4개 항목)	매주 2회 이상 3~4일 간격으로 실시
	분원성연쇄상구균, 아황산환원혐기성포자형성균, 살모넬라, 쉬겔라 (4개 항목)	매월 1회 이상
	「먹는물 수질기준 및 검사 등에 관한 규칙」 별표 1에서 정하는 모든 항목	매반기 1회 이상
2. 샘물·염지하수	일반세균(저온균·중온균), 총대장균군, 분원성연쇄상구균, 녹농균, 아황산환원혐기성포자형성균(6개 항목)	매주 1회 이상
	「먹는물 수질기준 및 검사 등에 관한 규칙」 별표 1에서 정하는 모든 항목	매반기 1회 이상

비고
1. 샘물·염지하수에 대하여 매주 1회 이상 검사하는 미생물항목 6개 항목의 어느 하나가 기준을 초과하는 경우에는 살모넬라·쉬겔라에 대한 검사를 3개월간 매월 1회 이상 추가로 실시하여야 한다.
2. 먹는샘물·먹는염지하수 및 샘물·염지하수에 대하여 반기 1회 이상 실시하는 검사항목 중 기준을 초과한 항목에 대하여는 6개월간 매월 1회 이상 검사하여야 한다.
3. 염지하수의 방사능 검사는 매년 1회 이상 실시하되, 수질기준을 초과한 경우에는 6개월간 매월 1회 이상 검사하여야 한다.

68 다음 중 먹는샘물등의 제조업자의 자가품질검사기준에서 매주 2회 이상 측정해야 하는 것은?

① 냄새 ② 분원성연쇄상구균 ③ 살모넬라
④ 수소이온농도 ⑤ 총대장균군

해설 (먹는물관리법 시행규칙 제33조 별표 6) 67번 문제 해설 참조

69 「먹는물관리법」상 먹는샘물 제조업자가 실시하는 자가품질검사에서 매일 1회 이상 실시하여야 하는 검사항목이 아닌 것은?

① 냄새 ② 색도 ③ 수소이온농도
④ 총대장균군 ⑤ 탁도

해설 (먹는물관리법 시행규칙 제33조 별표 6) 67번 문제 해설 참조

정답 66 ② 67 ① 68 ⑤ 69 ④

70 먹는물의 수질검사를 위한 기관을 지정할 수 있는 사람은?

① 보건복지부장관　　　　　　② 시·도지사
③ 시장·군수·구청장　　　　　④ 식품의약품안전처장
⑤ 환경부장관

해설 **(먹는물관리법 제43조 제1항 : 검사기관의 지정)** 환경부장관은 제42조 제1항 제3호에 따라 거두어들인 원재료, 제품, 용기 등의 검사와 제5조 제2항에 따른 먹는물의 수질검사를 위한 기관을 지정할 수 있다. 지정받은 "검사기관"이 지정받은 사항 중 환경부령으로 정하는 중요 사항을 변경하려는 경우에는 환경부장관에게 신고하여야 한다.

71 다음 중 먹는물에 대한 수질검사기관이 아닌 것은?

① 광역시 수질검사소　　　　　② 국립환경과학원
③ 농어촌공사　　　　　　　　④ 시·도 보건환경연구원
⑤ 유역환경청

해설 **(먹는물관리법 시행규칙 제35조 제6항)** 다음 각 호의 어느 하나에 해당하는 기관은 먹는물 수질검사기관(바이러스 및 원생동물 검사 분야는 제외) 및 수처리제 검사기관으로 지정된 것으로 본다. 이 경우 법 제36조 제2항에 따른 자가기준과 자가규격에 관한 검사는 제1호의 기관에서만 할 수 있다.
1. 국립환경과학원
2. 유역환경청 또는 지방환경청
3. 시·도 보건환경연구원
4. 특별시·광역시의 상수도연구소·수질검사소

72 다음 중 「먹는물관리법」상 환경보전이나 국민보건에 중대한 위해를 끼치거나 끼칠 우려가 있다고 인정될 때 먹는물 관련영업자에게 필요한 지도와 명령을 할 수 없는 사람은?

① 관할 보건소장　　　② 광역시장　　　③ 도지사
④ 특별시장　　　　　⑤ 환경부장관

해설 **(먹는물관리법 제45조 제1항 : 지도와 개선명령)** 환경부장관, 시·도지사 또는 시장·군수·구청장은 환경보전이나 국민보건에 중대한 위해를 끼치거나 끼칠 우려가 있다고 인정하면 먹는물 관련영업자, 냉·온수기 설치·관리자 또는 정수기 설치·관리자에게 필요한 지도와 명령을 할 수 있다.

73 먹는물 관련 영업의 시설개선 명령기간은?

① 6개월　　　　② 1년　　　　③ 3년
④ 4년　　　　　⑤ 5년

해설 **(먹는물관리법 시행규칙 제38조 : 개선기간)**
① 환경부장관, 시·도지사 또는 시장·군수·구청장은 법 제45조 제2항에 따라 시설을 고치도록 명하거나 그 밖에 필요한 조치를 명하려면 개선에 필요한 조치, 기계·시설의 종류 등을 고려하여 1년의 범위에서 그 기간을 정하여야 한다.
② 환경부장관, 시·도지사 또는 시장·군수·구청장은 천재지변이나 그 밖에 부득이하다고 인정되는 사유로 제1항의 기간에 조치를 끝내지 못한 자에 대하여는 신청할 경우 1차에 한하여 1년의 범위에서 그 기간을 연장할 수 있다.

정답　70 ⑤　71 ③　72 ①　73 ②

74 「먹는물관리법」상 청문을 하여야 할 처분이 아닌 것은?

① 먹는물 검사기관의 지정 취소
② 먹는물 관련영업자 영업장 폐쇄
③ 샘물등의 개발허가의 취소
④ 품질관리인 자격 취소
⑤ 환경조사대행자의 등록 취소

해설 **(먹는물관리법 제50조 : 청문)** 환경부장관이나 시·도지사는 다음 각 호의 어느 하나에 해당하는 처분을 하려면 청문을 하여야 한다. 〈개정 2021.1.5.〉
1. 제12조의2에 따른 샘물등의 개발허가의 취소
2. 제17조(조사대행자의 등록취소 등) 제1항에 따른 등록의 취소 또는 제43조(검사기관의 지정) 제8항에 따른 지정취소
3. 삭제 〈2014.1.21.〉
3의2. 제43조 제8항에 따른 검사기관의 지정취소
4. 제48조(허가의 취소 등) 제1항부터 제3항까지의 규정에 따른 영업허가나 등록의 취소 또는 영업장의 폐쇄

75 「먹는물관리법」상 시·도지사는 먹는물 관련영업자에게 영업정지에 갈음하여 다음 중 얼마 이하의 과징금을 부과할 수 있는가?

① 5백만원
② 1천만원
③ 8천만원
④ 1억원 이하
⑤ 2억원 이하

해설 **(먹는물관리법 제51조 제1항 : 과징금 처분)** 환경부장관 또는 시·도지사는 검사기관이 제43조 제8항에 해당하거나 먹는물 관련영업자가 제48조 제1항에 해당하면 대통령령으로 정하는 바에 따라 업무정지 또는 영업정지를 갈음하여 2억원 이하의 과징금을 부과할 수 있다. 〈개정 2021.1.5.〉

76 환경부장관 또는 시·도지사는 먹는물 관련영업자에게 영업정지에 갈음하여 얼마 이하의 과징금을 부과할 수 있는가?

① 1천만원
② 5천만원
③ 7천만원
④ 1억원
⑤ 2억원

해설 **(먹는물관리법 제51조 : 과징금 처분)**
① 환경부장관 또는 시·도지사는 검사기관이 제43조 제8항에 해당하거나 먹는물 관련영업자가 제48조 제1항에 해당하면 대통령령으로 정하는 바에 따라 업무정지 또는 영업정지를 갈음하여 2억원 이하의 과징금을 부과할 수 있다. 〈개정 2021.1.5.〉
② 제1항에 따른 과징금을 부과하는 위반행위의 종류·정도 등에 따른 과징금의 금액이나 그 밖에 필요한 사항은 대통령령으로 정한다.
③ 제1항에 따른 과징금을 내야 하는 자가 납부기한까지 내지 아니하면 국세 체납처분의 예 또는 「지방행정제재·부과금의 징수등에 관한 법률」에 따라 징수한다. 〈개정 2020.3.24.〉

(먹는물관리법 제43조 제8항 : 검사기관의 지정) 환경부장관은 검사기관이 다음 각 호의 어느 하나에 해당하면 그 지정을 취소하거나 6개월 이내의 기간을 정하여 업무정지처분을 할 수 있다. 다만, 제1호, 제1호의2, 제2호 및 제3호에 해당하면 그 지정을 취소하여야 한다. 〈개정 2024.2.20.〉
1. 거짓이나 그 밖의 부정한 방법으로 지정을 받은 경우
1의2. 제5항 각 호의 어느 하나에 해당하는 경우. 다만, 법인 또는 기관의 임원이나 대표자 중에 제5항 제1호부터 제4호까지의 규정 중 어느 하나에 해당하는 자가 있는 경우 그 임원이나 대표자를 3개월 이내에 바꾸어 임명하면 그 지정을 취소하지 아니한다.
2. 이 법 또는 다른 법률(제43조에 따른 검사기관의 검사를 받도록 규정한 법률만 해당한다)에 따른 검사를 하면서 고의나 중대한 과실로 거짓의 검사성적서를 발급하거나 제12항에 따른 검사결과의 기록을 거짓으로 작성한 경우
3. 업무정지처분 기간 중 검사업무를 대행한 경우
4. 지정받은 후 1년 이내에 검사대행 업무를 시작하지 아니하거나 계속해서 1년 이상 그 실적이 없는 경우
5. 제1항에 따른 변경신고를 하지 아니한 경우

정답 74 ④ 75 ⑤ 76 ⑤

6. 제6항에 따른 평가 결과 제9항에서 정하는 평가 기준에 미달된 경우
7. 제9항에 따른 기술 인력 및 시설 기준에 미달된 경우
8. 제12항에 따른 준수사항을 지키지 아니한 경우
9. 제14항을 위반하여 검사업무를 재위탁하거나 재위탁을 받은 경우

(먹는물관리법 제43조 제5항) 다음 각 호의 어느 하나에 해당하는 자는 제1항에 따른 검사기관으로 지정받을 수 없다. 〈개정 2021.1.5.〉
1. 피성년후견인 또는 피한정후견인
2. 이 법을 위반하여 징역의 실형을 선고받고 그 집행이 끝나거나(집행이 끝난 것으로 보는 경우를 포함한다) 집행이 면제된 날부터 2년이 지나지 아니한 자
3. 이 법을 위반하여 징역형의 집행유예를 선고받고 그 집행유예기간 중에 있는 자
4. 제8항에 따라 지정이 취소된 후 4년이 지나지 아니한 자
5. 임원 또는 기관의 대표자 중에 제1호부터 제4호까지의 규정 중 어느 하나에 해당하는 자가 있는 법인이나 기관

(먹는물관리법 제43조 제6항) 환경부장관은 제1항에 따라 검사기관의 지정을 신청받거나 검사기관으로 지정하면 수질의 측정·분석에 관한 능력을 평가할 수 있다. 〈개정 2021.1.5.〉

(먹는물관리법 제43조 제9항) 제1항부터 제6항까지의 규정에 따라 검사기관으로 지정받기 위하여 갖추어야 할 기술인력과 시설기준, 검사기관의 지정신청과 지정, 평가 기준 등에 관한 사항은 환경부령으로 정한다. 〈개정 2021.1.5.〉

(먹는물관리법 제43조 제12항) 검사기관은 수질검사 방법, 검사결과의 기록·보존 등 환경부령으로 정하는 준수사항을 지켜야 한다. 〈개정 2021.1.5.〉

77

「먹는물관리법」상 환경부장관의 권한은 대통령령으로 정하는 바에 따라 그 일부를 지방환경관서의 장, 국립환경과학원장, 시·도지사 또는 시장·군수·구청장에게 위임할 수 있다. 다음 중 국립환경과학원장에게 위임할 수 있는 환경부장관의 권한이 아닌 것은?

① 먹는물 수질검사기관과 정수기 품질검사기관의 지정, 변경신고의 접수·수리, 지정취소 및 업무정지
② 먹는샘물등의 자가기준과 자가규격의 인정
③ 샘물등의 개발허가의 취소 처분에 따른 청문(위임된 권한에 관한 것에 한함)
④ 수질의 측정·분석에 관한 능력 평가
⑤ 수처리제 검사기관과 정수기 성능검사기관에 대한 과징금의 부과·징수

해설 **(먹는물관리법 시행령 제20조 제3항 : 권한의 위임 및 업무의 위탁)** 법 제55조 제1항에 따라 환경부장관의 권한 중 다음 각 호의 권한을 국립환경과학원장에게 위임한다. 〈개정 2021.7.13〉
1. 법 제36조 제2항에 따른 먹는샘물등의 자가기준과 자가규격의 인정
1의2. 법 제43조 제1항부터 제3항까지 및 제8항에 따른 검사기관(제2항 제6호의2에 따른 먹는물 수질검사기관과 정수기 품질검사기관은 제외한다)의 지정, 변경신고의 접수·수리, 지정취소 및 업무정지
2. 법 제43조 제6항에 따른 수질의 측정·분석에 관한 능력 평가
3. 법 제50조 제1호에 따른 청문(제1호의2에 따라 위임된 권한에 관한 것에 한한다)
4. 법 제51조에 따른 과징금의 부과·징수(정수기 품질검사기관과 제2항 제6호의2에 따른 먹는물 수질검사기관을 제외한 검사기관으로 한정한다)

(먹는물관리법 시행령 제20조 제2항) 법 제55조 제1항에 따라 환경부장관의 권한 중 다음 각 호의 권한을 유역환경청장이나 지방환경청장에게 위임한다. 〈개정 2021.7.13.〉
6의2. 법 제43조 제1항부터 제3항까지 및 제8항에 따른 먹는물 수질검사기관(환경부령으로 정하는 검사 분야의 먹는물 수질검사기관으로 한정)의 지정, 변경신고의 접수·수리, 지정 취소 및 업무정지

정답 77 ①

78 다음 중 「먹는물관리법」상 시·도지사의 허가를 받지 아니한 먹는샘물등이나 그 물을 용기에 넣은 것을 판매한 자에 대한 벌칙은?

① 5년 이하의 징역이나 5천만원 이하의 벌금
② 3년 이하의 징역이나 3천만원 이하의 벌금
③ 1년 이하의 징역이나 1천만원 이하의 벌금
④ 300만원 이하의 과태료
⑤ 100만원 이하의 과태료

> **해설** (먹는물관리법 제57조 : 벌칙) 다음 각 호의 어느 하나에 해당하는 자는 5년 이하의 징역이나 5천만원 이하의 벌금에 처한다. 이 경우 징역과 벌금을 병과할 수 있다.
> 1. 제19조 제1호 또는 제2호를 위반한 자
> 2. 제21조 제1항에 따른 허가 또는 변경허가를 받지 아니하고 먹는샘물등의 제조업을 하거나 거짓이나 그 밖의 부정한 방법으로 허가 또는 변경허가를 받은 자
>
> (먹는물관리법 제19조 : 판매 등의 금지) 누구든지 먹는 데 제공할 목적으로 다음 각 호의 어느 하나에 해당하는 것을 판매하거나 판매할 목적으로 채취, 제조, 수입, 저장, 운반 또는 진열하지 못한다.
> 1. 먹는샘물등 외의 물이나 그 물을 용기에 넣은 것
> 2. 제21조 제1항에 따른 허가를 받지 아니한 먹는샘물등이나 그 물을 용기에 넣은 것
> 3. 제26조 제1항에 따른 수입신고를 하지 아니한 먹는샘물등이나 그 물을 용기에 넣은 것
>
> (먹는물관리법 제21조 제1항) 먹는샘물등의 제조업을 하려는 자는 환경부령으로 정하는 바에 따라 시·도지사의 허가를 받아야 한다. 환경부령으로 정하는 중요한 사항을 변경하려는 때에도 또한 같다.
>
> (먹는물관리법 제26조 제1항) 먹는샘물등, 수처리제 또는 그 용기를 수입하려는 자는 환경부령으로 정하는 바에 따라 시·도지사에게 신고하여야 한다.

79 다음 중 「먹는물관리법」상 (   ) 안에 들어갈 내용이 순서대로 나열된 것은?

> 누구든지 먹는 데 제공할 목적으로 먹는샘물등 외의 물을 판매한 자는 (   ) 이하의 징역이나 (   ) 이하의 벌금에 처하거나, 이를 병과할 수 있다.

① 1년, 1천만원
② 2년, 3천만원
③ 3년, 3천만원
④ 5년, 5천만원
⑤ 10년, 1억원

> **해설** (먹는물관리법 제57조 : 벌칙) 78번 문제 해설 참조

80 다음 중 「먹는물관리법」상 먹는물 공동시설의 수질을 오염시키거나 시설을 훼손하는 행위를 한 자에 대한 벌칙은?

① 5년 이하의 징역이나 5천만원 이하의 벌금
② 3년 이하의 징역이나 3천만원 이하의 벌금
③ 1년 이하의 징역이나 1천만원 이하의 벌금
④ 300만원 이하의 과태료
⑤ 100만원 이하의 과태료

> **해설** (먹는물관리법 제58조 : 벌칙) 다음 각 호의 어느 하나에 해당하는 자는 3년 이하의 징역이나 3천만원 이하의 벌금에 처한다. 이 경우 징역과 벌금을 병과할 수 있다. 〈개정 2024.2.20.〉
> 1. 제8조 제2항을 위반한 자
> 1의2. 제8조의5를 위반한 자
> 2. 제19조 제3호를 위반한 자
> 3. 등록을 하지 아니하고 수처리제 제조업을 하거나 거짓이나 그 밖의 부정한 방법으로 등록한 자
> 4. 등록을 하지 아니하고 먹는샘물등의 수입판매업을 하거나 거짓이나 그 밖의 부정한 방법으로 등록한 자
> 4의2. 신고를 하지 아니하고 먹는샘물등의 유통전문판매업을 하거나 거짓이나 그 밖의 부정한 방법으로 신고한 자

정답 78 ① 79 ④ 80 ②

5. 신고를 하지 아니하고 정수기의 제조업이나 수입판매업을 하거나 거짓이나 그 밖의 부정한 방법으로 신고한 자
6. 신고를 하지 아니하거나 거짓된 신고를 하고 먹는샘물등 또는 그 용기를 수입한 자
7. 먹는샘물등 또는 그 용기를 판매하거나 판매할 목적으로 제조, 수입, 저장, 운반, 진열하거나 그 밖의 영업상으로 사용한 자
7의2. 거짓이나 그 밖의 부정한 방법으로 제43조 제1항에 따른 검사기관으로 지정을 받은 자
7의3. 지정받은 검사기관에서 이 법 또는 다른 법률에 따른 검사를 하면서 고의로 거짓의 검사성적서를 발급하거나 검사결과 기록을 작성한 자
7의4. 제43조 제8항에 따른 업무정지처분 기간 중 검사업무를 한 자
8. 제45조 제1항, 제47조 제1항·제4항 또는 제47조의2 제1항에 따른 명령을 이행하지 아니한 자
9. 영업정지명령을 위반하여 먹는샘물등의 제조업이나 수입판매업을 한 자

(먹는물관리법 제8조 제2항) 누구든지 먹는물 공동시설의 수질을 오염시키거나 시설을 훼손하는 행위를 하여서는 아니 된다.

(먹는물관리법 제8조의5 : 샘물보전구역에서의 금지행위) 누구든지 샘물보전구역에서는 다음 각 호의 어느 하나에 해당하는 행위를 하여서는 아니 된다. 다만, 먹는샘물 제조시설 및 그 부속시설에 수반되는 시설로서 환경부령으로 정하는 시설을 환경부령으로 정하는 바에 따라 시·도지사의 허가를 받아 설치하는 경우에는 그러하지 아니하다.
1. 「가축전염병예방법」에 따른 가축의 사체 매몰
2. 「폐기물관리법」에 따른 폐기물처리시설의 설치
3. 「토양환경보전법」에 따른 특정 토양오염 관리대상시설의 설치
4. 「물환경보전법」에 따른 폐수배출시설의 설치
5. 「하수도법」에 따른 공공하수처리시설 또는 분뇨처리시설의 설치
6. 「가축분뇨의 관리 및 이용에 관한 법률」에 따른 배출시설 또는 처리시설의 설치
7. 그 밖에 대통령령으로 정하는 오염유발시설의 설치

(먹는물관리법 제19조 : 판매 등의 금지) 누구든지 먹는 데 제공할 목적으로 다음 각 호의 어느 하나에 해당하는 것을 판매하거나 판매할 목적으로 채취, 제조, 수입, 저장, 운반 또는 진열하지 못한다.
1. 먹는샘물등 외의 물이나 그 물을 용기에 넣은 것
2. 허가를 받지 아니한 먹는샘물등이나 그 물을 용기에 넣은 것
3. 수입신고를 하지 아니한 먹는샘물등이나 그 물을 용기에 넣은 것

81 다음 중 「먹는물관리법」상 먹는샘물등, 수처리제 또는 정수기를 제조하는 과정에서 품질을 관리하지 못하고 제조시설을 위생적으로 관리하지 못한 품질관리인에 대한 벌칙은?

① 5년 이하의 징역이나 5천만원 이하의 벌금
② 3년 이하의 징역이나 3천만원 이하의 벌금
③ 1년 이하의 징역이나 1천만원 이하의 벌금
④ 300만원 이하의 과태료
⑤ 100만원 이하의 과태료

해설 **(먹는물관리법 제59조 : 벌칙)** 다음 각 호의 어느 하나에 해당하는 자는 1년 이하의 징역이나 1천만원 이하의 벌금에 처한다. 〈개정 2024.2.20.〉
1. 제9조에 따른 허가 또는 변경허가를 받지 아니하고 샘물등을 개발하거나 거짓이나 그 밖의 부정한 방법으로 허가나 변경허가를 받아 샘물등을 개발한 자
2. 제11조 제2항이나 제21조 제10항에 따른 조건을 위반한 자
3. 제13조 제1항에 따른 조사서를 거짓으로 작성한 자
3의2. 다른 조사서를 무단으로 복제하여 조사서를 작성한 자
3의3. 조사서를 거짓으로 작성한 자
3의4. 등록증이나 명의를 다른 사람에게 대여하거나 일괄하여 하도급한 자
4. 조사 대행자의 등록을 하지 아니하고 환경영향조사 대행 업무를 한 자
5. 변경등록을 하지 아니하고 수처리제 제조업을 한 자
6. 변경등록을 하지 아니하고 먹는샘물등의 수입판매업을 한 자
6의2. 변경신고를 하지 아니하고 먹는샘물등의 유통전문판매업을 한 자
7. 정수기의 제조업이나 수입판매업의 변경신고를 하지 아니하고 정수기의 제조업이나 수입판매업을 한 자
8. 신고를 하지 아니하거나 거짓된 신고를 하고 수처리제나 그 용기를 수입한 자
9. 제27조 제1항 또는 제3항이나 제40조 제1항을 위반한 자

정답 81 ③

10. 제27조 제2항을 위반한 자
10의2. 삭제 〈2024.12.31.〉
11. 수처리제 또는 그 용기를 판매하거나 판매할 목적으로 제조, 수입, 저장, 운반, 진열하거나 그 밖의 영업상으로 사용한 자
12. 정수기를 판매하거나 판매할 목적으로 제조, 수입, 저장, 운반, 진열하거나 그 밖의 영업상으로 사용한 자
13. 제39조 제1항에 따른 광고의 금지 또는 제한을 위반한 자
14. 제39조 제2항에 따른 명령을 이행하지 아니한 자
14의2. 정수기, 먹는샘물등으로 오인될 우려가 있는 "정수기", "샘물", "생수"등의 제품명을 사용하거나 그 밖의 표시를 하여 제공 또는 판매를 한 자
15. 제41조 제1항에 따른 자가 검사를 실시하지 아니한 자
16. 제42조에 따른 출입·검사 또는 수거를 거부·방해 또는 기피한 자
16의2. 제43조 제1항에 따라 지정받은 검사기관에서 이 법 또는 다른 법률에 따른 검사를 하면서 중대한 과실로 사실과 다른 검사성적서를 발급하거나 검사결과 기록을 작성한 자
17. 제46조나 제47조 제2항에 따른 폐쇄, 압류·폐기를 거부, 방해 또는 기피한 자
18. 영업정지명령을 위반하여 수처리제 제조업을 한 자
18의2. 영업정지명령을 위반하여 먹는샘물등의 유통전문판매업을 한 자
19. 영업정지명령을 위반하여 정수기의 제조업이나 수입 판매업을 한 자

82

1회독 2회독 3회독

다음 중 「먹는물관리법」상 소비자보호를 위한 소비자보호센터를 설치·운영하지 아니한 정수기 제조업자와 정수기 수입판매업자에 대한 벌칙은?

① 5년 이하의 징역이나 5천만원 이하의 벌금
② 3년 이하의 징역이나 3천만원 이하의 벌금
③ 1년 이하의 징역이나 1천만원 이하의 벌금
④ 300만원 이하의 과태료
⑤ 100만원 이하의 과태료

해설 (먹는물관리법 제61조 : 과태료)
① 다음 각 호의 어느 하나에 해당하는 자에게는 <u>300만원 이하의 과태료</u>를 부과한다.
 1. <u>제14조의2 제2항 제2호</u>를 위반하여 조사서를 부실하게 작성한 자
 2. <u>제44조에 따라 소비자보호센터를 설치 또는 운영하지 아니한 자</u>

(먹는물관리법 제14조의2 제2항 : 환경영향조사 준수사항) 조사대행자는 다음 각 호의 사항을 지켜야 한다.
1. 다른 조사서의 내용을 복제하여 조사서를 작성하지 아니할 것
2. <u>조사서와 그 작성의 기초가 되는 자료를 거짓으로 또는 부실하게 작성하지 아니할 것</u>
3. 등록증이나 명의를 다른 사람에게 대여하거나 도급받은 환경영향조사업무를 일괄하여 하도급하지 아니할 것
4. 측정장비를 갖추어 측정해 그 결과를 조사서의 작성 등에 활용하는 경우에는 그 측정장비에 대하여 「환경분야 시험·검사 등에 관한 법률」에 따른 정도검사를 받을 것

정답 82 ④

CHAPTER 05 폐기물관리법

01 다음 중 「폐기물관리법」의 궁극적인 목적은?
① 국민보건의 향상과 환경보전에 이바지함에 있다.
② 모든 국민이 건강하고 쾌적한 환경에서 생활할 수 있게 함에 있다.
③ 자연환경 및 생활환경을 청결히 함에 있다.
④ 자연환경을 청결히 하여 국민보건의 증진에 이바지함에 있다.
⑤ 폐기물의 발생을 최대한 억제하고 발생된 폐기물을 친환경적으로 처리함으로써 환경보전과 국민생활의 질적 향상에 이바지함에 있다.

> **해설** (폐기물관리법 제1조 : 목적) 이 법은 폐기물의 발생을 최대한 억제하고 발생한 폐기물을 친환경적으로 처리함으로써 환경보전과 국민생활의 질적 향상에 이바지하는 것을 목적으로 한다.

02 다음 중 「폐기물관리법」상 보건·의료기관, 동물병원, 시험·검사기관 등에서 배출되는 의료폐기물이 아닌 것은?
① 보건의료기관에서 배출되는 혼합 감염성 폐기물
② 손상성 폐기물과 병리계 폐기물
③ 실험동물의 사체 등 의료기관이나 시험·검사기관 등에서 배출되는 탈지면류
④ 인체 조직 등 적출물, 조직물
⑤ 종합병원 휴게실에서 배출되는 폐합성 수지류

> **해설** (폐기물관리법 제2조 제5호) "의료폐기물"이란 보건·의료기관, 동물병원, 시험·검사기관 등에서 배출되는 폐기물 중 인체에 감염 등 위해를 줄 우려가 있는 폐기물과 인체 조직 등 적출물, 실험 동물의 사체 등 보건·환경보호상 특별한 관리가 필요하다고 인정되는 폐기물로서 대통령령으로 정하는 폐기물을 말한다.
>
> (폐기물관리법 시행령 제4조 별표 2 : 의료폐기물의 종류) 〈개정 2025.2.18.〉
> 1. 격리의료폐기물 : 「감염병의 예방 및 관리에 관한 법률」 제2조 제1호의 감염병으로부터 타인을 보호하기 위하여 격리된 사람에 대한 의료행위에서 발생한 일체의 폐기물
> 2. 위해의료폐기물
>   가. 조직물류폐기물 : 인체 또는 동물의 조직·장기·기관·신체의 일부, 동물의 사체, 혈액·고름 및 혈액생성물(혈청, 혈장, 혈액제제)
>   나. 병리계폐기물 : 시험·검사 등에 사용된 배양액, 배양용기, 보관균주, 폐시험관, 슬라이드, 커버글라스, 폐배지, 폐장갑
>   다. 손상성폐기물 : 주사바늘, 봉합바늘, 수술용 칼날, 한방침, 치과용침, 파손된 유리 재질의 시험기구
>   라. 생물·화학폐기물 : 폐백신, 폐항암제, 폐화학치료제
>   마. 혈액오염폐기물 : 폐혈액백, 혈액투석 시 사용된 폐기물, 그 밖에 혈액이 유출될 정도로 포함되어 있어 특별한 관리가 필요한 폐기물

정답 01 ⑤ 02 ⑤

3. 일반의료폐기물
   가. 혈액이 함유되어 있는 탈지면, 붕대, 거즈, 일회용 기저귀, 생리대, 일회용 주사기 또는 수액세트
   나. 혈액이 함유되지 않은 다음의 폐기물. 다만, 「국민건강보험법」 제52조 제1항에 따른 건강검진 또는 환경부령으로 정하는 검진에서 발생한 것은 제외한다.
      1) 체액
      2) 분비물
      3) 체액·분비물·배설물이 함유되어 있는 탈지면, 붕대, 거즈, 일회용 기저귀, 생리대, 일회용 주사기 또는 수액세트

비고
1. 의료폐기물이 아닌 폐기물로서 의료폐기물과 혼합되거나 접촉된 폐기물은 혼합되거나 접촉된 의료폐기물과 같은 폐기물로 본다.
2. 채혈진단에 사용된 혈액이 담긴 검사튜브, 용기 등은 제2호 가목의 조직물류폐기물로 본다.
3. 제3호 나목 3)의 일회용 기저귀는 「감염병의 예방 및 관리에 관한 법률」 제2조 제13호부터 제15호까지의 규정에 따른 감염병환자, 감염병의사환자 또는 병원체보유자(이하 "감염병환자등"이라 한다)가 사용한 일회용 기저귀로 한정한다. 다만, 일회용 기저귀를 매개로 한 전염 가능성이 낮다고 판단되는 감염병으로서 환경부장관이 고시하는 감염병 관련 감염병환자등이 사용한 일회용 기저귀는 제외한다.

03 다음 중 「폐기물관리법」상 생활폐기물에 대한 정의로 옳은 것은? [2021 기출유사]

① 사업장에서 발생되는 폐기물
② 사업장폐기물 외의 폐기물
③ 연소재, 오니 등의 사람의 생활이나 사업활동에 필요하지 않은 물질
④ 인체조직 중 적출물, 탈지면, 실험동물의 사체
⑤ 폐수배출시설 등에서 발생되는 폐기물

해설 (폐기물관리법 제2조 : 정의) 이 법에서 사용하는 용어의 뜻은 다음과 같다.
1. "폐기물"이란 쓰레기, 연소재, 오니, 폐유, 폐산, 폐알칼리 및 동물의 사체 등으로서 사람의 생활이나 사업활동에 필요하지 아니하게 된 물질을 말한다.
2. "생활폐기물"이란 사업장폐기물 외의 폐기물을 말한다.
3. "사업장폐기물"이란 「대기환경보전법」, 「물환경보전법」 또는 「소음·진동관리법」에 따라 배출시설을 설치·운영하는 사업장이나 그 밖에 대통령령으로 정하는 사업장에서 발생하는 폐기물을 말한다.
4. "지정폐기물"이란 사업장폐기물 중 폐유·폐산 등 주변 환경을 오염시킬 수 있거나 의료폐기물 등 인체에 위해를 줄 수 있는 해로운 물질로서 대통령령으로 정하는 폐기물을 말한다.
5. "의료폐기물"이란 보건·의료기관, 동물병원, 시험·검사기관 등에서 배출되는 폐기물 중 인체에 감염 등 위해를 줄 우려가 있는 폐기물과 인체 조직 등 적출물, 실험 동물의 사체 등 보건·환경보호상 특별한 관리가 필요하다고 인정되는 폐기물로서 대통령령으로 정하는 폐기물을 말한다.

04 「폐기물관리법」상 의료폐기물의 종류 중 병리폐기물은? [2020 기출유사]

① 시험 배양액   ② 주사바늘   ③ 폐백신
④ 폐혈액백   ⑤ 혈장

해설 (폐기물관리법 시행령 제4조 별표 2 : 의료폐기물의 종류) 2번 문제 해설 참조

05 다음 중 「폐기물관리법」상 지정폐기물이라 할 수 없는 것은?

① 기름성분이 5% 이상인 폐유   ② 수소이온농도가 12 이상인 폐알칼리
③ 폐석면   ④ 폐페인트 및 폐락카
⑤ 폐합성수지

정답 03 ② 04 ① 05 ②

해설 (폐기물관리법 시행령 제3조 별표 1 : 지정폐기물의 종류) 〈개정 2025.2.18.〉

1. 특정시설에서 발생되는 폐기물
   가. 폐합성 고분자화합물
      1) 폐합성 수지(고체상태의 것은 제외한다)
      2) 폐합성 고무(고체상태의 것은 제외한다)
   나. 오니류(수분함량이 95퍼센트 미만이거나 고형물함량이 5퍼센트 이상인 것으로 한정한다)
      1) 폐수처리 오니(환경부령으로 정하는 물질을 함유한 것으로 환경부장관이 고시한 시설에서 발생되는 것으로 한정한다)
      2) 공정 오니(환경부령으로 정하는 물질을 함유한 것으로 환경부장관이 고시한 시설에서 발생되는 것으로 한정한다)
   다. 폐농약(농약의 제조·판매업소에서 발생되는 것으로 한정한다)
2. 부식성 폐기물
   가. 폐산(액체상태의 폐기물로서 수소이온 농도지수가 2.0 이하인 것으로 한정한다)
   나. 폐알칼리(액체상태의 폐기물로서 수소이온 농도지수가 12.5 이상인 것으로 한정하며, 수산화칼륨 및 수산화나트륨을 포함한다)
3. 유해물질함유 폐기물(환경부령으로 정하는 물질을 함유한 것으로 한정한다)
   가. 광재[철광 원석의 사용으로 인한 고로 슬래그(slag)는 제외한다]
   나. 분진(대기오염 방지시설에서 포집된 것으로 한정하되, 소각시설에서 발생되는 것은 제외한다)
   다. 폐주물사 및 샌드블라스트 폐사
   라. 폐내화물 및 재벌구이 전에 유약을 바른 도자기 조각
   마. 소각재
   바. 안정화 또는 고형화·고화 처리물
   사. 폐촉매
   아. 폐흡착제 및 폐흡수제[광물유·동물유 및 식물유{폐식용유(식용을 목적으로 식품 재료와 원료를 제조·조리·가공하는 과정, 식용유를 유통·사용하는 과정 또는 음식물류 폐기물을 재활용하는 과정에서 발생하는 기름을 말한다. 이하 같다)는 제외한다}의 정제에 사용된 폐토사를 포함한다]
   자. 삭제 〈2020.7.21.〉
4. 폐유기용제
   가. 할로겐족(환경부령으로 정하는 물질 또는 이를 함유한 물질로 한정한다)
   나. 그 밖의 폐유기용제(가목 외의 유기용제를 말한다)
5. 폐페인트 및 폐래커(다음 각 목의 것을 포함한다)
   가. 페인트 및 래커와 유기용제가 혼합된 것으로서 페인트 및 래커 제조업, 용적 5세제곱미터 이상 또는 동력 3마력 이상의 도장시설, 폐기물을 재활용하는 시설에서 발생되는 것
   나. 페인트 보관용기에 남아 있는 페인트를 제거하기 위하여 유기용제와 혼합된 것
   다. 폐페인트 용기(용기 안에 남아 있는 페인트가 건조되어 있고, 그 잔존량이 용기 바닥에서 6밀리미터를 넘지 아니하는 것은 제외한다)
6. 폐유[기름성분을 5퍼센트 이상 함유한 것을 포함하며, 폴리클로리네이티드비페닐(PCBs)함유 폐기물, 폐식용유와 그 잔재물, 폐흡착제 및 폐흡수제는 제외한다]
7. 폐석면
   가. 건조고형물의 함량을 기준으로 하여 석면이 1퍼센트 이상 함유된 제품·설비(뿜칠로 사용된 것은 포함한다) 등의 해체·제거 시 발생되는 것
   나. 슬레이트 등 고형화된 석면 제품 등의 연마·절단·가공 공정에서 발생된 부스러기 및 연마·절단·가공 시설의 집진기에서 모아진 분진
   다. 석면의 제거작업에 사용된 바닥비닐시트(뿜칠로 사용된 석면의 해체·제거작업에 사용된 경우에는 모든 비닐시트)·방진마스크·작업복 등
8. 폴리클로리네이티드비페닐 함유 폐기물
   가. 액체상태의 것(1리터당 2밀리그램 이상 함유한 것으로 한정한다)
   나. 액체상태 외의 것(용출액 1리터당 0.003밀리그램 이상 함유한 것으로 한정한다)
9. 폐유독물질[「화학물질관리법」 제2조 제2호·제2호의2·제2호의3 및 같은 조 제3호부터 제6호까지에 따른 인체급성유해성물질, 인체만성유해성물질, 생태유해성물질, 허가물질, 제한물질, 금지물질 및 사고대비물질을 폐기하는 경우로 한정하되, 제1호 다목의 폐농약(농약의 제조판매업소에서 발생되는 것으로 한정한다), 제2호의 부식성 폐기물, 제4호의 폐유기용제, 제8호의 폴리클로리네이티드비페닐 함유 폐기물 및 제11호의 수은폐기물은 제외한다]
10. 의료폐기물(환경부령으로 정하는 의료기관이나 시험·검사 기관 등에서 발생되는 것으로 한정한다)
10의2. 천연방사성제품폐기물[「생활주변방사선 안전관리법」 제2조 제4호에 따른 가공제품 중 같은 법 제15조 제1항에 따른 안전기준에 적합하지 않은 제품으로서 방사능 농도가 그램당 10베크렐 미만인 폐기물을 말한다. 이 경우 가공제품으로부터 천연방사성핵종을 포함하지 않은 부분을 분리할 수 있는 때에는 그 부분을 제외한다]
11. 수은폐기물
    가. 수은함유폐기물[수은과 그 화합물을 함유한 폐램프(폐형광등은 제외한다), 폐계측기기(온도계, 혈압계, 체온계 등), 폐전지 및 그 밖의 환경부장관이 고시하는 폐제품을 말한다]

나. 수은구성폐기물(수은함유폐기물로부터 분리한 수은 및 그 화합물로 한정한다)
다. 수은함유폐기물 처리잔재물(수은함유폐기물을 처리하는 과정에서 발생되는 것과 폐형광등을 재활용하는 과정에서 발생되는 것을 포함하되, 「환경분야 시험·검사 등에 관한 법률」 제6조 제1항 제7호에 따라 환경부장관이 고시한 폐기물 분야에 대한 환경오염공정시험기준에 따른 용출시험 결과 용출액 1리터당 0.005밀리그램 이상의 수은 및 그 화합물이 함유된 것으로 한정한다)

12. 그 밖에 주변환경을 오염시킬 수 있는 유해한 물질로서 환경부장관이 정하여 고시하는 물질
[시행일 : 2025.8.7.]

06 다음 중 「폐기물관리법」상 지정폐기물에 해당하는 것은?

① 건설폐기물 ② 사업장 일반폐기물 ③ 생활폐기물
④ 연소재 ⑤ 폐산·폐알칼리

해설 (폐기물관리법 시행령 제3조 별표 1 : 지정폐기물의 종류) 5번 문제 해설 참조

07 「폐기물관리법」상 의료폐기물의 종류 중 일반의료폐기물에 속하는 것은?

① 인체 또는 동물의 조직, 장기, 기관, 신체의 일부
② 조직물류 폐기물
③ 주사바늘, 봉합바늘, 수술용 칼날
④ 폐백신, 폐항암제, 폐화학치료제
⑤ 혈액이 함유되어 있는 탈지면, 일회용 기저귀

해설 (폐기물관리법 시행령 제4조 별표 2 : 의료폐기물의 종류) 2번 문제 해설 참조

08 다음 중 「폐기물관리법」상 일반의료폐기물에 해당하는 것은?

① 동물의 사체, 혈액생성물 ② 배양용기, 보관균주 ③ 봉합바늘, 치과용침
④ 폐백신 ⑤ 혈액이 함유되어 있는 탈지면

해설 (폐기물관리법 시행령 제4조 별표 2 : 의료폐기물의 종류) 2번 문제 해설 참조

09 「폐기물관리법」상 위해의료폐기물의 종류가 아닌 것은?

① 병리계폐기물 ② 생물·화학폐기물 ③ 일반의료폐기물
④ 조직물류폐기물 ⑤ 혈액오염폐기물

해설 (폐기물관리법 시행령 제4조 : 의료폐기물) [별표 2] 의료폐기물의 종류, 제2호 : 2. 위해의료폐기물
가. 조직물류폐기물 : 인체 또는 동물의 조직·장기·기관·신체의 일부, 동물의 사체, 혈액·고름 및 혈액생성물(혈청, 혈장, 혈액제제)
나. 병리계폐기물 : 시험·검사 등에 사용된 배양액, 배양용기, 보관균주, 폐시험관, 슬라이드, 커버글라스, 폐배지, 폐장갑
다. 손상성폐기물 : 주사바늘, 봉합바늘, 수술용 칼날, 한방침, 치과용침, 파손된 유리재질의 시험기구
라. 생물·화학폐기물 : 폐백신, 폐항암제, 폐화학치료제
마. 혈액오염폐기물 : 폐혈액백, 혈액투석 시 사용된 폐기물, 그 밖에 혈액이 유출될 정도로 포함되어 있어 특별한 관리가 필요한 폐기물

정답 06 ⑤ 07 ⑤ 08 ⑤ 09 ②

10 「폐기물관리법」상 위해의료폐기물 중 조직물류폐기물에 해당하는 것은?

① 동물의 사체 ② 보관균주 ③ 일회용 주사기
④ 주사바늘 ⑤ 폐화학치료제

해설 (폐기물관리법 시행령 제4조 별표 2 : 의료폐기물의 종류) 9번 문제 해설 참조

11 다음 중 사업장폐기물 외의 폐기물로 정의되는 것은?

① 사업장폐기물 ② 생활폐기물 ③ 의료폐기물
④ 지정폐기물 ⑤ 폐기물처리

해설 (폐기물관리법 제2조 제2호) "생활폐기물"이란 사업장폐기물 외의 폐기물을 말한다.

12 다음 중 용어의 정의로 옳지 않은 것은?

① 생활폐기물이란 사업장폐기물 외의 폐기물을 말한다.
② 폐기물이란 쓰레기, 연소재, 오니, 폐유, 폐산, 폐알칼리 및 동물의 사체 등으로서 사람의 생활이나 사업활동에 필요하지 아니하게 된 물질을 말한다.
③ 사업장폐기물이란 배출시설을 설치·운영하는 사업장이나 그 밖에 대통령령으로 정하는 사업장에서 발생하는 폐기물을 말한다.
④ 폐기물처리시설이란 폐기물의 중간처분시설, 최종처분시설 및 재활용시설로서 대통령령으로 정하는 시설을 말한다.
⑤ 처리란 폐기물의 소각·중화·파쇄·고형화 등의 중간처분과 매립하거나 해역으로 배출하는 등의 최종처분을 말한다.

해설 (폐기물관리법 제2조 : 정의) 이 법에서 사용하는 용어의 뜻은 다음과 같다.
1. "폐기물"이란 쓰레기, 연소재, 오니, 폐유, 폐산, 폐알칼리 및 동물의 사체 등으로서 사람의 생활이나 사업활동에 필요하지 아니하게 된 물질을 말한다.
2. "생활폐기물"이란 사업장폐기물 외의 폐기물을 말한다.
3. "사업장폐기물"이란 「대기환경보전법」, 「물환경보전법」 또는 「소음·진동관리법」에 따라 배출시설을 설치·운영하는 사업장이나 그 밖에 대통령령으로 정하는 사업장에서 발생하는 폐기물을 말한다.
4. "지정폐기물"이란 사업장폐기물 중 폐유·폐산 등 주변 환경을 오염시킬 수 있거나 의료폐기물 등 인체에 위해를 줄 수 있는 해로운 물질로서 대통령령으로 정하는 폐기물을 말한다.
5. "의료폐기물"이란 보건·의료기관, 동물병원, 시험·검사기관 등에서 배출되는 폐기물 중 인체에 감염 등 위해를 줄 우려가 있는 폐기물과 인체 조직 등 적출물, 실험 동물의 사체 등 보건·환경보호상 특별한 관리가 필요하다고 인정되는 폐기물로서 대통령령으로 정하는 폐기물을 말한다.
5의2. "의료폐기물 전용용기"란 의료폐기물로 인한 감염 등의 위해 방지를 위하여 의료폐기물을 넣어 수집·운반 또는 보관에 사용하는 용기를 말한다.
5의3. "처리"란 폐기물의 수집, 운반, 보관, 재활용, 처분을 말한다.
6. "처분"이란 폐기물의 소각·중화·파쇄·고형화 등의 중간처분과 매립하거나 해역으로 배출하는 등의 최종처분을 말한다.
7. "재활용"이란 다음 각 목의 어느 하나에 해당하는 활동을 말한다.
　가. 폐기물을 재사용·재생이용하거나 재사용·재생이용할 수 있는 상태로 만드는 활동
　나. 폐기물로부터 「에너지법」 제2조 제1호에 따른 에너지를 회수하거나 회수할 수 있는 상태로 만들거나 폐기물을 연료로 사용하는 활동으로서 환경부령으로 정하는 활동
8. "폐기물처리시설"이란 폐기물의 중간처분시설, 최종처분시설 및 재활용시설로서 대통령령으로 정하는 시설을 말한다.
9. "폐기물감량화시설"이란 생산 공정에서 발생하는 폐기물의 양을 줄이고, 사업장 내 재활용을 통하여 폐기물 배출을 최소화하는 시설로서 대통령령으로 정하는 시설을 말한다.

정답 10 ① 11 ② 12 ⑤

13 의료폐기물 중 혈액, 체액, 분비물 등이 묻어있는 탈지면과 붕대는 어느 의료폐기물에 속하는가?

① 병리계폐기물 ② 손상성폐기물 ③ 일반의료폐기물
④ 위해의료폐기물 ⑤ 혈액오염폐기물

해설 (폐기물관리법 시행령 제4조 별표 2 : 의료폐기물의 종류) 2번 문제 해설 참조

14 다음 의료폐기물 중 손상성폐기물로 옳은 것은?

① 수액세트 ② 일회용 주사기 ③ 주사바늘
④ 폐항암제 ⑤ 폐배지

해설 (폐기물관리법 시행령 제4조 별표 2 : 의료폐기물의 종류) 2번 문제 해설 참조

15 다음 중 「폐기물관리법」상 의료폐기물 중 손상성폐기물에 해당하는 것은?

① 거즈 ② 생리대 ③ 수술용 칼날
④ 슬라이드 ⑤ 일회용 주사기

해설 (폐기물관리법 시행령 제4조 별표 2 : 의료폐기물의 종류) 2번 문제 해설 참조

16 폐기물처리시설의 종류 중 중간처리시설에 해당하지 않는 것은?

① 고형화·안정화시설 ② 매립시설
③ 소멸화시설 ④ 열분해시설
⑤ 호기성·혐기성 분해시설

해설 (폐기물관리법 시행령 제5조 별표 3 : 폐기물 처리시설의 종류) 〈개정 2025.2.18.〉
1. 중간처분시설
　가. 소각시설
　　1) 일반 소각시설
　　2) 고온 소각시설
　　3) 열분해 소각시설
　　4) 고온 용융시설
　　5) 열처리 조합시설[1)에서 4)까지의 시설 중 둘 이상의 시설이 조합된 시설]
　나. 기계적 처분시설
　　1) 압축시설(동력 7.5kW 이상인 시설로 한정한다)
　　2) 파쇄·분쇄 시설(동력 15kW 이상인 시설로 한정한다)
　　3) 절단시설(동력 7.5kW 이상인 시설로 한정한다)
　　4) 용융시설(동력 7.5kW 이상인 시설로 한정한다)
　　5) 증발·농축 시설
　　6) 정제시설(분리·증류·추출·여과 등의 시설을 이용하여 폐기물을 처분하는 단위시설을 포함한다)
　　7) 유수 분리시설
　　8) 탈수·건조 시설
　　9) 멸균분쇄 시설

정답 13 ③ 14 ③ 15 ③ 16 ②

다. 화학적 처분시설
    1) 고형화·고화·안정화 시설
    2) 반응시설(중화·산화·환원·중합·축합·치환 등의 화학반응을 이용하여 폐기물을 처분하는 단위시설을 포함한다)
    3) 응집·침전 시설
라. 생물학적 처분시설
    1) 소멸화 시설(1일 처분능력 100킬로그램 이상인 시설로 한정한다)
    2) 호기성(好氣性 : 산소가 있을 때 생육하는 성질)·혐기성(嫌氣性 : 산소가 없을 때 생육하는 성질) 분해시설
마. 그 밖에 환경부장관이 폐기물을 안전하게 중간처분할 수 있다고 인정하여 고시하는 시설

2. 최종 처분시설
가. 매립시설
    1) 차단형 매립시설
    2) 관리형 매립시설(침출수 처리시설, 가스 소각·발전·연료화 시설 등 부대시설을 포함한다)
나. 그 밖에 환경부장관이 폐기물을 안전하게 최종처분할 수 있다고 인정하여 고시하는 시설

3. 재활용시설
가. 기계적 재활용시설
    1) 압축·압출·성형·주조시설(동력 7.5kW 이상인 시설로 한정한다)
    2) 파쇄·분쇄·탈피 시설(동력 15kW 이상인 시설로 한정한다)
    3) 절단시설(동력 7.5kW 이상인 시설로 한정한다)
    4) 용융·용해시설(동력 7.5kW 이상인 시설로 한정한다)
    5) 연료화시설
    6) 증발·농축 시설
    7) 정제시설(분리·증류·추출·여과 등의 시설을 이용하여 폐기물을 재활용하는 단위시설을 포함한다)
    8) 유수 분리 시설
    9) 탈수·건조 시설
    10) 세척시설(철도용 폐목재 받침목을 재활용하는 경우로 한정한다)
나. 화학적 재활용시설
    1) 고형화·고화 시설
    2) 반응시설(중화·산화·환원·중합·축합·치환 등의 화학반응을 이용하여 폐기물을 재활용하는 단위시설을 포함한다)
    3) 응집·침전 시설
    4) 열분해 시설(가스화 시설을 포함한다)
다. 생물학적 재활용시설
    1) 1일 재활용능력이 100킬로그램 이상인 다음의 시설
        가) 부숙(썩혀서 익히는 것) 시설(미생물을 이용하여 유기물질을 발효하는 등의 과정을 거쳐 제품의 원료 등을 만드는 시설을 말하며, 1일 재활용능력이 100킬로그램 이상 200킬로그램 미만인 음식물류 폐기물 부숙시설은 제외한다)
        나) 사료화 시설(건조에 의한 사료화 시설을 포함한다)
        다) 퇴비화 시설(건조에 의한 퇴비화 시설, 지렁이분변토 생산시설 및 생석회 처리시설을 포함한다)
        라) 동애등에분변토 생산시설
        마) 부숙토(腐熟土 : 썩혀서 익힌 흙) 생산시설
    2) 호기성·혐기성 분해시설
    3) 버섯재배시설
라. 시멘트 소성로
마. 용해로(폐기물에서 비철금속을 추출하는 경우로 한정한다)
바. 소성(시멘트 소성로는 제외한다)·탄화 시설
사. 골재가공시설
아. 의약품 제조시설
자. 소각열회수시설(시간당 재활용능력이 200킬로그램 이상인 시설로서 법 제13조의2 제1항 제5호에 따라 에너지를 회수하기 위하여 설치하는 시설만 해당한다)
차. 수은회수시설
카. 선별시설(재활용이 가능한 폐기물을 선별하는 시설을 말한다)

17 다음 중 「폐기물관리법」상 폐기물 관리의 기본원칙으로 적당하지 않는 것은?

① 발생 생활폐기물은 스스로 처리한다.
② 오염으로 인한 피해의 구제에 드는 비용은 오염을 일으킨 자가 부담하여야 한다.
③ 폐기물을 배출하는 경우에는 사전에 적절한 조치를 하여야 한다.
④ 폐기물의 발생을 최대한 억제한다.
⑤ 폐기물의 수입은 되도록 억제되어야 한다.

> **해설** (폐기물관리법 제3조의2 : 폐기물 관리의 기본원칙)
> ① 사업자는 제품의 생산방식 등을 개선하여 폐기물의 발생을 최대한 억제하고, 발생한 폐기물을 스스로 재활용함으로써 폐기물의 배출을 최소화하여야 한다.
> ② 누구든지 폐기물을 배출하는 경우에는 주변 환경이나 주민의 건강에 위해를 끼치지 아니하도록 사전에 적절한 조치를 하여야 한다.
> ③ 폐기물은 그 처리과정에서 양과 유해성을 줄이도록 하는 등 환경보전과 국민건강보호에 적합하게 처리되어야 한다.
> ④ 폐기물로 인하여 환경오염을 일으킨 자는 오염된 환경을 복원할 책임을 지며, 오염으로 인한 피해의 구제에 드는 비용을 부담하여야 한다.
> ⑤ 국내에서 발생한 폐기물은 가능하면 국내에서 처리되어야 하고, 폐기물의 수입은 되도록 억제되어야 한다.
> ⑥ 폐기물은 소각, 매립 등의 처분을 하기보다는 우선적으로 재활용함으로써 자원생산성의 향상에 이바지하도록 하여야 한다.

18 다음 중 「폐기물관리법」상 지정폐기물의 배출 및 처리 상황을 파악하고 지정폐기물이 적정하게 처리되도록 필요한 조치를 마련하여야 하는 사람은?

① 국가
② 보건복지부장관
③ 시·도지사
④ 시장·군수·구청장
⑤ 행정안전부

> **해설** (폐기물관리법 제4조 제3항) 국가는 지정폐기물의 배출 및 처리 상황을 파악하고 지정폐기물이 적정하게 처리되도록 필요한 조치를 마련하여야 한다.

19 다음 중 「폐기물관리법」상 폐기물 재활용이 가능한 것은?

① 의료폐기물
② 태반
③ 폐석면
④ 폐유독물
⑤ PCBs를 환경부령으로 정하는 농도 이상으로 함유하는 폐기물

> **해설** (폐기물관리법 제13조의2 제1항 : 폐기물의 재활용 원칙 및 준수사항) 누구든지 다음 각 호를 위반하지 아니하는 경우에는 폐기물을 재활용할 수 있다.
> 1. 비산먼지, 악취가 발생하거나 휘발성유기화합물, 대기오염물질 등이 배출되어 생활환경에 위해를 미치지 아니할 것
> 2. 침출수나 중금속 등 유해물질이 유출되어 토양, 수생태계 또는 지하수를 오염시키지 아니할 것
> 3. 소음 또는 진동이 발생하여 사람에게 피해를 주지 아니할 것
> 4. 중금속 등 유해물질을 제거하거나 안정화하여 재활용제품이나 원료로 사용하는 과정에서 사람이나 환경에 위해를 미치지 않도록 하는 등 대통령령으로 정하는 사항을 준수할 것
> 5. 그 밖에 환경부령으로 정하는 재활용의 기준을 준수할 것
>
> (폐기물관리법 제13조의2 제2항) 제1항에도 불구하고 다음 각 호의 어느 하나에 해당하는 폐기물은 재활용을 금지하거나 제한한다. 〈개정 2020.5.26.〉
> 1. 폐석면
> 2. 폴리클로리네이티드비페닐(PCBs)이 환경부령으로 정하는 농도 이상 들어있는 폐기물
> 3. 의료폐기물(태반은 제외)
> 4. 폐유독물 등 인체나 환경에 미치는 위해가 매우 높을 것으로 우려되는 폐기물 중 대통령령으로 정하는 폐기물

정답 17 ① 18 ① 19 ②

20 다음 중 「폐기물관리법」상 재활용이 금지되거나 제한되는 폐기물에 속하지 않는 것은?

① 「산업안전법」에 따라 제조 등이 금지된 물질　② 의료폐기물을 멸균 분쇄한 잔재물
③ 태반　④ 폐농약
⑤ 폐의약품

해설 (폐기물관리법 시행령 제7조의3 별표 4의3 : 재활용이 금지되거나 제한되는 폐기물) 〈개정 2021.3.9.〉
1. 다음 각 목의 어느 하나에 해당하는 물질 중 폐기되는 물질
   가. 「산업안전보건법」 제117조 제1항에 따라 제조 등이 금지된 물질
   나. 「화학물질의 등록 및 평가 등에 관한 법률」 제27조 제1항에 따라 금지물질로 지정·고시된 물질
   다. 「화학물질의 등록 및 평가 등에 관한 법률」 제27조 제1항에 따라 제한물질로 지정·고시된 물질
2. 폐농약(「농약관리법」 제2조 제1호에 따른 농약 중 폐기되는 것을 말한다)
3. 폐의약품(「약사법」 제2조 제4호에 따른 의약품 중 폐기되는 것을 말한다)
4. 의료폐기물을 멸균·분쇄한 잔재물
5. 법 제2조의2에 따른 폐기물의 재활용 유형에 관한 세부분류에 해당하지 않는 유형으로 재활용하려는 폐기물(재활용환경성 평가를 받아 재활용하는 경우는 제외한다)
6. 천연방사성제품폐기물(「생활주변방사선 안전관리법」 제16조 제1항에 따른 조치를 이행할 제조업자가 없는 제품의 폐기물을 포함한다) 및 천연방사성제품폐기물 소각재(「생활주변방사선 안전관리법」 제16조 제1항에 따른 조치를 이행할 제조업자가 없는 제품의 폐기물 소각재를 포함한다)
7. 그 밖에 환경부장관이 재활용하는 경우 사람의 건강이나 환경에 위해를 줄 수 있는 우려가 있다고 인정하여 고시하는 폐기물

21 다음 중 「폐기물관리법」상 폐기물을 재활용하여 만든 물질이 사람의 건강이나 환경에 위해를 줄 수 있다고 판단하는 경우 그 물질에 대한 유해성기준을 정하여 고시하여야 하는 사람은?

① 보건복지부장관　② 시·도지사　③ 시장·군수·구청장
④ 행정안전부장관　⑤ 환경부장관

해설 (폐기물관리법 제13조의5 제1항) 환경부장관은 폐기물을 재활용하여 만든 제품 또는 물질이 사람의 건강이나 환경에 위해를 줄 수 있다고 판단되는 경우에는 관계 중앙행정기관의 장과 협의하여 그 재활용 제품 또는 물질에 대한 유해성기준을 정하여 고시하여야 한다.

22 다음 중 「폐기물관리법」상 관할 구역에서 배출되는 생활폐기물을 처리해야 하는 사람은?

① 광역시장　② 도지사　③ 시·도지사
④ 시장·군수·구청장　⑤ 환경부장관

해설 (폐기물관리법 제14조 제1항) 특별자치시장, 특별자치도지사, 시장·군수·구청장은 관할 구역에서 배출되는 생활폐기물을 처리하여야 한다. 다만, 환경부령으로 정하는 바에 따라 특별자치시장, 특별자치도지사, 시장·군수·구청장이 지정하는 지역은 제외한다.

23 다음 중 「폐기물관리법」상 생활폐기물을 처리할 때 배출되는 생활폐기물의 종류, 양에 등에 따라 수수료를 징수할 수 있는 사람은?

① 보건복지부장관　② 보건소장　③ 시·도지사
④ 시장·군수·구청장　⑤ 행정안전부장관

해설 (폐기물관리법 제14조 제5항) 특별자치시장, 특별자치도지사, 시장·군수·구청장은 제1항에 따라 생활폐기물을 처리할 때에는 배출되는 생활폐기물의 종류, 양 등에 따라 수수료를 징수할 수 있다. 이 경우 수수료는 해당 지방자치단체의 조례로 정하는 바에 따라 폐기물 종량제 봉투 또는 폐기물임을 표시하는 표지 등("종량제 봉투등")을 판매하는 방법으로 징수하되, 음식물류 폐기물의 경우에는 배출량에 따라 산출한 금액을 부과하는 방법으로 징수할 수 있다.

정답　20 ③　21 ⑤　22 ④　23 ④

24 다음 중 「폐기물관리법」상 생활폐기물관리 제외지역으로 지정할 수 있는 지역은?

① 가구 수가 10호 미만 지역
② 가구 수가 50호 미만 지역
③ 가구 수가 100호 미만 지역
④ 가구 수가 150호 미만 지역
⑤ 가구 수가 500호 미만 지역

해설 (폐기물관리법 시행규칙 제15조 제1항 : 생활폐기물관리 제외지역의 지정) 특별자치시장, 특별자치도지사, 시장·군수·구청장은 법 제14조 제1항 단서에 따라 생활폐기물을 처리하여야 하는 구역에서 제외할 수 있는 지역("생활폐기물관리 제외지역")을 지정하는 경우에는 다음 각 호의 어느 하나에 해당하는 지역을 대상으로 하여야 한다.
1. 가구 수가 50호 미만인 지역
2. 산간·오지·섬지역 등으로서 차량의 출입 등이 어려워 생활폐기물을 수집·운반하는 것이 사실상 불가능한 지역

25 다음 중 「폐기물관리법」상 생활폐기물을 처리하여야 하는 구역에서 제외할 수 있는 지역을 지정하는 사람은 누구인가?

① 보건복지부장관
② 보건소장
③ 시·도지사
④ 시장·군수·구청장
⑤ 행정안전부장관

해설 (폐기물관리법 시행규칙 제15조 제1항 : 생활폐기물관리 제외지역의 지정) 24번 문제 해설 참조

26 다음 중 보관기간이 다른 의료폐기물로 옳은 것은?

① 병리계폐기물
② 생물폐기물
③ 손상성폐기물
④ 조직물류폐기물
⑤ 혈액오염폐기물

해설 (폐기물관리법 시행규칙 제14조 별표 5 : 폐기물의 처리에 관한 구체적 기준 및 방법) 〈개정 2022.11.29.〉
5. 지정폐기물 중 의료폐기물의 기준 및 방법
  다. 보관의 경우
    1) 의료폐기물을 위탁처리하는 배출자는 의료폐기물의 종류별로 다음의 구분에 따른 보관기간을 초과하여 보관하여서는 아니 된다. 다만, 제17조 및 별표 5의7에 따라 폐기물의 처리 위탁을 중단해야 하는 경우로서 시·도지사나 지방환경관서의 장이 기간을 정하여 인정하는 경우 또는 천재지변, 휴업, 시설의 보수, 그 밖의 부득이한 경우로서 시·도지사나 지방환경관서의 장이 인정하는 경우는 예외로 하며, 환경부장관은 「감염병의 예방 및 관리에 관한 법률」 제2조 제1호에 따른 감염병의 확산으로 인하여 「재난 및 안전관리 기본법」 제38조 제1항에 따른 재난 예보·경보가 발령되는 경우 또는 감염병의 확산 방지를 위하여 필요하다고 인정하는 경우에는 의료폐기물의 보관기간을 따로 정할 수 있다.
      가) 격리의료폐기물 : 7일
      나) 위해의료폐기물 중 조직물류폐기물(치아는 제외), 병리계폐기물, 생물·화학폐기물 및 혈액오염폐기물과 바)를 제외한 일반의료폐기물 : 15일
      다) 위해의료폐기물 중 손상성폐기물 : 30일
      라) 위해의료폐기물 중 조직물류폐기물(치아만 해당) : 60일
      마) 나목 6)에 따라 혼합 보관된 의료폐기물 : 혼합 보관된 각각의 의료폐기물의 보관기간 중 가장 짧은 기간
      바) 일반의료폐기물(의료기관 중 입원실이 없는 의원, 치과의원 및 한의원에서 발생하는 것으로서 섭씨 4도 이하로 냉장보관하는 것만 해당) : 30일

정답 24 ② 25 ④ 26 ③

27 의료폐기물을 위탁처리하는 배출자는 입원실이 있는 병원의 일반의료폐기물을 며칠을 초과하여 보관하여서는 아니 되는가?

① 7일 ② 15일 ③ 30일
④ 60일 ⑤ 90일

해설 (폐기물관리법 시행규칙 제14조 별표 5 : 폐기물의 처리에 관한 구체적 기준 및 방법) 26번 문제 해설 참조

28 의료폐기물 수거 시 처분하는 방법으로 옳은 것은?

① 매립 ② 생물학적 처리 ③ 소각
④ 재활용 ⑤ 해역배출

해설 (폐기물관리법 시행규칙 제14조 별표 5 : 폐기물의 처리에 관한 구체적 기준 및 방법) 〈개정 2022.11.29.〉
5. 지정폐기물 중 의료폐기물의 기준 및 방법
   마. 처리의 경우
   1) 의료폐기물 중 재활용이 가능한 태반은 법 제13조의2에 따라 재활용하여야 한다.
   2) 의료폐기물배출자가 설치하는 처분시설별 처분능력은 다음과 같다.
      가) 소각시설 : 시간당 처분능력 25킬로그램 이상의 시설
      나) 멸균분쇄시설 : 시간당 처분능력 100킬로그램 이상의 시설
   3) 멸균분쇄시설을 설치한 의료폐기물배출자는 멸균 여부의 검사를 위하여 그 검사인력 및 시설·장비를 갖추어야 한다.
      가) 검사인력 : 임상병리사나 위생사 중 1명 이상
      나) 시설·장비 : 검사실, 멸균 여부를 확인할 수 있는 기구 및 장비
   4) 의료폐기물은 의료폐기물을 처분하기 위하여 설치한 소각시설이나 멸균·분쇄시설에서 처분하여야 한다. 다만, 도서지역에서 발생한 의료폐기물은 특별자치시, 특별자치도, 시·군·구의 조례로 정하는 바에 따라 해당 도서지역 내에 설치된 생활폐기물 소각시설에서 소각처분할 수 있다.
   5) 다음의 의료폐기물은 소각하여야 한다.
      가) 격리의료폐기물, 위해의료폐기물 중 조직물류폐기물 및 생물·화학폐기물
      나) 보관 및 운반 과정에서 혈액, 체액, 분비물, 배설물 등 흘러내릴 수 있는 물질을 포함한 의료폐기물
      다) 폐기물중간처분업자 또는 최종처분업자가 처분하는 의료폐기물
   6) 5) 외의 의료폐기물은 소각 또는 멸균분쇄처분하여야 한다.
   7) 의료폐기물을 소각시설이나 멸균분쇄시설에 넣기 전에 용기로부터 해체하여서는 아니 되며 용기에 담은 상태로 넣어야 한다.
   8) 멸균분쇄하는 경우에는 원형이 파쇄되어 재사용할 수 없도록 분쇄하여야 한다.
   9) 멸균분쇄처분 시 별표 11 제2호 가목 2) 바) (2)에 따른 검사 결과 잔재물이 멸균되지 아니한 경우에는 다시 처분하여야 한다.
   10) 멸균분쇄한 후의 잔재물은 소각하여야 한다.
   11) 소각한 후의 잔재물은 매립하여야 한다.

29 격리의료폐기물 전용용기 도형의 색으로 옳은 것은?

① 검정색 ② 노란색 ③ 녹색
④ 붉은색 ⑤ 흰색

정답 27 ② 28 ③ 29 ④

> **해설** **(폐기물관리법 시행규칙 제14조 별표 5 : 폐기물의 처리에 관한 구체적 기준 및 방법)** 〈개정 2022.11.29.〉
> 5. 지정폐기물 중 의료폐기물의 기준 및 방법
>   나. 의료폐기물 전용용기 사용의 경우
>   11) 전용용기 및 3) 단서에 따른 포장의 바깥쪽에는 의료폐기물임을 나타내는 다음의 도형 및 취급 시 주의사항을 표시하여야 한다.

의료폐기물의 종류	도형 색상	
격리의료폐기물	붉은색	
위해의료폐기물(재활용하는 태반은 제외한다) 및 일반의료폐기물	봉투형 용기	검정색
	상자형 용기	노란색
재활용하는 태반	녹색	

30 다음 중 「폐기물관리법」상 사업장폐기물 배출자의 의무에 해당하지 않는 것은?

① 모든 폐기물의 적정처리 여부
② 사업장폐기물 배출자의 양도금지 의무
③ 사업장폐기물의 발생을 최대한 억제할 의무
④ 일정규모 이상의 사업장폐기물 배출자의 지침준수 의무
⑤ 환경부령이 정하는 바에 따라 시장·군수·구청장에게 신고할 의무

> **해설** **(폐기물관리법 제17조 제8항)** 사업장폐기물 배출자가 그 사업을 양도하거나 사망한 경우 또는 법인이 합병·분할한 경우에는 그 양수인·상속인 또는 합병·분할 후 존속하는 법인이나 합병·분할에 의하여 설립되는 법인은 그 사업장폐기물과 관련한 권리와 의무를 승계한다.
>
> **(폐기물관리법 제17조 제1항 : 사업장폐기물 배출자의 의무 등)** 사업장폐기물을 배출하는 "사업장폐기물 배출자"는 다음 각 호의 사항을 지켜야 한다. 〈개정 2023.8.16.〉
> 1. 사업장에서 발생하는 폐기물 중 환경부령으로 정하는 유해물질의 함유량에 따라 지정폐기물로 분류될 수 있는 폐기물에 대해서는 폐기물분석 전문기관에 의뢰하여 지정폐기물에 해당되는지를 미리 확인하여야 한다.
> 1의2. 사업장에서 발생하는 모든 폐기물을 폐기물의 처리 기준과 방법 및 폐기물의 재활용 원칙 및 준수사항에 적합하게 처리하여야 한다.
> 2. 생산 공정에서는 폐기물 감량화시설의 설치, 기술개발 및 재활용 등의 방법으로 사업장폐기물의 발생을 최대한으로 억제하여야 한다.
> 3. 폐기물의 처리를 위탁하는 경우에는 환경부령으로 정하는 위탁·수탁의 기준 및 절차를 따라야 하며, 사업장폐기물배출자 중 업종·규모와 폐기물 배출량 등을 고려하여 환경부령으로 정하는 자는 해당 폐기물의 처리과정이 폐기물의 처리 기준과 방법 또는 폐기물의 재활용 원칙 및 준수사항에 맞게 이루어지고 있는지를 환경부령으로 정하는 바에 따라 확인하는 등 필요한 조치를 취하여야 한다. 다만, 제4조나 제5조에 따라 폐기물처리시설을 설치·운영하는 자에게 위탁하는 경우에는 그러하지 아니하다.

31 「폐기물관리법」상 환경부장관은 폐기물에 관한 시험 분석을 전문적으로 수행하기 위하여 폐기물분석 전문기관을 지정할 수 있다. 다음의 기관 중 지정할 수 없는 곳은?

① 국공립연구기관
② 그 밖에 환경부장관이 인정하는 기관
③ 보건환경연구원
④ 수도권매립지관리공사
⑤ 한국환경공단

정답 30 ② 31 ①

해설 **(폐기물관리법 제17조의2 제1항 : 폐기물분석 전문기관의 지정)** 환경부장관은 폐기물에 관한 시험·분석 업무를 전문적으로 수행하기 위하여 다음 각 호의 기관을 폐기물 시험·분석 전문기관("폐기물분석전문기관")으로 지정할 수 있다.
1. 「한국환경공단법」에 따른 한국환경공단
2. 「수도권매립지관리공사의 설립 및 운영 등에 관한 법률」에 따른 수도권매립지관리공사
3. 「보건환경연구원법」에 따른 보건환경연구원
4. 그 밖에 환경부장관이 폐기물의 시험·분석 능력이 있다고 인정하는 기관

32 다음 중 「폐기물관리법」상 사업장폐기물 외의 폐기물로 정의되는 것은?

① 공동으로 처리하는 지정폐기물
② 사업장폐기물
③ 생활폐기물
④ 중간가공폐기물
⑤ 지정폐기물

해설 **(폐기물관리법 시행규칙 제20조 제1항 : 사업장폐기물의 인계·인수)** 법 제18조 제3항 본문에서 "환경부령으로 정하는 사업장폐기물"이란 다음 각 호의 폐기물을 말한다. 다만, 폐지, 고철, 왕겨, 쌀겨 및 그 밖에 환경부장관이 정하여 고시하는 폐기물은 제외한다. 〈개정 2022.11.29.〉
1. 사업장폐기물(생활폐기물로 만든 중간가공 폐기물 외의 중간가공 폐기물을 포함하되, 별표 5 제3호 가목 2)에 따라 처리되는 사업장비(非) 배출시설계 폐기물은 제외)
2. 지정폐기물(생활폐기물로 만든 중간가공 폐기물 외의 중간가공 폐기물을 포함)
3. 제21조 제1항 각 호의 자가 공동으로 처리하는 지정폐기물(생활폐기물로 만든 중간가공 폐기물 외의 중간가공 폐기물을 포함)

33 다음 중 「폐기물관리법」상 사업장폐기물을 공동(둘 이상의 사업장 폐기물배출자)으로 수집, 운반, 보관, 처리할 수 있는 사업장폐기물 배출자의 범위에 속하지 않는 사람은?

① 같은 산업단지 등 사업장 밀집 지역의 사업장을 운영하는 자
② 「건설기계관리법」상 건설기계 정비업을 하는 자
③ 「공중위생관리법」상 세탁업을 하는 자
④ 「인쇄문화산업진흥법」에 따른 인쇄사를 경영하는 자
⑤ 「자동차관리법」에 따른 자동차를 제조·판매하는 자

해설 **(폐기물관리법 시행규칙 제21조 제1항 : 사업장폐기물의 공동처리 등)** 법 제18조 제5항 전단에서 "환경부령으로 정하는 둘 이상의 사업장폐기물배출자"란 다음 각 호의 자를 말한다. 〈개정 2022.1.7.〉
1. 「자동차관리법」에 따른 자동차정비업을 하는 자와 같은 법 시행규칙 제132조 각 호의 작업을 업으로 하는 자
2. 「건설기계관리법」에 따른 건설기계정비업을 하는 자
3. 「여객자동차 운수사업법」에 따른 여객자동차운송사업을 하는 자
4. 「화물자동차 운수사업법」에 따른 화물자동차운송사업을 하는 자
5. 「공중위생관리법」에 따른 세탁업을 하는 자
6. 「인쇄문화산업 진흥법」의 인쇄사를 경영하는 자
7. 같은 법인의 사업자 및 「독점규제 및 공정거래에 관한 법률」에 따른 동일한 기업집단의 사업자
7의2. 같은 산업단지 등 사업장 밀집지역의 사업장을 운영하는 자
8. 의료폐기물을 배출하는 자(종합병원은 제외)
9. 사업장폐기물이 소량으로 발생하여 공동으로 수집·운반하는 것이 효율적이라고 시·도지사, 시장·군수·구청장 또는 지방환경관서의 장이 인정하는 사업장을 운영하는 자

정답 32 ③ 33 ⑤

34 「폐기물관리법」상 폐기물의 수집·운반, 재활용 또는 처분을 업으로 하고자 하는 경우에 다음 중 누구에게 허가를 받아야 하는가?

① 대통령
② 보건복지부장관
③ 시장·군수·구청장
④ 환경부장관
⑤ 환경지청장

해설 (폐기물관리법 제25조 제3항 : 폐기물처리업) 제2항에 따라 적합통보를 받은 자는 그 통보를 받은 날부터 2년(폐기물 수집·운반업의 경우에는 6개월, 폐기물처리업 중 소각시설과 매립시설의 설치가 필요한 경우에는 3년) 이내에 환경부령으로 정하는 기준에 따른 시설·장비 및 기술능력을 갖추어 업종, 영업대상 폐기물 및 처리분야별로 지정폐기물을 대상으로 하는 경우에는 환경부장관의, 그 밖의 폐기물을 대상으로 하는 경우에는 시·도지사의 허가를 받아야 한다. 이 경우 환경부장관 또는 시·도지사는 제2항에 따라 적합통보를 받은 자가 그 적합통보를 받은 사업계획에 따라 시설·장비 및 기술인력 등의 요건을 갖추어 허가신청을 한 때에는 지체 없이 허가하여야 한다.

(폐기물관리법 제25조 제1항 : 폐기물처리업) 폐기물의 수집·운반, 재활용 또는 처분을 업(폐기물처리업)으로 하려는 자(음식물류 폐기물을 제외한 생활폐기물을 재활용하려는 자와 폐기물처리 신고자는 제외)는 환경부령으로 정하는 바에 따라 지정폐기물을 대상으로 하는 경우에는 폐기물 처리 사업계획서를 환경부장관에게 제출하고, 그 밖의 폐기물을 대상으로 하는 경우에는 시·도지사에게 제출하여야 한다. 환경부령으로 정하는 중요 사항을 변경하려는 때에도 또한 같다.

35 지정폐기물 수집·운반·처리를 업으로 하고자 하는 자는 누구에게 허가를 받아야 하는가?

① 관할 보건소장
② 보건복지부장관
③ 시·도지사
④ 질병관리청장
⑤ 환경부장관

해설 (폐기물관리법 제25조 제3항) 34번 문제 해설 참조

36 「폐기물관리법」상 지정폐기물 중 의료폐기물을 재활용하는 경우, 다음 중 며칠 분 이상의 폐기물을 보관할 수 있는 보관시설을 갖추어야 하는가?

① 3~7일
② 7~10일
③ 10~13일
④ 20~23일
⑤ 60~65일

해설 (폐기물관리법 시행규칙 제28조 제6항 별표 7 : 폐기물처리업의 시설·장비·기술능력의 기준) 〈개정 2024.12.27.〉
5. 폐기물 중간재활용업, 최종재활용업 및 종합재활용업의 기준
　다. 지정폐기물 중 의료폐기물을 재활용하는 경우
　　1) 시설 및 장비
　　　가) 보관시설 : 1일 재활용능력의 3일분 이상 7일분 이하의 폐기물을 보관할 수 있는 냉동시설
　　　나) 재활용시설 1식 이상
　　　다) 수집운반차량 : 1대 이상(재활용대상 폐기물을 스스로 수집·운반하는 경우만 해당)
　　2) 기술능력 : 폐기물처리산업기사·임상병리사 또는 위생사 중 1명 이상

정답 34 ④　35 ⑤　36 ①

37 다음 중 「폐기물관리법」상 폐기물처리업의 허가를 받을 수 있는 사람은?

① 금고 이상의 형의 선고를 받고 그 형의 집행이 종료된 후 10년이 경과하지 아니한 자
② 미성년자
③ 파산선고를 받고 복권된 자
④ 폐기물처리업의 허가가 취소된 자로서 그 허가가 취소된 날로부터 10년을 경과하지 아니한 자
⑤ 피성년후견인 또는 피한정후견인

해설 (폐기물관리법 제26조 : 결격 사유) 다음 각 호의 어느 하나에 해당하는 자는 폐기물처리업의 허가를 받거나 전용용기 제조업의 등록을 할 수 없다.
1. 미성년자, 피성년후견인 또는 피한정후견인
2. 파산선고를 받고 복권되지 아니한 자
3. 이 법을 위반하여 금고 이상의 실형을 선고받고 그 형의 집행이 끝나거나 집행을 받지 아니하기로 확정된 후 10년이 지나지 아니한 자
3의2. 이 법을 위반하여 금고 이상의 형의 집행유예를 선고받고 그 집행유예 기간이 끝난 날부터 5년이 지나지 아니한 자
4. 이 법을 위반하여 대통령령으로 정하는 벌금형 이상을 선고받고 그 형이 확정된 날부터 5년이 지나지 아니한 자
5. 제27조(제1항 제2호 및 제2항 제20호는 제외)에 따라 폐기물처리업의 허가가 취소되거나 제27조의2(제1항 제2호 및 제2항 제2호는 제외)에 따라 전용용기 제조업의 등록이 취소된 "허가취소자등"으로서 그 허가 또는 등록이 취소된 날부터 10년이 지나지 아니한 자
5의2. 제5호에 해당하는 허가취소자등과의 관계에서 자신의 영향력을 이용하여 허가취소자등에게 업무집행을 지시하거나 허가취소자등의 명의로 직접 업무를 집행하는 등의 사유로 허가취소자등에게 영향을 미쳐 이익을 얻는 자 등으로서 환경부령으로 정하는 자
6. 임원 또는 사용인 중에 제1호부터 제5호까지 및 제5호의2의 어느 하나에 해당하는 자가 있는 법인 또는 개인사업자

38 다음 중 「폐기물관리법」상 환경부장관이나 시·도지사가 폐기물처리업자에게 허가를 취소하여야 하는 경우에 해당하는 것을 모두 고른 것은?

가. 영업정지기간 중 영업 행위를 한 경우
나. 속임수나 그 밖의 부정한 방법으로 허가를 받은 경우
다. 속임수나 그 밖의 부정한 방법으로 적합성 확인을 받은 경우
라. 사업장폐기물을 버리거나 매립 또는 소각한 경우

① 가, 나, 다
② 가, 다
③ 나, 라
④ 라
⑤ 가, 나, 다, 라

해설 (폐기물관리법 제27조 : 허가의 취소 등)
① 환경부장관이나 시·도지사는 폐기물처리업자가 다음 각 호의 어느 하나에 해당하면 그 허가(변경허가 및 변경신고를 포함)를 취소하여야 한다. 〈개정 2020.5.26.〉
1. 속임수나 그 밖의 부정한 방법으로 허가를 받은 경우
1의2. 적합성확인을 받지 아니한 경우
1의3. 속임수나 그 밖의 부정한 방법으로 적합성 확인을 받은 경우
2. 제26조 각 호의 결격사유 중 어느 하나에 해당되는 경우. 다만, 다음 각 목의 어느 하나에 해당하는 경우 그 구분에 따른 조치를 한 경우는 제외한다.
　가. 임원 또는 사용인 중 제26조 제6호에 해당하는 자가 있는 경우 : 결격사유가 발생한 날부터 2개월 이내에 그 임원 또는 사용인을 바꾸어 임명
　나. 권리·의무를 승계한 상속인이 제26조 각 호의 어느 하나에 해당하는 경우 : 상속이 시작된 날부터 6개월 이내에 그 권리·의무를 다른 자에게 양도
3. 제40조 제1항 본문에 따른 조치를 하지 아니한 경우

정답 37 ③ 38 ①

4. 계약 갱신 명령을 이행하지 아니한 경우
5. 영업정지기간 중 영업 행위를 한 경우

② 환경부장관이나 시·도지사는 폐기물처리업자가 다음 각 호의 어느 하나에 해당하면 그 허가를 취소하거나 6개월 이내의 기간을 정하여 영업의 전부 또는 일부의 정지를 명령할 수 있다. 〈개정 2021.1.5.〉
1. 제8조 제1항 또는 제2항을 위반하여 사업장폐기물을 버리거나 매립 또는 소각한 경우
2. 제13조 또는 제13조의2를 위반하여 폐기물을 처리한 경우
2의2. 제13조의5 제5항에 따른 조치명령을 이행하지 아니한 경우
2의3. 안전기준을 준수하지 아니한 경우
3. 폐기물의 인계·인수에 관한 사항과 폐기물처리현장정보를 전자정보처리프로그램에 입력하지 아니한 경우
3의2. 유해성 정보자료를 게시하지 아니하거나 비치하지 아니한 경우
4. 운반 중에 서류 등을 지니지 아니하거나 관계 행정기관이나 그 소속 공무원이 요구하여도 인계번호를 알려주지 아니한 경우
5. 제25조 제5항에 따른 업종 구분과 영업 내용의 범위를 벗어나는 영업을 한 경우
6. 제25조 제7항에 따른 조건을 위반한 경우
7. 다른 사람에게 자기의 성명이나 상호를 사용하여 폐기물을 처리하게 하거나 그 허가증을 다른 사람에게 빌려 준 경우
8. 제25조 제9항을 위반하여 폐기물을 보관하거나 준수사항을 위반한 경우. 다만, 같은 항 제5호에 해당하는 경우에는 고의 또는 중과실인 경우에 한정한다.
9. 별도로 수집·운반·처분하는 시설·장비 및 사업장을 설치·운영하지 아니한 경우
10. 변경허가를 받거나 변경신고를 하지 아니하고 허가사항이나 신고사항을 변경한 경우
11. 검사를 받지 아니하거나 적합판정을 받지 아니한 폐기물처리시설을 사용한 경우
12. 관리기준에 맞지 아니하게 폐기물처리시설을 운영한 경우
13. 개선명령이나 사용중지명령을 이행하지 아니한 경우
14. 폐쇄명령을 이행하지 아니한 경우
15. 측정명령이나 조사명령을 이행하지 아니한 경우
15의2. 권리·의무의 승계를 위한 허가신청을 하지 아니하거나 허가를 받지 못한 경우
16. 권리·의무의 승계신고를 하지 아니하거나 승계신고가 수리되지 아니한 경우
17. 장부를 기록·보존하지 아니한 경우
17의2. 장부에 기록하고 보존하여야 하는 폐기물의 발생·배출·처리상황 등을 전자정보처리프로그램에 입력하지 아니하거나 거짓으로 입력한 경우
18. 제39조의3, 제40조 제2항·제3항, 제47조의2 또는 제48조에 따른 명령을 이행하지 아니한 경우
19. 사후관리이행보증금을 사전에 적립하지 아니한 경우
20. 허가를 받은 후 1년 이내에 영업을 시작하지 아니하거나 정당한 사유 없이 계속하여 1년 이상 휴업한 경우

39 「폐기물관리법」상 매출액이 없거나 매출액을 산정하기 곤란한 폐기물처리업자에게 영업의 정지에 갈음하여 다음 중 얼마를 초과하지 않는 범위에서 과징금을 부과할 수 있는가?

① 1백만원 ② 5백만원 ③ 1천만원
④ 5천만원 ⑤ 1억원

해설 **(폐기물관리법 제28조 제1항 : 폐기물처리업자에 대한 과징금 처분)** 환경부장관이나 시·도지사는 제27조에 따라 폐기물처리업자에게 영업의 정지를 명령하려는 때 그 영업의 정지가 다음 각 호의 어느 하나에 해당한다고 인정되면 그 영업의 정지를 갈음하여 대통령령으로 정하는 매출액에 100분의 5를 곱한 금액을 초과하지 아니하는 범위에서 과징금을 부과할 수 있다. 다만, 그 폐기물처리업자가 매출액이 없거나 매출액을 산정하기 곤란한 경우로서 대통령령으로 정하는 경우에는 1억원을 초과하지 아니하는 범위에서 과징금을 부과할 수 있다.
1. 해당 영업의 정지로 인하여 그 영업의 이용자가 폐기물을 위탁처리하지 못하여 폐기물이 사업장 안에 적체됨으로써 이용자의 사업활동에 막대한 지장을 줄 우려가 있는 경우
2. 해당 폐기물처리업자가 보관 중인 폐기물이나 그 영업의 이용자가 보관 중인 폐기물의 적체에 따른 환경오염으로 인하여 인근지역 주민의 건강에 위해가 발생되거나 발생될 우려가 있는 경우
3. 천재지변이나 그 밖의 부득이한 사유로 해당 영업을 계속하도록 할 필요가 있다고 인정되는 경우

정답 39 ⑤

40 다음 중 「폐기물관리법」상 폐기물처리시설의 종류 중 중간처리시설에 해당하지 않는 것은?

① 고형화·안정화시설 ② 기계적 처분시설
③ 매립시설 ④ 소각시설
⑤ 호기성·혐기성 분해시설

해설 (폐기물관리법 시행규칙 제35조 별표 9 : 폐기물 처분시설 또는 재활용시설의 설치기준) 〈개정 2022.11.29.〉
1. 중간처분시설 : 소각시설, 기계적 처분시설, 화학적 처분시설(고형화·고화 시설, 안정화 시설, 반응 시설, 응집·침전 시설), 생물학적 처분시설(소멸화 시설, 호기성·혐기성 분해시설)
2. 최종처분시설 : 매립시설
3. 재활용시설의 경우 : 기계적 재활용시설(파쇄·분쇄·절단시설, 용융·용해시설, 증발·농축시설, 정제시설, 유수분리시설, 탈수시설, 건조시설, 세척시설), 화학적 재활용시설(고형화·고화시설, 반응시설, 응집·침전시설, 열분해시설), 생물학적 재활용시설(사료화·퇴비화·부숙시설 및 부숙토·동애등에 분변토 생산시설, 호기성·혐기성 분해시설), 시멘트 소성로, 용해로, 소각열회수시설, 수은회수시설

41 다음 중 「폐기물관리법」상 최종처리에 해당하는 것은?

① 고형화 ② 매립 ③ 소각
④ 중화 ⑤ 파쇄

해설 (폐기물관리법 시행규칙 제35조 별표 9 : 폐기물 처분시설 또는 재활용시설의 설치기준) 40번 문제 해설 참조

42 「폐기물관리법」상 폐기물 처리시설을 설치·운영하는 자는 당해 시설의 유지·관리에 관한 기술업무를 담당시키기 위하여 다음 중 누구를 두어야 하는가?

① 기술관리인 ② 배출관리인 ③ 처리관리인
④ 폐기물관리기사 ⑤ 폐기물처리기사

해설 (폐기물관리법 제34조 제1항 : 기술관리인) 대통령령으로 정하는 폐기물처리시설을 설치·운영하는 자는 그 시설의 유지·관리에 관한 기술업무를 담당하게 하기 위하여 기술관리인을 임명(기술관리인의 자격을 갖추어 스스로 기술관리하는 경우를 포함)하거나 기술관리 능력이 있다고 대통령령으로 정하는 자와 기술관리 대행계약을 체결하여야 한다.

43 다음 중 「폐기물관리법」상 폐기물처리 담당자 등에 대해 질적 향상의 교육을 실시할 수 있는 사람은?

① 고용자 ② 교육부장관 ③ 사업자의 교육기관
④ 시·도지사 ⑤ 환경부장관

해설 (폐기물관리법 제35조 제2항) 제1항에 따라 교육을 받아야 할 사람을 고용한 자는 그 해당자에게 그 교육을 받게 하여야 한다. 〈개정 2020.5.26.〉

(폐기물관리법 제35조 제1항 : 폐기물처리 담당자 등에 대한 교육) 다음 각 호의 어느 하나에 해당하는 사람은 환경부령으로 정하는 교육기관이 실시하는 교육을 받아야 한다.
1. 다음 각 목의 어느 하나에 해당하는 폐기물처리 담당자
   가. 폐기물처리업에 종사하는 기술요원
   나. 폐기물처리시설의 기술관리인
   다. 그 밖에 대통령령으로 정하는 사람
2. 폐기물분석전문기관의 기술요원
3. 제13조의4에 따라 지정된 재활용환경성평가기관의 기술인력

정답 40 ③ 41 ② 42 ① 43 ①

44 다음 중 「폐기물관리법」상 폐기물처리 담당자 등의 재교육은 몇 년마다 실시하는가?

① 1년마다　　② 2년마다　　③ 3년마다
④ 5년마다　　⑤ 10년마다

해설 (폐기물관리법 시행규칙 제50조 제1항 : 폐기물 처리 담당자 등에 대한 교육) 법 제35조 제1항에 따라 폐기물처리 담당자 등은 다음 각 호에서 정하는 바에 따라 최초 교육을 받은 후 3년마다 재교육을 받아야 한다. 다만, 제2호에 해당하는 자는 1년마다 재교육을 받아야 한다. 〈개정 2024.6.28.〉

1. 제3항 제2호 가목, 라목 및 마목 중 어느 하나에 해당하는 자(제18조 제1항 제4호에 해당하는 자는 제외) 및 영 제8조의4에 따른 음식물류 폐기물 배출자 또는 그가 고용한 기술담당자 : 다음 각 목의 어느 하나에 해당하는 경우 해당 사유가 발생한 날부터 1년 이내
   가. 법 제17조 제2항에 따른 사업장폐기물배출자의 신고(변경신고는 제외)를 한 경우
   나. 법 제17조 제5항에 따른 서류를 제출한 경우
   다. 법 제25조 제3항에 따른 폐기물처리업 허가(변경허가는 제외)를 받은 경우
   라. 법 제46조 제1항에 따라 폐기물 수집·운반 신고(법 제46조 제2항에 따른 변경신고는 제외)를 한 경우
   마. 음식물류 폐기물 처리시설을 설치한 경우
2. 별표 7 제5호 가목 1) 나) (2)에 따라 임명된 기술요원 : 임명된 날부터 6개월 이내
3. 제1호 및 제2호 외의 자 : 교육대상자가 된 날부터 1년 이내

45 다음 중 「폐기물관리법」상 환경부령이 정하는 바에 따라 폐기물장부를 비치하고 폐기물의 수집·운반·처리상황 등을 기록·보존하여야 할 사람이 아닌 것은?

① 폐기물 처리시설을 설치하는 자　　② 폐기물 처리시설을 운영하는 자
③ 폐기물 처리업자　　④ 폐기물 투기자
⑤ 폐기물 회수조치 규정에 의한 수입업자

해설 (폐기물관리법 제36조 제1항 : 장부 등의 기록과 보존) 다음 각 호의 어느 하나에 해당하는 자는 환경부령으로 정하는 바에 따라 장부를 갖추어 두고 폐기물의 발생·배출·처리상황 등(제1호의2에 해당하는 자는 폐기물의 발생량·재활용상황·처리실적 등을, 제4호의2에 해당하는 자는 전용용기의 생산·판매량·품질검사 실적 등을, 제7호에 해당하는 자는 제품과 용기 등의 생산·수입·판매량과 회수·처리량 등을 말한다)을 기록하고, 마지막으로 기록한 날부터 3년(제1호의 경우는 2년)간 보존하여야 한다. 다만, 제45조 제2항에 따른 전자정보처리프로그램을 이용하는 경우에는 그러하지 아니하다.

1. 음식물류 폐기물의 발생 억제 및 처리 계획을 신고하여야 하는 자
1의2. 제17조 제2항에 따른 신고를 하여야 하는 자
1의3. 제17조 제5항에 따라 확인을 받아야 하는 자
2. 사업장폐기물을 공동으로 수집, 운반, 재활용 또는 처분하는 공동 운영기구의 대표자
3. 삭제 〈2017.4.18.〉
4. 폐기물처리업자
4의2. 전용용기 제조업자
5. 폐기물처리시설을 설치·운영하는 자
6. 폐기물처리 신고자
7. 제47조 제2항에 따른 제조업자나 수입업자

(폐기물관리법 제47조 제2항 : 폐기물의 회수 조치) 사업자는 제1항에 따른 재료·용기·제품 등이 「대기환경보전법」 제2조, 「물환경보전법」 제2조 및 「화학물질관리법」 제2조에 따른 대기오염물질, 수질오염물질, 인체급성유해성물질, 인체만성유해성물질, 생태유해성물질 중 환경부령으로 정하는 물질을 포함하고 있거나 다량으로 제조·가공·수입 또는 판매되어 폐기물이 되는 경우 환경부장관이 고시하는 폐기물의 회수 및 처리방법에 따라 회수·처리하여야 한다. 이 경우 환경부장관이 이를 고시하려면 미리 관계 중앙행정기관의 장과 협의하여야 한다. 〈개정 2024.2.6.〉
[시행일 : 2025.8.7]

정답　44 ③　45 ④

46 「폐기물관리법」상 폐기물 처리업자는 폐기물의 발생·배출·처리상황 등을 기록한 장부를 기록하고, 마지막으로 기록한 날부터 다음 중 몇 년간 보존해야 하는가? (단, 환경부장관이 구축·운영하는 전자정보 처리프로그램을 이용하는 경우를 제외)

① 1년　　② 2년　　③ 3년
④ 5년　　⑤ 10년

해설 (폐기물관리법 제36조 제1항 : 장부 등의 기록과 보존) 45번 문제 해설 참조

---

47 다음 중 「폐기물관리법」상 폐기물 인계·인수 내용 등의 전산처리 시 전산기록은 몇 년간 보관하여야 하는가?

① 2년간　　② 3년간　　③ 5년간
④ 10년간　　⑤ 20년간

해설 (폐기물관리법 제45조 제4항) 환경부장관은 전산기록이 입력된 날부터 3년간 전산기록을 보존하여야 한다.

(폐기물관리법 제45조 제1항 : 폐기물 인계·인수 내용 등의 전산 처리) 환경부장관은 다음 각 호의 내용과 기록("전산기록")을 관리할 수 있는 전산처리기구를 설치·운영하여야 한다.
1. 입력된 음식물류 폐기물 수수료 산정에 필요한 내용
2. 입력된 폐기물 인계·인수 내용
2의2. 제2호에 따른 내용과 폐기물처리현장정보 간의 상호 확인 및 현장 점검
3. 제3항에 따라 입력된 기록

---

48 다음 중 「폐기물관리법」상 환경부령이 정하는 재활용폐기물로 올바르게 조합된 것은?

| 가. 고철 | 나. 금속 캔 | 다. 종이팩 | 라. 폐지 |

① 가, 나, 다　　② 가, 다　　③ 다, 라
④ 라　　⑤ 가, 나, 다, 라

해설 (폐기물관리법 시행규칙 제66조 제3항) 법 제46조 제1항 제2호에서 "폐지, 고철 등 환경부령으로 정하는 폐기물"이란 다른 자의 폐기물로서 다음 각 호의 폐기물(지정폐기물은 제외)을 말한다. 〈개정 2024.6.28.〉
1. 폐지
2. 고철
3. 폐포장재(재활용의무 대상인 종이팩, 유리병, 금속캔, 합성수지 재질의 포장재 및 1회용 봉투·쇼핑백 및 합성수지 재질의 필름류만 해당한다)
4. 폐전선(폐유를 함유한 경우는 제외한다.)
5. 1회용 컵(재활용하는 경우만 해당한다)

---

49 다음 중 「폐기물관리법」상 아래 (　) 안에 알맞은 말은?

폐기물처리 신고를 하려는 자는 폐기물처리 개시 (　)일 전까지 폐기물처리 신고서를 그 사업장을 관할하는 시·도지사에게 제출하여야 한다.

① 7일　　② 15일　　③ 30일
④ 45일　　⑤ 60일

해설 (폐기물관리법 시행규칙 제67조 제1항) 법 제46조 제1항에 따라 폐기물처리 신고를 하려는 자는 폐기물처리 개시 15일 전까지 다음 각 호의 구분에 따른 서류를 첨부하여 그 사업장을 관할하는 시·도지사에게 제출하여야 한다.

정답　46 ③　47 ②　48 ⑤　49 ②

50 다음 중 「폐기물관리법」상 폐기물 처리에 대한 조치명령을 할 수 없는 사람은?

① 국무총리 ② 군수 ③ 시·도지사
④ 시장·구청장 ⑤ 환경부장관

해설 (폐기물관리법 제48조 제1항 : 폐기물 처리에 대한 조치명령 등) 환경부장관, 시·도지사 또는 시장·군수·구청장은 부적정 처리 폐기물이 발생하면 다음 각 호의 어느 하나에 해당하는 "조치명령대상자"에게 기간을 정하여 폐기물의 처리방법 변경, 폐기물의 처리 또는 반입 정지 등 필요한 조치를 명할 수 있다.
1. 부적정 처리 폐기물을 발생시킨 자
2. 부적정 처리 폐기물이 처리된 폐기물 처리시설의 설치 또는 운영을 수탁자에게 위탁한 자
3. 부적정 처리 폐기물의 처리를 위탁한 음식물류 폐기물 배출자 또는 사업장폐기물배출자. 다만, 폐기물의 처리를 위탁한 자가 제15조의2 제3항·제5항, 제17조 제1항 제3호 또는 제18조의2 제3항에 따른 의무를 위반하거나 그 밖의 귀책사유가 있다고 인정되는 경우로 한정한다.
4. 부적정 처리 폐기물의 발생부터 최종처분에 이르기까지 배출, 수집·운반, 보관, 재활용 및 처분과정에 관여한 자
5. 부적정 처리 폐기물과 관련하여 폐기물 인계·인수에 관한 사항과 폐기물처리 현장정보를 전자정보처리프로그램에 입력하지 아니하거나 거짓으로 입력한 자
6. 제1호부터 제5호까지의 규정 중 어느 하나에 해당하는 자에 대하여 부적정 처리 폐기물의 발생 원인이 된 행위를 할 것을 요구·의뢰·교사한 자 또는 그 행위에 협력한 자
7. 제1호부터 제6호까지의 사업장폐기물 배출자에 대하여 제17조 제8항 또는 제9항에 따라 권리·의무를 승계한 자
8. 제1호부터 제6호까지의 폐기물처리업자, 폐기물처리시설의 설치자 또는 폐기물처리 신고자에 대하여 제33조 제1항부터 제3항까지에 따라 권리·의무를 승계한 자
9. 부적정 처리 폐기물을 직접 처리하거나 다른 사람에게 자기 소유의 토지 사용을 허용한 경우 부적정 처리 폐기물이 버려지거나 매립된 토지의 소유자

51 「폐기물관리법」상 사후관리 대상인 폐기물을 매립한 후 일정기간 동안 토지의 이용을 제한할 수 있는 바, 다음 중 이 제한기간에 포함되는 용도에서 제외되는 것은?

① 공원시설 ② 공장부지 ③ 문화시설
④ 체육시설 ⑤ 초지의 조성

해설 (폐기물관리법 제54조 : 사용종료 또는 폐쇄 후의 토지 이용 제한 등)
① 환경부장관은 제50조 제3항에 따라 사후관리 대상인 폐기물을 매립하는 시설의 사용이 끝나거나 시설이 폐쇄된 후 침출수의 누출, 제방의 유실 등으로 주민의 건강 또는 재산이나 주변환경에 심각한 위해를 가져올 우려가 있다고 인정되면 그 시설이 있는 토지의 소유권 또는 소유권 외의 권리를 가지고 있는 자에게 기간을 정하여 그 토지 이용을 수목(樹木)의 식재(植栽), 초지(草地)의 조성 또는 다음 각 호의 어느 하나에 해당하는 시설·설비의 설치 및 행위에 한정하도록 그 용도를 제한할 수 있다. 〈개정 2025.3.25.〉
1. 폐기물처리시설 및 제25조 제3항에 따라 폐기물처리업을 허가받기 위하여 갖추어야 할 시설
2. 「도시공원 및 녹지 등에 관한 법률」 제2조 제4호에 따른 공원시설
3. 「체육시설의 설치·이용에 관한 법률」 제2조 제1호에 따른 체육시설
4. 「문화예술진흥법」 제2조 제1항 제3호에 따른 문화시설
5. 「신에너지 및 재생에너지 개발·이용·보급 촉진법」 제2조 제3호에 따른 신·재생에너지 설비
6. 「주차장법」 제2조 제1호에 따른 주차장
7. 「국토의 계획 및 이용에 관한 법률」 제56조 제1항 제5호에 따른 행위
8. 「물류시설의 개발 및 운영에 관한 법률」 제2조 제1호에 따른 물류시설
9. 「토양환경보전법」 제23조의7 제1항에 따라 토양정화업을 등록하기 위하여 갖추어야 할 시설
② 제1항에 따른 토지 이용의 제한기간, 토지 이용을 위한 절차·방법 및 안전기준 등에 필요한 사항은 대통령령으로 정한다. 〈신설 2025.3.25.〉
[시행일 : 2026.3.26.] 제54조

정답 50 ① 51 ②

52 다음 중 「폐기물관리법」상 폐기물의 재활용에 대한 승인을 받지 아니하고 폐기물을 재활용한 자에 대한 처분으로 맞는 것은?

① 7년 이하의 징역이나 7천만원 이하의 벌금
② 5년 이하의 징역이나 5천만원 이하의 벌금
③ 3년 이하의 징역이나 3천만원 이하의 벌금
④ 2년 이하의 징역이나 2천만원 이하의 벌금
⑤ 1천만원 이하의 과태료

해설 (폐기물관리법 제63조 : 벌칙) 다음 각 호의 어느 하나에 해당하는 자는 7년 이하의 징역이나 7천만원 이하의 벌금에 처한다. 이 경우 징역형과 벌금형은 병과할 수 있다.
1. 사업장폐기물을 버린 자
2. 사업장폐기물을 매립하거나 소각한 자
3. 폐기물의 재활용에 대한 승인을 받지 아니하고 폐기물을 재활용한 자

53 다음 중 「폐기물관리법」상 적합성 확인을 받지 아니하고 폐기물처리업을 계속한 자에 대한 처분으로 맞는 것은?

① 7년 이하의 징역이나 7천만원 이하의 벌금
② 5년 이하의 징역이나 5천만원 이하의 벌금
③ 3년 이하의 징역이나 3천만원 이하의 벌금
④ 2년 이하의 징역이나 2천만원 이하의 벌금
⑤ 1천만원 이하의 과태료

해설 (폐기물관리법 제64조 : 벌칙) 다음 각 호의 어느 하나에 해당하는 자는 5년 이하의 징역이나 5천만원 이하의 벌금에 처한다.
1. 제13조의3 제6항에 따라 승인이 취소되었음에도 불구하고 폐기물을 계속 재활용한 자
2. 거짓이나 그 밖의 부정한 방법으로 재활용 환경성 평가기관으로 지정 또는 변경 지정을 받은 자
3. 지정을 받지 아니하고 재활용 환경성 평가를 한 자
4. 대행계약을 체결하지 아니하고 종량제 봉투등을 제작·유통한 자
5. 허가를 받지 아니하고 폐기물처리업을 한 자
6. 거짓이나 그 밖의 부정한 방법으로 폐기물처리업 허가를 받은 자
7. 등록을 하지 아니하고 전용용기를 제조한 자
8. 거짓이나 그 밖의 부정한 방법으로 전용용기 제조업 등록을 한 자
8의2. 적합성 확인을 받지 아니하고 폐기물처리업을 계속한 자
8의3. 거짓이나 그 밖의 부정한 방법으로 적합성 확인을 받은 자
9. 폐쇄명령을 이행하지 아니한 자

54 다음 중 「폐기물관리법」상 검사를 받지 아니하거나 적합 판정을 받지 아니하고 폐기물을 매립하는 시설의 사용을 끝내거나 시설을 폐쇄한 자에 대한 처분으로 맞는 것은?

① 7년 이하의 징역이나 7천만원 이하의 벌금
② 5년 이하의 징역이나 5천만원 이하의 벌금
③ 3년 이하의 징역이나 3천만원 이하의 벌금
④ 2년 이하의 징역이나 2천만원 이하의 벌금
⑤ 1천만원 이하의 과태료

정답 52 ① 53 ② 54 ③

해설 **(폐기물관리법 제65조 : 벌칙)** 다음 각 호의 어느 하나에 해당하는 자는 <u>3년 이하의 징역이나 3천만원 이하의 벌금</u>에 처한다. <u>다만, 제1호, 제6호 및 제11호의 경우 징역형과 벌금형은 병과할 수 있다.</u>
1. 폐기물을 매립한 자
2. 거짓이나 그 밖의 부정한 방법으로 재활용 환경성평가서를 작성하여 환경부장관에게 제출한 자
3. 변경지정을 받지 아니하고 중요사항을 변경한 자
4. 다른 자에게 자기의 명의나 상호를 사용하여 재활용 환경성평가를 하게 하거나 재활용 환경성평가기관 지정서를 다른 자에게 빌려준 자
5. 다른 자의 명의나 상호를 사용하여 재활용 환경성평가를 하거나 재활용 환경성평가기관 지정서를 빌린 자
6. 사업장 폐기물 중 음식물류 폐기물을 수집·운반 또는 재활용한 자
7. 거짓이나 그 밖의 부정한 방법으로 폐기물 분석전문기관으로 지정을 받거나 변경지정을 받은 자
8. 지정 또는 변경지정을 받지 아니하고 폐기물 분석전문기관의 업무를 한 자
9. 업무정지기간 중 폐기물 시험·분석 업무를 한 폐기물 분석전문기관
10. 고의로 사실과 다른 내용의 폐기물 분석결과서를 발급한 폐기물 분석전문기관
11. 제18조 제1항을 위반하여 사업장폐기물을 처리한 자
12. 삭제 〈2017.4.18.〉
13. 삭제 〈2017.4.18.〉
14. 변경허가를 받지 아니하고 폐기물처리업의 허가사항을 변경한 자
15. 제25조의2 제6항을 위반하여 검사를 받지 아니한 자
16. 제27조에 따른 영업정지 기간에 영업을 한 자
17. 제27조의2 제2항에 따른 영업정지 기간에 영업을 한 자
18. 승인을 받지 아니하고 폐기물처리시설을 설치한 자
19. 제30조 제1항부터 제3항까지의 규정을 위반하여 검사를 받지 아니하거나 적합 판정을 받지 아니하고 폐기물처리시설을 사용한 자
19의2. 거짓이나 그 밖의 부정한 방법으로 폐기물처리시설 검사기관으로 지정 또는 변경지정을 받은 자
19의3. 폐기물처리시설 검사기관으로 지정을 받지 아니하고 폐기물처리시설을 검사한 자
20. 제31조 제4항에 따른 개선명령을 이행하지 아니하거나 사용중지 명령을 위반한 자
21. 제39조의2, 제39조의3 또는 제40조 제2항·제3항·제4항 제1호에 따른 명령을 이행하지 아니한 자
22. 제47조 제4항에 따른 조치명령을 이행하지 아니한 자
22의2. 제47조의2 제1항에 따른 반입정지명령을 이행하지 아니한 자
23. 제48조에 따른 조치명령을 이행하지 아니한 자
24. <u>검사를 받지 아니하거나 적합 판정을 받지 아니하고 폐기물을 매립하는 시설의 사용을 끝내거나 시설을 폐쇄한 자</u>
25. 제50조 제4항에 따른 개선명령을 이행하지 아니한 자
26. 제50조 제6항을 위반하여 정기검사를 받지 아니한 자
27. 제50조 제7항에 따른 시정명령을 이행하지 아니한 자

55 다음 중 「폐기물관리법」상 다른 사람에게 자기의 성명이나 상호를 사용하여 폐기물을 처리하게 하거나 그 허가증을 다른 사람에게 빌려준 자에 대한 처분으로 맞는 것은?

① 7년 이하의 징역이나 7천만원 이하의 벌금
② 5년 이하의 징역이나 5천만원 이하의 벌금
③ 3년 이하의 징역이나 3천만원 이하의 벌금
④ 2년 이하의 징역이나 2천만원 이하의 벌금
⑤ 1천만원 이하의 과태료

해설 **(폐기물관리법 제66조 : 벌칙)** 다음 각 호의 어느 하나에 해당하는 자는 <u>2년 이하의 징역이나 2천만원 이하의 벌금</u>에 처한다. 〈개정 2024.9.20.〉
1. 제13조 또는 제13조의2를 위반하여 폐기물을 처리한 자(제65조 제1호의 경우는 제외)
1의2. 제13조의3 제5항에 따른 승인 조건을 위반하여 폐기물을 재활용한 자
1의3. 제13조의5 제5항에 따른 조치명령을 이행하지 아니한 자
1의4. 제13조의6 제1항을 위반하여 폐기물 사용 시멘트 정보를 공개하지 아니하거나 거짓으로 공개한 자
2. 제46조 제1항을 위반하여 신고를 하지 아니하거나 허위로 신고를 한 자
3. 삭제 〈2007.8.3.〉

정답 55 ④

3의2. 제14조의5 제2항을 위반하여 안전기준을 준수하지 아니한 자
3의3. 제15조의2 제3항, 제5항 또는 제17조 제1항 제3호에 따른 기준 및 절차를 준수하지 아니하고 위탁 또는 확인하는 등 필요한 조치를 취하지 아니한 자
4. 제17조 제5항에 따른 확인 또는 같은 조 제6항(제1호에 따른 상호의 변경은 제외)에 따른 변경확인을 받지 아니하거나 확인·변경확인을 받은 내용과 다르게 지정폐기물을 배출·운반 또는 처리한 자
4의2. 다른 자에게 자기의 성명이나 상호를 사용하여 폐기물의 시험·분석 업무를 하게 하거나 지정서를 다른 자에게 빌려준 폐기물분석전문기관
4의3. 중대한 과실로 사실과 다른 내용의 폐기물분석결과서를 발급한 폐기물분석전문기관
4의4. 폐기물의 인계·인수에 관한 사항과 폐기물처리현장정보를 입력하지 아니하거나 거짓으로 입력한 자
5. 삭제 〈2015.1.20.〉
6. 제25조 제5항에 따른 업종 구분과 영업 내용의 범위를 벗어나는 영업을 한 자
7. 제25조 제7항의 조건을 위반한 자
8. 다른 사람에게 자기의 성명이나 상호를 사용하여 폐기물을 처리하게 하거나 그 허가증을 다른 사람에게 빌려준 자
9. 제25조 제9항에 따른 준수사항을 지키지 아니한 자. 다만, 제25조 제9항 제5호에 해당하는 경우에는 고의 또는 중과실인 경우에 한정한다.
9의2. 제25조의2 제1항에 따른 변경등록을 하지 아니하거나 거짓으로 변경등록하고 등록한 사항을 변경한 자
9의3. 다른 사람에게 자기의 성명이나 상호를 사용하여 전용용기를 제조하게 하거나 등록증을 다른 사람에게 빌려준 자
9의4. 제25조의2 제8항을 위반하여 제25조의2 제5항에 따른 기준에 적합하지 아니한 전용용기를 유통시킨 자
10. 설치가 금지되는 폐기물 소각시설을 설치·운영한 자
11. 신고를 하지 아니하고 폐기물처리시설을 설치한 자
12. 제29조 제3항에 따른 변경승인을 받지 아니하고 승인받은 사항을 변경한 자
12의2. 변경지정을 받지 아니하고 중요사항을 변경한 자
12의3. 거짓이나 그 밖의 부정한 방법으로 폐기물처리시설 검사결과서를 발급한 자
12의4. 다른 자에게 자기의 명의나 상호를 사용하여 폐기물처리시설 검사를 하게 하거나 폐기물처리시설 검사기관 지정서를 빌려준 자
12의5. 다른 자의 명의나 상호를 사용하여 폐기물처리시설 검사를 하거나 폐기물처리시설 검사기관 지정서를 빌린 자
13. 제31조 제1항에 따른 관리기준에 적합하지 아니하게 폐기물처리시설을 유지·관리하여 주변환경을 오염시킨 자
14. 제31조 제7항에 따른 측정이나 조사명령을 이행하지 아니한 자
15. 삭제 〈2010.7.23.〉
16. 삭제 〈2010.7.23.〉
17. 장부기록사항을 전자정보프로그램에 입력하지 아니하거나 거짓으로 입력한 자
18. 제39조 제1항에 따른 보고를 하지 아니하거나 거짓 보고를 한 자
19. 제39조 제1항에 따른 출입·검사를 거부·방해 또는 기피한 자

56 다음 중 「폐기물관리법」상 유해성 기준에 적합하지 아니하게 폐기물을 재활용한 제품 또는 물질을 제조하거나 유통한 자에 대한 처분으로 맞는 것은?

① 7년 이하의 징역이나 7천만원 이하의 벌금
② 5년 이하의 징역이나 5천만원 이하의 벌금
③ 3년 이하의 징역이나 3천만원 이하의 벌금
④ 2년 이하의 징역이나 2천만원 이하의 벌금
⑤ 1천만원 이하의 과태료

해설 **(폐기물관리법 제68조 제1항 : 과태료)** 다음 각 호의 어느 하나에 해당하는 자에게는 <u>1천만원 이하의 과태료</u>를 부과한다. 〈개정 2023.8.16.〉
1. 삭제 〈2019.11.26.〉
1의2. 제15조 제3항을 위반하여 신고를 하지 아니하거나 거짓으로 신고를 한 자
1의3. 생활폐기물 중 음식물류 폐기물을 수집·운반 또는 재활용한 자
1의4. 제17조 제2항을 위반하여 신고를 하지 아니하거나 거짓으로 신고를 한 자
1의5. 제17조의3 제2항 및 제3항에 따른 준수사항을 지키지 아니한 자
1의6. 유해성 정보자료를 작성하지 아니하거나 거짓 또는 부정한 방법으로 작성한 자(유해성 정보자료의 작성을 의뢰받은 전문기관을 포함)

정답 56 ⑤

1의7. 제18조의2 제3항을 위반하여 같은 조 제1항에 따라 작성한 유해성 정보자료를 수탁자에게 제공하지 아니한 자
2. 삭제 〈2015.1.20.〉
3. 삭제 〈2019.11.26.〉
3의2. 제25조의2 제1항에 따른 변경신고를 하지 아니하거나 거짓으로 변경신고하고 등록한 사항을 변경한 자
3의3. 제25조의2 제8항에 따른 준수사항을 지키지 아니한 자(제66조 제9호의4 경우는 제외)
3의4. 제30조의2 제5항에 따른 폐기물처리시설 검사기관의 준수사항을 지키지 아니한 자
4. 관리기준에 맞지 아니하게 폐기물처리시설을 유지·관리하거나 오염물질 및 주변지역에 미치는 영향을 측정 또는 조사하지 아니한 자(제66조 제14호의 경우는 제외)
5. 기술관리인을 임명하지 아니하고 기술관리 대행 계약을 체결하지 아니한 자
6. 제38조 제3항에 따른 제출명령을 이행하지 아니한 자(제38조 제1항 제3호 및 제4호의 자만 해당한다)
6의2. 제40조 제1항 각 호의 조치를 하지 아니한 자
7. 삭제 〈2010.7.23.〉
8. 제40조 제8항에 따른 계약갱신명령을 이행하지 아니한 자
9. 유해성 기준에 적합하지 아니하게 폐기물을 재활용한 제품 또는 물질을 제조하거나 유통한 자
10. 제46조 제7항에 따른 처리금지 기간 중 폐기물의 처리를 계속한 자
11. 제50조의2 제2항을 위반하여 신고를 하지 아니한 자

57

다음 중 「폐기물관리법」상 유해성 정보자료를 게시하지 아니하거나 비치하지 아니한 자에 대한 처분으로 맞는 것은?

① 5년 이하의 징역이나 5천만원 이하의 벌금
② 3년 이하의 징역이나 3천만원 이하의 벌금
③ 2년 이하의 징역이나 2천만원 이하의 벌금
④ 1천만원 이하의 과태료
⑤ 3백만원 이하의 과태료

해설 (**폐기물관리법 제68조 제2항 : 과태료**) 다음 각 호의 어느 하나에 해당하는 자에게는 300만원 이하의 과태료를 부과한다.
1. 제17조 제1항 제1호에 따른 확인을 하지 아니한 자
1의2. 삭제 〈2019.11.26.〉
1의3. 제17조 제6항 제1호에 따른 상호의 변경확인을 받지 아니한 자
2. 삭제 〈2023.8.16.〉
3. 삭제 〈2015.7.20.〉
4. 삭제 〈2010.7.23.〉
5. 제17조 제2항, 제25조 제11항, 제29조 제3항 또는 제46조 제2항에 따른 변경신고를 하지 아니하고 신고사항을 변경한 자
6. 관계 행정기관이나 그 소속 공무원이 요구하여도 인계번호를 알려주지 아니한 자
7. 제19조 제2항을 위반하여 통보하지 아니한 자
8. 삭제 〈2007.8.3.〉
9. 제37조 제1항을 위반하여 신고를 하지 아니하거나 같은 조 제4항을 위반하여 폐기물을 전부 처리하지 아니한 자
9의2. 제38조 제1항에 따른 보고서를 기한까지 제출하지 아니하거나 거짓으로 작성하여 제출한 자(제38조 제1항 제3호에 따른 자만 해당한다)
9의3. 제38조 제3항에 따른 제출명령을 이행하지 아니한 자(제1항 제6호의 경우는 제외한다)
9의4. 제38조 제5항에 따른 보고서를 기한까지 제출하지 아니하거나 거짓으로 작성하여 제출한 자
10. 제40조 제7항에 따른 처리이행보증보험의 계약을 갱신하지 아니한 자
11. 제46조 제6항에 따른 준수사항을 지키지 아니한 자
12. 제14조 제7항에 따라 대행계약을 체결하지 아니하고 종량제 봉투등을 판매한 자
12의2. 중요사항이 변경된 후에도 유해성 정보자료를 다시 작성하지 아니하거나 거짓 또는 부정한 방법으로 작성한 자(유해성 정보자료의 작성을 의뢰받은 전문기관을 포함)
12의3. 제18조의2 제3항을 위반하여 같은 조 제2항에 따라 다시 작성한 유해성 정보자료를 수탁자에게 제공하지 아니한 자
12의4. 유해성 정보자료를 게시하지 아니하거나 비치하지 아니한 자

정답 57 ⑤

58 다음 중 「폐기물관리법」상 해안에 생활폐기물을 투기한 경우, 어떤 처벌을 받게 되는가?

① 1년 이하의 징역 또는 500만원 이하의 벌금
② 6월 이하의 징역 또는 300만원 이하의 벌금
③ 100만원 이하의 과태료
④ 50만원 이하의 과태료
⑤ 20만원 이하의 과태료

해설 (폐기물관리법 제68조 제3항 : 과태료) 다음 각 호의 어느 하나에 해당하는 자에게는 100만원 이하의 과태료를 부과한다.
1. 제8조 제1항 또는 제2항을 위반하여 생활폐기물을 버리거나 매립 또는 소각한 자
2. 제8조 제3항에 따른 조치명령을 이행하지 아니한 자
3. 제15조 제1항 또는 제2항을 위반한 자
4. 제15조의2 제1항을 위반하여 조례로 정하는 준수사항을 지키지 아니한 자
4의2. 음식물류 폐기물의 발생 억제 및 처리 계획을 신고하지 아니한 자
4의3. 폐기물의 인계·인수에 관한 내용을 기간 내에 전자정보처리프로그램에 입력하지 아니하거나 부실하게 입력한 자
5. 제29조 제4항에 따른 신고를 하지 아니하고 해당 시설의 사용을 시작한 자
6. 제35조 제1항 또는 제2항을 위반하여 교육을 받지 아니한 자 또는 교육을 받게 하지 아니한 자
7. 제36조 제1항에 따른 장부를 기록 또는 보존하지 아니하거나 거짓으로 기록한 자
7의2. 장부기록사항을 기간 내에 전자정보처리프로그램에 입력하지 아니하거나 부실하게 입력한 자
8. 제38조 제1항 또는 제2항에 따른 보고서를 기한까지 제출하지 아니하거나 거짓으로 작성하여 제출한 자(제2항 제9호의2의 경우는 제외한다)
9. 제38조 제4항에 따른 보고서 작성에 필요한 자료를 기한까지 제출하지 아니하거나 거짓으로 작성하여 제출한 자
10. 삭제 〈2019.11.26.〉
11. 삭제 〈2019.11.26.〉
12. 제40조 제9항에 따른 보험증서 원본을 제출하지 아니한 자
13. 제40조 제10항에 따른 변경사실을 알리지 아니한 자
14. 제50조 제1항에 따른 신고를 하지 아니한 자

(폐기물관리법 제8조 : 폐기물의 투기 금지 등)
① 누구든지 특별자치시장, 특별자치도지사, 시장·군수·구청장이나 공원·도로 등 시설의 관리자가 폐기물의 수집을 위하여 마련한 장소나 설비 외의 장소에 폐기물을 버리거나, 특별자치시, 특별자치도, 시·군·구의 조례로 정하는 방법 또는 공원·도로 등 시설의 관리자가 지정한 방법을 따르지 아니하고 생활폐기물을 버려서는 아니 된다. 〈개정 2021.1.5.〉
② 누구든지 이 법에 따라 허가 또는 승인을 받거나 신고한 폐기물처리시설이 아닌 곳에서 폐기물을 매립하거나 소각하여서는 아니 된다. 다만, 제4조 제1항 단서에 따른 지역에서 해당 특별자치시, 특별자치도, 시·군·구의 조례로 정하는 바에 따라 소각하는 경우에는 그러하지 아니하다.
③ 특별자치시장, 특별자치도지사, 시장·군수·구청장은 토지나 건물의 소유자·점유자 또는 관리자가 제7조 제2항에 따라 청결을 유지하지 아니하면 해당 지방자치단체의 조례에 따라 필요한 조치를 명할 수 있다.

59 다음 중 「폐기물관리법」상 규격봉투를 사용하지 아니하고 생활폐기물을 버리거나 매립 또는 소각한 자에 대한 처분으로 맞는 것은?

① 100만원 이하의 벌금
② 100만원 이하의 과태료
③ 100만원 이하의 과징금
④ 50만원 이하의 과태료
⑤ 10만원 이하의 과태료

해설 (폐기물관리법 제68조 제3항 : 과태료) 58번 문제 해설 참조

정답 58 ③ 59 ②

CHAPTER

06 하수도법

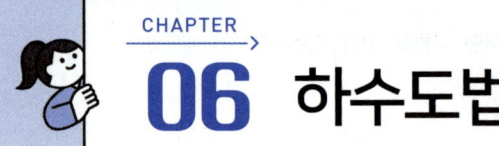

01 다음 중 「하수도법」의 목적에 해당하지 않는 것은?
① 공중위생의 향상에 기여
② 폐기물을 적정하게 처리
③ 하수도의 설치 및 관리의 기준 등을 정함
④ 하수와 분뇨를 적정하게 처리
⑤ 하수의 범람으로 인한 침수 피해를 예방

해설 (하수도법 제1조 : 목적) 이 법은 하수도의 계획, 설치, 운영 및 관리 등에 관한 사항을 정함으로써 하수와 분뇨를 적정하게 처리하여, 하수의 범람으로 인한 침수 피해를 예방하고 지역사회의 지속가능한 발전과 공중위생의 향상에 기여하며 공공수역의 물환경을 보전함을 목적으로 한다. 〈개정 2021.1.5.〉

02 다음 중 「하수도법」에서 사용하는 정의로 올바르지 못한 것은?
① 공공하수도라 함은 지방자치단체가 설치 또는 관리하는 하수도를 말한다.
② 배수설비라 함은 건물·시설 등에서 발생하는 오수를 침전·분해 등의 방법으로 처리하는 시설을 말한다.
③ 분뇨라 함은 수거식 화장실에서 수거되는 액체성 또는 고체성의 오염물질(개인하수처리시설의 청소과정에서 발생하는 찌꺼기를 포함한다)을 말한다.
④ 분류식 하수관거라 함은 오수와 하수도로 유입되는 빗물·지하수가 각각 구분되어 흐르도록 하기 위한 하수관거를 말한다.
⑤ 하수라 함은 사람의 생활이나 경제활동으로 인하여 액체성 또는 고체성의 물질이 섞이어 오염된 물과 건물·도로 그 밖의 시설물의 부지로부터 하수도로 유입되는 빗물·지하수를 말한다.

해설 (하수도법 제2조) 이 법에서 사용하는 용어 뜻은 다음과 같다. 〈개정 2020.5.26.〉
1. "하수"라 함은 사람의 생활이나 경제활동으로 인하여 액체성 또는 고체성의 물질이 섞이어 오염된 물("오수")과 건물·도로 그 밖의 시설물의 부지로부터 하수도로 유입되는 빗물·지하수를 말한다. 다만, 농작물의 경작으로 인한 것은 제외한다.
2. "분뇨"라 함은 수거식 화장실에서 수거되는 액체성 또는 고체성의 오염물질(개인하수처리시설의 청소과정에서 발생하는 찌꺼기를 포함)을 말한다.
3. "하수도"란 하수와 분뇨를 유출 또는 처리하기 위하여 설치되는 하수관로·공공하수처리시설·간이공공하수처리시설·하수저류시설·분뇨처리시설·배수설비·개인하수처리시설 그 밖의 공작물·시설의 총체를 말한다.
4. "공공하수도"라 함은 지방자치단체가 설치 또는 관리하는 하수도를 말한다. 다만, 개인하수도는 제외한다.
5. "개인하수도"라 함은 건물·시설 등의 설치자 또는 소유자가 해당 건물·시설 등에서 발생하는 하수를 유출 또는 처리하기 위하여 설치하는 배수설비·개인하수처리시설과 그 부대시설을 말한다.
6. "하수관로"란 하수를 공공하수처리시설·간이공공하수처리시설·하수저류시설로 이송하거나 하천·바다 그 밖의 공유수면으로 유출시키기 위하여 지방자치단체가 설치 또는 관리하는 관로와 그 부속시설을 말한다.
7. "합류식하수관로"란 오수와 하수도로 유입되는 빗물·지하수가 함께 흐르도록 하기 위한 하수관로를 말한다.
8. "분류식하수관로"란 오수와 하수도로 유입되는 빗물·지하수가 각각 구분되어 흐르도록 하기 위한 하수관로를 말한다.

정답 01 ② 02 ②

9. "공공하수처리시설"이라 함은 하수를 처리하여 하천·바다 그 밖의 공유수면에 방류하기 위하여 지방자치단체가 설치 또는 관리하는 처리시설과 이를 보완하는 시설을 말한다.

9의2. "간이공공하수처리시설"이란 강우로 인하여 공공하수처리시설에 유입되는 하수가 일시적으로 늘어날 경우 하수를 신속히 처리하여 하천·바다, 그 밖의 공유수면에 방류하기 위하여 지방자치단체가 설치 또는 관리하는 처리시설과 이를 보완하는 시설을 말한다.

10. "하수저류시설"이란 하수관로로 유입된 하수에 포함된 오염물질이 하천·바다, 그 밖의 공유수면으로 방류되는 것을 줄이고 하수가 원활하게 유출될 수 있도록 하수를 일시적으로 저장하거나 오염물질을 제거 또는 감소하게 하는 시설(「하천법」에 따른 시설과 「자연재해대책법」에 따른 우수유출저감시설은 제외)을 말한다.

11. "분뇨처리시설"이라 함은 분뇨를 침전·분해 등의 방법으로 처리하는 시설을 말한다.

12. "배수설비"라 함은 건물·시설 등에서 발생하는 하수를 공공하수도에 유입시키기 위하여 설치하는 배수관과 그 밖의 배수시설을 말한다.

13. "개인하수처리시설"이라 함은 건물·시설 등에서 발생하는 오수를 침전·분해 등의 방법으로 처리하는 시설을 말한다.

14. "배수구역"이라 함은 공공하수도에 의하여 하수를 유출시킬 수 있는 지역으로서 제15조의 규정에 따라 공고된 구역을 말한다.

15. "하수처리구역"이라 함은 하수를 공공하수처리시설에 유입하여 처리할 수 있는 지역으로서 제15조의 규정에 따라 공고된 구역을 말한다.

03 다음 중 「하수도법」상 하수도에 포함되는 시설이 아닌 것은?

① 개인하수처리시설 ② 공공하수처리시설
③ 배수구역 ④ 분뇨처리시설
⑤ 하수관로

해설 (하수도법 제2조 제3호) "하수도"란 하수와 분뇨를 유출 또는 처리하기 위하여 설치되는 하수관로·공공하수처리시설·간이공공하수처리시설·하수저류시설·분뇨처리시설·배수설비·개인하수처리시설, 그 밖의 공작물·시설의 총체를 말한다.

04 「하수도법」상 ( )에 들어갈 용어는?

"분뇨처리시설"이란 분뇨를 ( )·( ) 등의 방법으로 처리하는 시설을 말한다.

① 물리, 화학 ② 산화, 환원 ③ 응집, 부상
④ 침전, 분해 ⑤ 흡착, 흡수

해설 (하수도법 제2조 제11호) "분뇨처리시설"이라 함은 분뇨를 침전·분해 등의 방법으로 처리하는 시설을 말한다.

05 다음 중 「하수도법」상 국가 하수도종합계획과 타당성 변경계획의 수립 시기로 올바른 것은?

	종합계획	타당성 변경계획		종합계획	타당성 변경계획
①	10년	10년	②	10년	5년
③	10년	3년	④	5년	5년
⑤	5년	3년			

해설 (하수도법 제4조 : 국가하수도종합계획의 수립)
① 환경부장관은 국가 하수도정책의 체계적 발전을 위하여 10년 단위의 국가하수도종합계획을 수립하여야 한다.
⑤ 환경부장관은 종합계획이 수립된 날부터 5년이 지난 때에는 그 타당성을 검토하여 필요한 경우에는 이를 변경하여야 한다. 〈개정 2020.5.26.〉

정답 03 ③ 04 ④ 05 ②

06 다음 중 「하수도법」상 국가 하수도종합계획에 포함되어야 할 사항에 해당하는 것은?

가. 개인하수도의 정비 및 보급에 관한 사항	나. 광역적인 하수도사업의 추진에 관한 사항
다. 하수도 관련 사업의 재원 조달에 관한 사항	라. 하수처리의 목표에 관한 사항

① 가, 나, 다 ② 가, 다 ③ 나, 라
④ 라 ⑤ 가, 나, 다, 라

해설 (하수도법 제4조 제2항) 종합계획에는 다음 각호의 사항이 포함되어야 한다.
1. 하수처리의 여건에 관한 사항
2. 하수처리의 목표에 관한 사항
3. 하수처리의 추진전략·세부시행계획 등 정책방향에 관한 사항
4. 광역적인 하수도사업의 추진에 관한 사항
5. 공공하수도의 확충 및 정비에 관한 사항
6. 개인하수도의 정비 및 보급에 관한 사항
7. 하수도의 연구 및 기술개발에 관한 사항
8. 하수도 경영체계의 개선에 관한 사항
9. 하수도 관련 인력의 확보 및 교육훈련에 관한 사항
10. 하수도 관련 사업의 시행에 소요되는 비용의 산정 및 재원 조달에 관한 사항

07 다음 중 「하수도법」상 하수도정비 기본계획에 포함되어야 할 사항에 해당하는 것은?

가. 하수도에 따라 하수를 유출 또는 처리하는 구역에 관한 사항
나. 하수도의 기본적 시설의 배치·구조 및 능력에 관한 사항
다. 하수도의 정비에 관한 기본방침
라. 하수와 분뇨의 연계처리에 관한 사항

① 가, 나, 다 ② 가, 다 ③ 나, 라
④ 라 ⑤ 가, 나, 다, 라

해설 (하수도법 제5조 제3항) 하수도정비 기본계획에는 다음 각 호의 사항이 포함되어야 한다. 〈개정 2022.12.27.〉
1. 하수도의 정비에 관한 기본방침
2. 유역하수도정비계획에 따른 세부시행방안에 관한 사항
3. 하수도에 따라 하수를 유출 또는 처리하는 구역에 관한 사항
4. 하수도의 기본적 시설의 배치·구조 및 능력에 관한 사항
5. 합류식 하수관로와 분류식 하수관로의 배치에 관한 사항
5의2. 하수의 원활한 유출을 통한 관할 구역의 침수 피해 위험도 예측분석 및 예방에 관한 사항
5의3. 강우 시 하수측정 및 처리에 관한 사항
6. 하수도정비사업의 실시순위에 관한 사항
7. 배수구역에서 방류되는 오염물질의 저감계획 및 하수저류시설의 설치에 관한 사항
8. 하수를 공공하수처리시설에서 처리하는 과정에서 발생한 찌꺼기의 처리계획 및 처리시설의 설치에 관한 사항
8의2. 하수처리수의 재이용에 관한 사항
9. 분뇨의 처리계획 및 분뇨처리시설의 설치에 관한 사항
10. 하수와 분뇨의 연계처리에 관한 사항
11. 하수도 관련 사업의 시행에 소요되는 비용의 산정 및 재원조달에 관한 사항
12. 개인하수처리시설의 설치 및 관리에 관한 사항
13. 제4조의3 제3항에 따른 하수도정비대책의 수립에 관한 사항
14. 그 밖에 환경부장관이 하수도의 정비에 관하여 필요하다고 인정하여 고시하는 사항

정답 06 ⑤ 07 ⑤

08 다음 중 「하수도법」상 하수도정비 기본계획 수립권자에 해당하지 않는 사람은?

① 광역시의 군수　　② 시·도지사　　③ 시장·군수
④ 특별시장·광역시장　　⑤ 특별자치도지사

해설 (하수도법 제5조: 하수도정비기본계획의 수립권자 등)
① 특별시장·광역시장·특별자치시장·특별자치도지사·시장 또는 군수(광역시의 군수는 제외)는 사람의 건강을 보호하는 데 필요한 공중위생 및 생활환경의 개선과 「환경정책기본법」에서 정한 수질환경기준을 유지하고, 관할 구역의 침수를 예방하기 위하여 종합계획 및 유역하수도정비계획을 바탕으로 관할 구역 안의 유역별로 하수도의 정비에 관한 20년 단위의 "하수도정비 기본계획"을 수립하여야 한다. 이 경우 「국토의 계획 및 이용에 관한 법률」에 따른 도시·군 기본계획이 수립된 지역의 경우에는 이를 기본으로 하여야 한다.
② 하수도가 둘 이상의 특별시·광역시·시 또는 군(광역시의 군은 제외)의 관할 구역에 걸치거나 그 밖의 특별한 사유가 있을 때에는 대통령령으로 정하는 시·도지사, 시장 또는 군수(광역시의 군수는 제외)가 해당 하수도정비 기본계획을 수립한다. 〈개정 2020.5.26.〉

09 다음 중 「하수도법」상 특별시장·광역시장·시장 또는 군수는 사람의 건강을 보호함에 필요한 공중위생 및 생활환경의 개선과 수질환경기준의 유지를 위하여 종합계획을 바탕으로 관할 구역 안의 유역별로 하수도의 정비에 관한 기본계획을 몇 년 단위로 수립하여야 하는가?

① 20년　　② 15년　　③ 10년
④ 5년　　⑤ 3년

해설 (하수도법 제5조: 하수도정비기본계획의 수립권자 등) 8번 문제 해설 참조

10 다음 중 「하수도법」상 하수도정비기본계획 수립권자는 하수도정비 기본계획을 수립하고자 할 때에는 대통령령이 정하는 바에 따라 누구의 승인을 얻어야 하는가?

① 도지사　　② 보건복지부장관　　③ 특별시장
④ 행정안전부장관　　⑤ 환경부장관

해설 (하수도법 제6조 제1항: 하수도정비기본계획의 수립 등) 제5조 제1항 및 제2항의 규정에 따른 하수도정비기본계획 수립권자는 하수도정비기본계획을 수립하고자 할 때에는 대통령령으로 정하는 바에 따라 환경부장관의 승인을 얻어야 한다. 승인을 얻은 사항 중 환경부령으로 정하는 중요사항을 변경하고자 할 때에도 또한 같다. 〈개정 2020.5.26.〉

11 「하수도법」상 아래 (　) 안에 공통으로 들어갈 올바른 내용은?

> 방류수 수질기준을 정하는 경우 (　　)는 환경기준의 유지가 곤란하다고 인정하는 때에는 해당 (　　)의 조례로 엄격한 방류수 수질기준을 정할 수 있다.

① 보건복지부장관　　② 보건소장　　③ 시·도
④ 시장·군수·구청장　　⑤ 환경부장관

해설 (하수도법 제7조 제2항) 특별시·광역시·특별자치시·도·특별자치도(이하 "시·도"라 한다)는 「환경정책기본법」 제12조 제3항에 따른 환경기준의 유지가 곤란하다고 인정하는 경우는 해당 시·도의 조례로 제1항에 따른 기준보다 엄격한 방류수 수질기준을 정할 수 있다.

정답　08 ①　09 ①　10 ⑤　11 ③

12 다음 중 「하수도법」상 방류수 수질기준을 엄격하게 정할 수 있는 지역으로 볼 수 없는 곳은?

① 배수구역 ② 상수원보호구역 ③ 자연공원
④ 지하수 보전구역 ⑤ 특별대책지역

해설 (하수도법 시행령 제4조 : 엄격한 방류수수질기준 적용지역) 법 제7조 제1항 제1호에서 "대통령령으로 정하는 지역"이란 다음 각 호의 어느 하나에 해당하는 구역 또는 지역을 말한다.
1. 수도시설 중 취수시설로부터 유하거리 4킬로미터 이내의 상류지역과 상수원보호구역
2. 「환경정책기본법」에 따른 특별대책지역
3. 「한강수계 상수원 수질개선 및 주민지원 등에 관한 법률」, 「낙동강수계관리 및 주민지원 등에 관한 법률」, 「금강수계물관리 및 주민지원 등에 관한 법률」 및 「영산강·섬진강수계물관리 및 주민지원 등에 관한 법률」에 따른 수변구역
4. 「자연공원법」에 따른 자연공원
5. 「지하수법」에 따른 지하수 보전구역
6. 「습지보전법」에 따른 습지보호지역, 습지주변관리지역 및 습지개선지역
7. 「해양생태계의 보전 및 관리에 관한 법률」에 따른 해양보호구역
8. 「해양환경관리법」에 따른 환경보전해역 및 특별관리해역
9. 「국토의 계획 및 이용에 관한 법률」에 따른 수산자원보호구역
10. 그 밖에 「환경정책기본법 시행령」에 따른 수질 및 수생태계의 환경기준을 등급 Ⅰa로 보전하여야 할 필요성이 인정되는 수역의 수질에 영향을 미치는 지역으로서 환경부장관이 정하여 고시하는 지역

13 「하수도법」상 엄격한 방류수 수질기준 적용지역 중 "대통령령으로 정하는 지역"이 아닌 곳은?

① 산림보전지역 ② 상수원보호구역 ③ 습지보호구역
④ 지하수보전구역 ⑤ 해양보호구역

해설 (하수도법 시행령 제4조 : 엄격한 방류수수질기준 적용지역) 12번 문제 해설 참조

14 다음 중 「하수도법」상 공공하수처리시설 Ⅰ지역의 방류수 수질기준의 BOD(생물화학적 산소요구량) 및 TOC(총유기탄소량) 수질기준으로 적합한 것은?

	BOD	TOC		BOD	TOC
①	200mg/L	50mg/L	②	40mg/L	10mg/L
③	10mg/L	30mg/L	④	5mg/L	40mg/L
⑤	5mg/L	15mg/L			

해설 (하수도법 시행규칙 제3조 제1항 별표 1 : 공공하수처리시설·간이공공하수처리시설 방류수 수질기준) 〈개정 2025.3.20.〉

공공하수처리시설·간이공공하수처리시설의 방류수 수질기준

1. 공공하수처리시설의 방류수수질기준
   가. 방류수수질기준
      2) 2021년 1월 1일부터 적용되는 기준

구분		생물화학적 산소요구량 (BOD) (mg/L)	총유기 탄소량 (TOC) (mg/L)	부유물질 (SS) (mg/L)	총질소 (T-N) (mg/L)	총인 (T-P) (mg/L)	총 대장균군수 (개/mL)	생태 독성 (TU)
1일 하수처리 용량 500m³ 이상	Ⅰ지역	5 이하	15 이하	10 이하	20 이하	0.2 이하	1,000 이하	1 이하
	Ⅱ지역	5 이하	15 이하	10 이하	20 이하	0.3 이하	3,000 이하	
	Ⅲ지역	10 이하	25 이하	10 이하	20 이하	0.5 이하		
	Ⅳ지역	10 이하	25 이하	10 이하	20 이하	2 이하		
1일 하수처리용량 500m³ 미만 50m³ 이상		10 이하	25 이하	10 이하	20 이하	2 이하		
1일 하수처리용량 50m³ 미만		10 이하	25 이하	10 이하	40 이하	4 이하		

정답 12 ① 13 ① 14 ⑤

15 「하수도법」상 분뇨처리시설의 방류수 수질기준으로 옳은 것은?

① 부유물질(SS) : 30mg/L 이하
② 생물화학적 산소요구량(BOD) : 50mg/L 이하
③ 총인(T-P) : 60mg/L 이하
④ 총질소(T-N) : 30mg/L 이하
⑤ 화학적 산소요구량(COD) : 30mg/L 이하

해설 (하수도법 시행규칙 제3조 별표 2 : 분뇨처리시설의 방류수 수질기준) 〈개정 2020.2.24.〉

1. 2020년 12월 31일까지 적용되는 기준

구분 \ 항목	생물화학적 산소요구량 (BOD) (mg/L)	화학적 산소요구량 (COD) (mg/L)	부유물질 (SS) (mg/L)	총대장균군수 (개수/mL)	총질소 (T-N) (mg/L)	총인 (T-P) (mg/L)
분뇨처리시설	30 이하	50 이하	30 이하	3,000 이하	60 이하	8 이하

2. 2021년 1월 1일부터 적용되는 기준

구분 \ 항목	생물화학적 산소요구량 (BOD) (mg/L)	총유기탄소량 (TOC) (mg/L)	부유물질 (SS) (mg/L)	총대장균군수 (개수/mL)	총질소 (T-N) (mg/L)	총인 (T-P) (mg/L)
분뇨처리시설	30 이하	30 이하	30 이하	3,000 이하	60 이하	8 이하

16 다음 중 「하수도법」상 공공하수도에 관한 조사 · 측량 · 공사 또는 유지를 위하여 타인의 토지에 출입하는 경우로써 올바르지 못한 것은?

① 미리 통지하기 곤란한 때에는 해당 토지를 관할하는 읍·면·동사무소의 게시판에 게시하거나 일간신문에 공고할 수 있다.
② 일출 전이나 일몰 후라도 긴급한 상황이 발생하면 당해 토지의 점유자의 승인 없이도 택지 또는 담장이나 울타리로 둘러싸인 토지를 출입할 수 있다.
③ 타인의 토지에 출입하고자 하는 자는 미리 당해 토지의 점유자에게 통지하여야 하며, 타인의 토지를 사용하거나 장애물 등을 제거 또는 변경하고자 하는 자는 미리 소유자 및 점유자에게 통지하고 그 의견을 들어야 한다.
④ 특별한 용도가 없는 타인의 토지를 재료적치장·통로 또는 임시도로의 용도로 일시 사용할 수 있다.
⑤ 필요한 경우에는 수목 그 밖의 장애물을 제거하거나 변경할 수 있다.

해설 (하수도법 제8조 : 타인토지의 출입 등)
① 지방자치단체의 장 또는 그 명령에 의하거나 위임을 받은 자는 공공하수도에 관한 조사·측량·공사 또는 유지를 위하여 필요한 경우에는 타인의 토지에 출입하거나 특별한 용도가 없는 타인의 토지를 재료적치장·통로 또는 임시도로의 용도로 일시 사용할 수 있으며, 특히 필요한 경우에는 수목 그 밖의 장애물을 제거하거나 변경할 수 있다.
② 제1항의 규정에 따라 타인의 토지에 출입하고자 하는 자는 미리 해당 토지의 점유자에게 통지하여야 하며, 타인의 토지를 사용하거나 장애물등을 제거 또는 변경하고자 하는 자는 미리 소유자 및 점유자에게 통지하고 그 의견을 들어야 한다. 다만, 미리 통지하기 곤란한 때에는 대통령령으로 정하는 통지방법에 의할 수 있다. 〈개정 2020.5.26.〉
③ 일출 전이나 일몰 후에는 해당 토지의 점유자의 승인 없이 택지 또는 담장이나 울타리로 둘러싸인 타인의 토지에 출입할 수 없다. 〈개정 2020.5.26.〉
④ 토지의 점유자는 정당한 사유 없이 제1항의 규정에 따른 출입 또는 사용을 거부 또는 방해하여서는 아니 된다.
⑤ 제1항의 규정에 따라 타인의 토지에 출입하고자 하는 자는 그 권한을 표시하는 증표를 지니고 관계인의 요구가 있을 때에는 이를 내보여야 한다.

정답 15 ① 16 ②

(하수도법 시행령 제5조 : 타인의 토지에의 출입) 법 제8조 제2항 단서에서 "대통령령이 정하는 통지방법"이란 일간신문, 공보, 해당 토지를 관할하는 읍·면·동사무소의 게시판 또는 방송 등을 통하여 공고하고, 인터넷 홈페이지에도 공고하는 것을 말한다. 이 경우 게시하거나 공고한 후 14일이 지나지 않으면 해당 토지에 출입할 수 없다. 〈개정 2020.11.24.〉

17 다음 중 「하수도법」상 공공하수도시설 설치권자가 아닌 사람은?
① 광역시장
② 시·도지사
③ 시장·군수·구청장
④ 지방자치단체의 장
⑤ 지방환경관리청장

해설 (하수도법 제11조 제1항) 지방자치단체의 장은 하수도정비 기본계획에 따라 공공하수도를 설치하여야 한다.
• 지방자치단체의 장 – 시장·군수·구청장, 광역시장, 시·도지사

18 다음 중 「하수도법」상 시장·군수·구청장이 공공하수도를 설치하려면 대통령령으로 정하는 바에 따라 누구의 인가를 받아야 하는가?
① 보건복지부장관
② 보건소장
③ 시·도지사
④ 시장·군수·구청장
⑤ 환경부장관

해설 (하수도법 제11조 제3항) 시장·군수·구청장(자치구의 구청장)은 공공하수도를 설치하려면 대통령령으로 정하는 바에 따라 시·도지사의 인가를 받아야 한다.

19 「하수도법」상 시·도지사는 국가의 보조를 받아 설치하고자 하는 공공하수도에 대하여 고시 또는 인가를 하고자 할 때에는 그 설치에 필요한 재원의 조달 및 사용에 관하여 다음 중 누구와 사전에 협의를 하여야 하는가?
① 기획재정부장관
② 보건복지부장관
③ 시·도지사
④ 시장·군수·구청장
⑤ 환경부장관

해설 (하수도법 제11조 제6항) 시·도지사는 국가의 보조를 받아 설치하고자 하는 공공하수도에 대하여 제2항에 따른 고시 또는 제3항 및 제4항에 따른 인가를 하고자 할 때에는 대통령령으로 정하는 바에 따라 그 설치에 필요한 재원의 조달 및 사용에 관하여 환경부장관과 미리 협의하여야 한다. 〈개정 2020.5.26.〉

20 다음 중 「하수도법」상 공공하수도시설을 사용할 경우 공공하수도관리청의 공고내용이 아닌 것은?
① 공공하수도에 대한 합류식과 분류식의 구분
② 공공하수도의 사용개시 시기, 배수구역, 합류식 하수관거 및 분류식 하수관거의 현황
③ 공공하수도의 위치
④ 공공하수처리시설의 설계 유입수질 및 설계 유입용량
⑤ 관계설비도서 및 일건서류

정답 17 ⑤ 18 ③ 19 ⑤ 20 ⑤

해설 **(하수도법 시행령 제11조 제1항 : 사용의 공고)** 법 제15조 제1항에서 "대통령령이 정하는 사항"이란 다음 각 호의 사항을 말한다.
1. 공공하수도의 위치
2. 공공하수처리시설·간이공공하수처리시설의 설계 유입수질 및 설계 유입용량
3. 공공하수도에 대한 합류식 또는 분류식의 구분
3의2. 하수저류시설의 설치 목적, 용량 및 하수저류시설에 유입된 하수의 처리방법
4. 그 밖에 공공하수도의 사용과 관련하여 공고할 필요가 있다고 인정되는 사항

(하수도법 제15조 제1항 : 사용의 공고 등) 공공하수도관리청은 공공하수도의 사용을 개시하려는 경우에는 그 사용개시 시기, 배수구역(공공하수처리시설의 경우에는 그 하수처리구역), 합류식 하수관로 및 분류식 하수관로의 현황 그 밖의 대통령령으로 정하는 사항을 공고하고, 관계도면을 일반에게 공람하여야 한다. 〈개정 2020.5.26.〉

21

「하수도법」상 공공하수처리시설 또는 분뇨처리시설을 운영·관리하는 자는 대통령령이 정하는 바에 따라 방류수의 수질검사, 찌꺼기의 성분검사를 실시하고 그 검사에 관한 기록을 다음 중 몇 년간 보존하여야 하는가?

① 1년 ② 2년 ③ 4년
④ 5년 ⑤ 10년

해설 **(하수도법 제19조 제4항)** 공공하수처리시설, 간이공공하수처리시설 또는 분뇨처리시설을 운영·관리하는 자는 대통령령으로 정하는 바에 따라 방류수의 수질검사, 찌꺼기의 성분검사를 실시하고 그 검사에 관한 기록을 5년간 보존하여야 한다. 〈개정 2021.1.5.〉

(하수도법 제19조 제3항) 공공하수도를 운영·관리하는 자는 강우로 인하여 하수처리구역 안의 하수가 공공하수처리시설(간이공공하수처리시설을 포함한다)에 유입되지 아니하고 배출되는 경우, 배출되는 하수의 수량과 수질을 환경부령으로 정하는 바에 따라 측정·기록하여 5년간 보존하여야 한다. 〈신설 2021.1.5.〉

22

다음 중 「하수도법」상 공공하수처리시설의 방류수 수질검사 항목 중 생태독성에 대한 검사시기(A)와 검사기록의 보존기간(B)으로 맞는 것은?

	수질검사시기(A)	검사기록 보존기간(B)
①	매일 1회 이상	5년
②	매주 1회 이상	3년
③	매월 1회 이상	5년
④	매분기 1회 이상	3년
⑤	매주 2회 이상	5년

해설 **(하수도법 제19조 제4항)** 공공하수처리시설, 간이공공하수처리시설 또는 분뇨처리시설을 운영·관리하는 자는 대통령령으로 정하는 바에 따라 방류수의 수질검사, 찌꺼기의 성분검사를 실시하고 그 검사에 관한 기록을 5년간 보존하여야 한다. 〈개정 2021.1.5.〉

(하수도법 시행령 제15조 제3항) 법 제19조 제4항에 따른 공공하수처리시설·간이공공하수처리시설 또는 분뇨처리시설의 방류수 수질검사는 다음 각 호의 주기로 실시하여야 한다. 다만, 공공하수처리시설 방류수 수질검사의 항목 중 생태독성에 대한 검사는 월 1회 이상 실시하여야 한다. 〈개정 2022.1.4.〉
1. 1일 처리용량이 500세제곱미터 이상인 공공하수처리시설 또는 100세제곱미터 이상인 분뇨처리시설 : 매일 1회 이상
2. 1일 처리용량이 50세제곱미터 이상 500세제곱미터 미만인 공공하수처리시설 또는 50세제곱미터 이상 100세제곱미터 미만인 분뇨처리시설 : 주 1회 이상
3. 1일 처리용량이 50세제곱미터 미만인 공공하수처리시설 또는 분뇨처리시설 : 월 1회 이상
4. 간이공공하수처리시설 : 가동 시마다 1회 이상

정답 21 ④ 22 ③

23 다음 중 「하수도법」상 하수를 배출하는 자가 하수를 공공하수도에 유입시키지 아니할 수 있는 경우로 올바른 것은?

가. 분뇨처리시설의 처리공법에 필요한 범위에서 물을 섞어 처리하는 경우
나. 강우, 재해, 사고 등으로 부득이하게 처리과정의 일부 또는 전부를 거치지 아니하고 하수나 분뇨를 배출하는 경우
다. 공공하수처리시설 설치계획에 따라 공공하수처리시설에 유입시키지 아니하고 하수를 배출할 수 있는 시설을 설치하거나 하수를 배출하는 경우
라. 공공하수도관리청의 허가를 받은 분뇨

① 가, 나, 다
② 가, 다
③ 나, 라
④ 라
⑤ 가, 나, 다, 라

해설 (하수도법 시행규칙 제10조 제1항 : 공공하수도의 운영·관리 기준 준수의 예외 등) 법 제19조 제2항 각 호 외의 부분에서 "강우·사고 또는 처리공법상 필요한 경우 등 환경부령으로 정하는 정당한 사유"란 다음 각 호의 어느 하나에 해당하는 경우를 말한다.
1. 공공하수처리시설·간이공공하수처리시설 설치계획에 따라 공공하수처리시설·간이공공하수처리시설에 유입시키지 아니하고 하수를 배출할 수 있는 시설을 설치하거나 하수를 배출하는 경우
2. 분뇨처리시설의 처리공법에 필요한 범위에서 물을 섞어 처리하는 경우
3. 강우, 재해, 사고 등으로 부득이하게 처리과정의 일부 또는 전부를 거치지 아니하고 하수나 분뇨를 배출하는 경우
4. 시설의 증설, 개축, 보수 등을 위하여 부득이하게 처리 과정의 일부 또는 전부를 거치지 아니하고 하수나 분뇨를 배출하는 경우로서 관계 지방환경관서의 장과 미리 협의한 경우
5. 방류수수질기준 강화 등으로 공공하수처리시설·간이공공하수처리시설의 처리공법상 부득이하게 방류수수질기준을 준수할 수 없는 경우로서 관계 지방환경관서의 장과 미리 협의한 경우

(하수도법 제19조 제2항 : 공공하수도의 운영·관리 및 손괴·방해행위 금지 등) 공공하수처리시설, 간이공공하수처리시설 또는 분뇨처리시설을 운영·관리하는 자는 강우·사고 또는 처리공법상 필요한 경우 등 환경부령으로 정하는 정당한 사유 없이 다음 각 호의 어느 하나에 해당하는 행위를 하여서는 아니 된다.
1. 제7조에 따른 방류수수질기준을 초과하여 배출하는 행위
2. 공고된 하수처리구역 안의 하수를 공공하수처리시설(강우로 인하여 일시적으로 하수가 늘어난 경우에는 간이공공하수처리시설을 포함)에 유입시키지 아니하고 배출하거나 공공하수처리시설에 유입시키지 아니하고 배출할 수 있는 시설을 설치하는 행위
3. 공공하수처리시설, 간이공공하수처리시설 또는 분뇨처리시설에 유입된 하수 또는 분뇨를 최종방류구를 거치지 아니하고 배출하거나 최종방류구를 거치지 아니하고 배출할 수 있는 시설을 설치하는 행위
4. 분뇨에 물을 섞어 처리하거나 물을 섞어 배출하는 행위

24 다음 중 「하수도법」상 공공하수도의 기술진단에 관한 사항으로 올바른 것은?

가. 공공하수도 관리청은 5년마다 소관 공공하수도에 대한 기술진단을 실시하여야 한다.
나. 기술진단의 내용에는 처리시설의 공정별 처리효율, 시설의 문제점 및 개선 방안이 있다.
다. 기술진단의 대상은 1일 하수처리용량이 50m³ 이상인 공공하수처리시설과 분뇨처리시설이다.
라. 공공하수도에 대한 기술진단은 3년마다 실시하여야 한다.

① 가, 나, 다
② 가, 다
③ 나, 라
④ 라
⑤ 가, 나, 다, 라

정답 23 ① 24 ①

해설 **(하수도법 제20조 제1항: 기술진단 등)** 공공하수도관리청은 5년마다 소관 공공하수도에 대한 기술진단을 실시하여 공공하수도의 관리상태를 점검하여야 한다.

(하수도법 시행규칙 제14조: 기술진단의 대상 및 내용 등)
① 법 제20조 제3항에 따른 기술진단의 대상은 다음 각 호와 같다.
  1. 1일 하수처리용량이 50세제곱미터 이상인 공공하수처리시설·간이공공하수처리시설
  1의2. 하수관로
  1의3. 하수저류시설
  2. 분뇨처리시설
  3. 그 밖에 공공하수도관리청이 필요하다고 인정하는 공공하수도시설
② 법 제20조 제3항에 따른 기술진단의 내용은 다음 각 호와 같다.
  1. 공공하수처리시설·간이공공하수처리시설 및 분뇨처리시설 : 유입 오염물질의 특성조사, 시설 및 운영에 대한 현상진단, 공정별 처리효율, 시설의 문제점 및 개선방안, 시설의 유지·관리 방안
  2. 하수관로 : 유량 및 수질조사, 시설 및 운영에 대한 현상진단, 하수관로의 연결 상태 진단, 시설의 문제점 및 개선방안, 시설의 유지·관리 방안
  3. 하수저류시설 : 하수의 유입·유출 시기 및 방법의 적정성, 시설 및 운영에 대한 현상진단, 하수저류시설에 유입된 하수의 처리 방법의 적정성, 시설의 문제점 및 개선방안, 시설의 유지·관리 방안
  4. 그 밖에 공공하수도관리청이 필요하다고 인정하는 사항

25 다음 중 「하수도법」상 아래 (   ) 안에 들어갈 내용으로 올바른 것은?

> 공공하수도관리청은 (   )마다 소관 공공하수도에 대한 기술진단을 실시하여 공공하수도의 관리상태를 점검하여야 한다.

① 1년　　　　　　② 2년　　　　　　③ 3년
④ 5년　　　　　　⑤ 10년

해설 **(하수도법 제20조 제1항)** 24번 문제 해설 참조

26 다음 중 「하수도법」상 배수설비의 설치의무자가 그 설치공사를 완료한 때에는 지방자치단체의 조례가 정하는 바에 따라 누구에게 준공검사를 받아야 하는가?

① 공공하수도관리청　　　　　　② 시·도지사
③ 시장·군수·구청장　　　　　　④ 특별시장
⑤ 환경부장관

해설 **(하수도법 제27조 제5항)** 제1항의 규정에 따른 배수설비의 설치의무자가 그 설치공사를 완료한 때에는 지방자치단체의 조례로 정하는 바에 따라 공공하수도관리청의 준공검사를 받아야 한다. 〈개정 2020.5.26.〉

정답 25 ④ 26 ①

27 「하수도법」상 하수의 수질악화를 방지하기 위하여 특정공산품을 사용함으로 인하여 하수의 수질을 현저히 악화시키는 것으로 판단되는 때에는 관계중앙행정기관의 장과 협의하여 당해 특정공산품의 제조·수입·판매나 사용의 금지 또는 제한을 명할 수 있다. 다음 중 권한자(A)와 해당 특정 공산품(B)이 올바르게 짝지어진 것은?

	금지제한권자(A)	특정공산품(B)
①	보건복지부장관	주방용 식기세척기
②	보건복지부장관	주방용 오물청소기
③	시·도지사	주방용 오물분쇄기
④	환경부장관	주방용 식기세척기
⑤	환경부장관	주방용 오물분쇄기

해설 (하수도법 제33조 제1항 : 특정공산품의 사용제한 등) 환경부장관은 하수의 수질 악화를 방지하기 위하여 대통령령으로 정하는 특정공산품을 사용함으로 인하여 하수의 수질을 현저히 악화시키는 것으로 판단되는 때에는 관계중앙행정기관의 장과 협의하여 해당 특정공산품의 제조·수입·판매나 사용의 금지 또는 제한을 명할 수 있다. 다만, 환경부장관의 승인을 받아 연구 또는 시험을 위하여 환경부령으로 정하는 용도로 제조·수입·판매하거나 사용하는 경우에는 그러하지 아니하다. 〈개정 2020. 5. 26.〉

(하수도법 시행령 제23조 : 특정공산품의 종류) 법 제33조 제1항 본문에서 "대통령령이 정하는 특정공산품"이란 주방에서 발생하는 음식물 찌꺼기 등을 분쇄하여 오수와 함께 배출하는 주방용 오물분쇄기를 말한다.

28 다음 중 「하수도법」상 특정공산품의 제조, 수입, 판매나 사용의 금지 또는 제한을 명할 수 있는 사람은?
① 공공하수도관리청 ② 보건복지부장관
③ 시·도지사 ④ 시장·군수·구청장
⑤ 환경부장관

해설 (하수도법 제33조 제1항 : 특정공산품의 사용제한 등) 27번 문제 해설 참조

29 다음 중 「하수도법」상 특정공산품이란 무엇을 뜻하는가?
① 세척제
② 살균제
③ 소독제
④ 주방에서 발생하는 음식물 찌꺼기 등을 분쇄하여 오수와 함께 배출하는 주방용 오물분쇄기
⑤ 합성세제

해설 (하수도법 시행령 제23조 : 특정공산품의 종류) 27번 문제 해설 참조

30 「하수도법」상 개인하수처리시설을 설치하려는 사람은 다음 중 누구에게 신고하여야 하는가?
① 시·도지사 ② 시장·군수·구청장 ③ 지방환경관리청장
④ 환경관리공단 ⑤ 환경부장관

정답 27 ⑤ 28 ⑤ 29 ④ 30 ②

해설 **(하수도법 제34조 제2항)** 제1항에 따라 개인하수처리시설을 설치하거나 그 시설의 규모·처리방법 등 대통령령으로 정하는 중요한 사항을 변경하려는 자는 환경부령으로 정하는 바에 따라 미리 특별자치시장·특별자치도지사·시장·군수·구청장에게 신고하여야 한다. 개인하수처리시설을 폐쇄하려는 경우에도 또한 같다.

(하수도법 제34조 제1항 : 개인하수처리시설의 설치) 오수를 배출하는 건물·시설 등(이하 "건물등"이라 한다)을 설치하는 자는 단독 또는 공동으로 개인하수처리시설을 설치하여야 한다. 다만, 다음 각 호의 어느 하나에 해당하는 경우에는 그러하지 아니하다. 〈개정 2020.5.26.〉
1. 「물환경보전법」 제2조 제17호에 따른 공공폐수처리시설로 오수를 유입시켜 처리하는 경우
2. 오수를 흐르도록 하기 위한 분류식 하수관로로 배수설비를 연결하여 오수를 공공하수처리시설에 유입시켜 처리하는 경우
3. 공공하수도관리청이 환경부령으로 정하는 기준·절차에 따라 하수관로 정비구역으로 공고한 지역에서 합류식 하수관로로 배수설비를 연결하여 공공하수처리시설에 오수를 유입시켜 처리하는 경우
4. 그 밖에 환경부령으로 정하는 요건에 해당하는 경우

31 다음 중 「하수도법」상 개인하수처리시설의 설치 신고 및 준공검사권자로 올바른 것은?
① 시·도지사
② 지방환경관리청
③ 환경관리공단
④ 환경부장관
⑤ 특별자치시장·특별자치도지사·시장·군수·구청장

해설 **(하수도법 제34조 제2항)** 30번 문제 해설 참조
(하수도법 제37조 제1항 : 개인하수처리시설의 준공검사 등) 제34조 또는 제35조의 규정에 따라 개인하수처리시설을 설치 또는 변경하는 자가 그 설치 또는 변경공사를 완료한 때에는 특별자치시장·특별자치도지사·시장·군수·구청장의 준공검사를 받아야 한다.

32 다음 중 「하수도법」상 개인하수처리시설을 설치 또는 변경하는 자가 그 설치 또는 변경공사를 완료한 때에는 다음 중 누구에게 준공검사를 받아야 하는가?
① 공공하수도관리청
② 시·도지사
③ 지방자치단체의 장
④ 특별자치도지사·시장·군수·구청장
⑤ 환경부장관

해설 **(하수도법 제37조 제1항 : 개인하수처리시설의 준공검사 등)** 31번 문제 해설 참조

33 개인하수처리시설을 설치 또는 변경하는 자가 그 설치 또는 변경공사를 완료한 때에는 누구에게 준공검사를 받아야 하는가?
① 공공하수도관리청장
② 보건복지부장관
③ 시·도지사
④ 특별자치시장·특별자치도지사·시장·군수·구청장
⑤ 질병관리청장

해설 **(하수도법 제37조 제1항 : 개인하수처리시설의 준공검사 등)** 31번 문제 해설 참조

정답 31 ⑤ 32 ④ 33 ④

34 다음 중 「하수도법」상 개인하수처리시설의 소유자 또는 관리자가 개인하수처리시설을 운영·관리할 때 해서는 안 되는 행위를 모두 고른 것은?

> 가. 개인하수처리시설에 유입되는 오수를 최종 방류구를 거치지 아니하고 중간 배출하거나 중간 배출할 수 있는 시설을 설치하는 행위
> 나. 건물등에서 발생하는 오수를 개인하수처리시설에 유입시키지 아니하고 배출하거나 개인하수처리시설에 유입시키지 아니하고 배출할 수 있는 시설을 설치하는 행위
> 다. 건물등에서 발생하는 오수에 물을 섞어 처리하거나 물을 섞어 배출하는 행위
> 라. 정당한 사유 없이 개인하수처리시설을 정상적으로 가동하지 아니하여 방류수 수질기준을 초과하여 배출하는 행위

① 가, 나, 다   ② 가, 다   ③ 나, 라
④ 라   ⑤ 가, 나, 다, 라

해설 (하수도법 제39조 제1항: 개인하수처리시설의 운영·관리) 개인하수처리시설의 소유자 또는 관리자는 개인하수처리시설을 운영·관리할 때에는 다음 각 호의 어느 하나에 해당하는 행위를 하여서는 아니 된다. 〈개정 2020.5.26.〉
1. 건물등에서 발생하는 오수를 개인하수처리시설에 유입시키지 아니하고 배출하거나 개인하수처리시설에 유입시키지 아니하고 배출할 수 있는 시설을 설치하는 행위
2. 개인하수처리시설에 유입되는 오수를 최종방류구를 거치지 아니하고 중간배출하거나 중간배출할 수 있는 시설을 설치하는 행위
3. 건물등에서 발생하는 오수에 물을 섞어 처리하거나 물을 섞어 배출하는 행위
4. 정당한 사유 없이 개인하수처리시설을 정상적으로 가동하지 아니하여 방류수 수질기준을 초과하여 배출하는 행위

35 다음 중 「하수도법」상 개인하수처리시설의 소유자 또는 관리자는 부득이한 사유로 방류수 수질기준을 초과해 방류하게 되는 때 미리 신고해야 하는 사람을 모두 고른 것은?

> 가. 시장·군수·구청장   나. 공공하수도관리청장
> 다. 특별자치시장·특별자치도지사   라. 환경부장관

① 가, 나, 다   ② 가, 다   ③ 나, 라
④ 라   ⑤ 가, 나, 다, 라

해설 (하수도법 제39조 제3항) 개인하수처리시설의 소유자 또는 관리자는 대통령령으로 정하는 부득이한 사유로 방류수 수질기준을 초과하여 방류하게 되는 때에는 특별자치시장·특별자치도지사·시장·군수·구청장에게 미리 신고하여야 한다. 〈개정 2020.5.26.〉

36 「하수도법」상 관할 구역 안에서 발생하는 분뇨의 수집, 운반 및 처리는 다음 중 누가 하는가?
① 공공하수도관리청장   ② 보건복지부장관
③ 시·도지사   ④ 시장·군수·구청장
⑤ 환경부장관

해설 (하수도법 제41조 제1항) 특별자치시장·특별자치도지사·시장·군수·구청장은 관할 구역 안에서 발생하는 분뇨(개인하수처리시설의 소유자 또는 관리자가 개인하수처리시설의 청소과정에서 발생하는 찌꺼기를 환경부령으로 정하는 바에 따라 직접 처리하는 경우는 제외)를 수집·운반 및 처리하여야 한다. 이 경우 특별자치시장·특별자치도지사·시장·군수·구청장은 해당 지방자치단체의 조례로 정하는 바에 따라 제45조의 규정에 따른 분뇨수집·운반업자로 하여금 그 수집·운반을 대행하게 할 수 있다. 〈개정 2020.5.26.〉

정답 34 ⑤ 35 ② 36 ④

37 분뇨의 처리에 대한 설명으로 틀린 것은?

① 지방자치단체의 장은 2 이상의 지방자치단체에서 발생하는 분뇨를 광역적으로 처리할 필요가 있다고 인정되는 경우에는 분뇨처리시설을 공동으로 설치·운영할 수 있다.
② 특별자치도지사·시장·군수·구청장은 관할 구역 안에서 발생하는 분뇨를 수집·운반 및 처리하여야 한다.
③ 특별자치도지사·시장·군수·구청장은 당해 지방자치단체의 조례가 정하는 바에 따라 분뇨수집·운반업자로 하여금 그 수집·운반을 대행하게 할 수 있다.
④ 특별자치도지사·시장·군수·구청장은 분뇨를 수집·운반 및 처리함에 있어서 환경부령이 정하는 바에 따라 수수료를 징수할 수 있다.
⑤ 화장실이 설치되어 있는 차량·선박 또는 항공기를 운행하는 자 및 이동식 화장실을 설치·관리하는 자는 그 화장실에서 배출되는 분뇨를 스스로 수집·운반 및 처리하여야 한다.

해설 **(하수도법 제41조 : 분뇨처리 의무)**
① 특별자치시장·특별자치도지사·시장·군수·구청장은 관할 구역 안에서 발생하는 분뇨(개인하수처리시설의 소유자 또는 관리자가 개인하수처리시설의 청소과정에서 발생하는 찌꺼기를 환경부령으로 정하는 바에 따라 직접 처리하는 경우는 제외)를 수집·운반 및 처리하여야 한다. 이 경우 특별자치시장·특별자치도지사·시장·군수·구청장은 해당 지방자치단체의 조례로 정하는 바에 따라 제45조의 규정에 따른 분뇨수집·운반업자로 하여금 그 수집·운반을 대행하게 할 수 있다. 〈개정 2020.5.26.〉
② 특별자치시·특별자치도·시·군·구(자치구를 말한다. 이하 같다)는 오지·벽지 등 분뇨의 수집·운반 및 처리가 어려운 지역에 대하여 환경부령으로 정하는 기준에 따라 제1항을 적용하지 아니할 수 있는 지역을 해당 지방자치단체의 조례로 정할 수 있다.
③ 화장실이 설치되어 있는 차량·선박 또는 항공기를 운행하는 자 및 이동식 화장실을 설치·관리하는 자는 그 화장실에서 배출되는 분뇨(수세식 화장실에서 발생하는 오수를 포함)를 스스로 수집·운반 및 처리하여야 하며, 스스로 수집·운반할 수 없는 경우에는 제45조의 규정에 따른 분뇨수집·운반업자로 하여금 그 수집·운반을 대행하게 할 수 있다.
④ 특별자치시장·특별자치도지사·시장·군수·구청장은 분뇨를 수집·운반 및 처리하는 경우 해당 지방자치단체의 조례로 정하는 바에 따라 수수료를 징수할 수 있다. 다만, 시·도지사가 분뇨처리시설을 설치·운영하는 경우에는 시·도의 조례로 정하는 바에 따라 해당 시·도지사가 그 분뇨처리에 따른 수수료를 징수할 수 있으며, 제1항 및 제3항에 따라 제45조에 따른 분뇨수집·운반업자가 수집·운반을 대행하는 경우에는 대행자가 그 수집·운반에 따른 수수료를 징수할 수 있다. 〈개정 2020.5.26.〉
⑤ 분뇨처리시설을 설치하여 운영하는 공공하수도관리청은 제1항 및 제3항의 규정에 따라 수집·운반된 분뇨에 대하여 분뇨처리시설의 운영중단 등 환경부령으로 정하는 사유가 발생한 경우를 제외하고는 그 처리를 거부하여서는 아니 된다. 〈개정 2020.5.26.〉

(하수도법 제42조 제1항 : 분뇨의 광역관리 등) 지방자치단체의 장은 둘 이상의 지방자치단체에서 발생하는 분뇨를 광역적으로 처리할 필요가 있다고 인정되는 경우에는 분뇨처리시설을 공동으로 설치·운영할 수 있다. 〈개정 2020.5.26.〉

38 다음 중 「하수도법」상 분뇨수집·운반 및 처리의 기준을 부과할 수 있는 법적 근거로 맞는 것은?

① 국가공공요금 규칙
② 대통령령
③ 지방공공요금 조례
④ 지방자치단체 조례
⑤ 환경부령

해설 **(하수도법 제43조 제1항)** 제41조 제1항 및 제3항의 규정에 따른 분뇨의 수집·운반 및 처리의 기준은 환경부령으로 정한다.

정답 37 ④ 38 ⑤

39 다음 중 「하수도법」상 분뇨의 재활용 신고권자로 올바른 것은?

① 시·도지사 ② 시장·군수·구청장 ③ 지방환경관리청
④ 환경관리공단 ⑤ 환경부장관

해설 **(하수도법 제44조 제1항 : 분뇨의 재활용)** 환경부령으로 정하는 양 이상의 분뇨를 재활용하려는 자는 특별자치시장·특별자치도지사·시장·군수·구청장에게 신고하여야 한다. 다만, 제43조 제3항의 규정에 따라 분뇨를 사용하는 경우에는 그러하지 아니하다. 〈개정 2021.1.5.〉

40 다음 중 「하수도법」상 분뇨를 수집·운반하는 영업(분뇨수집·운반업)을 하고자 하는 자는 시설, 장비 및 기술인력 등의 요건을 갖추어 누구에게 어떻게 하여야 하는가?

① 시·도지사 - 신고 ② 시·도지사 - 허가
③ 시장·군수·구청장 - 신고 ④ 시장·군수·구청장 - 허가
⑤ 환경부장관 - 허가

해설 **(하수도법 제45조 제1항 : 분뇨수집·운반업)** 분뇨를 수집(개인하수처리시설 및 분류식 하수관로 중 오수가 흐르는 하수관로의 내부 청소를 포함)·운반하는 "분뇨수집·운반업"을 하려는 자는 대통령령으로 정하는 기준에 따른 시설·장비 및 기술인력 등의 요건을 갖추어 특별자치시장·특별자치도지사·시장·군수·구청장의 허가를 받아야 하며, 허가받은 사항 중 환경부령으로 정하는 중요한 사항을 변경하려는 경우에는 특별자치시장·특별자치도지사·시장·군수·구청장에게 변경신고를 하여야 한다.

41 다음 중 「하수도법」상 아래 (　) 안에 들어갈 올바른 내용은?

> 특별자치시장·특별자치도지사·시장·군수·구청장은 분뇨수집·운반업자가 결격사유에 해당하여 영업정지처분을 하여야 할 경우로써 그 영업정지가 당해 사업의 이용자 등에게 심한 불편을 주거나 그 밖에 공익을 해할 우려가 있는 때에는 그 영업정지에 갈음하여 (　) 의 과징금을 부과할 수 있다.

① 5백만원 이하 ② 1천만원 이하 ③ 2천만원 이하
④ 3천만원 이하 ⑤ 5천만원 이하

해설 **(하수도법 제50조 제3항 : 과징금)** 특별자치시장·특별자치도지사·시장·군수·구청장은 분뇨수집·운반업자가 제49조 제1항에 해당하여 영업정지처분을 하여야 할 경우로써 그 영업정지가 해당 사업의 이용자 등에게 심한 불편을 주거나 그 밖에 공익을 해할 우려가 있는 때에는 그 영업정지를 갈음하여 3천만원 이하의 과징금을 부과할 수 있다. 〈개정 2022.12.27.〉

(하수도법 제49조 제1항 : 허가의 취소 등) 특별자치시장·특별자치도지사·시장·군수·구청장은 분뇨수집·운반업자가 다음 각 호의 어느 하나에 해당하는 때에는 그 허가를 취소하거나 6개월 이내의 기간을 정하여 그 영업의 전부 또는 일부의 정지를 명할 수 있다. 다만, 제1호·제9호 또는 제12호에 해당하는 때에는 허가를 취소하여야 한다. 〈개정 2021.1.5.〉
1. 거짓이나 그 밖의 부정한 방법으로 허가를 받은 경우
2. 변경신고를 하지 아니하고 영업을 하거나 부정한 방법으로 변경신고를 한 경우
3. 허가를 받은 후 1년 이내에 영업을 개시하지 아니하거나 정당한 사유 없이 계속하여 1년 이상 휴업한 경우
4. 제43조 제2항의 규정을 위반하여 분뇨를 수집·운반한 경우
5. 제45조 제1항의 규정에 따른 허가기준에 미달하게 된 경우
6. 제45조 제8항을 위반하여 다른 사람에게 자기의 상호 또는 성명을 사용하여 분뇨수집·운반업을 하게 하거나 허가증을 대여한 경우
7. 제47조 제1항의 규정을 위반하여 수수료를 받은 경우
8. 제47조 제2항의 규정에 따른 분뇨수집·운반업자의 준수사항을 위반한 경우
9. 제48조 제1호부터 제3호까지 또는 제5호에 해당하게 된 경우. 다만, 법인의 임원 중에 제48조 제5호에 해당하는 사람이 있는 경우 6개월 이내에 그 임원을 교체 임명한 때에는 그러하지 아니하다.

정답 39 ②　40 ④　41 ④

10. 삭제 〈2011.11.14.〉
11. 삭제 〈2011.11.14.〉
12. 제69조 제1항에 따른 관계 서류·시설 또는 장비 등의 검사를 거부·방해 또는 기피한 경우
13. 영업정지기간 중에 영업을 한 경우

(하수도법 제48조 : 결격사유) 다음 각 호의 어느 하나에 해당하는 자는 분뇨수집·운반업의 허가를 받을 수 없다. 〈개정 2021.1.5.〉
1. 피성년후견인 또는 피한정후견인
2. 파산선고를 받고 복권되지 아니한 자
3. 이 법, 「물환경보전법」 또는 「폐기물관리법」을 위반하여 징역 이상의 실형을 선고받고 그 집행이 종료(종료된 것으로 보는 경우를 포함)되거나 집행을 받지 아니하기로 확정된 날부터 2년이 지나지 아니한 자
4. 이 법에 따라 분뇨수집·운반업의 허가가 취소(이 조 제1호 또는 제2호에 해당하여 허가가 취소된 경우는 제외)된 자로서 그 허가가 취소된 날부터 2년이 지나지 아니한 자
5. 임원 중에 제1호부터 제4호까지의 어느 하나에 해당하는 사람이 있는 법인

42 「하수도법」상 아래 ( ) 안에 들어갈 기간은?

> 과징금 부과통지를 받은 자는 환경부장관 또는 특별자치시장·특별자치도지사·시장·군수·구청장이 정하는 수납기관에 납부통지일부터 ( )일 이내에 과징금을 내야 한다.

① 1주일 ② 10일
③ 15일 ④ 30일
⑤ 3개월

해설 **(하수도법 시행령 제30조 제3항)** 제2항에 따른 통지를 받은 자는 환경부장관 또는 특별자치시장·특별자치도지사·시장·군수·구청장이 정하는 수납기관에 납부통지일부터 30일 이내에 과징금을 내야 한다. 〈개정 2023.12.12.〉

(하수도법 시행령 제30조 제2항) 환경부장관 또는 특별자치시장·특별자치도지사·시장·군수·구청장은 법 제50조 제1항부터 제3항까지의 규정에 따라 과징금을 부과하는 경우에는 그 위반행위의 종류와 과징금의 금액을 서면으로 자세히 밝혀 과징금을 낼 것을 과징금 부과 대상자에게 알려야 한다. 〈개정 2023.6.20.〉

43 다음 중 「하수도법」상 공공하수도에 관한 비용부담에 대한 설명으로 가장 올바르지 못한 것은?

① 공공하수도관리청은 당해 공공하수도로 인해 이익을 받는 다른 지방자치단체에 대해 그 이익의 범위 안에서 공공하수도의 설치·개축·수선·유지에 필요한 비용의 전부 또는 일부를 분담시킬 수 있다.
② 공공하수도에 관한 비용은 당해 공공하수도관리청이 속하는 지방자치단체의 부담으로 한다.
③ 비용의 분담에 관하여는 관계 지방자치단체가 상호 협의하여야 한다.
④ 협의가 성립되지 아니한 때에는 관계 지방자치단체는 시·도지사(관계지방자치단체의 일방 또는 쌍방이 시·도인 경우에는 환경부장관을 말한다)에게 재정을 신청할 수 있다.
⑤ 환경부장관은 재정을 하는 때에는 국토해양부장관과 미리 협의하여야 한다.

정답 42 ④ 43 ⑤

> **해설** **(하수도법 제58조 : 비용분담)**
> ① 공공하수도관리청은 해당 공공하수도로 인하여 이익을 받는 다른 지방자치단체에 대하여 그 이익의 범위 안에서 공공하수도의 설치·개축·수선·유지에 필요한 비용의 전부 또는 일부를 분담시킬 수 있다. 〈개정 2020.5.26.〉
> ② 제1항의 규정에 따른 비용의 분담에 관하여는 관계지방자치단체가 상호 협의하여야 한다.
> ③ 제2항의 규정에 따른 협의가 성립되지 아니한 때에는 관계지방자치단체는 시·도지사(관계 지방자치단체의 일방 또는 쌍방이 시·도인 경우 환경부장관)에게 재정을 신청할 수 있다.
> ④ 환경부장관은 제3항의 규정에 따라 재정을 하는 때에는 행정안전부장관과 미리 협의하여야 한다.
> ⑤ 제3항 및 제4항의 규정에 따른 재정이 있은 때에는 제2항의 규정에 따른 협의가 성립된 것으로 본다.
>
> **(하수도법 제57조 : 비용부담의 원칙)** 공공하수도에 관한 비용은 이 법 또는 다른 법률에 특별한 규정이 있는 경우를 제외하고는 해당 공공하수도관리청이 속하는 지방자치단체의 부담으로 한다. 〈개정 2020.5.26.〉

44 「하수도법」상 하수를 공공하수도로 유출시킬 수 있는 건축물 등을 신축·증축 또는 용도 변경하는 경우, 오수 용량을 다음 중 얼마 이상 배출할 경우에 원인자부담금 부과대상이 되는가?

① 오수를 하루에 $1m^3$ 이상 새로이 배출하거나 증가시키려는 자
② 오수를 하루에 $5m^3$ 이상 새로이 배출하거나 증가시키려는 자
③ 오수를 하루에 $10m^3$ 이상 새로이 배출하거나 증가시키려는 자
④ 오수를 하루에 $20m^3$ 이상 새로이 배출하거나 증가시키려는 자
⑤ 오수를 하루에 $50m^3$ 이상 새로이 배출하거나 증가시키려는 자

> **해설** **(하수도법 시행령 제35조 제1항 : 원인자부담금 등)** 법 제61조 제1항에서 "대통령령으로 정하는 양 이상 증가되는 경우"란 하루에 10세제곱미터 이상 증가되는 경우를 말한다.
>
> **(하수도법 제61조 제1항 : 원인자부담금 등)** 공공하수도관리청은 건축물 등을 신축·증축하거나 용도 변경하여 오수가 대통령령으로 정하는 양 이상 증가되는 경우 해당 건축물 등의 소유자(건축 또는 건설 중인 경우에는 건축주 또는 건설주체)에게 공공하수도 개축비용의 전부 또는 일부를 부담시킬 수 있다.

45 다음 중 「하수도법」상 개인하수처리시설의 유지·관리에 관한 기술업무를 담당할 기술관리인을 두어야 하는 개인하수처리시설의 규모에 해당하는 것은?

> 가. 1개의 건물에 2 이상의 오수처리시설이 설치되어 있는 경우 그 용량의 합계가 50세제곱미터 이상인 것을 포함
> 나. 1개의 건물에 2 이상의 정화조가 설치되어 있는 경우 그 처리대상 인원의 합계가 1천명 이상인 것을 포함
> 다. 1일 처리용량이 50세제곱미터 이상인 오수처리시설
> 라. 처리대상 인원이 1천명 이상인 정화조

① 가, 나, 다　　② 가, 다　　③ 나, 라
④ 라　　⑤ 가, 나, 다, 라

> **해설** **(하수도법 시행령 제37조 제1항 : 기술관리인)** 법 제66조 제1항에 따라 개인하수처리시설의 유지·관리에 관한 기술업무를 담당할 기술관리인을 두어야 하는 개인하수처리시설의 규모는 다음 각 호와 같다.
> 1. 1일 처리용량이 50세제곱미터 이상인 오수처리시설(1개의 건물에 2 이상의 오수처리시설이 설치되어 있는 경우 그 용량의 합계가 50세제곱미터 이상인 것을 포함)
> 2. 처리대상 인원이 1천명 이상인 정화조(1개의 건물에 2 이상의 정화조가 설치되어 있는 경우 그 처리대상 인원의 합계가 1천명 이상인 것을 포함)

정답　44 ③　45 ⑤

46 다음 중 「하수도법」상 공공하수처리시설 및 분뇨처리시설을 운영·관리하는 자는 공공하수처리시설 또는 분뇨처리시설의 효율적인 운영·관리를 위하여 그 시설의 운영요원에 대하여 누가 실시하는 교육을 받아야 하는가?

① 보건소장
② 보건복지부장관
③ 시·도지사
④ 시장·군수·구청장
⑤ 지방환경청장

해설 (하수도법 제67조 제1항 : 교육) 공공하수처리시설 및 분뇨처리시설을 운영·관리하는 자는 공공하수처리시설 또는 분뇨처리시설의 효율적인 운영·관리를 위하여 그 시설의 운영요원에 대하여 환경부장관 또는 시·도지사가 실시하는 교육을 받게 하여야 한다.

47 「하수도법」상 분뇨수집·운반업자는 분뇨의 수집량을 기록하여야 한다. 다음 중 기록장부의 보존기간으로 올바른 것은?

① 최종 기재를 한 날부터 1년
② 최종 기재를 한 날부터 2년
③ 최종 기재를 한 날부터 3년
④ 최종 기재를 한 날부터 5년
⑤ 최종 기재를 한 날부터 10년

해설 (하수도법 제68조 제2항) 제44조의 규정에 따라 분뇨를 재활용하는 자 또는 분뇨수집·운반업자는 환경부령으로 정하는 바에 따라 장부를 비치하고, 분뇨의 수집장소·수집량 및 처리상황을 기록하여야 하며, 장부의 보존기간은 최종 기재를 한 날부터 3년으로 한다. 〈개정 2020.5.26.〉

48 다음 중 「하수도법」상 공공하수도를 손괴하거나 그 기능에 장해를 주어 하수의 흐름을 방해한 자에 대한 벌칙은?

① 200만원 이하의 벌금
② 1년 이하의 징역 또는 1천만원 이하의 벌금
③ 2년 이하의 징역 또는 2천만원 이하의 벌금
④ 3년 이하의 징역 또는 3천만원 이하의 벌금
⑤ 5년 이하의 징역 또는 5천만원 이하의 벌금

해설 (하수도법 제75조) 다음 각 호의 어느 하나에 해당하는 자는 5년 이하의 징역 또는 5천만원 이하의 벌금에 처한다. 〈개정 2021.1.5.〉
1. 제19조 제2항 제2호 또는 제3호에 해당하는 행위를 한 자
2. 제19조 제6항을 위반하여 공공하수도를 손괴하거나 그 기능에 장해를 주어 하수의 흐름을 방해한 자

(하수도법 제19조 제2항 : 공공하수도의 운영·관리 및 손괴·방해행위 금지 등) 공공하수처리시설, 간이공공하수처리시설 또는 분뇨처리시설을 운영·관리하는 자는 강우·사고 또는 처리공법상 필요한 경우 등 환경부령으로 정하는 정당한 사유 없이 다음 각 호의 어느 하나에 해당하는 행위를 하여서는 아니 된다.
1. 제7조에 따른 방류수 수질기준을 초과하여 배출하는 행위
2. 하수처리구역 안의 하수를 공공하수처리시설(강우로 인하여 일시적으로 하수가 늘어난 경우에는 간이공공하수처리시설을 포함)에 유입시키지 아니하고 배출하거나 공공하수처리시설에 유입시키지 아니하고 배출할 수 있는 시설을 설치하는 행위
3. 공공하수처리시설, 간이공공하수처리시설 또는 분뇨처리시설에 유입된 하수 또는 분뇨를 최종방류구를 거치지 아니하고 배출하거나 최종방류구를 거치지 아니하고 배출할 수 있는 시설을 설치하는 행위
4. 분뇨에 물을 섞어 처리하거나 물을 섞어 배출하는 행위

정답 46 ③ 47 ③ 48 ⑤

49 다음 중 「하수도법」상 공공하수도 관리대행업 등록을 하지 아니하고 공공하수도 관리업무를 한 자에 대한 벌칙은?

① 200만원 이하의 벌금
② 1년 이하의 징역 또는 1천만원 이하의 벌금
③ 2년 이하의 징역 또는 2천만원 이하의 벌금
④ 3년 이하의 징역 또는 3천만원 이하의 벌금
⑤ 5년 이하의 징역 또는 5천만원 이하의 벌금

해설 (하수도법 제76조) 다음 각 호의 어느 하나에 해당하는 자는 2년 이하의 징역 또는 2천만원 이하의 벌금에 처한다. 〈개정 2021.1.5.〉
1. 제19조 제2항 제4호에 해당하는 행위를 한 자
1의2. 공공하수도 관리대행업 등록을 하지 아니하고 공공하수도 관리업무를 한 자
2. 제33조 제1항에 따른 명령을 위반하여 특정공산품을 제조·수입 또는 판매한 자
3. 제34조 또는 제35조의 규정을 위반하여 개인하수처리시설을 설치하지 아니하거나 그 처리용량을 증대시키지 아니한 자. 다만, 설치 또는 증대하여야 하는 개인하수처리시설의 처리용량이 1일 2세제곱미터를 초과하는 경우로 한정한다.
4. 제45조 제1항의 규정에 따른 허가를 받지 아니하고 분뇨수집·운반업을 한 자
5. 제45조 제8항·제51조 제3항·제52조 제5항 또는 제53조 제3항을 위반하여 상호 또는 성명을 사용하게 하거나 허가증 또는 등록증을 빌려준 자
6. 제51조 제1항의 규정에 따른 등록을 하지 아니하고 개인하수처리시설설계·시공업을 한 자
7. 제52조 제1항의 규정에 따른 등록을 하지 아니하거나 제52조 제4항의 규정에 따른 검사를 받지 아니하고 개인하수처리시설제조업을 한 자
8. 제53조 제1항의 규정에 따른 등록을 하지 아니하고 개인하수처리시설관리업을 한 자

50 다음 중 「하수도법」상 정당한 사유 없이 공공하수도를 조작하여 하수의 흐름을 방해한 자에 대한 벌칙은?

① 200만원 이하의 벌금
② 1년 이하의 징역 또는 1천만원 이하의 벌금
③ 2년 이하의 징역 또는 2천만원 이하의 벌금
④ 3년 이하의 징역 또는 3천만원 이하의 벌금
⑤ 5년 이하의 징역 또는 5천만원 이하의 벌금

해설 (하수도법 제77조) 다음 각 호의 어느 하나에 해당하는 자는 1년 이하의 징역 또는 1천만원 이하의 벌금에 처한다. 〈개정 2021.1.5.〉
1. 기준에 맞지 아니한 하수도용 자재를 사용하여 하수도에 관한 공사를 한 자
2. 정당한 사유 없이 공공하수도를 조작하여 하수의 흐름을 방해한 자
2의2. 거짓이나 그 밖의 부정한 방법으로 공공하수도 관리대행업 등록을 한 자
2의3. 거짓이나 그 밖의 부정한 방법으로 기술진단전문기관의 등록을 한 자
3. 제23조 제1항에 따른 조치명령을 이행하지 아니한 자
4. 제25조 제1항의 규정에 따른 공사의 중지·변경 등의 조치명령을 위반한 자
5. 제25조 제2항의 규정에 따른 시설의 개선 등의 조치명령을 위반한 자
6. 제34조 또는 제35조의 규정을 위반하여 개인하수처리시설을 설치하지 아니하거나 그 처리용량을 증대시키지 아니한 자. 다만, 설치 또는 증대하여야 하는 개인하수처리시설의 처리용량이 1일 2세제곱미터 이하인 경우로 한정한다.
7. 제39조 제1항 각 호의 어느 하나에 해당하는 행위를 한 개인하수처리시설의 소유자 또는 관리자
8. 개인하수처리시설에 대한 개선명령을 이행하지 아니한 자
9. 제43조 제2항의 규정을 위반하여 분뇨를 함부로 버린 자
10. 제44조 제1항의 규정에 따른 신고를 하지 아니하고 분뇨를 재활용한 자
11. 제44조 제5항에 따른 개선명령을 위반한 자
12. 거짓이나 그 밖의 부정한 방법으로 분뇨수집·운반업의 허가를 받은 자
13. 제49조 제1항 또는 제54조의 규정에 따른 영업정지기간 중에 영업을 한 자
14. 거짓이나 그 밖의 부정한 방법으로 개인하수처리시설설계·시공업의 등록을 한 자
15. 삭제 〈2011.11.14.〉
16. 거짓이나 그 밖의 부정한 방법으로 개인하수처리시설제조업의 등록 또는 변경등록을 한 자
17. 제52조 제1항의 규정에 따른 변경등록을 하지 아니하고 등록사항을 변경한 자
18. 개인하수처리시설의 구조·규격·재질 및 성능에 관한 기준을 위반한 제품을 제조하여 판매한 자
19. 거짓이나 그 밖의 부정한 방법으로 개인하수처리시설관리업의 등록을 한 자
20. 삭제 〈2011.11.14.〉

정답 49 ③ 50 ②